国家动物模型技术创新中心出版项目

医学研究中实验动物的选择

刘江宁　主编

科学出版社
北　京

内 容 简 介

　　随着科技的发展，实验动物品种品系愈加多样化，这一方面丰富了医学研究所需的实验动物资源，另一方面也给初级科研工作者使用实验动物时带来了选择困难。针对该问题，本书以人类疾病的病种分类，阐述了每种疾病研究中常用的实验动物种类，以及每种动物罹患人类疾病的特点，并将每种动物疾病与人类疾病进行比对，为研究人员选择实验动物提供信息指导。

　　本书适合刚开始进行科学研究的本科生、研究生、科研工作者和临床医生使用。

图书在版编目（CIP）数据

医学研究中实验动物的选择 / 刘江宁主编. -- 北京 ：科学出版社，2024. 11. -- ISBN 978-7-03-079760-5

Ⅰ．R-332

中国国家版本馆 CIP 数据核字第 2024A5C362 号

责任编辑：罗　静　岳漫宇　尚　册 / 责任校对：杨　赛
责任印制：赵　博 / 封面设计：无极书装

科学出版社 出版
北京东黄城根北街 16 号
邮政编码：100717
http://www.sciencep.com

北京富资园科技发展有限公司印刷
科学出版社发行　各地新华书店经销
*
2024 年 11 月第　一　版　　开本：787×1092 1/16
2024 年 11 月第一次印刷　　印张：35 3/4
字数：850 000

定价：268.00 元
（如有印装质量问题，我社负责调换）

《医学研究中实验动物的选择》
编辑委员会

高荣保　中国疾病预防控制中心病毒病预防控制所

高　芸　南京医科大学

关菲菲　国家动物模型技术创新中心

　　　　中国医学科学院医学实验动物研究所

管博文　国家动物模型技术创新中心

　　　　中国医学科学院医学实验动物研究所

郭建国　国家动物模型技术创新中心

　　　　中国医学科学院医学实验动物研究所

郭连香　苏州西山生物技术有限公司

何　君　国家动物模型技术创新中心

　　　　中国医学科学院医学实验动物研究所

贺　伦　暨南大学

侯勇志　国家动物模型技术创新中心

　　　　中国医学科学院医学实验动物研究所

胡雅谦　暨南大学

黄维金　中国食品药品检定研究院

黄雅丽　杭州医学院（浙江省医学科学院）

贾欢欢　华南理工大学

姜　杉　暨南大学

姜晓亮　国家动物模型技术创新中心

　　　　中国医学科学院医学实验动物研究所

李　昌　中国人民解放军军事科学院军事医学研究院

李海凤　国家动物模型技术创新中心

　　　　中国医学科学院医学实验动物研究所

李建民　南京医科大学

李　磊　中国中医科学院西苑医院

李　顺　上海市公共卫生临床中心

李文德　广东省实验动物监测所

李　欣　暨南大学

李新月　国家动物模型技术创新中心
　　　　中国医学科学院医学实验动物研究所

李　垚　上海交通大学医学院

刘白杰　北京永欣康泰科技发展有限公司

刘红旗　国家动物模型技术创新中心
　　　　中国医学科学院医学实验动物研究所

刘江宁　国家动物模型技术创新中心
　　　　中国医学科学院医学实验动物研究所

刘开拓　扬州大学

刘柯航　首都医科大学

刘苗苗　清华大学

刘月环　杭州医学院（浙江省医学科学院）

鲁帅尧　国家动物模型技术创新中心
　　　　中国医学科学院医学生物学研究所

吕　丹　国家动物模型技术创新中心
　　　　中国医学科学院医学实验动物研究所

马鸣潇　锦州医科大学

马元武　国家动物模型技术创新中心
　　　　中国医学科学院医学实验动物研究所

孟爱民　国家动物模型技术创新中心
　　　　中国医学科学院医学实验动物研究所

牛海涛　暨南大学

区燕华　暨南大学

彭婉君　国家动物模型技术创新中心
　　　　中国医学科学院医学实验动物研究所

秦成峰　中国人民解放军军事科学院军事医学研究院

邱　晨　　南京医科大学

荣　娜　　国家动物模型技术创新中心
　　　　　中国医学科学院医学实验动物研究所

石晓路　　中国中医科学院医学实验中心

宋晨晨　　国家动物模型技术创新中心
　　　　　中国医学科学院医学实验动物研究所

唐东红　　中国医学科学院医学生物学研究所

田永路　　北京大学

田　勇　　中国科学院生物物理研究所

王俊飞　　国家动物模型技术创新中心
　　　　　中国医学科学院医学实验动物研究所

王珊珊　　暨南大学

王　卫　　国家动物模型技术创新中心
　　　　　中国医学科学院医学实验动物研究所

王欣佩　　国家动物模型技术创新中心
　　　　　中国医学科学院医学实验动物研究所

王族馨　　中国人民解放军军事科学院军事医学研究院

韦玉生　　北京大学

卫　振　　浙江大学

魏　强　　国家动物模型技术创新中心
　　　　　中国医学科学院医学实验动物研究所

魏孝辉　　国家动物模型技术创新中心
　　　　　中国医学科学院医学实验动物研究所

武　婧　　国家动物模型技术创新中心
　　　　　中国医学科学院医学实验动物研究所

武　乾　　中国中医科学院医学实验中心

吴旧生　　浙江大学

许家洲　　遵义医科大学

薛　婧	国家动物模型技术创新中心
	中国医学科学院医学实验动物研究所
阎春为	杭州医学院（浙江省医学科学院）
杨贺凯	国家动物模型技术创新中心
	中国医学科学院医学实验动物研究所
杨洪军	中国中医科学院
杨　亿	暨南大学
阴银燕	扬州大学
占玲俊	国家动物模型技术创新中心
	中国医学科学院医学实验动物研究所
詹相文	国家动物模型技术创新中心
	中国医学科学院医学实验动物研究所
张庚鑫	国家动物模型技术创新中心
	中国医学科学院医学实验动物研究所
张　丽	国家动物模型技术创新中心
	中国医学科学院医学实验动物研究所
张丽红	国家动物模型技术创新中心
	中国医学科学院医学实验动物研究所
张评浒	扬州大学
张　倩	北京生命科技研究院有限公司
张青凤	中国食品药品检定研究院
张　森	温州医科大学
张淑芝	杭州医学院（浙江省医学科学院）
赵彬彬	国家动物模型技术创新中心
	中国医学科学院医学实验动物研究所
赵莲莲	国家动物模型技术创新中心
	中国医学科学院医学实验动物研究所

钟秀琴　　暨南大学

周　澧　　国家动物模型技术创新中心

　　　　　中国医学科学院医学实验动物研究所

周晓辉　　上海市公共卫生临床中心

前　　言

实验动物是医学研究的"活"工具，一代代科学家利用动物实验不断认识生命规律、揭示疾病本质、发现疾病防治药物和疫苗，星火燎原般点亮了现代医学文明的璀璨星空。未来至少在可预见的范围内，实验动物和动物实验还是支撑医学健康、科技发展的基础研究资源与技术手段。

"工欲善其事，必先利其器"。然而，实验动物并不是尽善尽美的医学研究工具，甚至与其他领域相比，实验动物作为医学领域的研究工具只能称为"钝器"。我们看到大量的医学动物实验结果无法准确反映人体的真实情况，使用大量药物的动物实验结果无法在临床试验中再现，乃至出现了新药临床试验"九死一生"的药界难题。究其原因，是实验动物与人之间存在巨大的生物学鸿沟。医学研究的工具是动物，而医学研究的对象是人，研究工具和研究对象不一致，成为限制医学发展和药物转化的工具性瓶颈。

当然，现代医学发展的历史告诉我们，实验动物与人的差距并没有限制医学的进步。相反，科学家在孜孜不倦地探索不同动物物种与人类各自的复杂生命系统的内涵分别是什么；导致复杂疾病现象的内外机制分别是什么；不同动物物种与人的生命和疾病规律在哪个层面及节点上趋同或分离。这些研究促进了我们对动物和人类的认识，促进了对实验动物的改造，为实验动物的选择和使用提供了扎实的知识基础，这也是实验动物学科发展的意义所在。

选择决定命运，选择决定成败。正确地选择实验动物和动物模型，是医学实验结果准确可靠的前提，也是药物的动物实验结果在临床试验中再现的前提。通过对生命科学、医学、药学和实验动物学的系统了解，我们认识到选择实验动物是一门学问，需要针对具体疾病、具体药物和具体科学问题进行分析，然后根据不同实验动物物种的生物学特性作出选择。如何正确地选择实验动物？坦白地讲，世界上既没有包治百病的"灵丹妙药"，也没有无所不能的"理想动物"。之所以编写本书，首先是因为常规认知解决不了问题，这里所谓的常规认知指的是根据与人类进化关系的远近来选择动物，这一点已经被大量比较医学研究证实并不可取，疾病的特定分子基础在不同动物物种与人类之间的相似性往往并不取决于进化关系的远近。其次，经典教科书中关于选择实验动物的"相似性、相容或相匹配、可获得性、重复性、均一性"等原则仅停留在方法论层面，尚无法解决具体的研究问题。目前，依赖实验动物学科发展及应用过程中的知识与经验，我们可以在一定程度上分析重要疾病研究中每种动物的适用性和优缺点，并响应众多学者的呼吁和初学者的需求，于是有了本书的问世。

本书共包含 15 章，涉及 14 大类疾病，由国内各大高校、科研院所和企业的 97 位编委起草。本书以病种分类，阐述了每种疾病研究中常用的实验动物种类及每种动物造模的特点。本书的特点是大多数章节最后有一个汇总的表格，将每种动物模型与患者进行对比，呈现动物模型与患者的异同。虽然本书书名为《医学研究中实验动物的选择》，但是我们依然无法准确告知或者代替读者作出选择，而是列出了不同动物模型的特点，为各位读者的准确选择提供信息。从内容的广度和深度上来看，本书适合刚开始进行科学研究的本科生与研究生、科研工作者和临床医生使用。

需要指出的是，本书的内容来自当下对生命、疾病和物种差异的认知，且受限于篇幅和编委的研究领域，某些重要的疾病没有被覆盖，再加上专业水平有限，可能存在动物模型类型描述不全、造模方法不够具体、表型描述不够细化等缺陷，希望广大读者给予批评指正，以便在改版时进行修订。随着科学技术的进步，新型实验动物资源层出不穷，给科技工作者提供了很多、更好的选择机会，不可避免地也会加大选择错误的风险。未来如何选择实验动物，可能会有新颖、革新甚至颠覆式的答案，也期待这本书随着科技进步而不断更新。此外，需要提醒读者的是，本书涉及的部分实验方法可能已经不符合当前的动物福利规范，但为了便于读者全面了解相关知识，依然对相应内容进行了收录，请使用前注意方法的优化和履行相关审批程序。

本书的编写和出版得到了以下项目的资助。

（1）中国医学科学院医学与健康科技创新工程"仓鼠实验动物资源与应用技术体系建设"（项目编号：2022-I2M-1-020）。

（2）中国医学科学院医学与健康科技创新工程"高等级生物安全实验室平台"（项目编号：2021-I2M-1-036）。

（3）中国医学科学院人兽共患病毒病防控关键技术研究创新单元（项目编号：2020-12M-5-001）。

（4）国家重点研发计划"重要肿瘤、免疫和神经退行性疾病动物模型的研发与应用研究"（项目编号：2022YFF0710700）。

（5）国家重点研发计划"呼吸系统慢性疾病实验动物模型研发及应用研究"（项目编号：2022YFF0710800）。

（6）国家重点研发计划"实验动物病原核酸检测生物芯片的研制与应用"（项目编号：2021YFF0703400）。

（7）锦州医科大学人兽共患病防控协同创新中心（项目编号：182231506003）。

刘江宁

2024 年 9 月

目　　录

第一章 概 论

第一节 实验动物简介

一、实验动物定义

实验动物（laboratory animal）是指经人工饲养，遗传背景明确或者来源清楚的，对其携带的微生物实行控制，用于科学研究、教学、生产、检定及其科学实验的动物。

实验用动物（animal for research）泛指用于科学研究的各种动物，包括长期饲养驯化、按科学要求定向培育的动物，也包括根据特定研究目的而使用的农用动物或野生动物，又称"广义实验动物"。

常用的实验动物包括小鼠、大鼠、豚鼠、地鼠、兔、犬、小型猪、食蟹猴和恒河猴。此外，越来越多的科学实验还用到了羊、鸡、鸭、田鼠、裸鼹鼠、沙鼠、树鼩、雪貂、土拨鼠、狨猴等动物，以及斑马鱼、爪蟾、果蝇、线虫等模式生物。

二、实验动物相关法律法规

国内外实验动物的生产和使用一般有专门的法律法规管理，立法的主要目的一是保障实验动物福利，二是保障科研工作中对高质量实验动物的需求。

实验动物福利（animal welfare）是指在饲养和使用实验动物的过程中，采取科学合理的措施，使实验动物享有洁净、安静、舒适的环境，避免不必要的伤害、饥饿、不适、惊恐、折磨、疼痛和疾病，并保证其最大限度地实现自然行为。实验动物福利包含 5 个板块，分别是生理福利、环境福利、卫生福利、行为福利和心理福利。对于使用实验动物的各项研究工作，动物的心理状态和各项生理指标的稳定性是保证准确有效科研结果的基本条件。忽视实验动物福利，则实验动物的心理和生理健康会受到不良影响，可能出现实验动物情绪不稳定和身体应激反应，从而对研究质量造成负面影响。因此，关注和保障实验动物福利，不仅是道德伦理方面的追求，也更有利于保障科研质量。

提高实验动物和动物实验的质量，需要规范实验动物科研工作过程中的一系列操作，包括实验动物育种、生长、繁育，以及动物实验研究的各个环节，需要对实验动物所处环境和使用设备等影响因素进行规范化，控制其对实验动物质量的影响。

此外，实验动物质量和动物实验操作会影响实验动物携带的微生物种类，如果携带可导致人兽共患病的病原微生物，或者出于实验目的感染了病原微生物，存在感染实验操作人员和泄漏至环境中的风险，引发潜在的生物安全问题。

英国、美国和日本等主要发达国家的实验动物相关法律较为成熟，其法律主体责任明确、产业分工明细、监管体系完整、执法严格，整个行业内已然形成了自主化的运作流程，使得国外实验动物产业中各类型组织按照相关法规要求进行有序地运作。

与前述发达国家相比，我国实验动物的立法工作起步较晚，真正开始发展是在 20世纪 80 年代初。我国已经出台的实验动物的法规有两项，分别是 1988 年批准的《实验动物管理条例》和 2006 年发布的《关于善待实验动物的指导性意见》。国家科学技术委员会（国家科委）、国家技术监督局于 1997 年发布了《实验动物质量管理办法》，科学技术部（科技部）等七部委于 2001 年发布了《实验动物许可证管理办法（试行）》。同时，我国北京市、湖北省、云南省、黑龙江省、广东省和吉林省等数个省份制定了实验动物地方性管理条例，还有部分省份发布了实验动物管理办法，基本实现了实验动物管理方面的区域性全覆盖。

《实验动物管理条例》规定了实验动物的生产许可、引种、繁育、运输人员与安全、供应、生产人员、生产条件与安全、使用人员与条件、饲养、应用、尸体处理、质量控制等环节；《实验动物质量管理办法》规定了实验动物的生产许可、人员、繁育生产、使用过程等环节；《实验动物许可证管理办法（试行）》规定了实验动物的生产许可、使用条件、繁育生产等环节；《关于善待实验动物的指导性意见》规定了实验动物的饲养过程、运输过程和应用过程等环节。

根据《实验动物管理条例》、《实验动物质量管理办法》和《实验动物许可证管理办法（试行）》，我国实验动物生产和使用实行许可证制度，即实验动物生产和使用单位必须向各省（自治区、直辖市）科学技术委员会（科委）或科学技术厅/局申请并获得许可证，才可以使用实验动物开展相关活动。

三、实验动物标准

标准是开展实验动物生产、使用和管理的技术依据，全国实验动物标准化技术委员会负责实验动物相关国家标准的起草和团体标准的立项及审批。目前，在实验动物领域有 4 项国家强制标准，分别是 GB 14925—2023《实验动物　环境及设施》、GB 14923—2022《实验动物　遗传质量控制》、GB 14922—2022《实验动物　微生物、寄生虫学等级及监测》和 GB/T 14924.1—2001《实验动物　配合饲料通用质量标准》。此外，实验动物相关建筑应遵循国家强制标准 GB 50447—2008《实验动物设施建筑技术规范》，开展病原微生物感染动物实验研究应遵循国家强制标准 GB 50346—2011《生物安全实验室建筑技术规范》和 GB 19489—2008《实验室　生物安全通用要求》。这些标准是实验动物生产和使用必须遵循的技术依据，也是实验动物生产和使用许可证发放的技术依据。

GB 14925—2023《实验动物　环境及设施》对实验动物生产设施与实验设施和环境条件的技术要求及检测方法，以及实验动物的垫料、饮水和笼具的原则要求进行了规定。在该标准中，将实验动物环境分为普通环境、屏障环境和隔离环境三类，规定了小鼠、大鼠、豚鼠、地鼠、犬、猴、猫、兔、小型猪和鸡的不同级别环境温度、相对湿度、最小换气次数、笼具处最大气流速度、最小静压差、空气洁净度、沉降菌最大平均浓度、氨浓度、噪声、照度与所需居所最小空间等指标。

普通环境是指符合实验动物居住的基本要求,控制人员和物品、动物出入,不能完全控制传染因子,适用于饲育普通级实验动物。

屏障环境是指符合实验动物居住的要求,严格控制人员、物品和空气的进出,适用于饲育清洁级或无特定病原体(specific pathogen free,SPF)级实验动物。

隔离环境是指采用无菌隔离装置以保持无菌状态或无外源污染物。隔离装置内的空气、饲料、水、垫料和设备应为无菌,动物和物料的动态传递需经特殊的传递系统,该系统既能保证与环境的绝对隔离,又能满足转运动物时保持与内环境的一致,适用于饲育无特定病原体级、悉生(gnotobiotic)级及无菌(germ free)级实验动物。

GB 14923—2022《实验动物 遗传质量控制》规定了哺乳类实验动物的遗传分类及命名原则、繁殖交配方法和近交系动物的遗传质量标准,包括近交系动物(重组近交系、同源突变近交系、同源导入近交系)、封闭群(远交群)、杂交群等动物的定义、命名、繁殖方法和遗传质量监测方法。

GB 14922—2022《实验动物 微生物、寄生虫学等级及监测》规定了小鼠、大鼠、豚鼠、地鼠、兔、犬和猴等实验动物的微生物学等级分类、检测要求、检测程序、检测规则、结果判定和报告等内容。在该标准中,实验动物的微生物学等级分为普通级动物、清洁动物、无特定病原体动物和无菌动物 4 个级别,并列出了 4 个级别动物应检测排除的细菌类、真菌类和病毒类病原体及检测方法和频率。

普通级动物:不携带所规定的人兽共患病病原和动物烈性传染病病原。

清洁动物:除普通级动物应排除的病原外,不携带对动物危害大和对科学研究干扰大的病原。

无特定病原体动物:除清洁级动物应排除的病原外,不携带主要潜在感染或条件致病和对科学实验干扰大的病原。

无菌动物:体内外无可检出的一切生命体。

GB 14924.1—2001《实验动物 配合饲料通用质量标准》规定了小鼠、大鼠、豚鼠、地鼠、兔、犬和猴等实验动物的配合饲料的质量要求,包括饲料原料质量要求、检验规则、包装、标签、储存及运输等,并将饲料分为生长/繁殖饲料、维持饲料和配合饲料三类。

生长/繁殖饲料是指适用于生长、妊娠和哺乳期动物的饲料。

维持饲料是指适用于生长、繁殖阶段以外或成年动物的饲料。

配合饲料是指根据饲养动物的营养需要,将多种饲料原料按饲料配方经工业化生产的均匀混合物。

四、实验动物使用审批

在高校与科研机构,一般由本单位的实验动物管理与使用委员会(Institutional Animal Care and Use Committee,IACUC)或者伦理审查委员会负责实验动物的管理工作。动物实验者必须事先经过培训并取得实验动物上岗证,然后向本单位的 IACUC 申请使用实验动物,申请内容一般包括实验必要性、实验方案、使用动物数量、处置方式、职业健康风险评估等。IACUC 遵循实验动物福利的"3R"国际公认基本原则，负责审核动物实验的申请，动物实验者在申请获批后方可开展实验活动。

（刘江宁）

第二节 实验动物在医学研究中的代表性应用成果

实验动物的应用领域十分广泛，涉及生命科学、医学、药学、畜牧科学、农业、食品、环境保护、国防和军事科学、生物安全、社会学、航空航天等多个领域。其中，实验动物使用量最大的领域为生命科学和医、药学。

在生命科学和医、药学领域，截至目前，实验动物是最佳的代替人类用于生命科学基础研究、人类疾病机制研究、药物创制研究、传染病防治研究和转化医学研究等的不可或缺的工具，也是人口与健康及公共安全、生物前沿技术等重点领域成果的评价和转化支撑条件，被广大科技工作者称为"活的试剂""活的精密仪器"。在 100 多年的诺贝尔生理学或医学奖中，使用实验动物的研究成果超过了 70%，现代医学科技体系的建立与实验动物的使用密不可分，本节列举了部分在历史上具有代表性的实验动物应用成果（Kantha，1989；Ballas，2018）。

一、白喉毒素的发现

白喉是由白喉棒状杆菌引起的一种急性呼吸道传染病，患者出现发热、憋气、犬吠样咳嗽等症状，以咽、扁桃体及其周围组织出现白色的融合血性假膜为典型特征。历史上，白喉在英格兰流行曾造成 80% 的 10 岁以下儿童死亡。白喉毒素是白喉棒状杆菌释放的毒素，也是主要的致病因子。1890 年，埃米尔·冯·贝林用白喉棒状杆菌感染豚鼠，并给予碘仿治疗，结果部分动物存活，随后用致死剂量的白喉棒状杆菌再次感染存活的动物，动物却没有发病。在接下来的实验中，埃米尔·冯·贝林给豚鼠注射了白喉毒素，但同时也给部分豚鼠注射了白喉棒状杆菌感染幸存豚鼠的血清，而注射血清的豚鼠存活了。此后，埃米尔·冯·贝林用该方法免疫山羊和马，建立了抗病毒的血清疗法。因为此项成果，埃米尔·冯·贝林获得了 1901 年的诺贝尔生理学或医学奖。

二、条件反射的发现

条件反射是指在一定条件下，外界刺激与机体反应之间建立的暂时神经联系，是伊万·巴甫洛夫的高级神经活动学说的核心内容。其通俗的解释是指两种本来没有联系的事物，由于长期一起出现，以后当其中一种事物出现时，便使机体联想到另外一种事物。在 19 世纪末，伊万·巴甫洛夫用犬开展了一系列的条件反射实验。首先，他给犬做了唾液腺导管手术，使其通到体外，从而可以观察到犬吃肉时流口水。此后，每次给犬吃肉之前总是按蜂鸣器，犬听到蜂鸣器后吃肉并流口水，经过一段时间后，即使蜂鸣器响起时没有食物，犬也会流口水。但是，如果蜂鸣器响过后不给食物，犬对该声音的反应就会逐渐减弱。由于此项成果，伊万·巴甫洛夫获得了 1904 年的诺贝尔生理学或医学奖。

三、致病病原体确定与科赫法则

在人类与传染病做斗争的历史长河中，罗伯特·科赫是最杰出的科学家之一，他的研究工作为医用细菌学学科奠定了基础，在结核病、炭疽病、霍乱和鼠疫等危害极大的传染病研究方面作出了杰出的贡献。基于一系列的病原菌和动物感染实验研究，罗伯特·科赫提出了一个确定病原菌的"科赫法则"：必须在所有患者身上发现病原体；必须从患者身上分离并培养出病原体；把培养出的病原体接种至动物，动物能够出现与患者相同或类似的症状；从出现症状的动物体内能分离培养出同一种病原体。基于"科赫法则"，罗伯特·科赫分离出了许多种致病菌，其中 1882 年分离出了结核病的致病细菌——结核分枝杆菌，因为该项成果，罗伯特·科赫获得了 1905 年的诺贝尔生理学或医学奖（Rivers，1937）。

四、胰岛素的发现

糖尿病的主要症状是高血糖，尿中出现葡萄糖，并引发一系列并发症。过去，患上糖尿病等于慢性死亡。科学界曾怀疑胰腺与糖尿病有关系，因为切除动物的胰腺后，动物出现了类似糖尿病的情况，因此推测胰腺能分泌一种激素，从而控制人体内的糖代谢。弗雷德里克·格兰特·班廷对犬的胰管进行了结扎，经过一段时间后，发现结扎犬的胰腺发生了萎缩，失去了消化功能，但是胰岛外观完整。将从结扎犬的胰腺中分离的液体，给予切除胰腺的犬进行治疗后，犬的糖尿病症状得到缓解，该实验导致了胰岛素的发现。因为该项成果，弗雷德里克·格兰特·班廷与约翰·麦克劳德共同获得了 1923 年的诺贝尔生理学或医学奖（Rydén and Lindsten，2021）。

五、维生素 K 的发现

丹麦生物化学家亨利克·达姆于 1935 年发现了维生素 K。维生素 K，又叫凝血维生素，最早发现的维生素 K 形式属于脂溶性维生素。维生素 K 具有防止新生儿出血疾病、预防内出血和生理期大量出血、促进血液正常凝固等生理作用。在维生素 K 被发现之前，已经有报道指出，给小鸡喂养去除胆固醇的饲料后，会导致其发育不良。使用小鸡开展实验的原因是最初发现小鼠、兔和犬自身能够合成胆固醇，而亨利克·达姆发现小鸡自身同样也可以合成胆固醇，因此他设想：饲料去除胆固醇后，是否会导致造成发育不良的其他因素也被去除了呢？他用鱼肝油取代胆固醇加入饲料中，并添加了维生素 A 和维生素 D，饲养小鸡后发现，小鸡仍出现发育不良的现象，且出现内出血症状。随后的实验表明，即使在饲料中添加了柠檬汁或维生素 C、亚麻仁油和甘油三酯，也不能预防这种症状。因此，亨利克·达姆推测这种疾病是由饮食中缺乏一种胆固醇以外的、但与胆固醇相关的新物质引起的。最终，亨利克·达姆又研究了动物器官和植物组织对抗这种疾病的效果，结果发现了一种脂溶性的有效成分，将其命名为维生素 K。因为该项成果，亨利克·达姆与爱德华·阿德尔伯特·多伊西共同获得了 1943 年的诺贝尔生理学或医学奖（Hansen，2007）。

六、主要组织相容性抗原的发现

在哺乳动物不同个体间进行皮肤移植时会出现排斥反应，该反应具有记忆性、特异性和可转移性等免疫反应的基本特征，因此从 20 世纪 40 年代起就确认移植排斥反应是一种典型的免疫现象。乔治·斯内尔使用不同的近交系小鼠进行皮肤移植研究，发现不同小鼠个体之间组织的可移植性是由细胞表面的特定抗原决定的，即主要组织相容性抗原（major histocompatibility antigen，MHC），由 *H-2* 基因控制，位于第 17 号染色体上，这是最早发现的 *MHC* 基因座，专指脊椎动物某一染色体上编码主要组织相容性抗原、控制细胞间相互识别、调节免疫应答的一组紧密连锁基因群。因为该项成果，乔治·斯内尔与巴茹·贝纳塞拉夫、让·多塞共同获得了 1980 年的诺贝尔生理学或医学奖。现已证明，MHC 不仅控制移植排斥反应，还与机体免疫应答、免疫调节及某些病理状态的产生均密切相关。

七、基因打靶技术

2007 年，马里奥·卡佩奇、马丁·埃文斯和奥利弗·史密斯三人，因创造了一套完整的基因敲除小鼠的方法获得了诺贝尔生理学或医学奖。自 1953 年沃森和克里克发现 DNA 双螺旋结构以来，生物学家便开始了寻找基因和其对应功能的研究。假如能让特定基因插入小鼠染色体 DNA 的特定位置，就能研究基因的功能。他们首先将目的基因插入小鼠胚胎干细胞染色体 DNA 的特定位置，然后把胚胎干细胞送入小鼠胚胎，再把这种混合了被编辑过的胚胎干细胞的胚胎植入代孕母鼠的子宫内，这样生出来的小鼠由于同时拥有两种体细胞，被称为"嵌合体小鼠"。随后，再将嵌合体雄鼠和野生型母鼠交配，出生小鼠中有一定比例的个体是插入目的基因的基因编辑小鼠。此项技术实现了对特定基因的精确靶向敲除，因此被称为基因打靶技术。

八、肿瘤靶向治疗

全球每年有上千万人死于癌症。2018 年，美国的詹姆斯·艾利森与日本的本庶佑由于发现了"负性免疫调节"（又称为"免疫检查点"）治疗癌症的疗法而获得了诺贝尔生理学或医学奖。该疗法是通过激活人体自身免疫系统攻击肿瘤细胞，是一种全新的癌症治疗方法。得益于基因敲除小鼠的问世，詹姆斯·艾利森发现了 T 细胞的"刹车"蛋白——细胞毒性 T 淋巴细胞相关抗原 4（CTLA-4），其他团队基于此发现将其作为治疗自身免疫病的靶点，而詹姆斯·艾利森则提出了一个大胆的想法：通过阻断"刹车"蛋白 CTLA-4 以释放 T 细胞来攻击癌细胞，并最终通过抑制 CTLA-4 的抗体来提高抗肿瘤 T 细胞的活性，从而治愈了移植肿瘤小鼠。本庶佑则发现了类似于 CTLA-4 的 T 细胞"刹车"蛋白——程序性死亡蛋白-1（PD-1），且在动物实验中发现阻断 PD-1 是一种有效的癌症治疗方法。目前,该疗法已经极大地改善了特定晚期癌症患者的治疗情况(Jota et al.,2021)。

九、丙型肝炎病毒的发现

在丙型肝炎病毒(hepatitis C virus,HCV)被发现之前,甲型肝炎病毒(hepatitis A virus,HAV)和乙型肝炎病毒(hepatitis B virus,HBV)被认为是输血导致的病毒性肝炎的致病病原体。然而,哈维·詹姆斯·阿尔特在研究中发现,将污染血源去除 HAV 和 HBV 后,接受输血的患者还是普遍被感染而发展为肝炎,这种肝炎被暂时命名为非甲非乙型肝炎。哈维·詹姆斯·阿尔特分离了非甲非乙型肝炎患者的血浆及血清,并将其注射至黑猩猩体内,经过一段时间后,黑猩猩患上了肺炎,且黑猩猩体内并未检测到 HAV 或 HBV。哈维·詹姆斯·阿尔特的研究初步推断了一种新的导致肝炎的病原体的存在。之后,迈克尔·霍顿完成了该病原体的测序,获得了该病原体的基因组,并对该病毒进行了命名——HCV。但是,HCV 是否是肝炎的真正元凶还有待进一步证实。接下来,查尔斯·赖斯将 HCV 的 RNA 直接注射至黑猩猩的肝脏中,发现被感染后的黑猩猩出现与临床患者类似的肝炎症状,并且可以从黑猩猩体内分离到 HCV。哈维·詹姆斯·阿尔特和查尔斯·赖斯的动物实验研究遵循科赫法则,最终确定了 HCV 是病毒性肝炎的元凶,并因此与迈克尔·霍顿共同获得了 2020 年的诺贝尔生理学或医学奖。

经过数百年的动物实验研究,医学研究得到了蓬勃发展。随着现代化医学科技体系的成熟,动物实验在医学研究中的角色也越来越重要。未来,实验动物资源的创新和动物实验技术的进步,会加速医学和药学的进步,促进人类对疾病的理解,发现更多治疗疾病的靶点,促进更多疫苗和药物的问世,最终促进人类健康事业的发展。

(刘江宁)

第三节　常见实验动物及其特征

国内外的实验动物种类达 200 余种,但常用的种类主要为小鼠、大鼠、豚鼠、地鼠、兔、小型猪、犬、非人灵长类动物和禽类。《实验动物学》和《医学实验动物学》等教材已经对常用实验动物的特点进行了详细的阐述,本书不再一一赘述,仅对与医学研究中使用和选择相关的常见实验动物的生物学特性进行代表性描述。

一、啮齿动物

在遗传学分类上,啮齿动物属于哺乳纲啮齿目,其特征为上、下颌均有一对开放性齿根的门齿,没有犬齿。由于啮齿动物的门齿持续不断地生长,需要借助啃食硬物来磨牙,因此而得名。多数啮齿动物为夜行性,视觉退化,对听觉、嗅觉和触觉敏感。常用的啮齿动物包括小鼠、大鼠、豚鼠和地鼠。

（一）小鼠

小鼠（mouse，学名：*Mus musculus*）是当今世界上研究最详尽、使用最广泛的实验动物，美国每年约使用 2000 万只小鼠。经过长期饲养和培育，小鼠已经形成了千余种各具特色的封闭群、近交系和突变系。

1. 封闭群

封闭群（closed colony 或 outbred strain）是指 5 年以上不从外部引种，仅在封闭场所的一定群体中保持繁殖的一个动物群。封闭群的目的是要求整个群体尽量防止近亲交配而保持遗传变异，既要保持群体的自身特性，又要保持动物的杂合性。常见的封闭群小鼠有 ICR 小鼠、昆明小鼠、NIH 小鼠等，其特点是抗病力和适应力强，繁殖率与成活率高，适用于毒理学、药理学和生物制品检定。根据国家标准，小鼠微生物级别分为清洁级、SPF 级和无菌级三个级别，小鼠只能在屏障环境或隔离环境中饲养和实验。

2. 近交系

近交系（inbred strain）是指通过 20 代以上连续全同胞兄妹交配或亲子交配，近交系数达 98.6%以上，群体的基因达到高度纯合和稳定的动物群。近交系动物具有基因纯合、遗传组成同源、疾病表型一致等特征，是遗传学和免疫学研究常用的动物群体，常见的近交系小鼠品系如下。

（1）DBA/2：毛色为淡棕色，是历史上第一个培育成功的近交系小鼠，血压较低，缺乏维生素 K，雌鼠自发乳腺肿瘤，雌雄鼠自发淋巴瘤，有一定的白血病自发率。

（2）C57BL/6：毛色为黑色，是使用率最高的近交系小鼠，是第一个完成基因组测序的小鼠品系，存在 C57BL/6N 与 C57BL/6J 等多个亚系。其对结核分枝杆菌敏感，乳腺肿瘤发病率低，嗜酒精性高，对放射物质具有一定的耐受力。

（3）BALB/c：毛色为白色，乳腺肿瘤发病率低，随着年龄增长，存在一定比例的白血病、肺癌、肾癌和卵巢癌发病率，血压较高，有自发高血压症，常见动脉硬化，易患慢性肺炎，对放射物质极其敏感，对鼠伤寒沙门氏菌敏感，常用于免疫学研究。

（4）C3H/He：毛色为棕灰色偏红，补体活性高，乳腺肿瘤发病率高，对利什曼原虫和炭疽杆菌感染具有抵抗力，对致肝癌因素敏感，对狂犬病毒敏感，常用于肿瘤学、生理学、核医学和免疫学研究。

3. 突变系

突变系（mutant strain）是指基因发生了特殊的突变，表现出某种遗传缺陷（如贫血、免疫缺陷、无毛等），且变异的遗传基因等位点可稳定遗传的品系。通过自然突变和人工定向突变，已培育出很多突变系小鼠和大鼠，如无胸腺裸鼠（nude mice）全身无毛且缺乏正常的 T 淋巴细胞（T 细胞），重症联合免疫缺陷病（severe combined immunodeficiency, SCID）小鼠缺乏 T 淋巴细胞和 B 淋巴细胞（B 细胞），常用于免疫学、肿瘤学、病毒学和单克隆抗体制备等研究。

4. 协同重组近交系

重组近交系（recombinant inbred strain，RI）是指以两个无关的高度近交的品系进行交配，产生 F2 代后，再进行全同胞交配达 20 代以上而育成的一个近交品系，适用于对祖系之间有差异的性状和基因进行遗传分析。

协同重组近交系（CC）是一个通过遗传育种形成的小鼠近交系群体，研究人员选择了遗传背景差异显著的 8 个小鼠父母本品系，通过协同重组的方式交配，F3 代杂交小鼠群体携带了来自全部 8 个父母本品系的遗传信息，然后对 F3 代杂交小鼠进行 20 代以上的近交，最终获得遗传稳定的由近交系小鼠品系组成的群体。CC 小鼠品系可用于筛选对葡萄糖、细菌、病毒等敏感和易自发肿瘤的小鼠品系，目前获得了适用于研究糖尿病、肿瘤、细菌感染和病毒感染的小鼠品系。同时，由于 CC 小鼠群体的遗传异质性和祖源基因连锁性，可以用于疾病特定表型与基因座的相关性研究（Rasmussen et al.，2014）。

（二）大鼠

大鼠（rat，学名：*Rattus norvegicus*）是最常用的实验动物之一，其用量仅次于小鼠。其典型特点和用途如下。

（1）对空气中粉尘、氨气和硫化氢极为敏感，容易发生呼吸道疾病。

（2）对维生素 A 和氨基酸缺乏敏感，无胆囊，汗腺不发达，适用于内分泌和营养学研究。

（3）对湿度敏感，当环境湿度低于 40% 时，易发生环尾病，大鼠的饲养管理工作可参照小鼠。

（4）常用的大鼠品系包括：对传染病抵抗力较强的 Wistar 封闭群，对呼吸系统疾病抵抗力强和对性激素感受性低的 SD 封闭群，适用于视神经损伤修复和原位肾移植研究的 Long-Evans 封闭群，适用于肿瘤移植和睾丸间质细胞瘤自发率高的 F344 近交系，对自身免疫性心肌炎高度敏感和易发生肥胖的 LEW 近交系，自发高血压的 SHR 近交系，自发高血压大鼠的正常血压对照 WKY 近交系，癫痫突变系，肥胖突变系和白内障突变系等。

（三）豚鼠

豚鼠（guinea pig，学名：*Cavia porcellus*），又名荷兰猪、天竺鼠等，其特点和用途如下。

（1）听觉非常发达，对噪声敏感，适用于内耳疾病研究。

（2）盲肠发达，有互相哺乳的习惯，无法合成维生素 C 因而饲料中必须额外补充，适用于营养代谢和缺氧耐受性研究。

（3）对抗生素高度敏感，对变应原（过敏原）敏感，适用于传染病研究、抗原诱导速发型过敏反应和迟发型超敏反应研究。

（4）适用于局部皮肤刺激试验、致畸试验和抗组胺及镇咳/平喘类药物评价研究。

（5）常用的豚鼠品种/品系包括：英国种封闭群，Hartley 系封闭群，适合制作传染病动物模型和爆震耳聋模型的 FMMU 系封闭群，以及对结核分枝杆菌敏感的近交系 13。

（四）地鼠

地鼠（hamster）又名仓鼠，经常使用的为金黄地鼠（又名叙利亚仓鼠）和中国地鼠（又名黑线仓鼠）2 种。生物医学研究中常用的地鼠为金黄地鼠（Syrian hamster，学名：*Mesocricetus auratus*），其典型特点是可将食物存贮于颊囊内，易患代谢病，对多种人类传染病敏感。

与其他实验动物相比，地鼠在代谢、生理学、传染病学、内分泌和营养学研究方面具有特色。地鼠具有不同于鼠科动物的病原敏感谱和糖脂代谢特性，与大、小鼠相比，其更接近人类。地鼠易患 1 型糖尿病和 2 型糖尿病，对果糖敏感，喂养果糖后很快发生胰岛素抵抗。地鼠血浆中有胆固醇酯转移蛋白（cholesteryl ester transfer protein，CETP），当胆固醇水平升高时，CETP 能够将高密度脂蛋白中的胆固醇转移至低密度脂蛋白。因此，当胆固醇水平升高时，高密度脂蛋白水平降低和低密度脂蛋白水平升高，这一点类似于人类，而大、小鼠中未发现 CETP。当血浆脂肪增加时，会导致胆固醇水平升高，容易发生混合型高脂血症。同时，地鼠吸收胆固醇的能力强于大、小鼠，不需要使用胆盐等促进剂升高血浆胆固醇水平。

在新发传染病方面，金黄地鼠对严重急性呼吸综合征冠状病毒（SARS-CoV）、SARS-CoV-2、尼帕病毒、亨德拉病毒、汉坦病毒、西尼罗病毒、埃博拉病毒、马尔堡病毒、裂谷热病毒、朊病毒、腺病毒、黄热病毒、流感病毒、艰难梭菌、螺杆菌、利什曼原虫、巴贝虫等人类病原敏感，其对人类病原的敏感谱接近非人灵长类动物，甚至对部分冠状病毒、出血热病毒的敏感性高于非人灵长类动物。此外，地鼠还应用于肿瘤增殖、致癌、抗癌、移植和药物筛选以及遗传学研究（Uraki et al.，2022）。

二、兔

兔（rabbit）是医学研究中常用的实验动物，其特点和用途如下（Peng et al.，2015）。

（1）具有夜行性和嗜眠性，耐寒、耐干燥，不耐热和不耐潮湿，成年兔易骨折。

（2）对粗纤维的消化能力强，有食粪癖好，有啮齿动物的磨牙行为，家兔的回肠与盲肠相连处有圆小囊，具有淋巴组织免疫功能和神经内分泌功能，可分泌脑肠肽和溶菌酶等。

（3）胸腔由纵隔分为互不相通的左右两部分，肺和心脏分别被胸肋膜与心包膜隔开，开胸后打开心包膜进行心脏实验时，不需要人工呼吸，适合做心血管疾病研究。

（4）对多种病原微生物敏感，如天花病毒、狂犬病毒、血吸虫、淋球菌等，适合做传染病研究。

（5）适用于制备效价高和特异性强的抗体，皮肤对刺激反应敏感，适用于皮肤局部刺激的毒理学研究。

（6）体温变化灵敏，最易产生发热反应，且发热反应典型和恒定，在药品生物检定中常用于热原的检定检查。

（7）眼球大，几乎呈圆形，是眼科研究常用的动物。

（8）对胆固醇的吸收率高、清除率低，高脂血症、主动脉粥样硬化斑块、冠状动脉粥样硬化等病变与患者类似。

（9）雄兔交配动作可诱发雌兔的条件诱导性排卵，可用于避孕药评价。

（10）对组胺不敏感，不宜做呕吐实验，不适用于组胺过敏性休克、催吐和镇吐药物的研究。

三、犬

犬（canine，学名：*Canis lupus familiaris*）适用于生命医学领域各个专业的研究，其中，比格犬（Beagle dog）是常见的实验用犬，其典型特点和用途如下（Kwon et al.，2023）。

（1）嗅脑、嗅觉器官和嗅神经极为发达，可听范围为 50～55 000Hz，比人灵敏 16 倍，为红绿色盲，视觉较差。

（2）消化系统和唾液腺发达，消化系统包括消化管和消化腺，肛门腺为犬特有，易感染发炎。其内脏与人相似，消化过程与人类似，毒理反应与人接近，常被用于药物毒理学研究和药物代谢研究，也可用于各种消化道和消化腺-疾病的研究。

（3）血型有 A、B、C、D、E 五种，仅 A 型血可引起输血反应。

（4）正常犬鼻尖油状滋润，能反映动物健康状况，若发现鼻尖无滋润，或手背触及无凉感，则表示其已经患病或处于疾病潜伏期。

（5）犬的前列腺发达，有特殊阴茎骨。

（6）有发达的血液循环系统和神经系统，适用于失血性休克、动脉粥样硬化、弥散性血管内凝血、急性心肌梗死、肾性高血压、心律失常、条件反射、内分泌腺等研究。

（7）广泛应用于实验外科研究，如脑外科、器官或组织移植、断肢再植、心血管外科等。

（8）适用于狂犬病、结核病、病毒性肝炎和链球菌性心内膜炎等传染病研究。

（9）还可用于自发肿瘤、认知和行为学研究。

四、小型猪

小型猪（minipig，学名：*Sus scrofa*）是广泛应用于医学科学研究的重要实验动物，国际常用的品种包括：哥廷根小型猪、明尼苏达·荷曼系小型猪、皮特曼·摩尔系小型猪、海福特系小型猪、辛克莱小型猪等，国内常用的品种包括：巴马小型猪、五指山小型猪、西藏小型猪等。小型猪的典型特点和用途如下（Forster et al.，2010）。

（1）冠状动脉循环在血液动力学和解剖学等方面与人类接近，可自然发生动脉粥样硬化，对高胆固醇饮食的反应与人类接近，适用于动脉粥样硬化研究。

（2）无菌猪或悉生猪适用于各种细菌、病毒、血液病、代谢病、寄生虫病等研究。此外，无菌猪或悉生猪的心脏瓣膜可用于修补人的心脏瓣膜缺损。

（3）皮肤与人类十分相似，包括表皮厚度、毛发疏密、表皮形态学和增生动力学、烧伤皮肤代谢与体液变化机制等，皮肤放射损伤接近人类，适用于皮肤烧伤和放射性皮肤损伤研究。

（4）胎盘为上皮绒毛膜胎盘，胎盘屏障为 6 层，抗体不能通过胎盘屏障，母体抗体通过初乳传递给仔猪，刚出生的仔猪体内抗体含量极少，适用于特定免疫学研究。

（5）适用于卟啉病、先天性红细胞病、先天性肌肉痉挛、食物源性肝坏死、先天性小眼病、先天性淋巴水肿等遗传性疾病和营养代谢病的研究。

（6）由于皮肤、心脏和肾脏等器官的解剖与生理以及营养代谢特征等与人类接近，其成为器官移植研究的热点。

（7）80%辛克莱小型猪可发生自发性皮肤黑色素瘤，有典型的皮肤自发性退行性变，可模拟人黑色素瘤从良性到恶性的变化过程，适用于人黑色素瘤研究。

（8）牙齿解剖结构与人类相似，适于龋齿研究。

五、非人灵长类动物

非人灵长类动物（non-human primate，NHP）在分类上属于灵长目，可分为原猿亚目类和类人猿亚目类，后者包括新大陆猴类和旧大陆猴类，与人的基因组有 95%～98.5%的同源性，生物学特性与人类接近，是重要的实验动物。最常用于医学研究的动物为猕猴属，其中使用量最大的为恒河猴（rhesus monkey，学名：*Macaca mulatta*）和食蟹猴（cynomolgus monkey，学名：*Macaca fascicularis*）。其典型特征和用途如下（Tarantal et al.，2022）。

（1）口腔内有颊囊，自身不能合成维生素 C，需要饲料补充。

（2）进化程度高，大脑发达，有大量的脑回和脑沟，行为复杂，好奇心和模仿力强。

（3）视网膜与人十分相似，有黄斑且黄斑的视锥细胞与人类似，有立体视觉，能分辨物体的形状、空间位置和颜色。

（4）雌猴具有典型的月经周期，全年发情，排卵期和发情期的外阴皮肤红肿，适用于配子成熟和受精、着床前胚胎发育、下丘脑与垂体、出生和哺乳、胚胎-母体间物质交换、胎儿发育迟缓、妊娠毒血症、胎盘吸引术、输精管切除术和出生缺陷等研究。

（5）在毒理学研究中，新药进入人体临床试验研究前，多需要使用猕猴进行非临床研究。

（6）在传染病研究中，对脊髓灰质炎、麻疹、疱疹、病毒性肝炎、新型冠状病毒（新冠病毒）感染、结核病、获得性免疫缺陷综合征（艾滋病）、疟疾、丝虫病、肺炎双球菌感染、链球菌感染、葡萄球菌感染、立克次氏体感染等多使用猕猴进行研究。

（7）在脑科学研究中，猕猴是脑科学与认知、行为功能、帕金森病、抑郁症、精神分裂症、阿尔茨海默病、脑卒中等研究理想的实验动物。

（8）在代谢研究方面，猕猴适用于胆固醇代谢、脂肪沉积、肝硬化、动脉粥样硬化、维生素 A 和维生素 B_{12} 缺乏症、镁离子缺乏伴低血钙等研究。

（9）在老年病方面，猕猴适用于白内障、慢性气管炎、肺气肿、耳聋等研究。

（刘江宁）

第四节 实验用特色动物

由于动物与人的生物学差异，几乎很难找到一种动物能够完全模拟人类疾病的真实状态，在对常用实验动物进行人工改造的同时，研究人员还将目光转向了多种多样的野生、家养或农用动物，探索这些动物在某个疾病或药物领域的特殊功能，使我们认识到丰富的动物资源及其应用特点，可以在很大程度上弥补常规实验动物的不足，不断弥补医学研究工具的缺陷。本节列举了部分代表性的特色动物及其在医学研究中的应用，由于篇幅限制，无法列举所有的实验用特色动物，读者可以通过进一步查阅文献资料来获得特定医学研究中适用的特色动物。

一、特色动物举例

（一）猫

猫（cat，学名：*Felis catus*）：听觉和视觉敏锐，嗅觉发达，主要品种包括虎皮猫、狸花猫、波斯猫、日本猫、泰国猫和安哥拉猫等。适用于脑神经生理学、生理学和毒理学研究，以及高血压、弓形虫病、阿米巴痢疾、白化病、青光眼、弱视、外伤性视神经损伤、遗传性视网膜疾病、聋病、脊柱裂、先天性心脏病、高草酸尿症及麻醉等研究，并且可用于炭疽病的诊断和呕吐实验（Little，2011）。

（二）鸡

鸡（chicken，学名：*Gallus domestica*）：体温高，怕热、怕潮湿，红细胞有大的细胞核。最常用的品种为白来航鸡，已经实现 SPF 鸡和 SPF 鸡胚的生产，可用于制备鸡新城疫、传染性支气管炎、鸡痘、鸭肝炎、犬瘟热、马立克病等的多种病毒活疫苗；可以用于评价镇静药的药效，适用于雄激素功能、甲状腺功能减退、垂体前叶囊肿等内分泌疾病及维生素 B_{12} 和维生素 D 缺乏、钙/磷与水盐代谢调节、碘缺乏等营养学研究，以及胚胎早期发育、组织分化和基因表达调控、T 细胞与 B 细胞发育等生命科学研究（Hirota et al.，1981）。

（三）鸭

鸭（duck，学名：*Anas platyrhynchos*）：主要品种包括 HBK-SPF 鸭和 HJD-SPF 鸭，可用于新城疫病毒、鸭肠炎病毒等研究。鸭自身携带的鸭乙型肝炎病毒（duck hepatitis B virus，DHBV）与 HBV 同属嗜肝 DNA 病毒科，两种病毒在嗜肝性、形态结构和基因组结构以及宿主发病机制方面相似，因此鸭乙型肝炎模型被用作研究 HBV 的参比动物模型（Chassot et al.，1993）。

（四）鸽

鸽（pigeon，学名：*Columba livia*）：主要品种包括中国鸽、中国秀鸽，鸽的听觉和视觉非常发达，对姿势的平衡反应也很敏锐，故在生理学实验中常用鸽观察迷路与姿势的关系，并且适用于鸟类导航、定向、迁徙的生物学及生理机制等方面的研究。当破坏鸽一侧半规管后，其肌紧张协调发生障碍，运动时会失去正常的姿势，但静止时不会，可用切除鸽大脑半球的方法来观察其大脑半球的一般功能，单纯切除鸽大脑皮层对其正常生活的影响不大。此外，饮食诱导易导致部分品种的鸽发生动脉粥样硬化病变（Mehlhorn and Rehkämper，2009）。

（五）鹌鹑

鹌鹑（quail，学名：*Coturnix japonica*）：国外培育了无菌鹑、近交系鹑、SPF 鹑等品种，国内主要为中国白羽鹌鹑。鹌鹑羽色丰富，突变性状明显，适用于羽毛变异和遗传学研究，包括连锁遗传、数量性状基因座（QTL）定位等。鹌鹑对狂犬病毒、支气管炎病毒、禽痘病毒等易感，且由于其体内褪黑素可以调节机体免疫功能，适用于自身免疫耐受和免疫调节机制研究。鹌鹑对有毒污染物敏感，可用于化合物毒性的安全评价实验。在代谢病方面，鹌鹑适用于研制高尿酸血症、高脂血症和动脉粥样硬化模型（王丽莎和庞有志，2013）。

（六）树鼩

树鼩（tree shrew，学名：*Tupaia belangeri*）：主要包括滇西亚种、滇南亚种、阿萨姆亚种、高黎贡山亚种、海南亚种和喜马拉雅亚种等。在病毒易感性、神经发育、生理解剖及代谢特征、心理应激模式等方面与非人灵长类动物接近，适用于甲型病毒性肝炎（甲肝）、乙型病毒性肝炎（乙肝）、丙型病毒性肝炎（丙肝）、丁型病毒性肝炎（丁肝）、轮状病毒感染、单纯疱疹病毒感染和登革病毒感染等传染病研究；适用于自发或诱发的乳腺癌、淋巴肉瘤、霍奇金淋巴瘤、肝细胞瘤等肿瘤研究；在代谢病方面，适用于糖尿病、高脂血症、动脉粥样硬化、胆结石等研究；在神经系统和精神疾病方面，适用于脑血管病、抑郁障碍、毒瘾、阿尔茨海默病、急慢性压力应激等疾病研究；此外，还适用于近视、肾衰竭等疾病研究（Xiao et al.，2017）。

（七）田鼠

田鼠（vole）：应用较多的为布氏田鼠（学名：*Lasiopodomys brandtii*）和东方田鼠（学名：*Microtus fortis*）。布氏田鼠适用于聚群行为、焦虑和抑郁样行为研究，以及肠道微生物菌群、鼠疫、缺氧应激等研究。东方田鼠对宿主谱极广的日本血吸虫具有特殊抗感染性，适用于抗日本血吸虫感染的机制研究。此外，东方田鼠封闭群可发生自发性卵巢癌，药物诱导可导致糖尿病，适用于肿瘤和糖尿病研究（Aragona and Wang，2004；Shen et al.，2020）。

（八）长爪沙鼠

长爪沙鼠（mongolian gerbils，学名：*Meriones unguiculatus*）：其视网膜与人类视网膜结构类似，适用于视网膜功能研究；对低频率声音的敏感性与人类类似，适用于听觉通路研究；脑基底动脉环（Willis 环，circle of Willis，CoW）变异缺失，适用于脑血管发育和脑缺血疾病机制研究；以较高概率自发癫痫和肿瘤，适用于癫痫和肿瘤发病机制研究；适用于幽门螺杆菌等病原体感染研究，以及糖尿病、肥胖等代谢病研究（Bleich et al.，2012）。

（九）裸鼹鼠

裸鼹鼠（naked mole，学名：*Heterocephalus glaber*）：由于长期生活在地下无光的环境中，全身几乎没有毛发，视觉功能弱，触觉异常灵敏，骨骼再生能力强。其耐低氧能力强，痛觉缺失，适用于研究低氧适应和疼痛的生物学机制；寿命可达 30 余年，是常见啮齿动物寿命的 6～7 倍，适用于抗衰老研究；对肿瘤具有独特的抗性，可用于肿瘤发病机制和肿瘤免疫学研究（Tian et al.，2013）。

（十）雪貂

雪貂（ferret，学名：*Mustela putorius furo*）：其在早期主要用于病毒性疾病的研究，尤其是研究流感的理想动物，也可以用于研究猪流感；此外，雪貂还可用于幽门螺杆菌、麻疹病毒、疱疹病毒、阿留申病毒、SARS-CoV、SARS-CoV-2、人呼吸道合胞病毒、偏肺病毒、埃博拉病毒和亨尼帕病毒等研究；雪貂还可作为研究小脑发育不全、新生儿脑损伤的动物，并可被用于研究创伤性脑损伤、出血后脑积水、神经毒素、病毒和慢性缺氧对神经元发育的影响；在肺部疾病方面，雪貂适用于慢性阻塞性肺疾病（COPD）、囊性纤维化和烟草引起的肺癌等研究；此外，雪貂还可以用于心脏病、脊髓损伤、癫痫、视觉通路相关疾病和早期睡眠功能研究（Enkirch and von Messling，2015）。

（十一）土拨鼠

土拨鼠（marmota）：又称草原犬鼠（prairie dog），医学研究中主要使用东方土拨鼠（woodchuck，学名：*Marmota monax*）和旱獭（学名：*Marmota bobak*）。东方土拨鼠是土拨鼠肝炎病毒的天然宿主，由于土拨鼠肝炎病毒与 HBV 在嗜肝特性、基因组结构和同源性、引发的病毒性肝炎与肝癌等方面的相似性，东方土拨鼠模型被用作研究 HBV 的参比模型；此外，东方土拨鼠还可被用于肥胖、能量平衡、内分泌和代谢功能、中枢神经系统控制机制以及心血管、脑血管与肿瘤疾病的研究；旱獭对猴痘病毒敏感，适用于研究猴痘病毒生物学特性、感染和致病机制及评价疫苗与药物的效果（Young and Sims，1979；Sergeev et al.，2017）。

（十二）毛丝鼠

毛丝鼠（chinchilla，学名：*Chinchilla lanigera*）：又称龙猫，其耳蜗大小、听觉范围、

内耳的解剖和生理学结构与人类类似,适用于听觉系统、感染性中耳炎和听力下降研究;对李斯特菌、耶尔森菌、铜绿假单胞菌、须癣毛癣菌和霍乱弧菌敏感,适用于由上述病原导致的传染病研究;适用于利什曼原虫、贾第鞭毛虫、球虫、短膜壳绦虫、弓形体等寄生虫研究。此外,毛丝鼠还可用于阿尔茨海默病、高胆固醇血症、糖尿病肺炎、骨关节置换等研究(杨博超等,2014)。

(十三)中国仓鼠

中国仓鼠(Chinese hamster,学名:*Cricetulus griseus*):又称黑线仓鼠或中国地鼠,无胆囊,总胆管直接开口于十二指肠,易自发产生糖尿病,呈多基因遗传特点,其胰岛细胞的病理变化与人类 2 型糖尿病相似,适用于 2 型糖尿病和脂类代谢研究。由于其有易于翻出的颊囊,适用于肿瘤观察和取材;其口腔黏膜与人类相似,适用于口腔肿瘤等研究。在传染病方面,其对肺炎球菌、结核分枝杆菌、白喉杆菌、狂犬病毒、阿米巴、旋毛虫、巴贝虫等病原体敏感。此外,生物工程上广泛使用的 CHO 细胞(中国仓鼠卵巢细胞)系分离自成年雌性中国地鼠的卵巢。

(十四)斑马鱼

斑马鱼(zebra fish,学名:*Danio rerio*):其在生命科学领域的应用较为广泛,研究指出斑马鱼与人约 82% 的疾病相关靶点和大量的药物代谢通路是保守的,适用于药物的高通量筛选研究。斑马鱼胚体透明,组织器官的发育过程和血流、心跳等变化都可以在显微镜下直接观察,适用于发育异常研究。斑马鱼表现出炫耀和群居行为,适用于社交行为与精神障碍研究。斑马鱼的心脏功能和心电图与人的相似,可用于心律不齐和血栓研究。斑马鱼还适用于癫痫、阿尔茨海默病、糖尿病、脂肪代谢等研究。此外,斑马鱼可以高效、便捷、直观地评价药物的心血管毒性、肝脏毒性、发育毒性、肾毒性和神经毒性等,适用于药物和环境毒性研究(Choi et al.,2021;MacRae and Peterson,2015)。

(十五)羊

羊(sheep 或 goat):主要使用绵羊(学名:*Ovis aries*)和山羊(学名:*Capra hircus*)两个品种。山羊颈部静脉表浅粗大而易于采血,可用于制备多种抗血清或二抗血清,血清可用于免疫诊断和制作培养基。山羊适用于微生物学、免疫学、营养学和泌乳生理学研究,还可用于研制肺水肿模型。绵羊也可用于制备抗血清,用于免疫诊断和补体结合试验等免疫学研究。此外,绵羊还可用于研究早期骨髓瘤、巨球蛋白血症、脑积水、生理学和外科学研究。

(十六)狨猴

狨猴(marmoset 或 common marmoset,学名:*Callithrix jacchus*):作为一种新世界猴,兼具体积小、容易操作的特点,并且生育率较高,与人的细胞因子和激素存在交叉反应,在行为学和认知方面具有独特的优势。目前,应用狨猴建立了多种神经系统疾病的模型,包括帕金森病、亨廷顿病、阿尔茨海默病、中风、多发性硬化症和脊髓损伤等。

狨猴具有发达的额叶皮层和紧凑的大脑，在脑科学研究中表现出越来越多的优势。在传染病方面，狨猴对中东呼吸综合征冠状病毒（MERS-CoV）具有特殊的敏感性，被感染后可呈现中东呼吸综合征的重症特征。此外，狨猴还对疱疹病毒、甲型肝炎病毒、麻疹病毒、马来丝虫、疟原虫、泌尿生殖支原体、嗜肺军团菌、沙眼衣原体、朊病毒等病原体敏感（Okano et al.，2012）。

二、使用注意事项

以上述列举的动物为代表的诸多特色动物在医学研究和药物筛选中具有极其特殊的优势，研究价值较大。然而，由于实验用特色动物不同于标准的实验动物，在使用时需要注意以下事项。

首先，要遵守国家法律法规和单位规章制度。部分实验用特色动物如狨猴属于国家野生保护动物，其驯养繁殖和科学使用需遵守《中华人民共和国野生动物保护法》，驯养繁殖单位需获得当地政府林业部门的批准，科学使用单位需获得当地科委实验动物管理部门的批准，并在运输前向林业部门办理运输证申请手续。此外，此类动物通常需要特殊的笼具饲养，且无法进入单位的常规动物设施内饲养，因此在使用前应充分与单位管理部门沟通。

其次，标准实验动物已经排除了对动物或实验人员有危害的病原微生物，SPF 动物已经排除了对实验结果有干扰的微生物，而特色的实验用动物在通常情况下并没有排除上述微生物，存在其自身携带的微生物导致动物自身感染、科研人员被感染、实验室和周围环境被污染、实验结果被干扰的风险，历史上也发生过因不当使用非标准化实验动物而导致生物安全问题的恶性事件。因此，在使用特定动物前，应查阅文献，排查其可能携带的危害较大的病原体，排除微生物质量不合格的动物。

再次，标准实验动物的遗传质量得到了一定的控制，可以在很大程度上保障机构间、批次间动物实验结果的重复性。但特色的非标准化实验动物往往来源不同、遗传背景差异大，可能会导致个体间、批次间的动物实验结果差异较大，在实验设计上应给予充分考虑。

最后，在使用特色的实验动物进行医学研究前应该注意到，常用的动物实验试剂，如市场上可获取的抗体，主要针对小鼠、大鼠、猴、兔等物种，缺乏针对特色实验动物的抗体等检测类试剂，这一点限制了特色实验动物在精细化研究中的应用，如免疫组化、蛋白共聚焦定位、流式细胞分析等（Miao et al.，2019）。

实验动物化（laboratory animalization）：是将野生、家养或农用的具有医学研究价值的动物进行人工驯养和繁殖，并进行遗传背景与微生物控制，使其满足或接近实验动物的标准，并研发其检测试剂或实验设备，便于其在科学研究、教学、生产或检定中的应用，从而解决现有实验动物种类不足或不适用于特定医学和药学研究的一种有效手段。特色动物的实验动物化有望解决在应用过程中的上述问题。

（刘江宁）

第五节 动 物 模 型

一、动物模型的概念及功能

动物模型（animal model）：是指模拟人类疾病或异常生理状态的病因，采用病原感染、手术、基因编辑、物理和化学诱导等技术手段，使动物罹患或自发人类疾病，在实验室内呈现人类疾病或特定生理状态的发生、发展和转归的过程，并用于研究疾病机制和药物效果的科学工具。研制动物模型的 5 个要素为：实验动物、环境、技术、试剂和设备。

动物模型又被形象地称为"实验室的患者"，其避免了在人身上进行实验所带来的伦理和健康风险，克服了人类部分疾病发病率低难以获取研究对象的缺点，可以严格控制实验条件和遗传背景，增强实验结果的可参比性，并且易于实验操作和样品采集，有助于系统全面地认识疾病的本质和药物的治疗效果。

动物模型通常用于病原体等致病因子对机体的致病力和毒力研究，揭示疾病发生、发展和转归的过程，解析致病因素与宿主机体互作的整体和分子变化，阐明疾病的发病原因和致病机制，发现疾病的预警信号和干预治疗靶点，研究药物的预防治疗效果、药理学机制和毒副作用等，是医学和药学研究的基础研究工具。

二、动物模型的分类

（一）根据研究目的分类

根据研究目的，动物模型可以分为人类疾病动物模型、病理状态动物模型和抗疾病动物模型 3 种。

1. 人类疾病动物模型

人类疾病动物模型（animal model for human disease）是指与人类各种疾病相对应的模型，如阿尔茨海默病动物模型、2 型糖尿病动物模型、新冠病毒感染动物模型等，主要用于特定疾病的致病机制和药物研究。

2. 病理状态动物模型

病理状态动物模型（animal model for pathological condition）是指模拟各种疾病的一些共性病理变化过程（如功能、代谢、免疫和结构变化）的动物模型，如发热、炎症、电解质紊乱、水肿、休克、免疫缺陷等非某种疾病特有的病理变化。此外，此类模型还可用于结构异常研究，如鹿的正常红细胞是镰刀形的，可用于镰刀形红细胞贫血研究。

3. 抗疾病动物模型

抗疾病动物模型（negative animal model）是指某种疾病不会或难以在特定动物身上发生，可以借此动物模型研究对疾病具天然抵抗力的机制，从而促进对疾病的认识和防治药物的研发。例如，裸鼹鼠难以患上肿瘤，可以用于抗癌机制研究；东方田鼠无法感染血吸虫，可以用于血吸虫感染和抗病机制研究。

（二）根据造模方法分类

根据造模方法，动物模型可分为自发性动物模型和诱发性动物模型两种。

1. 自发性动物模型

自发性动物模型（spontaneous animal model）是指不经过人工诱发，在自然条件下动物产生的疾病，或者由于基因突变的异常表现通过遗传育种保留下来的动物模型，如缺乏 T 淋巴细胞和 B 淋巴细胞的 SCID 小鼠、自发高血压的 SHR 大鼠、自发糖尿病的中国地鼠、自发皮肤黑色素瘤的辛克莱小型猪等。

2. 诱发性动物模型

诱发性动物模型（induced animal model）又称实验性动物模型，是指通过物理、化学、遗传改造或生物致病因素等方式作用于动物，造成动物损害，从而呈现特定人类疾病的表现，主要包括以下类型。

（1）物理因素诱发模型：如放射线导致的免疫抑制模型、烧伤模型等。

（2）化学因素诱发模型：如高糖饲料导致的糖尿病模型、高脂饲料导致的动脉粥样硬化模型、化学毒物中毒模型等。

（3）手术诱发模型：如手术导致的脊髓损伤模型、脑缺血模型等。

（4）病原感染模型：如病毒感染导致的艾滋病模型、新冠病毒感染模型，细菌感染导致的结核病模型等。

（5）生物技术诱发模型：如遗传修饰导致的肥胖模型、糖尿病模型、阿尔茨海默病模型等。

（6）移植模型：直接将疾病组织移植到动物体内，如向免疫缺陷小鼠体内移植人肿瘤细胞而研制的肿瘤模型等。

三、动物模型的发展领域

（一）人源化动物模型

由于动物与人之间的生物学差异，动物模型通常难以完全模拟人类疾病的生理和病理机制，以人源化小鼠为代表的人源化动物模型是解决上述问题的优势研究工具之一。人源化动物模型（humanized animal model）是指携带有人源的功能性基因、细胞、组织或器官的动物模型，是目前常用的在微观或局部特征上最接近人类的疾病研究动物模型。

1. 基因人源化动物模型

基因人源化动物模型是指利用基因编辑技术，用人源基因替换动物基因组中的同源基因，在动物体内表达人源基因，并替代动物同源基因的功能的动物。基因人源化动物模型可以克服由种属差异导致的动物对药物或病原不敏感的问题，如免疫检查点人源化动物模型可用于肿瘤免疫治疗的免疫检查点靶点药物研究，病毒受体人源化动物模型可以提高动物对人类病原的敏感性，用于构建病毒感染动物模型。

2. 组织人源化动物模型

组织人源化动物模型是指接种了人类细胞、组织或器官的动物。由于动物的免疫系统的存在，在正常情况下人类细胞和组织无法在动物体内存活，因此需利用严重免疫缺陷小鼠进行实验，如 NOD/Shi-scid IL2rγ^{null}（NOG）小鼠、NOD/LtSz-scid IL2rγ^{null}（NSG）小鼠或者 BALB/c Rag2^{null} IL2rγ^{null}（BRG）小鼠等，这些小鼠缺乏 T 细胞、B 细胞和自然杀伤细胞（NK 细胞），且树突状细胞（DC）与巨噬细胞功能缺陷。常见的组织人源化小鼠包括免疫系统人源化、肝脏人源化、肿瘤人源化等的小鼠模型（Shultz et al., 2007）。

1）免疫系统人源化动物模型

免疫系统人源化动物模型一般是指移植了人 CD34$^+$造血干细胞的小鼠，是最常用的人源化动物模型，可以产生人源免疫细胞和抗原特异性的人源抗体，广泛用于获得性免疫缺陷综合征（AIDS）等疾病，以及人免疫系统的发育和功能研究。但是，此类小鼠模型存在 T 细胞发育和免疫球蛋白（Ig）类别转换缺陷，不能有效识别人 MHC 递呈的抗原。为了克服该缺陷，在移植人造血干细胞的同时，移植人胎儿胸腺和肝组织，使人的 T 细胞在人胸腺中正常驯化，从而改善人 T 细胞的发育状态，此类人源化小鼠称为 BLT（bone marrow, liver, thymus）小鼠（Ito et al., 2018）。

2）肿瘤人源化动物模型

肿瘤人源化动物模型主要分为两种，一种是将人源的细胞系接种到免疫缺陷动物体内，简称 CDX（cell-line derived xenograft）模型，另一种是将患者的肿瘤组织块接种到免疫缺陷动物体内，简称 PDX（patient derived xenograft）模型。PDX 模型可以保留肿瘤生长的微环境和肿瘤异质性，与患者的肿瘤相似性高，可以保存原代肿瘤，且能反映不同来源肿瘤的样本差异，已成为研究肿瘤生物学、评估药物疗效和药物敏感性的有力工具（Walsh et al., 2017；Abdolahi et al., 2022）。

3）肝脏人源化动物模型

肝脏人源化动物模型的成功构建除要求小鼠免疫缺陷之外，还需要破坏小鼠的肝细胞。破坏小鼠肝细胞的方式有很多种，如转基因表达由肝脏特异启动子驱动的人尿激酶纤溶酶原激活剂（*uPA*）基因，可以导致转基因小鼠的肝细胞死亡；延胡索酰乙酰乙酸水解酶（*FAH*）基因敲除小鼠因毒性酪氨酸代谢产物的积累，可以导致小鼠的肝细胞损伤，这种毒性可以通过注射尼替西农（NTBC，是 4-羟基苯丙酮酸双加氧酶的抑制剂）来预防，而停止注射后则会出现肝细胞损伤；表达由肝脏特异启动子驱动的单纯疱疹病毒编码的胸苷激酶（TK-NOG）的 NOG 小鼠，在注射更昔洛韦后发生肝细胞死亡。肝脏人源化动物模型一方面用于人特异的药物代谢研究，另一方面用于人病毒性肝炎的感染与致病机制研究。

此外，还有胰岛素人源化、皮肤人源化、神经组织人源化、自身抗体人源化、过敏相关细胞和因子人源化的小鼠模型，其用于不同疾病的致病机制和治疗研究。同时，基因编辑和干细胞技术应用于构建组织/器官人源化或嵌合体猪模型的探索研究，为人源化技术在再生医学领域的应用提供了广阔的前景（Fujiwara，2018）。

（二）类器官模型

体外细胞培养曾是生命科学和医学研究的重要工具，但细胞模型缺乏组织结构和复杂性，无法研究真正的体内生物过程。类器官（organoid）属于三维（3D）细胞培养物，是体外构建的微型器官，由一种或多种来源于干细胞或器官祖细胞的细胞类型组成，可以自我更新、自我组织，展现出显著的源组织特性，培养物与细胞来源的组织和器官高度相似，包含其代表的器官的一些特性，可以反映器官的关键结构和生理功能特性（Garry et al.，2022；Corrò et al.，2020）。

类器官可以来源于胚胎干细胞、诱导多能干细胞、新生儿或成人干细胞，也可以为患者来源的类器官，如肿瘤等。3D 培养系统是通过悬浮培养建立的，以避免与塑料培养皿的直接物理接触。这可以通过使用支架或无支架技术来实现，目前较为成熟的类器官包括胃肠道、舌、唾液腺、肝脏、胰腺、脑、视网膜、肾脏，以及乳腺、前列腺、甲状腺、心血管、肺、呼吸道、输卵管、垂体等多种组织来源的类器官（Lancaster and Knoblich，2014）。

类器官的广泛组织类型、长期扩展能力和生理三维结构，使其成为生物学和临床应用的新技术。类器官已被广泛用于药物开发和疾病建模、精准医学研究、毒理学研究与再生医学研究，如遗传疾病、神经系统疾病、传染病、癌症等疾病的类器官模型构建。同时，类器官还可用于药物筛选和药物安全性测试，可以以个性化的方式预测药物反应。在再生医学方面，类器官有望作为同种异体移植的供体组织，解决患者组织生物学功能缺陷或器官衰竭等问题。此外，类器官与基因编辑技术结合，可以作为治疗单基因遗传病的替代方法（Clevers，2016）。

类器官的优势在于人源化、易于操作、存在类组织器官的结构、与患者反应接近等，但也存在缺乏基质细胞和微环境等缺点，如肿瘤类器官缺乏体内的免疫微环境等条件，导致免疫类药物的测试结果难以准确预测临床应用潜力。此外，类器官 3D 培养系统的复杂性，也限制了其放大能力（Dutta et al.，2017）。

（三）4D 数字化动物模型

疾病在机体内空间维度的全景特征（3D 表型组），以及疾病发生、发展和转归等时间维度的变化特征，叠加产生疾病的时相全景信息，就是 4D 表型组。完整的 4D 表型组可针对特定疾病，在整体层面呈现疾病相关的症状、影像、行为、病理及生理、免疫等信息，在分子层面呈现疾病相关的基因组、表观遗传、转录组、蛋白质组、代谢组等信息，在空间上覆盖全部相关组织器官，在时间上覆盖疾病发生、发展和转归全病程。4D 表型组对全面认识疾病，系统理解疾病与健康的网络稳态和病态变化，发现疾病预警及治疗靶标，乃至革新当前疾病单靶点防治策略，具有重要的基础支撑意义。未来，疾病 4D 表型组的完善程度，将影响到生命与健康基础研究的深度和广度，也关系到预防与诊治产品的研发效率。

临床检验可在单因素或多因素水平上实现时间维度表型信息的采集，但难以在 3D 空间维度获取表型特征。解剖检验可获得终末期 3D 空间维度的表型特征，但无法获得时间维度的表型特征。随着技术的发展，研究人员实现了在影像学层面的 4D 表型分析，包括时空全景磁共振成像分析（4D flow MRI）、时空全景数字减影血管造影分析（4D flow DSA）等。然而，上述技术均难以突破伦理学限制进行临床时空全景样品的采集。

动物模型可以解决不同时间、不同组织空间的系统样品收集问题，随着动物模型实时动态表型分析技术的进步、高分辨率影像学技术的发展，以及单细胞测序、空间转录组学等技术的发展，可以采集的动物模型信息有望覆盖疾病从整体到分子的时空动态变化全景，基于该全景信息，可以用数字化 4D 数据库的方式再现动物模型的全部信息，这称为 4D 数字化动物模型（简称 4D 模型）（Zhang et al.，2023）。

4D 模型与常规的动物模型相比，优势在于：第一，可以系统展示疾病在机体内部变化的"黑匣子"全景信息，直观地展示疾病全貌；第二，可以系统地筛选与疾病预警、致病、机体反应、康复相关的分子靶标，为疾病预警和治疗提供信息；第三，网络化共享的 4D 模型数据，可以指导动物模型的准确研制和使用，从而提高医学研究效率和药物评价结果的再现率；第四，减少不必要的实验动物使用和重复的动物模型构建，保障实验动物福利，降低研发成本。

（刘江宁）

第六节　选择实验动物的重要性

动物模型被用于研究人类疾病的致病机制，实验动物和动物模型被用于在非临床阶段研究疫苗和药物的安全性与有效性。然而，医学成果的证实和新药的研发，往往受阻于动物实验。例如，在新药研发方面，美国食品和药品监督管理局（FDA）批准进入临床试验的候选药物中，仅有约 10% 的候选药物最终获得新药证书，超过 80% 的候选药物在临床试验阶段失败，即俗称的新药临床试验"九死一生"，可见，仅有 10% 的药物在临床试验阶段能重复动物实验的安全性和有效性结论，因此，动物实验模拟临床的准确性成为限制新药研发成功率的工具性瓶颈（Hay et al.，2014）。本节主要阐述导致动物实验与临床差异的原因分类，以及举例说明正确选择实验动物的重要性。

一、选择原则

衡量科学实验准确性的两个指标通常是可重复性（repeatability）和可再现性（reproducibility）。可重复性是指同一实验室内，相同分析人员采用相同分析设备和分析方法，在不同时间对同一样品进行两次或两次以上分析时所获得的独立测定结果之间的符合程度；可再现性是指不同实验室（实验场所、实验人员和设备均不相同）采用相同分析方法对同一样品分析时所获得的独立测定结果之间的符合程度。

由于实验动物是活的生命材料，给动物实验的可重复性和可再现性带来了极大的挑战。动物实验在同一实验室内的重复性和不同实验室间的再现性，受到实验动物本身、实验环境、人员技术规范性、设备/试剂与材料、动物饮食、福利保障条件等一系列因素的影响。针对这些影响因素，我国相关部门和团体制定了一系列的国家标准与团体标准，各科研和研发机构根据标准制定了一系列的标准操作规程（SOP），从而不断弱化甚至消除上述因素对动物实验重复性和再现性的影响。

然而，在医学研究中，上面所述的可重复性和可再现性含义仅仅是狭义范畴的概念，仅是保证动物实验准确反映人类疾病真实情况的必要条件，而非充分条件。由于物种间的生物学差异，基于一种动物获得的医学研究结果，不能完全在另外一种动物或者人类体内再现，这种现象被称为模型差异（models discrepancy）。这种差异并不会否定动物实验的可靠性、可重复性和可再现性，但是会导致某种动物在某种疾病的特定研究目的方面不适用。例如，在研究阑尾炎时，结扎兔的阑尾血管可使阑尾坏死穿孔，进而导致腹膜炎，然而用这种方式制作的兔阑尾炎模型与人类急性梗阻性阑尾炎合并穿孔和腹膜炎不一致。相反，如果结扎兔阑尾基部并保持血液供应，因此导致的阑尾穿孔与腹膜炎则符合患者的特征；再如，与人类相比，实验大、小鼠对革兰氏阴性菌感染具有较高的抵抗力，接种革兰氏阴性菌难以导致腹膜炎，因此其不适用于研究细菌引发的腹膜炎。

适用性（applicability）是指某个或某几个特定动物物种、品种或品系在疾病生物学基础上与人类一致，用其研制的动物模型在疾病特定表型、病因或病理方面与患者有相同或相似的特征，或者在病因、病理和生理、症状等方面与特定药物的药理学机制匹配，适用于研究某种疾病的特定病因、病理或评价药物的有效性。部分学者提出"人类疾病真实世界动物模型"这一概念来形容最接近人类疾病病因和病理全貌的动物模型。研究特定动物模型在人类疾病和药物研究中的适用性与研究"人类疾病真实世界动物模型"并不矛盾，在对比较生物学和比较医学的认识过程中，两者相辅相成且互为因果。

综上，在保证动物实验可重复性和可再现性的基础上，实验动物或动物模型的适用性是保证动物实验结果在临床再现的更进一步的要求，也是保证动物实验结果在广义上再现的前提条件。在特定研究中，正确地选择实验动物是保证适用性的基础。

二、药物安全实验错误选择实验动物的警钟：反应停事件

20 世纪中叶的反应停（沙利度胺）事件是由于忽视了实验动物与人的物种差异，选择实验动物错误而导致临床前动物实验设计不合理，因此造成了药物安全事故。

研究人员发现沙利度胺对孕妇怀孕早期的妊娠呕吐疗效极佳。此后，在小鼠和大鼠身上的实验并没有发现沙利度胺有明显的副作用，医药企业便将沙利度胺正式推向了市场。此后，沙利度胺便成了"孕妇的理想选择"，因此被称为"反应停"，在欧洲、亚洲、非洲、大洋洲和南美洲被医生大量处方给孕妇以治疗妊娠呕吐。但是，反应停没有被批准在美国使用。

很快，人们便发现了与反应停相关的婴儿畸形病例，这些畸形婴儿没有手臂和腿，手和脚直接连在身体上，很像海豹的肢体，故称为"海豹肢畸形儿"。短短数年间，全

世界 30 多个国家和地区共报告了"海豹胎"1 万余例。

后续深入的研究表明，反应停对大约 15 个种属的动物有不同程度的致畸作用，并且致畸作用有明显的种属差异。小鼠和大鼠对反应停不敏感，而家兔的几个种系和绝大部分灵长类动物对其较敏感，并可观察到与人相似的缺肢或短肢畸形（McBride，1961；Lutwak-Mann，1964）。

沙利度胺的致畸毒性以及大、小鼠对该药物不敏感，是导致此次惨剧的主要原因，但是其机制一直不明，直到 2018 年研究人员才初步阐明了其机制。CRBN 蛋白是 E3 泛素连接酶复合物 CUL4-RBX1-DDB1-CRBN 的一个底物识别构件，CUL4-RBX1-DDB1-CRBN 可以催化泛素分子结合到特异的底物蛋白上，由此标记出要进行降解的蛋白质。研究发现 CRBN 蛋白是沙利度胺治疗的一个直接靶点，CUL4-RBX1-DDB1-CRBN 复合物在沙利度胺存在的条件下，可以通过 CRBN 蛋白识别 SALL4 蛋白，并促进 SALL4 蛋白的降解。SALL4 蛋白是一种转录因子，它的降解和功能的缺失能够导致类似沙利度胺引起的多器官发育障碍。CRBN 蛋白的氨基酸序列呈现出物种间的多态性，人和猴的 CRBN 蛋白的第 388 位氨基酸是缬氨酸，而该位点对复合物结合 SALL4 蛋白是必需的。相反，在大、小鼠等对沙利度胺不敏感的物种体内，CRBN 蛋白第 388 位氨基酸是异亮氨酸。然而，单纯地改变小鼠 CRBN 蛋白这一氨基酸位点并不能导致 SALL4 蛋白的降解，只有将 CRBN 蛋白和 SALL4 蛋白部分氨基酸共同人源化后，才能导致小鼠 SALL4 蛋白的降解（Donovan et al.，2018；Rodríguez-Pérez and Rape，2018）。

上述不同动物实验与临床的研究结果，初步表明了不同物种动物由于生物学差异，在药物毒性敏感性方面存在差异。反应停事件的发生，使药物研发人员在毒性研究中，开始充分考虑动物与人在物种上的差异以及动物之间的物种差异。目前，毒性研究需两种以上的动物才能较正确地预示受试药物在临床上的毒性反应，一般一种为啮齿类大鼠，另一种为犬或猴或小型猪。

三、药物有效性实验选择实验动物的重要性

小鼠是临床前药效学研究中最常用的动物，在转化医学的失败案例中，小鼠也承担了主要责任，因为超过 80% 的小鼠实验证实有效的潜在防治措施，结果在人体试验中失败。例如，肌萎缩侧索硬化（ALS）是一种致死性神经退行性疾病，该病以支配骨骼肌的神经元退化为特征，其中一种 RNA 结合蛋白（TDP43）对维持运动神经元十分关键，它在小鼠内表达 TDP43 的突变体可以导致小鼠模型出现运动神经元损失、蛋白聚集以及进行性肌萎缩等 ALS 典型症状。然而，TDP43 突变小鼠未能模拟临床上典型的渐进性瘫痪症状，因此，经该模型评价有效的药物，未能有效提高患者的存活率，主要原因是模型的核心指标与临床的不一致。在过去的几十年，10 余项 ALS 的治疗策略进入临床试验阶段，虽然这些治疗策略在动物模型中能改善疾病，但除 1 种治疗策略外，其余全部在临床试验阶段失败（Kimmelman and Federico，2017）。

在缺血性神经保护药物研究领域，2001～2007 年共发表了超过 1000 篇的实验研究论文和超过 400 篇的临床研究论文，这些研究发现了许多种神经保护机制和针对潜在靶

点的神经保护策略。然而，截至 2009 年，尚无临床试验成功的报道，主要原因是动物实验结果的质量和可靠性存在问题。动物实验中涉及的动物物种、品种品系、性别、年龄、麻醉剂、动物模型的选择（缺血的持续时间、再灌注时间、是否再灌注、存活率等）等因素均会影响临床前动物实验结果的质量、一致性和转化成功率，而这些因素导致了 1026 种神经保护药物的临床失败，这些药物在动物实验中能够改善卒中治疗专业学术圆桌会议（STAIR）（临床前研究指南）所包含的指标，但这些指标并不能成功地预测最终临床成功率，所以其在临床试验阶段未能表现出令人满意的神经保护效果（Perrin，2014；STAIR，1999）。

在脊椎损伤研究领域，在过去 20 年间，大量研究论文报道了针对脊髓损伤进行药物或生物策略干预，这些策略在动物实验中有效降低功能损害、促进再生、改善并恢复功能。但截至目前，尚未报道动物实验中有效的治疗措施被成功用于临床治疗（Steward et al.，2012）。

在糖尿病研究领域，20～80 岁年龄段中有 8%～10% 的人群受到糖尿病的困扰，其中 1 型糖尿病（T1D）患者有 2000 万～4000 万，占糖尿病人群总数的 5%～10%。T1D 是复杂的多因素疾病，涉及大量的遗传基因，没有一种单一的动物模型能精确复制人的 T1D 过程。例如，在研究诱发 T1D 的遗传或环境机制时，自发糖尿病的啮齿动物模型 NOD 小鼠或 BB-DP 大鼠能够更好地模拟 T1D 的病因，能模仿自身免疫系统对胰岛 β 细胞耐受性失调并适用于研究该机制。BB-DP 大鼠由于染色体突变，表现出人乳头瘤病毒 6 型（RT6）阳性 T 细胞缺陷的淋巴细胞减少症，而 NOD 小鼠的糖尿病症状比 BB-DP 大鼠和患者轻。同时，由于动物对胰岛素是非必需的，动物模型中糖尿病酮症酸中毒较轻，雌性动物的症状比雄性严重。化学诱导模型如链脲佐菌素（STZ）诱导模型的症状，与患者症状相似，但其 β 细胞损伤机制不同于患者，所以这些模型适合评价治疗措施而非 T1D 发生早期的干预措施。在评价 β 细胞替代治疗措施时，需考虑动物和人的免疫差异，尤其是小鼠和人在免疫系统方面的显著差异，而非人灵长类动物模型则能最大限度地模拟人复杂的免疫系统，是评价免疫抑制策略有效性的理想模型，适用于基因或细胞替换胰岛素治疗策略的安全性和有效性的转化研究。总体而言，NOD 小鼠或 BB-DP 大鼠能够模拟自发性自身免疫反应诱导糖尿病的机制，表现出胰岛炎和轻度酮症酸中毒，适合于研究疾病发生机制，评价可以抑制 β 细胞死亡的药物。化学诱导的啮齿动物模型同样表现出胰岛炎和酮症酸中毒，适用于移植或 β 细胞替换、基因治疗和预防 β 细胞死亡的策略等研究。基因突变导致的 AKIKTA 小鼠能表现出糖尿病肾病，肾脏发生了病理改变，适用于研究与内质网应激相关的治疗策略，但其白细胞亚群与临床差异大，且过短的生命周期限制了并发症研究。手术或化学诱导的小型猪模型亦能表现出胰岛炎和酮症酸中毒症状，适用于移植或 β 细胞替换、基因治疗和预防 β 细胞死亡的策略等研究，但该模型不能模仿复发性自身免疫反应，不适合病因和免疫策略研究。手术或化学诱导的非人灵长类动物模型能模拟糖尿病的绝大多数症状，而且目前绝大多数成功的转化成果依赖于该模型，然而非人灵长类动物缺乏猪内源性逆转录病毒的受体，不能评价猪胰岛素移植时潜在的病毒跨物种传播风险。

一种潜在治疗策略的临床试验费用可高达数亿美元，而患者的时间成本和机会成本损失更是无法估量的。只有充分分析实验动物和人类的物种生物学差异，比较每种动物模型与人类的疾病的异同，为临床前药效学研究提供精准适用的动物模型，才能解决临床试验难以重复动物实验结果的问题，从而提高转化医学的成功率，降低医疗产品从实验室走向临床应用的成本。

四、选择实验动物影响医学研究的可靠性

在肿瘤研究领域，在小鼠模型中有效的抗肿瘤治疗措施，仅有11%在临床试验有效，因为小鼠模型不能表现出人肿瘤的上述特征，经常导致Ⅱ期和Ⅲ期临床试验失败。肿瘤研究领域的动物模型主要包括自然发生癌症和小鼠移植肿瘤两类。与小鼠移植肿瘤模型相比，犬的癌症在很多方面与人的癌症相似，且优于移植了恶性肿瘤细胞系的小鼠模型，其优势包括：①具有潜伏期、临床症状和转移潜能；②肿瘤细胞的异质性和微环境更接近患者；③基因组具有不稳定性和耐药性；④由多种因素导致，如遗传和环境风险因素等。与小鼠相比，犬的基础生化和生理指标更接近于人类，在基因组层面，许多导致犬类疾病的基因会引起与人类似的疾病。例如，在骨肉瘤的肺转移倾向，乳腺癌向局部淋巴结、肺部和远端转移倾向，以及激素的影响等方面，犬和人十分相似。但是，在癌变过程方面，犬和人则存在许多差异，较大比例的人恶性黑色素瘤和组织细胞肉瘤呈原癌基因BRAF突变阳性，而在犬的同类肿瘤内却鲜见BRAF突变报道，相反，80%的犬膀胱和前列腺上皮癌呈BRAF突变阳性（Mochizuki and Breen，2015）。

在乙肝研究领域，虽然进行了大量病毒感染动物实验研究，但乙型病毒性肝炎（HBV）依然缺乏理想的动物模型。根据研制HBV动物模型时的病原类别，可将当前的动物模型分为三类：①HBV直接感染模型，包括黑猩猩、树鼩以及携带人肝脏组织的人源化小鼠等；②类HBV感染模型，如土拨鼠病毒性肝炎模型（WHV）或鸭乙型病毒性肝炎模型（DHV）；③HBV基因组复制模型，此类模型将HBV基因组插入动物染色体，或者通过腺病毒等的启动子驱动的携带HBV基因组的质粒转染动物。黑猩猩对HBV敏感，并可发展为慢性感染，但并不导致肝硬化和肝癌，且伦理限制了其在研究中的应用。部分报道指出HBV能感染恒河猴并在其肝脏内复制，但是只观察到轻微的自限性肝脏损伤，且由于其过低的感染率和慢性肝炎转化率限制了该模型的应用。树鼩可以被HBV感染，且HBV感染幼年树鼩可导致动物在后期发生肝硬化和肝癌，树鼩模型或树鼩肝脏细胞感染模型可用于研究病毒的入侵机制，但是极低的感染率限制了其使用。免疫缺陷小鼠移植人造血干细胞或多能干细胞后，可以建立人-小鼠肝脏嵌合的人源化小鼠模型，该模型对HBV敏感，可建立HBV感染人源化小鼠模型，HBV可以在小鼠的人肝脏组织内复制，但它发展为理想模型前还需要解决两个瓶颈：①人肝脏组织在小鼠肝脏内的比例和持续时间的稳定性；②在移植人肝脏组织的同时建立人的免疫系统，使免疫细胞攻击感染HBV的人肝脏细胞，从而导致慢性肝炎并发展为肝硬化和肝癌，解决因小鼠免疫功能缺陷而对HBV复制耐受且不引发炎症的问题。人源化模型可用于研究病毒感染、入侵和体内复制的机制，并用来评价抑制病毒入侵和复制的疫苗或药物，但目前尚不适用于免疫机制、慢性肝炎转化和终末期肝病研究。类HBV病毒感染模型

包括土拨鼠病毒性肝炎模型和鸭乙型病毒性肝炎模型，均可以发展为慢性肝炎，其中土拨鼠病毒性肝炎模型在后期还可以发展为肝癌，适用于研究宿主免疫反应、疾病生理过程和肝脏病理机制，并可以评价针对慢性肝炎期或癌变期的药物（如肝脏保护或免疫调节类药物），但此类动物模型不能用于评价针对 HBV 的疫苗或药物。基于水动力法的病毒 DNA 转染模型可以在小鼠体内合成病毒并引发急性肝炎，可以用于研究宿主免疫系统清除病毒的机制，但由于病毒存续时间短而限制了慢性肝炎症状的出现和模型应用范围的拓展。腺病毒驱动的转染系统可以携带 HBV 在小鼠体内复制，并引发持续的肝炎，感染 1 年后甚至能检测到 HBV 抗原，且感染可导致慢性肝炎和肝癌，因此该模型适用于研究慢性炎症和病理改变的机制，以及评价抑制病毒复制和病理进展的药物，然而，该模型不能模仿病毒感染和入侵过程，且新合成的病毒无法感染肝细胞，所以不适合评价传播阻断策略的有效性（Anderson and Bluestone，2005；Lucifora et al.，2010；Yang et al.，2002）。

截至目前，尚未发现任何一种动物能完全模拟某种疾病的病因和病理特征，也尚未发现任何一种动物能够完全满足某种疾病所有不同类型药物的评价需求。因此，基于研究目的，结合疾病的病因、病理和药物的药理特征，分析不同动物生物学特征、研究目的、疾病和药物四者之间的一致性，是选择适用实验动物和准确研制动物模型的基础，也是提高医学动物实验结果可靠性和药物动物实验结果临床再现性的前提条件。

（刘江宁）

第七节　微生物背景对动物实验的影响

几乎所有实验动物（无菌动物和悉生动物除外）都和自身及环境中种类复杂、数量庞大的微生物群体形成了一个微生态系统，这种微生态与宿主之间有着全面广泛的相互作用机制，其中的（条件）致病性微生物和动物健康状态直接相关，而此前关注较少的共生微生物也对动物模型的有效性、实验数据的可重复性和可靠性有着不可忽视的影响。

在实验动物的定义中，已经明确指出其微生物和寄生虫携带状况应该是受到全面控制与验证的，这是保证实验结果的可靠性、可重复性和均一性的重要条件。但是，在实验动物饲养过程中，由于种群基数大、饲养密度大、繁殖迅速等特点，加之各种实验动物都有其易感的病原体，因此发生致病性微生物感染难以避免，且经常会造成大批动物死亡、健康状况下降，使得动物生产和动物实验受到不良影响。此外，有些病原体尽管不一定会造成疾病流行，但能干扰实验结果，影响实验数据的可靠性和准确性。更不乏人兽共患病原体的流行，这使科研工作者和饲养人员暴露于生物安全风险之中。

一、病原微生物的分类

按照不同病原微生物的致病性特点，将它们分为人兽共患病原体、对动物健康有影响的病原体、条件致病性病原体三大类。

出于职业健康的考虑，人兽共患病原体往往是优先考虑从实验动物群体中清除的。其中，有部分病原体对动物和人类均有致病性，如结核分枝杆菌、沙门氏菌和布鲁氏菌等，不论是动物还是人感染后都有发展为疾病的可能。此外，其中也不乏在动物中仅表现为亚临床症状而对人有致病性的病原体，如 B 病毒（B virus，BV）、汉坦病毒（hantavirus）等。天然宿主动物自然感染这些病原体后往往是无症状的或仅有轻微症状，但人感染后却会造成严重后果。例如，B 病毒在野外和圈养猕猴群体中都有比较高的感染率，但动物通常不表现临床症状，仅少数动物偶尔可见口腔溃疡、唇周疱疹，但如果人感染了 B 病毒，不经治疗则死亡率可高达 70%，即使经过治疗，预后也较差，常有神经症状后遗症。因此，尽管有记录以来只有五十余人被感染的报道，但是 B 病毒依然是非人灵长类实验动物使用过程中首先需要排除的。而汉坦病毒暴露导致人流行性出血热的事件曾经在全球多个实验动物设施发生，到 21 世纪，我国也有多次实验人员被感染的报道，在这些病例中，实验大鼠是主要感染源。这类人兽共患病原体不仅存在于动物体内，还可能存在于被污染的生物材料中，并被长期冷冻保存，随时可能再次感染动物或人员（Baker，1998）。

对动物健康有影响的病原体由于容易造成动物群体大规模发病，也是重点关注的对象。例如，鼠痘病毒（ectromelia virus）在敏感小鼠品系中具有高发病率和高死亡率，通过控制传染源、采取必要的生物安全措施和及时的实验室检测，现在这种病毒已经很少出现在现代实验小鼠群体中了；首次发现于 1984 年的兔出血症病毒（rabbit hemorrhagic disease virus，RHDV）感染实验兔或肉兔则会造成兔的种群毁灭，幸运的是，疫苗接种可以有效预防这种疾病的发生，不过该病毒也在不断进化，2010 年出现了相对温和但传染性更强的变种 RHDV-2 型，并于 2020 年首次传入我国，对我国实验兔养殖业造成了一定的损失。除了这些高致病性的病原体，还有一些相对温和的病原体往往仅表现为亚临床症状或是条件致病性的，因其具隐蔽性而更容易在动物群体中流行。最典型的是小鼠肝炎病毒（mouse hepatitis virus，MHV），免疫健全小鼠感染该病毒后通常是无症状的，如果不进行实验室检测，这些无症状的感染动物会随着动物交流而感染更多动物；免疫缺陷小鼠感染后则会表现为腹泻、厌食、体重减轻、被毛粗乱、生长缓慢等症状，出现慢性或亚急性肝炎，甚至死亡（Baker，1998）。类似的还有一长串名单，比如说被公认为机会病原体的金黄色葡萄球菌，其隐性感染占绝大多数，但也偶尔可见皮肤病变。从多个检测机构公布的数据看，金黄色葡萄球菌在小鼠和大鼠中通常有较高的感染率，如美国 Charles River 统计在 2003～2020 年该公司检测实验室接收的小鼠中金黄色葡萄球菌检出率是 2.2%（n=98 979），大鼠检出率是 23.6%（n=10 413）（Albers et al.，2023）。在欧洲实验动物科学联合会（FELASA）的建议中，金黄色葡萄球菌则不是必须报告的项目。但由于免疫缺陷动物在感染金黄色葡萄球菌后更容易发展成有症状的临床疾病，因此国外主要供应商无一例外地在自己的免疫缺陷动物种群中排除了该菌（Buchheister and Bleich，2021）。

　　在关注对人和动物健康有影响的这些病原体的同时，研究者还发现，有一类病原体尽管感染动物后不会表现症状，但是可以隐性感染，并影响实验数据的准确性和可靠性。例如，自然感染细小病毒的实验小鼠，包括免疫缺陷小鼠，都不会表现任何临床症状，也不会引起组织病理学改变，但病毒可以广泛地分布于多种脏器，且带毒时间长。而细小病毒[parvovirus，包括小鼠微小病毒（MVM）、小鼠细小病毒（MPV）、大鼠细小病毒（KRV）、大鼠细小病毒 H1]普遍具有高度抗癌且抗癌谱广的特点，可以使肿瘤细胞生长速度下降和排斥反应降低，研究表明细小病毒对肝癌、胃癌、肺癌、肉瘤等多种肿瘤均具有明显杀伤作用（Baker，1998）。因此，使用感染细小病毒的动物进行肿瘤学相关的研究，就会严重干扰实验数据。另一个典型的病原体是猴嗜 T 淋巴细胞病毒（Simian T-lymphotropic virus，STLV），猕猴感染该病毒后通常并不会导致疾病，而是健康的病毒携带者。该病毒会侵染宿主的免疫系统，会使感染动物的多种细胞因子和血液学指标发生改变，显著影响研究数据，同时对人类免疫缺陷病毒模型的建立与抗病毒药物和疫苗的研究也会产生影响。这类病原体也是实验动物供应商和科研人员重点关注的对象。

二、新发现的病原微生物

　　除了目前已经发现的这些微生物，研究人员还在不断拓宽实验动物的感染性微生物图谱，更多种类的病原微生物不断被发现，这也是生产和使用实验动物过程中应该关注的。例如，首株小鼠诺如病毒（murine norovirus，MNV）是 2003 年才被分离出来的，依据此后的血清学调查数据发现，世界各地的实验小鼠种群中 MNV 的感染率都非常高，世界各地的主要实验小鼠供应商也都将 MNV 加入自己的监测清单中。2018年，有学者从出现间质性肾小管病的重度免疫缺陷小鼠中分离到小鼠肾细小病毒（mouse kidney parvovirus，MKPV），而后续的分子生物学检测数据显示，在实验小鼠中 MKPV 的阳性率为 5.8%，在细胞系、肿瘤块等生物材料中的阳性率为 4%。MKPV感染对动物肾功能与寿命的不良影响会对实验和科研结果产生重大影响；而免疫正常动物和轻度免疫缺陷动物感染 MKPV 后，也可能会存在更温和的亚临床形式的包涵体肾病；即使是隐性感染，病毒也会显著影响免疫功能状态和实验结果（Roediger et al.，2018）。基于这些原因，将 MKPV 纳入常规检测成了诸多实验小鼠供应商的必然选择。在日常管理中，管理人员应该关注异常死亡的动物，及时剖检取材，进行病理检测和病原检测，这是发现新的感染因子的重要手段。

三、微生物组对动物模型的影响

　　用于科学目的的动物的微生物感染状况大致可以分为三个时期：1880～1950 年，实验啮齿动物和诸多病原微生物经历了早期的驯化过程，彼此相互适应，实验用动物群体中常常同时存在数种病原体，在这一阶段，使用小鼠的科研人员最为关注的问题是如何保持动物群体持续存活；1960～1985 年，饲养条件不断得到改善，血清学检测技术也得到发展和推广，许多对动物健康危害大的病原体得到控制和清除，但一些条件致病性病原体还继续在动物群体中流行，因此科研人员更关注如何使动物更健康；1980～1996 年，随着病原体检测技术与剖宫产技术的成熟和应用，包括条件致病菌在内的外源性病原体从实验小鼠和大鼠中被净化清除，业界也逐渐更关注微生物背景和科研数据有效性之间的关系（Weisbroth et al.，1996）。

现如今，啮齿动物广泛采用独立通风笼具饲养，与外界环境接触有限，同时也与各种微生物接触有限，造成动物体内微生物组（microbiome）多样性缺失，且在不同设施之间存在明显的差异。虽然从开放式饲养到在屏障系统中隔离饲养的发展过程是遵循实验动物微生物质量控制要求的发展逻辑的，但当前的现实情况也遇到了新的挑战。科学家已经明确提出，"太干净的实验小鼠"在一些领域不能得出科学有效的实验结果，并尝试从宠物市场购买小鼠，又将这些携带大量微生物的宠物小鼠与实验小鼠混养，野化其微生物组，并发现野化后的模型产生了更多分化记忆 T 细胞，还产生了组织驻留记忆 T 细胞，更接近人类可能具有的正常免疫过程（Bleich et al.，2021）。

胃肠道黏膜是数量繁多的细菌、原生动物、真菌、古细菌和病毒的主要栖息地，形成了每克肠道内容物中超过 1000 亿个微生物的复杂群落，其常被称为"肠道菌群"。这些微生物对宿主的生理功能至关重要，如纤维的消化和维生素的输送，但也可能与某些疾病的发展有关。分子生物学的飞速发展使得 16s rRNA 测序分析、宏基因组学等技术得到了广泛应用，并揭示了动物肠道菌群对模型制备和应用有显著影响，从而影响生物医学研究的有效性。其中一部分微生物如前文所述的那样对疾病模型表型有不利影响，会增强易感性；而另一些则被认为有保护作用，可以减轻症状。例如，嗜黏蛋白阿克曼氏菌（*Akkermansia muciniphila*）可以通过微生物-宿主相互作用保护肠道屏障功能，并降低炎症细胞因子水平，或通过改善微生物组来改善炎症性肠病。而且在糖尿病、肝脏疾病、心血管疾病、炎症性肠病、神经退行性疾病等疾病中均发现其丰度降低，在抗癌免疫中该菌或许也发挥着关键作用（Cani et al.，2022）。同样，分节丝状细菌（segmented filament bacteria，SFB）可被确定为沙门氏菌感染期间的保护因子，并且被证明可以改善白细胞介素（白介素）-10 缺失的小鼠中 MNV 诱导的肠炎（Bolsega et al.，2019）。普氏粪杆菌（*Faecalibacterium prausnitzii*）和拟杆菌（*Bacteroides* sp.）也被认为在实验性结肠炎模型中，可以保护动物不发生肠道炎症。而这样的例子还有很多。不过，微生物对动物模型的影响并不总是由某一种细菌介导的，而是受到整个微生物组组成及丰度的影响。另外，除胃肠道研究领域外，动物的肠道微生物组也对神经系统有重要影响，已经证实其可以影响焦虑和孤独症的发展，另外也影响人工诱导的自身免疫性脑脊髓炎的进展（Pineda et al.，2019）。

四、微生物质量控制

从前文可以看出，现代实验动物微生物质量控制不仅要求排除（条件）致病性病原微生物的种类，同时还要求增加共生微生物组的丰富程度，既要"少"又要"多"

的要求看起来是相悖的，但也确实是现在的实验动物设施管理运营者需要同时关注并满足的要求。

已经广泛建立的实验动物微生物监测要求和屏障饲养环境提高了卫生标准化水平，有利于（条件）致病性微生物的排除，改善了动物整体健康状况，然而，这种隔离饲养也导致了实验动物肠道微生物多样性的缺乏。不仅在不同设施之间存在这样的问题，甚至在同一个设施内不同房间、不同品系动物之间都会存在微生物组的显著差异，这种差异可能在越来越多的研究中起着至关重要的作用，使得不同课题组在进行同一种实验时出现不同结果，目前这种现象被称为"可重复性危机"。减少不同来源的动物之间的微生物组差异则可以最大限度地减少混淆，而接受这种差异则可以在一定程度上确保普适性，在进行实验设计时要如何平衡这两种相反的策略就变得极其复杂，因此如何抉择取决于具体的研究目标和问题，研究人员处理这类问题时，应该充分意识到微生物组的影响。在进行确定疾病机制的研究时，必须强调标准化，以减少研究混杂因素，而验证性的研究要使用具有不同微生物组的小鼠，以确保通用性并增加研究结果的外部效度（Witjes et al.，2020）。

（郭连香）

第八节　不同实验动物的影像学分析要点

一、实验动物的影像学研究概述

影像技术可以对疾病动物模型内部生理或病理过程在分子水平上进行无损伤、远距离、实时的成像，极大地推动了实验动物学科的发展。阐明临床前动物模型的影像表现与人体表现的差异及其产生机制对提高临床前研究的转化具有重要的意义。与比较医学研究中长期应用的传统的病理学诊断不同，影像学研究是在活体状态下的实验动物身上开展的，动态观察实验动物体内的器官形态和功能变化，同时能进一步探测构成疾病基础的分子异常，即从生理、生化水平认识疾病，阐明病变组织生物过程的变化。利用实时可见的图像，可以描述疾病形态学改变的二维变化，而利用分子成像，还可将疾病的发生、发展过程量化，并可同时监测多个生物事件，对这些事件进行三维定位，确定这些生物过程的发生，并对其进行时间和空间上的研究，以提供病变的"四维"信息。

影像学分析在实验动物研究中具有独特的优势，它可将疾病进程和复杂的生物学过程（如基因表达、生物信号传递等）变成直观的图像，从而使我们能够更好地在解剖水平了解疾病的组织变化和在分子水平了解疾病的机制及特征。其能够发现疾病（如肿瘤）早期的分子变异及病理改变过程，这是传统手段无法检测到的，在实验动物上可以实现针对这些早期分子事件进行新药和诊断治疗方法的研发以推广至临床应用；可在活体上早期、连续性地观察药物治疗及基因表达的空间和时间分布，从而了解活体动物体内的相关生物学过程、特异性基因功能和相互作用。并且，由于可以对同一个研究个体进行长时间反复跟踪成像，既可以提高数据的可比性，避免个体差异对实验结果的影响，又无需杀死模式动物，既节省费用，又符合实验动物伦理原则。

实验动物研究中应用的影像技术包括光学成像（optical imaging）、核素成像[正电子发射断层成像（PET）、单光子发射计算机断层成像（SPECT）]、磁共振成像（magnetic resonance imaging，MRI）和超声成像（ultrasonic imaging）、计算机断层扫描（CT）等影像技术。其中，超声成像和CT主要以结构成像为主；磁共振成像具有很高的结构成像功能，也可以进行生理和代谢的功能成像；核素成像和光学成像则以生理、代谢和分子等水平的功能成像为主。

各种影像技术的主要特点见表 1-1。我们将在下面的章节分别对这几种影像技术在实验动物中的原理与主要应用进行介绍。

表 1-1 分子影像技术主要特点

影像技术	主要应用领域	优点	缺点
CT	经典结构成像	极高空间分辨率	有辐射
MRI	经典结构成像，小分子示踪	高空间分辨率，结合结构学和功能学成像	需要大量的探针分布
PET	报告基因表达，小分子示踪	高灵敏度，可进行动态定量分子成像	需要回旋加速器或发生器，相对低的空间分辨率，有辐射
超声	心血管，神经学	实时成像，低成本	有限的空间分辨率
生物体发光	报告基因表达和细胞、病毒、细菌等示踪	极高的灵敏度，快速，方便	低空间分辨率，不适用于深层组织
荧光	报告基因表达，蛋白质和小分子、细胞、病毒、细菌等示踪	高灵敏度	低空间分辨率，不适用于深层组织

二、小鼠的影像学分析要点

小鼠是目前世界上用量最大、用途最广、品种最多和研究最为彻底的哺乳类实验动物。实验小鼠是由野生鼠经过长期人工饲养和定向选择培育出来的。小鼠有 20 对染色体，目前已培育出多个独立的近交系和远交群，广泛用于生物学、医学、兽医学等方面的研究工作，也常用于药品、生物制品的研制和检定。由于小鼠有最为广泛的应用需求，用于小鼠研究的影像技术种类最为完善，设备也最为先进（Xi et al.，2011）。

小鼠体型较小，成年个体身长 8～12 cm，体重 20～40 g，俯卧身体直径 2～4 cm。要对小鼠开展影像学研究，就需要远高于临床影像设备的空间分辨率和时间分辨率，这给大部分影像技术带来了巨大的挑战，至少百微米级分辨率的影像设备才能用于小鼠全身整体成像，局部显微结构成像需要微米级分辨率，这使得 20 世纪一直没有比较成熟的小鼠影像学分析技术出现。21 世纪初，显微 CT（Micro CT）≥7 T 高场磁共振、Micro PET、显微超声等高时空分辨率的影像仪器陆续出现。随着技术不断发展，更多高分辨、高灵敏的影像设备迭代进步，相应高分辨、高灵敏的结构成像与功能成像已经广泛地应用于使用小鼠的科研工作中。

同时，小鼠的体型对活体光学成像反而是优势。由于光信号传播距离短，小鼠的体型较小，反而在光学成像的光穿透性和荧光信号强度方面有独特优势。小鼠相对较小的体积使得光线能够更容易穿过组织，达到更深的区域。这有利于观察深层结构和深层组织的生物过程；同时荧光探针或标记物的浓度相对较高，可产生更明显的荧光信号，有助于提高成像的灵敏度和对细微变化的检测能力。

小鼠在影像学领域具有广泛的应用，不同的影像技术可提供不同类型的信息，帮助研究人员了解小鼠模型中的生理和病理过程，从而推动生物医学研究的发展（表1-2）。

表1-2　小鼠的影像技术主要特点

影像技术	主要应用领域	应用领域介绍	影像技术应用特点
CT	骨疾病	Micro CT 应用最为广泛的是在骨疾病中的应用，骨松质和骨皮质的变化与骨质疏松、骨折、骨关节炎、骨肿瘤、局部缺血及遗传疾病等病症有关，CT 可宏观或微观地对骨松质和骨皮质进行成像并定量研究	空间分辨率≤10 μm 的 CT 仪器可对骨微结构进行成像分析；100 μm≥空间分辨率≥10 μm 的仪器可用于检测小鼠的骨肿瘤和骨发育
	肺部疾病	CT 及 X 线图像在小鼠呼吸系统常见疾病的诊断评价中具有明显优势。小鼠左肺一叶、右肺四叶，气管和支气管腺不发达，不适宜慢性支气管炎模型研究，但 CT 在肺炎、肺纤维化等疾病小鼠模型中应用十分广泛	小鼠呼吸频率为 163（84～230）次/min，运动伪影对肺部影像的影响很大，CT 应使用呼吸门控降低运动伪影；如无条件，则适当降低呼吸频率亦可有所改善
MRI	神经系统疾病	小鼠是研究神经系统功能和疾病的常用动物模型。利用 MRI 技术可以观察小鼠的脑部结构、脑功能连接和血流情况，研究神经回路、大脑发育和神经退行性疾病等方面	MRI 对小鼠的影像学分析需要专门的小鼠磁共振仪器和配套的表面线圈。由于小鼠对噪声和环境干扰敏感，因此在进行小鼠 MRI 时需要特殊的护理和麻醉技术，以确保图像质量和动物福利
	肿瘤	小鼠肿瘤模型广泛应用于研究肿瘤的生长、进展和治疗反应。MRI 可以提供关于肿瘤的体积、形态、血流和代谢等信息，帮助评估肿瘤的生物学特征和治疗效果	
	器官结构与功能研究	MRI 技术可用于检测小鼠各种器官（如心脏、肝脏、肾脏等）的形态、组织结构和功能状态。这对了解器官疾病模型、评估药物治疗效果以及开展器官移植研究具有重要意义	
活体光学成像	肿瘤	肿瘤研究是活体光学成像应用最为普遍的领域，肿瘤细胞荧光标记技术可长时间监测肿瘤生长及转移，也广泛应用于抗肿瘤药物研发、肿瘤分子机制研究	活体光学成像应用最多的实验动物就是小鼠。在进行小鼠活体光学成像实验时，同一批实验应保持一致的曝光时间与位置和形态的一致，以减少实验误差。小鼠荧光成像会有背景荧光干扰，主要是来源于皮毛和血液的自发荧光，皮毛中的黑色素是皮毛中主要的自发荧光源，在利用绿色荧光作为成像对象时，影响最为严重，因此进行相应实验时要预先对小鼠成像部位进行脱毛。还要及时清除动物尿液或其他杂质，避免出现非特异性信号
	神经系统疾病	转染神经干细胞等细胞，进行神经发育及细胞治疗的相关研究；利用萤光素酶基因作为报告基因标记神经疾病相关基因构建转基因小鼠，进行神经疾病机制研究；利用功能性荧光探针监测神经疾病的发生发展	
	心血管系统疾病	应用生物发光技术，研究细胞治疗心血管病的效果；应用功能性荧光探针，了解疾病发展的分子机制和药物治疗心血管疾病的效果；心血管疾病相关基因的作用及其治疗	
	干细胞治疗	将体外转染干细胞注入小鼠体内以监测干细胞的移植、存活和增殖；示踪干细胞在体内的分布和迁移；多能诱导干细胞、肿瘤干细胞等新兴研究	

影像技术	主要应用领域	应用领域介绍	影像技术应用特点
活体光学成像	感染性疾病	应用活体光学成像技术进行感染性疾病研究中标记细菌、病毒、真菌、寄生虫等病原体的检测，在活体水平观测这些病原体在小鼠体内的感染情况及抗生素、疫苗等药物的治疗效果。标记免疫细胞，以及利用特定基因-萤光素酶基因转基因动物，观测病原体感染所引发的机体免疫应答及研究致病机制	
超声	心血管研究	超声技术可以评估小鼠的心血管结构和功能，包括心脏大小、血流速度、心室功能等。它可以用于评估小鼠模型中心血管系统的疾病、新药治疗的效果以及心脏功能的变化	小鼠的成像较少受到扫描深度的限制，因而可以采用高频超声波（20~100 MHz），从而获得30~100 μm的高空间分辨率；小鼠体型较小，应使用固定探头的三维实验台对小鼠进行成像操作，以避免手持探头难以进行精细操作的缺点；小鼠毛发会影响超声波传导，应对相应探头成像的放置位置进行脱毛
	肿瘤学研究	超声技术可以对小鼠的肿瘤进行表面和体内成像，探测小鼠体内血管的形态和密度，评估肿瘤的生长情况。此外，超声还可以用于肿瘤穿刺和注射药物等操作	
	组织学与生理学研究	超声技术可以对小鼠器官进行成像，如肝脏、肾脏、脾脏等，评估其形态与功能。此外，超声也可用于研究小鼠的生殖和妊娠过程	
核素成像	肿瘤学研究	核素成像技术可以利用放射性标记的示踪剂来评估小鼠体内肿瘤的生长、代谢和血供情况，帮助研究肿瘤的发展和治疗反应	小鼠的核素成像需注射核素进入小鼠体内代谢后成像，整个过程要避免小鼠出现应激反应，防止非特异性摄取的出现。另外，为防止体温过低导致动物死亡或影响部分代谢类示踪剂的摄取，需要在实验全过程维持动物体温，可使用水浴毯、热风等方法
	器官功能评价	核素成像技术可以用于活体评估小鼠重要器官的功能和病理状态。^{18}F-氟代脱氧葡萄糖（^{18}F-FDG）脑功能成像用于大脑功能的评价；心肌显像可以用于评估心脏的灌注和收缩功能；肝脏显像可以用于评估肝脏的代谢功能（Xi et al.，2011）	
	炎症和感染研究	核素成像技术可以用于评估小鼠体内炎症和感染的程度与范围。使用特定的示踪剂，可以在小鼠体内标记炎症部位或感染灶，并通过影像观察其动态变化	
	药物研发与评价	核素成像技术可以用于评估小鼠体内药物的分布和代谢过程，了解药物的吸收、转运和排泄情况；可以观察示踪剂在小鼠体内的分布情况；用于研究药物代谢、分布动力学以及细胞渗透性等；用于新型核素造影剂的开发	

三、大鼠的影像学分析要点

实验大鼠由野生褐家鼠驯化而成，20世纪中期在欧洲首次将野生大鼠及白化变种大鼠用于实验研究。目前大鼠是常用的实验动物之一，其用量仅次于小鼠，广泛应用于生物医学研究中的各个领域。大鼠外貌与小鼠相似，但体型较大。一般成年大鼠体长18~25 cm，成年雄性大鼠体重200~600 g，雌性180~500 g，大月龄雄鼠超过1000 g，俯卧身体直径为6~12 cm。由于大鼠体型、饲养成本、生育周期和繁殖能力都与小鼠差别较大，大鼠的影像学分析的需求整体偏低。一般来说，应用于大鼠科研工作的影像技术以CT、MRI、超声为主，对大鼠开展影像学研究多采用与小鼠共用一套高分辨率影像设备主机替换大鼠模块的方式。亦有部分研究应用临床影像设备（如3 T磁共振搭配动物线圈）。随着近年来大鼠基因编辑技术的进步，大鼠在很多疾病研究尤其是神经系统疾病研究中广泛使用，随之大鼠影像学研究分析也日益广泛（Schambach et al.，2010）（表 1-3）。

表 1-3 大鼠的影像技术主要特点

影像技术	主要应用领域	应用领域介绍	影像技术应用特点
CT	骨疾病	Micro CT 在大鼠骨疾病研究中的应用与小鼠基本一致。其用于骨质疏松、骨折、骨关节炎、骨肿瘤、局部缺血和遗传疾病等疾病模型研究与大鼠植入物的组织工程研究（Schambach et al.，2010）	空间分辨率≤20 μm 的 CT 仪器可对骨微结构进行成像分析；200 μm≥空间分辨率≥20 μm 的仪器可用于检测大鼠的骨肿瘤、骨发育
MRI	神经系统疾病	大鼠的神经系统结构与人类相似，其神经回路和功能具有较高的保守性，可建立不同神经系统疾病模型，如阿尔茨海默病、帕金森病、癫痫等。功能性 MRI（fMRI）可以检测大鼠脑活动时的血液氧合水平变化，从而研究大鼠的认知、感觉和运动功能。在此基础上进行神经连接研究，可以揭示大鼠不同脑区之间的连接模式和网络特征，有助于理解神经疾病过程中的异常连接	对大鼠的脑功能影像分析需要 9.4 T 及以上的仪器；需要使用尽量高场强的 MRI 仪器，以获得足够的空间分辨率和信噪比。需要使用特制的头架或头部定位装置，这有助于减少运动伪影并确保扫描位置的准确性，如进行静息态研究时可考虑定制 3D 打印的头盔进行固定
超声	心血管疾病	用于评估大鼠心脏的结构和功能，包括心腔大小、心室壁运动、心输出量等指标。还用于检测大鼠动脉硬化、心肌缺血等疾病模型	大鼠心脏相对于其体重而言比较大，需要使用适当的探头和参数来充分显示与分析大鼠的心脏。同时，其血流速度与小鼠相比相对较慢，成像时需要采用更低的频率和更长的时间窗口来捕捉到血流的细微变化。大鼠的血管系统比小鼠更复杂，需要采用更细致的操作和图像处理来区分不同的血管结构
	肿瘤	用于检测和监测大鼠体内肿瘤的生长与发展情况。提供肿瘤的大小、位置和血流等信息	
	器官形态	用于对大鼠器官进行成像，如肝脏、肾脏、脾脏等，评估其形态与功能，并可用来确定妊娠期、胚胎数量、位置等信息，以及评估胚胎的器官发育情况	
活体光学成像	肿瘤	可用于跟踪和监测大鼠在体肿瘤生长、进展及治疗反应。利用注射荧光标记的肿瘤细胞或特定荧光探针，可以实时观察肿瘤的位置、大小和血供情况	大鼠的体型较大，光在其体内的穿透性较差。深层组织的光信号往往会被散射和吸收，减弱了成像信号的强度和质量，会限制成像系统对深层组织的观察能力。活体光学成像技术主要适用于显微观察和表面组织成像，在深层组织的分辨率和灵敏度方面有一定的限制。活体光学成像多集中在大鼠的皮肤、眼睛及其他浅层器官成像上
	炎症	通过使用适当的荧光探针，大鼠活体光学成像可以帮助观察和定量炎症反应的变化，如白细胞浸润、细胞凋亡和炎性介质的表达等	
	药物研发	用于评估新药的疗效和药物靶点，观察药物在大鼠体内的分布和代谢过程，以及对肿瘤或疾病模型的治疗效果	
核素成像	神经系统疾病	可用于研究神经系统的功能和疾病模型，通过注射标记的 ^{18}F-FDG 可以观察大鼠脑部的代谢活动，了解不同脑区的功能连接和代谢差异	大鼠模型可以更好地模拟某些疾病或病理过程，其核素显像应用相应集中在神经系统疾病，特别是神经退行性疾病发病机制的研究与新型诊断造影剂的开发上，在其他如肿瘤、心血管病上的应用也相对较多。同样，整个成像过程要避免大鼠出现应激反应，防止非特异性摄取的出现，也需注意大鼠的成像实验全程应进行保温
	肿瘤	用于研究癌症的早期诊断、治疗监测和肿瘤生长机制。利用标记肿瘤特异性分子或放射性同位素，可以观察肿瘤在大鼠体内的分布、肿瘤血供以及药物对肿瘤的影响等	
	心血管疾病	用于研究心血管疾病的发病机制、评估药物治疗效果和心脏功能。例如，利用注射标记的放射性同位素，可以观察大鼠心脏血流、心肌代谢和心脏组织的灌注情况等	
	免疫疾病	用于研究免疫细胞的迁移、炎症反应和免疫治疗效果。利用标记免疫细胞或炎症标志物，可以观察免疫细胞在大鼠体内的分布、在炎症区域的活动以及免疫治疗的效果	
	药物研发	用于评估药物在体内的代谢、疗效和剂量优化。利用标记药物或药物靶点，可观察药物在大鼠体内的分布、药物-受体相互作用以及药物的药代动力学	

四、猴的影像学分析要点

实验用猴主要为恒河猴与食蟹猴。恒河猴体长 47~64 cm，尾长 19~30 cm，雄猴体重 6~11 kg，雌猴体重 4~9 kg，食蟹猴体型略小于恒河猴。因猴体型较大，具有亚毫米级的空间分辨率的影像技术即可适用于猴。猴与人的遗传相似性较高，有较高的智力和生理相似性，行为复杂，具备社会架构，常被用于认知和神经学研究，在影像学的功能成像中的应用高于其他实验动物。因猴体型较大，部分临床影像设备可适于应用猴的研究，但也存在空间分辨率、时间分辨率、灵敏度不足的问题。随着临床前影像技术的进步与市场的细分，市场上出现了猴专用的 PET 和 CT 及大孔径超高场 MRI 等高分辨率影像设备（Schaeffer et al.，2020）。猴在科研中的使用有一定的成本和伦理考量，应用猴的影像学分析多集中在神经系统疾病及传染病上（表 1-4）。

表 1-4　猴的影像技术主要特点

影像技术	主要应用领域	应用领域介绍	影像技术应用特点
CT	肿瘤	CT 扫描可用于检测猴肿瘤、评估肿瘤的生长、测量肿瘤的大小和密度，并监测肿瘤治疗的效果	猴 CT 设备分为猴专用锥形束 CT（90~300 μm）与临床扇形束 CT（亚毫米级）两种。猴专用锥形束 CT 适用于骨疾病与肺部疾病，具有空间分辨率高、组织对比度低的特点。临床扇形束 CT 则适用于猴全身各系统成像，与临床基本一致，但分辨率低，不适用于体型较小的猴。猴肺部成像时要在呼吸静止时成像，需用呼吸控制设备（如呼吸机）来暂停猴的呼吸，或使用呼吸指导下的成像方法
	神经系统疾病	CT 扫描可以观察猴脑部的解剖结构和脑区之间的连接。这对研究大脑的功能定位、神经回路和神经解剖学非常有用	
	心血管系统疾病	CT 扫描可以用于评估猴心血管系统的解剖结构和功能。观察心脏、动脉和静脉的图像，可以检测动脉粥样硬化、血管狭窄以及其他心血管病的迹象	
	骨疾病	CT 扫描可用于评估猴骨骼的解剖结构、骨密度和骨量。诊断评价骨质疏松、骨折、骨关节炎、骨肿瘤等疾病的进展	
	肺部疾病	CT 扫描可用于研究猴肺部结构、肺功能及肺部疾病的检测。对研究呼吸系统疾病、肺癌和肺纤维化等具有重要意义	
MRI	神经系统疾病	MRI 技术可以用于观察实验猴脑部的解剖结构和活动状态，如脑回路连接、功能网络等。可以探测实验猴脑在不同任务或刺激下的功能活动，如视觉、听觉、注意力等（Schaeffer et al.，2020）	猴 MRI 研究集中在神经系统上。猴脑结构与人脑高度相似，MRI 有助于了解脑功能和疾病机制。超高场 MRI 可定位更小的脑区和神经结构，可研究脑微观结构、功能网络以及与行为相关的活动模式。猴 MRI 能进行更精确的实验设计和控制，如通过训练猴执行特定任务或接受特定刺激，以探索脑区功能和连接，揭示认知、感知和运动等过程
	肿瘤	MRI 技术可以用于检测实验猴体内的肿瘤，评估肿瘤的生长、定位和代谢特征，并监测治疗效果	
	心血管系统疾病	MRI 技术可以用于评估实验猴心血管系统的解剖结构、功能和代谢状态，如心脏形态、心功能、血流动力学等	
活体光学成像	神经系统疾病	红外光学成像可以非侵入性地观察和记录实验猴脑的活动	猴体型较大，光很难穿透，其应用局限于表皮或以开脑窗的方式进行神经系统研究

续表

影像技术	主要应用领域	应用领域介绍	影像技术应用特点
超声	心血管系统疾病	实验猴是心血管系统疾病研究的重要模型，超声成像可以用于评估实验猴心脏的解剖和功能状态。利用超声心动图可以观察和测量心脏的收缩与舒张功能，检测心室壁运动异常、心腔大小和血流速度等指标	超声成像是一种非侵入性、无辐射的成像技术，对猴的健康和福利影响较小。超声成像具有实时成像和高帧率的特点，可以提供连续观察和记录器官与组织的动态变化信息。其适用于研究猴的心脏功能、血流动力学等动态过程，并可以评估多种生物学参数，如血流速度、血流量、组织弹性等
	肿瘤	超声用于监测和评估实验猴身体内肿瘤的发展与治疗效果。利用超声技术，可以实时观察和测量肿瘤大小、血流供应情况以及其与周围组织的关系，为肿瘤研究提供重要的生物学信息	
核素成像	神经系统疾病	核素成像可以评价猴脑部代谢活动、血流动力学和神经受体分布情况。使用具有放射性标记的示踪剂，可评估不同脑区的代谢活动水平，研究与行为、记忆和认知功能相关的神经回路。多用于评估猴神经退行性疾病模型中的脑部退化情况，如阿尔茨海默病和帕金森病等。亦可通过测量特定神经受体的变化研究精神分裂症、抑郁症和焦虑症等疾病的病理生理机制。评估实验猴体内药物的药代动力学、药物与受体的相互作用以及药物在脑部的分布，对新药开发、药物治疗效果评估和剂量优化有重要价值	核素成像技术属于非侵入性检测方法，可用于对猴的纵向研究，但要避免频繁接受辐射暴露，因为可能导致辐射剂量的积累而造成不可逆的损伤。核素成像技术还可以与其他成像技术结合使用，从不同角度对猴进行多维度的影像学研究

五、小型猪的影像学分析要点

小型猪是较大的实验动物模型，实验用小型猪品种较多，成年个体身长 60～120 cm，体重 20～100 kg，俯卧身体直径 30～70 cm。小型猪体型较为肥大，一般来说具有毫米级的空间分辨率的临床影像设备即可适于应用小型猪的影像分析。

小型猪与人类在生理结构和代谢率上的相似性较高，可用于研究异种器官移植、心血管疾病、糖尿病、肥胖症、肿瘤等疾病的发病机制和新药研发。小型猪在心血管系统的解剖生理和对致动脉粥样硬化食物的反应方面与人类高度一致，使其成为动脉粥样硬化导致心肌梗死研究和一般心血管系统研究的通用标准模型，其皮肤及消化系统也与人类相似，对小型猪的影像学研究以结构成像为主（表 1-5）。

表 1-5 小型猪的影像技术主要特点

影像技术	主要应用领域	应用领域介绍	影像技术应用特点
CT	心血管系统	CT 可用于研究小型猪动脉粥样硬化的发生和进展。利用基于 CT 的斑块分析和定量评估，可以评估血管狭窄程度、钙化程度和斑块组织学特征等。其结合血管造影技术可以评估小型猪心血管系统的血流动力学和血管解剖特征。其可用于对血管的重建和分析，可以观察血流速度、血管阻力和动脉壁应力等参数。其亦可用于评估小型猪房室连接异常的解剖结构和位置，如房间隔缺损或传导束的异常	小型猪 CT 根据研究需求和小型猪的尺寸，设置适当的成像参数，包括扫描层厚、间隔、扫描时间和最佳的造影增强算法等，小型猪的动态心脏需要在静止无呼吸状态下进行成像，以获得清晰的心血管图像。使用呼吸控制设备（如呼吸机）来暂停小型猪的呼吸，或使用呼吸指导下的成像方法对于某些心血管成像研究，可能需要使用造影剂来提高图像对比度

续表

影像技术	主要应用领域	应用领域介绍	影像技术应用特点
MRI	心血管系统	MRI 可以用于小型猪心脏的解剖结构信息检测，并评估心脏尺寸、形态和功能，如心脏室壁运动和心脏流量等；血管成像和血流动力学研究，如血管阻力、血管弹性和血流分布等	MRI 需要根据小型猪的大小和成像需求，选择适当的表面线圈或内腔线圈，这样可以提高信号接收效率，并获得更好的成像质量。根据研究目的和猪的尺寸，设置合适的成像参数，包括扫描层厚、间隔、扫描时间和合适的脉冲序列
活体光学成像	神经系统	应用红外光谱技术可观察小型猪脑、肌肉或其他器官的血液氧合状态，可用于研究血流动力学和氧代谢	小型猪体型较大，光很难穿透，其应用较为局限
超声	心血管系统	超声可用于测量小型猪的心脏结构、心脏功能和血流动力学参数，研究心脏病理以及药物的心脏安全性评估	小型猪心脏超声时需进行剃毛，其心尖朝右，心轴亦指向右后方，故超声取像皆需在右侧胸壁采集，采用左倾斜30°～45°卧位进行超声图像采集
	腹部器官	超声成像可用于评估小型猪的肝脏、肾脏、胃肠道等腹部器官的形态、结构和功能	
核素成像	心血管系统	核素成像是检测心肌存活的金标准，可用于评估小型猪心脏的血液灌注、功能和心肌代谢，对研究心血管疾病具有重要意义（Ludvigsen et al., 2019）	小型猪核素成像开展较少，多集中于心肌存活检测

六、犬的影像学分析要点

犬从 20 世纪 40 年代开始已作为实验动物，近年来已培育出专用于实验的品种。应用最多的比格犬因其聪明、温顺、易驯化的特点常被用作实验室中的一般用途犬。灵缇犬则以其出色的运动能力被用于心血管和代谢疾病研究。犬实验品种多，个体差异很大，根据其成年体重分为袖珍型（3 kg 以下）、小型（3～10 kg）、中型（10～25 kg）、大型（25 kg 以上）。

犬在药物的安全性评估、药代动力学研究、药物剂量选择和毒性测试中是不可替代的实验动物，还广泛用于外科技术的开发和改进，如手术技术、器官移植和再生医学。犬还用于如心肌缺血、心律失常和心力衰竭等心脏疾病研究。其适用的影像设备也跨度较大，袖珍型犬、小型犬可适用于实验动物专用影像设备，中型犬、大型犬一般使用兽医影像设备或临床影像设备（表 1-6）。

表 1-6　犬的影像技术主要特点

影像技术	主要应用领域	应用领域介绍	影像技术应用特点
CT	外科技术和器官移植	可用于犬外科手术和器官移植前的三维重建与规划，以及手术中的实时导航和引导	犬的 CT 需根据犬的体征特点，确保设置正确的放射参数，包括曝光时间、电压和电流等。这些参数会影响图像质量和辐射剂量。使用适当的支架、垫子和带子等辅助设备，使犬处于稳定且正确的位置，以确保图像质量和准确性
	心血管系统	用于犬心脏解剖结构、心脏功能、血管病变等的评估	
MRI	心血管系统	用于犬心脏的解剖结构、功能和心血管病变的评估，如心肌病和动脉瓣疾病等（Farrag et al., 2022）	MRI 需要据犬大小和成像需求，选择适当的表面线圈或内腔线圈。这可以提高信号接收效率，并获得更好的成像质量。根据研究目的和犬的尺寸，设置合适的成像参数

续表

影像技术	主要应用领域	应用领域介绍	影像技术应用特点
MRI	神经系统	用于评估犬脑部解剖结构、病变和功能，犬脊髓及其周围结构的病变、椎间盘突出和脊髓炎症等	MRI需要据犬大小和成像需求，选择适当的表面线圈或内腔线圈。这可以提高信号接收效率，并获得更好的成像质量。根据研究目的和犬的尺寸，设置合适的成像参数
活体光学成像	神经系统	应用红外光谱技术可观察犬脑、肌肉或其他器官的血液氧合状态，可用于研究血流动力学和氧代谢	犬体型较大，光很难穿透，其应用较为局限
超声	心血管系统	用于测量犬的心脏结构、心功能和血流动力学参数，用于研究心脏病理以及药物的心脏安全性评估	超声成像前需要将犬剃毛，确保超声波的传导和清晰成像。犬还需要适度镇静或固定身体姿势，选择相控阵探头或微凸探头成像。探头频率因动物体型大小而异，小于5 kg的犬选择8～12 MHz，5～40 kg犬为4～8 MHz，40 kg以上大型犬为2～4 MHz
	器官形态	可用于评估犬的肝脏、脾脏、肾脏、胃肠道等腹部器官的形态、结构和功能	
核素成像	肿瘤	用于诊断与监测犬肿瘤进展，并用于核素肿瘤造影剂的开发	犬的核素成像开展较少。实验时需要根据犬的体重、疾病进程和成像需求，计算合适的核素剂量
	心血管系统	用于评估心肌灌注、心室功能及心血管疾病的诊断，如冠状动脉疾病和心肌缺血等	
	肝脏	犬的核素肝灌注扫描可用于评估肝脏灌注、代谢和功能状态	

（高　凯）

参 考 文 献

国家科学技术委员会, 国家技术监督局. 1997. 实验动物质量管理办法.

国家科学技术委员会. 1988. 实验动物管理条例.

科技部, 卫生部, 教育部, 等. 2001. 实验动物许可证管理办法(试行).

科技部. 2006. 关于善待实验动物的指导性意见.

秦川, 谭毅. 2020. 医学实验动物学. 3版. 北京: 人民卫生出版社.

秦川, 魏泓. 2015. 实验动物学. 2版. 北京: 人民卫生出版社.

王丽莎, 庞有志. 2013. 鹌鹑的实验动物学价值. 生物学通报, (5): 8-11.

杨博超, 肖冲, 马喜山, 等. 2014. 毛丝鼠在医学研究中的应用. 中国实验动物学报, (6): 110-113.

中国科学技术协会. 2016. 2014—2105 实验动物学学科发展报告. 北京: 中国科学技术出版社.

Abdolahi S, Ghazvinian Z, Muhammadnejad S, et al. 2022. Patient-derived xenograft (PDX) models, applications and challenges in cancer research. J Transl Med, 20(1): 206.

Albers T M, Henderson K S, Mulder G B, et al. 2023. Pathogen prevalence estimates and diagnostic methodology trends in laboratory mice and rats from 2003 to 2020. Journal of the American Association for Laboratory Animal Science, 62(3): 229-242.

Anderson M S, Bluestone J A. 2005. The NOD mouse: a model of immune dysregulation. Annu Rev Immunol, 23: 447-485.

Aragona B J, Wang Z. 2004. The prairie vole (Microtus ochrogaster): an animal model for behavioral neuroendocrine research on pair bonding. ILAR J, 45(1): 35-45.

Baker D G. 1998. Natural pathogens of laboratory mice, rats, and rabbits and their effects on research. Clin Microbiol Rev, 11(2): 231-266.

Ballas Z K. 2018. The 2018 Nobel prize in physiology or medicine: an exemplar of bench to bedside in immunology. J Allergy Clin Immunol, 142(6): 1752-1753.

Bennett B T, Abee C R, Henrickson R. 1995. Nonhuman Primates in Biomedical Research. Academic Pr. American College of Laboratory Animal Medicine Series.

Bleich E M, Keubler L M, Smoczek A, et al. 2012. Hygienic monitoring of Mongolian gerbils: which mouse viruses should be included? Lab Anim, 46(2): 173-175.

Bleich S N, Ard J D. 2021. COVID-19, obesity, and structural racism: understanding the past and identifying solutions for the future. Cell Metab, 33(2): 234-241.

Bolsega S, Basic M, Smoczek A, et al. 2019. Composition of the intestinal microbiota determines the outcome of virus-triggered colitis in mice. Front Immounol, 10: 2019.

Buchheister S, Bleich A. 2021. Health monitoring of laboratory rodent colonies-talking about(r)evolution. Animals (Basel), 11(5): 1410.

Cani P D, Depommier C, Derrien M, et al. 2022. Akkermansia muciniphila: paradigm for next-generation beneficial microorganisms. Nat Rev Gastroenterol Hepatol, 19: 625-637.

Chassot S, Lambert V, Kay A, et al. 1993. Duck hepatitis B virus(DHBV)as a model for understanding hepadnavirus neutralization. Arch Virol Suppl, 8: 133-139.

Choi T Y, Choi T I, Lee Y R, et al. 2021. Zebrafish as an animal model for biomedical research. Exp Mol Med, 53(3): 310-317.

Clevers H. 2016. Modeling Development and Disease with Organoids. Cell, 165(7): 1586-1597.

Corrò C, Novellasdemunt L, Li V S W. 2020. A brief history of organoids. Am J Physiol Cell Physiol, 319(1): C151-C165.

Donovan K A, An J, Nowak R P, et al. 2018. Thalidomide promotes degradation of SALL4, a transcription factor implicated in Duane Radial Ray Syndrome. eLife, 7: e38430.

Dutta D, Heo I, Clevers H. 2017. Disease modeling in stem cell-derived 3D organoid systems. Trends Mol Med, 23(5): 393-410.

Enkirch T, von Messling V. 2015. Ferret models of viral pathogenesis. Virology, 479-480: 259-270.

Farrag N A, Thornhill R E, Prato F S, et al. 2022. Assessment of left atrial fibrosis progression in canines following rapid ventricular pacing using 3D late gadolinium enhanced CMR images. PLoS One, 17(7): e0269592.

Forster R, Ancian P, Fredholm M, et al. 2010. The minipig as a platform for new technologies in toxicology. J Pharmacol Toxicol Methods, 62(3): 227-235.

Fujiwara S. 2018. Humanized mice: a brief overview on their diverse applications in biomedical research. J Cell Physiol, 233(4): 2889-2901.

Garry M G, Caplan A L, Garry D J. 2022. Emerging technologies and ethics-exogenic chimeric humanized organs. Am J Transplant, 22(12): 2786-2790.

Hansen T. 2007. The Nobel Prize in Physiology or Medicine 2007. Scand J Immunol, 66(6): 603.

Hay M, Thomas D W, Craighead J L, et al. 2014. Clinical development success rates for investigational drugs. Nat Biotechnol, 32(1): 40-51.

Hirota Y, Vainio O, Toivanen P. 1981. T cell dependent B cell differentiation in the chicken. Acta Pathol Microbiol Scand C, 89(2): 145-153.

Ito R, Takahashi T, Ito M. 2018. Humanized mouse models: application to human diseases. J Cell Physiol, 233(5): 3723-3728.

Jota Baptista C V, Faustino-Rocha A I, Oliveira P A. 2021. Animal models in pharmacology: a brief history awarding the Nobel Prizes for Physiology or Medicine. Pharmacology, 106(7-8): 356-368.

Kantha S S. 1989. A review of Nobel Prizes in Medicine or Physiology, 1901-87. Keio J Med, 38(1): 1-12.

Kimmelman J, Federico C. 2017. Considering drug efficacy before first-in-human trials. Nature, 542: 25-27.

Kwon J Y, Moskwa N, Kang W, et al. 2023. Canine as a comparative and translational model for human mammary tumor. J Breast Cancer, 26(1): 1-13.

Lancaster M A, Knoblich J A. 2014. Organogenesis in a dish: modeling development and disease using organoid technologies. Science, 345(6194): 1247125.

Little S. 2011. A review of feline leukemia virus and feline immunodeficiency virus seroprevalence in cats in Canada. Vet Immunol Immunopathol, 143(3-4): 243-245.

Lucifora J, Vincent I E, Berthillon P, et al. 2010. Hepatitis B virus replication in primary macaque hepatocytes: crossing the species barrier toward a new small primate model. Hepatology (Baltimore, Md.), 51(6): 1954-1960.

Ludvigsen T P, Pedersen S F, Vegge A, et al. 2019. ^{18}F-FDG PET/MR-imaging in a Göttingen minipig model of atherosclerosis: Correlations with histology and quantitative gene expression. Atherosclerosis, 285: 55-63.

Lutwak-Mann C. 1964. Observations on progeny of thalidomide-treated male rabbits. Br Med J, 1: 1090-1091.

MacRae C A, Peterson R T. 2015. Zebrafish as tools for drug discovery. Nat Rev Drug Discov, 14(10): 721-731.

McBride W. 1961. Thalidomide and congenital malformations. Lancet, 1: 358.

Mehlhorn J, Rehkämper G. 2009. Neurobiology of the homing pigeon: a review. Naturwissenschaften, 96(9): 1011-1125.

Menendez M I, Hettlich B, Wei L, et al. 2017. Preclinical multimodal molecular imaging using ^{18}F-FDG PET/CT and MRI in a phase i study of a knee osteoarthritis in *in vivo* canine model. Molecular Imaging, 16: 1536012117697443.

Miao J, Chard L S, Wang Z, et al. 2019. Syrian hamster as an animal model for the study on infectious diseases. Front Immunol, 10: 2329.

Mochizuki H, Breen M. 2015. Comparative aspects of BRAF mutations in canine cancers. Vet Sci, 2(3): 231-245.

Okano H, Hikishima K, Iriki A, et al. 2012. The common marmoset as a novel animal model system for biomedical and neuroscience research applications. Semin Fetal Neonatal Med, 17(6): 336-340.

Peng X, Knouse J A, Hernon K M. 2015. Rabbit models for studying human infectious diseases. Comp Med, 65(6): 499-507.

Perrin S. 2014. Preclinical research: make mouse studies work. Nature, 507(7493): 423-425.

Pineda S, Sigdel T K, Liberto J M, et al. 2019. Characterizing pre-transplant and post-transplant kidney rejection risk by B cell immune repertoire sequencing. Nat Commun, 10(1): 1906.

Rasmussen A L, Okumura A, Ferris M T, et al. 2014. Host genetic diversity enables Ebola hemorrhagic fever pathogenesis and resistance. Science, 346(6212): 987-991.

Rivers T M. 1937. Viruses and Koch's postulates. J Bacteriol, 33: 1-12.

Rodríguez-Pérez F, Rape M. 2018. Unlocking a dark past. eLife, 7: e41002.

Roediger B, Lee Q, Tikoo S, et al. 2018. An atypical parvovirus drives chronic tubulointerstitial nephropathy and kidney fibrosis. Cell, 175(2): 530-543.e24.

Rydén L, Lindsten J. 2021. The history of the Nobel Prize for the discovery of insulin. Diabetes Res Clin Pract, 175: 108819.

Schaeffer D J, Liu C, Silva A C, et al. 2020. Magnetic resonance imaging of marmoset monkeys. ILAR J, 61(2-3): 274-285.

Schambach S J, Bag S, Schilling L, et al. 2010. Application of micro-CT in small animal imaging. Methods, 50(1): 2-13.

Sergeev A A, Kabanov A S, Bulychev L E, et al. 2017. Using the ground squirrel (*Marmota bobak*) as an animal model to assess monkeypox drug efficacy. Transbound Emerg Dis, 64(1): 226-236.

Shen J, Xiang S, Peng M, et al. 2020. Mechanisms of resistance to *Schistosoma japonicum* infection in microtus fortis, the natural non-permissive host. Front Microbiol, 11: 2092.

Shultz L D, Ishikawa F, Greiner D L. 2007. Humanized mice in translational biomedical research. Nat Rev Immunol, 7(2): 118-130.

STAIR. 1999. Recommendations for standards regarding preclinical neuroprotective and restorative drug development. Stroke, 30: 2752-2758.

Steward O, Popovich P G, Dietrich W D, et al. 2012. Replication and reproducibility in spinal cord injury research. Exp Neurol, 233(2): 597-605.

Tarantal A F, Hartigan-O'Connor D J, Noctor S C. 2022. Translational utility of the nonhuman primate model. Biol Psychiatry Cogn Neurosci Neuroimaging, 7(5): 491-497.

Tian X, Azpurua J, Hine C, et al. 2013. High-molecular-mass hyaluronan mediates the cancer resistance of the naked mole rat. Nature, 499(7458): 346-349.

Uraki R, Kiso M, Iida S, et al. 2022. Characterization and antiviral susceptibility of SARS-CoV-2 Omicron BA.2. Nature, 607(7917): 119-127.

Walsh N C, Kenney L L, Jangalwe S, et al. 2017. Humanized mouse models of clinical disease. Annu Rev Pathol, 12: 187-215.

Weisbroth S H, Brobst R C, Smiley D P. 1996. Diagnosis of low level coccidiosis (*Eimeria*) infection in laboratory rabbits: evaluation of detection methods. Contemp Top Lab Anim Sci, 35(5): 87-89.

Witjes V M, Boleij A, Halffman W. 2020. Reducing versus embracing variation as strategies for reproducibility: the microbiome of laboratory mice. Animals (Basel), 10(12): 2415.

Xi W, Tian M, Zhang H. 2011. Molecular imaging in neuroscience research with small-animal PET in rodents. Neurosci Res, 70(2): 133-143.

Xiao J, Liu R, Chen C S. 2017. Tree shrew (*Tupaia belangeri*) as a novel laboratory disease animal model. Zool Res, 38(3): 127-137.

Yang P L, Althage A, Chung J, et al. 2002. Hydrodynamic injection of viral DNA: a mouse model of acute hepatitis B virus infection. Proc Nat Acad Sci U S A, 99(21): 13825-13830.

Young R A, Sims E A. 1979. The woodchuck, *Marmota monax*, as a laboratory animal. Lab Anim Sci, 29(6): 770-780.

Zhang L, Guo J, Liu J. 2023. Era of the 4D animal model. Animal Model Exp Med, 6(2): 178-182.

第二章 心脑血管疾病研究中实验动物的选择

第一节 高 脂 血 症

一、疾病简介

（一）疾病特征及流行情况

高脂蛋白血症（hyperlipoproteinemia）又称高脂血症（hyperlipidemia），是一种体内血脂代谢紊乱，导致血清中胆固醇、甘油三酯或低密度脂蛋白胆固醇等脂类水平异常升高的疾病。其可表现为高胆固醇血症、高甘油三酯血症和混合型高脂血症。《中国血脂管理指南（2023 年）》仍推荐低密度脂蛋白胆固醇作为血脂干预的首要靶点。

高脂血症是动脉粥样硬化和冠心病发病的最重要的脂类危险因素。血中胆固醇水平的异常升高能造成血管腔壁血脂沉淀、血管狭窄闭塞、动脉硬化等病理现象，是心脑血管病的重要诱因。高脂血症是常见病、多发病，近 30 年来，中国人群的血脂水平逐步升高。《中国成人血脂异常防治指南（2016 年修订版）》指出，中国成人血脂异常总体患病率高达 40.40%，较 2002 年呈大幅度上升趋势。临床治疗高脂血症的主要对策包括合理饮食、适量的体育运动、理疗和药物治疗。高脂血症患者常用的饮食中脂肪成分不能超过总热量的 30%（甚至是 20%），饱和脂肪酸摄入量不超过总热量的 10%（甚至是 6%~8%），多不饱和脂肪酸为总热量的 10%，胆固醇摄入量为 150~200 mg，增加食物中纤维素、蛋白质、维生素和无机盐的摄入量。目前常用的药物有烟酸及其衍生物、他汀类、树脂类等。

（二）病因

高脂血症可分为原发性高脂血症和继发性高脂血症。原发性高脂血症是先天或遗传的单基因缺陷或多基因缺陷，使参与脂蛋白转运和代谢的受体、酶或载脂蛋白异常，而引起的血脂代谢紊乱。继发性高脂血症多由代谢性紊乱疾病（糖尿病、高血压、甲状腺功能低下、肥胖、肝肾疾病等），或由环境因素（饮食、营养、药物等）和未知的机制导致。

（三）致病机制

高脂血症是由脂肪代谢或运转异常导致血浆中脂质水平过高，与遗传、饮食、营养、药物等因素有关。与脂代谢有关的基因发生突变可导致脂蛋白降解酶活性降低，脂蛋白清除减少或分解代谢减慢；或增加脂蛋白的合成，影响饮食中脂肪的吸收等，引起各类的原发性高脂血症。脂类的代谢途径包括：甘油三酯代谢、磷脂代谢、胆固醇代谢、血浆脂蛋白代谢。参与脂代谢的重要的基因包括 *apoe*、*apoa*、*apoc*、*ldlr*、*ppar*、*adipoq*、*prkaa2*、*visfatin*、*leptin*、*lpl*、*lrp5*、*klf15*、*sirt*、*dhcr24* 等。另外，饮食中脂肪和胆固醇含量过多、缺乏运动、服用抗高血压药物和类固醇激素、代谢性紊乱等疾病状态、吸烟饮酒等都是高脂血症的诱因。

二、实验动物的选择

目前主要是通过高脂饮食喂养和基因编辑等方式制作高脂血症的动物模型，不同动物种类的血液生化指标的差异较大，应选择血清脂蛋白以及相关脂代谢酶类的组成和调节方面尽可能与人类相近的动物。1997 年 Kris-Etherton 和 Dietschy 建议适宜选作高脂血症模型的动物有金黄地鼠、豚鼠、悬猴、非洲绿猴以及恒河猴等。高脂饲料饲喂法是最常用的造模方法之一，文献报道用高脂饲料喂养的方法，小鼠、大鼠、金黄地鼠、豚鼠、家兔、鸽、鹌鹑、猪、非人灵长类等都可以制作成高脂血症模型（Poledne and Jurčíková-Novotná，2017）。

三、不同动物模型的特征

（一）小鼠和大鼠模型

大、小鼠与人类的血脂组成及脂质代谢机制存在差异，大、小鼠血浆胆固醇的主要载体是高密度脂蛋白胆固醇（HDL-C），而人类是以低密度脂蛋白胆固醇（LDL-C）为主要载体，而且大、小鼠都没有血浆胆固醇酯转移蛋白（CETP），且降脂蛋白（adipsin）的含量偏低，尽管如此，由于小鼠和大鼠具有成本低、操作简单、生长周期短、近交系稳定性好等优点，在高脂血症造模中仍是使用最广泛的实验动物。

1. 高脂饮食

大、小鼠通过自由进食高脂饲料，更接近正常的生活状态，与人类高脂血症的形成过程较为相似。但是，大、小鼠对饮食中的胆固醇反应迟钝，因此，需要通过含有胆酸和硫尿嘧啶的高脂饮食才能在大、小鼠中诱发高脂血症与动脉粥样硬化。缺点是食用高脂饲料时容易产生"厌食"情绪。另外，由于高脂饲料硬度不足，日常需要用将高脂饲料冷藏（4℃或者−20℃）或一至两天更换一次饲料的方式来维持硬度，增加了人工成本。常用的高脂饮食配方中脂肪含量为 45%～65%，如 C57BL/6J 小鼠饲喂高脂饮食（脂肪 45%）14 周后，血清甘油三酯（TG）、总胆固醇（TCH）、非酯化脂肪酸（NEFA）、低密度脂蛋白胆固醇（LDL-C）和高密度脂蛋白胆固醇（HDL-C）水平显著升高，小鼠处于高脂血症状态。SD 大鼠从 7～8 周龄（170～210 g）饲喂含 60%脂肪的饲料，饲喂 24 周后，体重及总胆固醇（CHO）、TG 和 LDL-C 水平都显著升高。

许多公司出售现成配方的高脂饲料，如美国 Research Diets 公司的 D12451（含 45% 脂肪）和 D12492（含 60%脂肪），国内如派克生物公司 D12109C 配方中含有 40%脂肪、1.25%胆固醇、0.5%胆酸钠。

2. 自发突变和基因编辑大、小鼠模型

第一个高脂血症大鼠模型是 1961 年由 Lois M. Zucker 和 Theodore F. Zucker 两位科学家通过杂交育种获得的 Zucker 肥胖大鼠，该大鼠在普通饲料喂养下出现肥胖、高甘油三酯血症、高胆固醇血症等表型。Herrera 等（1999）在 Dahl 盐敏感型高血压大鼠中过表达人胆固醇酯转移蛋白（hCETP），饲喂普通饲料的雄性大鼠表现出年龄依赖性的严重混合型高脂血症、动脉粥样硬化病变、心肌梗死和存活率下降。2015 年 Dan Bao 等发现 4 月龄瘦素基因敲除大鼠和瘦素受体基因敲除大鼠的血清中甘油三酯、总胆固醇水平与野生大鼠相比都显著增高。

低密度脂蛋白受体（*LDLR*）基因敲除小鼠在饲喂高脂饮食时，表现出总胆固醇、低密度脂蛋白胆固醇、甘油三酯和载脂蛋白 B（ApoB）水平明显升高，在普通饮食饲养时，其虽有升高，但不明显。载脂蛋白 E（*ApoE*）基因敲除小鼠在饲喂高脂饮食时，表现出总胆固醇、低密度脂蛋白胆固醇水平明显升高。*LDLR* 基因敲除小鼠和 *ApoE* 基因敲除小鼠是较常用的高脂血症动物模型，其价格便宜、造模成本低、采样较方便，缺点是采血量少，限制了指标的检测（Willnow and Herz，1995）。

（二）兔模型

和大、小鼠类似，兔血浆里的大部分的循环胆固醇是以高密度脂蛋白运输的，但其在脂质代谢上与人类的代谢系统相似。兔是最早建立高脂血症的动物模型。新西兰白兔是最常用的高脂饮食诱导模型，在使用频率上仅次于大、小鼠。Alarcon 等（2018）饲喂的高脂饮食的组方是在常规兔子饲料的基础上增加 18% 脂肪，饲喂 6 周后，检测到血浆中甘油三酯水平显著增加，高密度脂蛋白胆固醇水平显著降低。Wang 等（2021）在常规饲料的基础上增加 10% 脂肪，饲喂 35 日龄的天府黑兔 4 周后，血浆中甘油三酯含量显著增加。Hu 等（2013）在常规饲料的基础上添加 1% 胆固醇和 5% 猪油，饲喂 6 月龄 2～2.5 kg 的新西兰白兔 10 周后，血浆中甘油三酯、总胆固醇和低密度脂蛋白胆固醇含量显著增加。

（三）豚鼠和仓鼠模型

豚鼠和仓鼠的血液循环中的大部分胆固醇是通过低密度脂蛋白胆固醇运输的，同时其具有血浆 CETP、脂蛋白脂肪酶、卵磷脂胆固醇酰基转移酶（LCAT）、肝脏 APOB-100 和肠道 APOB-48。豚鼠和仓鼠在胆固醇合成、代谢与饮食中脂质调节等方面更接近于人类。豚鼠性情温顺、成本较低、易于饲养、可采血量大，且对高脂饲料尤其是高胆固醇饲料敏感性较高，通常在饲料中添加少量的胆固醇便可造成较为明显的高胆固醇血症，尤其是血浆低密度脂蛋白胆固醇（LDL-C）水平升高变化最为显著。因此，目前国际上在血脂代谢的研究中倾向于采用豚鼠或仓鼠来建立高脂血症模型。对 8 周龄（80～90 g）金黄地鼠饲喂高脂饲料（11.5% 椰子油、11.5% 玉米油、0.5% 胆固醇、0.25% 脱氧胆酸盐）4 周后，血浆中的甘油三酯、极低密度脂蛋白胆固醇、低密度脂蛋白胆固醇和高密度脂蛋白胆固醇水平都显著增加。

（四）鹌鹑模型

鹌鹑的胆固醇主要是在高密度脂蛋白中，占总胆固醇的 70%～89%，其血浆极低密度脂蛋白（VLDL）水平很低甚至无法检测，缺少 ApoE、ApoB48 和乳糜颗粒的形成。敏感的日本鹌鹑品系对胆固醇喂养有反应，因此在研究中多使用日本鹌鹑，其具有个体小、易饲养、成模快的优点，目前国内使用鹌鹑作为高脂血症模型的研究较国外多。Lin 等（2009）饲喂鹌鹑高脂饲料（在 85%普通饲料的基础上添加 14%猪油和 1%胆固醇）14 天后，取血检测，血浆中总胆固醇、低密度脂蛋白胆固醇、脂肪酸水平都显著升高，高密度脂蛋白胆固醇水平降低。2006 年 Fang Song 等给 120 g 鹌鹑饲喂高脂饮食（在 88%普通饲料的基础上添加 12%猪油和 2%胆固醇），饲喂 6 周后，可以检测到血浆中甘油三酯、总胆固醇、高密度脂蛋白胆固醇、低密度脂蛋白胆固醇含量均升高，同时出现脂肪肝。

（五）猪模型

1. 高脂饮食

猪和人类在代谢与心血管系统的解剖学和生理病理学方面非常相似，在血液循环中猪大部分胆固醇是通过低密度脂蛋白颗粒运输的。常用的品系有 Yorkshire 猪、Sinclair 猪、Göttingen 猪、中国贵州猪、Ossabaw 猪等。据报道，雌性猪比雄性猪更易形成高脂血症。对 5 周龄的 Ossabaw 小型猪饲喂高脂饮食（脂肪 43%）16 周后，检测到血浆中甘油三酯、总胆固醇、游离脂肪酸含量显著高于普通饮食组，继续饲喂高脂饮食至 36 周后，差异更加显著。根据文献，通常饲喂给猪的高脂饮食的脂肪含量在 43%～51%，饲喂开始时间也从 6 周龄到 10 月龄不等，饲喂高脂饲料的周期最短为 5 周，最长有 6 个月，都出现肥胖、高脂血症、高胆固醇血症等表型。

2. 自发突变和基因编辑猪

Rapacz 等（1986）报道了具有三个载脂蛋白（Lpb5、Lpu1、Lpr1）突变的猪模型，血浆中低密度脂蛋白胆固醇的比例升高，在低脂饲料 1 年后，出现高胆固醇血症和动脉粥样硬化。Al-Mashhadi 等（2013）制作了肝脏特异表达人 PCSK9（D374Y）点突变的 Yucatan 猪，D374Y-PCSK9 转基因猪表现出肝脏低密度脂蛋白受体水平降低、低密度脂蛋白清除障碍、严重的高胆固醇血症和进行性动脉粥样硬化病变。

（六）非人灵长类动物模型

相比其他动物，非人灵长类动物在基础血浆总胆固醇、低密度脂蛋白/高密度脂蛋白和微量脂蛋白方面都表现出与人类最相似，但伦理和价格等问题限制了它们作为实验模型的广泛使用。常用来制作高脂血症模型的猴子种类主要有食蟹猴、猕猴、恒河猴等，基础猴饲料的脂肪含量常为 13%～14%，高脂猴饲料的脂肪含量常为 36%～45%。Zhang 等（2018）使用 4～5 岁体重 6～7 kg 的食蟹猴，饲喂高脂饲料，高脂饲料组方为 2%胆固醇、10%猪油、88%基础猴饲料，在饲喂第 4 周开始检测，发现血浆中甘油三酯、总胆固醇水平显著升高，高密度脂蛋白胆固醇水平降低，低密度脂蛋白胆固醇水平与普通饲料饲喂组没有区别。Gao 等（2022）采用每日饲喂正常饲料加含 10% 蔗糖、10% 猪油、1% 胆固醇、0.5% 胆碱（5 ml/kg 体重）的乳剂，每周灌胃 6 天，连续处理 19 个月，以达到出现高脂血症的效果。

四、动物模型与临床疾病对比

不同动物模型与高脂血症临床的对比见表 2-1。

表 2-1　不同动物模型与高脂血症临床对比

物种/品系	致病途径	优点	缺点
临床患者	遗传、饮食、营养、药物等	—	—
大鼠/小鼠	高脂饲料喂养 自发突变大鼠 基因编辑小鼠 基因编辑大鼠	个体小，价格低，易饲养，近交系可用，基因编辑技术成熟	没有胆固醇酯转移蛋白（CETP），血液中主要以高密度脂蛋白胆固醇为载体，与人类有差异。动脉粥样硬化抵抗。小鼠体型更小，频繁采血困难
兔	高脂饲料喂养	脂质代谢与人类的代谢系统相似，个体大，采血和取材方便	血液中主要以高密度脂蛋白胆固醇为载体
豚鼠/仓鼠	高脂饲料喂养	血液中主要以低密度脂蛋白胆固醇为载体，与人相似，同时具有血浆 CETP、脂蛋白脂肪酶、卵磷脂胆固醇酰基转移酶（LCAT）、肝脏 APOB-100 和肠道 APOB-48	没有动脉粥样硬化病变
鹌鹑	高脂饲料喂养	对食物中的胆固醇敏感，易饲养，成本低，易形成动脉粥样硬化	非哺乳动物，血液中主要以高密度脂蛋白胆固醇为载体，占总胆固醇的 70%～89%，极低密度脂蛋白（VLDL）很低甚至无法检测，缺少 ApoE、ApoB48 和乳糜颗粒的形成
猪	高脂饲料喂养 基因编辑猪	猪在高密度脂蛋白胆固醇和低密度脂蛋白胆固醇的比例、脂肪代谢和血流动力学上与人类相似。可进行基因编辑	血中胆固醇基础含量低，经高胆固醇饮食（4%～5%，m/m）诱导，诱导时间长，护理困难，维护费用高
非人灵长类	高脂饲料喂养	与人类最接近	实验成本高，操作困难，获得困难

（关菲菲）

第二节　动脉粥样硬化

一、疾病简介

（一）疾病特征及流行情况

动脉粥样硬化（atherosclerosis，AS）是一种缓慢进行性的复杂和多因素疾病，是最为常见和最重要的血管病，严重影响人类健康。该病的特点是受累动脉的病变从内膜开始，先后有多种病变合并存在。AS 可累及所有的大型和中型动脉，包括冠状动脉、颈动脉和脑动脉，主动脉及其分支，以及四肢的主要动脉。其临床后遗症是大多数脑血管疾病（CVD）的病因，包括冠心病、心肌梗死、心衰和中风等。

AS 是美国等大多数发达国家居民病残和死亡的主要原因。AS 在低收入和中等收入国家的患病率正在快速增加。2019 年，以冠状动脉和脑血管粥样硬化为主的 CVD 导致全球约 1800 万人死亡（在所有死亡中占比超过 30%）。CVD 也是我国城乡居民的首要死因，2020 年分别占农村与城市死因的 48.00% 和 45.86%，即每 5 例死亡中就有 2 例死于 CVD。据推算，我国现有 CVD 病患 3.3 亿例。动脉粥样硬化性心血管病（ASCVD）是 CVD 中最重要的构成。2020 年，中国医院心血管病患者出院总人次数为 2428 万人次，占同期出院总人次数（包括所有住院病种）的 15% 左右，2020 年 CVD 的住院总费用为 2709.01 亿元（马丽媛等，2023）。

（二）病因

AS 的病因尚未完全明确，作为复杂慢性疾病，环境、遗传、生活方式等多种致病危险因素（risk factor）交互作用于不同环节，主要危险因素包括：脂质代谢异常是最重要的危险因素，总胆固醇（TC）、甘油三酯（TG）、低密度脂蛋白（LDL）或极低密度脂蛋白（VLDL）水平增高，相应的载脂蛋白 B（ApoB）水平增高，脂蛋白（a）[Lp（a）]水平增高，高密度脂蛋白（HDL）水平减低，载脂蛋白 A（ApoA）水平降低都被认为是危险因素；高血压通过血管紧张素 II 介导的机制导致血管炎症，不受控制的高血压是 AS 引起心脏病发作和中风的危险因素；糖尿病和糖耐量异常促进内皮细胞产生促炎性细胞因子，糖尿病产生的氧化应激和活性氧自由基直接损伤内皮细胞，促进 AS 发生；肥胖也会增加 AS 发病风险，增加冠状动脉疾病发病风险；缺乏运动、吸烟、高脂饮食以及酒精摄入都是 AS 发病的危险因素；另外，一些常见和罕见的遗传变异与 AS 和心血管事件具有强烈的关联性，近年已克隆出与人类 AS 相关的易感或突变基因 200 种以上；高同型半胱氨酸血症、C 反应蛋白水平增高也与 AS 密切相关；此外，感染、环境污染、肠道菌群紊乱、睡眠和应激、心脏移植术都是 AS 发病的危险因素（Fan and Watanabe，2022）。

（三）致病机制

受促炎性细胞因子或其他心血管相关危险刺激因子激活，动脉壁内膜表达白细胞黏附分子引发血液单核细胞和淋巴细胞附着在动脉壁内膜层，趋化细胞因子引导这些细胞进入动脉壁内膜层，经分化成为巨噬细胞，后者通过吸收胆固醇和其他脂肪物质，形成泡沫细胞，并触发平滑肌细胞在动脉壁内生长。同时，泡沫细胞积聚形成斑片状沉积物（粥样斑，也称为斑块），通过纤维帽覆盖在动脉壁内膜，并会有斑块内钙质沉积。斑块散布于中等动脉和大动脉，通常起始于动脉分支处。斑块的堆积增加了动脉血管的厚度和硬度，导致重要器官和组织的血流量与氧气输送量下降。当斑块破裂后，其中的物质就会暴露于血流中而促进血凝块形成。这些血凝块导致的血栓会阻塞所有动脉血流，是引起心脏病发作或中风的主要原因。这些血凝块有时会脱落，通过血流移动，阻塞机体其他部位的动脉（Libby，2021）。目前，AS 的发病机制学说有脂质浸润学说、内皮功能学说、损伤反应学说、免疫反应学说等。虽然这些学说能从某一方面解释 AS 的发病机制，但并不能全面阐述 AS 的发生、发展过程与机制。因此，构建和使用合适的 AS 动物模型对深入研究其发病机制以及研发有效干预治疗手段至关重要。

二、实验动物的选择

AS 的血管性病变的形成经历了一个长期复杂的过程，这就要求用于研究的实验动物与人的血管解剖特点相近，对 AS 易感，且抗感染能力强。同时，动物模型需易于获得，饲养维持成本可控，容易开展实验操作并具有明确的遗传特征。每种动物模型具有各自的优缺点，针对 AS 疾病发生发展的多样性和复杂性，充分了解各种动物模型的特点是利用其进行疾病研究的基础。目前，常用的 AS 动物模型有小鼠、兔子、小型猪、非人灵长类等，其中以小鼠使用最为广泛。AS 动物模型的不断创建以及深入广泛应用，有力助推了 AS 致病机制的研究和相关药物的开发应用。

三、不同动物模型的特征

（一）小鼠模型

小鼠是过去几十年 AS 研究的主导动物模型。因小鼠 AS 病变过程与人类病变过程的主要特征大体相似，且其具有体型小、易于繁殖、实验操作简便、购买与饲养成本低等优点，同时发病周期相对较短，有利于对病变进程观察。近年来，随着小鼠基因修饰技术的不断发展，基因修饰（基因敲除、插入或转基因）小鼠成为使用最多的 AS 模型，基因修饰可以影响特定细胞的水平和功能，对剖析 AS 发生发展机制具有重要意义。

1. $ApoE^{-/-}$小鼠

$ApoE$ 基因敲除小鼠是应用最广泛的 AS 复制模型。其在正常饮食下即可产生复杂的血管病变，主要发生在主动脉根、头臂动脉和其他分支，且病变与人类具有可比性。正常饮食喂养下，敲除小鼠在 8~10 周龄时开始出现泡沫细胞病变；15 周龄时出现中间病变，大量平滑肌细胞向外移行；超过 20 周龄时，在主动脉根部可以形成明显的由平滑肌细胞、细胞外基质、纤维帽组成的斑块。喂食高脂高胆固醇饮食可加速 AS 病变进程，产生更复杂的病变表型：血管内壁胆固醇结晶、坏死中心和明显钙化。但该模型也存在一些缺陷：人类 AS 病变过程中最为关键的蛋白是低密度脂蛋白（LDL），而 $ApoE^{-/-}$小鼠血浆胆固醇主要由脂蛋白颗粒运载，而非 LDL。另外，ApoE 蛋白还具有影响免疫功能、巨噬细胞和脂肪组织生理等其他功能，这些都对 AS 有影响，使得分析其具体机制变得复杂。

2. $LDLR^{-/-}$小鼠

低密度脂蛋白受体（LDLR）介导 LDL 和 VLDL 的胞吞作用，对脂蛋白的内稳态十分重要,其缺失主要影响脂蛋白的摄取和清除,正常饮食的敲除小鼠血浆中即可产生大量 LDL 胆固醇。正常饮食的 $LDLR^{-/-}$ 小鼠产生的斑块病变有限,需饲喂高脂高胆固醇饮食才能产生明显的斑块病变。

3. $ApoE^{-/-}LDLR^{-/-}$ 小鼠

ApoE/LDLR 双基因敲除小鼠模型表现出更严重的血脂异常和 AS 病变,能自发形成斑块。正常饮食即可诱导发生较 ApoE 单基因敲除模型更加显著的 AS 病变。该模型适用于无需给予 AS 诱导饮食而进行的 AS 干预研究。

4. ApoE3-Leiden 小鼠

该小鼠模型具有更接近人类的脂蛋白谱。另外,其能合成功能性 ApoE,因而可在不干扰炎症过程下研究血脂水平升高与 AS 的关系,克服 ApoE 基因敲除小鼠模型在这方面的不足。其需要高脂饮食诱导才能形成复杂的 AS 病变。

5. $ApoE^{-/-}Fbn1^{C1039G+/-}$ 小鼠

该小鼠模型表现出许多人 AS 终末期的特征,如坏死核增大、变薄和胶原纤维缺失的纤维帽、向外重塑、斑块内微血管形成与出血,导致斑块破裂、缺血和猝死。该小鼠模型在高脂饮食诱导下可用于斑块不稳定重要因子作用与机制的研究。

6. PCSK9-AAV 小鼠

该小鼠模型通过给小鼠注射人突变 PCSK9 基因腺相关病毒(AAV)构建,高脂饮食诱导后产生剂量依赖性的高脂血症和 AS 病变表型,为一种快速、通用且较为经济的异于种系基因工程小鼠的 AS 研究小鼠模型。

7. 其他小鼠模型

用于动脉粥样硬化研究的基因修饰小鼠还有 ApoA-Ⅰ、ApoA-Ⅱ、ApoA-Ⅳ、磷脂转运蛋白(PLTP)基因、卵磷脂胆固醇酰基转移酶(LCAT)基因等多种转基因或基因敲除小鼠品系(Veseli et al.,2017;Ilyas et al.,2022)。

小鼠和人在生理学、脂质代谢以及 AS 病理中存在许多显著差别,因此小鼠研究的很多结果并不能反映人类的真实情况。研究表明,在 AS 发生过程中小鼠模型的血管系统较人类表现出更严重的炎症,导致在小鼠模型靶向炎症及相关通路中显示的疗效不能在 AS 患者上重现。此外,小鼠 AS 斑块纤维帽不厚、钙化不足和冠状动脉粥样硬化发生较少,使得小鼠模型的研究结果通常较难进行有效的人类转化应用。另外,体型小也限制了小鼠模型可进行的实验类型,难以进行类似介入支架等操作。

(二)兔模型

与小鼠相比,兔体型较大,便于进行无创动脉分析、组织采样和手术以及植入支架等实验操作;相较其他大动物,兔妊娠期短、子代数量多、成本相对低、性情温和容易操作。兔对外源胆固醇具有天然的高吸收率,对高脂饮食敏感,是最早用于建立 AS 模型的实验动物，也是目前高脂血症和 AS 最为常见的动物模型之一，在药物临床前测试和诊断方法检验等转化研究中发挥重要作用。兔的动脉解剖结构与人类相近，在脂蛋白代谢方面也有相似之处，如通过含有 ApoB 的颗粒运输大量胆固醇，血浆均有 CETP 活性。但是，兔对血脂的清除能力较差，同时因没有肝脂酶，需血清胆固醇达到较高水平才能形成斑块，这会导致免疫力下降，在实验中容易因感染而死亡。兔的冠状动脉粥样硬化病变较多出现在心脏小动脉内，而人类是在冠状动脉大分支处。AS 研究中常用的兔模型有胆固醇喂养诱导兔、基因修饰兔以及渡边遗传性高脂血症（WHHL）兔（Zhang et al.，2021）。

1. 胆固醇喂养诱导

给予高胆固醇饮食后，兔血浆胆固醇水平可由正常的 30～90 mg/dl 增加至 1000 mg/dl。用 1%～1.5%的胆固醇饮食诱导兔约 8 周，可将其血浆胆固醇水平提升至 1500～3000 mg/dl。高胆固醇饮食诱导下，可观察到单核细胞在兔主动脉内皮黏附以及向内膜下迁移。高胆固醇饮食诱导约 6 周后，可以观察到主动脉病变，并随着诱导可能发生斑块钙化，但目前尚无自发性斑块破裂的报道。

2. 基因修饰兔

ApoE 基因敲除兔正常饮食即表现出轻度高脂血症伴血浆总胆固醇水平升高，饲喂 2 周高胆固醇饮食可诱导血浆总胆固醇水平增加到 1000 mg/dl，并较野生兔发生更明显的 AS 病变。目前，已报道十余种参与 AS 形成的蛋白的转基因兔品系，包括人 ApoA-Ⅱ、人 ApoC-Ⅱ、人 ApoB、人 CETP、内皮脂肪酶等。

3. WHHL 兔

WHHL 兔由于缺乏 LDL 受体而出现自发性高胆固醇血症和 AS。该模型在主动脉、冠状动脉和脑动脉中呈现出从早期脂肪条纹到晚期不同的 AS 病变。同时，WHHL 兔被用于研究胰岛素抵抗对 AS 病变的影响。

（三）猪模型

猪的各脏器结构特征和代谢特点与人体大致相似。猪的脂蛋白相关生化特性、载脂蛋白和 LDL 特性等也与人类相近，在 AS 易感性方面和人类最为接近。猪的凝血系统以及纤溶系统与人类的相似程度高于其他动物。另外，小型猪的 AS 病变部位也与人类相似，在各类 AS 模型复制实验中应用较广。目前，国际常用的小型猪有 Landrace、Yuctan、Hanfold 等种系，国内较常用的小型猪有巴马小型猪、五指山小型猪、贵州香猪等。Gottigen 系小型猪用 1%～2%高脂饮食饲喂 6 个月即可形成 AS 病变。高脂饮食诱导后，肝脏表达人 *PCSK9* 突变基因以及 LDL 受体敲除的 AS 小型猪模型出现高胆固醇血症和 AS 病变。*ApoE* 基因敲除小型猪在诱导后也出现 AS 病变。实验猪的劣势是生长周期较长，饲养及造模成本高，且易出现个体之间的偏差（Veseli et al.，2017）。

（四）非人灵长类动物模型

非人灵长类动物包括食蟹猴和恒河猴，在高脂肪/高胆固醇饮食诱导下，表现出类似人类的高胆固醇血症，并且在诱导几年后冠状动脉出现 AS 病变。猴比较昂贵，并且需要非常专业的技能进行照料和实验。近年来，非人灵长类动物基因敲除模型的创建，可能会加速非人灵长类 AS 模型的研发与应用。

（五）其他动物模型

除了通过基因修饰动物构建复制 AS 动物模型，其他常用的 AS 造模方法还包括：高脂、高胆固醇饮食诱导法，动脉钳夹术法（机械压迫阻断动脉正常供血，导致局部血管缺血、缺氧，颈动脉内膜损伤，引发炎性反应），球囊损伤法（反复拖拉充盈球囊造成动脉血管内皮细胞损伤与脱落，弹力板及中膜严重损伤，引起局部血管狭窄），免疫损伤法（用牛血清白蛋白、卵清蛋白、肺炎衣原体、EB 病毒、内毒素等进行免疫刺激）等。上述造模方法常应用于正常或基因修饰动物，通过多种方法联合使用，可显著提高造模速度和实现特定部位造模。

四、动物模型的对比与应用

目前已经建立了许多类似人的 AS 动物模型，然而每种动物模型都有其优点和局限性，需要根据实验需求和条件选择合适的模型。单一造模方式周期较长，因此可以使用多种方法相结合的 AS 造模策略，可显著提高造模的速度。常用 AS 动物模型的优点和限制以及目前的主要应用总结见表 2-2（Ilyas et al.，2022）。

表 2-2　不同 AS 动物模型的对比与应用

物种/品系	建立方法	优点	不足	应用
野生型小鼠	高脂饮食、基因修饰、手术	成本相对低；易于交配繁殖；易于实验操作；相对较短的发病周期，利于对病变过程观察；基因修饰方法成熟	脂蛋白谱和斑块与人差别较大，炎症反应显著，这些不足可通过构建不同基因修饰品系部分弥补；体型小难于开展介入支架等操作	各种基因修饰模型结合其他造模方法，广泛应用于 AS 机制和干预研究
$ApoE^{-/-}$ 小鼠	正常饮食、高脂饮食或颈动脉狭窄术	正常饮食即出现高脂血症和 AS 病变，高脂饮食可诱导更显著的病变	与人脂蛋白谱差异大，斑块破裂罕见，无血栓或冠状动脉病灶。$ApoE$ 基因敲除影响炎症效应，影响斑块形成	广泛应用于 AS 发生发展机制以及相关治疗转化研究
$LDLR^{-/-}$ 小鼠	正常饮食、高脂饮食	脂蛋白谱与人类接近；时间行进性发生部位特异病变；在家族性高胆固醇血症中常见低密度脂蛋白受体（LDLR）突变	AS 发生需高脂饮食诱导；无斑块破裂；无血栓或冠状病变发生	家族性高胆固醇血症研究，AS 治疗转化研究
$ApoE^{-/-}LDLR^{-/-}$ 小鼠	正常饮食、高脂饮食	血脂异常和 AS 病变表型更严重，可自发形成斑块，发生冠脉病变	需高脂饮食诱导才能出现冠脉病变；模型可能早产死亡	可应用于无需高脂饮食诱导的 AS 研究
$ApoE^{-/-}Fbn1^{C1039G+/-}$ 小鼠	高脂饮食	具有与人很接近的 AS 并发症、斑块不稳定和自发斑块破裂等 AS 重症表型	需长期高脂饮食诱导	适于进行 AS 发展后期和易损斑块病理机制研究

续表

物种/品系	建立方法	优点	不足	应用
PCSK9-AAV 小鼠	AAV8-*PCSK9* 病毒注射+高脂饮食	无需种系遗传操作,造模快速、简单且经济;产生持续的 AS 晚期病变,可用于斑块钙化研究	无自发性斑块破裂和血栓形成;由于 *PCSK9* 可能非特异性地结合并裂解其他底物,会产生其特异性底物低密度脂蛋白受体非依赖的效应	小鼠无需多轮交配即可快速产生 AS 表型,适于 AS 抑制与治疗干预研究
兔	高脂饮食、基因修饰、颈动脉狭窄、血管球囊损伤	对胆固醇敏感,可进行主动脉插管等转化研究;较其他大动物相对便宜、易于繁殖和操作;具有 WHHL 突变株系	斑块发生位置与人类不同;大的泡沫细胞病变;肝脂酶缺失	高胆固醇血症、AS、冠状动脉硬化发病机制和转化干预研究
猪	高脂饮食、基因修饰、血管球囊损伤、免疫损伤法	有与人类相似的斑块发生位置和斑块血管生长等特性;容易获得大量组织;容易进行支架植入等实验	斑块发展常止于泡沫细胞阶段;斑块破裂造成的血栓少见;成本较高;实验操作难度较大	在 AS 实验造模、介入手术操作、药物实验等多种研究中广泛使用
非人灵长类动物	高脂饮食	有非常类似人的脂蛋白谱和病变;有冠脉病灶;可进行社交和行为研究	昂贵;需要非常专业的技能进行实验动物照料与实验;基因修饰操作难度大	AS 病变和干预治疗研究

(韦玉生)

第三节 高血压病

一、疾病简介

(一)疾病特征及流行情况

血压(blood pressure,BP)一般指体循环动脉血压,是推动血液在动脉血管内向前流动的压力,也是血液作用于动脉管壁上的侧压力。动脉血压(arterial blood pressure,ABP)由心室收缩射血、循环血量、动脉管壁顺应性、周围动脉阻力 4 个要素构成。高血压(high blood pressure,HBP)是指体循环动脉血压持续升高,是一种可导致心、脑、肾和血管改变的常见的临床综合征。成年人收缩压高于 140 mmHg 和/或舒张压高于 90 mmHg 被定为高血压。

高血压可分为原发性高血压(primary hypertension)[又称特发性高血压(essential hypertension)]、继发性高血压(secondary hypertension)[又称症状性高血压(symptomatic hypertension)]和特殊类型高血压。

原发性或特发性高血压,又称高血压病(hypertensive disease),是我国最常见的心血管疾病(占 90%～95%),是一种原因未明的、以体循环动脉压升高为主要表现的独立性全身性疾病。其多见于中老年人,该病及其并发症的发病率在不同性别和种族间是有区别的。在 55 岁前,男性的患病率较高,到 75 岁时,女性的患病率反而高于男性。根据我国流行病学调查,近 10 年来我国人群中心血管病,特别是高血压、冠心病、脑卒中的发病危险因素在增加。随着我国经济的发展，生活节奏的加快、精神紧张、心理的失衡也是促使高血压患病率升高的不可忽视的诱因（马丽媛等，2022）。

继发性高血压（占 5%～10%）较少见，是指患有某些疾病时出现的血压升高，如慢性肾小球肾炎、肾动脉狭窄、肾盂肾炎所引起的肾性高血压，也称肾血管性高血压。盐皮质激素增多症、嗜铬细胞瘤和肾上腺肿瘤所引起的内分泌性高血压，这种血压升高是某种疾病的病症之一，是一个体征。

特殊类型高血压是指妊娠高血压和某些疾病导致的高血压危象，如高血压脑病、颅内出血、不稳定性心绞痛、急性心肌梗死（AMI）、急性左心衰竭伴肺水肿、主动脉缩窄及子痫等。

（二）病因

高血压病是一种遗传因素和环境因素相互作用所致的疾病，同时，神经系统、内分泌系统、体液因素及血流动力学等也发挥着重要的作用，目前已发现的致病因素主要包括以下几个方面。①遗传因素：大约 60% 的高血压患者有家族史，目前认为高血压是多基因遗传所致，30%～50% 的高血压患者有遗传背景。②精神和环境因素：长期的精神紧张、激动、焦虑，受噪声或不良视觉刺激等因素影响也会引起高血压的发生。③年龄因素：发病率有随着年龄增长而增高的趋势，40 岁以上者发病率高。④生活习惯因素：膳食结构不合理，如摄入过多的钠盐、低钾饮食、大量饮酒、摄入过多的饱和脂肪酸均可使血压升高。吸烟可加速动脉粥样硬化的过程，是高血压的危险因素。⑤药物的影响：避孕药、激素、消炎止痛药等均可影响血压。⑥其他疾病的影响：肥胖、糖尿病、睡眠呼吸暂停低通气综合征、甲状腺疾病、肾动脉狭窄、肾脏实质损害、肾上腺占位性病变、嗜铬细胞瘤、其他神经内分泌肿瘤等。

（三）致病机制

高血压病是在一定遗传背景下，遗传与环境因素共同作用而产生的。目前研究的其致病机制主要包括以下几种。

1. 遗传机制

目前已公认遗传机制是高血压发生的基础之一。遗传模式有两种，单基因遗传模式：是指一个基因突变引起的高血压；多基因遗传模式：更符合血压变异的数量性状特性。高血压病为多基因共同作用的产物，这些基因既有各自独立的效应，呈显性或隐性遗传，又相互作用，并通过分子、细胞、组织、器官等不同水平的数种中间表现型的介导，最终导致血压升高。

2. 高血压机制

1）肾素-血管紧张素-醛固酮系统（RAAS）

该系统由肾素、血管紧张素（angiotensin，Ang）原、AngⅠ、AngⅡ、Ang 转换酶、Ang 代谢产物、AngⅡ受体等组成，AngⅡ在高血压发病中是中心环节，其机制：

①强烈收缩小动脉，增加外周阻力，收缩微静脉，增加回心血量和心排出量；②促进原癌基因表达，促进脑动脉平滑肌细胞（SMC）增生，增加外周阻力；③作用于交感神经，使交感缩血管活性增强，并释放儿茶酚胺，促进血管内皮细胞释放缩血管因子；④促进醛固酮的释放，增加钠、水的重吸收，增加循环血量；⑤促进神经垂体释放抗利尿激素，增加血容量；⑥直接作用于肾血管，使其收缩，致尿量减少，增加血容量。

2）交感神经系统

该系统分布于各种组织和器官，与血压调节相关的主要器官是心脏、血管、肾脏和肾上腺。①交感神经递质（NE）兴奋心脏两受体，导致心率增快，心肌收缩力增强，心排出量增加，致血压升高；②NE 作用于血管，收缩动脉，使血管重构，增加外周阻力；③交感神经作用于肾脏，可通过减少肾脏的血流量，增加肾素的释放；④交感神经作用于肾上腺髓质，增加儿茶酚胺的释放。

3）血管内皮功能紊乱

血管内皮不仅是血液与血管平滑肌之间的生理屏障，也是人体最大的内分泌、旁分泌器官，能分泌数十种血管活性物质，而且还是许多血管活性物质的靶器官。高血压患者存在血管内皮功能紊乱，表现为内皮一氧化氮水平或活性下调，局部 RAAS 过度激活，类花生四烯酸物质代谢异常。

4）胰岛素抵抗

胰岛素有舒张血管、抗炎、抗凋亡和抗动脉粥样硬化等心血管保护效应。50% 的高血压患者，特别是伴有肥胖的患者，具有胰岛素抵抗和高胰岛素血症。高胰岛素血症导致高血压的机制：①水钠潴留：肾小管对钠和水的重吸收增强，使血容量增加；②内皮细胞功能障碍：内皮细胞分泌的内皮素与 N 失衡，加重高血压的进展；③增高交感神经活性，提高 RAAS 的兴奋性；④Na^+/K^+ATP 酶和 $Ca^{2+}ATP$ 酶活性降低，使细胞对生长因子更敏感，促进 SMC 生长及内移，血管壁增厚等；⑤刺激血管 SMC 增殖。

3. 血管重构机制

血管重构（vascular remodeling，VR）是指血管结构任何形式的病变。高血压血管重构分为 4 型：①壁/腔值增大型：这是因压力增加，使血管壁增厚；②壁/腔值减小型：主要是因持续的高血流状态致血管扩张；③壁/腔值不变型：主要是血流缓慢减少的缘故；④微血管减少型：毛细血管面积减少，血管外周阻力增加。

二、实验动物的选择

为了更好地研究高血压发病机制及治疗方法，高血压疾病相关研究者建立了多种高血压实验动物模型，应用于高血压研究的实验动物可以选择猪、猴、羊、犬、大鼠和小鼠等，其中以大、小鼠和犬造模居多。兔因血压不够稳定，一般不用。

目前，高血压动物模型主要分为基因相关的高血压动物模型和非基因相关的高血压动物模型。其中，基因相关的高血压动物模型包括遗传性高血压动物模型和基因工程高血压动物模型；非基因相关的高血压动物模型包括环境诱导高血压动物模型和手术性高血压动物模型（温欣和张琪，2021；Lerman et al.，2019；Leong et al.，2015）。

三、不同动物模型的特征

（一）基因相关的高血压动物模型

1. 遗传性模型

1）自发性高血压（SHR）大鼠模型

SHR 大鼠由 Wistar 大鼠近交系多代繁殖培育而成，该大鼠随着月龄的增加自 6~8 周起出现高血压病变和由此引发的各种临床症状，包括末梢动脉变得狭窄、弯曲，心脏渐渐肥大等。该模型具有病程较短，血压高且稳定，病态表现与人原发性高血压的病态表现极为相似等优点。因此，SHR 大鼠是目前国际公认的最接近于人类原发性高血压的动物模型，也是目前应用最广泛的模型，广泛应用于高血压的发病机制、预防、治疗和诊断等诸多方面的研究。

2）盐敏感性高血压（Dahl-SS）大鼠模型

盐敏感性 Dahl（Dahl salt sensitive，Dahl-SS）大鼠作为研究盐敏感性高血压的经典动物模型，经 8%高盐喂养 8 周后稳定发展为高血压。该动物具备血压的盐敏感性、高脂血症、胰岛素抵抗、肾功能衰竭、尿蛋白分泌增加、低血浆肾素活性等以及和人类盐敏感性高血压患者相似的病理生理学特征，并能够稳定遗传。作为独特的盐敏感性高血压大鼠，它是揭示盐敏感性高血压发病机制及治疗的经典模型，在一些影响较大的实验研究中发挥重要作用。但动物饲养条件高、价格贵。

2. 基因工程模型

基因工程高血压病动物模型分为转基因动物模型和基因敲除动物模型。前者是将外源基因整合到基因组中过表达造成高血压病（如 *AGT-REN* 双转基因高血压病小鼠、多巴胺 *D5F173L* 突变基因及 *D5* 正常基因转基因小鼠、*A142V* 转基因小鼠）。后者将相关基因定向敲除造成高血压病（如小鼠肾特异性敲除 *Nedd4-2* 或 *ACE*，大鼠肾特异性敲除 *Hsd11b2*，小鼠肾特异性敲除 *CCKBR* 基因等）。该类模型能够从基因层面阐释高血压的发病机制，阐述目的基因的作用及其与高血压的关系，发现靶向治疗基因，有助于建立人群药物遗传学基因档案，在基因层面明确个体对降压药物的敏感性，为提高降压药物疗效奠定基础等。

（二）非基因相关的高血压动物模型

1. 手术诱导模型

1）肾动脉狭窄高血压模型

肾血管性高血压是由缺血导致肾素-血管紧张素-醛固酮系统的激活而产生的，而肾素-血管紧张素-醛固酮系统的激活引起高血压的发病机制已被公认。肾动脉狭窄性高血压模型为一侧或两侧肾动脉主干或分支狭窄、阻塞使肾血管流量减少，导致肾内肾素形成，进而增高血中血管紧张素Ⅱ的含量，使血压升高，最终加重了全身小动脉的痉挛，形成持久、恒定的高血压，此为最常见的继发性高血压。因此，利用手术造成动物肾动脉狭窄，能非常相似地复制出高血压模型（Lu et al.，2016；Xu et al.，2019）。该模型常用的动物为大鼠。1934 年，Goldblatt 证实狭窄犬肾动脉可产生持续性高血压，为高血压的实验研究开辟了一条途径。

a. 两（双）肾一夹型（2K1C）

两肾一夹型即保留双侧肾，狭窄单侧肾动脉。选用健康雄性 SD 大鼠，用戊巴比妥钠麻醉，在无菌操作下经腹部正中切口入腹腔，分离并暴露一侧肾动脉，利用无菌银夹或银环套在肾动脉上造成肾动脉狭窄。该模型具有造模简单、成功率高、同一性高等优点，且可长期稳定维持高血压，与人类高血压的病理过程具有可比性，是国际上最常用的经典的高血压动物模型（接近于 SHR 大鼠），是目前筛选降压药物中选用较多的一种模型。

b. 双肾双夹型（2K2C）

选用健康雄性 SD 大鼠，用戊巴比妥钠麻醉，在无菌操作下经腹正中切口入腹腔，依次钝性分离双侧肾动脉，用无菌银夹分别钳夹双侧肾动脉起始部。该模型自发性脑卒中发生率高，其高血压病的发生过程与人类高血压病的发生发展过程相似，广泛应用于高血压心、脑、肾等并发症防治方面的研究。

c. 单肾单夹型（1K1C）

单肾单夹型即切除右肾，缩窄左肾动脉。该模型由于成功率较低，血压不能持续上升，限制了其使用范围，目前已较少使用。肾动脉狭窄型模型由于复制简便、动物来源充足，广泛应用于人类高血压及其并发症的研究，亦是目前降压药物研究中选用较多的一种模型。

2）腹主动脉缩窄型高血压模型

该模型适用于大型犬。该模型多采用无菌丝线于两肾动脉之间环扎腹主动脉，一般使管径减小约 50%，致外周阻力增大，血压升高。该模型适用于高血压的心血管损害相关研究，然而动物死亡率较高、手术难度大，在一定程度上限制了其广泛应用。

3）肾外包扎性高血压模型

肾外异物包扎可致肾周围炎，在肾外形成一层纤维素鞘膜，压迫肾实质造成肾组织缺血，使肾素形成增加，血压上升。造模方法：利用双层乳胶薄膜对一侧肾脏进行包扎处理，对另一侧肾脏进行切除处理。将大鼠麻醉后，无菌打开腹腔暴露左侧肾脏，小心地将肾脏与周围组织剥离，将双层乳胶薄膜剪成 X 形，绕肾门将肾脏交叉包扎，然后在相对侧切开，暴露右肾，分离后摘除，关闭腹腔并缝合伤口。术后 20 天，有 70%以上的大鼠出现高血压。

2. 药物诱导模型

目前，国际公认的药物诱导模型主要分为三种，包括血管紧张素Ⅱ诱导模型、*N*-

硝基-L-精氨酸甲酯诱导模型和乙酸去氧皮质酮诱导模型。药物诱导易造成一定程度的肾损伤及其他副作用，适用于高血压中血管和肾脏功能研究。

1）血管紧张素Ⅱ（AngⅡ）诱导模型

该模型的制备多采用渗透泵皮下注射法，该模型复制方法无创、简单，血压升高持续稳定，为非常有应用前景和值得推广的模型之一，主要在肾素、血管紧张素和氧化应激等研究中应用广泛。

2）N-硝基-L-精氨酸甲酯（L-NAME）诱导模型

研究发现，血管内皮功能异常是高血压的诱发因素之一，而一氧化氮（NO）是促进内皮功能的一种活性物质，当NO升高时血压下降。NO合成酶抑制剂L-NAME可削弱一氧化氮的舒血管作用，介导升压反应。该模型血管内皮损害较心肌损害突出，血压能稳定持续升高，复制方法无创、简单，特别适用于一氧化氮系统对高血压病的影响及心血管系统损害等相关研究。

3）乙酸去氧皮质酮（DOCA）诱导模型

乙酸去氧皮质酮可抑制肾素-血管紧张素的生成，从而介导血压升高。在皮下注射DOCA的基础上用盐灌胃可诱导高血压。该模型制备简便、高血压稳定，除了适用于水钠代谢相关研究，也适用于肾素-血管紧张素-醛固酮系统（renin-angiotensin-aldosterone system，RAAS）以外的其他可能参与高血压发病的病理机制研究，如高容量型高血压的免疫炎症损伤机制相关研究。

3. 饮食诱导模型

在饮食方面，高钠（高盐）饮食是其中一个重要的因素，因此也是研究高血压模型的重要方向。此外，多种营养素缺乏，如缺钙、缺镁、缺精氨酸、低蛋白质，以及营养相关性疾病（肥胖）等均是高血压的诱因。此种动物模型的建立对现在临床常见饮食不健康的年轻人有很大意义，对青年高血压病患者的发病机制、治疗及预后有着不可或缺的作用。但其造模时间较长，血压升高不甚理想，停止特殊饮食后，血压不能维持。

4. 环境诱导模型

该模型多应用于急性高血压实验，采用各种刺激（闪光灯、噪声、疼痛、冷/热等）造成动物高度紧张，交感神经、RAAS激活导致全身细小动脉收缩，血压升高。造模实验处理周期较长，与人的高血压表型相似，适用于降压药的筛选。然而，其血压稳定性、可控性不及经典模型，除应用于高血压神经精神相关性研究外，较少用于其他方面的研究。

四、动物模型与临床疾病对比

不同动物模型与高血压临床的对比见表2-3。

表 2-3　不同动物模型与高血压临床对比

患者/模型	临床疾病/模型种类	临床比例/实验动物	模型病理特征	模型应用
临床患者	原发性高血压	>95%	高血压的病因不明，表现为血管弹性退化，可出现继发的眼底、脑、肾脏及心血管的改变，表现为眩晕、视力障碍、惊厥、偏瘫、失语等高血压脑症状或心力衰竭症状	
	继发性高血压	<5%	继发于其他疾病，最常见的是由肾脏及肾上腺疾病所致，以及内分泌性高血压	
基因相关的动物模型	遗传性模型	SHR 大鼠	自 6~8 周起出现高血压和末梢动脉狭窄、弯曲，心脏渐渐肥大，与人原发性高血压的病态表现极为相似	广泛应用于高血压的发病机制、预防、治疗和诊断等研究
		Dahl-SS 大鼠	8%高盐喂养 8 周后稳定发展为高血压，伴有靶器官损伤	是揭示盐敏感性高血压发病机制及治疗的经典模型
	基因工程模型	C57BL6/J 小鼠129 小鼠SD 大鼠	小鼠肾特异性敲除 Nedd4-2 或 ACE 基因，大鼠肾特异性敲除 Hsd11b2 基因，小鼠肾脏特异性敲除 Drd5 基因，成年鼠血压升高，肾脏 RAAS 系统激活	从基因层面阐释高血压的发病机制，发现靶向治疗基因，在基因层面明确个体对降压药物的敏感性
非基因相关的动物模型	手术诱导模型	肾动脉狭窄型高血压模型：C57BL6/J 小鼠、SD 大鼠	通过一侧或两侧肾动脉主干或分支狭窄、阻塞使肾血管流量减少，导致肾内肾素形成，RAAS 系统激活，血压升高	是筛选降压药物研究中选用较多的一种模型
		腹主动脉缩窄型高血压模型：犬	通过结扎腹主动脉导致外周阻力增大，血压升高	适用于高血压的心血管损害相关研究
	药物诱导模型	Ang II 诱导：C57BL6/J 小鼠、犬	采用渗透泵皮下注射，诱导 RAAS 系统激活	主要应用于 RAAS 系统相关研究
		L-NAME 诱导：C57BL6/J 小鼠	采用饮用/灌胃 L-NAME（100 mg/kg）同时饮用 4% NaCl 加速成模	高血压病一氧化氮系统相关研究
		DOCA 诱导：C57BL6/J 小鼠	单侧肾切除，饮用/皮下缓释泵注射 DOCA，同时给予 1% NaCl 饮水，诱导水钠潴留，引起血压升高	钠水代谢及 RAAS 系统之外的高血压机制研究
	饮食诱导模型	C57BL6/J 小鼠、Dahl-SS 大鼠	4% NaCl 喂养 C57BL6/J 小鼠，8~12 周血压升高；8% NaCl 喂养 Dahl-SS 大鼠，4~6 周血压显著升高，长时间喂养伴有靶器官损伤	盐敏感性高血压相关机制研究及药物评价
	环境诱导模型	C57BL6/J 小鼠、SD 大鼠	采用各种刺激（闪光灯、噪声、疼痛、冷/热等）造成动物高度紧张，交感神经、RAAS 激活致全身细小动脉收缩，血压升高	应用于高血压神经精神相关性研究

（姜晓亮）

第四节　冠　心　病

一、疾病简介

（一）疾病特征及流行情况

　　冠心病（coronary heart disease，CHD）是冠状动脉粥样硬化性心脏病的简称，亦称为缺血性心脏病。其是由动脉粥样硬化累及冠状动脉，导致管腔狭窄甚至闭塞，从而引起心肌缺血缺氧而导致的疾病。最常见的病变血管部位在心外膜下的前降支上、中 1/3 段和右冠状动脉的中 1/3 段，其次为左主干、左回旋支。临床根据冠心病的不同阶段和发病特点分为隐匿型、心绞痛型、心肌梗死型、缺血性心肌病型、猝死型等类型。

冠心病的发病率、致残率和致死率都非常高，严重危害人类的身心健康。

（二）病因

冠心病的发病机制尚未完全明了，目前认为是遗传与环境因素相互作用的结果。动脉粥样硬化（atherosclerosis，AS）是该病的主要病因，心肌缺血是其特征性生理病理改变。

（三）致病机制

冠心病的病理变化包括脂肪条纹、粥样斑块、纤维性粥样硬化斑块复合病变等。当动脉粥样硬化引起的冠状动脉管腔狭窄面积占原面积的 51%～75%（III 级）时，冠脉狭窄程度常常与冠心病的症状有直接关系。

二、实验动物的选择

动物模型的选择与研究的目的密切相关，也与需要模拟的冠心病的临床类型密切相关；同时，动物模型的选择还需要考虑研究经费的充裕程度，经费少时选择小动物模型，经费多时选择大动物模型。动物模型的选择与研究的阶段有密切关系，研究的早期阶段宜选择小动物模型，后期验证阶段考虑用大动物模型（贾明贤等，2013；姜文阳等，2023）。

三、不同动物模型的特征

（一）慢性动物模型

1. 单纯高脂饮食模型

长时间喂养实验动物含胆固醇的高脂饲料，诱导其出现高脂血症、动脉粥样硬化，造成血管腔狭窄，长期可导致心脏血氧供应不足。该方法制备的冠心病模型与临床的病理生理过程较接近，可以较好地观察冠心病的病理变化和药物的综合疗效，但模型制备耗时较长，缺血程度难统一。

2. 高脂饮食联合药物诱导模型

以高脂高胆固醇饲料长期饲喂实验动物，造成血管腔狭窄，在此基础上注射垂体后叶素、麦角新碱、异丙肾上腺素等药物诱发心肌缺血。该模型更接近临床冠心病的病理生理学改变，便于研究冠心病的病理变化、发病机制及药物对血脂、血管病变、心脏损伤的治疗作用。

脑垂体后叶素、麦角新碱可引起冠状动脉痉挛，进而引发心肌缺血，适用于研究扩张冠脉抗心肌缺血药物；异丙肾上腺素主要通过加强心脏做功，增加其耗氧量而诱导心肌缺血，可用于研究影响心肌氧代谢平衡或作用于 β 受体的抗心肌缺血药物。

3. 高脂饮食联合冠脉结扎模型

在高脂喂养的基础上采用结扎冠状动脉造成心肌局限性缺血，缺血范围大致固定，相比药物诱发的弥漫性缺血更接近临床发病情况。结扎冠状动脉对技术的要求较高，需熟悉冠脉走行，控制好结扎高度，注意保持冠脉狭窄程度的统一。建议采用超声心电图进行全程监测，保证实验动物模型制备的均一性。

可以分步结扎血管以减少心室颤动，第一步结扎不完全阻断血流，第二次彻底结扎，形成典型的心肌缺血模型。术中滴注硝酸甘油防止过度缺血，在分离血管前推注利多卡因，防止手术过程中出现心律失常。

4. Ameroid 收缩环模型

该模型较为接近临床上最常见的冠心病患者的慢性心肌缺血。Ameroid 收缩环是一种内径 2.0～2.5mm 的双层环，外层材料为不可膨胀的材料，内层为酪蛋白，吸水后会膨胀。由于外层已经固定，酪蛋白只能向内膨胀，使管腔逐渐缩窄，26 天左右最终闭塞，造成慢性心肌缺血，术后 4～6 周可形成一个依靠侧支循环存活的缺血区。

5. 导管介入法模型

用心导管介入冠状动脉的其中一支（多为左前降支），植入可变形的栓塞物，或利用球囊等机械性挤压损伤血管内膜建模。该方法避免了开胸手术造成的创伤，死亡率下降，是临床研究冠脉微血管栓塞发病机制的理想模型。

（二）急性动物模型

1. 冠脉压迫模型

该模型的建模方法与上面的导管介入法类似。该模型通过在右侧腹股沟区行股动脉穿刺，在 C 型臂 X 光机透视下将气囊送入冠脉，通过球囊缩窄前后的变化来模拟心绞痛患者不完全狭窄及可逆性心肌缺血状态。该方法可以通过调整球囊控制冠脉管腔的狭窄程度，所建立的模型也称作可控性心肌缺血模型。

2. 冠脉结扎模型

冠脉结扎造成局部心肌缺血坏死。该方法需要复杂的外科操作，对实验动物的创伤较大，易干扰实验结果。该方法中麻醉剂的选择和用量、呼吸机参数的设定、结扎的操作都会影响动物术后的存活。

3. 药物诱导模型

常用的药物有脑垂体后叶素和异丙肾上腺素等，通过腹腔注射、尾静脉或者舌下静脉给药，引起短时的心肌缺血，操作非常简单，常用于大鼠的冠心病急性模型的制作。

但该模型稳定性较差，梗死范围较小、散在，在梗死区域内偶尔可见未坏死心肌。

四、动物模型与临床疾病对比

不同动物模型与冠心病临床的对比见表2-4。

表2-4 不同动物模型与冠心病临床对比

物种/品系	造模方法	优缺点
大鼠	高脂喂养与药物和/或损伤联合，基因修饰等	①病变的形态以及斑块的破裂位置（斑块肩部）与人类非常相似。②冠脉侧支循环缺乏，心肌坏死出现早，重复性、稳定性好，心肌梗死后与临床心肌梗死和心力衰竭的病理生理过程接近
兔	高脂喂养与药物和/或损伤联合，基因修饰等	兔为食草动物，脂质代谢与人差异大
小型猪	高脂喂养与药物和/或损伤联合，基因修饰等	①猪的生理解剖、血脂及动脉硬化病变与人十分接近。②脂蛋白代谢机制与人类相似，复制动脉硬化的效果较好，硬化斑块的分布、斑块的组织结构和发病机制均近似于人，阻塞冠状动脉分支后形成的心肌梗死模型与人心肌梗死病变的可类比性强。③费用相对较高，不宜大量使用。建议在药物筛选完成后的药效验证、非临床前新药药效研究阶段选用
犬	高脂喂养与药物和/或损伤联合，基因修饰等	①体型适中。②其侧支循环丰富，冠状动脉变异较大，部分动物有壁动脉

（高常青）

第五节 心 肌 病

一、疾病简介

（一）疾病特征及流行情况

心肌病（cardiomyopathy）是一大类累及心肌组织，以心脏结构异常、心力衰竭和/或心律失常为特征的疾病，临床有极大的异质性及多样性（蓝明等，2020）。心肌病的类型包括扩张型心肌病（dilated cardiomyopathy，DCM）、肥厚型心肌病（hypertrophic cardiomyopathy，HCM）、限制型心肌病（restrictive cardiomyopathy，RCM）、致心律失常性右室心肌病（arrhythmogenic right ventricular cardiomyopathy，ARVC）及未分类心肌病（中华医学会心血管病学分会等，2007）。

肥厚型心肌病是最常见的原发性心肌病，患病率为1∶500，其特征是无超负荷（如高血压、瓣膜病等）的心脏肥大，尤其是左心室（壁厚≥15 mm）（国家心血管病中心心肌病专科联盟等，2023）。扩张型心肌病可以是遗传性的，也可以是获得性的，患病率为1∶2500，以心室扩大和心肌收缩功能降低为特征（中华医学会心血管病学分会和中国心肌炎心肌病协作组，2018）。限制型心肌病不太常见，占病例的2%～5%，其特征是心室壁僵硬导致舒张功能障碍、舒张末期压升高和心房扩张。致心律失常性右室心肌病的患病率为 1∶1000～1∶5000，是一种具有遗传基础的疾病，以右心室心肌细胞被纤维、脂肪组织代替为主要病理特征，最典型的临床表现与心律失常有关，心律失常可引起心悸、晕厥（常在运动期间），直至心脏骤停（Brieler et al.，2017；Ciarambino et al.，2021）。

　　心肌病家族史、长期高血压、其他心血管疾病（如冠状动脉疾病）、肥胖症、非法药物滥用（如可卡因）以及部分放化疗药物等都会增加心肌病的患病风险。

（二）病因

　　心肌病的病因通常并不明确，美国心脏协会将心肌病分为原发性心肌病和继发性心肌病。原发性心肌病的病因可分为遗传性、获得性和混合性三种。遗传性心肌病是由影响心脏的染色体异常引发的，如肥厚型心肌病的主要病因是编码肌小节蛋白或肌小节相关结构蛋白的基因变异；致心律失常性右室心肌病最重要的相关突变是桥粒基因的突变。获得性心肌病主要甚至完全由非遗传因素导致，如围产期心肌病主要与妊娠有关；Tako-Tsubo 心肌病（Tako-Tsubo cardiomyopathy，TTC，也称应激性心肌病）由严重情绪或生理应激而急性获得。混合性心肌病可由遗传或非遗传因素引起，如扩张型心肌病的病因包括遗传、酒精、毒素、妊娠并发症和感染等；限制型心肌病有许多潜在的病因，最常见的病因包括常染色体遗传性和继发于淀粉样变性。继发性心肌病常由心血管外的原因引起，如饮酒、淀粉样变性、内分泌、感染、毒性、自身免疫等（Brieler et al.，2017）。

（三）致病机制

　　心肌病的发病机制和进展涉及遗传、环境与生活方式因素的综合作用，部分发病机制尚不明确，对其相关研究的探索仍在不断进行中（国家心血管病中心心肌病专科联盟等，2023；Ciarambino et al.，2021）。一般来说其会经历一系列阶段。在早期，由基因突变或其他因素如高血压、感染、毒素或药物等导致心肌细胞受到损害。这种损害会导致心肌发生结构变化、扰乱心脏的正常电活动，并可能发生炎症和纤维化（过度则形成瘢痕组织），从而进一步导致心肌病的发展或恶化。随着疾病的进展，心肌变得越来越虚弱，无法有效地泵血，导致心力衰竭、心律失常和心源性猝死。

二、实验动物的选择

　　有多个物种可用于复制临床心肌病患者的临床表型，包括啮齿类（大鼠和小鼠）、猪、羊、犬、猫、兔、斑马鱼及果蝇等。

　　模型的制备方法多样，包括基因修饰手段，如肌小节蛋白等基因突变；通过冠状动脉永久性结扎术导致心肌梗死，从而逐渐发展为 DCM；毒物、药物诱导，如阿霉素；高血压、压力过载和容量过载等诱导方式。而大型动物模型制备通常采用心肌梗死、冠状动脉微栓塞、起搏性心动过速和中毒性损伤诱发。

三、不同动物模型的特征

心肌病动物模型应表现出临床患者的心脏结构和力学表型特征，以及神经激素、细胞和分子特征。其中，扩张型心肌病模型的核心特征应包括心室扩张和心室壁相对变薄，并伴有离心性肥大，收缩能力和舒张能力下降，收缩力/收缩力储备随压力负荷增加而减少。动物表型评估通常包括通过超声心动图、心脏磁共振成像、质量测定等进行形态学评估，通过有创在体心脏压力测量评估心功能，以及通过心肌收缩状态、心肌组织生化、细胞和分子相关检测评估心肌组织学特征。

（一）小鼠模型

小鼠是目前基因修饰种类最为丰富的物种，其生物信息及商品化试剂也最为全面，同时具备经济、繁殖周期短等优势，在基因功能及相关发病机制研究领域的应用也最为广泛。

常用的造模方法包括：物理法、化学法、生物法。物理法包括压力超负荷法、容量负荷法、心肌梗死和运动等。前3种均采用手术方式复制心肌病动物模型，具有成模时间短、操作方便、重复性好、价格较低等优点，但会对动物造成极大的痛苦；后者通过有规律地运动复制心肌病动物模型，可较好地模拟特定类型心肌病的发展过程，但造模时间较长、操作较烦琐。化学法诱发心肌肥厚主要采用药物诱导法，该方法需要的时间短、操作简便且心肌病变形成快速。生物法主要是指通过动物自身的遗传因素和转基因技术复制疾病模型的方法。

按照心肌病类型，可将小鼠模型分为以下几种。

1. 扩张型心肌病小鼠模型

经阿霉素处理后，小鼠初期表现为扩张型心肌病，心肌出现断裂溶解，间质纤维化显著增加。经基因修饰建立的 $cTnT^{R141W}$ 基因突变致扩张型心肌病小鼠模型，心室腔增大，心室壁变薄，心脏收缩功能下降，心肌细胞排列不齐，间质纤维化增加，同时，心肌细胞出现断裂溶解，肌浆网扩张，线粒体肿胀，甚至出现空泡，心肌损伤标志物心房利尿钠肽（atrial natriuretic peptide，ANP）及脑钠肽（brain natriuretic peptide，BNP）等的表达量显著增高（刘舜禹等，2019）。

2. 肥厚型心肌病小鼠模型

在心脏压力负荷过重的情况下，为适应心脏做功的增加，心室壁厚度逐渐增厚，心室壁应力增加，不断提高心脏收缩功能以发挥代偿作用；但持续的压力超负荷，可促进病理性心肌肥厚，导致心肌细胞的坏死及凋亡，心脏的收缩和/或舒张功能受到损害，最终发展为慢性心力衰竭甚或心源性猝死。利用该病理机制，经主动脉缩窄构建心肌肥厚小鼠模型，其心肌细胞体积增大，心室间质胶原沉积增加，纤维化程度加重。心肌损伤标志物 ANP 及 BNP 等表达量增加。

3. 致心律失常性右室心肌病小鼠模型

致心律失常性右室心肌病是一种病因复杂的遗传性心肌病，其特征是心肌细胞被脂肪或纤维组织替代，最终导致心力衰竭和心源性猝死。目前已有的致心律失常性右室心肌病模型主要是针对其主要致病因子——桥粒蛋白复合体，并通过基因工程修饰手段获得。该模型呈现出典型的临床特征，包括自发性室性心律失常和猝死，心功能不全，双心室扩张和室性动脉瘤，肌细胞坏死被认为是心肌营养不良的主要起因，随后引发心肌内的炎症反应和大量钙化。

4. 限制型心肌病小鼠模型

限制型心肌病主要表现为心室充盈受限，舒张期容积缩小，但心室收缩功能及室壁厚度基本正常，可出现间质纤维增生。尽管限制型心肌病远较其他几类心肌病发病率低，但该病预后差且心源性猝死的风险高。限制型心肌病小鼠模型会出现心肌纤维化和钙化、心肌细胞死亡及心脏舒张功能受损，其模型病理改变与人类限制型心肌病类似。

（二）大鼠模型

目前，大鼠模型在心肌病及心肌损伤相关研究中具有重要地位，与小鼠相比，其较大的尺寸在手术操作及心血管精细结构相关研究中具有天然优势。大鼠心肌病模型的建立通常采用物理法、化学法和生物法，前面描述的小鼠心肌病模型的构建方法亦可应用于大鼠心肌病模型的创制。大鼠心肌病模型的病理学特征与小鼠相似，包括心脏在体功能、心脏整体结构、心肌显微和超微结构、分子信号机制等特征。

大鼠在心脑血管、神经系统和药物代谢等方面比小鼠更接近人类，大鼠是评估试验药物心脏电生理效应和研究心血管疾病中离子通道分布及作用的重要工具，大鼠模型可以弥补和平衡大型动物（如猪、犬、羊）与小型动物（如小鼠）的缺陷，在心脑血管疾病相关研究中仍占主导地位，在手术操作和术后研究方面应用较为广泛。

（三）大动物模型

小型及大型哺乳动物的心脏在关键结构、功能及分子水平上既存在联系，又具有显著的差异性，因此在较大数量的小型动物上进行机制验证的同时，有必要在大型动物体内进行临床前的进一步验证，如新疗法的临床前验证通常需要利用大型动物模型，因为大动物的心脏更接近人类心脏的结构和生理学特征。此外，新型医疗设备装置的测试，在大动物模型上更具优势。这些模型可用于确定心衰期间的血流动力学、力学、神经激素、细胞和分子变化，并评估新疗法的潜在效果。

利用冠脉结扎诱发心肌梗死并发展为扩张型心肌病，在家猪、犬和羊中已有应用。猪和羊的该模型的特点是梗死面积可预测，并可高度复制临床缺血性心肌病的表型，而相比之下，犬因发达的侧支循环，使得其梗死面积的变异性更大，模型一致性下降。

利用二尖瓣反流致心肌肥厚，已应用在犬及羊中。成功诱导二尖瓣反流后的 15 周内，左室逐渐扩张，并出现功能障碍，导致严重的收缩功能障碍。重度二尖瓣反流导致心脏重量显著增加，心肌细胞长度也增加，但心肌细胞宽度未发生改变，在电子显微镜下可见肌节紊乱和肌节破坏（Li et al.，2020）。

利用血管内注射阿霉素诱导 DCM，在犬、羊和牛中已有报道，该类模型可用于评价机械循环支撑装置，模型局限性包括对阿霉素反应的可变性和左室功能障碍的变异性，心律失常引发的动物死亡，以及对全身、胃肠道和骨髓的潜在副作用。

（四）果蝇及斑马鱼模型

在心血管研究中，果蝇及斑马鱼也是常用试验物种。这些动物模型特别适合于研究基因在心肌病发生、进展及临床防治中的作用，同时这些模型也可应用于心脏再生研究。基因编辑可操作性是该类模型的主要优势，然而，与哺乳动物心脏复杂性的巨大差距亦是该类模型的局限性。

四、动物模型与临床疾病对比

不同动物模型与心肌病临床的对比见表 2-5。

表 2-5 不同动物模型与心肌病临床对比

物种/品系	解剖学结构	致病机制/造模方法	组织学主要特征	物种优点/缺点
临床患者	心脏位于胸腔中部偏左下方，心尖钝圆朝向左前下方，与胸前壁邻近，其体表投影在左胸前壁第 5 肋间隙锁骨中线内侧 0.5～1.0 cm 处	包括原发性及继发性病因，包括骨架蛋白等的基因突变、冠状动脉疾病、高血压、心肌炎、化疗、自身免疫性疾病、内分泌紊乱、过度饮酒、营养缺乏、围产期等诱因	（1）DCM 特征为心室扩张、收缩功能障碍，心脏重量增加并伴有心肌细胞肥大，间质性和替代性纤维化；（2）HCM 特征为心室壁的不对称性肥厚，常侵及室间隔，心室腔减小，左心室舒张期顺应性下降（Dong et al.，2023）；（3）RCM 特征为单或双侧心室受累，病程晚期可表现为心腔闭塞	—
小鼠	心脏位于胸腔中间稍偏左侧，心脏背侧是左右肺	常用的造模方法包括：压力超负荷法、容量负荷法、心肌梗死等；化学法；基因修饰技术等	（1）DCM 小鼠心室扩张，心肌断裂溶解，收缩功能下降（Houser et al.，2012）；（2）HCM 小鼠室壁增厚，心肌间质胶原沉积增加；（3）RCM 小鼠心肌纤维化、钙化及心肌细胞死亡	优点：经济，繁殖周期短，生物信息齐全，商品化试剂丰富。缺点：心脏精细结构研究困难；获得生物样本量相对较少
大鼠	心脏和外周循环与其他哺乳动物稍有不同，心脏的血液供给来自冠状动脉及冠状外动脉，后者起源于颈内动脉和锁骨下动脉（施新猷等，2003）	与小鼠相似	与小鼠相似	优点：繁殖周期短，生物信息及商品化试剂相对丰富，抗病能力强。缺点：饲养成本较小鼠高
猫	心脏呈倒圆锥形，有心包。心上部宽大为心基，与出入心脏的大血管相连。心脏位于纵隔内，第 3～7 肋间，略偏左。心脏投影约在第 4 或第 5 肋与第 8 肋之间	药物诱导等	心肌纤维化是猫 HCM 的标志，在临床上，心肌纤维化的猫可能出现室性心动过速、左心室功能障碍、心力衰竭及心源性猝死（陈香凝和刘萌萌，2023；Luis et al.，2020）。HCM 猫心肌纤维化的发展呈动态变化	优点：循环系统发达，血压稳定，心搏力强，适宜观察药物对血压的影响。心电活动和冠状动脉接近人，且耐受性强，心室颤动及心衰不易发。缺点：因伦理而应用受限

续表

物种/品系	解剖学结构	致病机制/造模方法	组织学主要特征	物种优点/缺点
兔	心脏为前后略扁的圆锥形，长轴斜向后下方，略偏左侧，心底向前，心尖向后，位于第2～4肋间	药物诱导等	DCM 兔表现为心脏边界清楚，左心室壁变薄，心腔扩大，心肌纤维排列紊乱，灶性溶解，存在蜡样变性和空泡变性，坏死区淋巴细胞浸润，细胞间隙增宽，片状胶原纤维增生，间质面积增大	优点：离体心脏耐受性强，适于观察药物对心脏的作用研究。缺点：价格较啮齿类高，复极化恢复极为迅速
犬	心脏位于胸腔内，偏左侧，在第3～7肋间，外有心包裹着。心包是一种纤维浆膜性囊，囊腔为心包腔，内有心包液（施新猷等，2003）	药物诱导（肾上腺素注射）、冠状动脉结扎等	DCM 是犬类最常见的心肌病类型，以左心室原发性收缩功能障碍或泵衰竭、左心室壁变薄、心室扩张为特点，是犬类发病和死亡的重要原因	优点：心脏解剖结构与人类近似，心脏抗紊乱的能力较强；较容易被驯服，可供慢性观察。缺点：侧支循环发达，冠脉结扎梗死模型变异性较大；因伦理而应用受限
猪	心脏呈左、右稍扁倒立的圆锥形，靠胸腔后方，位于第3～7肋间	化学诱导、外科手术和基因修饰等	DCM 猪心肌细胞出现水肿及溶解，心肌体积变大，纤维化严重	优点：在解剖结构、血管分布等方面与人更接近。缺点：饲养及管理成本高（施新猷等，2003）
斑马鱼	与双心室哺乳动物心脏不同，成年斑马鱼的心脏由一个心室、一个心房、一个房室瓣膜和一个流出瓣膜组成，位于胸膜和胸廓之间的主腔前腹部	基因修饰等	DCM 斑马鱼心室腔扩大、心肌壁变薄。ARVC 斑马鱼心肌细胞变性，并逐渐被纤维脂肪瘢痕组织替代	优点：可视化研究。缺点：与人类心脏结构的差异性大

（吕　丹）

第六节　心　衰

一、疾病简介

（一）疾病特征及流行情况

心力衰竭（heart failure，HF）简称心衰，是多种原因导致心脏结构和/或功能的异常改变，使心室收缩和/或舒张功能发生障碍，从而引起的一组复杂临床综合征。其病理生理学特征为肺淤血和/或体循环淤血，伴或不伴有组织器官低灌注，主要临床表现为呼吸困难、乏力（活动耐量受限）和/或液体潴留（外周水肿），以及血浆利尿钠肽水平升高（中国医疗保健国际交流促进会急诊医学分会等，2022；中华中医药学会慢性心力衰竭中医诊疗指南项目组等，2023）。根据左室射血分数（left ventricular ejection fraction，LVEF），心衰分为射血分数降低的心衰（heart failure with reduced ejection fraction，HFrEF）（LVEF<40%）、射血分数中间值的心衰（heart failure with midrange ejection fraction，HFmrEF）（40%≤LVEF<50%）、射血分数保留的心衰（heart failure with preserved ejection fraction，HFpEF）（LVEF≥50%）。

患有高血压、动脉粥样硬化性心血管疾病、糖尿病、代谢综合征、肥胖症与接触心脏毒性药物以及有心肌病遗传变异或心肌病家族史的患者属于心衰高危人群。心衰是各种心脏疾病的严重表现或晚期阶段,死亡率和再住院率居高不下。据估计,全球每年有超过 1700 万人被确诊为心力衰竭(Savarese et al.,2023)。中欧、北非和中东的心力衰竭患病率最高,为每 10 万人 1133～1196 例,而东欧和东南亚的患病率较低,为每 10 万人 498～595 例。目前,我国≥35 岁人群心衰的患病率为 1.3%(女性 1.2%;男性 1.4%),估计有心衰患者 890 万。一项心力衰竭患者住院调查结果显示,粗住院死亡率为 4.1%,HFrEF 患者的粗住院死亡率显著高于 HFpEF 患者(分别为 4.0% 和 2.4%)。

(二)病因

心衰的常见病因包括心肌损害(如心肌梗死、心肌炎、心肌病等)、心瓣膜病变(狭窄和/或关闭不全)、容量或阻力负荷过重(如高血压、肺动脉高压等)、机械性梗阻(严重主动脉狭窄、左心房黏液瘤、心包压塞等)等(Heidenreich et al.,2022)。长期或慢性心力衰竭通常是由其他损害或过度劳累心脏的疾病引起的。突发或急性心力衰竭可能是由损伤或感染损害心脏、心脏病发作或肺部血栓引起的。

(三)致病机制

神经内分泌系统激活导致心肌重构是引起心衰发生和发展的关键因素。心肌重构开始于心脏泵血能力初次下降之后。最初的心输出量下降被外周动脉压力感受器感知为动脉充盈不足,导致副交感神经张力减弱,同时交感神经活动相应增加(交感迷走神经失衡)。交感神经信号的增加导致肾脏中肾素-血管紧张素-醛固酮系统的激活、心脏收缩力的增加以及外周动脉血管的收缩。在短期内,这些变化使心血管功能恢复到正常的稳态范围,从而使患者保持无症状(中华医学会心血管病学分会心力衰竭学组等,2018)。然而,随着时间的推移,这些系统的持续激活可能导致心室内继发性终末器官损伤,导致心室重构恶化和随后的心脏代偿失调。根据心衰的发生发展过程可将其分为 4 个阶段,分别为:前心力衰竭阶段、前临床心力衰竭阶段、临床心力衰竭阶段、难治性终末期心力衰竭阶段。

二、实验动物的选择

瓣膜病变、扩张型心肌病、高血压性心脏病和限制型心肌病等皆可诱导心衰,因此,依据上述几种疾病的主要致病机制,采用主动脉狭窄、二尖瓣反流、左室容量超负荷及动静脉瘘形成等方式皆可诱导心衰形成。通过诱导二尖瓣反流在啮齿动物上制备心衰,目前还没有报道,该方式主要应用于大动物心衰模型构建。

鉴于人类心衰形成的复杂性,任何一种动物模型仅能复制部分临床表型或复制疾病发展进程中的某个阶段,同时,不同病因模型间的互相验证具有重要意义,如在啮齿动物主动脉弓缩窄(aortic arch constriction,TAC)模型中确定的假定靶点应该在缓慢进行性压力过载的主动脉瓣狭窄(aortic stenosis,AS)动物模型中进一步验证。

三、不同动物模型的特征

（一）小鼠模型

作为小型哺乳动物，C57 等小鼠品系因生物信息齐全、经济、繁殖周期短等特点，常被研究人员利用基因编辑技术来构建遗传性心衰模型。例如，通过基因修饰技术建立的 $cTnT^{R141W}$ 基因突变小鼠模型，在疾病早期表现为扩张型心肌病，在 6 月龄后，心功能显著下降并逐渐发展为心衰，心室严重扩张同时伴随附壁血栓和心肌纤维化等。

对小鼠通过腹腔注射等途径给予阿霉素等药物，造成心肌损伤，进而导致心衰，模型在心脏功能严重受损的同时，伴有心肌氧化应激及心肌凋亡。手术途径造模常使用主动脉缩窄术和冠脉结扎术，常选择 4～10 周的成年小鼠。利用主动脉缩窄手术建立小鼠心衰模型，其机制是通过左室肥厚和急性血流动力学不稳定诱发心衰，急性、严重的压力过载对左室肥厚产生的刺激不同于缓慢进行性压力过载，其在生长调节途径、收缩和钙调蛋白的激活以及细胞外基质重塑等方面皆存在差异，研究人员应根据不同目的确定建模方式。

（二）大鼠模型

前面描述的小鼠心衰模型的构建方法，亦可应用于大鼠心衰模型的创制（Chinyere，2021）。大鼠心衰模型的病理学特征与小鼠相似，包括心脏在体功能、心脏整体结构、心肌显微和超微结构、分子信号机制等特征。

利用手术构建容量过载模型，对大鼠常使用腹主动脉缩窄术，术后大鼠心脏代偿性增厚，后期心室壁厚度变薄，射血分数下降，发展为心衰。此外，在腹主动脉和下腔静脉间搭桥，引发左室容量过载，从而导致功能性主动脉-腔静脉瘘，构建大鼠心衰模型，该模型表现为左室重构及心衰的基本特征（Yan et al.，2018）。

经高盐饮食诱导的遗传性高血压模型目前多使用盐敏感性高血压大鼠进行构建，这类大鼠更易发展为心力衰竭，且可观察慢性心衰的早期病理生理变化。此外，大鼠在药物处理方面较小鼠的选择更为广泛，阿霉素、异丙肾上腺素、盐酸普罗帕酮、戊巴比妥钠等均可应用于大鼠心衰模型的建立（Mann and Felker，2021）。

（三）大动物模型

利用主动脉瓣狭窄诱发心衰的方法已在猫、犬、羊和猪中报道（Paslawska et al.，2016；Ukita et al.，2021），该动物模型的主要特征包括左室-主动脉压梯度的进行性增加和代偿性左室重塑反应，心肌细胞肥大及心肌基质异常，在羊的该模型中，发生了明显的心肌胶原基质合成和降解途径的变化，导致胶原积累和舒张功能障碍（Abukar et al.，2019）。通过切断腱索诱导二尖瓣反流（mitral regurgitation，MR）进而发展为容量负荷型心衰，该种造模方法已在兔、犬、猪中得到应用，该模型表现为在心室和肌细胞水平上严重的收缩功能障碍（Janssen and Elnakish，2019；Li et al.，2018）。

利用导管技术在家兔中诱导主动脉瓣损伤及反流，导致左室容积超载，该模型表现为左室扩张和心律失常，并可持续数周至数月，并伴有左室充盈压力升高和心衰表现。

不同于大、小鼠等啮齿动物的药物处理法，对家兔通过耳缘静脉注射的方式进行阿霉素等给药处理，在造模周期结束后，兔心脏射血分数降低，但阿霉素的副作用会导致心衰模型的死亡率较高。

因大动物的体型优势，可使用在小动物体内难以操作的造模技术，如冠状动脉微栓塞诱导缺血性心衰模型，术后可产生明显的左心室功能障碍、血流阻力增加，3 个月后可出现人类临床心衰表型。置入快速起搏器使动物右心室快速起搏目前也仅适用于大动物，连续的快速起搏在 3～5 周可增加心室耗氧量，破坏钙离子通道和细胞间质结构，导致心室重塑而诱发充血性心衰。

四、动物模型与临床疾病对比

不同动物模型与心衰临床的对比见表2-6。

表 2-6　不同动物模型与心衰临床对比

物种/品系	致病机制	临床症状	组织学主要特征
临床患者	最常见的根本缺陷是充血和/或射血功能受损，心脏提供足够的心输出量以支持组织正常功能的下降，临床上慢性高血压和缺血性心脏病是主要致病因素	呼吸困难、疲劳、运动不耐受、肺部和周围组织积液、外周水肿与肺水肿	心室壁肥厚或心室腔扩张，心房和/或心室附壁血栓，以及因血栓脱落引发的外周组织栓塞，心脏射血分数降低，心功能显著下降，心肌纤维化
小鼠	胸主动脉缩窄术诱导压力超负荷；药物诱导致心功能不全等引发心衰	少动、嗜睡等	左心室前负荷增加导致左心功能障碍及不良结构重塑，心肌细胞凋亡等
大鼠	肺动脉缩窄术诱导心室负荷增加；高盐饮食诱导高血压；药物诱导致心功能不全等引发心衰	少动、嗜睡等	排血障碍：心功能下降，左心室舒张及收缩末期内径增加，心室重构；心肌细胞氧化损伤等
猪	二尖瓣或主动脉关闭不全；右心室快速起搏致心功能损伤等引发心衰	体温升高、精神不振、食量减少，重者可发生停食、呕吐、呼吸困难	左心室前负荷增加导致左心功能障碍及不良结构重塑，心肌耗氧量增加，破坏钙离子通道和细胞间质结构
犬	主动脉或二尖瓣关闭不全；右心室快速起搏器；冠状动脉微栓塞；静脉滴注戊巴比妥钠致心律失常等引发心衰	呼吸困难、厌食、吞咽困难、体重减轻	左心室功能障碍及不良结构重塑，心肌耗氧量增加；射血分数降低；受负性肌力作用，影响心肌收缩功能
兔	二尖瓣或主动脉关闭不全；高脂饮食诱导致血管壁狭窄；冠状动脉结扎致心肌缺血等引发心衰	疾病初期不表现出明显临床症状	排血障碍：心血管壁狭窄，血流受阻；左心室功能障碍，不良结构重塑

（吕　丹）

第七节　脑　卒　中

一、疾病简介

（一）疾病特征及流行情况

脑卒中（cerebral apoplexy）简称卒中，是心脑血管疾病之一，因其高发病率、高致残率、高复发率和高死亡率，危害程度远超其他退行性疾病，成为我国致残致死的首要因素。脑卒中又分为缺血性脑卒中、出血性脑卒中（脑出血）和蛛网膜下腔出血，其中缺血性脑卒中占所有脑卒中的 87%，所以本节着重介绍缺血性脑卒中（acute ischemic stroke）。其易发生在冬季，多发于老年人，起病急，发病快，早期症状持续时间短，容易错过。发病期的主要症状为面部麻木、口歪眼斜、言语不清、头晕、恶心、呕吐、视野模糊、单侧肌体无力麻木，可能会累及不同的脑血管，导致症状多样。美国国立卫生研究院对脑卒中进行了系统的量化评分，并分为 5 类，0～1 分为近乎正常，1～4 分为轻度，5～15 分为中度，16～20 分为中重度，21～42 分为重度。严重程度不同的脑卒中预后的状态也不同。缺血的脑组织分为核心区和半暗带。半暗带是主要的治疗抢救部分，但随着时间的延长，半暗带会逐渐坏死，所以治疗时间窗口很窄。

（二）病因

脑卒中的直接原因是短暂或长期的缺血导致大脑纹状体、皮层及周围脑组织缺血缺氧，最终导致了大脑局部或弥散性损伤坏死。血液的再灌注还会产生氧化应激损伤，进一步加剧脑卒中。脑卒中之前一直被认为是心血管疾病，是心血管系统异常在脑局部的体现。随着脑科学的发展，研究逐步发现脑卒中与神经退行性疾病的联系。缺血性脑卒中多是心脏异常导致的血栓脱落和动脉硬化使得血管狭窄闭塞造成的。脑卒中后大脑微环境被破坏，炎性因子促使多种脑细胞处于非正常状态，进一步加大康复的难度。脑卒中的风险因素多与心血管系统和代谢系统的异常有关，包括肥胖、糖尿病、高脂血症、高血压、抽烟、酗酒、家族早发性心脑血管疾病等。一些其他病症也会导致缺血性脑卒中的发生，比如感染炎症、自身免疫性疾病及结节性大动脉炎等。缺血性脑卒中多发于老年群体。老年人的临床特点多是伴有各类慢性病、基础病，包括高血压、糖尿病和肥胖等心血管以及代谢类疾病。临床上因梗死的血管不同，出现脑卒中的位置也不同。前循环卒中堵塞的血管包括大脑中动脉（middle cerebral artery，MCA）、大脑前动脉、脉络膜前动脉和颈总动脉。后循环卒中堵塞的血管包括大脑后动脉、基底动脉、椎动脉和小脑后下动脉。脑卒中患者异质性很强，与制备的卒中动物模型有较大差异。

（三）致病机制

脑缺血后，由于氧供和糖供不足，缺血区组织细胞发生一系列应激反应，从而导致细胞稳态和局部微环境发生变化，包括神经兴奋毒性、氧化应激、细胞凋亡和炎症细胞浸润等，这些病理生理过程对神经元、胶质细胞和内皮细胞具有严重的损伤作用，并相互联系，在正反馈环中相互触发，最终导致神经组织结构和功能的破坏（图 2-1）。

二、实验动物的选择

脑卒中模型大致分为两类：缺血再灌注脑卒中模型和永久缺血性脑卒中模型。前者属于短暂脑缺血，但是因血液再灌注的存在，导致纹状体及附近的大脑细胞除了受到缺血损伤，还受到氧化应激损伤。不同动物的大脑结构各不相同，白质和灰质比例也不同，

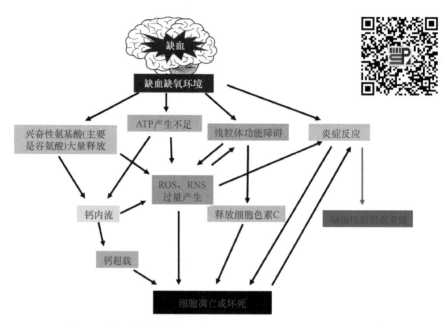

图 2-1　缺血性脑卒中病理机制示意图（彩图请扫二维码）

ROS. 活性氧；RNS. 活性氮

一般来说白质占比随着大脑体积的增大而增大。灰质和白质对缺血与侧支血液供应的敏感性不同，因此它们有不同的代谢需求。各种动物的脑白质比例均远小于人的脑白质比例，恒河猴占27%，小鼠则只占10%。急性缺血中风还会诱发血栓炎症，加快梗死过程，所以不同物种间外周和中枢的凝血免疫反应也值得注意。这些差异导致脑卒中模型只能部分模拟人类临床脑卒中的症状，所以选择适合的动物创建新脑卒中模型对脑卒中的研究十分重要。

三、不同动物模型的特征

（一）大鼠模型

大鼠是脑卒中模型常用的实验动物，构建脑卒中模型主要采用线栓法。此模型也被认为是缺血性脑卒中机制研究的经典标准。优点是无需开颅手术，只需要在颈部结扎颈总动脉，沿着颈总动脉向颈内动脉插入线栓，直至线栓头部越过大脑中动脉，阻断纹状体、皮层及周围脑组织的供血，在缺血2 h时拔出线栓实现再灌注。此种方法与临床上颈内动脉闭塞类似，相对梗死体积超过40%。也可以改变缺血时间，用来控制梗死体积。术后模型主要表现为对侧无力，向患侧转圈，难以在平衡木上行走，呈现出反射缺失类异常运动，抓力减弱。病理结果显示大鼠脑组织纹状体和皮层由于神经细胞的丢失形成空泡样结构，并出现脑水肿、胶质细胞增生和脑血管扩张等病理改变。构建模型可能会出现蛛网膜下腔出血等问题。

大鼠大脑整体结构与人类类似，但是基底动脉环（又称 Willis 环）更为发达，在发生卒中后，会因单侧供血被阻断而改变血液流向，补充因栓塞导致的纹状体、皮层及周围脑组织的缺血。对大鼠通常使用 Wistar 大鼠和 SD 大鼠构建模型，Wistar 大鼠主要是近交系，基因纯合程度很高，作为实验动物有很好的一致性。但是各地饲养的 Wistar 大鼠在遗传方面有很大的差异，做出的实验模型和研究出的结果差距较大。SD 大鼠是封闭群动物，所以约存在 20% 的血管异变，一方面模拟了人群的差异性，另一方面也由这些差异导致模型的梗死面积有差异，死亡率较高。

（二）犬模型

犬在大动物卒中模型中因与人的解剖学和生理学结构相似，手术操作方便，可进行多次采血，大脑尺寸适合 MRI 检测，又不具有非人灵长类高昂的价格，故较被认可。因其大脑结构与人类相似，可以采用血栓法来模拟缺血性脑卒中。取全血制成血栓，通过微导管经椎动脉进入后交通动脉，最终抵达 MCA，将血栓注入，同时打入造影剂验证闭塞情况。MCA 闭塞前后心率、平均动脉压、收缩压和舒张压无明显变化，外周血白细胞计数升高。MRI 显示缺血体积占同侧半脑的 47%，并且存在细胞毒性水肿。在犬身上，各种神经评分被用来评估以下特征的组合：意识、运动功能、感觉功能、头部位置、凝视、偏盲和绕圈。

犬的血管痉挛概率与人相当。包括犬在内的一些物种表现出通过上颌骨颈动脉和脑膜脑吻合的广泛侧支循环，以及可以反向流动的大的引流脑静脉，降低了梗死的再现性，从而增加了实验所需的样本量。

（三）猪模型

由于硬脊膜外窦脉细脉网（rete mirabile epidurale rostrale）的存在，使用猪构建卒中模型时，不适宜采用血管内闭塞方法，应使用开颅外科手术方法进行暂时/永久性脉络丛前动脉闭塞（permanent anterior choroidal artery occlusion）。永久性模型主要是内囊（internal capsule）和部分杏仁核、大脑脚底（crus cerebri）及海马损伤。缺血后 24 h，缺血核心周围的组织表现出空泡和间质水肿，但还保留有毛细血管床，Ki-67 阳性细胞明显增加，并主要分布在梗死区周围。缺血一周后，空泡和水肿已经扩展到核心区周围炎性细胞浸润的区域，周围神经胶质细胞原纤维酸性蛋白（GFAP）阳性细胞开始增殖。缺血核心主要含有坏死的星形胶质细胞和有核的少突胶质细胞，但仍可识别毛细血管床。4 周后核心区形成空腔，出现脑软化等情况，但依旧可以识别出与之前几乎相同数量的小血管数量，大多数 Ki-67 阳性细胞位于血管周围的病变区或存在于保留下来的血管中。这提示现存的 Ki-67 阳性细胞可能是巨噬细胞和血管生成细胞，病变周围形成胶质瘢痕。除了直接作为卒中模型，猪还可以用于研究机械血栓切除术，通常是针对颅外动脉血管内血栓栓塞、闭塞。猪卒中模型的评价指标除了常规项目，还可以关注食欲、叫声和使用视频记录步态等，进行标准化定性评估。步态评估指标包括摆动时间、站立时间、步长、步速。步态评估方法在猪模型上的应用相对客观，可用于比较（Tanaka et al.，2008）。

手术并发症通常有 5%～10% 的失败率，包括水肿或癫痫导致的钩回疝等。在凝血方面，猪的凝血时间比人类短一半以上，但是纤维蛋白溶解系统和人相似，对生物材料的反应与人接近。

（四）绵羊模型

由于硬脊膜外窦脉细脉网的存在，在使用绵羊构建模型时，应避免用血管内闭塞方法，应使用外科手术方法。开颅找到大脑中动脉近端进行电凝，制备成永久性大脑中动脉闭塞（middle cerebral artery occlusion，MCAO）模型。MCAO 模型表现出皮质和尾状核、壳核等结构缺血损伤，伴有白蛋白渗出。星形胶质细胞核出现囊泡肿胀，氧分压降低，二氧化碳分压升高，血压降低。经血管造影发现，近端 MCA 完全闭塞，侧支不良。对绵羊模型的评价还添加了面瘫和共济失调等内容。绵羊对伤害性刺激有很强的适应力，很难进行感觉功能测试。

羊的手术并发症造成的损失和猪接近，通常为 5%～10%。绵羊的凝血时间与人类近似，但对生物材料的反应与人有一定的差异，绵羊血小板被异物附着较少，总体活性较低。

（五）非人灵长类动物模型

非人灵长类动物是与人类在脑生理结构中最为接近的动物，尤其是其中的多脑回非人灵长类，如恒河猴、食蟹猴、非洲绿猴。它们是卒中模型及治疗向临床转化必不可少的一步。当基础设施、资金以及伦理都具备时，应优先选择非人灵长类动物作为大动物卒中模型。

制备非人灵长类卒中模型时，早期使用开颅外科手术方法，优点是可以直观观察到脑血管系统，直接测量组织氧合、微血管功能和流量，以及使用脑电图进行功能监测。但此种制备方可能会出现意外的脑组织损伤、出血以及因移除上覆骨、硬膜切除和脑脊液损失而导致的颅内压改变。外部方法可以经眼眶或经颅实现，对于 NHP，首选的外部入路是经眶入颅，因为它涉及较少的术后护理。后来出现了血管内介入法，它包括微导管介入法和线栓法。线栓法因简单、创伤小，便于通过控制再灌注时间来控制缺血体积等优点，在啮齿类模型中应用较多。但其也存在梗死部位不精确，与临床患者不符等问题（孙宇航等，2022）。

此外，多脑回型的 NHP 脑部体积更大，结构更复杂，其大脑比大鼠大 5 倍，约占其体重的 2.7%，相当于人类的比例，适于针对性地观察不同区域损伤对预后的影响。食蟹猴大脑半球可以分成 50 个 MCAO 相关区域，发现额叶、颞叶、枕叶、白质、内囊、颞叶上回、颞叶中回和尾状核损伤均会导致模型评分差异，更符合人类脑卒中的复杂情况。相比于无脑回动物，非人灵长类可以模拟人类相关的局灶性缺血。因此，NHP 脑卒中模型可以更全面地模拟人类脑卒中的病理生理变化。此外，NHP 上肢结构与人类相似，在手部精细动作功能研究中具有不可替代的作用，故 NHP 模型可用于研发各种手灵巧任务（hand dexterity task）相关的临床评价手段，检测脑卒中的功能损伤及干预效果（Taha et al.，2022）。

四、动物模型与临床疾病对比

不同动物模型与脑卒中临床的对比见表2-7。

表2-7 不同动物模型与脑卒中临床对比

物种/品系	卒中成因	卒中特点	免疫、病理与影像等检测	疾病症状
临床患者	血栓或动脉硬化导致的脑供血不足	栓塞位置主要为前循环的大脑中动脉。栓塞部位起始于颈内动脉。对运动区、感觉区的影响很大。栓塞侧会影响同侧大脑	在MCAO过程中，缺血区发生中性粒细胞聚集。脑血流量下降，脑细胞出现缺血缺氧，氧自由基生成导致酸中毒，兴奋性神经递质增加，K⁺外流和Ca²⁺、Na⁺内流导致脑细胞水肿、细胞凋亡。出现大面积脑缺血或局灶性脑缺血，形成缺血核心区（完全梗死）和缺血半暗带（可再灌注/再通进行救治）	偏瘫、偏身感觉障碍和偏盲，在发病后的1~2天可出现凝视同侧，面瘫导致构音障碍。当优势半球受累时，患者可表现为完全性失语。当非优势半球受累时，患者可表现为病感失认、结构性失用和忽视
大鼠	采用包被的尼龙线栓经颈总动脉插入颈内动脉，直到脑中动脉起始部，引起阻塞	栓塞位置主要为前循环的大脑中动脉。栓塞部位起始于颈内动脉。影响区域主要为纹状体、皮层等区域	与神经退行性变和突触可塑性相关的Sod1和Syn1表达降低。脑组织出现大面积脑缺血，并形成坏死区和半暗带。纹状体和皮层由于神经细胞的丢失形成空泡样结构，并出现脑水肿、胶质细胞增生和脑血管扩张等病理改变	体重轻微下降，恢复速度较慢。对侧无力，向患侧转圈，难以在平衡木上行走，反射缺失类异常运动，抓力减弱
犬	制备自体血栓栓塞/硅胶栓塞，通过椎动脉进入后交通动脉，最终抵达MCA，将血栓注入	栓塞位置主要为前循环的MCA，影响区域主要为纹状体、皮层等区域	在左大脑皮层腹侧表面和外侧表面观察到萎缩性与坏死性病变。在基底神经节、外侧皮层和丘脑也可观察到病变。丘脑神经元细胞体皱缩、细胞核固缩、细胞质嗜酸性粒细胞增多和神经元减少。在皮质病变中，发现组织黏附性丧失、白细胞浸润、神经元损失、血管母细胞增生明显和实质小血管充血	反应能力下降、转头和转圈、撞墙、姿势反应缺陷、知觉缺陷（威胁反应和面部感觉）与偏盲
猪	通过外科手术将前脉络膜动脉电凝闭塞	栓塞位置主要为前循环的前脉络膜动脉。主要影响内囊和部分杏仁核、大脑脚底及海马	缺血后24 h，缺血核心区周围的组织也表现出空泡和间质水肿，但还保留有毛细血管床，Ki-67阳性细胞明显增加，并主要分布在梗死区周围。缺血一周后，空泡和水肿已经扩展到核心区周围炎性细胞浸润的区域，周围GFAP阳性细胞开始增殖	食欲不振，站立不稳，无法抬头，没有叫声，步态不稳，前肢对侧瘫软，面瘫
绵羊	通过外科手术将MCA近端电凝闭塞	栓塞位置主要为前循环的大脑中动脉。栓塞部位起始于MCA近端。影响区域主要为皮质、尾状核及壳核等脑区	MCA供血脑区出现缺血损伤，并伴有白蛋白渗出。星形胶质细胞核出现囊泡肿胀。氧分压降低，二氧化碳分压升高，血压降低。磁共振结果显示，通过血管造影发现近端MCA完全闭塞，侧支不良。长期病理结果显示液化坏死（梗死）的区域，核心区含有大量脂肪颗粒细胞并观察到血管生成和囊肿形成，邻近中心区域神经胶质增生，形成神经胶质瘢痕。对侧正常区域无明显变化	斜颈，腕骨和/或球节部分屈曲，共济失调，测距不准，转圈，站立不协调，需要不断调整站姿。运动时倾倒
非人灵长类动物（猕猴）	根据不同的NHP选择适合的外科手术或血管内介入法	栓塞位置主要为前循环的MCA。影响区域主要为皮层和纹状体等区域	在MCAO过程中，缺血区发生中性粒细胞聚集，MRI显示MCAO 60 min后扩散系数下降，T2加权成像无异常，8天时，T2显示梗死面积显著扩大，MCA被阻塞，出现大面积脑缺血或局灶性脑缺血，并形成坏死区和半暗带。45天时，梗死面积缩小，血管有少量再生。尾状核、壳核、顶叶和颞叶皮质广泛的神经元减少，闭塞同侧丘脑中标记的神经元减少。尾状核和壳核反应性神经胶质细胞增加，侧裂皮层的皮质减少	诱导卒中后，未见明显同侧缺陷，但是存在明显的异常行为，包括异常运动和姿势。前肢或后肢在休息时或运动过程中不自然地滑动或晃动，手交叉于胸前，后肢从栖木上掉下来，头部倾斜，以及对视觉刺激的反应减弱

（孟爱民，管博文）

第八节　心　房　颤　动

一、疾病简介

(一)疾病特征及流行情况

心房颤动（atrial fibrillation，AF）简称房颤，是一种常见的心律失常。房颤发生时，心房的无序电活动使心脏失去了有效的收缩，泵血功能下降，心房内附壁形成血栓，可诱发脑卒中、心力衰竭等高危疾病，使患脑卒中的风险增加 5 倍，降低患者生活质量，显著增加心力衰竭、痴呆、死亡等事件，已成为严重危害人类健康的重大心血管疾病。为了能更好地预防房颤及其并发症，国外对该病的流行病学做了较多的研究，据估计全球成人房颤患病率为 2%～4%，房颤患病人数超过 3350 万。房颤的患病率和发病率均随着年龄的增长而不断升高，尤其是 80 岁以上的老年人；男性的房颤患病率一般高于女性。房颤的危险因素不局限于既往较为公认的年龄、高血压、糖尿病、肥胖等，许多新的危险因素陆续被发现，如高尿酸血症、阻塞性睡眠呼吸暂停、剧烈运动、气候等。流调工作结果表明，我国房颤的患病率为 2.3%，房颤患病人数超过 1000 万，其与年龄呈正相关，年龄越大，患病率越高。按照第六次全国人口普查数据，我国年龄标准化房颤患病率为 1.6%，男性高于女性，城市与农村无显著差异。

(二)病因

房颤常见的病因包括高血压病、冠心病、心脏外科手术、瓣膜病、心力衰竭、心肌病、先天性心脏病、肺动脉栓塞、甲状腺功能亢进症等，与饮酒、精神紧张、水电解质紊乱、严重感染等有关，此外还可以合并有其他类型的心律失常。

(三)致病机制

房颤的致病机制尚不完全明确，一般认为包括房颤的触发、房颤的维持。其中房颤的触发，通常是因为某些具有异常自律性的心肌细胞，在一些特定的情况下，自发产生快速的电活动，失去原有的规则节律性。房颤的维持机制尚不明确，可能是因为出现房颤以后，心房内存在多个折返形成的子波，这些子波相互间不停地发生碰撞、湮灭、融合，并且新的子波不断形成，从而维持房颤。房颤发病的触发因素和维持机制在不同的患者、不同的致病因素以及房颤病程的不同阶段，其作用大小不同。一般认为，在阵发性房颤阶段，主要是由于肺静脉等部位排列紊乱的心肌细胞在自主神经和体液因素的影响下，触发异常电活动，驱动心房产生房颤；而在持续性房颤阶段，主要是心房组织的结构重构（心房纤维化）和电生理重塑（心肌细胞各向异性），使房颤易于维持。持续性房颤中触发和维持是如何发生发展的，其电生理机制还未明了，为提高临床治疗成功率必须进一步进行房颤的基础研究。

（四）疾病分类

房颤没有统一的疾病分类，按持续时间可以分为阵发性房颤、持续性房颤和永久性房颤。阵发性房颤指能在 7 天内自行转复为窦性心律者，一般持续时间小于 48 h；持续性房颤指持续 7 天以上，需要药物或电击才能转复为窦性心律者；永久性房颤指不能转复为窦性心律或在转复后 24 h 内复发者。房颤按有无基础心脏疾病分为病理性房颤和特发性房颤（临床检查无基础心脏疾病，也称孤立性房颤）。特发性房颤往往发生在年龄较轻者上，多数小于 50 岁。

（五）临床治疗及预后

1. 治疗原则

治疗原则主要包括以下几个方面。①恢复窦性心律：只有恢复窦性心律（正常心律），才能达到完全治疗房颤的目的，所以对任何房颤患者均应该尝试恢复窦性心律的治疗方法；②控制快速心率：对不能恢复窦性心律的房颤患者，可以应用药物减慢较快的心室率；③防止血栓形成和脑卒中：房颤时如果不能恢复窦性心律，可以应用抗凝药物预防血栓形成和脑卒中的发生。对某些疾病如甲亢、急性酒精中毒、药物所致的房颤，在祛除病因之后，房颤可能会自行消失。

2. 治疗方法

治疗方法主要分为药物治疗和非药物治疗。目前，药物治疗依然是治疗房颤的重要方法，药物能恢复和维持窦性心律，控制心室率以及预防血栓栓塞并发症。转复窦性心律（正常节律）药物：对于新发房颤，因其在 48 h 内自行复窦的比例很高（24 h 内约为 60%），可先观察，也可采用普罗帕酮或氟卡胺顿服的方法。房颤已经持续大于 48 h 而小于 7 天者，能转律的静脉药物有氟卡胺、多非利特、普罗帕酮、伊布利特和胺碘酮等，成功率可达 50%（周俊彦等，2007）。房颤发作持续时间超过一周（持续性房颤），药物转律的效果大大降低，常用和被证实有效的药物有胺碘酮、伊布利特、多非利特等。控制心室率的药物：控制心室率可以保证心脏基本功能，尽可能降低房颤引起的心脏功能紊乱。常用药物包括 β 受体阻滞剂、钙通道拮抗剂、洋地黄、胺碘酮。抗凝治疗是预防房颤患者血栓形成和栓塞的必要手段，房颤患者如果有下列情况，应当进行抗凝治疗：年龄≥65 岁；以前有过脑卒中病史或者短暂脑缺血发作；充血性心力衰竭；高血压；糖尿病；冠心病；左心房扩大；超声心动图发现左心房血栓。抗凝治疗通常在专科医生的指导下进行，抗凝过度可能导致出血，抗凝强度不够则不能起到预防血栓和栓塞的作用。房颤的非药物治疗包括电转复（转复窦性心律）、射频消融治疗和外科迷宫手术治疗（基本可以根治房颤）。

3. 预后

脑卒中是房颤最大的危害之一，非瓣膜病房颤患者脑卒中的发生率是正常人的 5.6 倍，瓣膜病房颤患者脑卒中的发生率是正常人的 17.6 倍，而且房颤引起的脑卒中后果更为严重。

二、实验动物的选择

小鼠、大鼠、兔、犬、羊、猪都是可选的动物。最常用的是犬，适用范围广，可用于各种房颤模型；而小鼠等小型动物，适用范围较小，一般用于设计较为简易、短期的实验，但可用于转基因动物模型的研究（Nishida et al.，2010；陈春林等，2009；刘丽娟等，2009；陈雯雯等，2010）。

麻醉方式的选择：麻醉时应避免药物对心血管系统、自主神经系统的影响，模拟近似自然睡眠状态即可。麻醉前用药可选择：布诺菲诺 0.1 mg/kg、氯丙嗪 0.1 mg/kg、阿托品 0.05 mg/kg，皮下注射；基础麻醉：戊巴比妥钠 30～50 mg/kg 或吗啡 1.5～2 mg/kg，σ 氯醛糖 120 mg/kg，静脉注射；维持麻醉：σ 氯醛糖每小时 30～50 mg/kg 静脉滴注和/或 1%～2%异氟烷维持吸入。气管内插管，机械通气，频率为每分钟 8～12 次，潮气量为每分钟 20 ml/kg。

三、不同动物模型的特征

房颤动物模型的建立是开展人类房颤疾病研究的基本条件，现就国内外房颤动物模型的研究现状介绍如下。

（一）手术致房颤模型

手术致房颤模型包括解剖损伤房颤模型、无菌性心包炎房颤模型和二尖瓣反流房颤模型。Page 和 Roden（2005）的手术致房颤动物模型，在术后 7 天房颤诱导率便逐渐下降，且在破坏二尖瓣腱索中是盲操作，反流量难以精确控制，不能诱发类似人类的持续性房颤（房颤时间达 7 天以上）；且在人类房颤临床疾病中，瓣膜病或心包炎等器质性心脏病所引发的房颤比例并不大，约在 20%以下。

（二）电刺激致房颤模型

Morillo 等（1995）通过起搏诱导动物慢性房颤模型，并造成房性心肌病。荷兰 Maastricht 心血管疾病研究所 Allessie 等（1994）亦通过该方法在清醒状态的山羊上诱导慢性房颤成功。当测到心房无颤动时，装置自动给予触发刺激（50 Hz，2 ms 持续时间，4 倍阈值），重新诱导出房颤。几天后（有的动物需要 2 周时间），房颤可稳定持续，无需电刺激维持。但该研究的动物模型需采用大量线缆刺激和记录，无法保证动物自然活动的生理状态，且由于创口的存在，易发生感染，限制了其在临床医学研究中的推广运用（Anne et al.，2007）。

（三）化学药物致房颤模型

该模型包括氯化铯房颤模型、酒精房颤模型、乙酰胆碱房颤模型，通过药物灌注诱导房颤。这类房颤模型的缺陷是当心房缺血时，可能影响实验结果。因为窦房结动脉可能部分闭塞，导致药物无法发挥药效。且这种模型在人类疾病中几乎是不存在的，无法模拟人类临床疾病状态。

（四）基因编辑鼠房颤模型

转基因鼠模型已经成为研究许多疾病发生机制的有效工具。在房颤方面，由于缺乏明确的致房颤基因、鼠的心房过小（难以容纳多折返环）及对转基因模型表型研究手段的匮乏（如心房心电生理学记录）等，且小动物基因编辑模型不能直接指导临床治疗，只能以基础理论研究为目的。

（五）两步法模型

房颤动物模型制备最常用的是两步法。即先建立房颤发生的基础，再进行程控期前电刺激或猝发刺激以进行房颤的诱导，此方法诱导成功率较高。第二步的程控前期电刺激比较经典；而第一步可以有各种各样的模型，如模拟临床上的心肌病、瓣膜病、心肌缺血、心力衰竭、高血压等疾病模型。通常房颤模型是以第一步的思路来命名的。

房颤发生的基础，即房颤的维持因素，主要是心房结构重构和电生理重塑，各种动物模型无一例外都显示：心房肌有效不应期（effective refractory period，ERP）缩短，频率适应性下降，心房内传导速度下降，在 ERP 和传导速度下降的同时，心肌细胞彼此之间的差异增加，即异质性增大，为折返提供了条件，一旦折返形成，无论是单灶性的还是多灶性的，房颤也就发生了。差异最大的地方最容易形成折返，一个落在 ERP 之外的早搏（自发）或额外刺激（实验）就极有可能成为诱发因素，而 ERP 频率适应性下降是房颤持续和复发的重要原因。

两步法建立的疾病模型很好地模拟了临床上各种疾病状态下的房颤。鉴于 ERP 和传导速度改变的共性，起搏模型的应用逐渐受到重视。最初的起搏模型是右室起搏，力求建立心力衰竭模型，而后出现了右房起搏模型。起搏频率（或起搏周期）、起搏持续时间与房颤的持续时间有关。

用犬建立右房起搏模型，起搏频率一般采用 400 次/min（1∶1 心房夺获，此时心室率在 130 次/min 左右），脉冲持续时间 4 ms，起搏强度为 2 倍舒张期阈值时，起搏 1 周 ERP 缩短达到极限，起搏 6 周心房内传导速度下降达到极限，当 ERP 和传导速度趋于稳定时，诱导后房颤的持续时间较长，可以达到 41 min，若要获得较为持续的房颤，一般起搏时间应不小于 6 周，起搏频率在 300～400 次/min。当起搏频率为 200 次/min 时，ERP 和传导速度的改变减小，房颤的诱导成功率下降，持续时间短。起搏频率小于 160 次/min 时，则不能引起电生理重塑；当起搏频率大于 600 次/min 时，心室率明显增快，动物死亡率增加，不适合长期试验，可用于短期试验，或者采用房室结消融、房室结迷走神经刺激、房室传导阻断剂、房室分别起搏的方法来控制心室率。然而，如果高频右房起搏不能 1∶1 夺获心房，则不会引起致死性的心室率（薛玉生等，2007）。

用羊建立右房起搏模型，起搏频率 900 次/min（此时心房率 285 次/min 左右），右室以 40 次/min、心室抑制型起搏（VVI），亦能有效地诱导出房颤，相对于控制心室率（房室消融，右室以 80 次/min VVI 模式起搏）的方式，两者房颤诱导率无显著差异，但未控制心室率诱导的房颤显然更容易持续。右房起搏大都采用心内起搏，操作方便，对动物损伤小,但心外起搏比心内起搏更容易诱导出房颤,这种差别在起搏 15 周后消失。左房起搏大都采用开胸心外起搏,Allessie 等(1994)早期用左房心外膜程控刺激+短阵猝发刺激在短期内成功诱导出房颤。左房心外膜进行连续(频率 400 次/min)或高频起搏(频率 1000 次/min),可以分别在 12 周、3 周左右用程控或猝发刺激诱发出较为持续的房颤(Pruvot et al.,2007)。

临床和实验中对房颤进行标测发现,ERP 的缩短、传导的减慢、离散程度的增加,左房大于右房;不规则电位活动(通常被视为房颤的起源),左房比右房明显,而肺静脉最为突出,因此左房起搏可能比右房起搏在制作房颤模型时更为有效,而肺静脉起搏亦可能奏效。在肺静脉进行高频(频率 1200 次/min)起搏,4 周左右可以用心房程控或猝发刺激诱发出大于 24 h 的房颤。

(六)一步法模型

最早的对房颤动物模型的研究始于一步法,即在没有任何背景的条件下,用电刺激动物的心耳可以引起心房局部颤动,这种单独依赖"诱发因素"的模型可以看作是房颤动物模型研究的萌芽。在两步法的起搏模型中,有的实验动物在起搏刺激停止以后,也能发生房颤,无需第二步的程控期前电刺激或猝发刺激,即一步法。但是这种起搏后的自发房颤发生率很低,因为起搏是连续的、均匀的,不能达到很高的频率,形成有效的诱导刺激,不符合现在普遍认同的房颤"灶性起源"假说。

Wijffels 等(1999)指出,药物或电除颤使房颤恢复到窦性心律后,心房功能的恢复是滞后的,仍处于房颤的易感期,房颤的持续时间越长,这种滞后就越明显,由此提出了"房颤致房颤"的假说。他们采用脉冲式刺激的方法,在山羊的左、右心房心外膜游离壁以及 Bachmann 束安置电极,以频率 50 Hz、时间 1 s、间歇 20 ms、强度 4 倍舒张期阈值的猝发刺激进行多部位同时刺激,若房颤发生,则停止刺激,若房颤发生后又转为窦性心律,则刺激继续(张凤祥等,2008)。

Allissie 等(1994)用此法在短期内制造出了持续时间为 15 min 至 3 h 的房颤。Wijffels 等(1999)则在电极上连接了自动感应装置,能通过电位图基线变动情况识别房颤与窦性心律,终止或发放脉冲刺激,最初房颤的持续时间短并能自行终止,但仍处于房颤易感期,此时再次接受刺激,如此反复,1 周后,房颤的持续时间就能大于 24 h,并能持续 9~23 周。这种用脉冲式刺激代替连续起搏的方法,使两步法简化为一步法,是比较有效的房颤动物模型制备方法。与此相类似的左房心外膜脉冲式刺激(频率 50 Hz、时间 1 s、间歇 20 ms、强度 0~6 V),可以在 1~2 周制造出大于 24 h 的房颤。高频连续心内起搏具有类似脉冲式刺激的优点,可以克服传统连续起搏的不足,但需要较长的时间才会出现自发性房颤,目前较多采用的是以 900 次/min 的频率持续刺激山羊右房,15 周后,自发性房颤可以维持 26 周左右。可以说,脉冲刺激较连续起搏更加有效,可以在较短的时间内(1~2 周)制造出较为持续的房颤(大于 24 h),但放置在心外膜的电极仍需通过导线连接于体外的脉冲发射仪,这大大限制了实验动物的活动,突破这个瓶颈的关键就是寻找具有自动感应和脉冲发放功能的便携式脉冲发射器,这也是当前国内外一些房颤实验小组致力解决的技术问题。

（七）可程序调控无线遥测刺激房颤模型

为了更好地模拟人类疾病以及制备多种模拟临床疾病的模型，近年国内学者在一步法和两步法的房颤模型的基础上，结合电子生物学的技术，研制出植入式遥测及刺激系统，其具有实时无线心电遥测监测功能及适时发放刺激。研究者可以实时遥测各项心电生理参数，并可根据实验需要设置刺激方案，通过在腹部制作皮下囊袋，植入该遥测刺激微型系统，一对皮下心电电极做皮下 II 导联心电图记录，电极一端留置左侧腹部皮下，另一端通过皮下隧道引至胸骨右侧第 1 肋间皮下，监测获取皮下 II 导联心电图，缝合腹部切口；一对刺激电极通过皮下隧道引至胸骨左侧第 2 肋间左侧，通过将第 2 肋间切开进入胸腔，用乳突撑开器撑开，剪开心包，暴露左心耳，一对刺激电极缝合于左心耳和右心耳下心房，关胸缝合；进行术后恢复护理，恢复 1 周后（环境、疼痛、饮水补充、伤口感染），磁控开启体内系统工作，采集系统持续监测记录体表心电信号，分别给予连续刺激、间隔刺激、连续双向刺激、间隔双向刺激 4 种刺激方案，并可根据模型需要程序远程调整刺激时间、刺激强度（0～10 mA，精度为 0.1 mA）、频率范围（60～3000 次/min，精度为 100 μs）、占空比（0%～100%可调节），观察心电信号，若出现颤动波，则人为干预停止刺激，若恢复为窦性节律，则人为启动刺激程序。该方法有效建立了稳定的、重复性好的，且病理生理过程可以模拟临床特性的房颤动物模型，使用该动物模型开展对房颤机制的研究、开展房颤的危险评估、探索安全有效的治疗方案，为提高临床房颤治疗的成功率提供有效的科学依据。

（八）自主神经与肺静脉心肌袖在房颤动物模型中的作用

起搏模型可用于房颤时各种生理及电生理指标的检测、抗心律失常药物的疗效评估、不同治疗手段干预的比较、组织标本的病理观察等，其缺点是不能模拟临床疾病状态，但这也恰恰是它的优点。实际上，很多房颤患者并没有心脏疾病的基础，在这类患者中，局部频繁的异常放电可能最终导致房颤的发生。交感神经引起心肌细胞早期后除极和延迟后除极，可能成为房颤的触发因素，胆碱能神经则引起 ERP 缩短，有助于房颤的维持。在心房起搏模型中，用羟基麻黄素进行 PET 交感神经显像，起搏后信号增强，以起搏部位附近最为明显，用生长相关蛋白 43 抗体和酪氨酸羟化酶抗体进行特异性检测，发现起搏刺激可以引起轴突芽生，这种新生芽神经的分布具有空间异质性，以起搏部位附近最多，但交感神经的密度和分布在起搏前后没有显著差异，这提示房颤除结构重构和电生理重构外，可能还存在自主神经的重构。

Furukawa 等（2009）指出，在重构的心房中，交感神经刺激时房颤的诱导成功率高，而在正常的心房中，迷走神经刺激（vagus nerve stimulation，VNS）时房颤的诱导成功率高。开胸心耳局部乙酰胆碱（acetylcholine，ACh）刺激+心外膜丛状神经节 ACh 刺激/消融的动物模型研究提示，复杂碎裂心房电位与心脏固有神经系统活性增强有关。在双侧迷走神经干电刺激（频率 20 Hz、时间 0.1 s、强度 0.1～2.4 V）和丛状神经节电刺激（plexiform ganglion stimulation，GPS，频率 20 Hz、时间 0.1 s、强度 0.6～4.5 V）两种模型下，分别从右上肺静脉和右心耳进行程控刺激，发现在两种胆碱能神经刺激背景下，右上肺静脉和右房均有 ERP 的缩短与房颤易感时间窗（window of vulnerability，WOV）的增宽，右上肺静脉刺激时，GPS 的房颤易感性大于 VNS，两者的 WOV 有差异，ERP 无差异，而右心耳刺激时，VNS 的房颤易感性大于 GPS，两者的 WOV 和 ERP 均有差异，这强调了决定房颤易感性的是 ERP 的离散程度，而非 ERP 缩短的绝对值，这两种胆碱能神经动物模型在房颤诱导上的不同，可能与两种神经的分布不同有关。丛状神经节在肺静脉的分布大于心房，因此丛状神经节紧张时，肺静脉的电生理改变明显，迷走神经在心房的分布大于肺静脉，迷走神经兴奋能反馈抑制丛状神经节，因此迷走神经兴奋时，心房的电生理改变明显，同时副交感成分有助于形成房颤的基质，交感成分有助于局灶发放冲动，这可能是迷走性房颤的成因。

心房 ACh 受体有 3 种：M2、M3 和 M4，可分别激活不同的 K^+ 电流 IKM2、IKM3、IKM4，其中 IKM2 即 IK-Ach，主要参与静息电位的形成，IKM3 和 IKM4 是延迟整流 K^+ 电流的成分，参与复极化过程，直接影响 ERP。Yeh 等（2015）发现房颤时，左房和肺静脉发生相似的 ACh 受体重构，表现为 IKM2、IKM3、IKM4 电流密度下降，M2、M3、M4 表达水平下调；Shi 等（2021）发现房颤伴心力衰竭时，M2、M4 表达水平下调，M3 表达水平上调；而 Tuomi 等（2010）则未发现 M2、M3、M4 表达水平的改变，指出 M3 受体途径的持续激活增加了房颤的易感性。在左房肺静脉开口处，心肌延伸入肺静脉内形成心肌袖。肺静脉心肌袖细胞具有自律性，能进行早期后除极，发放高频冲动，这在房颤中尤为活跃，然而碎裂电位却是在左房后方近右上肺静脉开口处（即心房肺静脉隔束的右侧）最为明显，此处肌纤维的厚度和方向变化较大，传导差异显著，有助于冲动的碎裂，并形成多个子波，一旦这些子波突破肺静脉-心房间的传导屏障，就能进入心房导致房颤。因此，虽然肺静脉心肌袖的局灶放电可能是房颤的灶性起源，但房颤维持的关键部位则是心房和肺静脉交界处的心肌组织。

（九）分子生物学方法在房颤动物模型中的应用

分子生物学的发展，使房颤的研究不限于细胞或亚细胞水平，并能从蛋白质分子水平和基因水平来揭示心房的电生理重塑与结构重构，包括细胞因子、离子通道、缝隙连接蛋白、信号转导通路的分子的异常，深入对房颤的认识。Verheule 等（2004）发现 MHC-TGFβ1cys33 ser 基因编辑小鼠心室发育正常，心房则出现纤维化，比正常小鼠更容易诱发出房颤。Adam 等发现 MHC-V12Rac1 转基因小鼠随着年龄增加容易发生房颤，并指出 Rac1GTP 酶和 NADPH 氧化酶活性增加在房颤的发生中起了重要作用。Kirchhoff 等发现敲除 *CX40* 基因的小鼠（$CX40^{-/-}$、$CX40^{-/+}$）心房发育正常，但传导速度减慢，窦房结恢复时间延长，容易诱发折返性房性心动过速，但未诱发出明确的房颤。Tuomi 等（2010）发现敲除 *RGS2* 基因的小鼠（$RGS^{-/-}$）容易诱发房性心动过速和房颤，并提出 G 蛋白信号转导调节蛋白（RGS）缺失是 M3 受体途径持续激活的原因。近年来，显性负性突变体和干扰小 RNA（siRNA）在动物体内的局部转染成为探索房颤机制与基因治疗的重要手段，如针对 Krα 亚基的显性负性突变体 KC-NH2-G628S 能够降低房颤的易感性，针对 Gs 蛋白 α 亚基的 siRNA 能够控制快速房颤的心室率（Tuomi et al.，2010）。

四、动物模型的选择与应用

　　房颤动物模型既有共性又有特性。建立什么样的动物模型,必需根据研究目的来确定。若探讨各种疾病病理状态下的房颤,可以选择两步法模型中的疾病模型;若探讨孤立性房颤、阵发性房颤,可以选择两步法模型中的起搏模型、一步法模型;起搏和/或刺激部位以左房、肺静脉心肌袖、自主神经为宜,并根据实验周期的长短及预期达到的房颤效果选择合适的刺激频率和持续时间。模型建立以后,可以从生理学、组织学、基因水平上去探讨房颤的发病机制和致病机制。

（李　垚）

参 考 文 献

陈春林, 巩甜甜, 汤依群, 等. 2009. SD 大鼠心房颤动模型的建立. 实验动物科学, 26(3): 1.

陈雯雯, 罗章源, 陈颖敏. 2010. 心房颤动动物模型建立的方法学. 中国心脏起搏与心电生理杂志, 24(5): 390.

陈香凝, 刘萌萌. 2023. 猫肥厚型心肌病与心肌纤维化. 畜牧兽医学报, 54(1): 80-87.

国家心血管病中心心肌病专科联盟, 中国医疗保健国际交流促进会心血管病精准医学分会"中国成人肥厚型心肌病诊断与治疗指南 2023"专家组, 宋雷, 等. 2023. 中国成人肥厚型心肌病诊断与治疗指南 2023. 中国分子心脏病学杂志, 23(1): 5115-5149.

贾明贤, 余婕, 张媛, 等. 2013. 冠心病动物模型建立研究. 世界科学技术-中医药现代化, (8): 1735-1740.

姜文阳, 崔永春, 李晓松, 等. 2023. 一种微创制备巴马小型猪急性心肌梗塞模型的技术及评价方法. 中国比较医学杂志, 33(2): 76-83.

蓝明, 刘兵, 刘萌, 等. 2020. 心肌病的病理研究进展. 中国心血管杂志, 25(2): 183-188.

刘丽娟, 郑东诞, 李树彬, 等. 2009. 高频左心房起搏制作兔慢性心房颤动模型及电生理特性研究. 山东大学学报(医学科学版), 30(6): 723.

刘舜禹, 王振涛, 吴鸿. 2019. 扩张型心肌病动物模型研究概述. 中国比较医学杂志, 29(7): 6.

马丽媛, 王增武, 樊静, 等. 2022. 《中国心血管健康与疾病报告 2021》关于中国高血压流行和防治现状. 中国全科医学, 25(30): 3715-3720.

马丽媛, 王增武, 樊静, 等. 2023.《中国心血管健康与疾病报告 2022》要点解读. 中国全科医学, 26(32): 3975-3994.

施新猷, 王四旺, 顾为望, 等. 2003. 比较医学. 西安: 陕西科学技术出版社.

孙宇航, 管博文, 魏强, 等. 2022. 缺血性脑卒中非人灵长类动物模型研究进展. 中国比较医学杂志, 32(8): 123-130.

温欣, 张琪. 2021. 高血压病实验动物模型的应用概况与评价. 中国医药导报, 18(17): 4.

薛玉生, 王彬, 赵子文, 等. 2007. 慢性快速肺静脉起搏建立犬持续性心房颤动模型. 中国心脏起搏与心电生理杂志, 21(6): 525.

张凤祥, 陈明龙, 杨兵, 等. 2008. 心外膜左心耳起搏建立山羊心房颤动模型. 中国心脏起搏与心电生理杂志, 22(1): 65.

中国高血压防治指南修订委员会, 高血压联盟(中国), 中华医学会心血管病学分会, 等. 2019. 中国高血压防治指南(2018 年修订版). 中国心血管杂志, 24(1): 24-56.

中国医疗保健国际交流促进会急诊医学分会, 中华医学会急诊医学分会, 中国医师协会急诊医师分会,等. 2022. 急性心力衰竭中国急诊管理指南(2022). 中国急救医学, 42(8): 648-670.

中华医学会心血管病学分会, 中国心肌炎心肌病协作组. 2018. 中国扩张型心肌病诊断和治疗指南. 临床心血管病杂志, 34(5): 421-434.

中华医学会心血管病学分会, 中华心血管病杂志编辑委员会, 中国心肌病诊断与治疗建议工作组. 2007. 心肌病诊断与治疗建议. 中华心血管病杂志, 35(1): 5-16.

中华医学会心血管病学分会心力衰竭学组, 中国医师协会心力衰竭专业委员会, 中华心血管病杂志编辑委员会. 2018. 中国心力衰竭诊断和治疗指南 2018. 中华心血管病杂志, 46(10): 760-789.

中华中医药学会慢性心力衰竭中医诊疗指南项目组. 2023. 慢性心力衰竭中医诊疗指南(2022 年). 中医杂志, 64(7): 743-756.

周俊彦, 王玉堂, 单兆亮. 2007. 普罗帕酮转复山羊持续性心房颤动过程中左上肺静脉和左房外膜电图的变化. 中国心脏起搏与心电生理杂志, 21(6): 528.

Abukar Y, Lever N, Pachen M, et al. 2019. Impaired baroreflex function in an ovine model of chronic heart failure induced by multiple coronary microembolizations. Front Physiol, 10: 1420.

Alarcon G, Roco J, Medina M, et al. 2018. High fat diet-induced metabolically obese and normal weight rabbit model shows early vascular dysfunction: mechanisms involved. Int J Obes (Lond), 42(9): 1535-1543.

Allessie M A, Wijffels M C, Kirchhof C J. 1994. Experimental models of arrhythmias: toys or truth? Eur Heart J, 15 Suppl A: 2-8.

Al-Mashhadi R H, Sørensen C B, Kragh P M, et al. 2013. Familial hypercholesterolemia and atherosclerosis in cloned minipigs created by DNA transposition of a human PCSK9 gain-of-function mutant. Sci Transl Med, 5(166): 166ra1.

Anne W, Willems R, Holemans P, et al. 2007. Self-terminating AF depends on electrical remodeling while persistent AF depends on additional structural changes in a rapid atrially paced sheep model. Journal of Mol Cel Cardiol, 43(2): 148-158.

Brieler J, Breeden M A, Tucker J. 2017. Cardiomyopathy: an overview. American Family Physician, 96(10): 640-646.

Chinyere I R. 2021. Progression of infarct-mediated arrhythmogenesis in a rodent model of heart failure. Am J Physiol Heart Circ Physiol, 320(1): H108-H116.

Ciarambino T, Menna G, Sansone G, et al. 2021. Cardiomyopathies: an overview. International Journal of Molecular Sciences, 22(14): 7722.

Dong T, Gilliland Y, Kramer C M, et al. 2023. Multimodality imaging of hypertrophic cardiomyopathy. Prog Cardiovasc Dis, 80: 14-24.

Fan J, Watanabe T. 2022. Atherosclerosis: known and unknown. Pathol Int, 72(3): 151-160.

Fuentes L V, Abbott J, Chetboul V, et al. 2020. ACVIM consensus statement guidelines for the classification, diagnosis, and management of cardiomyopathies in cats. J Vet Intern Med, 34(3): 1062-1077.

Furukawa T, Hirao K, Horikawa-Tanami T, et al. 2009. Influence of autonomic stimulation on the genesis of atrial fibrillation in remodeled canine atria not the same as in normal atria. Circ J, 73(3): 468-475.

Gao J M, Rao J H, Wei Z Y, et al. 2022. Transplantation of gut microbiota from high-fat-diet-tolerant cynomolgus monkeys alleviates hyperlipidemia and hepatic steatosis in rats. Front Microbiol, 13: 876043.

Heidenreich P A, Bozkurt B, Aguilar D, et al. 2022. 2022 AHA/ACC/HFSA Guideline for the Management of Heart Failure: A Report of the American College of Cardiology/American Heart Association Joint Committee on Clinical Practice Guidelines. Circulation, 145(18): e895-e1032.

Herrera V L, Makrides S C, Xie H X, et al. 1999. Spontaneous combined hyperlipidemia, coronary heart disease and decreased survival in Dahl salt-sensitive hypertensive rats transgenic for human cholesteryl ester transfer protein. Nat Med, 5(12): 1383-1389.

Houser S R, Margulies K B, et al. 2012. Animal models of heart failure: a scientific statement from the American Heart Association. Circ Res, 111(1): 131-150.

Hu Z, Zhang J, Guan A, et al. 2013. Granulocyte colony-stimulating factor promotes atherosclerosis in high-fat diet rabbits. Int J Mol Sci, 14(3): 4805-4816.

Ilyas I, Little P J, Liu Z, et al. 2022. Mouse models of atherosclerosis in translational research. Trends Pharmacol Sci, 43(11): 920-939.

Janssen P M L, Elnakish M T. 2019. Modeling heart failure in animal models for novel drug discovery and development. Expert Opin Drug Discov, 14(4): 355-363.

Leong X F, Ng C Y, Jaarin K. 2015. Animal models in cardiovascular research: hypertension and atherosclerosis. Biomed Res Int, 2015: 528757.

Lerman L O, Kurtz T W, Touyz R M, et al. 2019. Animal models of hypertension: a scientific statement from the American Heart Association. Hypertension, 73(6): e87-e120.

Li B, Cui Y, Zhang D, et al. 2018. The characteristics of a porcine mitral regurgitation model. Exp Anim, 67(4): 463-477.

Li S, Nguyen N U N, Xiao F, et al. 2020. Mechanism of Eccentric cardiomyocyte hypertrophy secondary to severe mitral regurgitation. Circulation, 141(22): 1787-1799.

Libby P. 2021. The changing landscape of atherosclerosis. Nature, 592: 524-533.

Lin Z J, Zhang B, Liu X Q, et al. 2009. Abdominal fat accumulation with hyperuricemia and hypercholesterolemia quail model induced by high fat diet. Chin Med Sci J, 24(3): 191-194.

Lu H, Cassis L A, Kooi C W, et al. 2016. Structure and functions of angiotensinogen. Hypertension Research, 39: 492-500.

Mann D L, Felker G M. 2021. Mechanisms and models in heart failure. Circulation Research, 128(10): 1435-1450.

Morillo C A, Klein G J, Jones D L, et al. 1995. Chronic rapid atrial pacing. Structural, functional, and electrophysiological characteristics of a new model of sustained atrial fibrillation. Circulation, 91(5): 1588-1595.

NCD Risk Factor Collaboration(NCD-RisC). 2021. Worldwide trends in hypertension prevalence and progress in treatment and control from 1990 to 2019: a pooled analysis of 1201 population-representative studies with 104 million participants. Lancet, 398(10304): 957-980.

Nishida K, Michael G, Dokrev D, et al. 2010. Animal models for a trialfi-brillation: clinical insights and scientific opportunities. Europace, 12(2): 160.

Page R L, Roden D M. 2005. Drug therapy for atrial fibrillation: where do we go from here? Nat Rev Drug Discov, 4(11): 899-910.

Paslawska U, Kiczak L, Bania J, et al. 2016. Inducible NO synthase is constitutively expressed in porcine myocardium and its level decreases along with tachycardia-induced heart failure. Cardiovasc Pathol, 25(1): 3-11.

Poledne R, Jurčíková-Novotná L. 2017. Experimental models of hyperlipoproteinemia and atherosclerosis. Physiol Res, 66(Suppl 1): S69-S75.

Pruvot E, Jousset F, Ruchat P, et al. 2007. Propagation velocity kinetics and repolarization alternans in afree-behaving sheep model of pacing-in-duced atrial fibrillation. Europace, 9(6): 83.

Rapacz J, Hasler-Rapacz J, Taylor K M, et al. 1986. Lipoprotein mutations in pigs are associated with elevated plasma cholesterol and atherosclerosis. Science, 234(4783): 1573-1577.

Roth G A, Mensah G A, Johnson C O, et al. 2020. Global burden of cardiovascular diseases and risk factors, 1990–2019: update from the GBD 2019 Study. J Am Coll Cardiol, 76(25): 2982-3021.

Savarese G, Becher P M, Lund L H, et al. 2023. Global burden of heart failure: a comprehensive and updated review of epidemiology. Cardiovascular Research, 118(17): 3272-3287.

Shi H, Jiang Z, Wang T, et al. 2021. The Changes of gene expression and protein level of stretch-activated chloride channel in atrial myocardium of dogs with atrial fibrillation. Heart Surg Forum, 24(5): E877-E881.

Taha A, Bobi J, Dammers R, et al. 2022. Comparison of large animal models for acute ischemic stroke: which model to use? Stroke, 53(4): 1411-1422.

Tanaka Y, Imai H, Konno K, et al. 2008. Experimental model of lacunar infarction in the gyrencephalic brain of the miniature pig: neurological assessment and histological, immunohistochemical, and physiological evaluation of dynamic corticospinal tract deformation. Stroke, 39(1): 205-212.

Tuomi J M, Chidiac P, Jones D L. 2010. Evidence for enhanced M3 musca-Rinic receptor function and sensitivity to atrial arrhythmia in the RGS2-deficient mouse. Am J Physiol Heart Circ Physiol, 298(2): 554.

Ukita R, Tipograf Y, Tumen A, et al. 2021. Left pulmonary artery ligation and chronic pulmonary artery banding model for inducing right ventricular-pulmonary hypertension in sheep. ASAIO J, 67(1): e44-e48.

Verheule S, Sato T, Everett IV T, et al. 2004. Increased vulnerability to atrial fibrillation in transgenic mice with selective atrial fibrosis caused by overexpression of TGF-beta1. Circ Res, 94(11): 1458-1465.

Veseli E B, Perrotta P, De Meyer G R A, et al. 2017. Animal models of atherosclerosis. Eur J Pharmacol, 816: 3-13.

Wang J, Shao J, Li Y, et al. 2021. Genome-wide identification and characterization of perirenal adipose tissue microRNAs in rabbits fed a high-fat diet. Biosci Rep, 41(4): BSR20204297.

Wijffels M C, Dorland R, Allessie M A. 1999. Pharmacologic cardioversion of chronic atrial fibrillation in the goat by class IA, IC, and III drugs: a comparison between hydroquinidine, cibenzoline, flecainide, and d-sotalol. J Cardiovasc Electrophysiol, 10(2): 178-193.

Willnow T E, Herz J. 1995. Animal models for disorders of hepatic lipoprotein metabolism. J Mol Med(Berl), 73(5): 213-220.

World Health Organization. 2020. Deaths by Cause, Age, Sex, by Country and by Region, 2000–2019. Geneva: World Health Organization.

Xu H, Du S, Fang B, Li C, et al. 2019. VSMC-specific EP4 deletion exacerbates angiotensin II-induced aortic dissection by increasing vascular inflammation and blood pressure. Proc Natl Acad Sci U S A, 116(17): 8457-8462.

Xu Y, Rong J, Zhang Z. 2021. The emerging role of angiotensinogen in cardiovascular diseases. J Cell Physiol, 236(1): 68-78.

Yan X, Wu H, Ren J, et al. 2018. Shenfu formula reduces cardiomyocyte apoptosis in heart failure rats by regulating microRNAs. J Ethnopharmacol, 227: 105-112.

Yeh Y H, Kuo C T, Chang G J, et al. 2015. Rosuvastatin suppresses atrial tachycardia-induced cellular remodeling via Akt/Nrf2/heme oxygenase-1 pathway. J Mol Cell Cardiol, 82: 84-92.

Zhang L, Zeng Y, Qi J, et al. 2018. A cynomolgus monkey model of carotid atherosclerosis induced by puncturing and scratching of the carotid artery combined with a high-fat diet. Exp Ther Med, 16(1): 113-120.

Zhang Y, Fatima M, Hou S, et al. 2021. Research methods for animal models of atherosclerosis (review). Mol Med Rep, 24(6): 871.

Zhang Y, Scherlag B J, Lu Z, et al. 2009. Comparison of atrial fibrillation in-ducibility by electrical stimulation of either the extrinsic or the in trin-sic autonomic nervous systems. J Interv Card Electrophysiol, 24(1): 5.

第三章 代谢疾病研究中实验动物的选择

第一节 糖 尿 病

一、疾病简介

（一）疾病特征及流行情况

糖尿病（diabetes mellitus，DM）是因遗传、环境、胰岛 β 细胞缺陷和胰岛素抵抗等原因，以引起胰岛素相对和绝对的缺乏为特征，产生高血糖症状的一种常见代谢性疾病。糖尿病可能突然出现，也可能开始很轻微，需要很多年才被发现。其表现为很渴、尿频、视力模糊、易疲劳和体重突然下降，随着时间的推移，长期高血糖会损害神经、肾脏、眼睛和心脏等组织器官，导致永久性视力丧失，足部溃疡可致截肢，还会引起肾衰竭、高血压、中风和脂蛋白代谢紊乱等疾病。

根据世界卫生组织（WHO）的分类方法将糖尿病分为 4 个主要类型，即 1 型糖尿病（占 5%～10%）、2 型糖尿病（占 90%～95%）、妊娠期糖尿病和其他特殊类型糖尿病（较为罕见）。全球糖尿病患者人数从 1980 年的 1.08 亿增加到 2014 年的 4.22 亿。2019～2020 年，按年龄标准统计的糖尿病死亡率增加了 3%。据预测，到 2040 年全球将有 642 亿人患糖尿病。在中低收入国家，糖尿病导致的死亡率增加了 13%。我国成人糖尿病患病率从 2013 年的 10.9%增加到 2018 年的 12.4%，高于全球 2019 年的患病率 8.3%。

（二）病因

糖尿病的发病受多种因素影响。其有明显的遗传异质性，临床发现至少有 60 种以上的遗传综合征伴有糖尿病，25%～50%的糖尿病患者有家族史。多个基因位点与 1 型糖尿病的发病紧密相关，其中以人类白细胞抗原（HLA）基因多态性关系最为密切。2 型糖尿病的发病也与多个明确的基因突变相关，如瘦素受体基因、胰岛素基因、胰岛素受体基因、葡萄糖激酶基因和线粒体基因等。此外，病原微生物感染也是糖尿病发病的重要诱因，感染某些病毒（如柯萨奇病毒、风疹病毒、腮腺炎病毒等）导致自身免疫系统异常，胰岛 β 细胞破坏，诱发 1 型糖尿病。进食过量和运动减少导致肥胖，引起代谢异常，是 2 型糖尿病主要的环境因素，肥胖也使携带 2 型糖尿病遗传基因的个体更易发病。

（三）致病机制

遗传、环境或病原微生物感染等原因，引起免疫系统异常，免疫细胞浸润胰岛，产生胰腺炎，选择性破坏胰岛 β 细胞，导致胰岛素分泌不足，引起高血糖，继而引起血糖代谢紊乱，引发 1 型糖尿病，它又被称为胰岛素依赖性糖尿病。摄食过量、缺乏足够运动导致肥胖，或遗传因素引起代谢紊乱，产生胰岛素抵抗，组织对胰岛素反应性降低，胰岛素分泌相对不足，导致胰岛素相对缺乏，引起机体糖代谢紊乱，形成 2 型糖尿病，又被称为非胰岛素依赖性糖尿病。长期高血糖环境引起血管和神经受损，继而导致眼、肾、神经和心脏等器官慢性损害与功能障碍。

二、实验动物的选择

根据诱因不同，目前已成功建立多种糖尿病模型的制备方法。应用链脲霉素（streptozotocin，STZ）或四氧嘧啶（alloxan，ALX）化学诱导法，成功建立大鼠、小鼠、兔、猪和猴等多种动物的糖尿病模型（Priya et al., 2021）。应用自发突变和基因工程诱变方法，已选育出多种遗传稳定的自发性或易感性糖尿病动物模型，主要包括 NOD 小鼠、AKITA 小鼠、BB 大鼠和 LEW.1AR1-IDDM 大鼠等常用的 1 型糖尿病模型，以及 *db/db* 小鼠、GK 大鼠、ZDF 大鼠和 OLETF 大鼠等常用的 2 型糖尿病模型。病毒感染特定品系大、小鼠，引起免疫系统异常，也能诱导产生糖尿病。现已成功建立 EMCV 感染小鼠、CVB4 感染小鼠和 KRV 感染大鼠的糖尿病模型（Pandey et al., 2020）。上述模型结合高脂高能饮食，可产生更明显的糖尿病及其并发症的症状。

三、不同动物模型的特征

（一）化学诱导模型

1. 链脲霉素诱导糖尿病模型

STZ 是从链霉菌中提取出的一种广谱抗生素，是一种葡萄糖类似物，可被葡萄糖转运蛋白 2（GLUT2）转运入胰岛 β 细胞，造成胰岛 β 细胞坏死，诱发糖尿病。根据给药方法的不同复制不同类型的糖尿病模型。

单次高剂量静脉或腹腔给药，小鼠 100～200 mg/kg，大鼠和兔均 50～60 mg/kg，猪 150 mg/kg，直接造成胰岛 β 细胞被大量破坏，几乎不分泌胰岛素或分泌很少，24 h 内血糖升高，体重迅速下降，诱发 1 型糖尿病模型。单次高剂量给药，毒性较大，死亡率较高，成模率较低，血糖水平波动幅度大。

高脂高能饮食后，多次低剂量静脉或腹腔给药，小鼠 20～40 mg/kg，大鼠、兔和恒河猴均 25 mg/kg，猪 50 mg/kg，可产生胰岛素抵抗，胰岛反应性降低，胰岛素分泌下降，诱发 2 型糖尿病模型。多次低剂量给药，死亡率低，血糖稳定，肾病理改变典型。高脂饮食的 STZ 诱导大鼠糖尿病模型稳定性高，引起外周神经病变后，造成运动功能受损，产生以心肌坏死和细胞凋亡为特征的心肌损伤（Dufrane et al., 2006）。高脂饮食的 STZ 诱导糖尿病猪，出现高脂血症后易导致视网膜病变。不同品种猪的疾病特征不同，中国巴马小型猪糖尿病的发病率更高，空腹血糖和胰岛素水平高，Ossabaw swine 猪比 Yucatan 猪更易产生代谢紊乱和冠状动脉疾病。恒河猴在高糖饮食环境下，未经化学诱导也可在短时间内产生胰岛素抵抗、肥胖和胰岛炎，2～3 年后才可形成 2 型糖尿病（Li et al.，2013）。

2. 四氧嘧啶诱导糖尿病模型

ALX 是一种细胞毒性葡萄糖类似物，特异性抑制葡萄糖刺激的胰岛素分泌，产生超氧自由基，导致胰岛 β 细胞 DNA 断裂、细胞凋亡、胰岛素合成受阻。经静脉或腹腔注射 40～200 mg/kg 的 ALX，48 h 后血糖水平升高。高血糖状态和胶原结构改变，导致糖基化终末产物形成，从而在组织中引起氧化应激。在大鼠和猪的该模型中，可见视网膜的神经和毛细血管病变，出现糖尿病相关心血管疾病和脂血症。该方法操作简便，但可致肝肾损害。

（二）病毒诱导模型

1. EMCV 诱导小鼠糖尿病模型

脑心肌炎病毒（encephalomyocarditis virus，EMCV），为无囊膜单股正链 RNA 病毒，其 D 变种常用来诱导糖尿病。经腹腔注射 EMCV-D，SJL、SWR 和 DBA/2 小鼠 5 天内可产生糖尿病。接种病毒的剂量影响糖尿病发生：低剂量（10^2 pfu），产生炎症，巨噬细胞浸润胰岛，破坏胰岛 β 细胞；高剂量（10^5 pfu），病毒在胰岛 β 细胞内大量复制，直接破坏胰岛 β 细胞。含干扰素诱导解旋酶 C 域蛋白 1（IFIH1）、Toll 样受体 3（TLR3）、干扰素调节因子 3（IRF-3）、干扰素-β（IFN-β）和酪氨酸激酶 2（TYK2）敲除鼠，感染 10^3 pfu 病毒，就可产生短暂性高血糖和明显的糖尿病。幼年雌性 NOD 小鼠感染 EMCV-D 会加速糖尿病形成，成年雌性 NOD 小鼠感染 EMCV-D，则降低糖尿病发生率。

2. CVB4 诱导急性 NOD 小鼠糖尿病模型

柯萨奇 B4 病毒（Coxsackie virus B4，CVB4），为无囊膜单股正链小 RNA 病毒，是糖尿病患者体内常见的肠道病毒。雌性 NOD 小鼠高发自发性糖尿病，3 周龄时免疫细胞浸润胰岛，引起胰岛炎症。4～6 周龄的雌性 NOD 小鼠，胰岛炎症未完全形成，CVB4 感染会降低 1 型糖尿病的发生率。10 周龄以上的雌性 NOD 小鼠，胰岛中已存在大量自身免疫细胞，感染 CVB4 将会加快 1 型糖尿病的形成。

3. KRV 诱导大鼠糖尿病模型

大鼠细小病毒（Kilham rat virus，KRV），为无囊膜 DNA 病毒，在自发糖尿病的大鼠胰岛 β 细胞内复制，导致胰岛 β 细胞溶解，2～4 周后引发自发性糖尿病的形成。

（三）小鼠遗传模型

1. NOD 小鼠

1974 年，NOD 小鼠被发现后培育成功，在 3～4 周龄时，天然免疫细胞浸润胰岛，胰岛被破坏，产生胰岛炎。在 4～6 周龄时，天然免疫细胞的浸润促使获得性免疫细胞聚集。而在 10～14 周龄时，胰岛 β 细胞被破坏，出现明显的糖尿病症状，胰岛素水平下降约 90%，体重迅速下降，小鼠很快死于酮症酸中毒，需要胰岛素治疗才能存活，寿命最长可达 30 周龄。糖尿病小鼠的肾小球毛细血管腔内出现自发脂质沉积，表现出糖尿病肾病的特征性肾损伤。在不同微生物等级的饲养环境中，糖尿病的发病率有差异，饲养在 SPF 环境中的 NOD 小鼠糖尿病的发病率明显高于在普通环境中饲养的小鼠。在糖尿病高风险标志 MHC II 位点多态性上，NOD 小鼠与 1 型糖尿病患者相似。虽然，NOD 小鼠被认为是筛选 1 型糖尿病治疗靶点的理想临床动物模型，但临床相关研究显示，一些药物在 NOD 小鼠体内有疗效，但在临床研究中无效果（Makino et al.，1980）。

2. AKITA 小鼠

AKITA 小鼠最早来自日本饲养的 C57BL/6NSlc 小鼠，现已培育出多遗传背景的商品化品系。7 号染色体 $Ins2$ 基因发生显性突变（$Ins2^{+/C96Y}$），导致胰岛素蛋白发生不规则折叠，过量不规则胰岛素蛋白堆积在内质网内，内质网产生应激，致使胰岛 β 细胞凋亡，血糖水平升高。在 3～4 周龄时，AKITA 小鼠就出现严重的 1 型糖尿病症状，表现为典型的低胰岛素血症、高血糖、多饮多尿和高蛋白尿，在 10 周龄时蛋白尿水平升至更高，但不出现肥胖。未经治疗的 $Ins2^{C96Y/C96Y}$ 纯合子小鼠很少能活过 12 周龄。在 4 周龄时，AKITA-$Ins2^{+/C96Y}$ 小鼠出现高蛋白尿，肾功能下降；在 12 周龄时，血管渗透性增加；在 3 月龄时，可见视网膜病变，也可引起自主神经病变和大血管相关的疾病。

3. ob/ob 小鼠

1949 年，ob/ob 小鼠在 Jackson 实验室的 C57BL/6 小鼠中发现，直到 1994 年才证明其 6 号染色体上瘦素（leptin，Lep）基因突变。ob/ob 小鼠在 10 日龄时开始出现摄食过量，能量消耗降低，体脂增加，2 周龄后体重开始增加，最终达到正常体重的 3 倍，到 4 周龄时出现明显肥胖，血糖浓度逐渐升高，3～5 月龄时血糖浓度升至峰值，出现高脂血症伴随代谢异常，导致严重肥胖、多饮多食多尿、体温调节紊乱、活动能力下降、纯合子雄雌不育，但未见胰岛 β 细胞凋亡，糖尿病症状不严重。临床发现，瘦素基因缺陷的患者极少出现严重肥胖。有观点认为，C57BL/6（ob/ob）小鼠并不是非常理想的人 2 型糖尿病疾病模型，但可用于提高外周胰岛素敏感性和降低体重的药物研究（Drel et al.，2006）。

4. db/db 小鼠

db/db 小鼠来自 Jackson 实验室的 C57BL/KS，其 4 号染色体上隐性基因瘦素受体（leptin receptor，LepR）基因突变，在 3～4 周龄时出现明显肥胖，4～8 周龄时出现高血糖、高胰岛素血症和摄食过量，3～4 月龄时高胰岛素血症和高血糖达到峰值，胰岛 β 细胞凋亡，血清中白细胞介素-10（IL-10）水平下降，随着年龄增加出现酮症，体重逐渐下降，寿命缩短至 8～10 月。雌性纯合子小鼠子宫卵巢重量下降，雌激素分泌降低，导致不育。小鼠经高脂饮食 12 周后，可观察到视网膜病变、外周神经病变和感觉神经传导功能下降（Chen et al.，1996）。

（四）大鼠遗传模型

1. BB 大鼠

BB 大鼠来自 Wistar 大鼠，1974 年被发现后培育成近交系 BBDP/Wor 和远交群 BBdp 品系。在 8～16 周龄时，大约 90% 的大鼠出现糖尿病症状，表现为典型的自发性高血糖症状，特征为高血糖、糖尿、多尿、胰岛素缺乏、体重下降和酮症酸中毒，需要胰岛素治疗。胰岛的细胞因子表达异常，干扰素 IFN-α 及 MHC I 都过表达。胰腺炎主要表现为 Th1 型特征，胰岛内 CD4$^+$ T 细胞减少，CD8$^+$ T 细胞几乎缺失以及 ART2$^+$ T 细胞缺失，该模型的胰岛淋巴减少现象与 1 型糖尿病患者不一致。该模型可观察到心脏微血管病变、心脏收缩力降低、左心室压力下降等现象。

2. LEW.1AR1-IDDM 大鼠

LEW.1AR1-IDDM 大鼠为 Lewis 大鼠的同类近交系，具有明确 MHC 单倍体，在 8～9 周龄时，约 20% 的个体表现出糖尿病症状，随着年龄的增加，发病率可达 60%，主要表现为高血糖、糖尿、酮尿和多尿，但没有淋巴细胞减少的现象，也未见正常 ART2$^+$ T 细胞表达。在高血糖症状出现前一周左右，淋巴细胞浸润胰岛，导致胰岛 β 细胞被破坏，干扰素 IFN-α 表达增加，产生胰岛素抵抗。该模型发病后未表现出明显的自身免疫性疾病，预后良好。

3. GK 大鼠

GK 大鼠来自 Wistar 大鼠，是从种群中选育出的非胰岛素依赖、非肥胖型糖尿病模型。在早期阶段，GK 大鼠表现出轻微的高血糖，到 56 日龄时就开始出现胰岛素抵抗，胰岛 β 细胞损伤，导致细胞数量和功能下降，胰岛素分泌下降，最终出现高血糖，并伴随着慢性炎症。随着年龄增加，成年 GK 大鼠的胰岛 β 细胞和胰岛素储量下降 60%，胰岛 β 细胞的复制减少。胰岛结构也遭受破坏，呈现出纤维化，形成类似海星状的外观。此外，肾小球也增厚和肥大。在高脂饮食诱导下，GK 大鼠可能会出现高脂血症、心肌肥大以及心肌细胞凋亡。利用运动，可以降低 GK 大鼠肌间脂肪量，提高其肌肉利用外周循环中葡萄糖的能力，从而缓解高血糖症状。

4. ZF 大鼠和 ZDF 大鼠

远交群 Zucker 大鼠 5 号染色体上的瘦素受体基因 *Fa* 发生突变，引起胰岛抵抗、食欲增强和肥胖，从而选育出 ZF 大鼠。该大鼠在 4 周龄时就出现了肥胖和糖尿病的症状，产生代谢异常，出现高胰岛素血症、高脂血症、高血压和糖耐量受损。1990 年，ZF 大鼠近交繁育后获得了 ZDF 大鼠，ZDF 大鼠比 ZF 大鼠瘦弱，但其胰岛 β 细胞凋亡增加，产生更严重的胰岛素抵抗。雌性 ZDF 大鼠通常不表现糖尿病症状。在高能饮食诱导下，ZDF 的纯合子雄性大鼠在 3～8 周龄逐渐形成胰岛素抵抗和糖耐受，到 8～12 周龄时则形成糖尿病，在 10～12 周龄时，餐后血糖可达到 500 mg/dl。在高饱和脂肪和高糖饮食下，肥胖的 ZDF 大鼠的甘油三酯和胆固醇水平更高，可诱导产生脂血症肥胖型 ZDF 大鼠。在正常饮食下，ZDF 大鼠不会出现高血压和心血管疾病。随着周龄的增加，ZDF 大鼠可能会出现肾脏病变，如肾小球硬化、肾小管细胞损伤、小管间质纤维化和小管炎（Yokoi et al., 2013）。

5. OLETF 大鼠

OLETF 大鼠来自 Long Evans 大鼠，OLETF 大鼠 CCK1 受体基因表达缺陷，X 染色体上携带糖尿病遗传相关基因 *ODB-1*。OLETF 大鼠 18 周龄时出现高血糖症状，24 周龄时雄性个体中 90%以上发病，而雌性个体的血糖水平则保持正常。发病个体表现为突然出现多尿、多食、血糖升高和体重下降，同时淋巴细胞浸润胰岛，导致胰岛 β 细胞被破坏，最终发展为糖尿病。该大鼠的胰岛淋巴细胞减少不明显，但肾脏有良性结节病变。此外，虽然该大鼠心室舒张功能发生改变，但血压和心率没有任何变化。相对应的对照品系 LETO 大鼠，不携带 *ODB-1*，终身糖耐正常。LETO 大鼠和雌性 OLETF 大鼠的体重比雄性糖尿病 OLETF 大鼠轻，摄食量少 30%。

（五）中国地鼠遗传模型

1961 年，Meier 和 Yerganian 首次报道中国地鼠通过近亲繁殖可以自发遗传性糖尿病。我国对中国地鼠进行了选育，现已培育出多个品系，建立了非肥胖非胰岛素依赖型糖尿病模型。这些地鼠在 8 月龄时出现糖尿，表现出饮食增加，但未见肥胖、多尿、高血糖和糖耐下降，同时存在胰岛素抵抗的现象。胰腺组织受到轻度损伤，导致胰岛数量下降，胰岛 β 细胞发生退行性改变。此外，在该地鼠中可观察到肾脏病变、视网膜血管损伤以及神经传导速度下降的情况（Meier et al., 1961）。

（六）猪遗传模型

1. *Ins^{C94Y}* 转基因猪

临床发现，人类 *INS* 基因存在 50 多种突变，根据突变位置不同，会导致新生儿患上永久性糖尿病，与广泛使用的 *Ins2^{+/C96Y}* 突变 AKITA 小鼠相似。*Ins^{C94Y}* 转基因猪的胰岛 β 细胞中过量表达不规则折叠的胰岛素，导致胰岛 β 细胞凋亡，胰岛 β 细胞逐渐减少，胰岛素分泌能力下降，空腹血糖升高，出现高血糖症。此外，5 月龄转基因猪会出现毛细管损伤和视网膜病变。值得注意的是，目前建立的 *Ins* 基因敲除猪在出生后迅速死亡，因此无法建立糖尿病模型（Renner et al., 2020）。

2. *GIPR^{dn}* 转基因猪

胰岛 β 细胞过表达显性失活的葡萄糖依赖性促胰岛素多肽受体（a dominant negative glucose-dependent insulinotropic polypeptide receptor，*GIPR^{dn}*）转基因猪，其胰岛 β 细胞中表达的 GIPR^{dn} 可竞争性结合内源性葡萄糖依赖性促胰岛素多肽（GIP），但无法发挥信号转导功能。*GIPR^{dn}* 转基因猪出生时发育正常，但在 11 周龄时胰岛素分泌延迟，导致糖耐受下降。到 5 月龄时，其胰岛 β 细胞数量减少了 35%，胰岛素分泌开始下降。到 11 月龄时，其静脉糖耐显著下降。到 1～1.4 年，其胰岛 β 细胞则减少了 58%。总的来说，*GIPR^dn* 转基因猪表现出进行性胰岛 β 细胞减少，餐后血糖失控，但空腹血糖保持正常（Renner et al.，2020）。

四、动物模型与临床疾病对比

不同动物模型与糖尿病临床的对比见表 3-1。

表 3-1 不同动物模型与糖尿病临床对比

物种/品系	类型	病因	病理	疾病症状
临床患者	1 型糖尿病	遗传性自身免疫性疾病或病毒感染继发自身免疫性疾病	免疫细胞浸润，胰岛 β 细胞大量凋亡，胰岛素水平下降，酮症酸中毒	青年期发病，突然发病，多尿，口渴，饥饿，消瘦
	2 型糖尿病	饮食过量，运动减少，体重增加，引起遗传性代谢异常	胰岛素抵抗，胰岛 β 细胞受损，长期高血糖状态引发机体多种器官的并发症，高血压等心脑血管疾病、视网膜病变、糖尿病足和肾脏病变以及神经病变等	成年期发病，早期症状轻，不易觉察，多尿，口渴，饥饿，肥胖体重突然下降
小鼠	1 型糖尿病	感染 EMCV	高剂量病毒感染，病毒在胰岛 β 细胞内大量复制，直接破坏胰岛 β 细胞；低剂量病毒感染，产生胰岛炎症，巨噬细胞浸润胰岛，引起糖尿病	高血糖，多尿，多饮，体重下降
	1 型糖尿病	感染 CVB4	3 周龄时免疫细胞浸润胰岛，10 周龄时感染 CVB4 后可加快糖尿病形成	高血糖，多尿，多饮，体重下降
大鼠	1 型糖尿病	感染 KRV	KRV 感染后，发生淋巴细胞浸润，病毒在胰岛 β 细胞内复制，胰岛 β 细胞溶解，2～4 周后形成自发糖尿病	高血糖，多尿，多饮，体重下降
NOD 小鼠	1 型糖尿病	与糖尿病患者有超过 50 个糖尿病遗传位点相似，特别是 MHC II 位点多态性。饲养于 SPF 环境	3～4 周龄，胰岛 β 细胞开始被破坏；10～14 周龄，胰岛 β 细胞大量被破坏，大约 90% 胰岛素消失，出现明显糖尿病症状。肾小球毛细血管腔内有自发脂质沉积，出现肾损伤	多饮、多尿、酮尿，体重迅速下降，寿命缩短
AKITA 小鼠	1 型糖尿病	C57BL/6 背景，*Ins2^(+/C96Y)* 突变	胰岛 β 细胞被破坏，血糖水平升高，3～4 周龄就出现典型的低胰岛素血症、高血糖。出现糖尿病肾病，视网膜病变，大血管和神经损伤症状	高血糖、多尿、高蛋白尿。纯合子小鼠几乎不会活过 12 周
ob/ob 小鼠	2 型糖尿病	C57BL/6 背景，瘦素基因突变，高脂高能饮食	4 周龄血糖浓度逐渐升高，3～5 月龄血糖浓度升至峰值，出现高脂血症伴随代谢异常。未见胰岛 β 细胞凋亡	严重肥胖，多饮、多食、多尿，体温调节紊乱，活动下降，纯合子雌雄不育
db/db 小鼠	2 型糖尿病	C57BL/KS 背景，瘦素受体基因突变，高脂高能饮食	4～8 周龄出现高血糖、高胰岛素血症，3～4 月龄高胰岛素血症和高血糖达到峰值，随着年龄增加出现酮症。出现眼视网膜病变，感觉神经传导功能下降	明显肥胖，发病后体重逐渐下降，多饮、多食，多尿、酮尿，纯合子雌不育，寿命缩短至 8～10 月
BB 大鼠	1 型糖尿病	Wistar 大鼠选育遗传性自身免疫性糖尿病模型	8～16 周龄，大约 90% 大鼠出现糖尿病症状，出现高血糖、酮症酸中毒。胰岛内 CD4^+ T 细胞减少，CD8^+ T 和 ART2^+ T 细胞几乎缺失。干扰素 IFN-α 和 MHC I 都过表达	高血糖，糖尿，多尿，酮尿，体重下降
LEW.1AR1-IDDM 大鼠	1 型糖尿病	Lewis 大鼠的同类近交系，具有明确 MHC 单倍体	8～9 周龄，约 20% 表现出糖尿病，随年龄增加发病率可达 60%。淋巴细胞浸润胰岛，胰岛 β 细胞被破坏，干扰素 IFN-α 表达增加，未见 ART2^+ T 细胞。产生胰岛素抵抗	高血糖，糖尿、酮尿、多尿

续表

物种/品系	类型	病因	病理	疾病症状
GK 大鼠	2 型糖尿病	Wistar 大鼠选育遗传性自发非胰岛依赖性糖尿病模型，高脂高能饮食	56 日龄出现胰岛素抵抗，胰岛 β 细胞损伤，数量和功能下降，胰岛素分泌受损，胰岛慢性炎症和纤维化，肾脏病变，心肌肥大，心肌细胞凋亡	空腹高血糖、血脂升高，多尿，未见肥胖
ZDF 大鼠	2 型糖尿病	来自远交群 Zucker 大鼠，5 号染色体上瘦素受体基因突变，高脂高能饮食	胰岛 β 细胞凋亡，产生严重胰岛素抵抗。在高能饮食下，3～8 周逐渐形成胰岛素抵抗和糖耐受。8～12 周龄形成糖尿病。肾小球和肾小管病变	ZF 大鼠多食肥胖；雄性自然发病，雌性血糖正常
OLETF 大鼠	2 型糖尿病	来自 Long Evans 基因大鼠，CCK1 受体蛋白基因表达缺失，X 染色体上携带一个糖尿病遗传相关基因 ODB-1	雄性 18 周龄出现高血糖，24 周龄时 90% 以上发病。淋巴细胞浸润胰岛，胰岛 β 细胞被破坏，发生糖尿病	雄性突然出现多尿、多食、血糖升高和体重下降。雌性血糖水平正常
中国地鼠	2 型糖尿病	中国地鼠选育遗传性糖尿病模型	胰腺组织轻度损伤，胰岛数量下降，胰岛细胞异常。空腹血糖轻度升高，存在胰岛素抵抗现象。发生肾脏病变和视网膜血管损伤	饮食增加，极度多尿、糖尿、酮尿症和蛋白尿
转基因猪	1 型糖尿病	胰岛 β 细胞中过量表达点突变的胰岛素 Ins^{C94Y} 转基因猪	胰岛 β 细胞凋亡，胰岛 β 细胞逐渐减少，胰岛分泌受损，导致胰高血糖症，空腹血糖升高。5 月龄出现毛细血管减少	高血糖，多尿、高蛋白尿
	2 型糖尿病	胰岛 β 细胞过表达显性失活的葡萄糖依赖性促胰岛素多肽受体（$GIPR^{dn}$）转基因猪	5 月龄，胰岛 β 细胞数量减少 35%，胰岛分泌减少，糖耐受下降。1～1.4 年时胰岛 β 细胞减少 58%	出生时发育正常，逐渐餐后血糖失控，但空腹血糖正常

（陈　芹）

第二节　非酒精性脂肪性肝病

一、疾病简介

（一）疾病特征及流行情况

非酒精性脂肪性肝病（non-alcoholic fatty liver disease，NAFLD）是指不含肝损伤和长期大量饮酒等明确因素，却引起脂肪在肝细胞中过度堆积的一类肝脏疾病，其病理谱包含非酒精性脂肪肝（non-alcoholic fatty liver）、非酒精性脂肪性肝炎（non-alcoholic steatohepatitis，NASH）、肝纤维化（hepatic fibrosis）和肝硬化（hepatic cirrhosis）等一系列相互联系的病程变化。NAFLD 被称为沉默的疾病，患者初期大多无明显的临床症状（王辰和王建安，2016），仅少数患者有食欲减退、身体乏力、厌油腻、肝区或右上腹隐痛等症状，多数患者是在体检中发现，超声诊断为肝脏内管道结构欠清晰、近场回声弥漫增强、远场回声逐渐衰减等。NAFLD 患者 CT 诊断为弥漫性肝脏密度降低，对患者的肝脾平扫，其肝/脾值≤1（0.7～1 为轻度 NAFLD，0.5～0.7 为中度 NAFLD，0.5以下为重度 NAFLD）（王辰和王建安，2016）。NAFLD 患者发展至肝炎、肝纤维化、肝硬化等阶段可能会伴有肝区明显疼痛、腹水、黑便、脾大、下肢水肿、呕血、黄疸等症状。大多数非酒精性脂肪性肝病呈良性经过。

NAFLD 是全球最常见的肝脏疾病（占总人口的 30%），其患病率受地区经济水平和生活习惯影响，欧美发达国家成人患病率超过 30%（Bellentani et al.，2000），亚太地区患病率在 20% 左右。我国大陆地区成人发病率约为 20.09%，且发病率仍有继续增加的趋势（Li et al.，2014）。

（二）病因

NAFLD 的病因复杂，多与代谢危险因素有关（Jackson，2017）。原发性 NAFLD 多与胰岛素抵抗和遗传相关。影响继发性 NAFLD 发生、发展的因素有肥胖、营养失调（主要指以脂肪和果糖为主的高热量饮食）、药物使用以及易与 NAFLD 并发或合并的相关疾病（糖尿病、高脂血症、高尿酸血症、高血压、甲状腺功能减退、生长激素缺乏等），相关疾病既可是 NAFLD 的主要病因，又可被 NAFLD 促发。

（三）致病机制

NAFLD 属肝脏脂肪代谢功能障碍疾病，目前其发病机制尚不完全清楚。其细胞学发病机制是脂肪在肝脏内合成、分解失衡，或者脂质运出肝脏发生障碍，导致脂肪在肝脏内过量堆积（Liu and Lu，2014）。目前，解释 NAFLD 发展为 NASH 的经典学说是"二次打击（多重打击）"学说，其认为胰岛素抵抗造成脂肪（主要指甘油三酯）在肝脏过度堆积，导致肝细胞内线粒体形态异常和功能受损（第一次打击），继而在氧化应激、内质网应激和炎症细胞因子等因素的二次/多重打击下脂肪变性的肝细胞受损、凋亡，发展为 NASH，持续恶化则发展成为肝纤维化和肝硬化。虽然用"二次打击"学说解释 NAFLD 的发病过程已被广泛接受，但是 NAFLD 的进展过程和机制仍需进一步研究来明确。

二、实验动物的选择

现有研究大多选取成年实验动物作为非酒精性脂肪性肝病模型动物，不过随着青少年和老年人 NAFLD 发病率增高，未成年和老年人 NAFLD 实验动物模型也逐渐受到关注。常见的 NAFLD 模型动物有大鼠、小鼠、长爪沙鼠、基因工程小鼠和实验兔等。NAFLD 实验动物模型建模完成后，一般选取以下指标检测判断建模是否成功：取模型动物全血，测定血液中总胆固醇（TC）、甘油三酯（TG）、丙氨酸转氨酶（ALT）、游离脂肪酸（FFA）、碱性磷酸酶（ALP）、极低密度脂蛋白（VLDL）等指标；摘取模型动物肝组织，对肝脏做组织形态学检查，测定肝组织中 TG、TC、谷胱甘肽过氧化物（GSH-Px）、FFA、丙二醛（MDA）等指标的含量，并测定肝组织中酰基辅酶 A 氧化酶（AOX）的表达。

目前，高脂饮食（或以高脂饮食为基础调整饮食结构促进 NAFLD 病理进展，或以高脂饮食为基础结合药物、基因工程小鼠使 NAFLD 病理进展，与人类更加相似）是诱导 NAFLD 动物模型的最常见、最理想的造模方式。

人类 NAFLD 的病因是复杂多样的，其发病机制尚不完全明确，人和实验动物之间、不同实验动物之间都有差异，而且造模动物年龄、性别、饮食、造模时间都会对 NAFLD 的形成有影响。目前还缺乏对 NAFLD 动物模型造模的判定标准，也没有实验动物模型能完美复制人类 NAFLD 的本质，所以，研究者应根据自己的研究目的以及在现有研究的基础上在种类繁多的模型中选取最合适的模型动物和造模方法。

三、不同动物模型的特征

（一）大鼠模型

大鼠 98% 的基因与人类基因有同源性，其食性与人类相近，具有旺盛的生命力和较强的抗感染力，模型复制成功率高，是常见的 NAFLD 模型动物，国内使用率较高的大鼠是 SD 大鼠和 Wistar 大鼠。以成年大鼠为实验模型，多采用以下三种方法构建模型。

1. 高脂饮食诱导 NAFLD 模型

配制含 1%～3% 胆固醇、0.3%～0.5% 胆酸钠、5%～20% 猪油、5%～15% 蛋黄粉等特殊成分的高脂全价配合饲料，连续饲喂成年大鼠 8～12 周，抽取全血，摘取肝组织，测定血清和肝组织中的相关指标，并对肝脏进行组织形态学检查。NAFLD 模型大鼠血清中 TG、TC、天冬氨酸转氨酶（AST）、FFA、ALT 的含量升高，肝组织中 TG、TC、FFA 的含量增加且 AOX 表达增高。肝脏体积明显增大，肝脏湿重增加，肝叶锋利的边缘消失，颜色变浅、发黄合并斑点状花纹甚至有浅黄色斑块（组织坏死）。肝脏苏木精-伊红染色（HE 染色）切片显示，脂肪变性的肝细胞占单位面积的 1/3 以上，有中/重度大泡性脂肪变性。

2. 禁食后饲喂高糖类饲料诱发 NAFLD 模型

对成年大鼠禁食 48 h 后，饲喂高糖类饲料（80% 左右的糖类配以适当的蛋白质、脂肪、维生素、矿物质等，其中蔗糖 40% 左右），自由采食、饮水 48 h 后，抽取全血、摘取肝脏以检测相关指标，肝脏发生单纯性脂肪变性，肝脏组织中 TG 含量上升，脂肪含量显著升高。

3. 全肠外营养（TPN）诱发 NAFLD 模型

NAFLD 是临床上 TPN 的副作用之一。采用适当的 TPN 配方可诱发实验动物 NAFLD 模型，该模型的 NAFLD 与人类 TPN 并发的 NAFLD 相似，但操作较为复杂。对成年大鼠麻醉后，经后颈静脉插入 0.9 mm 的硅胶管，连接输液泵，让大鼠在代谢笼内自由状态下 24 h 恒速输液。TPN 每日提供的非蛋白质热量约为 213.4 kJ（50.1 kcal），其含氮量约为 366 mg，脂肪乳剂热量约占总热量的 35%，直至静脉营养液成分为每日每千克体重输入 1276 kJ（350 kcal）的热量，葡萄糖占总摄入热量的 83% 以上。1～2 周后处死大鼠，检测相关指标，大鼠肝脏湿重增加，肝脏组织中 TG、TC 含量升高，对肝脏进行组织形态学观察可见肝细胞出现明显的脂肪浸润。

（二）小鼠模型

封闭群小鼠、近交系小鼠、金黄地鼠等小鼠都可以作为 NAFLD 模型动物，高脂饮食诱导大鼠脂肪肝模型的方法同样适用于小鼠，但高脂饮食小鼠 NAFLD 模型肝脏病变程度不严重，难有进行性纤维化。研究中通常对高脂饲料作相应的调整以改进 NAFLD 小鼠模型，从而适应不同的研究内容。

1. 甲硫氨酸和胆碱缺乏（MCD）脂肪肝模型

MCD 饮食是指用缺乏甲硫氨酸和胆碱的高脂高糖饲料（10%左右的脂肪与 40%左右的蔗糖）的模型饲料饲喂小鼠。雌性 C57BL6/J 小鼠 MCD 饮食 10 天，即可发生脂肪性肝炎；用 MCD 饲料饲喂 C57BL6/J 雄性小鼠 6 周左右，可观察到明显的肝纤维化。MCD 小鼠模型脂肪肝发展到肝纤维化的过程较快且严重，可以较好地复制人类严重NASH 的病理表现，在肝纤维化进展和 NASH 的组织学的研究中比较常见。但 MCD 小鼠模型体重减轻且无胰岛素抵抗，血液中 TG 含量降低，与人类 NASH 的表现存在一定差异，不过以上差异可在 MCD 基因修饰小鼠模型中得到改善。

2. 高胆固醇和高胆盐（HChCh）脂肪肝模型

在高脂饲料基础上额外添加胆固醇（0.5%左右）和胆盐可诱发小鼠 HChCh 模型。用 HChCh 饲料饲喂 C57BL6/J 小鼠 24 周，可见小鼠肝脏脂肪变性、炎症和纤维化，但也存在体重减轻、血液 TG 含量降低等与人类脂肪性肝炎临床表现相反的现象。在高脂饲料中添加 0.5%的胆固醇，在饮用水中添加 10%的果糖饲喂金黄地鼠 20 周左右，金黄地鼠出现脂肪肝及其关联症状：胰岛素抵抗、炎症、血液 TG 含量升高、微囊性脂肪变性和肝窦周围桥接纤维化等，但并未出现大泡性脂肪变性。

3. 果糖-高脂高碳水化合物模型

单纯使用高脂高碳水饮食诱导的 NAFLD 动物模型与人类长期不良饮食习惯导致的脂肪肝十分相似，且后期可发展为肝纤维化，但其不足之处是炎症反应轻微，无胰岛素抵抗，故这类动物模型可用于抗肝纤维化药物的筛选，而不适用于脂肪性肝炎发病机制的研究。在高脂饲料的基础上增加小鼠果糖等碳水化合物的摄入，过量的果糖等碳水化合物导致血液中甘油三酯水平升高，肝脏脂肪含量积累，引发脂肪变性，进而诱发 NASH 的发生。对 C57/BL6 小鼠饲喂高脂高碳水饲料，在其饮水中加入 5%果糖，饲喂 16 周后模型动物肥胖且伴有明显的肝纤维化，使用果糖-高脂高碳水化合物诱导的动物模型更适合脂肪性肝炎发生机制的研究。

（三）长爪沙鼠模型

采用基础饲料 70.5%、猪油 7%、胆固醇 2%、胆盐 0.5%的高脂饲料饲喂长爪沙鼠 12 周，其血清中 ALT、AST、TC、总胆固醇含量以及血糖水平显著高于对照组，其腹壁脂肪增厚，肝脏颜色发黄、边缘较钝，肝脏 HE 染色可见明显的脂肪变性。长爪沙鼠封闭群青年鼠（90 日龄）经高脂高碳水（HF/HC）饲料饲养 1～16 周，即可以形成 NAFLD

不同的病程阶段，具有明显的纤维化并伴随大泡性脂肪变性。其饲养一周即可形成单纯性脂肪肝（simple steatosis），饲养 4 周即可形成非酒精性脂肪性肝炎（NASH）（肝纤维化早期），饲养 6～8 周可以形成肝纤维化（hepatic fibrosis）（脂肪性肝炎到肝硬化的过渡期，即肝纤维化中期），饲养 12～16 周即可形成脂肪性肝硬化（cirrhosis）（肝纤维化晚期）。长爪沙鼠 NAFLD 模型与大、小鼠相比，其血液指标（高甘油三酯血症明显且稳定）和病程进展与人类 NAFLD 更为相似，造模更稳定，也受到越来越多 NAFLD 研究者的关注。目前，还需要更多的实验研究探索通过调整高脂饮食配方、增加造模时间等使长爪沙鼠 NAFLD 模型进一步发展出 NASH、肝纤维化病理。

（四）东方田鼠模型

使用约 5% 猪油、0.5% 胆固醇和 0.1% 胆盐等比例替代饲料中的能量原料作为东方田鼠 NAFLD 模型饲料，饲喂 6 周后可见明显的脂肪肝病变，肝重和肝指数都显著升高，血清 ALT、AST、γ-谷氨酰转移酶（γ-GT）、胆碱酯酶（ChE）、TC、FFA、葡萄糖（GLU）和 LDL 水平都显著升高，12 周出现重度脂肪变性以及肝小叶炎症细胞浸润。但东方田鼠血清中 TG 水平不能维持在较高的水平，造模后期明显降低。血清 ALP 水平和对照组无显著差异，肝脏无纤维化病变。

（五）基因修饰小鼠模型

1. *db/db* 小鼠和 *ob/ob* 小鼠

这两种基因修饰小鼠模型可以很好地复制人类 NASH 表型，是研究治疗 NASH 的常用模型。*db/db* 小鼠编码瘦素受体的点位基因突变，瘦素信号转导受阻，可自发形成脂肪肝并伴有胰岛素抵抗，出现病态肥胖，甚至糖尿病，在高脂饮食的诱导下可继发 NASH 和肝纤维化。*ob/ob* 小鼠是瘦素基因突变，瘦素合成受阻，表现为极度肥胖和胰岛素抵抗，可自发脂肪肝，同样需要在高脂饮食等条件刺激下继发脂肪性肝炎。因为肝纤维化发展需要瘦素，所以 *ob/ob* 小鼠对肝纤维化具有抵抗力。

2. *Foz/Foz* 小鼠

Alms1 基因可能在细胞内起到运输物质和调节食欲的作用，*Foz/Foz* 小鼠的特点是 *Alms1* 基因产生突变，出现自发性病态肥胖，并且在肝脂肪变性的同时伴有胰岛素抵抗，以及胆固醇水平明显增加、脂联素水平低等代谢综合征，若加以高脂饮食可促进肝脏发生炎症和纤维化。与其他小鼠模型相比，*Foz/Foz* 小鼠肝脏脂质沉积更为严重，因此，*Foz/Foz* 脂肪肝小鼠多应用于降脂类药物的研究。

（六）家兔模型

家兔是草食动物，其脂质代谢与人类差异较大，且其抵抗力差，容易继发感染死亡，但家兔 NAFLD 造模操作简单，成功率高，模型复制成功率高，相对实验鼠模型取血更方便。给予家兔高脂饲料 12 周即可成功造模，家兔脂肪肝表现为血清 TC、肝组织 GSH-Px

和 MDA 水平升高；肝脏黄白色、肿胀、油腻，肝组织切片可见变性和坏死呈局灶分布并伴淋巴细胞浸润，充满脂肪滴；肝小叶中心纤维化。

（七）非人灵长类动物模型

采用高脂饲料（49.5%基础饲料、15%猪油、30%糖、0.5%胆固醇、5%无营养物质）饲喂 7～13 岁的食蟹猴 7 年进行自身对照实验，血液中 ALT、TG、TC、LDL 含量在第 1 年显著上升，之后 6 年均维持在较高的水平，HDL 含量则呈现出先上升后下降的趋势，并在第 7 年低于实验前水平。第 1 年有近 80%的食蟹猴肝脏脂肪化，第 2 年以后可达 90%以上。食蟹猴肝纤维化率逐年升高，在第 7 年达到 42.9%。非人灵长类动物 NAFLD 实验模型在生理代谢研究上有着无可比拟的优势，但非人灵长类动物 NAFLD 模型造模周期较长、成本较高。

四、动物模型与临床疾病的病理对比

依据美国国立卫生研究院临床病理工作组指南对 NAFLD 患者的临床诊断和评估，NAFLD 活动度评分可分为 0～8 分（表 3-2），肝纤维化的分期可分为 0～4 期（表 3-3）。

表 3-2　非酒精性脂肪性肝病（NAFLD）活动度评分（David et al.，2005）

病理描述		活动度			NASH 的诊断标准（各项非酒精性脂肪性肝病严重程度 NASH 评分总和）	另外规定
肝细胞脂肪变性占比（%）	<5	5～33	34～66	>66	0～2 分 排除患者患 NASH	如果患者的肝脂肪变性占比>33%，同时不伴有小叶内炎症等症状，也可判定为 NAFLD；患者脂肪变性占比＜33%，仅认为患者患有肝细胞脂肪变性
小叶内炎症，在 20 倍镜下坏死灶数目（个）	无	<2	2～4	>4	3 分 诊断患者可能患 NASH	
肝细胞气球样变	无	少见	多见	—	4～8 分 诊断患者患 NASH	
评分（分）	0	1	2	3		

表 3-3　肝纤维化分期（David et al.，2005）

分期	病理特征	图示
0 期	患者肝脏无纤维化，组织结构观察并无太大异常，有少量变性空泡状肝细胞	见图 3-1
1 期（脂肪性肝炎）	患者肝脏有大量肝细胞脂肪变性，有少量肝细胞出现脱落坏死，门脉周围出现无或少量胶原纤维	见图 3-2
2 期（脂肪性肝纤维化）	患者肝脏肝细胞散在坏死、脱落，产生胶原纤维，门脉周围纤维化以及肝腺泡 3 区窦周纤维化	见图 3-3
3 期（脂肪性肝纤维化）	患者肝脏局灶性肝细胞变性、坏死，桥接纤维化，小叶间出现大量胶原纤维，肝脏不能维持正常形态	见图 3-3
4 期（脂肪性肝硬化）	患者更多肝细胞变性、坏死，正常的肝细胞和组织锐减甚至消失，胶原纤维在结缔组织内大量增生，肝内出现假小叶，可被高度可疑或确诊为肝硬化，包括 NASH 合并肝硬化、脂肪性肝硬化以及隐源性肝硬化	见图 3-4

本页彩图请扫二维码

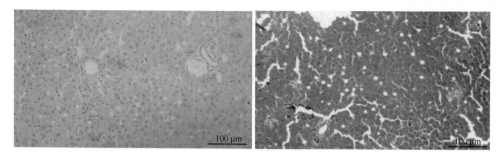

图 3-1　肝脂变阶段

左图 HE 染色，右图马松（Masson）染色，20×

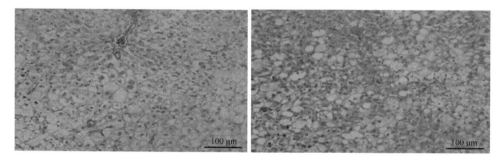

图 3-2　脂肪性肝炎阶段

左图 HE 染色，右图马松（Masson）染色，20×

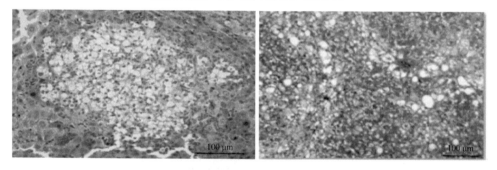

图 3-3　脂肪性肝纤维化阶段

左图 HE 染色 20×，右图 Masson 染色 40×

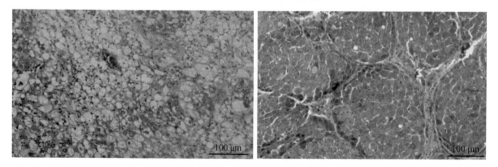

图 3-4　脂肪性肝硬化（纤维化晚期）

左图 HE 染色 20×，右图 Masson 染色 40×

动物模型 NAFLD 的病理进展判断如下。

（1）肝脂变：单纯脂肪肝，肝组织结构基本正常，图 3-1 中可见少量空泡状的变性肝细胞。

（2）脂肪性肝炎（肝纤维化早期）：脂肪性肝炎，肝组织中的大量肝细胞脂肪变性呈空泡状，肝细胞核和组织结构受损较少，仅有少量肝细胞变性、坏死、脱落（图 3-2 左图），右图显示随着肝脂变的发展，有较多肝细胞变性坏死、原有的肝细胞和组织结构消失，肝细胞间有少量（或没有）胶原纤维出现。

（3）脂肪性肝纤维化（重症肝炎，从脂肪性肝炎到脂肪性肝硬化的过渡期）：重症肝炎，肝组织中出现局灶性肝细胞变性、坏死、脱落呈空网状，肝的正常结构和染色特性消失，周围有大量胶原纤维包绕（图 3-3 左图），右图显示小叶内和小叶间胶原纤维大量增生增厚，形成间隔将肝组织分割开。

（4）脂肪性肝硬化（纤维化晚期）：图 3-4 左图显示随着肝脂变的发展，有较多肝细胞变性、坏死，原有的肝细胞和组织结构消失，肝细胞间有大量（或没有）胶原纤维出现（右图），残存的肝细胞变少。右图显示肝内结缔组织中胶原纤维大量增生，形成完整的一层包绕分割肝组织而形成大小不等的假小叶。

（刘月环，闫春为）

第三节 肥 胖 症

一、疾病简介

（一）疾病特征及流行情况

肥胖症（obesity）是由机体摄入热量过多或消耗过少造成脂肪过多、分布异常的一种慢性代谢性疾病。肥胖症的特征是患者体内脂肪过度堆积，脂肪积累超过正常范围。体重指数（body mass index，BMI）是衡量肥胖和标准体重的重要指标，BMI≥30 被视为肥胖症。肥胖症患者的脂肪通常不仅聚集在皮下组织中，还会在内脏器官周围积累。而这种内脏脂肪堆积会增加其患 2 型糖尿病（T2DM）、冠心病、高血压、高胆固醇血症、非酒精性脂肪肝以及某些肿瘤等慢性疾病的风险（Malik et al.，2013）。

根据世界卫生组织 2019 年的统计数据，全球有超过 3.8 亿成年人患有肥胖症。肥胖症的流行情况在不同国家和地区之间存在差异，尤其在高收入国家和一些发展中国家较为突出。《中国居民营养与慢性病状况报告（2020 年）》最新数据显示，我国超过 1/2 的成年人超重或肥胖，超重和肥胖率分别为 34.3% 和 16.4%。肥胖症已成为全球范围内一项重要的公共卫生问题。

（二）病因

肥胖症的发生是由综合因素导致的，包括遗传、行为、代谢和激素等因素。肥胖常有家族倾向性，基因突变、多基因互作和遗传变异等遗传因素都可能诱发肥胖症。行为因素包括饮食类型、方式和生活习惯，如高脂肪、高糖的饮食类型与暴饮暴食、夜食等饮食方式等都会增加能量摄入导致肥胖，久坐、加班等工作方式和熬夜、晚睡等不良生活习惯导致的体力活动水平降低、睡眠不足、情感障碍等都可能导致能量不平衡与脂肪积累。代谢因素是指个体处于特殊生理阶段，如妊娠期、绝经、衰老等原因导致的激素变化引起的基础代谢下降、能量消耗减少而导致的肥胖。另外，激素类药物的摄入和一些内分泌疾病也会导致脂代谢异常从而诱导肥胖。

（三）致病机制

肥胖症患者的食欲受到中枢神经系统的调控，食欲抑制激素或促进激素的紊乱导致的食欲失调都是肥胖症的诱因。而能量的失衡是导致肥胖症的核心机制，能量摄入量超过能量消耗量就会导致脂肪细胞内脂肪储存的增加，伴随着脂肪细胞的增殖、分化和脂肪酸合成的改变。在脂肪的发展过程中，激素变化、脂肪酶的合成及分泌、线粒体功能的异常，甚至肠道菌群的变化等都会直接或间接导致脂肪酸的合成、分解、氧化、产热供能等过程及相关代谢调控通路的紊乱，促进脂肪的储存而导致肥胖。

二、实验动物的选择

目前应用于肥胖症研究的动物模型种类繁多，可分为啮齿动物模型、大型哺乳动物模型和非哺乳动物模型。其中，啮齿动物应用最为广泛，包括小鼠、大鼠等，按照不同的肥胖模型构建方法可分为饮食、手术、药物诱导的肥胖模型，以及基因突变、基因编辑或多基因调控等遗传因素诱导的肥胖模型。大型哺乳动物构建的肥胖模型主要是猪和犬，构建涉及饮食、遗传、手术与药物等因素。而非哺乳动物应用于肥胖症相关研究的主要是果蝇和斑马鱼，它们除生命周期短、研究成本低等特点外，还都完成了全基因组测序，因而遗传信息明确，但由于其生理与人类有较大差异，研究有一定的局限性（Kleinert et al.，2018）。

三、不同动物模型的特征

（一）小鼠模型

1. 饮食诱导肥胖模型

饮食诱导肥胖模型（diet-induced obesity，DIO）是肥胖相关实验研究中最常用的动物模型。造模通常采用高糖高脂饲料饲喂小鼠 4～12 周，饲喂周期根据实验需求调整，不同品系、年龄、性别小鼠的体重增长曲线不同，但高脂饲喂组小鼠体重增长会明显高于对照组。C57BL/6J 作为一种多基因易肥胖小鼠，容易因过度摄食发展成肥胖，应用较多（Carroll et al.，2004）。

2. 下丘脑摄食中枢损伤模型

该模型通常采用高剂量谷氨酸钠注射法，给新生小鼠连续 5 天皮下注射谷氨酸钠（3 mg/kg 体重），小鼠出现食欲亢进及能量代谢紊乱，一般在 6 周龄后引起肥胖，伴有高血糖、高脂血症和胰岛素抵抗，但肝脂质沉积减少。

3. 遗传性肥胖模型

遗传性肥胖小鼠既可显性遗传，也可隐性遗传和多基因遗传。其常见的有 Yellow（*Ay/a*）肥胖小鼠（*Ay* 基因杂合，是最早培育的肥胖小鼠）、*ob/ob* 小鼠[瘦素（leptin）合成分泌障碍]、*db/db* 小鼠（瘦素受体缺失）和 NZO（New Zealand obese，新西兰肥胖）小鼠（多基因遗传模型）等。遗传性肥胖小鼠会有摄食量增加、体重显著增加的特征，伴有高脂血症、高胰岛素血症、胰岛素抵抗等疾病特征。

（二）大鼠模型

1. 饮食诱导肥胖模型

常用 SD（Sprague Dawley）大鼠和 Wistar 大鼠来构建肥胖大鼠模型，常采用高脂饲料饲喂 25 周左右或一次性腹腔注射维生素 D（300 U/g 体重），均可使大鼠脂肪增加，从而诱导肥胖。通常，50%左右的 SD 大鼠在高脂饮食饲喂后出现肥胖，被称为 DIO-ProneSD 大鼠（赵玉琼，2011）。

2. 药物损伤下丘脑摄食中枢模型

使用电损毁或机械损毁下丘脑腹内侧区域，导致大鼠过度饮食、重度肥胖，以及轻度胰岛素抵抗和血脂异常。或给大鼠连续 7 天腹腔注射金硫葡萄糖（1.0 mg/g 体重），会损伤其下丘脑腹内侧核，增加食欲从而诱导肥胖，但此方法价格高昂、造模时间长且经腹腔注射的动物死亡率高。

3. 双侧卵巢切除肥胖雌鼠模型

利用手术法将 SD 或 Wistar 大鼠雌鼠的双侧卵巢切除，导致其激素分泌紊乱进而肥胖，适用于绝经后因激素水平降低而导致肥胖的相关机制研究。

4. 遗传性肥胖模型

遗传性肥胖大鼠有瘦素受体缺失相关的 Zucker 大鼠、Koletsky 大鼠（自发性肥胖高血压大鼠），其都会因过度进食导致肥胖。OLETF（Otsuka Long Evans Tokushima Fatty）大鼠是轻度肥胖伴有 2 型糖尿病的近交系大鼠，其各项糖尿病指标与人类肥胖型 2 型糖尿病非常相似。

（三）猪模型

小型猪与人类的脂肪积累方式和药物敏感度更接近，因此很适合建立人类肥胖症相关疾病模型（Koopmans and Schuurman，2015）。

1. 饮食诱导肥胖模型

给贵州迷你猪饲喂高脂肪或高蔗糖日粮6个月,猪的腹部脂肪积累明显大于对照组,大量内脏脂肪聚积,并伴随胰岛素抵抗、高血压和相关心血管疾病。

2. 遗传性肥胖模型

利用突变肥胖相关基因可制作猪肥胖动物模型。黑皮质素受体 4（melanocortin-4 receptor，*MC4R*）是典型的肥胖基因，敲除猪的 *MC4R* 基因可导致猪肝脏脂肪变性,即使不进行高脂饲喂也如此。敲除猪瘦素基因,可成功模拟人的肥胖及非酒精性脂肪肝的症状。

（四）犬模型

采用高脂饲料饲喂、双侧卵巢摘除和谷氨酸钠注射（L-谷氨酸钠按 500 mg/kg 体重皮下注射 10 天）均可诱导犬肥胖,导致犬皮下脂肪增厚、血脂含量增加。另外,高脂高热量饲料喂养联合小剂量链脲佐菌素（22 mg/kg 体重）静脉注射 8 周可诱导比格犬肥胖症,同时伴有 2 型糖尿病的发生（付唆林等，2011）。

（五）果蝇模型

果蝇常被用于模拟高糖和高脂肪饮食诱导的肥胖。高糖（蔗糖、葡萄糖、果糖等）或高脂肪（补充椰子油、猪油、棕榈油等）饮食饲喂可诱导果蝇肥胖,同时出现高血糖、胰岛素抵抗、心律失常、纤维化、肾病和寿命缩短等疾病特征（Musselman and Kühnlein，2018）。

（六）斑马鱼模型

斑马鱼与人类遗传有同源性,具有消化器官、脂肪、骨骼肌等哺乳动物能量代谢器官或组织,通体透明便于观察,且完成了基因组测序,越来越多地被应用于肥胖症相关研究。利用过量饲喂卤虫[Artemia，60 mg 干重/(d·鱼)，8 周]、高热量玉米油或其他含油饲料均可构建饮食诱导肥胖模型。需要注意的是,斑马鱼有两点局限性,一是其瘦素保守性低,且不在脂肪组织中产生；二是斑马鱼无明显的棕色脂肪,不适用于研究棕色脂肪相关信号通路（Montalbano et al.，2021）。

四、动物模型与临床疾病对比

不同动物模型与肥胖症临床的对比见表 3-4。

表 3-4 不同动物模型与肥胖症临床对比

物种/品系	造模方法及疾病诱因	疾病症状及特征
临床患者	摄入热量超过消耗热量,受遗传、行为、代谢和激素等因素的影响	体内脂肪过度蓄积,体重指数（BMI）≥30,常伴有 2 型糖尿病、冠心病、高血压、高胆固醇血症、非酒精性脂肪肝及某些肿瘤等慢性代谢疾病

续表

物种/品系		造模方法及疾病诱因	疾病症状及特征
小鼠	饮食	高糖高脂饲料	高脂饲喂组小鼠体重增长明显高于对照组
	药物	高剂量谷氨酸钠注射	食欲亢进、能量代谢紊乱、肥胖，伴有高血糖、高脂血症和胰岛素抵抗，但肝脂质沉积减少
	遗传	*IRF4* 敲除	体重显著增加
		KK-Ay 小鼠	高血糖、高胰岛素血症以及糖耐量下降
		Yellow（*Ay/a*）小鼠	最早培育的肥胖小鼠，遗传性肥胖
		ob/ob 小鼠	重度肥胖、胰岛素抵抗，轻度血脂异常
		db/db 小鼠	重度肥胖、胰岛素抵抗、血脂异常，轻度高血糖、2型糖尿病、胰岛病变
		NZO 小鼠	肥胖和2型糖尿病，饮食摄入增加，自主活动减少，胰岛、肝功能下降
大鼠	饮食	高脂饲料饲喂或注射维生素	脂肪增加，肥胖
	手术	破坏下丘脑腹内侧核	食欲亢进、重度肥胖，轻度胰岛素抵抗、血脂异常
		双侧卵巢切除	激素分泌紊乱诱导雌鼠肥胖
	药物	注射金硫葡萄糖	损伤下丘脑腹内侧核，增加食欲诱导肥胖
	遗传	Zucker 大鼠	重度肥胖、高血糖、胰岛素抵抗、血脂异常、胰岛病变，轻度2型糖尿病，无高血压，也不会发生动脉粥样硬化
		Koletsky 大鼠	重度肥胖、轻度胰岛素抵抗、血脂异常
		OLETF 大鼠	轻度肥胖、高血糖、胰岛素抵抗、2型糖尿病、血脂异常、胰岛病变
猪	饮食	高脂肪/高蔗糖日粮饲喂	大量内脏脂肪聚积、胰岛素抵抗、高血压和相关心血管疾病
	遗传	*MC4R* 基因突变	不进行高脂饲喂，即可产生肝脏脂肪变性
		瘦素基因突变	明显的肥胖和严重的非酒精性脂肪肝
犬		高脂饲粮饲喂、双侧卵巢摘除、谷氨酸钠注射	皮下脂肪增厚，血脂含量增加
		高脂高热量饲喂联合链脲佐菌素静脉注射	肥胖症伴有2型糖尿病
果蝇		高糖或高脂肪饲喂	肥胖，伴有高血糖、胰岛素抵抗、心律失常、纤维化、肾病和寿命缩短
斑马鱼		过量饲喂卤虫、高油脂饲料饲喂	肥胖，血脂含量增加，肝脏脂肪变性

（高　芸）

第四节　高尿酸血症

一、疾病简介

（一）疾病特征及流行情况

高尿酸血症（hyperuricemia，HUA）是指嘌呤代谢紊乱，血清尿酸（serum uric acid，

SUA）水平高于正常值所导致的代谢性疾病。《中国高尿酸血症与痛风诊疗指南（2019）》定义 HUA：在正常嘌呤饮食状态下，无论男女，非同日两次 SUA 水平>420 μmol/L，可诊断为 HUA（冯文文等，2020）。HUA 是痛风发生的主要危险因素，并与多种代谢性疾病相关，包括糖尿病、高血压、动脉粥样硬化和肾脏疾病。实际上，HUA 是一种慢性、全身性疾病，可导致多个靶器官的损伤，需要终身监测和治疗（Rock et al.，2013）。根据临床情况，HUA 可以分为无症状 HUA 和有症状 HUA，10%～15%的 HUA 出现痛风症状，80%～90%的 HUA 无症状，只有在健康体检中或出现相关靶器官损害后才能发现。近年来的研究发现没有痛风症状的 HUA 更应引起重视，它对心脏、肾脏等重要器官造成危害，是加大造成心脑血管突发事件的独立危险因子。流行病学调查显示，近几十年来 HUA 已成为全球范围内广泛流行的代谢性疾病（Pang et al.，2021）。近 20 年来，世界范围内 HUA 的发病率呈明显上升和年轻化的趋势，男性高于女性，比率为 4∶1。一项对中国 16 个省份的荟萃分析表明，我国高尿酸血症约有 1.8 亿例，总体患病率为 13.3%，痛风率为 1.1%，城市人口患病率为 14.9%～21.4%（Liu et al.，2015）。HUA 已成为继糖尿病、高血压、高脂血症后的"第四高"，严重危害人类健康。

（二）病因

当体内嘌呤代谢异常，包括尿酸产生增加、尿酸排泄减少，或者两者兼有，均会引起体内尿酸水平升高。在 HUA 的众多诱因中，遗传因素、年龄构成、性别差异等客观因素对 HUA 均有不同程度的影响。从生活方式及饮食习惯来说，喜欢海鲜和肉类等高嘌呤荤食、饮酒、吸烟、肥胖、作息不规律与缺乏运动都容易提升 HUA 的患病风险。一些能引发 HUA 和痛风的药物包括如增加近端小管对尿酸重吸收和使尿酸分泌增加的利尿药，以及降低尿酸排泄分数的乙胺丁醇等。

（三）致病机制

人类及非人灵长类动物在进化过程中尿酸氧化酶基因发生突变，活性丢失，尿酸成为嘌呤代谢的最终产物，而啮齿类等大多数哺乳动物体内依然保持着尿酸氧化酶，可以直接将尿酸代谢为溶解性更强的尿囊素后排出体外（Fujiwara and Noguchi，1987；Oda et al.，2002）。尿酸（人类及非人灵长类）和尿囊素（啮齿类等）作为嘌呤代谢的最终产物，是肝细胞嘌呤代谢途径的最终产物，主要在肝脏和小肠由黄嘌呤氧化酶（xanthine oxidase，XO）等酶催化产生，并通过肾脏及肠道排出（图 3-5）。嘌呤物质在人体能量供应方面和促进人体代谢、排泄过程及组成辅酶中扮演着重要的角色。在正常机体内，尿酸的生成与排泄处于动态平衡（homeostasis），当平衡被打破，会引发 HUA，对体内尿酸稳态的控制是治疗高尿酸血症的关键。尿酸生成过多的主要原因是嘌呤代谢过程中关键酶的缺陷或活性改变，当尿酸浓度高于正常值时，尿酸过饱和后以尿酸钠盐的形式形成结晶，沉淀在关节、滑膜、肾小管等处，引起痛风性关节炎、肾结石等疾病，并增加急性肾损伤的风险。长期如此，当肾功能受损后，肾小球过滤等功能下降，尿酸排泄减少，导致尿酸浓度持续升高。此外，HUA 会导致内皮细胞损伤以诱导致炎因子产生，从而引起一系列疾病如肾病综合征、代谢性疾病综合征等，也会引起炎症和氧化应激的增加，胰岛素抵抗（insulin resistance，IR）和血脂异常的发生，进而影响心血管等相关代谢性疾病的发展。

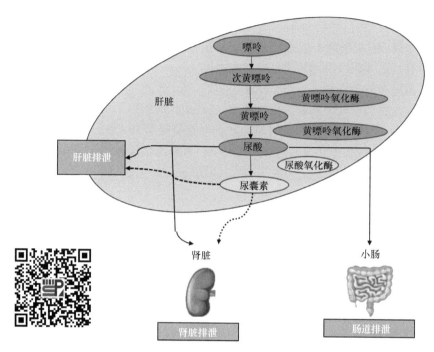

图 3-5　哺乳动物的尿酸代谢途径　（彩图请扫二维码）

二、实验动物的选择

目前，啮齿类的大、小鼠为最常用的造模动物（Lu et al.，2019），具有饲养和操作较简单、繁殖力强、繁殖周期短的优势，且同属哺乳动物，与人类的许多生理生化特性接近，但弊端在于其体内存在尿酸氧化酶，代谢途径与人类存在差异，因而一些遗传工程小鼠成为 HUA 发病机制以及相关合并症研究的具有重要价值的资源（Zhu et al.，2017；Lu et al.，2018）。树鼩作为一种新型的实验动物，其遗传及生理生化特性接近非人灵长类，且成本低、易饲养，体内依然保持着尿酸氧化酶，对尿酸氧化酶抑制剂药物敏感性强，成为一种潜在的动物模型资源（Tang et al.，2017）。禽类的嘌呤代谢途径与人类有相似之处，均缺乏尿酸氧化酶，尿酸为嘌呤代谢的终产物，因此会发生禽痛风，在一些鸡场常发生禽痛风现象，但禽类不是哺乳动物，其生理生化特性等与人类相差较大，故其模型的应用受到一定的限制。非人灵长类动物被认为是理想的动物模型，然而其价格昂贵，动物模型的研究较少（Zhu et al.，2017；Tang et al.，2021）。近年来，斑马鱼被用于研究一些遗传变异与尿酸盐调节之间联系的分子机制，斑马鱼 HUA 模型通过用尿酸氧化酶抑制剂氧嗪酸钾（potassium oxonate，PO）和黄嘌呤钠（xanthine sodium）处理幼鱼可引起尿酸氧化酶基因 *Uox* 发生突变。不同的动物模型各有利弊。因此，合理模型的确定应考虑实验目的和实验条件，目前的建模方法仍然需要进一步改进。

三、不同动物模型的特征

（一）啮齿动物模型

虽然大、小鼠 HUA 模型不能完全模拟人类的嘌呤代谢途径，但它们已被广泛用于尿酸生物学研究，这些模型对剖析 HUA 的发病机制与从 HUA 到痛风及其相关合并症的进展来说，是潜在的宝贵资源（Zhu et al.，2017；Lu et al.，2019）。模型主要可分为两大类：药物、饮食诱导模型和基因修饰模型（Lu et al.，2019）。其中药物、饮食诱导模型主要有下几种方式：单独使用尿酸氧化酶抑制剂氧嗪酸钾（PO）、PO+酵母提取物联合、PO+酵母提取物+肌苷联合、PO+尿酸联合、PO+乙胺丁醇（ethambutol）联合、PO+次黄嘌呤（hypoxanthine，HX）联合、PO+腺嘌呤（adenine）联合、腺嘌呤+酵母提取物联合、果糖饲喂等。

1. 单独使用 PO 诱导

PO 是一种选择性的竞争性尿酸氧化酶抑制剂，英文别名为 oxonic aid potassium salt，可阻断肝脏尿酸氧化酶的作用，通过抑制尿酸氧化酶活性以减少尿酸的排泄。抑制尿酸氧化酶活性是制备大、小鼠高尿酸血症模型的常用方法（Lu et al.，2019）。每天给 Wistar 大鼠腹腔注射 PO（250 mg/kg），持续 15 天后，可诱导持续性慢性高尿酸血症，停止给药后，HUA 是可逆的（Dhouibi et al.，2021）；SD 大鼠口服 PO（每天 250 mg/kg），可在 7 天内使血清尿酸浓度增加 1.5～2.1 倍，并伴有尿酸肾病（Wang et al.，2016）。SD 大鼠口服含 2% PO 的饲料，49 天可诱导出温和 HUA，出现肾间质纤维化，并检测出高血压症状（Mazzali et al.，2001）。在不同的研究中，不同的剂量、诱导期、给药方法和测量血清尿酸浓度的技术问题，使得动物模型有时也无法进行比较。药物的量效实验，可以找到较佳用药剂量，如分别腹腔注射 100 mg/kg、300 mg/kg、600 mg/kg 剂量的 PO 给 Wistar 大鼠，给药 2 h 后 SUA 水平均升高，其中 100 mg/kg 剂量组的 SUA 水平在 1～2 h 升高为注射前的 1.6 倍，300 mg/kg 剂量组升高为注射前的 2.9 倍，SUA 值达到 407.7 μmol/L（王陈芸等，2018）。给 ICR 小鼠腹腔注射 100 mg/kg、200 mg/kg、300 mg/kg、400 mg/kg、500 mg/kg 和 600 mg/kg 剂量的 PO 后，其中 600 mg/kg 剂量组在 1～2 h 形成较为稳定的急性高尿酸血症，SUA 值达到 432 μmol/L，小鼠黄嘌呤氧化酶（XO）mRNA 的表达水平较对照组上升 2.14 倍（王陈芸等，2019）。

2. PO+酵母提取物诱导

大鼠口服酵母提取物（15 g/kg）联合 PO（250 mg/kg）腹腔注射，每周一次，共 6 周，可诱导出 HUA 模型，特点是肾脏尿酸盐晶体沉积、炎症细胞积聚以及小管间质纤维化（阿依努·艾力等，2023）。对大鼠饲喂含酵母提取物的饲料，剂量按 15 g/(kg·d)，每天 2 次，同时每周一次腹腔注射 PO，剂量 250 mg/(kg·d)，共 6 周，可诱导出 HUA，SUA 水平升高，肾脏形态发生改变、尿酸结晶、炎症细胞累积、肾小管纤维化（Hou et al.，2014）。

3. PO+酵母提取物+肌苷诱导

以含 10%的高酵母日粮为基础,对 ICR 小鼠灌胃 PO(280 mg/kg)和肌苷(400 mg/kg)诱导高尿酸血症模型,SUA、尿素氮（BUN）和肌酐（Scr）水平升高,黄嘌呤氧化酶（XO）活性增加（Qian et al.，2019）。

4. PO+尿酸诱导

对大鼠饲喂含 2% PO 饲料,每天 3 次,饮用水中含 0.1 mmol/L 尿酸,连续 5 周（Long et al.，2008）,或使用 5%的 PO 和 2.5%的尿酸持续 10 天（Habu et al.，2003）,可诱导出 HUA 模型,除 SUA 水平升高外,所有这些实验都诱导出了肾小管损伤,包括肾小管萎缩、扩张、增生以及纤维化现象（Habu et al.，2003；Long et al.，2008）。

5. PO 和乙胺丁醇诱导

利尿药乙胺丁醇可引起血清尿酸水平升高,减少近端小管的尿酸排泄。对大鼠腹腔注射 PO[200 mg/(kg·d)]和乙胺丁醇[250 mg/(kg·d)] 6 周后,血清尿酸水平显著升高,肾脏 URAT1 mRNA 和 URAT1 蛋白高表达（Chen et al.，2013）,但乙胺丁醇的肝肾毒性限制了该模型的使用。

6. PO 和次黄嘌呤诱导

对大鼠腹腔注射 PO（200 mg/kg）,并口服灌胃 HX（500 mg/kg）,连续 10 天可以诱导出 HUA,并观察到肾损伤（Cheng et al.，2015）

7. PO+腺嘌呤诱导

对昆明小鼠连续灌胃 PO（200 mg/kg）和腺嘌呤（50 mg/kg）21 天,结果发现小鼠的血清尿酸水平在给药 3 天后明显高于正常组,7 天后保持稳定,10 天后肾功能出现轻微病变,21 天出现严重病变,同时影响肾脏排泄的相关转运体也发生了变化（Wen et al.,2020）。

8. 腺嘌呤+酵母提取物诱导

腺嘌呤和酵母诱导的模型常用于高尿酸血症肾病合并慢性肾功能衰竭的研究。例如,酵母膏（10 g/kg）和腺嘌呤（100 mg/kg）连续 7 天灌胃大鼠,可获得 HUA 合并肾病动物模型（Li et al.，2021）。

9. 饮食诱导

改变饮食也被广泛用于诱导大、小鼠 SUA 浓度升高,特别是在 HUA 相关的合并症的研究中。过量的果糖摄入可导致血尿酸水平升高,果糖经磷酸化后通过一磷酸腺苷（adenosine monophosphate，AMP）的分解代谢引起三磷酸腺苷（adenosine triphosphate，ATP）的快速消耗,ATP 的消耗导致短暂的蛋白质合成障碍,并形成丰富的 AMP,而 AMP 在脱氨酶的作用下转换成次黄嘌呤核苷酸,最后在黄嘌呤氧化酶（XO）的作用下分解成尿酸,导致血尿酸水平增加（Zhang et al.，2020）。为了研究高果糖摄取量对 SUA 水平的影响,在雄性 SD 大鼠饮食中添加 60%果糖 4 周,成功地诱导了代谢综合征,表现为高血压、高尿酸血症和高胰岛素血症（Essawy and Elbaz，2014）。以10%果糖饮水饲喂SD大鼠40天，SUA水平升高，肝脏黄嘌呤氧化酶活性增加，肾脏转运体Glut9蛋白表达显著增加（王雨等，2016），因此，10%或40%果糖诱导的HUA模型常用于研究高尿酸血症合并代谢综合征。对SD大鼠高嘌呤饮食也能诱发慢性高尿酸血症，但程度较轻（Dhouibi et al.，2021）。

（二）树鼩模型

100 mg/kg的尿酸氧化酶抑制剂PO腹腔给药能有效升高树鼩SUA浓度，注射2 h后，SUA浓度可从约141.89 μmol/L升高至尿酸盐结晶浓度431.24 μmol/L，同时，肝脏黄嘌呤氧化酶（XO）mRNA表达在给药后检测到明显升高。与其他种类动物模型相比，树鼩以较低剂量的PO就可诱导出稳定的急性HUA。树鼩对PO的敏感性高，可作为研究HUA致病机制及评价人类HUA新药的潜在动物模型（Tang et al.，2017）。

（三）非人灵长类动物模型

利用对恒河猴腹腔注射肌苷（inosine）的量效实验得到，100 mg/kg、200 mg/kg剂量注射后30 min均能检测到SUA水平明显升高，200 mg/kg剂量注射后30 min SUA水平增加了约3.9倍，SUA水平从51 μmol/L左右上升到201 μmol/L，尿酸代谢关键酶嘌呤核苷磷酸化酶（purine nucleoside phosphorylase，PNP）和XO mRNA表达水平发生了变化，获得了急性HUA非人灵长类动物模型。肌苷（inosine）是体内尿酸合成的起始原料，经过PNP的水解作用形成次黄嘌呤，再由黄嘌呤氧化酶（XO）氧化形成黄嘌呤进而生成尿酸。建立的HUA非人灵长类动物模型，为靶向PNP的新药筛选及药理药效学评价提供了一种可靠的方法。该模型的建立是模拟人类尿酸代谢的相似途径获得的模型，其应用不仅可以验证XO抑制剂药效以及促尿酸排泄药物的药效，还可以验证PNP抑制剂的药效（Tang et al.，2021）。

（四）尿酸氧化酶基因敲除小鼠模型

利用胚胎干细胞同源重组的方法，以C57BL/6J小鼠为背景构建的尿酸氧化酶基因缺失的小鼠模型，超过一半的纯合子 $Uox^{-/-}$ 小鼠由于缺失尿酸氧化酶基因，在出生后的4周龄前由于严重的肾病（肾脏尿酸结晶肾病、囊肿、肾小管萎缩和肾单位塌陷）而具有65%的高死亡率，平均SUA水平为（11.0±1.7）mg/dl，比野生型小鼠的（0.9±0.3）mg/dl高出约12倍。此外，出生的 $Uox^{-/-}$ 小鼠来自杂合交配的百分比是7.1%，这个百分比远远低于预期的25%，这表明 $Uox^{-/-}$ 基因型与胚胎致死率相关（Wu et al.，1994）。另外，使用转录激活子样效应因子核酸酶（TALEN）技术在C57BL/6J小鼠建立的 Uox 基因敲除小鼠模型，出现了高尿酸血症（SUA水平超过420 μmol/L），存活至62周的小鼠约40%，观察到肾功能障碍（血清肌酐和尿素氮水平升高）与肾小球/肾小管病变。雄性 $Uox^{-/-}$ 小鼠出现糖代谢紊乱，与胰岛素分泌受损和对链脲佐菌素诱导的糖尿病的易感性升高有关，而雌性 $Uox^{-/-}$ 小鼠出现高血压并伴有异常的脂肪代谢，降尿酸药物可降低血清尿酸水平，改善高尿酸血症引起的疾病。该 Uox 基因敲除小鼠提供了一个合适的动物模型来研究高尿酸血症及其相关疾病，也表明了 HUA 在代谢紊乱和高血压中的关键作用（Lu et al.，2018）。

（五）尿酸氧化酶基因敲除大鼠模型

采用 CRISPR/Cas9 基因编辑技术敲除 SD 大鼠尿酸氧化酶基因 *Uox*，获得的 *Uox* 基因敲除大鼠中，雄性 *Uox*$^{-/-}$ 大鼠的 SUA 水平温和增加到（48.3±19.1）μg/ml，显著高于野生型大鼠。总甘油三酯、低密度脂蛋白、血尿素氮、血肌酐水平等肾功能指标与野生型大鼠有显著差异，但所有指标均接近或在正常范围内。在这些尿酸氧化酶缺乏的大鼠中观察肾脏的组织学变化，结果未见明显的肾脏损伤，只有轻度肾小球/肾小管病变。该 *Uox* 基因敲除大鼠提供了一个可供选择的动物模型来研究高尿酸血症及其相关疾病（Yu et al.，2020）。

四、动物模型与临床疾病对比

不同动物模型与高尿酸血症临床的对比见表 3-5。

表 3-5 不同动物模型与高尿酸血症临床对比

物种/品系	造模方法	造模药物	用法用量	造模周期	疾病症状
小鼠/ICR	抑制尿酸氧化酶活性	氧嗪酸钾	600 mg/kg（i.p.）	1～4 h	在 1～2 h 形成较为稳定的急性 HUA，SUA 值达到（432±34）μmol/L，小鼠 XO mRNA 的表达水平较对照组上升 2.14 倍（王陈芸等，2019）
大鼠/SD	抑制尿酸氧化酶活性	氧嗪酸钾	含 2% PO 饲料（p.o.）	49 天	温和 HUA，肾间质纤维化，检测出高血压症状（Mazzali et al.，2001）
大鼠/SD	抑制尿酸氧化酶活性	氧嗪酸钾	250 mg/kg（i.g.）	7 天	SUA 水平升高 1.5～2.1 倍，并伴有尿酸肾病（Wang et al.，2016）
大鼠/Wistar	抑制尿酸氧化酶活性	氧嗪酸钾	250 mg/kg（i.p.）	15 天	持续性慢性 HUA，停用 PO 后，HUA 是可逆的（Dhouibi et al.，2021）
大鼠/Wistar	抑制尿酸氧化酶活性	氧嗪酸钾	300 mg/kg（i.p.）	1～4 h	急性 HUA，SUA 值达到（407.7±28.6）μmol/L，升高为注射前的 2.9 倍（王陈芸等，2018）
树鼩	抑制尿酸氧化酶活性	氧嗪酸钾	100 mg/kg（i.p.）	1～4 h	急性 HUA，注射后 2 h SUA 浓度从 141.89 μmol/L 升高至约 431.24 μmol/L，肝脏 XO mRNA 表达明显升高（Tang et al.，2017）
大鼠	抑制尿酸氧化酶活性+尿酸产生的前体物质	氧嗪酸钾+酵母提取物	21 g/(kg·d)（p.o.）+200 mg/(kg·d)（i.p.）	28 天	SUA 水平升高，肾功能轻度损伤，心脏、肾脏和腹主动脉及尾动脉出现相应病理改变，雌性大鼠病理改变较雄性大鼠明显（阿依努·艾力等，2023）
大鼠	抑制尿酸氧化酶活性+尿酸产生的前体物质	氧嗪酸钾+酵母提取物	15 g/(kg·d)（p.o. bid）+250 mg/(kg·d)（i.p. qw）	6 周	SUA 水平升高，肾脏形态发生改变，尿酸结晶，炎症细胞累积，肾小管纤维化（Hou et al.，2014）
小鼠/ICR	抑制尿酸氧化酶活性+尿酸产生的前体物质	高酵母日粮+氧嗪酸钾+肌苷	高酵母日粮（10%）+280 mg/kg（i.g.）+400 mg/kg（i.g.）	21 天	SUA 水平显著升高，SUA、BUN、Scr 水平升高，肝脏 XO 活性增加（Qian et al.，2019）
大鼠	抑制尿酸氧化酶活性+尿酸	氧嗪酸钾+尿酸	2% PO 饲料（p.o. tid），饮用水中含 0.1 mmol/L 尿酸	5 周	SUA 水平升高，肾小管损伤，包括肾小管萎缩、扩张、增生以及纤维化现象（Long et al.，2008）

续表

物种/品系	造模方法	造模药物	用法用量	造模周期	疾病症状
大鼠	抑制尿酸氧化酶活性+抑制尿酸排泄	氧嗪酸钾+乙胺丁醇	200 mg/(kg·d)(i.p.)+250 mg/(kg·d)(i.p.)	42 天	SUA 水平显著升高,肾脏转运体 URAT1 mRNA 和 URAT1 蛋白高表达(Chen et al., 2013)
大鼠	抑制尿酸氧化酶活性+尿酸产生的前体物质	氧嗪酸钾+次黄嘌呤	200 mg/kg(i.p.)+500 mg/kg(i.g.)	10 天	SUA 水平显著升高,肾损伤(Cheng et al., 2015)
小鼠/昆明	抑制尿酸氧化酶活性+抑制尿酸排泄	氧嗪酸钾+腺嘌呤	200 mg/kg(i.g.)+50 mg/kg(i.g.)	21 天	药后 3 天 SUA 水平明显高于正常组,7 天保持稳定,10 天肾功能出现轻微病变,21 天出现严重病变,同时肾脏排泄的相关转运体发生了变化(Wen et al., 2020)
恒河猴	增加尿酸前体物质	肌苷	200 mg/kg(i.p.)	30 min 至 1 h	急性 HUA,SUA 水平增加约 3.9 倍,尿酸代谢关键酶 PNP mRNA 和 XO mRNA 表达水平发生了变化(Tang et al., 2021)
大鼠	增加尿酸前体物质+抑制尿酸排泄	酵母饲料+腺嘌呤	10 g/kg(i.g.)+100 mg/kg(i.g.)	7 天	HUA 合并肾病(Li et al., 2021)
大鼠/SD(雄性)	饮食诱导	果糖	60%	4 周	成功地诱导了代谢综合征,表现为高血压、HUA 和高胰岛素症(Essawy and Elbaz, 2014)
大鼠/SD	饮食诱导	果糖	10%	40 天	SUA 水平升高,肝脏 XO 活性增加,肾脏转运体 Glut9 蛋白表达显著增加(王雨等,2016)
Uox 基因敲除小鼠/C57BL/6J.129Sv	胚胎干细胞同源重组	尿酸氧化酶基因敲除	—	—	出生后 4 周龄前由于严重肾病(肾脏尿酸结晶肾病、囊肿、肾小管萎缩和肾单位塌陷)而具有 65% 的高死亡率,HUA 的 SUA 水平为(11.0±1.7)mg/dl,比野生型小鼠的(0.9±0.3)mg/dl 高出约 12 倍(Wu et al., 1994)
Uox 基因敲除小鼠/C57BL/6J	TALEN	尿酸氧化酶基因敲除	—	—	SUA 水平超过 420 μmol/L,存活至 62 周的小鼠约 40%,观察到肾脏尿酸结晶肾病,肾功能障碍(血清肌酐和血尿素氮水平升高)与肾小球/肾小管病变;高血压,代谢紊乱,脂质代谢异常,动脉粥样硬化,雄性 *Uox*−/− 小鼠出现糖代谢紊乱,胰岛素分泌受损,对链脲佐菌素诱导的糖尿病的易感性升高,雌性 *Uox*−/− 小鼠出现高血压并伴有异常的脂肪代谢(Lu et al., 2018)
Uox 基因敲除大鼠/SD	CRISPR/Cas9	尿酸氧化酶基因敲除	—	—	雄性 *Uox*−/− 大鼠的 SUA 水平温和增加到(48.3±19.1)μg/ml,显著高于野生型大鼠。总甘油三酯、低密度脂蛋白、血尿素氮、血肌酐水平等肾功能指标与野生型大鼠有显著差异,但所有指标均接近或在正常范围内。未见明显的肾损伤,轻度肾小球/肾小管病变(Yu et al., 2020)

注:p.o.:口服;i.g.:灌胃;i.p.:腹腔注射;p.o. bid:每日两次口服;、p.o. tid:每日三次口服;i.p.qw:每周腹腔注射一次

(唐东红)

第五节　骨　质　疏　松

一、疾病简介

(一)疾病特征及流行情况

骨质疏松(osteoporosis,OP)是一种以骨量降低和骨微结构破坏,导致骨脆性增加,

易发生以骨折为特征的一种全身性骨病。OP 分为原发性和继发性两大类，原发性 OP 又分为绝经后 OP（Ⅰ型）、老年性 OP（Ⅱ型）和特发性 OP（包括青少年型），继发性 OP 是由影响骨代谢疾病和/或药物及其他明确病因导致的骨质疏松。OP 临床表现包括疼痛、脊柱变形、骨折等，患者常出现腰背部疼痛或周身骨骼疼痛、驼背、身高缩短、脊柱畸形、椎体压缩性骨折、髋部骨折等。

随着社会的人口老龄化，OP 逐渐成为一个主要的公共卫生问题，其导致的社会和经济负担正在逐步增加。21 世纪初，全世界大约有 2 亿女性患 OP，美国 50 岁以上人群的患病率约为 10.3%，65 岁以上男性的患病率为 5.6%，女性达到 25%。我国 65 岁以上人群的患病率为 32%，男性为 10.7%，女性为 51.6%。研究发现 50% 的绝经后妇女在一生中发生骨质疏松性骨折，25% 发展为椎体畸形，15% 发生髋部骨折。约 20% 的髋部骨折患者在发病后的第一年内死亡，而 30% 的人在出院后需要在养老院安置。据报道，骨质疏松性骨折每年花费美国医疗保健系统约 170 亿美元，预计到 2040 年每年的成本将接近 500 亿美元（Cotts et al.，2018）。

国际 OP 诊断的金标准为骨密度降低程度达到或超过同性别、同种族健康成人的骨量峰值 2.5 个标准差时可诊断为 OP。疾病诊断所涉及的检查内容包括骨密度检查、X 光检查、骨转换标志物检查、血常规、尿常规、血钙、血磷、碱性磷酸酶等（刘忠厚，2011）。

（二）病因

原发性 OP 的病因是多方面的，目前研究认为遗传、年龄、激素、生活方式及药物因素均可导致 OP 的发生。研究发现，60%～90% 的骨量变化是由遗传因素决定的，不同人种的骨量峰值不同。人类骨骼的生长、发育和衰老是一个正常的生理过程，从出生到 20 岁骨量随着年龄的增长而持续增加，30 岁时达到骨量峰值，之后随着年龄的增长骨量逐渐流失。OP 发生率在 40 岁以后与年龄呈正相关，在 50 岁之后 OP 发生率明显增高。女性生理主要受雌激素调控，绝经后雌激素水平明显下降，骨量丢失速率加快，表现出腰背部疼痛，骨折发生率也陡然上升。吸烟、酗酒、过量咖啡摄入均会导致人体骨量的减少、骨折风险增加。继发性 OP 发病的常见原因是药物因素，如糖皮质激素的长期使用，可抑制成骨细胞分化，促进成骨细胞和骨细胞的凋亡，并影响胶原的形成，从而使骨形成减少，同时糖皮质激素也可以刺激破骨细胞分化与活化，使骨吸收增强。此外，长期使用抗癫痫药物和肝素等均会导致骨量丢失、骨折发生率升高。

（三）致病机制

人体骨骼每时每刻都在进行新陈代谢，包括成骨细胞主导的骨形成和破骨细胞主导的骨吸收，这个过程即为骨重建。成年前骨骼不断构建、塑形和重建，此时骨形成功能大于骨吸收功能，表现为骨量的增加；成年期，骨形成功能和骨吸收功能接近，骨重建处于平衡状态，总体表现为骨量的维持；随着年龄的增加，骨吸收功能大于骨形成功能，骨重建失衡，表现为骨量的丢失。

原发性 OP 主要包括绝经后 OP（Ⅰ型）、老年性 OP（Ⅱ型）和特发性 OP（包括青少年型）。绝经期妇女易患 OP，主要是因为雌激素的缺乏导致其对破骨细胞的抑制作用减弱，使破骨细胞数量增加、凋亡减少、寿命延长，进而使骨吸收功能增强，最终导致骨小梁变细或断裂，皮质骨孔隙度增加，骨强度下降。老年性 OP 一方面由增龄造成骨重建失衡，骨吸收/骨形成值升高导致进行性骨丢失，另一方面年龄的增长导致了机体处于一种长期的慢性炎症状态，部分促炎因子释放增加[如肿瘤坏死因子 α（TNFα）、IL-1、IL-6 等]，这些均能激活破骨细胞活化，促进骨吸收，造成骨量减少。目前，研究认为细胞衰老、肠道菌群、骨免疫紊乱等均参与了骨质疏松的发病。特发性 OP 的发病原因多样，目前推测其可能与生长激素、胶原合成及骨代谢调节等因素的异常相关。

继发性 OP 主要是由某种疾病、药物等产生的负面效应而导致的骨质疏松（王伟和史晓林，2012）。糖尿病性 OP、甲状腺功能亢进性 OP、甲状旁腺功能亢进性 OP 均是由内分泌功能的失调，导致机体出现骨胶原合成减少、钙磷代谢异常、破骨细胞活性增加等而造成骨量丢失，出现骨质疏松。此外，骨质疏松是糖皮质激素广泛使用的严重副作用之一，即使是生理剂量的糖皮质激素也可引起骨量丢失。糖皮质激素主要通过促进破骨细胞的骨吸收功能，并抑制成骨细胞的骨形成功能而引起骨质疏松。抗癫痫药的使用，可以加速肝微粒体酶对维生素 D 及其活性产物的代谢，使血中 25-羟维生素 D_3[25(OH)D_3]水平下降，无活性代谢产物增多，而影响肠钙的吸收，使钙磷代谢紊乱，促进骨钙的排出，引发骨质疏松。

二、实验动物的选择

OP 动物模型是研究其发病机制和药物开发的重要载体，常用来作为骨质疏松动物模型的有鼠、兔、犬、羊以及非人灵长类动物等。

大鼠遗传背景清楚、体型小、易操作、价格低，是最常用来作为 OP 模型的实验动物，常用于化学造模、去势造模及物理造模，但大鼠缺少哈弗斯氏管，无法观察哈氏重建，且骨骺闭合时间较长，骨重建周期较短。

随着基因编辑技术的发展，小鼠被广泛应用于 OP 动物模型，常见的小鼠 OP 模型包括去势模型、化学诱导模型、自然快速老化模型及基因工程模型。小鼠模型的不足是体积小、手术难度大、难以大量采血且不同品系骨量丢失差异大。

兔应用于 OP 模型，优点在于骨分化周期与人类相似程度高，具有活跃的哈弗斯氏管，且兔体积大、可多次采血，不足是松质骨含量低，不利于骨形态/骨密度测量。

犬基于其与人相似的骨代谢和骨结构特征，且具有丰富的哈弗斯氏管，也被用来研究废用性 OP 和激素诱导性 OP，不足是犬体内雌激素水平较低，卵巢切除不诱发骨丢失，不适用于绝经后 OP 的研究。

羊是椎骨骨质疏松研究和骨质疏松性骨折研究的理想模型，但是羊血、尿液等生化指标及骨组织形态学具有季节规律，骨密度随环境变化波动较大，卵巢切除后骨丢失不明显。

非人灵长类动物在遗传背景、解剖结构等方面与人高度相似，适用于研究老年性 OP，但是其价格昂贵且生物危险性较高，使用受到了限制。

近年来，斑马鱼被广泛应用于动物模型的构建，其优势在于遗传背景清晰、饲养成本低、发育周期短、胚胎可体外发育且透明可视、易于高通量筛选，不足在于体积小、操作相对复杂、采样量较小、缺乏哈弗斯氏系统。

三、不同动物模型的特征

（一）原发性骨质疏松模型

原发性骨质疏松模型主要包括绝经后骨质疏松模型和老年性骨质疏松模型两种，具体如下（张奕奋等，2021；周光兴等，2008；王起家等，2023）。

1. 绝经后 OP 模型

绝经后 OP 是发病率最高的一种 OP，去卵巢是该疾病经典的建模方法。SD 大鼠、Wistar 大鼠、C57BL/6 小鼠是常用的模型动物。将动物麻醉后取侧卧位，背腹部剃毛，消毒皮肤，分离腹肌，腹腔内找到卵巢及周围脂肪，结扎子宫并切除卵巢，余下组织送入腹腔，缝合肌肉和皮肤。2～4 周后，模型动物表现为雌激素水平下降，促黄体素和促卵泡生成素水平升高，骨代谢生化指标异常。骨吸收功能增强，骨形成功能代偿性增强，为高转换性骨代谢。动物整体骨密度下降，骨微结构被破坏，骨生物力学性能下降。

2. 老年性 OP 模型

雄激素睾酮水平下降是男性 OP 的主要原因，去睾丸动物模型是研究男性 OP 的重要工具。SD 大鼠、ICR 小鼠是常用模型动物。将动物麻醉后取仰卧位，消毒阴囊皮肤，在纵隔盘行纵行切口，剪开鞘膜后分别将双侧睾丸和附睾分离，切除双侧睾丸，其余部分放回阴囊，缝合切口。8～14 周后动物骨量下降明显，呈现高转换骨质疏松表现。但是不同部位的骨代谢有不同的变化，胫骨上端的骨形成和骨吸收参数水平均增加，腰椎骨吸收参数水平增加，而骨形成功能下降。

（二）继发性骨质疏松模型

继发性骨质疏松模型主要包括糖皮质激素性骨质疏松模型、糖尿病性骨质疏松模型、维甲酸诱导模型、环磷酰胺诱导模型、乙醇诱导模型、甲状旁腺切除模型、低钙性模型等类型（江瑞雪等，2022；赵阳等，2023；白银宝等，2018），具体如下。

1. 糖皮质激素性 OP 模型

糖皮质激素性 OP 是常见的一种继发性 OP，糖皮质激素可以激活核因子-κB 受体激活因子（RANKL/RANK）通路和 WNT/β-连环蛋白（WNT/β-catenin）途径，从而抑制成骨细胞分化，促进骨吸收和局部细胞凋亡，诱发骨质疏松。泼尼松、地塞米松及泼尼松龙等药物常用于构建糖皮质激素诱导的 OP 模型。大鼠灌胃醋酸泼尼松龙 2.7 mg/(kg·d)，4 周后动物骨代谢处于负平衡状态，即骨吸收大于骨形成，骨量丢失。

2. 糖尿病性 OP 模型

糖尿病性 OP 是一种退行性、全身性、代谢性疾病，为糖尿病在骨骼系统的常见慢性并发症之一，因胰岛素缺乏或胰岛素抵抗引起骨代谢及钙磷代谢紊乱，导致单位体积内骨量减少、骨组织微结构改变、骨强度减低、骨脆性增加，易发生骨折。一般选择 SD 大鼠，采用高脂高糖饲料喂养 4 周，并且按 35 mg/kg 一次性腹腔注射链脲佐菌素诱导成 2 型糖尿病性 OP 模型。模型动物表现为多饮、多尿、多食等糖尿病症状，空腹血糖明显升高，并呈持续状态，骨量及骨结构明显变差。

3. 维甲酸诱导的 OP 模型

维甲酸是维生素 A 的衍生物，具有与维生素 A 相似的药理作用，在临床主要用于各种皮肤科疾病的治疗，但也伴随骨质疏松的副作用。这是由于维甲酸具有激活破骨细胞的活性，促进骨吸收，使骨吸收功能大于骨形成功能，最终导致 OP。3 月龄 SD 大鼠连续 14 天灌胃 70 mg/(kg·d)维甲酸，继续饲养 14 天后，动物体重下降、活动减少、骨结构变化明显、骨量下降。

4. 环磷酰胺诱导的 OP 模型

环磷酰胺致 OP 属于继发性 OP 的一种，是指肿瘤或自身免疫性疾病患者大剂量、长时间使用环磷酰胺后导致骨量丢失、骨密度下降、骨折危险性增加的一种疾病。3 月龄 SD 大鼠，腹腔注射 8 mg/(kg·d)的环磷酰胺，连续 15 天后，动物骨密度下降、骨微结构被破坏、血清钙磷水平下降，但骨形成标志物水平增强。

5. 乙醇诱导的 OP 模型

酒精中毒可引起继发性 OP，主要病理表现为局部骨小梁结构消失、变细变薄。本模型可选 KM 小鼠、SD 大鼠、Wistar 大鼠、新西兰兔等。1 月龄 KM 小鼠连续 10 天，每天灌胃 60%乙醇，间隔 5 天后，再连续灌胃 10 天，再停止灌胃 5 天后，动物表现为骨干重、羟脯氨酸和骨微量元素水平均显著性下降。60%乙醇既可以抑制骨矿化，又可以抑制骨基质形成。

6. 甲状旁腺切除 OP 模型

甲状旁腺切除法是通过手术切除甲状旁腺，使甲状旁腺激素水平下降，引起维生素 D_3 缺乏，机体对钙的吸收减少，肾脏对磷酸盐的重吸收增加，骨组织的钙盐沉积减少，从而发生骨质疏松。该方法适用于研究钙磷代谢紊乱与 OP 的关系。该模型常用 Wistar 大鼠造模，将动物麻醉后取仰卧位，消毒颈部，取颈部正中纵向切口，切开颈部皮肤和皮下结缔组织，沿中线钝性分离气管后，可见甲状软骨和气管环两侧附着的一对椭圆形的甲状腺，甲状旁腺呈针头大小，米白色。用小镊子分别夹住两侧甲状旁腺，用 1 号丝线结扎后切除，缝合切口。3 个月后动物血清中钙、镁离子水平下降，尿中钙及镁排泄增加，骨吸收加速，骨量下降。

7. 低钙性 OP 模型

在影响骨量的诸多因素中，钙起着关键的作用。低钙饮食使钙来源减少，血中甲状旁腺激素和维生素 D 代谢产物 1,25-二羟基维生素 D_3 [1,25(OH)$_2$D$_3$]水平升高，导致骨钙释放增加，骨矿物质减少，骨量降低造成 OP。3 月龄 SD 大鼠，饲喂含 0.01%钙的饲料，持续 90 天后大鼠松质骨的骨形成有所加强，但骨吸收显著增加，出现高转换型 OP，骨量减少，骨结构变差。

（三）物理机械诱导法骨质疏松模型

利用物理或机械方式对动物部分肢体制动可构建 OP 动物模型，包括腿尾固定法、石膏绷带固定法、悬吊法等。腿尾固定法和石膏绷带固定法是模仿骨折常见的建模方式，悬吊法是通过特定器械对模型动物肢体制动而建模。物理机械诱导法 OP 模型对研究因瘫痪、骨折或术后长期卧床所致的继发性 OP 具有重要意义（周静媛等，2021；崔燎和吴铁，2011）。

1. 腿尾固定法 OP 模型

4 周龄 SD 大鼠，麻醉后将右后肢和尾部消毒，用直径为 1.2 mm 的医用钢丝穿过右后肢踝部和肛门开口远侧 1.0～2.0 cm 处，打结固定。4 周后，大鼠后肢肌肉明显萎缩，骨骼变短，股骨湿重、干重、骨密度及骨生物力学参数均明显下降。

2. 悬吊法 OP 模型

6 月龄 SD 大鼠，使头低位身体与水平面呈 30°角，后肢悬空不负重，前肢着地可自由活动、觅食，28 天后胫骨体积、湿重、干重和骨矿物含量明显减少，骨生物力学性能下降。

3. 石膏绷带固定法 OP 模型

该模型适用于犬、家兔等体积中等的动物。使用石膏绷带将动物的一侧后肢包裹 2～3 层，石膏绷带每两周更新一次，以防止石膏绷带松动或肢体发生压疮。12 周时动物骨生物力学参数明显下降，骨钙和胶原蛋白水平减少。

（四）基因工程骨质疏松模型

基因工程骨质疏松模型主要包括骨保护素基因敲除小鼠模型、醛酮还原酶 1A1 基因敲除小鼠模型、破骨细胞分化因子转基因小鼠模型等类型（王强和吴德升，2021）。

1. 骨保护素（OPG）基因敲除小鼠模型

OPG 是一种对破骨细胞分化成熟具有重要调节作用的细胞因子，能够阻断 RANK 和 RANKL 的相互结合，从而抑制破骨细胞的成熟及功能发挥，减少骨吸收，增加骨密度。OPG 基因敲除小鼠松质骨与皮质骨均出现明显的骨丢失，且伴随骨微结构破坏。

2. 醛酮还原酶 1A1（*Akr1A1*）基因敲除小鼠模型

Akr1A1$^{eGFP/eGFP}$ 小鼠维生素 C 合成不足、体重下降、骨发育异常和骨质疏松，股骨远端骨小梁数量及厚度、骨体积显著下降，骨小梁间隙显著增大，皮质骨面积比、骨体积比、骨密度、股骨宽度均下降，骨髓腔扩大、皮质变薄。该模型可模拟青少年时期由骨形成减少导致的 OP。

3. 破骨细胞分化因子（*RANKL*）转基因小鼠模型

RANKL 是 TNF 细胞因子家族成员，是骨保护素的配体，是破骨细胞分化和活化的关键因子，T 细胞活化可诱导该基因的表达，并导致破骨细胞生成和骨丢失的增加。该小鼠出现明显的骨小梁数量减少，骨密度降低。

四、动物模型与临床疾病对比

不同动物模型与骨质疏松临床的对比见表 3-6。

表 3-6 不同动物模型与骨质疏松临床对比

物种/品系	与人类骨骼的相似性
临床患者	具有哈弗斯氏重建，骨密度和骨质量下降，骨微结构被破坏，骨脆性增加，易骨折
小鼠	松质骨与人相似，但皮质骨与人差异较大，不同品系骨量丢失程度不同
大鼠	缺乏哈弗斯氏管，无法观察哈氏重建，且骺闭合时间较长，骨重建周期较短
兔	骨分化周期与人类的相似程度高，具有活跃的哈弗斯氏管，但松质骨含量低
犬	与人相似的骨代谢和骨结构特征，具有丰富的哈弗斯氏管，体内雌激素水平较低，卵巢切除不诱发骨丢失
羊	血、尿液等生化指标及骨组织形态学具有季节规律，骨密度随环境变化波动较大，卵巢切除后骨丢失不明显
非人灵长类	在遗传背景、解剖结构等方面与人高度相似
斑马鱼	缺乏哈弗斯氏系统

（李文德，贾欢欢，班俊峰）

参 考 文 献

阿依努·艾力，布威阿依谢姆·努尔麦麦提，阿迪拉·阿扎提，等. 2023. 雌性大鼠和雄性大鼠高尿酸血症动物模型的动态比较. 心血管病学进展，44(3): 277-282.

白银宝，金山，塔拉，等. 2018. 大鼠全甲状腺切除模型的建立. 中华临床医师杂志(电子版)，12(6): 333-336.

崔丽梅，吕纳强. 2019. 肥胖动物模型的研究及应用. 中国比较医学杂志，29(10): 16-21.

崔燎，吴铁. 2011. 骨质疏松药理学动物实验与图谱. 北京：科学出版社.

冯文文，崔岱，杨涛. 2020. 《中国高尿酸血症与痛风诊疗指南(2019)》要点解读. 临床内科杂志，37(7): 528-531.

冯秀媛，王永福. 2015. 特发性青少年骨质疏松症. 中国骨质疏松杂志，21(3): 342-348.

付唆林，朱惠明，郑丽. 2011. 实验性 Beagle 犬肥胖症并 2 型糖尿病模型的建立. 世界华人消化杂志，19(24): 2534-2539.

江瑞雪，蒋欣泉，文晋. 2022. 骨质疏松动物模型研究现状与进展. 中国骨质疏松杂志，28(7):

1039-1044.

刘忠厚. 2011. 骨质疏松诊断. 香港: 中国现代文艺出版社: 355-431.

王辰, 王建安. 2016. 内科学. 3 版. 北京: 人民卫生出版社.

王陈芸, 李哲丽, 叶尤松, 等. 2018. 氧嗪酸钾致 Wistar 大鼠高尿酸血症急性模型的剂量探讨. 中药药理与临床, 34(5): 141-143, 121.

王陈芸, 李哲丽, 叶尤松, 等. 2019. 氧嗪酸钾致小鼠急性高尿酸血症动物模型的研究及评价. 中药药理与临床, 35(1): 176-180.

王起家, 李可大, 张江. 2023. 骨质疏松动物模型研究进展. 实用中医内科杂志, 37(9): 134-138.

王强, 吴德升. 2021. 小鼠骨质疏松模型建立方法的研究进展. 中国脊柱脊髓杂志, 31(6): 572-576.

王伟, 史晓林. 2012. 继发性骨质疏松症的病因病机. 第十届国际骨矿研究学术会议暨第十二届国际骨质疏松研讨会论文集.

王雨, 林志健, 聂安政, 等. 2016. Glut9 在果糖诱导大鼠高尿酸血症中的作用. 中国病理生理杂志, 32(12): 2287-2290, 2299.

张奕奋, 耿倚云, 段莉, 等. 2021. 构建骨质疏松动物模型研究进展. 生物骨科材料与临床研究, 18(2): 62-66.

赵阳, 杨勇, 孟志成, 等. 2023. 骨质疏松症动物模型构建方法的研究进展. 山东医药, 63(4): 95-99.

赵玉琼. 2011. 肥胖大鼠模型. 实验动物科学, (6): 59-61.

中华医学会骨质疏松和骨矿盐疾病分会. 2023. 原发性骨质疏松症诊疗指南(2022). 中国全科医学, 26(14): 1671-1691.

周光兴, 高诚, 徐平, 等. 2008. 人类疾病动物模型复制方法学. 上海: 上海科学技术文献出版社: 212.

周静媛, 刘肖珩, 沈阳, 等. 2021. 骨质疏松症动物模型的构建及实验方法研究进展. 生物医学工程研究, 40(1): 83-87.

Bellentani S, Saccoccio G, Masutti F, et al. 2000. Prevalence of and risk factors for hepatic steatosis in Northern Italy. Ann Intern Med, 132: 112-117.

Carroll L, Voisey J, van Daal A. 2004. Mouse models of obesity. Clin Dermatol, 22(4): 345-349.

Chen G L, Zhu L R, Na S, et al. 2013. Effect of total saponin of *Dioscorea* on chronic hyperuricemia and expression of URAT1 in rats. Zhongguo Zhong Yao Za Zhi, 38(14): 2348-2353.

Chen H, Charlat O, Tartaglia L A, et al. 1996. Evidence that the diabetes gene encodes the leptin receptor: identification of a mutation in the leptin receptor gene in db/db mice. Cell, 84: 491-495.

Cheng L C, Murugaiyah V, Chan K L. 2015. Flavonoids and phenylethanoid glycosides from *Lippia nodiflora* as promising antihyperuricemic agents and elucidation of their mechanism of action. J Ethnopharmacol, 176: 485-493.

Cotts K G, Cifu A S. 2018. Treatment of osteoporosis. JAMA, 319(10): 1040-1041.

David E K, Elizabeth M B, Mark V N, et al. 2005. Design and validation of a histological scoring system for nonalcoholic fatty liver disease. Hepatology, 41(6): 1313-1321.

Dhouibi R, Affes H, Salem M B, et al. 2021. Creation of an adequate animal model of hyperuricemia (acute and chronic hyperuricemia); study of its reversibility and its maintenance. Life Sci, 268: 118998.

Drel V R, Mashtalir N, Ilnytska O, et al. 2006. The leptin-deficient (*ob/ob*) mouse a new animal model of peripheral neuropathy of type 2 diabetes and obesity. Diabetes, 55(12): 3335-3343.

Dufrane D, van Steenberghe M, Guiot Y, et al. 2006. Streptozotocin-induced diabetes in large animals (pigs/primates): role of GLUT2 transporter and beta-cell plasticity. Transplantation, 81(1): 36-45.

Ensrud K E, Crandall C J. 2017. Osteoporosis. Ann Intern Med, 167(3): ITC17-ITC32.

Essawy S S, Abdel-Sater K A, Elbaz A A. 2014. Comparing the effects of inorganic nitrate and allopurinol in renovascular complications of metabolic syndrome in rats: role of nitric oxide and uric acid. Arch Med Sci, 10(3): 537-545.

Fujiwara S, Nakashima K, Noguchi T. 1987. Insoluble uricase in liver peroxisomes of Old World monkeys. Comp Biochem Physiol B, 88(2): 467-469.

Gong L, Zeng W, Yang Z, et al. 2013. Comparison of the clinical manifestations of type 2 diabetes mellitus between rhesus monkey (*Macaca mulatta lasiotis*) and human being. Pancreas, 42(3): 537-542.

Habu Y, Yano I, Takeuchi A, et al. 2003. Decreased activity of basolateral organic ion transports in hyperuricemic rat kidney: roles of organic ion transporters, rOAT1, rOAT3 and rOCT2. Biochem Pharmacol, 66(6): 1107-1114.

Hou S X, Zhu W J, Pang M Q, et al. 2014. Protective effect of iridoid glycosides from *Paederia scandens* (LOUR.) MERRILL (Rubiaceae) on uric acid nephropathy rats induced by yeast and potassium oxonate. Food Chem Toxicol, 64: 57-64.

Jackson A A. 2017. Nutrition and liver health. Dig Dis, 35: 411-417.

Kleinert M, Clemmensen C, Hofmann S M, et al. 2018. Animal models of obesity and diabetes mellitus. Nat Rev Endocrinol, 14(3): 140-162.

Koopmans S J, Schuurman T. 2015. Considerations on pig models for appetite, metabolic syndrome and obese type 2 diabetes: from food intake to metabolic disease. Eur J Pharmacol, 759: 231-239.

Lane N E. 2006. Epidemiology, etiology, and diagnosis of osteoporosis. American Journal of Obstetrics and Gynecology, 194(2 Suppl): S3- S11.

Li H, Zhang X, Gu L, et al. 2021. Anti-gout effects of the medicinal fungus *Phellinus igniarius* in hyperuricaemia and acute gouty arthritis rat models. Front Pharmacol, 12: 801910.

Li S, Kievit P, Robertson A K, et al. 2013. Targeting oxidized LDL improves insulin sensitivity and immune cell function in obese Rhesus macaques. Mol Metab. Jun 11; 2(3): 256-69.

Li Z, Xue J, Chen P, et al. 2014. Prevalence of nonalcoholic fatty liver disease in mainland of China: a meta-analysis of published studies. J Gastroenterol Hepatol, 29(1): 42-51.

Liu A, Galoosian A, Kaswala D, et al. 2018. Nonalcoholic fatty liver disease: epidemiology, liver transplantation trends and outcomes, and risk of recurrent disease in the graft. J Clin Transl Hepatol, 6(4): 420-424

Liu H, Lu H Y. 2014. Nonalcoholic fatty liver disease and cardiovascular disease. World J Gastroenterol, 20(26): 8407-8415.

Liu R, Han C, Wu D, et al. 2015. Prevalence of hyperuricemia and gout in Mainland China from 2000 to 2014: a systematic review and meta-analysis. Biomed Res Int, 2015: 762820.

Long C L, Qin X C, Pan Z Y, et al. 2008. Activation of ATP-sensitive potassium channels protects vascular endothelial cells from hypertension and renal injury induced by hyperuricemia. J Hypertens, 26(12): 2326-2338.

Lu J, Dalbeth N, Yin H, et al. 2019. Mouse models for human hyperuricaemia: a critical review. Nat Rev Rheumatol, 15(7): 413-426.

Lu J, Hou X, Yuan X, et al. 2018. Knockout of the urate oxidase gene provides a stable mouse model of hyperuricemia associated with metabolic disorders. Kidney Int, 93(1): 69-80.

Makino S, Kunimoto K, Muraoka Y, et al. 1980. Breeding of a non-obese, diabetic strain of mice. Experimental Animals, 29(1): 1-13.

Malik V S, Willett W C, Hu F B. 2013. Global obesity: trends, risk factors and policy implications. Nat Rev Endocrinol, 9(1): 13-27.

Mazzali M, Hughes J, Kim Y G, et al. 2001. Elevated uric acid increases blood pressure in the rat by a novel crystal-independent mechanism. Hypertension, 38(5): 1101-1106.

Meier H, Yerganian G. 1961. Spontaneous diabetes mellitus in the Chinese hamster. Diabetes, 10: 12-18.

Montalbano G, Mhalhel K, Briglia M, et al. 2021. Zebrafish and flavonoids: adjuvants against obesity. Molecules, 26(10): 3014.

Musselman L P, Kühnlein R P. 2018. Drosophila as a model to study obesity and metabolic disease. J Exp Biol, 221(Pt Suppl 1): jeb163881.

Oda M, Satta Y, Takenaka O, et al. 2002. Loss of urate oxidase activity in hominoids and its evolutionary implications. Mol Biol Evol, 19(5): 640-653.

Pandey S, Dvorakova M C. 2020. Future perspective of diabetic animal models. Endocrine, Metabolic & Immune Disorders - Drug Targets, 20(1): 25-38.

Pang S, Jiang Q, Sun P, et al. 2021. Hyperuricemia prevalence and its association with metabolic disorders: a multicenter retrospective real-world study in China. Ann Transl Med, 9(20): 1550.

Priya C, Kottaisamy D, Raj D S, et al. 2021. Experimental animal models for diabetes and its related complications-a review. Lab Anim Res, 37: 23.

Qian X, Wang X, Luo J, et al. 2019. Hypouricemic and nephroprotective roles of anthocyanins in hyperuricemic mice. Food Funct, 10(2): 867-878.

Renner S, Blutke A, Clauss S, et al. 2020. Porcine models for studying complications and organ crosstalk in diabetes mellitus. Cell and Tissue Research, 380: 341-378.

Rock K L, Kataoka H, Lai J J. 2013. Uric acid as a danger signal in gout and its comorbidities. Nature Reviews Rheumatology, 9(1): 13-23.

Tang D H, Wang C Y, Huang X, et al. 2021. Inosine induces acute hyperuricaemia in rhesus monkey (*Macaca mulatta*) as a potential disease animal model. Pharm Biol, 59(1): 175-182.

Tang D H, Ye Y S, Wang C Y, et al. 2017. Potassium oxonate induces acute hyperuricemia in the tree shrew (*Tupaia belangeri chinensis*). Exp Anim, 66(3): 209-216.

Wang M, Zhao J, Zhang N, et al. 2016. Astilbin improves potassium oxonate-induced hyperuricemia and kidney injury through regulating oxidative stress and inflammation response in mice. Biomed Pharmacother, 83: 975-988.

Wen S, Wang D, Yu H, et al. 2020. The Time-Feature of uric acid excretion in hyperuricemia mice induced by potassium oxonate and adenine. Int J Mol Sci, 21(15): 5178.

Wu X, Wakamiya M, Vaishnav S, et al. 1994. Hyperuricemia and urate nephropathy in urate oxidase-deficient mice. Proc Natl Acad Sci U S A, 91(2): 742-746.

Yokoi N, Hoshino M, Hidaka S, et al. 2013. A novel rat model of type 2 diabetes: the zucker fatty diabetes mellitus ZFDM rat. Journal of Diabetes Research, 2013: 103731.

Yu Y, Zhang N, Dong X, et al. 2020. Uricase-deficient rat is generated with CRISPR/Cas9 technique. PeerJ, 8: e8971.

Zhang C, Li L, Zhang Y, et al. 2020. Recent advances in fructose intake and risk of hyperuricemia. Biomed Pharmacother, 131: 110795.

Zhu Y, Peng X, Ling G. 2017. An update on the animal models in hyperuricaemia research. Clin Exp Rheumatol, 35(5): 860-864.

第四章　肿瘤疾病研究中实验动物的选择

第一节　概　　述

一、疾病简介

（一）疾病特征及流行情况

国家癌症中心数据显示，中国前十位的恶性肿瘤为肺癌、结直肠癌、胃癌、肝癌、乳腺癌、食管癌、甲状腺癌、宫颈癌、胰腺癌和前列腺癌，占新发癌症总数的 78%。癌症死亡人数前十位的分别是肺癌、肝癌、胃癌、食管癌、结直肠癌、胰腺癌、乳腺癌、神经系统癌症、白血病、宫颈癌，占癌症死亡总数的 83%。

（二）病因

肿瘤形成的因素大致包括先天性和获得性两类：先天性因素包括家族遗传或自身基因突变；获得性因素则包括不良生活习惯（如吸烟、酗酒、肥胖、食品添加剂过量摄入等）、环境（化学致癌物或物理辐射长期暴露等）、疾病诱导[幽门螺杆菌、人乳头瘤病毒、乙型肝炎病毒（乙肝病毒）、丙型肝炎病毒（丙肝病毒）感染等]。

（三）致病机制

肿瘤细胞是一类变异的非正常细胞，表现为原癌基因（proto oncogene）的激活和/或抑癌基因（anti oncogene，肿瘤抑制基因）的突变。肿瘤细胞在机体内发生发展的过程是免疫系统与肿瘤细胞间动态且复杂的相互作用，包括清除（elimination）、平衡（equilibration）和逃逸。新生肿瘤细胞具有较强的免疫原性，可被免疫系统识别并清除。变异的肿瘤细胞可通过逃脱免疫识别和清除，与免疫系统达到平衡状态。平衡状态下的肿瘤细胞免疫原性减弱，不易被免疫系统识别和清除，同时由于免疫系统的清除压力，肿瘤细胞无法过度生长。在免疫系统的压力下，肿瘤细胞可能进一步突变，打破平衡状态，进入免疫逃逸阶段。肿瘤细胞免疫逃逸的机制可以归纳为肿瘤细胞的自身修饰、代谢重排以及肿瘤微环境的改变。处于此阶段的肿瘤细胞表现出一系列恶性表型，如不表达 MHC（major histocompatibility complex）分子，不能产生肿瘤肽，进而使 T 细胞失去对肿瘤细胞的识别，从而使其逃脱免疫系统的杀伤。此外，肿瘤细胞还通过代谢重编程，形成低氧、低 pH 和营养物质匮乏的免疫抑制型微环境，并且通过释放一些具有免疫抑制功能的分子[转化生长因子-β（TGF-β）、IL-10 等]诱导生成调节性 T 淋巴细胞（regulatory T cell，Treg），对其他免疫细胞产生抑制作用。处于免疫逃逸阶段时，免疫系统的抗肿瘤机制已经全面崩溃，肿瘤生长失去控制，并广泛转移。

二、实验动物的选择

肿瘤动物模型的建立为肿瘤发生发展与转移机制的研究，以及抗肿瘤药物的筛选和评价提供了有力的工具。尽管犬和非人灵长类等大型哺乳动物在生物学上与人类更为接近，但是考虑到实验动物伦理和经济成本等因素，这些实验动物在肿瘤动物模型中的使用十分受限。啮齿动物，包括大鼠、小鼠、仓鼠、豚鼠等，具有繁育速度快、成本低、可进行基因修饰等优点，是肿瘤动物模型中使用最为广泛的模式生物。依据建模方法，常用的肿瘤动物模型可分为自发性和诱发性动物模型、基因工程动物模型和移植性肿瘤动物模型，其中基因工程和诱发性动物模型主要适用于肿瘤发生发展机制的研究，而基因工程与移植性肿瘤动物模型主要用于抗肿瘤药物的筛选和评价。

（田 勇）

第二节 自发性肿瘤

自发性肿瘤动物模型（animal model of spontaneous tumor）是指实验动物未经任何有意识的人工干预而自然发生的一类肿瘤，凭借其独有的特点在肿瘤实验研究中发挥着重要作用。自发性肿瘤的类型和发病率随实验动物的种属、品系不同而各有差异，也和动物的饲养环境、健康情况及营养等因素有关。目前，最常使用的自发性肿瘤动物模型多为人为定向培育而成，以近交系小鼠为主，用于肿瘤研究的小鼠品系或亚系高达 200多种。

一、不同动物模型的特征

（一）小鼠自发性肿瘤模型

小鼠肿瘤在组织发生、形态学和病程进展等方面与人体肿瘤有较高的相似之处，其中近交系小鼠是自发性肿瘤发病率较高的实验动物，也是常用的模式生物之一。近交系小鼠的自发性肿瘤以乳腺、肺、肝和造血系统的为多，其中乳腺肿瘤发病率最高（Clarke，1996；Johnson and Fleet，2013；Pritchard and Przemeck，2004）。

1. 小鼠自发性乳腺肿瘤模型

乳腺肿瘤是小鼠最常见的自发性肿瘤，部分动物可出现肺转移。小鼠乳腺肿瘤的发生受多种因素诱导和调节，包括肿瘤病毒感染、化学诱导、物理诱导以及小鼠遗传背景等，其中病毒是最主要的诱导因素。已知乳腺肿瘤病毒有以下几个变种：①原发肿瘤病毒 MMTV/S（Bittner 病毒）具有高度致癌性，可由乳汁传递，主要作用于 C3H、DBA等品系小鼠。肿瘤类型为腺癌 A 型和腺癌 B 型，种鼠的发病率在 70% 以上，潜伏期不足 1 年。②MMTV/L 病毒可由生殖细胞传递，主要作用于 C3Hf 系小鼠。肿瘤类型为腺癌 A 型和腺癌 B 型，种鼠的发病率约为 40%，潜伏期在 1 年以上。③MMTV/P 病毒可由生殖细胞或乳汁传递，主要作用于 GR 系小鼠，也可作用于 DD、DDD、RⅢ系小鼠。肿瘤类型均为腺癌 P 型，种鼠的发病率超过 70%，潜伏期在 1 年以内。

不同遗传背景对小鼠自发性乳腺肿瘤的影响：①C3H 繁殖雌鼠乳腺肿瘤的发病率约为 100%，C3HB 雌鼠为 85%～90%，C3H/Hej 雌鼠为 80%～100%，C3H/HeN 雌鼠约为 100%，C3H/Bi 生产雌鼠为 85%～90%。②A 系生育雌鼠乳腺肿瘤的发病率高，未生育者低，其中 A/He 繁殖雌鼠发病率约为 40%，A/J 繁殖雌鼠约为 25%。③DBA 系小鼠中 DBA/1 经产雌鼠发病率为 61.5%～75%，DBA/2 为 50%～60%。④杂交小鼠：CD2F1 小鼠是由 C3H 或 BALB/c 雌鼠与 DBA/2 雄鼠杂交获得的 F1 代小鼠，出生后 10.5 个月出现乳腺肿瘤，发病后 20～35 天死亡。⑤其他品系：DD 系生产雌鼠发病率为 63%；FM 系生产雌鼠发病率超过 90%；PBA 系生产雌鼠（35 周龄）发病率为 75%；RⅢ系生产雌鼠发病率为 88%，RⅢ/An 育成雌鼠发病率为 49%。此外，C57BR、C57BL、AKR 等品系小鼠自发性乳腺肿瘤的发病率较低。

2. 小鼠自发性肺肿瘤模型

小鼠呼吸道肿瘤的自发率较高，其病理学分型主要为腺瘤和腺癌：肺腺瘤为良性肿瘤，多为纤维腺瘤；肺腺癌大部分起源于肺泡，病理表型为孤立的、肉眼可见的灰白色结节。不同遗传背景对小鼠自发性肺肿瘤的影响较大，18 月龄的 A 系小鼠肺肿瘤发病率高达 90%，其中 A/J 发病率较高；SWR 系 18 月龄以上小鼠发病率达 80%；老年 PRA 系生产雌鼠发病率也可达 77%；但 C57BL 系小鼠、DBA/1 和某些杂交小鼠（如 CBA×C3HK F1 雄鼠、C3H×C3HK F1 雄鼠）中肺肿瘤的发病率较低，一般不超过 10%。

3. 小鼠自发性肝脏肿瘤模型

小鼠肝脏良性自发性肿瘤包括腺瘤和血管瘤，其中腺瘤可能发生恶变。小鼠肝脏恶性自发性肿瘤以肝细胞肝癌为主，胆管细胞癌较少，肉瘤则罕见。不同遗传背景对小鼠自发性肝脏肿瘤的影响较大，而性别也是影响肝脏自发性肿瘤的重要因素。一般来说，雌性小鼠的发病率显著低于雄鼠，其中生育雌鼠的发病率更低。14 月龄以上 C3Hf 系、C3H 系和 C3H/He 系雄鼠的发病率分别为 72%、85% 和 80%。此外，CBA/J 雄鼠的发病率为 65%，而 C57BL/6J、A/J 等均属于低发病率品系。

4. 小鼠自发性白血病模型

小鼠自发性白血病以淋巴细胞型白血病为主，且发病率受遗传背景和性别因素的影响。在 C58、AKR、Afb 等品系小鼠中，自发性白血病较为多发，且雌性小鼠发病率更高。其中，C58 系小鼠 12 月龄内发病率可达 95%～97%；8～9 月龄 AKR 小鼠（AKR/N 最为常见）白血病的发病率高达 80%～90%；8～9 月龄 Afb 雌鼠发病率达 90%，雄鼠为 65%。

5. 小鼠自发性淋巴肉瘤模型

遗传背景是影响小鼠自发性淋巴肉瘤的主要原因：PBA 系 35 周龄小鼠发病率为

100%，无性别差异；C3H/Fg 亚系育成雌鼠发病率为 96%，雄鼠为 89%；BALB/c 和 C57BL 等品系小鼠发病率较低。

6. 小鼠自发性网状细胞肉瘤模型

遗传背景是影响小鼠自发性网状细胞肉瘤的主要原因：SJL 系小鼠网状细胞肉瘤的发病率较高，其中 13.5 月龄的 SJL/J 系生产雌鼠发病率达到 88%，12.5 月龄雄鼠发病率达到 91%；12 月龄以上 SJL/N 小鼠易发生类霍奇金病的多形细胞性网状细胞肉瘤，为 Wanedo 网状细胞肉瘤的宿主。RF 系小鼠网状细胞肉瘤的发病率也可达到 56.2%。此外，C57 系和 BALB/c 系小鼠的发病率较低。

7. 小鼠自发性卵巢肿瘤模型

遗传背景和生育情况是影响小鼠自发性卵巢肿瘤的重要原因，其中 BALB/c 系、RIII 系、C3H 系小鼠都属于卵巢肿瘤高发品系，且生产雌鼠的发病率更高。BALB/c 系生产雌鼠发病率为 75.8%；RIII 系 17 月龄生产雌鼠发病率为 60%，育成雌鼠为 50%；C3H 系中 C3HeB/Fe 的 19 月龄生产雌鼠发病率为 64%，育成雌鼠发病率为 22%；C3HeB/De 亚系 24.3 月龄未生育雌鼠发病率为 47%，21.5 月龄生育雌鼠为 37%，多产者为 29%。

8. 小鼠自发性胃肠道肿瘤模型

常用来建立自发性胃肿瘤模型的为 I 系小鼠，发病率可达 100%。NZO 系小鼠常用于自发性十二指肠肿瘤模型的建立，雌鼠发病率约为 20%，雄鼠发病率略低（15%）。其他品系小鼠胃肠道肿瘤的发病率都较低。

9. 小鼠自发性垂体瘤模型

30 月龄的 C57BL/6J 雌鼠自发性垂体瘤的发病率最高（约 75%），求偶素（雌二醇）干预后发病率几乎达 100%。老年 C57BL/6J 系和 C57BR/cd 系生育雌鼠的发病率也可达 33%。

10. 小鼠自发性肾上腺皮质瘤模型

CE 系和 NH 系小鼠自发性肾上腺皮质瘤的发病率较高，切除性腺后发病率可升高。6 月龄 CE 雄鼠切除性腺后发病率达 100%，7 月龄 CE 雌鼠术后发病率约为 79%。

11. 小鼠自发性先天性睾丸畸胎瘤模型

不同遗传背景的小鼠自发性先天性睾丸畸胎瘤的发病率不同，TER/SV 亚系发病率达 30%，129/RrJ 发病率约为 5%，129 系仅为 1%，其他品系少见报道。

12. 小鼠其他自发性肿瘤模型

BALB/cf/cd 系小鼠高发肾腺癌，发病率为 60%～70%；Simpson 亚系小鼠骨肉瘤高发，发病率约为 53%；HR 系小鼠血管内皮瘤发病率为 19%～33%，经化学诱变后，发病率达 54%～76%。

（二）大鼠自发性肿瘤模型

大鼠有体型大、便于手术和注射等实验操作的优势，因此大鼠也是常用于自发性肿瘤研究的模式生物。与小鼠自发性肿瘤模型相似，遗传背景和年龄对大鼠自发性肿瘤发病率的影响较大。常用于研究的大鼠品系包括 Wistar、Sprague-Dawley（SD）和 Fischer 344（F344）。

1. 大鼠自发性乳腺肿瘤模型

老年雌鼠乳腺肿瘤普遍多发（发病率为 30%～60%）。其中最常见的是良性纤维腺瘤，也可能发生腺癌纤维瘤。不同遗传背景大鼠的乳腺肿瘤发病率有所不同：雌性 SD 大鼠的发病率约为 55%；WN 系雌鼠恶性乳腺肿瘤的发病率为 30%～50%；F344 系雌鼠乳腺肿瘤的发病率约为 41%，乳腺纤维腺瘤的发病率可高达 90%。

2. 大鼠自发性垂体瘤模型

同一品系雌鼠的垂体瘤发病率显著高于雄鼠，主要为腺瘤。不同遗传背景也影响垂体瘤的发病率，F344 系雌鼠垂体腺瘤的发病率约为 36%，雄鼠为 24%；BN 系雌鼠的发病率约为 26%，雄鼠约为 14%；ACI 系雌鼠的发病率约为 21%，雄鼠为 5%；18 月龄以上 M520 系大鼠可发生脑垂体前叶瘤，发病率为 20%～40%；18 月龄以上 WN 系大鼠脑垂体肿瘤的发病率为 40%～93%。

3. 大鼠自发性肾上腺瘤模型

自发性肾上腺瘤包括肾上腺皮质瘤和肾上腺髓质瘤，其中皮质瘤在 BUF/N、M520/N 和 OM/N 三个品系中较为常见。BUF 系大鼠皮质瘤的发病率约为 25%；18 月龄以上 M520 系大鼠皮质瘤的发病率为 20%～45%，髓质瘤的发病率达 60%～85%；18 月龄以上 OM 系大鼠皮质瘤的发病率可达 94%；WF 系、ACI 系和 BIN 系肾上腺瘤的发病率低于 5%。

4. 大鼠自发性睾丸瘤模型

睾丸瘤在各个年龄阶段的 F344 和 ACI/N 系大鼠中高发，主要为间质细胞瘤。F344 系老年雄鼠的发病率可高达 86%，ACI 系雄鼠的发病率约为 46%，其他品系大鼠睾丸瘤的发病率较低。

5. 大鼠白血病模型

小鼠白血病以淋巴细胞型白血病为主，大鼠白血病则以颗粒细胞型为主。总体来说，大鼠（包括 18 月龄以上老年大鼠）白血病的发病率较低。其中 F344 和 WF 系大鼠可能发生单核细胞型白血病，发病率约为 16%。

6. 大鼠其他自发性肿瘤模型

胃肠道肿瘤在大鼠品系中较为少见，其中 WF 系雄鼠结肠癌的发病率约为 38.1%，雌鼠的发病率为 27.6%。大鼠膀胱肿瘤也很少见，其中 BN/Bi 系雄性大鼠膀胱癌的发病率可达 35%，雌性大鼠输尿管癌的发病率约为 22%。大鼠自发性子宫肿瘤模型，18 月龄以上 M520 系雌鼠的发病率为 12%～50%；F344 系多发子宫内膜肿瘤，发病率约为 21%；BIN 系可能发生子宫颈肉瘤，发病率约为 15%；ACI 系可能发生子宫癌，发病率约为 13%。

（三）其他动物自发性肿瘤模型

除大、小鼠外，其他动物种系在某些特定的研究领域也具有不可替代的作用和优势，为揭示肿瘤发生发展的研究工作提供了强有力的工具。

1. 金黄地鼠模型

金黄地鼠自发性恶性肿瘤的总发病率较低，为 3.7%左右。金黄地鼠的良性肿瘤包括肠道息肉和肾上腺皮质腺瘤，其中发病率最高的是小肠上皮息肉和肾上腺上皮腺瘤，其次是甲状腺上皮腺瘤、胃上皮组织乳头瘤、脾结缔组织血管瘤，发病率较低的包括甲状旁腺上皮瘤、肝结缔组织血管瘤、胆管结缔组织胆管瘤等。金黄地鼠最常见的恶性肿瘤是淋巴肉瘤，且雄性高发。

2. 豚鼠模型

豚鼠曾被认为是很少发生肿瘤的实验动物，但近年来研究发现，豚鼠可自发多种肿瘤，以支气管乳头状腺瘤和白血病最为多见。低龄豚鼠自发性肿瘤的发病率较低（0.4%～1.4%），主要为与病毒相关的白血病，而老龄豚鼠的肿瘤发病率可上升至 0.5%～30%，提示年龄因素在豚鼠肿瘤发生中具有重要的作用。此外，特定的癌种一般在特定的封闭群和品系中高发，提示遗传因素在豚鼠肿瘤发生中也发挥重要的作用。豚鼠中常见的自发性肿瘤包括皮肤瘤和乳腺肿瘤，其中皮肤瘤主要为良性的毛囊瘤，乳腺肿瘤主要是良性的纤维腺瘤。

3. 兔模型

不同品系兔的自发性肿瘤的发病率及类型均有所不同，由于家兔寿命可长达 6～7 岁，实验用兔大多为 2～18 月龄，因此很少观察到 2 岁以下各种兔自发性肿瘤的发生。兔自发性肿瘤的发病率通常随着年龄增长而上升，以乳头状瘤（皮肤和口腔）与子宫腺癌最为常见，还可发生 Wilm 瘤（肾母细胞瘤）、肝细胞肝癌、乳腺癌、阴道癌、恶性淋巴瘤、横纹肌肉瘤等恶性肿瘤。

4. 猪模型

猪的自发性肿瘤发病率低，但由于它与人类生活关系密切，且与人肿瘤的发病有很多相似之处，因此该类模型逐渐被关注。猪恶性自发性肿瘤中半数以上为 Wilm 瘤，皮肤黑痣较为常见，亦可见恶性黑色素瘤。美洲辛克莱小型猪有 80%可发生自发性皮肤黑色素瘤，其特点是发生于子宫内和产后自发的皮肤恶性黑色素瘤发病率很高，有典型的皮肤自发性退行性变，临床表现与人黑色素瘤从良性到恶性的变化过程相似，是研究人类黑色素瘤的良好模型。另外，猪自发性肿瘤还包括原发性肝癌和鼻咽癌，但发病率很低。

5. 非人灵长类动物模型

非人灵长类动物自发性肿瘤的发病率仅为 2.65% 左右（Deycmar et al.，2023）。非人灵长类动物的自发性肿瘤几乎见于所有的器官系统，以消化道肿瘤最为多见。胃部绝大多数是良性腺乳头状瘤，恶性肿瘤极罕见；口腔和食道的肿瘤主要是鳞状细胞癌；除猕科猴肠腺癌的发病率较高外，其他则很少发生；肝肿瘤以良性占优势，恶性肿瘤很少；唾液腺、胆管和胰腺很少发生肿瘤。

6. 家犬和猫模型

家犬和猫作为最常见的伴侣动物，与人类在生物学和栖息地方面拥有相似性（MacEwen，1990）。对犬和猫自发性肿瘤进行研究，可以推测人肿瘤发生发展的机制。家犬自发性肿瘤的发病率约为 8.5%，以外生殖器和乳腺肿瘤最常见（主要为肉瘤），还可发生造血系统肿瘤。猫自发性肿瘤的发病率约为 3.1%，其中近半为癌（主要为乳腺癌），其次是肉瘤（约占 26.3%）。

7. 两栖类动物模型

两栖类动物自发性肿瘤较为常见，其中蛙的 Lucke 氏肾腺癌是研究较多的肿瘤，发病率约为 2.7%，它是由至少 4 种病毒所引起的。两栖类动物在细胞和体液免疫方面具有独特的优势，为研究免疫抑制状态在肿瘤（如淋巴网状细胞瘤）发生中的作用提供帮助。

二、动物模型与临床疾病对比

自发性肿瘤动物模型可以再现人肿瘤发生、发展的全过程，与其他类型肿瘤动物模型相比，其有利于肿瘤发病学及机制的研究，也有利于将动物的实验结果向人类医学研究推演（Hansen and Khanna，2004）。自发性肿瘤动物模型的局限包括：动物自发性肿瘤一般恶性度不高，较少发生转移；相比人类肿瘤病因的复杂性，自发性肿瘤动物模型的自发因素较为简单；此外，动物的自发性肿瘤大多为散发，且多发生于 10 个月以上的动物，导致实验周期长、均一性差、实验成本高，从而限制了自发性肿瘤动物模型在实际研究中的应用。不同自发性肿瘤动物模型与临床疾病的对比见表 4-1。

表 4-1 不同自发性肿瘤动物模型与临床疾病对比

肿瘤类型	物种/品系	疾病特点
乳腺肿瘤	临床患者	乳腺癌是发生在乳腺上皮的恶性肿瘤，分子分型包括 ER（雌激素受体）、PR（孕激素受体）、Her-2（人表皮生长因子受体 2）和三阴型乳腺癌。疾病进展阶段包括增生、腺瘤/乳腺上皮内瘤变、早期和晚期癌变，易发生肺转移和脑转移
	小鼠：C3H、A、DBA 等	MMTV/S 病毒可通过乳汁、生殖细胞等传染，A 型和 B 型腺癌高发，大多于出生 1 年后发病，部分动物可出现肺转移
	大鼠：SD、WN、F344 等	多发良性纤维腺瘤、腺癌纤维瘤

续表

肿瘤类型	物种/品系	疾病特点
肺肿瘤	临床患者	肺癌包括非小细胞肺癌[由鼠类肉瘤病毒癌基因（*Kras*）、表皮生长因子受体（EGFR）等驱动]和小细胞肺癌[由视网膜母细胞瘤（rb）和抑癌基因（*p53*）驱动]，其中以非小细胞肺癌为主，包括腺癌、鳞状细胞癌（鳞癌）和大细胞癌。腺癌是最常见的亚型，鳞状细胞癌次之
	小鼠：A、SWR、PRA 等	病理分型包括腺瘤（多为良性纤维腺瘤）和腺癌（多表现为孤立的灰白色结节）
肝肿瘤	临床患者	包括原发性和继发性肝癌，其中原发性肝癌包括肝细胞癌、肝内胆管细胞癌和混合型癌三种，其中肝细胞癌占总发病率的 80%～90%，肝内胆管细胞癌占 10%～15%。肝癌的发展可能起源于肝脏慢性损伤和炎症，进一步出现纤维化和/或肝硬化，最后进展为肝癌
	小鼠：C3H、FLS、CBA 等	多发生于肝细胞，发展为结节，进一步发展为腺瘤，最终发展为肝细胞癌，表现为局部侵袭和转移。胆管细胞癌较少，肉瘤罕见
白血病	临床患者	白血病是造血组织恶性增殖的疾病，是造血干细胞恶性克隆性疾病，其特点是骨髓或其他造血组织中大量无核细胞增生，并进入外周血液。临床表现包括淋巴结、脾、肝等造血器官肿大和白血病细胞恶性增生。白血病包括急性髓系白血病、急性淋巴细胞白血病、慢性髓系白血病和慢性淋巴细胞白血病。儿童白血病 90% 以上为急性，且多为急性淋巴细胞白血病
	小鼠：C58、AKR、Afb 等	AKR 小鼠在 6～9 月龄发病率可达 60%～90%，多为胸腺来源的淋巴细胞白血病；C58 小鼠在 12 月龄时发病率为 90% 以上，多为淋巴细胞白血病
	大鼠：F344、WF 等	18 月龄以上大鼠，主要为单细胞型白血病
胃肿瘤	临床患者	胃癌是原发于胃上皮的恶性肿瘤，病理分型包括腺癌、鳞状细胞癌、腺鳞癌、类癌、小细胞癌等。高度异质性是胃癌的特点，在不同阶段胃癌的基因表达谱、个体差异性和分子机制都不尽相同
	小鼠：I 系	胃肿瘤发病率高
肠肿瘤	临床患者	结直肠癌是胃肠道常见的恶性肿瘤
	大鼠：WF	雄性老年大鼠可发生结肠癌，发病率较低（约 38%）
肾上腺瘤	临床患者	包括肾上腺皮质瘤和肾上腺髓质瘤
	小鼠：CE、NH	切除性腺后，可提高小鼠肾上腺皮质瘤的发病率
	大鼠：M520、BUF、OM 等	18 月龄以上大鼠，包括肾上腺髓质瘤和肾上腺皮质瘤
睾丸瘤	临床患者	睾丸肿瘤包括睾丸生殖细胞肿瘤、性索间质肿瘤以及睾丸附属器官肿瘤
	大鼠：F344	老年小鼠高发睾丸间质细胞瘤

（高　茜）

第三节　诱发性肿瘤

诱发性肿瘤动物模型（induced tumor animal model）是用致癌物（carcinogen）在实验条件下诱导动物发生肿瘤的动物模型。由于诱发因素和条件可人为控制，诱发率远远高于自然发病率，诱发性模型是实验肿瘤学研究的常用方法。常用的诱发方法包括：化学致癌物（chemical carcinogen，CI）、物理诱导法、生物致癌物等。其中化学致癌物包括有多环芳烃类、亚硝胺类、偶氮染料类、黄曲霉毒素等，可诱导动物发生肝癌、食管癌、肺癌、膀胱癌等多种肿瘤。物理诱导法包括放射性物质暴露、局部注射放射性同位素等。生物诱导法包括病毒致癌或转基因诱导成瘤等。

一、不同动物模型的特征

（一）化学诱导模型

化学致癌物可在多个位点破坏 DNA，模拟由广泛基因损伤引起肿瘤的自然演变过程，对因反复暴露于特定因素而诱导肿瘤发生的研究具有重要的借鉴意义（Yuspa and Poirier, 1988）。该模型的建立方法一般是经口给药法、涂抹法、注射法、气管灌注法、穿线法和埋藏法等，使动物发生肿瘤，调节致癌物的剂量可控制诱癌时间和程度。不同组织器官和动物种系对同一化学致癌物的敏感性不同，如芳香烃类致癌物可诱发小鼠皮肤癌模型，对大鼠则难以诱发皮肤癌。亚硝胺类致癌物在大鼠体内可诱发食管癌，在小鼠体内仅能诱发前胃癌。因此，依据实验研究的目的，选择适合的动物种系和致癌物建立化学诱导模型的方法极为重要，以下介绍几种常用的化学诱导模型建立方法。

1. 化学诱导食管癌模型

利用亚硝胺在体内代谢产生重碳烷的原理，使 DNA 发生烷化而致癌，常用的诱变剂为甲基苄基亚硝胺（methyl benzyl nitrosamine，MBNA）。使用 1 月龄、体重 100g 以上的 Wistar 大鼠，将 1% MBNA 溶液加在少量的粉末状饲料中，供动物自由摄取，给药量为每天 0.75～1.5 mg/kg。3 个月左右食管癌诱发率为 80%～100%，其食管鳞状细胞癌的组织学病变与人类的食管鳞癌相似，但很少发生转移。

2. 化学诱导胃癌模型

通常使用经口给药法，通过诱癌剂直接与胃肠黏膜作用诱导肿瘤，常用的诱导剂有 N-甲基-N-亚硝基脲（N-methyl-N-nitrosourea，MNU）、甲基硝基亚硝基胍（N-methyl-N'-nitro-N-nitrosoguanidine，MNNG）、乙基硝基亚硝基胍（N-ethyl-N'-nitro-N-nitrosoguanidine，ENNG）等。

1）MNU 诱导

MNU 诱导的肿瘤主要发生在胃窦，包括分化良好至中度分化的肿瘤。MNU 可添加于小鼠饮用水单独诱导，也可与高盐饮食联合诱导。单独诱导时，用含有 120 ppm （1 ppm=10^{-6}）的饮用水处理 5 周以上，可促使多个品系的小鼠胃部发生癌变。

2）MNNG 诱导

MNNG 通过诱导染色体突变，可剂量依赖地在大鼠/小鼠中诱导胃癌发生，其中高剂量 MNNG 造成动物的死亡率显著上升。①在 Wistar 大鼠中，使用含 0.01% MNNG 的饮水，隔日一次，肿瘤诱发率近 80%，以高度分化的腺癌为主，可能发生肝和肩部淋巴结转移。②使用 18～22 g 的昆明小鼠，按 500 µg/ml MNNG 浓度进行灌喂，2 次/周，0.4 ml/次，12 个月后增至 0.6 ml/次。腺胃癌诱发率约为 23%，以高分化腺癌为主，可能同时诱发前胃癌和十二指肠肿瘤。

3. 化学诱导原发性肝癌模型

常用的肝癌化学诱导剂包括二乙基亚硝胺（diethylnitrosamine，DEN）、黄曲霉毒素（aflatoxin，AFB）、二甲氨基偶氮苯（DAB）、四氯化碳（CCl$_4$）等，给药方法包括经口或腹腔注射（Li et al.，2023）。模型评价指标包括：①一般情况观察（体重、外观、活力等）；②肿瘤体积；③血清生化分析（丙氨酸转氨酶、天冬氨酸转氨酶、白蛋白等）；④病理检测：HE 染色（hematoxylin-eosin staining）、Masson 染色等。

1）DEN 诱导

DEN 属于遗传毒性致癌物，可通过共价键与 DNA 相互作用引起基因突变或 DNA 损伤而诱导癌变。DEN 是肝癌模型最常使用的诱变剂，小剂量注射或经口给药就会造成严重的肝损伤，适用于肝癌发病机制和过程的研究。模型特点是：多采用腹腔注射形式给药，易操作；小剂量多次给药即可诱发肝癌，诱癌率高；啮齿类可以模拟肝损伤—肝炎—肝硬化—肝癌的病程。DEN 诱导肝癌模型的成模时间与给药剂量和频率，以及小鼠品系、性别与年龄等因素相关。①2 周龄 C57BL/6J 幼鼠单次腹腔注射 25 mg/kg 的 DEN 后，约 24 周时出现癌前病变，42 周时形成肝癌。②6～10 周龄 C57BL/6J 雄性小鼠，每周 0.014% 的 DEN 灌胃 6 天（第 7 天正常饮水），饮水间隔一天，连续 15 周可形成肝癌。③体重 250 g 左右的封闭群大鼠经口给药 0.25～1 ml 0.25% 的 DEN 水溶液或稀释 10 倍于饮水瓶中供自由饮用，180 天 70% 左右的大鼠可发展为肝癌。

2）AFB 诱导

AFB 是曲霉属真菌产生的一种双呋喃环类毒素，与 DEN 同属于遗传毒性致癌物，通常以饮食饲喂的方法辅助动物肝癌模型造模。造模方法：每日饲料含 0.001～0.015 ppm 的 AFB，喂养 6 个月后，大鼠肝癌诱发率达到 80%。模型特点：①毒性强，剂量不易控制；②不同种系动物对 AFB 的易感性不同。

3）CCl$_4$ 诱导

CCl$_4$ 可通过反复急性肝损伤、炎症和修复诱导肝纤维化，最终诱导肝癌。高浓度腹腔注射 CCl$_4$ 时，首先损伤动物的中枢神经系统，其次为肝脏和肾脏；低浓度长期注射主要损伤肝脏和肾脏功能。乙醇可以促进 CCl$_4$ 的吸收，可采用 CCl$_4$ 与 DEN 和/或乙醇联合使用诱导肝癌发生，减少造模周期，提高造模稳定性。值得注意的是，多诱变剂联合使用可以提高造模效率，同时可能增加小鼠死亡率。此外，CCl$_4$ 挥发性强，需密封保存，在操作过程中实验人员需进行安全防护。

4）其他诱变剂

①硫代乙酰胺（thioacetamide，TAA）可诱导肝细胞坏死和肝纤维化，同时易产生肠源性内毒素血症而进一步破坏肝脏功能，最终导致肝癌的发生，用 TAA 诱导雄性 SD 大鼠 16 周可构建肝癌大鼠模型；②苯巴比妥与 DAB 作为肝脏致癌物，在大鼠模型中联合干预 120 天左右，造模成功率为 100%。

4. 化学诱导结直肠癌模型

常用的诱导剂有二甲基肼（dimethylhydrazine，DMH）、氧化偶氮甲烷（azoxymethane，AOM）及致炎剂葡聚糖硫酸钠（dextran sulfate sodium，DSS）（Bürtin et al.，2020；Rosenberg et al., 2009）。模型评价指标包括：①一般情况观察（体重、外观、活力等）；②肿瘤计数、异常隐窝计数；③病理 HE 染色等。

1）DMH/AOM 诱导

DMH/AOM 的肠组织特异性高，DMH 本身不致癌，AOM 是 DMH 在肝细胞内质网的代谢产物，可通过 DNA 烷化促进碱基错配致癌。①小鼠或大鼠腹腔注射 DMH 21 mg/kg，每周 1 次，连续 20 周以上可诱导结直肠癌，多为腺癌。②小鼠腹腔注射 AOM 10 mg/kg，每周 1 次，连续 4 周，可诱导结直肠癌发生。

2）DSS 诱导

DSS 是一种人工合成的硫酸多糖，单独使用时可以造成小鼠结肠炎症，以 Th1/Th2 细胞功能失调为特征，伴有一定概率的肠癌发生。AOM 和 DSS 联合使用可以稳定地诱发炎性结直肠癌，具体方法如下：小鼠腹腔注射 7.5～12.5 mg/kg AOM；使用 DSS 含量为 1%～3% 的饮水饲喂（通常使用相对分子质量为 40 000 的 DSS）一周；正常饮水饲喂一周；以上操作循环三次。发挥致炎作用的 DSS 与致癌作用的 AOM 联合使用，可以模拟人类患者在炎症基础上的结直肠癌发生发展的过程，可用于肿瘤进展机制和药物筛选的研究。

5. 化学诱导鼻咽癌模型

通常使用甲基胆蒽（methylcholanthrene，MC）、DEN 为诱导剂。MC 插管法：一般使用体重 120 g 左右的大鼠，将填充有 MC 晶体的微管穿过鼻腔抵达鼻咽部，持续半年以上，大鼠鼻咽癌成模率可达 60% 以上。DEN 滴鼻法：用 1% 吐温配制 33.3% 的 DEN 悬液，对大鼠进行滴鼻造模，每次 20 µl，每周 1 次，共计 15～20 次，可建立大鼠鼻咽癌模型。

6. 化学诱导肺癌模型

相比其他肿瘤模型，肺癌模型造模难度较大，主要原因是经呼吸道给药后，致癌药物易被气管或支气管上皮的纤毛运动排出，显著降低成模率。常用的肺癌诱导剂有 DEN、乌拉坦、苯并芘、硫酸铵气溶胶、MC 等。

1）DEN 诱导

小鼠每周皮下注射 1% DEN 一次，单次注射剂量 56 mg/kg，总剂量 868 mg。100 天左右时成模率约为 40%，180 天时可高达 94%。DEN 总剂量提高至 1176 mg 时，可显著提高诱发率，缩短诱发时间。DEN 诱导的肺癌主要为气管鳞状细胞癌。

2）乌拉坦诱导

小鼠（A 系）较大鼠敏感，小鼠每周腹腔注射 10% 乌拉坦 0.1～0.3 ml，间隔 3～5 天重复注射，持续 2～3 个月。注射 3 个月后，肺腺癌发病率约为 100%，且多数为多发性的肺腺癌。

3）苯并芘、硫酸铵、MC 诱导

①猴气管滴注苯并芘与等量的 Fe_2O_3 混合液，每周 1 次，共计 10 次，可诱发猴肺鳞状上皮癌；②大鼠吸入硫酸铵气溶胶可诱导肺腺癌发生；③以 0.2% 明胶作悬浮剂与

MC 混合后对金黄地鼠进行气管注入，可诱导肺癌发生。

7. 化学诱导乳腺癌模型

常用的诱导剂为 MNU、二甲基苯并蒽（7,12-dimethylbenz anthracene，DMBA）等，多以大鼠进行模型建立，通过灌胃、局部涂抹或静脉注射等诱导肿瘤发生（Sukumar et al.，1995）。该模型建立周期较长、肿瘤细胞差异性大，且肿瘤恶性行为有限、肿瘤侵袭能力较弱，不利于恶性乳腺癌发病机制的研究。

8. 化学诱导胰腺癌模型

常用的诱导剂为 N-亚硝基双(2-羟丙基)-胺[1,1'-(nitrosoimino)bis-2-propanone，BOP]，可作用于动物胰腺组织，模拟胰腺癌发生发展的全过程。金黄地鼠腹腔注射 BOP 2 mg/100 g，每周注射 1 次，连续 2 周，注射后 3 个月，胰腺导管上皮细胞呈现不典型改变，6 个月后形成胰腺肿瘤。诱导模型可在较短时间内表现出与人胰腺癌发生、发展类似的过程。但 BOP 的组织特异性较差，除胰腺癌外，还会引起肝癌等其他肿瘤的产生，且动物死亡率较高。

9. 化学诱导黑色素瘤模型

通常使用 DMBA 为诱变致癌剂，PMA/TPA（PKC activator/tumor promoter）为肿瘤促进剂，DMBA 与 TPA 联合使用可诱导小鼠皮肤鳞状细胞癌：在 6～7 周龄 C57BL/6J 小鼠皮肤表面涂抹 DMBA，一周后涂抹 TPA，每周涂抹 2 次，10 周左右小鼠皮肤表面出现肿瘤，涂抹至 25 周左右，肿瘤增长速度显著。该模型操作简易、成模周期短、成模率高，是皮肤鳞状细胞癌最为经典的造模方法。模型评价：①一般情况观察（体重、活力和皮肤表面色素沉淀）；②肿瘤大小；③病理检测：HE 染色、肿瘤标志物染色等。

10. 化学诱导宫颈癌模型

通常使用 MC 为诱变剂，借助穿线法，将附有 0.1 mg MC 的棉纱线穿入宫颈并固定于宫颈口，约 180 天后可诱导小鼠宫颈癌发生。

（二）物理诱导模型

物理诱导方法主要是利用放射性物质诱导肿瘤发生的过程，具体包括用放射线照射或局部注射放射性同位素等。经典的物理诱导肿瘤模型包括紫外线诱导黑色素瘤模型、γ 射线诱导小鼠淋巴瘤模型等。

1. 紫外线诱导黑色素瘤模型

紫外线（ultraviolet，UV）包括 UVA、UVB 和 UVC，其中 UVB 是造成原癌基因突变引起 DNA 损伤、诱发皮肤癌的主要原因。①UVB 诱导小鼠黑色素瘤模型：可以有效模拟人类受环境因素影响引起皮肤癌的过程。小鼠紫外辐射模型中一般使用 6～7 周雌性 SKH-1、BALB/c、C57BL/6J 小鼠进行紫外线照射。初始剂量 180 mJ/m^2，每周照射 3 次，每周增加 10 mJ/m^2，最高剂量为 300 mJ/m^2，连续照射 40 周。该模型的缺点是实验周期长。*HGF/SF* 转基因小鼠[通过促分裂原活化的蛋白激酶（MAPK）和磷脂酰肌醇 3 激酶（PI3K）激活黑色素细胞增殖]可自发产生黑色素瘤，但是耗时长（>15 月）、成瘤率低（22%）。因此，*HGF/SF* 转基因小鼠与 UVB 照射结合是小鼠黑色素瘤模型最常用的建模方法。②UV 辐射剑尾鱼模型：野生型剑尾鱼不发生黑色素瘤，不同种类杂交产生的后代可以自发黑色素瘤或者 UV 诱导产生黑色素瘤。长期反复利用亚红斑量 UV 辐射可诱导南美负鼠黑色素瘤发生，与剑尾鱼模型不同，负鼠暴露于长波紫外线（UVA）仅产生黑色素细胞增生过度。

2. 射线诱导小鼠淋巴瘤模型

4 周龄 C57BL/6J 小鼠进行 γ 射线（1.75 Gy）辐射造模，每周照射 1 次，持续 4 周，约 90% 的小鼠被诱发出胸腺 T 细胞淋巴瘤，平均潜伏期约为 4.5 个月。SJL/J 小鼠白血病的临床表现与继发性人类急性髓系白血病（AML）非常相似，将 3 月龄左右的小鼠暴露于 3 Gy 下全身照射，1～3 h 后皮下接种 0.5 mg 地塞米松，成模率约为 90%。C3H 小鼠被认为是最适合建立 AML 模型的品系。将 C3H 小鼠暴露于 3 Gy X 射线辐射或苯后，AML 发病率高、潜伏期短，在细胞学、组织病理学和分子水平上与人类 AML 相似。hHF-tg 小鼠经过 1.2 Gy/周的 X 射线照射，连续 4 周，80% 的 hHF-tg 小鼠发生胸腺淋巴瘤/白血病。

（三）生物诱导模型

肿瘤病毒包括致瘤性 RNA 病毒和 DNA 病毒，是指能引起机体发生肿瘤，或使细胞恶性转化的病毒。与其他病毒不同，肿瘤病毒感染细胞后并不杀死被感染细胞，而是促进被感染细胞的无限增殖。这一过程的关键在于病毒基因与宿主细胞 DNA 发生整合（integration），从而干扰宿主细胞分化、分裂和生长，最终导致宿主细胞的恶性转化。

1. EB 病毒诱导鼻咽癌模型

EB 病毒（Epstein-Barr virus，EBV）是第一个被发现的人类致癌病毒，属于疱疹病毒家族 γ 亚型，与伯基特淋巴瘤（Burkitt lymphoma）和鼻咽癌的发生关系明确，与肠癌、胃癌、乳腺癌的发生密切相关。EB 病毒感染人补体受体 2（human complement receptor，hCR2）人源化的小鼠或利用其相关抗原成分诱导可制作鼻咽癌动物模型（Zitvogel et al.，2016）。

2. 人乳头瘤病毒诱导乳头瘤模型

人乳头瘤病毒（human papilloma virus，HPV）属于乳多空病毒科乳头瘤病毒 A 属，具有嗜黏膜属性，可引起人类皮肤、黏膜的增生病变，分为低危型和高危型。低危型 HPV 主要以游离状态存在，引起肛门、皮肤、生殖道疣和喉乳头状瘤。高危型 HPV 大多以单拷贝或多拷贝形式整合到宿主细胞染色体中，从而导致机体细胞病变，与宫颈癌、肛门-外生殖道癌、头颈部癌的发生相关。由于宿主的特异性差异，HPV 只能感染人，不能感染其他动物。为克服种属差异，研究者分别从棉尾兔、犬、牛中分离了对应的乳头瘤病毒，并利用这些病毒建立相应的感染模型。然而，由于感染效率低、动物体积大、生物学背景与人类差别过大等原因，上述模型的使用较为受限。小鼠乳头瘤病毒（mouse papillomavirus type 1，MmuPV1）与 HPV 同为环状双链 DNA 病毒。不同遗传背景的小鼠对 MmuPV1 病毒的易感性不同。MmuPV1 感染野生型小鼠时，仅能在感染部位检测到病毒载量，无乳头瘤样病变。而免疫缺陷小鼠感染 MmuPV1 后，可产生乳头瘤样病变，甚至癌变。此外，MmuPV1 感染不同部位可诱导产生不同的癌变模型。MmuPV1 感染小鼠舌和口咽部，可诱导形成口腔癌模型。UV 照射联合 MmuPV1 感染皮肤上皮组织，可诱导产生皮肤疣，甚至发生癌变。

3. 肝炎病毒诱导肝癌模型

肝炎病毒（HBV 和 HCV）感染是产生肝细胞癌的主要危险因素之一，其中 HBV 为 DNA 病毒，HCV 为 RNA 病毒，两者互不关联，同一患者可单独被一种病毒感染，也可被两种病毒同时感染。树鼩在生理、生化和解剖学等方面与人类具有较高的相似性，相比其他实验动物，其是模拟人 HBV 感染后发展至肝癌的过程的理想的实验动物。常用的树鼩品系有树鼩瑶山亚种（*Tupaia belangeri yaoshanensis*）、树鼩滇西亚种（*Tupaia belangeri chinensis*）。然而，树鼩产仔量少、胆小易惊吓，在一定程度上影响其推广应用。土拨鼠肝炎病毒（WHV）与 HBV 的核苷酸同源性较高，土拨鼠感染 WHV 与人 HBV 感染后的免疫反应类型和病程高度相似，是模拟病毒感染、肝癌进展理想的模型。

4. 人类嗜 T 细胞病毒诱导白血病模型

人类嗜 T 细胞病毒（HTLV）和成人 T 细胞白血病病毒（ATLV）在序列上具有同源性，属于同一家族，是与人类肿瘤发生密切相关的 RNA 病毒，与主要流行于日本和加勒比地区的 T 细胞白血病/淋巴瘤有关（Skayneh et al.，2019）。HTLV-1 病毒感染人源化小鼠 4~6 周后，小鼠出现人 T 细胞白血病（ALT）样表型（肝脾肿大，HTLV-1 感染 T 细胞的克隆增殖，外周血涂片有白血病细胞）。由于种属差异，野生型小鼠不能被 HTLV 感染，仅能被小鼠白血病病毒（MuLV）感染。MuLV 已被广泛用于在敏感小鼠品系（NIH/Swiss、DBA/2、AKXD、BXH-2 和 C57BL/6）中诱导非 B 细胞白血病与非 T 细胞白血病，被认为是揭示白血病发病机制的最简单的逆转录病毒之一。

5. 幽门螺杆菌诱导胃癌模型

幽门螺杆菌（HP）感染最常用的菌株是悉尼菌株（*Helicobacter pylori* SS1），在该菌株感染约 8 个月后，小鼠出现严重的胃炎和胃上皮萎缩，但通常不发生癌变。因此，HP 通常与化学诱导方法或基因工程小鼠联合使用，以促进胃癌发生。

二、动物模型与临床疾病对比

不同诱发性肿瘤动物模型与临床疾病的对比见表 4-2。

表 4-2 不同诱发性肿瘤动物模型与临床疾病对比

肿瘤模型	模型类型	常用动物品系	造模方法	动物模型与人类疾病对比特点
食管癌	化学诱导	大鼠：Wistar	MBNA 饮食/饮水饲喂	组织学病变与人类的食管鳞癌相似，肿瘤转移率低
胃癌	化学诱导	小鼠 大鼠	高盐饮食联合 MNU/ MNNG 饮水	以腺癌为主，在大鼠上可发生肝脏或淋巴结转移，在小鼠上可同时诱发前胃癌和十二指肠肿瘤
	生物诱导	小鼠	HP 感染或联合化学药剂/基因小鼠	HP 单独感染小鼠时难以诱导癌变，需与化学诱导法或基因工程小鼠联用
肝癌	化学诱导	小鼠：C57BL/6J 大鼠：SD	腹腔注射/经口灌胃 DEN	模拟人类患者肝损伤—肝炎—肝硬化—肝癌的发生过程，易建模，成功率高
			腹腔注射 CCl₄	易操作，可重复性好，可与 DEN 或乙醇联合使用以缩短造模周期
			AFB 饮食饲喂	致癌性强、毒性强、剂量不易控制，通常作为辅助造模方法使用
	生物诱导	树鼩 土拨鼠	肝炎病毒、土拨鼠肝炎病毒感染	模拟人 HBV 感染后发展至肝癌的过程和病毒感染后的免疫反应类型
结直肠癌	化学诱导	小鼠：ICR、CBL/6J、BALB/c 大鼠：Wistar	DMH 腹腔注射	DMH 单独诱导小鼠20周以上可诱导腺癌发生，肠黏膜出现增生、单发或多发结节
			AOM 腹腔注射 DMH/AOM 联合诱导	易成模，肿瘤进展与实验动物背景相关，与人类大肠癌发生过程中的细胞动力学、组织病理学和分子特征方面相似
			DSS/AOM 联合诱导	模拟人在炎症基础上的结直肠癌发生发展的过程
鼻咽癌	化学诱导	大鼠	MC 或 DEN 微管法	造模成功率高，但成模周期较长（≥6 个月）
	生物诱导	人源化小鼠	EBV 感染	需要特定的转基因动物，主要诱发恶性淋巴瘤和未分化癌（人鼻咽癌主要为高分化鳞癌），且肿瘤生长和发展迅速
肺癌	化学诱导	小鼠：A/J、C57BL/6J、裸鼠 大鼠：Wistar、SD 金黄地鼠	皮下注射 DEN 腹腔注射乌拉坦 气管滴注苯并芘 吸入硫酸铵气溶胶 气管滴注甲基胆蒽 香烟烟雾暴露法	优点：临床吻合度高，较好地模拟了肿瘤微环境的形成 缺点：造模周期较长、肿瘤不发生转移
乳腺癌	化学诱导	大鼠	MNU 或 DMBA 通过灌胃、局部涂抹或静脉注射诱导	建模周期长，诱发肿瘤位点不可预知，肿瘤细胞差异性大，恶性行为有限，肿瘤侵袭转移能力弱
胰腺癌	化学诱导	小鼠	BOP 化学诱导	较短时间内表现出与人胰腺癌发生发展类似的过程，致癌物特异性较差，且动物死亡率较高
黑色素瘤	化学诱导	小鼠	DMBA/TPA 涂抹法联合诱导	操作简单、成模周期短、成模率高，是皮肤鳞癌最为经典的造模方法
	物理诱导	小鼠 剑尾鱼	UVB 照射	可有效模拟人类受环境因素影响引起皮肤癌的过程
宫颈癌	化学诱导	小鼠	MC 穿线法	与人宫颈癌的发生步骤相似，致癌物诱导 2~5 个月时，可观察到轻度、中度至重度的不典型变化
	生物诱导	小鼠：免疫缺陷小鼠	MmuPV1 感染	不同遗传背景小鼠对病毒的敏感性不同，不同感染位置可诱导不同的癌变模型，可用于 HPV 的垂直或横向传播研究

续表

肿瘤模型	模型类型	常用动物种系	造模方法	动物模型与人类疾病对比特点
淋巴瘤	物理诱导	小鼠：C57BL/6J、C3H	γ射线照射	发病率高、潜伏期短，在细胞学、组织病理学和分子水平上与人类患者相似
	生物诱导	小鼠	HTLV/MuLV感染	可诱导小鼠的前B淋巴细胞发生癌变，进而诱导白血病的发生，与人B细胞抗原受体（BCR）-ABL原癌基因（ABL）融合基因阳性白血病的发生过程极为相似

（王欣佩）

第四节　转基因肿瘤

一、模型简介

向小鼠胚胎干（ES）细胞中转基因和基因靶向技术的发展促进了基因工程小鼠模型的产生，这些经基因工程改造的转基因动物模型，可用来研究癌症发生、新治疗靶点等方面。2007年，欧洲实验动物科学联合会提出，转基因动物是指具有自发的化学诱变的动物和经过随机或基因靶向DNA重组的动物，并发布了转基因啮齿动物生产和命名指南。随后，美国国立卫生研究院国家癌症研究所也提出，转基因小鼠是指来自小鼠基因组或其他物种基因组的DNA已合并到模型动物基因组的每个细胞中的模型动物，因为在模型制作过程中其基因组都经过基因修饰，所以又称为基因修饰肿瘤模型，均是利用转基因、基因打靶和条件性基因打靶等技术敲除或插入特定基因在体内激活癌基因或灭活肿瘤抑制基因（或两者兼而有之），从而诱发动物产生肿瘤的模型。在本节，转基因是指体外和体内在小鼠模型生殖细胞或体细胞中所有类型的基因组改变。

二、制作技术和方法

（一）转基因技术

可通过多种方式将外源DNA引入小鼠基因组产生转基因小鼠，常用的方法包括逆转录病毒法、显微注射法和基因打靶法等。

1. 逆转录病毒法

利用逆转录病毒感染不同发育阶段的小鼠胚胎。DNA与RNA肿瘤病毒，如腺病毒和逆转录病毒，均是基因转染的强大遗传工具。这些逆转录病毒本身不携带癌基因，但可以通过将前病毒插入宿主基因的上游或启动子区域来诱导致癌突变，前病毒可以插入细胞基因组，产生更高水平的内源性基因转录本或嵌合转录本。此外，前病毒的基因内插入可导致基因转录本提前终止，导致基因活化或失活。重组腺病毒通常用于在体内和体外向哺乳动物细胞递送癌基因、显性阴性肿瘤抑制基因或Cre重组酶基因（Cre）。表达Cre的腺病毒，常用于无组织特异性小鼠癌症模型（如肺癌和卵巢癌）的复制。逆转录病毒载体和慢病毒载体可以整合到宿主基因组中以实现高效、稳定的基因递送。该方法的主要问题是插入逆转录病毒载体后常导致转基因因 DNA 甲基化而沉默，且载体可以携带的目标片段较小，又是随机整合，易致邻近组织交叉感染，在非分裂细胞内感染效率较低。

2. 显微注射法

通过显微注射法将 DNA 载体或基于核酸内切酶的试剂（如 Cas9-sgRNA-ssDNA 混合物）直接注射到受精小鼠卵母细胞并整合到原核中，后代的所有细胞都具有转基因。此方法相对较快，主要缺点是无法控制转基因表达的水平和模式，目的 DNA 可能插入关键位点，导致意外且有害的基因突变。转基因也有可能插入到基因沉默的位点中而致插入失败，并产生极端的过表达，引起非生理表型效应或被沉默。

3. 基因打靶法

基因打靶法通过引入目标位点功能缺失突变来靶向操纵小鼠 ES 细胞，然后将转基因 ES 细胞注射到小鼠囊胚中，并转移到假孕受体小鼠中。靶向方法导致基因编码序列的缺失（敲除）或将外源序列引入特定位点（敲入），引起目的基因的编码区域（通常是基因功能所必需的几个关键外显子）被删除或替换为选择性标记或报告基因盒[如 *lacZ* 或绿色荧光蛋白（*GFP*）基因等]，从而产生空等位基因。几种关键的肿瘤抑制基因，如 *Rb*、*p53* 和 *Brca1*，均可通过这种技术被破坏。这种方法涉及多个步骤，主要缺点是缺乏对目的基因的空间和时间控制。另一个缺点是由于选择性剪接或隐秘启动子的存在，偶尔会发生不完全的基因破坏，导致截短的蛋白质仍保留一些生物活性，可能导致野生型、亚型或表型变化。因为起始突变存在于整个身体和生殖系统中，该模型无法模拟从散在细胞开始的多步骤肿瘤发生过程。

（二）DNA 修饰技术

在小鼠癌症模型的制作过程中，最常用的 DNA 修饰技术包括基于转座子的插入诱变、RNA 干扰（RNAi）和应用工程化核酸酶。

1. 基于转座子的插入诱变

基于 DNA 转座子的插入诱变主要用于致癌基因的筛选。常用转座子有 Sleeping Beauty 和 *PiggyBac*，前者识别 TA 位点，后者识别 TTAA 位点。Sleeping Beauty 转座子可诱导功能丧失突变以及功能获得突变，常用于开发肿瘤治疗测试用的新小鼠模型。例如，用携带诱变性 *T2/Onc2 SB* 转座子、条件性 Rosa26-lsl-SB11 转座酶和绒毛 *Cre* 的小鼠对结直肠癌进行建模，以激活肠道上皮细胞的特异性转座，在肠道产生上皮肿瘤、腺瘤和腺癌。*PiggyBac* 可引起动员部位的损伤，产生丧失或获得功能的等位基因，用于在不同器官中表达荧光蛋白的转基因模型复制。

2. RNA 干扰

RNA 干扰（RNAi）是 ES 细胞中基因靶向的替代方法，用于快速评估肿瘤抑制基因。基于质粒的 RNAi 通常用于通过短发夹 RNA（shRNA）靶向和沉默特定基因，可稳定产生敲低小鼠，产生不完全丧失功能的等位基因。例如，沉默雌激素受体 α（ESR1），可抑制乳腺癌细胞的增殖和增强凋亡；沉默转酮醇酶（TKT），可影响肺癌细胞的增殖和迁移。组织特异性 RNAi 可以采用 RNA 聚合酶 II 启动子。Cre-loxP 系统和 *tet* 诱导系统可结合 RNAi 方法应用，以重现体内基因活性的时空可逆抑制，转基因 RNAi 技术可用来以高通量方式剖析体内肿瘤基因的功能（Cheon and Orsulic，2011）。

3. 应用工程化核酸酶

三种工程化核酸酶可用于 DNA 修饰：锌指核酸酶（ZFN）、转录激活子样效应因子核酸酶（TALEN）和成簇规则间隔短回文重复序列（CRISPR）/Cas9 核酸酶。CRISPR/Cas9 系统可通过适当的小指导 RNA（sgRNA）定向到任何基因组位点，由 *Cas9* 切断 DNA 双链，并通过非同源末端连接（NHEJ）或同源定向修复（HDR）方式进行修复，可产生短插入或缺失，引起功能丧失突变、等位基因替换和其他特定修饰。用 CRISPR/Cas9 生成种系或非种系小鼠癌症模型，成功的例子包括新胰腺癌模型和肺癌敲入模型。将 Cre 依赖性 *Cas9* 小鼠模型与 sgRNA 递送相结合而开发，该模型在 *p53* 和 *Lkb1* 中产生功能缺失突变，导致 *Kras-G12D* 突变的核苷酸替代，形成肺腺癌。另外，也有研究在肝脏特异性突变、脑肿瘤小鼠模型等方面进行了成功尝试。有人使用病毒介导的 CRISPR/Cas4 系统将 *Eml9-Alk* 融合基因转染成年动物的体细胞，*Eml9-Alk* 的表达引起典型 *ALK*[+] 人非小细胞肺癌（NSCLC）的病理和分子特征。

三、动物模型分类

转基因肿瘤小鼠包括种系转基因小鼠模型和非种系转基因小鼠模型，前者又进一步分为功能缺失模型和功能获得模型两大类。

（一）功能缺失模型

转基因小鼠中基因耗尽或沉默导致基因功能缺失，称为敲除小鼠。敲除小鼠可用于研究评估许多基因对肿瘤的影响，包括癌基因、肿瘤抑制基因和代谢基因（也称管家基因）。功能缺失模型还包括显性阴性转基因小鼠模型，携带特定的突变，通过过表达或基因修饰来破坏野生型基因的活性，又分为组成型敲除模型（靶基因表达的永久失活）和条件性敲除模型（靶基因表达的诱导失活）。

1. 组成型敲除模型

常规或全身敲除模型是指靶基因在整个动物每个细胞中永久失活，可用于评估小鼠表型的变化。在癌症研究中，敲除小鼠模型对鉴定和验证新型癌基因具有重要价值。例如，与携带过表达野生型药物激活基因（*DRAGO*）的 $p53^{-/-}$ 或 $p53^{+/-}$ 小鼠相比，$p53^{-/-}$ 或 $p53^{+/-}$ 小鼠中 *DRAGO* 缺失导致肿瘤发展加速和寿命缩短（Lampreht et al.，2018）。组成型敲除模型的主要缺点是不能模仿其他单个肿瘤细胞散在生长的情况，种系功能丧失，通常致死，严重发育异常或不育。

2. 条件性敲除模型

条件性敲除模型可以更好地模拟自发癌变，在野生型环境中基因丢失的时间可能是疾病发展的关键因素。条件性敲除模型在空间和时间上可控，产生组织特异性和表达时间确定的突变。小鼠中最常见的条件基因表达策略是 Cre-loxP、FLP-FRT 系统，当 Cre 或 FLP 蛋白表达时，在酶的两个 loxP 或 FRT 位点之间诱导同源重组，引发 DNA 的切除、倒置或易位。

当组织特异性或诱导启动子控制下携带 Cre 或 FLP 重组酶的小鼠与携带目的基因的基因靶向小鼠杂交时，两侧是 loxP 或 FRT 位点，后代中的靶基因可以在特定的组织或细胞类型中或在发育的特定时间有条件地失活。组织特异性敲除模型也可以通过病毒驱动的诱导载体产生，腺病毒和慢病毒等载体通过注射或局部递送以感染细胞，从而将 Cre 或 FLP 酶递送到靶组织或细胞。使用四环素和他莫昔芬诱导系统可以实现表达时间上的控制。条件性敲除小鼠模型已被大量用于许多操纵基因如 *Kras*、*myc* 和 *p53* 等，以及评估肿瘤起始细胞的研究。其缺点是开发过程冗长，依赖 *Cre* 或 *FLP* 转基因模型，并可能存在 *Cre* 或 *FLP* 驱动的转基因的镶嵌表达等。

（二）功能获得模型

功能获得模型通常用于研究癌基因的功能。癌基因过表达的敲入模型可用于研究癌基因如何驱动体内的致癌作用。其又可分为随机插入模型、敲入模型、定点条件敲入模型和报告基因敲入模型等。

1. 随机插入模型

随机插入小鼠模型可以通过基于病毒载体的早期小鼠胚胎转染或通过将转基因直接注射到受精卵母细胞中来产生，主要缺点是可能导致转入基因的不良表达或难以控制时空分布，甚至有害影响，该技术研制的小鼠如 *Kras* 小鼠等已被广泛用于研究癌基因如何致癌。

2. 定点敲入模型

定点敲入是将目的基因插入基因组的特定区域。使用同源重组，可以获得可预测和稳定的功能获得模型。最常用的位点是 Rosa26，因为它不包含任何必需基因，并在各种细胞类型中稳定和可预测地转基因表达。*Npm1* 转基因小鼠可以作为使用 Rosa26 位点和 Cre 调节表达的一个典型。

3. 条件敲入模型

条件敲入模型用组织特异性启动子或通过插入强翻译和转录终止序列来生成，该序列两侧是启动子序列和目的基因之间的 loxP 或 FRT 位点。当 STOP 序列存在时，目的基因的转录被阻断，而当 Cre 或 FLP 重组酶表达并存在时，STOP 盒被移除，目的基因表达。该模型的缺点是有时 STOP 盒可能会泄漏，如在肺癌的初始 *Kras-G12D* 模型中观察到在较多肿瘤发生前因呼吸衰竭而死亡的个例。随后开发了改进型 STOP 盒，*LSL-Kras-G12D* 的条件敲入小鼠模型可以控制肿瘤的时间、位置和数量。

4. 报告基因敲入模型

最常见的报告基因是用于荧光的绿色荧光蛋白（GFP）和红色荧光蛋白（RFP）基因与用于生物发光的萤光素酶基因，可用于体内肿瘤生长的可视化，如为了研究体内肿瘤细胞增殖，可以通过将报告基因敲入小鼠模型或表达萤光素酶的小鼠与癌症模型杂交实现。

（三）非种系癌症小鼠模型

非种系基因工程小鼠模型（nGEMM）的特征是仅在部分体细胞中携带基因工程等位基因。nGEMM 通过两种主要方法产生：生成嵌合或移植模型。非种系嵌合小鼠为不携带修饰 ES 细胞的嵌合体。仅用于产生 nGEMM 时，将基因工程的易感癌症 ES 细胞注射到来自所选遗传背景的囊胚中，以在体细胞组织中发展易患癌症的嵌合小鼠。嵌合 nGEMM 的一个缺陷是个体嵌合小鼠之间与肿瘤发生相关的变异性增加，并且 ES 细胞可以填充不同的细胞谱系，可能产生个体小鼠之间的异质性。此外，一些靶细胞谱系不能有效地或根本不能由 ES 细胞填充形成。

四、不同肿瘤动物模型的选择和应用

使用 SV40 病毒癌基因模拟小鼠癌症的研究为癌症研究带来了几个重要成果，并使转基因肿瘤小鼠实用化。对 SV40 作用机制的深入研究发现了两种最著名的肿瘤抑制因子 p53 和 Rb，SV40 主要通过影响 p53 和 Rb 发挥其功能，可影响 p53 蛋白的稳定和其正常凋亡守门功能（DeCaprio，2009）。SV40 与 Rb 及其家族成员 p107 和 p130 的结合，通过缺失对 E2F 转录因子的抑制影响细胞周期。这两种效应都导致高度增殖和不受控制的细胞生长，通常导致小鼠的恶性转化。此外，SV40 与多种其他蛋白质相互作用，可增强 SV40 癌基因在小鼠中形成肿瘤的能力。现在生成癌症小鼠模型的方法已日渐多样化（表 4-3），用 SV40 造模逐渐减少，但其对癌症转基因模型创建仍具有重要的指导意义。

表 4-3　不同转基因肿瘤小鼠模型与临床对比

肿瘤类型	基因/模型	细胞靶标	模型特征
膀胱肿瘤	*UPII*-SV40T	尿路上皮的表皮细胞和基底细胞	SV40 表达水平低的小鼠发展为原位癌（CIS），表达水平高者可由 CIS 进展为高级别和转移性变移上皮细胞癌（TCC）
	CK19-SV40T	尿路上皮细胞	发展为 CIS，进展为侵袭性 TCC。20%的小鼠发生肺转移
肝脏肿瘤	*MUP*/SV40T	肝细胞	在 2～3 个月发生类似人肝细胞癌（HCC）的肿瘤。受雄激素调节，在男性中高度活跃
	AAT/SV40T		在 2～6 个月发展为 HCC。可发生其他表型包括肾增生以及胃癌和胰腺癌
	SP/SV40T		在 2～3 个月发展为 HCC
	Alb/SV40T		在 3～5 个月发展为 HCC。也可发生胆管和胆道肿瘤。约 40%小鼠中发生 *c-H-ras* 癌基因的激活点突变

续表

肿瘤类型	基因/模型	细胞靶标	模型特征
肝脏肿瘤	*ASV*/SV40T	肝细胞	呈现多阶段疾病进展,在 8 个月时发生 HCC,约 10%发生肺转移
视网膜肿瘤	*LHβ*-SV40T	垂体前叶淋病细胞	5 个月时发展为眼部肿瘤,组织学和遗传学变化与人视网膜母细胞瘤相似
	IRBP-SV40T	胚胎视网膜	在 10 周时发展为眼部和松果体肿瘤。肿瘤类似于视网膜母细胞瘤
黑色素瘤	*Tyr*-SV40E/*Tyr*SV40	色素细胞	发展为伴有色素减退的眼部和皮肤黑色素瘤。肿瘤更常见且具有高度侵袭性,可发生肝脏和脑转移
	Tyr-SV40T	视网膜色素上皮细胞	发生类似于人葡萄膜黑色素瘤的眼内肿瘤。该模型不形成皮肤黑色素瘤
	TRP1/SV40T		在 3 个月发生类似人葡萄膜黑色素瘤的眼肿瘤,伴有转移性疾病
肠肿瘤	*Villin*-SV40T	肠隐窝	肠道发育不良和肠癌,也可见淋巴瘤。无法建立具肠道病理学特征的 Villin-Tag 品系
	Villin-Cre/*LoxP*-SV40T		发展为肠癌,但不发生转移性疾病
	Villin-CreERT2/*LoxP*-SV40T		约 40%发生散发重组,发生具有长潜伏期的侵袭性和转移性肿瘤,可显示上皮和神经内分泌特征
	ITF-SV40T	杯状细胞	发生近端结肠肿瘤,类似于人结肠的小细胞癌
	Smsd3		直肠癌
	MSH2		结肠病变
胃肿瘤	*Atb4b*-SV40T	壁细胞	在 1 年时出现神经内分泌性胃癌。可发生淋巴结和肝转移
	CEA424-SV40T	胃肠道上皮细胞	在 130 天出现发育不良的隐窝和胃癌。肿瘤显示神经内分泌特征
	Foxa3-Cre	胃腺细胞	除在胃部形成肿瘤外,还在肝、胰、肠、卵巢、睾丸、心生长
	Capn8-Cre	胃小凹上皮	除在胃部形成肿瘤外,还在肝和皮肤形成肿瘤
	Edn2-iCre	胃未分化细胞	胃部肿瘤,也在肠和卵巢形成病变
	Tff1-CreERT2	胃上皮细胞	在胃腺上皮细胞形成病变,潜伏期 12 个月
	Lgr5-CreERT2	基底细胞	除在胃部形成肿瘤外,还在肠和毛囊生长,在胃底腺形成病变。壁细胞发生病变,潜伏期 12~20 个月
乳腺肿瘤	*WAP-T*	乳腺上皮细胞(首次怀孕后)	发生类似于基底样三阴性(TN)乳腺癌的激素依赖性肿瘤。50%发生肺转移,偶有肝淋巴结转移
	C3(1)/Tag	未孕雌鼠乳腺上皮细胞	发生类似于基底样 TN 乳腺癌的激素非依赖性肿瘤。15%发生肺转移。无脑、骨或淋巴结转移
	Tef-1	乳腺上皮细胞	乳腺癌
	Brca1		基底样或间质腺癌
	MMTV-cMet		乳腺癌,40%有浸润性,潜伏期 13~16 个月
	Cdc37		全部于 18 个月时形成乳腺癌,22 个月具有侵袭性
	erbb2/HER2		50%以上发生乳腺癌,潜伏期 3~6 个月,50%以上转移
	H-ras		6 个月时 50%乳腺癌具有侵袭性,并可发生肝转移
	Notch4		潜伏期 5~15 个月,50%以上有侵袭性,可发生肺转移
	Pten		15~25 个月形成乳腺癌,70%以上具有侵袭性
	PyMT		8 周形成乳腺癌,80%~90%可发生肺转移
	Rb1		10~18 个月形成乳腺腺鳞癌,80%以上具有侵袭性
	TGFBR2		5 周左右成模,50%有泌乳缺陷
	Wnt1		约 1 个月开始成模,80%的模型在 7 个月具有侵袭性
淋巴瘤	*lnk4a*	淋巴细胞	淋巴瘤,还可形成肉瘤和神经胶质瘤
	p53		淋巴瘤,还可形成肉瘤和其他病变

续表

肿瘤类型	基因/模型	细胞靶标	模型特征
淋巴瘤	*p19/ARF*	淋巴细胞	淋巴瘤，还可形成肉瘤和神经胶质瘤
	PTEN		淋巴瘤，还可侵犯甲状腺、子宫和前列腺
	MSH2		淋巴瘤，也可在结肠、皮肤形成肿瘤
	MLH2		淋巴瘤，可侵犯肠道黏膜
	PMS2		可形成淋巴瘤和肉瘤
	ATM		淋巴瘤
	E2F1		淋巴瘤，还可侵犯肺和生殖道
垂体瘤	*Rb*	嗜铬细胞	垂体后叶腺癌，还可形成嗜铬细胞瘤、甲状腺癌等
	P18/Ink4c		垂体后叶腺癌
肺肿瘤	*MMTV-PyMT*	肺泡上皮细胞	在肺和淋巴结形成肿瘤，潜伏期 1~2 个月
	MMTV-Neu		肺癌，潜伏期 3~8 个月
	MMTV-Wnt1		肺癌，并可侵犯淋巴结，潜伏期 8 个月
	WAP-Ras		肺癌，潜伏期 6 个月
胰腺肿瘤	*Amylase*	胰腺外分泌细胞	胰腺癌
	Elastase	腺泡细胞	胰腺癌
	Insulin	胰岛 B 细胞	胰腺癌
	K19	导管细胞	胰腺癌
	glucagon	胰岛 A 细胞	胰腺癌
前列腺肿瘤	*TRAMP*	前列腺外带上皮	12 周形成前列腺癌，6 个月转移至淋巴结、肺、骨、肾和肾上腺
	LADY		2 个月出现前列腺癌，6 个月 70%转移至淋巴结、肺、肝
	Psp-TGMAP		3 个月出现前列腺癌，5~7 个月 100%转移至淋巴结
	Psp-K1MAP		3 个月出现前列腺癌，12~15 个月 80%转移至淋巴结、肝和肺
	C3(1)-SV40T		3 个月出现前列腺癌
	Cryptidin-2-SV40T		2 个月出现前列腺癌，6 个月 40%转移至淋巴结、骨、肝和肺

注：引自 Cheon and Orsulic，2011；DeCaprio，2009；Hudson and Colvin，2016；Lampreht et al.，2018；McLaughlin et al.，2001

根据肿瘤类型，转基因动物模型举例如下。

（一）膀胱肿瘤模型

低级别和浸润性人变移上皮细胞癌（TCC）的分子分析表明，肿瘤抑制因子 p53 和 Rb 均可发生突变。用 SV40 诱导的膀胱癌小鼠模型，使用尿斑素 II 基因启动子将 SV40T（大 T 抗原、小 T 抗原或两者，下同）表达到尿路上皮的基底层，以产生 *UPII*-SV40T 转基因小鼠。SV40T 低表达的小鼠发展为膀胱原位癌（CIS），伴有中度至重度尿路上皮异型性，局限于上皮层，而 SV40T 高表达的小鼠发展为 CIS，随着时间的推移演变为高级别侵袭性和转移性 TCC（Hudson and Colvin，2016）。这与人类膀胱癌的临床情况非常相似，表明 p53 和 Rb 在发病机制中具有重要的影响。使用细胞角蛋白 19（*CK19*）基因调控元件来驱动 SV40T 向尿路上皮细胞的表达。在小鼠模型中，从 CIS 开始，其次是基质浸润、肌肉侵袭、快速生长，约在 20%的小鼠中可见血管内肺转移。这种疾病类似于最严重的人类 TCC 形式，具有高频率的侵袭性肿瘤细胞和偶尔的转移。然而，由于 *CK19* 启动子对尿路上皮细胞不具有特异性，SV40 也在多个其他位置表达，包括唾液腺、食道、胃肠道、胰腺、肝脏、肾脏、乳腺和肺。

（二）肝脏肿瘤模型

人们设计了一系列组织特异性启动子将 SV40T 表达到肝内以诱导小鼠肝癌。开发的模型之一使用尿蛋白启动子（*MUP*）来驱动 SV40T 的编码区向肝细胞的表达，HCC 在 2～3 个月形成，但癌基因也可在皮脂腺、肾脏和乳腺结缔组织中进行表达。

用 α-抗胰蛋白酶基因（*AAT*）的 5′侧翼区域、血清淀粉样蛋白 P 组分启动子（*SP*）和白蛋白增强剂基因（*Alb*）将 SV40T 直接表达到肝细胞。在可预测的时间内可重复出肝肿瘤，但也发现了其他疾病，如 *AAT* 模型中的胃癌和肾增生以及 *Alb* 模型中的胆管与胆道肿瘤。

用抗凝血酶Ⅲ基因的调节元件来驱动 SV40T 在肝细胞表达，100%的动物可在预期的时间范围内形成多阶段进行性 HCC，约有 10%的动物还发生肺转移，与人类 HCC 非常相似（Hudson and Colvin，2016）。用 Cre 重组酶或四环素调节系统的腺病毒递送的肿瘤模型，越来越受欢迎，它们的条件性和减慢性质以及它们在每个肝细胞中的非组成性表达更准确地模拟了人类的肿瘤发生，可用于微环境研究，包括免疫反应和免疫耐受性。SV40T 启动细胞介导的免疫反应的能力使其可以作为免疫疗法的模型，基于树突状细胞的疫苗可避免免疫耐受性并防止肿瘤生长。

小鼠 HCC 存在明显的局限性，主要问题是疾病发展的快速性，这与人类 HCC 的发展相差悬殊。

（三）视网膜肿瘤模型

由于 *Rb* 基因畸变是视网膜母细胞瘤的主要原因，因此 SV40T 产物对 *Rb* 的抑制非常重要。第一个证明眼部肿瘤与人视网膜母细胞瘤极其相似的模型是为垂体腺瘤模型开发的，用黄体生成素 β 亚基启动子（*LHβ*）将 SV40T 的编码区表达到垂体前叶的促性腺细胞上，2 个月时首次观察到视网膜肿瘤，5 个月时出现双侧眼肿瘤，并进展到脉络膜，然后侵入视神经并延伸到大脑，结果发现这些肿瘤在组织学、超微结构、形态学、肿瘤起始、进展和侵袭方面与人类视网膜母细胞瘤有惊人的相似之处。用小鼠视蛋白启动子将 SV40 的编码区直接表达到视杆光感受器，可产生视网膜变性而不是肿瘤。用人苯乙醇胺 *N*-甲基转移酶（*hPNMT*）启动子靶向视网膜的非分泌性神经元，先在肾上腺形成有高有丝分裂指数的小细胞的多形性肿物，在存活足够长的动物的眼部区域可形成肿瘤。有人尝试用人类光感受器间质视黄醇结合蛋白（*IRBP*）启动子进行诱导，则 SV40T 在视杆细胞和视锥光感受器中均有表达，并导致肿瘤在视网膜外层出现并延伸到大脑中，形成高度未分化的原始神经外胚层肿瘤。而用小鼠间质视黄醇结合蛋白（*IRBP*）启动子，可在感光细胞和松果体中形成肿瘤，松果体形成的肿瘤类似于高度分化的视网膜母细胞瘤，在 2 周内发展。到 4 周时，感光器中发育出深染细胞，类似于未分化的视网膜母细胞瘤。到 6 周时，肿瘤细胞侵入视网膜，到 10 周时，这些细胞进展为侵入视神经、睫状体、虹膜和玻璃体（Hudson and Colvin，2016）。

用 α-晶体蛋白 A 启动子将 SV40T 抗原直接表达到晶状体，从而产生多个小鼠系。

这些系在肿瘤发展的速度和肿瘤细胞中看到的分化量上有所不同，αT3 小鼠早在出生前 2 周就表现出异型增生，随后在 2 个月时出现 CIS，4 个月时发生眼球浸润，12 个月时明显转移至淋巴结和肺部（Hudson and Colvin，2016）。

在人类视网膜母细胞瘤中失调的分子途径与在小鼠中并不相同，不会发生人视网膜母细胞瘤特征的局灶性和克隆性肿瘤，并且 SV40 与其他组织和蛋白质的相互作用尚未完全了解。

（四）黑色素瘤模型

黑色素瘤中 CDKN2A 的丢失经常导致 p53 和 Rb 失活，其广泛用于诱导形成黑色素瘤模型。皮肤黑色素瘤是全球出现的主要癌症类型，用 SV40T 转基因诱导产生的主要肿瘤是葡萄膜黑色素瘤。这些模型试图使用酪氨酸酶和酪氨酸酶相关蛋白 1（TRP1）启动子将 SV40T 特异性表达到色素沉着细胞。基于酪氨酸酶启动子的 Tyr-SV40 小鼠中产生了眼部和皮肤黑色素瘤，但肿瘤的特征是色素减退而不是色素过度沉着。形成的肿瘤可出现在许多位置，包括脉络丛、心内膜、耳蜗和松果体，但所有肿瘤都含有"黑色化"细胞。转基因低表达的 Tyr-SV40 小鼠系中，暴露于紫外光照射下导致 37～115 周皮毛变黑和形成皮肤侵袭性黑色素瘤，这些肿瘤在发育、进展和转移方面类似于人类皮肤黑色素瘤（Hudson and Colvin，2016）。

（五）肠肿瘤模型

肠道脂肪酸结合蛋白基因（Fabpi）将 SV40T 的表达靶向小肠中的肠细胞，这些小鼠在肠隐窝中显示出肠细胞增殖的增加，但这并没有导致 9 个月大的小鼠形成肿瘤，被广泛用于研究如何控制肠细胞的增殖。在肠细胞中，Rb 家族对控制细胞周期和增殖至关重要，通过将 SV40T 与激活的 Kras 突变体相结合，可实现从增生到异型增生的病理进程。Villin 启动子用来驱动 SV40T 和各种突变体在肠隐窝的表达，Villin-SV40 系小鼠无法形成肠发育不良、癌甚至淋巴瘤，而采用具有 Rb 途径的突变体则可成功复制。

通过将 Cre-LoxP 条件敲入 SV40T 小鼠和 Villin-Cre 小鼠杂交，将 SV40T 靶向肠隐窝的方法产生肠癌更易成功。成癌（包括腺癌）平均潜伏期为 188 天，不发生转移。但在一些小鼠的肾脏和胸腺也出现了肿瘤，这表明 SV40T 可在肠隐窝外表达。用他莫昔芬诱导的 Villin-CreER^{T2} 以随机而非组成的方式驱动 SV40T 的表达，12% 的小鼠在 5 个月时出现癌前病变，2/3 的小鼠继续发展为侵袭性和转移性肿瘤（Hudson and Colvin，2016）。

有人尝试通过将 SV40 靶向肠道杯状细胞来诱导黏液性肿瘤。用 MUC2 作启动子，未能成功复制出肠肿瘤。用肠三叶因子（ITF）启动子将 SV40T 表达靶向杯状细胞。小鼠在近端结肠中迅速形成肿瘤，但不是预期的黏液肿瘤而是神经内分泌样分化，类似于人类结肠小细胞癌。

（六）胃肿瘤模型

构建 Atp4b-SV40T 小鼠可以将 SV40T 靶向表达到称为顶前细胞的胃上皮细胞前体。

12 周龄小鼠前壁细胞增生，胃壁上皮增厚，以及囊肿和发育不良，到 32 周龄，所有小鼠在 1 岁时发生侵袭性胃癌。小鼠还显示淋巴结和肝转移。肿瘤的进一步表征显示，前壁细胞在获得侵袭性时可分化为神经内分泌表型。用癌胚抗原（CEA）来驱动 SV40T 表达。CEA424-SV40T 模型小鼠在 37 天时具有发育不良的隐窝，并且在 130 天发展为表达 CEA 阳性的胃癌。随后的研究发现，肿瘤显示出神经内分泌相关基因的富集，当 SV40T 被敲低时，显示出神经内分泌相关基因显著地降低。许多学者也对 *Foxa3*、*Capn8*、*Pdx1*、*Villin*、*Edn-2*、*Lgr5*、*Tff2* 等许多相关基因在胃黏膜上皮、胃小凹上皮、胃底腺和胃内分泌细胞中表达的转基因动物模型进行了探索，成瘤周期在 3 周至 20 个月之间，$Tsp^{-/-}$ 模型最快，仅用了 3 周，而 H^+/K^+-ATPase β 亚单位模型则需要 20 个月才能成模（Jiang and Yu，2017；Hudson and Colvin，2016；McLaughlin et al.，2001）。

（七）乳腺肿瘤模型

三种乳腺癌模型中，使用乳清酸性蛋白启动子模型（*WAP-T*）和前列腺结合蛋白启动子[*C3(1)*/SV40T]模型的研究仍在进行中，*C(1)*/SV40T 模型与人类基底样三阴性乳腺癌之间的相似性，虽然存在局限性但仍有较大的临床应用价值（Hudson and Colvin，2016）。*C3(1)*/SV40T 模型用于研究乳腺肿瘤发生，主要进行微环境的研究，以及免疫系统、磁共振成像、声学血管造影、纳米颗粒药物递送和新疗法等方面的研究，以评估肿瘤的发展和生长。敲低中性粒细胞弹性蛋白酶和 DNA 甲基转移酶，在 *C3(1)*/SV40T 模型中进行了评估，*C2(3)*/SV40T 模型和 *WAP-T* 模型的数据研究证明 Kruppel 样转录因子、HER-40 阳性乳腺癌与耐药性之间的相关性。TGF-α 在多数乳腺癌组织中均有表达，以 *MMTV-LTR*、*WAP* 和 *MT* 为启动子构建的模型，可在 6～12 个月形成乳腺肿瘤，多数仅产生灶状或点状病灶。*ERB-2*（*Her2*、*Neu*）在 30%乳腺癌组织中有表达，以 *MMTV-LTR* 和 *WAP* 为启动子，潜伏期 7 个月，仅有少数动物形成乳腺癌。MMTV-wnt-1 小鼠模型在 6～12 个月发育出乳腺癌，模型与 *fgf3* 阳性鼠杂交可以缩短潜伏期，与 *p53* 敲除鼠杂交潜伏期最短。利用小鼠乳腺肿瘤病毒（MMTV）的长末端重复序列（LTR）作为启动子，许多癌基因和生长因子基因（如 *c-myc*、*H-ras*、*N-ras*、*int-1*、*int-2*、*c-neu*、*Cyclin D1* 等），可在乳腺诱导形成从良性肿瘤到腺癌等的多种病变（Li et al.，2000）。

（八）肺肿瘤模型

肺癌主要分为非小细胞肺癌（NSCLC）和小细胞肺癌（SCLC），在前者中发现很多相关突变，常见的包括 *Kras*、*EGFR*、*ALK* 等，据此构建了 *Kras* 模型、*EGFR* 模型和 *ALK* 模型。野生型 *Kras* 激活/失活效应是受控的，而突变型 Kras 蛋白功能异常，持续处于激活状态，导致肿瘤细胞的持续增殖。据此构建了 *Kras*-LSL-G12D 小鼠模型，主要通过与肺上皮细胞特异性的 *Cre* 转基因小鼠杂交来实现 *Kras* 突变体的激活，从而导致肺癌的发生，主要用于肺癌病因和治疗方面的研究。表皮生长因子受体在细胞增殖和分化中起到重要作用，*EGFR* 不同位点突变可引起不同的病变，适用于耐药性机制研究。*ALK* 编码酪氨酸受体，可使肺癌发生和恶化，主要用于肺癌靶向治疗的研究（Zhao et al.，2000）。在小细胞肺癌中，最常出现的驱动突变是 *Rb* 和 *p53* 的基因功能缺失，因此 SCLC

动物模型通常使用 *Rb flox* 小鼠、*p53 flox* 小鼠和肺部特异性 *Cre* 小鼠交配获得。*Rb* 和 *p53* 同时特异性敲除后，SCLC 动物模型的肿瘤发病率很高，并且和人类肿瘤的相似度很高。

（九）血液和淋巴系统肿瘤模型

血液和淋巴系统肿瘤比实体瘤成瘤步骤较少，且具有可迁移性，研究较多。目前多数研究认为 *myc* 基因表达失控是致淋巴恶性病变的主要因素之一，在 *myc* 基因 5′端接上 Ig 重链增强子（Em）后转给小鼠，数月后多数 *Em-myc* 小鼠模型均发展为 B 淋巴瘤，携带 *v-Ha-ras* 或 *v-raf* 可缩短 *Em-myc* 小鼠的 B 淋巴瘤的潜伏期，可能是 *myc* 基因的核蛋白产物与 *ras*、*raf* 基因的产物作用于信号转导的不同环节所致（Seldin，1995；Curreli et al.，2013）。

（十）皮肤肿瘤模型

H-ras 基因的角蛋白 10 的启动子（*K10*）模型在小鼠上皮细胞中高水平表达，可引起上皮细胞的高度角化，并最终引起小鼠乳头瘤。转化生长因子-α（TGF-α）的角蛋白 10 的启动子（*K10*）模型可发生表皮增生，最后也可引发乳头瘤。*V-jun* 可在 MHC Ⅰ 类抗原基因启动子调控下使转基因小鼠在出生时皮肤表现正常，随后出现一种良性的增生性肉芽组织，几个月后演进为恶性的纤维肉瘤（Kito et al.，2014）。

（十一）胰腺肿瘤模型

胰腺癌由癌基因 *Kras* 的突变、抑癌基因（如 *Cdkn2a*、*Smad4*）的失活或缺失以及大量信号途径的变化互作所致。结合 *Kras* 突变和抑癌基因如 *Cdkn2a*、*Tp53* 和 *Smad4* 突变或缺失的模型，能够很好地模拟人类胰腺癌的特征，多数模型都针对淀粉酶、脂酶、胰腺炎相关蛋白、胰岛素、*K19*、*Pdx* 等基因或启动子，产物也主要表达在外分泌细胞，几乎所有的模型都使用 Cre 重组酶，这样所有癌基因的激活及抑癌基因的失活或缺失都发生在同一时间同一细胞，难以用于癌前病变和肿瘤基因缺失研究（Lowy，2003），并且对细胞外基质和免疫细胞在侵袭性与转移性肿瘤中的作用也难以评价。尽管胰腺癌转基因动物模型存在上述缺陷，并且造模时间长、耗资多，但能够很好地模拟人类胰腺导管腺癌和上皮内瘤变，对胰腺癌诊治具有重要的意义和较大的临床价值。

（十二）前列腺肿瘤模型

前列腺炎症与癌症的关联研究，将 *IL-6* 基因和 *Rb* 整合并转入 C57BL/6 小鼠的受精卵中获得过表达小鼠模型，6 个月后成功获得前列腺癌小鼠模型，可用于研究前列腺炎症和癌症的关系以及其具体机制。此模型的优点是组织器官特异性好，可较好地模拟前列腺癌的发生和进展；主要缺点是成功率低、缺乏异质性等（Jeet et al.，2010）。

（吴旧生）

第五节 移植性肿瘤

移植性肿瘤动物模型是指把动物或人的肿瘤细胞或组织通过原位或异位移植到同种或异种动物体内，经传代后组织类型和生长特性趋于稳定，并能在受体动物体内继续传代成瘤。此类模型具有生长速率一致、个体差异小、实验周期短、重复性好等优点，在肿瘤学研究中占有重要地位，尤其在肿瘤相关药物开发、筛选中是最为常用的动物模型。

一、常用移植性肿瘤动物模型分类

按照接种部位的不同，移植分为原位移植和异位移植。前者是将肿瘤组织直接接种到同种的组织内，大多是肝脏、胰腺、前列腺、乳腺和神经胶质瘤等。这种方式是最理想、最贴近肿瘤微环境的移植方法。但该方法不易观测，目前可以通过荧光发光和生物发光成像、CT、MRI、PET/CT 等成像技术进行监测。异位移植主要是移植在皮下和肾包膜内，以皮下接种最为常见。皮下接种相对于其他接种方式最大的优势是便于观察、测量；但成瘤率低，肿瘤生长一般局限在皮下成团生长，很少出现转移扩散和转移瘤。而肾包膜接种的肿瘤供血丰富、成瘤率高、生长快，但手术技术要求高、容易失败，也增加感染风险，且不便于观测。

按照物种分类，移植性肿瘤动物模型主要分为同种移植模型和异种移植模型。前者是将同一物种的肿瘤细胞或组织移植到相同的物种体内，并进行传代，由于物种相同，排异性小、成瘤率高、周期短。异种移植是将肿瘤细胞或组织移植到不同种属的动物体内，并进行传代，往往是将人源的肿瘤细胞或组织移植到动物体内，使其生长形成肿瘤。这种移植方式由于存在排异反应，需要免疫缺陷型动物作为载体，通常使用免疫缺陷型动物（以小鼠为主）。

随着基因编辑技术的快速发展，免疫缺陷型小鼠也不断进行改良。根据免疫缺陷程度，其可以分为 BALB/c Nude 小鼠、SCID 小鼠、NOD/SCID 小鼠、NSG 小鼠以及 NOG 小鼠。其中 NSG 小鼠（亦称 NOG 小鼠）不但缺乏 T 细胞、B 细胞和 NK 细胞，而且细胞因子信号传递能力缺失，对人源细胞和组织几乎没有排斥反应，是目前国际公认的免疫缺陷程度最高、最适合人源细胞或组织移植的工具小鼠。

二、常用异种移植性肿瘤动物模型

(一)人源肿瘤细胞系异种移植模型

人源肿瘤细胞系异种移植模型（cell-derived human tumor xenograft model，CDX）是肿瘤学中最常见的动物模型，该模型是将人体肿瘤细胞经体外筛选、传代培养建立稳定细胞系，移植到免疫缺陷型鼠（包括裸小鼠、裸大鼠、NOD/SCID 小鼠、NSG 小鼠等）体内而建立的动物模型。细胞系移植建立的动物模型具有操作简单、创伤小、耐药稳定、易于重复、肿瘤表浅易于观察、宿主生长情况一致、个体差异小等优点。常见的 CDX 模型有如下几类。

1. 裸鼠移植瘤模型

裸鼠移植瘤模型俗称裸鼠成瘤模型，是通过将人肿瘤细胞系体外培养至对数生长期后，弃培养基，在 0.25% 胰蛋白酶消化 1～15 min 后（取决于不同细胞系的贴壁情况），加培养基终止消化，吹打细胞，制成悬液。以 1000 r/min，离心 3～5 min，去除上清，另加入适量 Hank's 液或细胞培养液，经计数后，当活细胞比率>90%，细胞浓度为 106～107 个细胞/ml 时，即可按每只裸鼠 0.2 ml 注射于皮下或其他部位。该模型能提供肿瘤细胞系的体内环境，保留一定的肿瘤病理学形态、染色体特征以及肿瘤标记物等特点，是第一代肿瘤体内药物筛选、药效学评价良好的体内模型。

2. 肺转移模型

该模型与裸鼠移植瘤模型一样，收集人肿瘤细胞系悬液，并通过尾静脉注射到免疫缺陷型小鼠体内，定期观察小鼠状态和肺转移情况；通常结合影像学来观察小鼠体内人肿瘤细胞系的转移情况。

（二）患者来源肿瘤异种移植模型

患者来源肿瘤异种移植模型（patient-derived tumor xenograft model，PDX）是直接将患者新鲜的肿瘤组织处理后，通过原位或异位的方式，直接接种在免疫缺陷型小鼠体内，依靠小鼠提供环境生长。该模型因没有在体外培养，保留了原发肿瘤的异质性、遗传性、组织学和表型特征，实验结果的临床预见性更好，是更优质的新一代药物筛选、药效学评价的体内模型（Stewart et al.，2017）。

PDX 模型的构建方法：将患者新鲜的肿瘤组织样本，剪碎至 1 mm×1 mm×1 mm，通过套管针，接种至 NSG 小鼠皮下、肾包膜或者某些原位组织器官中。待肿瘤长至接近小鼠伦理终点时，处死小鼠，取出 P1 代肿瘤，再次剪碎传至下一代 NSG 小鼠体内，直至 P5 代。

PDX 模型最重要的优势是高度保留了患者肿瘤的生物学特性，包括原代肿瘤的组织学特性、遗传学特征及特异性，同时也包含了部分原代肿瘤微环境，包括细胞外基质、免疫细胞及肿瘤微环境因子等。此外，全面的基因表达谱数据分析表明，PDX 肿瘤在很大程度上保留了原代肿瘤中大多数的关键基因与信号通路活性。PDX 模型是目前为止最接近临床研究的相关肿瘤模型，这一模拟人肿瘤特异性的模型对肿瘤临床前期评估、治疗和预后具有重要的转化意义，有望为肿瘤患者个体化治疗带来新突破。

（三）人源化小鼠模型

人源化小鼠模型（humanized mice model，HM）是将从胎儿脐带血或其他组织中分离的 CD34+ 人造血干细胞（HSPC）移植到经亚致死性照射的免疫功能低下小鼠的骨髓中，以使其发育成功能性免疫系统（Shultz et al.，2005）。这些前体细胞成功植入受损的骨髓中后，就开始分裂成分化的免疫细胞，包括 T 细胞、B 细胞、巨噬细胞以及能够与一种抑制肿瘤组织相互作用的其他细胞。该模型在 NSG 小鼠的基础上，重建了人的免疫系统。运用这一新型的小鼠模型进行 PDX 的构建，将有助于 PDX 模型在肿瘤免疫中发挥作用。因其更接近人体内肿瘤组织的微环境，使肿瘤学的研究又向前迈进了一步，为肿瘤在免疫治疗领域开发了新型的模型。同时，在传染病、肿瘤的靶向治疗等研究中，有效的靶点人源化小鼠是动物模型选择的重中之重。肝癌、宫颈癌等涉及病原体的长期感染导致的肿瘤，往往选择人嵌合体模型（Bility et al., 2014）。

三、不同动物模型的特征

移植性肿瘤动物模型往往根据肿瘤类型，肿瘤发生发展、治疗预后以及耐药等的不同阶段，移植的操作性、可观察性、成本、周期等因素选择不同种的实验动物。常用的实验动物有小鼠、大鼠、斑马鱼、兔以及少数大动物（如犬、猴）等。

（一）小鼠模型

小鼠饲养方便、操作简单、周期短、成本低，更适用于药物筛选及较大规模的实验性治疗研究。尤其是在基因编辑的基础上，免疫缺陷型小鼠排异反应小，可接受移植物的生长与转移，在研究肿瘤的侵袭和转移以及药物临床前评价等方面发挥了重要作用。同时，小鼠过小的体型会限制肿瘤生长、样本收集和药物评估。

（二）大鼠模型

大鼠与小鼠相似，饲养方便、操作简单、周期较短、成本较低，适用于药物筛选及较大规模的实验性治疗研究。并且，在免疫缺陷型大鼠能取代小鼠的绝大多数功能的前提下，其还不受体型过小的限制。免疫缺陷型大鼠模型大多建立在远交系大鼠如 SD 大鼠中，可以作为外源细胞、组织或医疗材料移植的受体。但是，作为免疫缺陷的特殊大鼠，在药物疗效评估和免疫治疗研究等方面可能存在偏差。

（三）斑马鱼模型

斑马鱼肿瘤模型与人类肿瘤具高度保守性，许多人类肿瘤相关通路在斑马鱼肿瘤中存在同源物，用于体内肿瘤增殖、分裂、转移及抗肿瘤药物的快速筛选研究。斑马鱼的先天性免疫系统和获得性免疫系统与人和小鼠的高度保守，造血系统与人类相似且和人类的血细胞相对应，适用于人类血液肿瘤的研究（Astell and Sieger, 2020）。

斑马鱼肿瘤模型制作方法简便、实验周期短，有较好的重现性，与人类基因高度相似，且具有可体内成像、遗传易处理性和药物效应测试的顺从性等特点，为学者提供了研究肿瘤机制的独特优势。其局限性主要在于斑马鱼个体小，解剖及组织定位有一定的难度，原位肿瘤植入的难度较大。斑马鱼可以用来研究胃癌、肺癌、乳腺癌及前列腺癌，但因其没有相应的组织结构而不能进行原位肿瘤的研究。

（四）兔模型

兔 VX2 肿瘤模型是目前比较常用的建立在较大动物身上的移植瘤模型，因其体型大、容易复制，在外科手术、影像学、介入治疗及药物代谢等研究中广泛应用，尤其是近年来在肿瘤微创实验方面的应用，取得了较理想的效果。兔 VX2 肿瘤模型为诱发性同种移植转移性瘤模型，其瘤源 VX2 肿瘤细胞株起源于 Shope 病毒诱发的兔乳头状瘤衍生的鳞癌。VX2 瘤株在生化学、形态学和生物学行为上与人类恶性肿瘤具有较高的相似性，而且不会产生特异性的抗体，能较好地体现原位癌的特点。近年来，VX2 肿瘤被广泛用于各脏器的肿瘤模型的建立，为研究相关肿瘤的生物学行为提供了临床依据和较理想的大型动物模型（Gehlot et al., 2016）。

（五）大动物模型

大型动物主要用于微创或与病原体感染性相关的肿瘤研究。但大型动物成本较高，且处理动物的数量有限，繁育周期长，存在较多的技术难点，目前应用较少，主要有犬、猴等。

四、动物模型对比

不同移植性肿瘤动物模型的对比见表 4-4。

表 4-4　不同移植性肿瘤动物模型的对比

物种	常用动物种系	动物模型在肿瘤研究中的对比特点	常见肿瘤
小鼠	C57BL/6J	对小鼠同源肿瘤进行相关研究，比较其与人源肿瘤的异同	肺癌等
	免疫缺陷型小鼠（裸小鼠、NOD/SCID 小鼠、NSG 小鼠）	作为 CDX、PDX 乃至人源化小鼠的载体，可快速用于肿瘤研究的各个阶段，尤其是治疗、预后和耐药阶段	结直肠癌、胰腺癌、乳腺癌、肺癌、皮肤癌、头颈部肿瘤、前列腺癌和卵巢癌等
	人源化小鼠动物模型	免疫系统人源化：应用于肿瘤免疫治疗	各种肿瘤
		靶点人源化：用于靶向治疗	各种肿瘤
大鼠	SD 大鼠	可以作为外源细胞、组织或医疗材料移植的受体。治疗、基因干扰比较研究	肺癌
	免疫缺陷型大鼠	同免疫缺陷型小鼠，体格较小鼠大，易操作，但周期相对长一些	同免疫缺陷型小鼠
斑马鱼		具有可体内成像、遗传易处理性和药物效应测试的顺从性等特点，常用于研究在肿瘤细胞刺激下的血管发生、血管转移和肿瘤细胞增殖	胃癌、肺癌、乳腺癌及前列腺癌以及血液肿瘤等
兔		广泛应用于肿瘤影像、治疗及药物代谢方面的研究，是较为理想的大动物模型	骨肉瘤、肝癌、肺癌、肾癌、结直肠癌、乳腺癌等
犬		是适合微创介入治疗研究的理想大动物模型	肺癌等
非人灵长类	猕猴、食蟹猴	非人灵长类的优势	肝癌、肺癌等

（詹相文）

参 考 文 献

Astell K R, Sieger D. 2020. Zebrafish *in vivo* models of cancer and metastasis. Cold Spring Harbor perspectives in Medicine, 10(8): a037077.

Bility M T, Cheng L, Zhang Z, et al. 2014. Hepatitis B virus infection and immunopathogenesis in a humanized mouse model: induction of human-specific liver fibrosis and M2-like macrophages. PLoS Pathogens, 10(3): e1004032.

Bürtin F, Mullins C S, Linnebacher M. 2020. Mouse models of colorectal cancer: past, present and future perspectives. World J Gastroenterol, 26(13): 1394-1426.

Cheon D J, Orsulic S. 2011. Mouse models of cancer. Annu Rev Pathol, 6: 95-119.

Clarke R. 1996. Animal models of breast cancer: their diversity and role in biomedical research. Breast Cancer Res Treat, 39(1): 1-6.

Curreli S, Krishnan S, Reitz M, et al. 2013. B cell lymphoma in HIV transgenic mice. Retrovirology, 10: 92.

DeCaprio J A. 2009. How the Rb tumor suppressor structure and function was revealed by the study of adenovirus and SV40. Virology, 384(2): 274-284.

Deycmar S, Gomes B, Charo J, et al. 2023. Spontaneous, naturally occurring cancers in non-human primates as a translational model for cancer immunotherapy. J Immunother Cancer, 11(1): e005514.

Gehlot P, Shukla V, Gupta S, et al. 2016. Detection of ALDH1 activity in rabbit hepatic VX2 tumors and isolation of ALDH1 positive cancer stem cells. Journal of Translational Medicine, 14: 49.

Hansen K, Khanna C. 2004. Spontaneous and genetically engineered animal models: use in preclinical cancer drug development. Eur J Cancer, 40(6): 858-880.

Hudson A L, Colvin E K. 2016. Transgenic mouse models of SV40-induced cancer. ILAR Journal, 57: 44-54.

Jeet V, Russell P J, Khatri A. 2010. Modeling prostate cancer: a perspective on transgenic mouse models. Cancer Metastasis Rev, 29: 123-142.

Jiang Y, Yu Y. 2017. Transgenic and gene knockout mice in gastric cancer research. Oncotarget, 8(2): 3696-3710.

Johnson R L, Fleet J C. 2013. Animal models of colorectal cancer. Cancer Metastasis Rev, 32(1-2): 39-61.

Kito Y, Saigo C, Atsushi K, et al. 2014. Transgenic mouse model of cutaneous adnexal tumors. Dis Model Mech, 7(12): 1379-1383.

Lampreht Tratar U, Horvat S, Cemazar M. 2018. Transgenic mouse models in cancer research. Front Oncol, 8: 268.

Li J, Wang X, Ren M, et al. 2023. Advances in experimental animal models of hepatocellular carcinoma. Cancer Med, 12(14): 15261-15276.

Li Y, Hively W P, Varmus H E. 2000. Use of MMTV-Wnt-1 transgenic mice for studying the genetic basis of breast cancer. Oncogene, 19(8): 1002-1009.

Lowy A M. 2003. Transgenic models of pancreatic cancer. Int J Gastrointest Cancer, 33(1): 71-78.

MacEwen E G. 1990. Spontaneous tumors in dogs and cats: models for the study of cancer biology and treatment. Cancer Metastasis Rev, 9(2): 125-136.

McLaughlin P M, Kroesen B J, Harmsen M C, et al. 2001. Cancer immunotherapy: insights from transgenic animal models. Crit Rev Oncol Hematol, 40(1): 53-76.

Pritchard D M, Przemeck S M. 2004. Review article: How useful are the rodent animal models of gastric adenocarcinoma? Aliment Pharmacol Ther, 19(8): 841-859.

Rosenberg D W, Giardina C, Tanaka T. 2009. Mouse models for the study of colon carcinogenesis. Carcinogenesis, 30(2): 183-196.

Seldin D C. 1995. New models of lymphoma in transgenic mice. Curr Opin Immunol, 7(5): 665-673.

Shultz L D, Lyons B L, Burzenski L M, et al. 2005. Human lymphoid and myeloid cell development in NOD/LtSz-scid IL2R gamma null mice engrafted with mobilized human hemopoietic stem cells. Journal of immunology(Baltimore, Md: 1950), 174(10): 6477-6489.

Skayneh H, Jishi B, Hleihel R, et al. 2019. A critical review of animal models used in acute myeloid leukemia pathophysiology. Genes (Basel), 10(8): 614.

Stewart E, Federico S M, Chen X, et al. 2017. Orthotopic patient-derived xenografts of paediatric solid tumours. Nature, 549(7670): 96-100.

Sukumar S, McKenzie K, Chen Y. 1995. Animal models for breast cancer. Mutat Res, 333(1-2): 37-44.

Yuspa S H, Poirier M C. 1988. Chemical carcinogenesis: from animal models to molecular models in one decade. Adv Cancer Res, 50: 25-70.

Zhao B, Magdaleno S, Chua S, et al. 2000. Transgenic mouse models for lung cancer. Exp Lung Res, 26(8): 567-579.

Zitvogel L, Pitt J M, Daillère R, et al. 2016. Mouse models in oncoimmunology. Nat Rev Cancer, 16(12): 759-773.

第五章　呼吸系统疾病研究中实验动物的选择

第一节　慢性阻塞性肺疾病

一、疾病简介

（一）疾病特征及流行情况

慢性阻塞性肺疾病（chronic obstructive pulmonary disease，COPD），简称慢阻肺，是一种异质性肺部状态，是由气道异常（支气管炎/细支气管炎）和/或肺泡异常（肺气肿）导致的持续性（常为进展性）气流阻塞。该病起病缓慢，病程漫长并逐渐加重，主要表现为慢性咳嗽、咳痰、气短及呼吸困难。部分患者特别是重度患者或急性加重时出现喘息，在晚期可出现体重下降、食欲减退，伴有胸闷等。早期体征无明显异常，随疾病进展而出现桶状胸，呼吸变浅、频率增快，双肺语颤减弱，叩诊呈过清音，心浊音界缩小，肺下界和肝浊音界下移，呼吸音减弱，呼气延长，部分患者可闻及干啰音和/或湿啰音。慢性阻塞性肺疾病不具有传播性，但是可以通过咳嗽、咳痰传播病原菌。世界卫生组织对全球疾病死亡率数据的分析结果显示，每年慢阻肺导致约 323 万人死亡，该疾病已成为全球范围内导致死亡的第三大病因（Jones et al.，2017）。我国约有 1 亿慢阻肺患者，且年死亡近 100 万人，仅次于心脑血管病和癌症，给社会和患者带来了沉重负担，严重制约了医疗卫生事业和国民经济的健康发展。

（二）病因

慢阻肺的发病因素主要包括吸烟、职业粉尘、化学物质、环境污染、感染因素以及其他因素（包括蛋白酶-抗蛋白酶失衡、氧化应激、自主神经功能失调、营养不良、气温变化）。其中，吸烟是最主要的病因，也是呼吸系统疾病最常见的病因。研究发现，吸烟年龄越早、时间越长、量越大，患病率越高；而反复或大量接触工作环境中的粉尘、烟雾、工业废气等可以促进 COPD 的发病；COPD 与显著暴露于有害颗粒物或者气体颗粒或气体环境关系密切，环境污染导致气道自身防御能力下降，易发生细菌感染，因此细菌、病毒等病原体感染是导致慢阻肺急性加重最重要的因素。

（三）致病机制

目前对 COPD 的病因及发病机制仍未完全清楚，国际公认的慢阻肺发病的三大关键机制为炎症机制、蛋白酶-抗蛋白酶失衡机制、氧化应激机制。炎症机制：COPD 患者体内的中性粒细胞、淋巴细胞、巨噬细胞等聚集在肺部引起肺组织结构破坏、肺部实质慢性炎症改变，如白介素-1（IL-1）、白介素-6（IL-6）、肿瘤坏死因子-α（TNF-α）等过度释放，循环往复导致疾病加重。蛋白酶-抗蛋白酶失衡机制：目前认为该机制是引起 COPD 的经典机制。细胞外基质（extracellular matrix，ECM）是由细胞分泌到细胞外间质的构成肺泡壁的重要大分子物质。其在正常状态下可以调节组织的发生和细胞的生理活动。但蛋白酶增多或抗蛋白酶不足均可破坏 ECM，导致肺组织消融，肺泡间隔破坏，肺泡腔扩大，导致肺气肿（Jones et al.，2017）。研究表明中性粒细胞弹性蛋白酶（neutrophil elastase，NE）活性过高时，易诱发肺组织损伤、免疫功能下降，a1-抗胰蛋白酶是 NE 的天然抑制剂，若 a1-抗胰蛋白酶分泌减少，蛋白酶-抗蛋白酶机制失衡，则易诱发肺气肿。氧化应激机制：在 COPD 的急性发作中，氧化应激所激发的超氧离子及细胞因子在 COPD 的发病机制中起着重要作用。COPD 患者气道氧化应激水平增加，氧化应激促进血管内皮细胞生长因子与其受体的结合，导致肺泡细胞凋亡和肺气肿的形成（Jones et al.，2017）。大量的氧化剂可以影响黏液分泌和黏膜纤毛清除能力，加重 COPD 的损伤。

二、实验动物的选择

有许多小动物模型可以充分呈现 COPD 的特征，选择最具有代表性的动物模型已经成为新型 COPD 治疗的一个组成部分。目前用于研究 COPD 的模型，对人类 COPD 诱导的刺激显示出一系列相似的解剖和生理反应，其主要包括啮齿动物大鼠、小鼠、豚鼠、雪貂等。

三、不同动物模型的特征

（一）小鼠模型

与其他物种相比，小鼠具有如下优点，如体型小、好饲养，与其他高等动物相比，其繁殖时间短且繁殖后代多，基因组研究深入，易于遗传修饰，且不同小鼠品系之间对外源性刺激的反应具有异质性。香烟（cigarette smoke，CS）暴露是引起 COPD 发生的主要危险因素之一。香烟造模方法有两种：直接经鼻烟熏法和全身暴露法。一般小鼠模型可用于评估短期香烟暴露（暴露时间为 1 天至 4 周）或者是 COPD 表型生成过程中所涉及的暴露时间（8 周至 6 个月）的影响。人类 COPD 的许多特征，如慢性气道炎症、肺动脉高压、气道重塑、肺气肿和肺功能受损，可以在 CS 暴露小鼠模型中产生。有研究最近开发了一种 CS 诱导的实验性 COPD 的新型短期小鼠模型，将小鼠每天暴露于 12 只香烟 75 min，每天两次，每周 5 天，这种操作可在 8 天内使实验小鼠出现人类 COPD 的标志性特征，如急性和慢性气道炎症、杯状细胞化生、气道重塑、肺气肿和肺功能受损（Tanner and Single，2020）。小鼠香烟暴露方案差异很大，因暴露的方法、时间、频率、数量、类型和使用香烟的不同而差异显著。除此之外，脂多糖（LPS）联合香烟暴露或者 LPS 单独长期给药，也能够诱发动物肺气肿。细菌、病毒感染也是导致 COPD 加重的关键因素，与暴露于正常空气中的小鼠相比，在 CS 暴露 8 周后感染流感嗜血杆菌的小鼠的炎症反应增加，肺损伤恶化（Tanner and Single，2020）。弹性蛋白酶滴注也用于诱导和维持小鼠的气道炎症反应与肺气肿表型，虽然弹性蛋白酶参与 COPD，但将弹性蛋白酶直接滴注到动物模型中并不能很好地了解疾病的发病机制。因为该模型减少了免疫细胞参与的影响，而免疫细胞参与是人类 COPD 病理生理学中最重要的方面。

（二）大鼠模型

目前，大鼠在 COPD 的研究中变得越来越突出。已经收集了包括遗传图谱在内的大量信息，利用这些信息可以开发转基因大鼠品系。大鼠和小鼠与人类共享 90% 的基因，许多生理途径和过程与临床相似。一些大鼠模型能够概括人类 COPD 的一些特征。侧流全身（side-stream whole-body）CS 暴露是首选方法，因为相对较大的大鼠规格尺寸降低了大规模主流纯鼻 CS 暴露方法的可行性。为期 30 周的侧流全身 CS 暴露方案可能引起肺实质破坏并改变肺功能，同时增加肺之阻尼和呼吸系统阻力与顺应性。为了解决大鼠造模周期性过长的问题，开发了一种为期 12 周的侧流全身 CS 暴露方案，再加上气道的重复细菌感染以诱导 COPD，结果观察到 COPD 的几个特征，包括肺动脉高压、气道重塑和肺泡数量减少及肺功能降低。空气中污染物如 $PM_{2.5}$、SO_2、NO_2、汽车尾气、臭氧等物质也是造成 COPD 的重要原因。目前常用的 $PM_{2.5}$ 造模方法有吸入和做成混悬液滴鼻或气管滴注（Upadhyay et al.，2023）。NO_2 吸入、香烟尘雾滴鼻、臭氧熏蒸与汽车尾气的吸入和滴鼻以及其与 LPS 联合应用都曾用于 COPD 啮齿动物模型的建立。

（三）豚鼠模型

一般使用 CS 诱导 COPD 豚鼠模型（Fricker et al.，2014）。在模型中可观察到气道分泌黏液的杯状细胞化生、小气道重塑、炎症、肺功能改变和肺气肿。豚鼠模型中黏液分泌过多和肺气肿的发展比其他模型更突出。血碳氧 Hb（COHb）等血清标志物水平有助于确认 CS 暴露的相对含量。例如，COHb 水平在急性 COPD 模型中为 15%～20%，在慢性模型中为 5%，这与在人类中检测到的水平相似。但是，相对于小鼠来说，其成本高，缺乏分子和免疫的工具，并且通常不研究肺功能。

（四）雪貂模型

雪貂与人类的气道解剖学和生理学特征有相似之处，如肺部结构和气道形成。研究发现，雪貂慢性 CS 暴露 6 个月，导致囊性纤维化跨膜传导剂活性降低 67%，与 COPD 患者观察到的相似，如出现中性粒细胞炎症、杯状细胞增生和黏液产生增加。另有研究表明，在使用 CS 诱导的 COPD 雪貂模型中，还能够观察到 NF-κB 和激活蛋白-1，以及肺组织中氧化 DNA 损伤（Lin et al.，2020）。

（五）实验犬模型

犬的重量在 10～20 kg，比啮齿动物有更大的气道，因此可以将致病试剂或者治疗药物靶向一个肺叶递送，同时将另一个肺叶作为对照，以尽量减少动物使用只数和动物间的变异性。同时，相对于啮齿动物，犬的肺部结构为单级，肺泡数量更多，上皮微观结构与人类更相似。犬是少数表现出咳嗽反射的动物模型之一，咳嗽反射是 COPD 的重要生理症状，但是由于物种特异性试剂有限，将犬作为研究 COPD 的模型的应用有限。

（六）非人灵长类动物模型

非人灵长类动物模型中与人类最接近的当属于黑猩猩，但是黑猩猩濒临灭绝，因此恒河猴出现在人们的研究视野下。恒河猴拥有与人类最相似的肺部结构，细支气管有规律的二分分支和广泛的肺泡分布，同时在微观结构上也与人类有相似之处，纤毛细胞、杯状细胞和基底细胞以类似的模式排列在气道内。但是非人灵长类动物模型需要更大程度的熟练处理，需要专门的设备和技术来麻醉及对动物进行手术，同时还会增加成本（周利润和崔晓兰，2022）。

四、动物模型与临床疾病对比

不同动物模型与慢性阻塞性肺疾病临床的对比见表 5-1。

表 5-1　不同动物模型与慢性阻塞性肺疾病临床对比

物种/品系	造模途径	临床及病理状况
临床患者	吸烟、粉尘、空气污染等	慢性咳嗽、咳痰、呼吸困难
小鼠、大鼠	香烟暴露（全身或经鼻）、香烟+LPS 暴露、LPS 暴露、弹性蛋白酶滴注	慢性肺部炎症、肺动脉高压、杯状细胞化生、气道重塑、肺气肿和肺功能受损
豚鼠	香烟暴露	气道分泌黏液的杯状细胞化生、小气道重塑、炎症、肺功能改变和肺气肿
雪貂	香烟暴露 6 个月	中性粒细胞炎症、杯状细胞增生和黏液产生增加、出现 NF-κB 和激活蛋白-1，以及肺组织中氧化 DNA 损伤
实验犬	香烟暴露、弹性蛋白酶滴注	咳嗽
恒河猴	香烟暴露	炎症、杯状细胞化生

（郭建国，宋晨晨）

第二节　哮　　喘

一、疾病简介

（一）疾病特征及流行情况

哮喘（asthma）是全世界儿童和成年人均受影响的最常见的慢性炎症气道性疾病。哮喘是由多种细胞（如嗜酸性粒细胞、肥大细胞、T 淋巴细胞、中性粒细胞、气道上皮细胞等）和细胞组分参与的以气道慢性炎症为特征的异质性疾病，这种慢性炎症与气道高反应性相关，通常出现广泛而多变的可逆性呼气气流受限，导致反复发作的喘息、气促、胸闷和咳嗽等症状，其强度随时间变化，多在夜间或清晨发作。根据世界卫生组织估计，每年约有 250 万人死于哮喘。哮喘患者常伴有反复咳嗽、呼吸困难、胸闷、呼吸急促和偶发性哮鸣等症状。严重者被迫采取坐位或呈端坐呼吸，干咳或咳大量白色泡沫痰，甚至出现发绀等，有时咳嗽是唯一的症状。

（二）病因

个体过敏体质及外界环境的影响是发病的危险因素。哮喘属多基因遗传病，患者亲属患病率高于群体患病率，亲缘关系越近，患病率越高；患者病情越严重，其亲属患病率也越高。一些变应原也能导致哮喘的发病，如尘螨、花粉、真菌、过硫酸盐、乙二胺等。阿司匹林、普萘洛尔和一些非皮质激素类抗炎药是药物所致哮喘的主要变应原。此外，常见空气污染、冷空气、运动、吸烟、呼吸道感染，如细菌、病毒、原虫、寄生虫等，都可诱导哮喘发作。

（三）致病机制

哮喘的发病机制最被大家认可的是气道免疫—炎症机制。气道免疫—炎症机制可以分为 3 步。首先是气道炎症的形成：当外源性的刺激源通过各种途径进入体内，被抗原提呈细胞内吞并激活 T 细胞。活化的 T 细胞产生多种炎性介质和细胞因子激活 B 淋巴细胞，使之合成特异性免疫球蛋白 E（IgE）。当刺激源再次进入体内时，与细胞表面的 IgE 结合，使细胞合成多种活性介质，引起平滑肌收缩、黏液分泌增加和炎性细胞浸润，出现反复发作的喘息、气急、咳嗽、咳痰、喉间哮鸣音等。其次是气道高反应性：气道对各种炎性因子呈现高度敏感状态，患者接触变应原后，可出现气道过强或过早收缩。气道高反应性是哮喘的基本特征，可用来诊断哮喘。最后一步是气道重塑：其是哮喘的重要病理特征。气道炎症和反复发作的上皮损伤，最终导致气道重塑。多种炎性因子和炎症介质均参与了气道重塑的形成。

二、实验动物的选择

动物中只有猫和马能自发地产生哮喘。然而，只有约 1% 的猫和特定喂养下的马才能产生类似于过敏性哮喘的过敏性气道反应，在实验室环境中很难复制出理想的哮喘动物模型，而且猫和马模型不易用于探索疾病机制或测试新疗法。由于自发性哮喘动物模型的限制，因此实验室主要采用特定试剂诱导动物产生人类哮喘，常用动物哮喘模型包括小鼠、大鼠、豚鼠、家兔等。

三、不同动物模型的特征

（一）小鼠模型

小鼠的遗传背景明确、品系多、价格便宜以及容易诱发出气道高反应性，产生气道炎症以及黏液增多等症状，是最常使用的哮喘动物模型。常用小鼠品系包括 BALB/c、C57BL/6 和 KM 小鼠。BALB/c 小鼠是 Th2 免疫应答者，能产生高水平的 IgE。而 C57BL/6 小鼠更倾向于 Th1 免疫应答，并且是低 IgE 产生者。小鼠气道、肺与人类有许多解剖和生理上的差异。小鼠的远端气道是非肺泡化支气管，而在人类中是呼吸性支气管。此外，细胞的类型和位置也有所不同。例如，基底细胞存在于人所有的气管支气管内，但在小鼠中仅存在于气管中。另外，小鼠气道平滑肌明显较少，对影响支气管张力的药物不易作出反应。小鼠模型的优点包括易获得转基因或基因敲除模型、妊娠期短（20～30天）以及容易获得物种特异性试剂。小鼠模型的缺点是不能在小鼠模型中对嗜酸性粒细胞或中性粒细胞型气道炎症进行纵向研究，并且小鼠反复暴露于变应原会脱敏（Woodrow et al.，2023；李泳兴等，2020）。

不同小鼠急性或慢性哮喘模型的对比见表 5-2。

表 5-2　不同小鼠急性或慢性哮喘模型对比

品系	过敏原	致敏	暴露	肺部炎症
BALB/c	OVA	间隔 7 天腹腔注射 OVA	连续 8 天吸入 OVA 气雾剂	急性
BALB/c	OVA	第 0 天和第 14 天腹腔注射 OVA+Al(OH)₃	第 28～30 天吸入 OVA 气雾剂	急性
BALB/c	OVA+LPS	静脉注射 OVA 特异性 Th1 细胞	连续 4 天滴鼻 OVA，最后一天滴鼻 LPS	急性
BALB/c	HDM	无	每周 5 天滴鼻 HDM，持续 7 周	慢性
C57BL/6	OVA	第 0 天气管滴注 OVA-DC	第 14～20 天吸入 OVA 气雾剂	急性
C57BL/6	OVA	第 0、1、2 天滴鼻 OVA	第 14、15、18、19 天滴鼻 OVA	急性
C57BL/6	HDM	第 0 天腹腔注射 Derp1+Al(OH)₃	从第 14 天开始连续 7 天吸入 HDM 气雾剂	急性
C57BL/6	HDM	第 0、1、2 天滴鼻 HDM	第 14、15、18、19 天滴鼻 HDM	急性
C57BL/6	OVA+LPS	第 0 天和第 7 天口咽给予 OVA+LPS	第 14～16 天口咽给予 OVA	急性

注：OVA：卵清蛋白；HDM：尘螨；Derp1：屋尘螨过敏原

（二）大鼠模型

大鼠作为常用的哮喘模型，具有来源广、价格低廉、易繁殖和饲养等特点。麻醉后的大鼠由于体积大和稳定性高，麻醉后操作或取材相对容易，有利于在吸入过敏原发生急性哮喘后各种生理指标的测量，而且实验中各项指标的检测相对误差小。与其他物种相比，大鼠具有特有的支气管循环的解剖学特征，以及在遗传学、蛋白质组学、肺功能及价格等方面具有更多的优势。目前常用于哮喘模型的大鼠品系为 SD、Wistar（表 5-3）和 Brown-Norway 大鼠（李泳兴等，2020；楼金成等，2023）。

表 5-3　不同大鼠哮喘模型对比

品系	过敏原	致敏剂量	佐剂	造模方法
Wistar	OVA	10 mg	10 mg OVA 溶于 1 ml 含 100 mg Al(OH)₃ 的生理盐水中	第 1 天和第 8 天皮下注射，第 18～36 天间隔 1 天雾化，每次 30 min
Wistar	OVA	1 mg	1 mg OVA 溶于 1 ml 含 200 mg Al(OH)₃ 的生理盐水中	第 1 天和第 8 天腹腔注射，从第 14 天开始，每天雾化 1 次，每次 5 min，共 18 天
SD	OVA	100 mg	100 mg OVA 溶于 1 ml 含 100 mg Al(OH)₃ 的生理盐水中	第 1 天和第 8 天腹腔注射，第 14～20 天，每天雾化 1 次，每次 30 min
SD	OVA	1 mg	1 mg OVA 溶于 1 ml 含 10 mg Al(OH)₃ 的生理盐水中	第 1 天和第 8 天腹腔注射，第 9～23 天间隔 1 天雾化，每次 30 min

（三）豚鼠模型

豚鼠也可以作为哮喘研究的动物模型。豚鼠容易被致敏，发生哮喘的生理、气道解剖特征和对炎症介质的反应等与人类更相似，可产生 IgE 依赖性的哮喘模型，因此是最早选用的哮喘动物模型。与其他啮齿类哮喘动物模型相比，豚鼠对 OVA 或其他过敏原较敏感，很容易产生类似哮喘症状和气道阻力增加反应。尽管如此，使用豚鼠作为哮喘模型仍存在一些缺陷。豚鼠对所用的变应原具有耐受性，不表现出非特异性超敏反应（Woodrow et al.，2023；李泳兴等，2020）。

（四）家兔模型

家兔是研究哮喘肺生理和病理生理的有效模型。与啮齿类等较小的动物相比，其独特的优势在于可用于自身对照来研究慢性哮喘。家兔与人诱发哮喘的相似之处包括支气管收缩、气道阻塞和气道高反应性。此外，家兔从出生到成年都表现出对过敏原的敏感性，为研究过敏性疾病的危险因素提供了条件。然而，在家兔模型中，皮质类固醇、支气管扩张剂等药物不同给药途径的哮喘治疗效果不同。家兔也缺乏黏膜下腺体，杯状细胞的数量比人类少。家兔模型的局限性在于试剂可用性低、转基因系数量少和成本高（Woodrow et al.，2023）。

（五）人源化小鼠模型

1. hIL-4/hIL-4RA 小鼠模型

在 C57BL/6J 遗传背景下，小鼠内源性 IL-6 位点处约 3.4 kb 的连续基因组序列被删除并替换为约 8.5 kb 的人 IL-4 基因组序列，产生人源化 IL-4（hIL-4）小鼠。在小鼠 IL-4RA 位点中，从外显子 4 到外显子 7 的基因组序列被删除，并替换为约 10.5 kb 的人 IL-4RA 基因组序列，包括从 Q30 开始的外显子 4 到人 IL-4RA 基因的 S216 密码子结束的外显子 7，产生人源化 IL-4RA（hIL-4RA）小鼠。人源化 IL-4/IL-4RA（hIL-4/hIL-4RA）双敲入小鼠通过人源化 IL-4 小鼠和人源化 IL-4RA 小鼠杂交产生。这种小鼠在 OVA 诱导下表现出炎性细胞浸润、IgE 释放、杯状细胞增生和 Th2 细胞因子分泌等哮喘的重要特征。此外，用抗人 IL-4RA 抗体治疗这些人源化小鼠，显著抑制了这些病理指标的水平。因此，hIL-4/hIL-4RA 小鼠提供了一种经过验证的临床前模型（Yan et al.，2020）。

2. IL-3/GM-CSF/IL-5 Tg 小鼠模型

将从人 CD4 T 细胞中提取合成的 IL-5 cDNA 插入 pcMVβ 载体中，并用 *Eco*R I 和 *Hind*III 限制性内切酶消化使其线性化。将线性化片段注入 NOD/NOG F1 小鼠胚胎中，将后代小鼠与 NOG 小鼠反杂交，引入 *scid* 和 *IL-2rγ^{null}* 基因。然后将 IL-5 Tg 小鼠与 IL-3/GM-CSF Tg 小鼠杂交，产生 IL-3/GM-CSF/IL-5 Tg 小鼠。这种小鼠可以在气管内给予 IL-3 后诱导哮喘的几个重要特征，如气道高反应性、杯状细胞增生、T 细胞浸润、IL-33 产生、骨膜蛋白分泌以及嗜酸性粒细胞炎症（Ito et al.，2018）。

3. 人源化 SCID 小鼠模型

主要使用的小鼠为 Hu-PBL-SCID 小鼠，由于注射人外周血单个核细胞（PBMC），称为人外周血淋巴细胞 SCID（Hu-PBL-SCID）模型。一般来说，从过敏供体植入 PBMC 后可以测量总 IgE、过敏原特异性 IgE、气道高反应性、过敏性 I 型皮肤反应和全身过敏反应（Bellinghausen and Saloga，2016）。

不同人源化 SCID 小鼠过敏性炎症的对比见表 5-4。

表 5-4　不同人源化 SCID 小鼠过敏性炎症对比

品系	移植细胞	结果
SCID	PBMC	人 IgE 仅在用来自过敏供体的 PBMC 重建的小鼠中，IgG 在用来自健康供体的 PBMC 重建的小鼠中
SCID	PBMC	肺内人 IgE、CD45RO、CD20、人白细胞 DR 抗原（HLA-DR）细胞浸润
SCID	PBMC	IFN-γ 或过敏原衍生脂肽抑制 IgE
SCID	PBMC	人 IgE、人细胞因子 mRNA 在脾脏，但由于抗原提呈细胞（APC）的损失，恢复的 T 细胞缺乏细胞因子反应
SCID	PBMC	用过敏供体的血浆重组的小鼠增加了气道高反应性（AHR）、即时型皮肤试验反应和过敏反应
SCID	PBMC 和过敏原脉冲 DC	暴露于屋尘螨气溶胶后诱导肺部炎症，通过中和小鼠 CCR7 配体次级淋巴组织趋化因子来抑制

（郭建国，赵莲莲）

第三节　肺纤维化

一、疾病简介

（一）疾病特征及流行情况

肺纤维化（pulmonary fibrosis，PF）是一种间质性肺疾病，主要因弥漫性间质性肺疾病引起，造成肺部炎症损伤、组织结构破坏、成纤维细胞增殖、细胞外基质（extracellular matrix，ECM）过量聚集，最终导致肺间质纤维化，是一系列慢性肺部疾病的末期结果。其分为特发性 PF 和继发性 PF 两类，其中特发性 PF 在临床上较为常见。PF 患者的临床表现为进行性呼吸困难、干咳（活动后加剧），终末期患者可见指甲、口唇部发紫等，伴随症状为乏力、食欲减退、体质量减轻等，并发呼吸道感染时会有发热、咳嗽、乏力等症状。PF 患者的 X 射线表现为：早期两肺下叶呈毛玻璃样阴影；中期肺部出现斑点状阴影和弥漫性网状索条；后期肺结节状阴影增粗，甚至出现蜂窝肺。其高分辨率 CT 表现包括蜂窝样改变、牵引性支气管扩张症和牵引性细支气管性扩张症，可同时出现毛玻璃样阴影和细小网状结构（白明等，2021）。

特发性肺纤维化是最常见的肺纤维化类型（Lederer and Martinez，2018），也是许多间质性肺病常见的终末期病理途径，严重威胁人类健康。肺纤维化在欧洲与北美洲等的发达地区和国家每 10 万人有 2.8～18 例，发展中国家每 10 万人有 0.5～4.2 例，40～50

岁年龄段为发病高峰期，男性多发于女性，患者常见既往吸烟史，死亡率高于多数肿瘤疾病，PF 患者中位生存时间为 2～4 年。

（二）病因

PF 作为一大类疾病，分为病因明确的肺纤维化和病因未明的肺纤维化。病因明确的 PF 发病原因繁多，可大致总结为以下几类：①环境因素，主要指患者长期所处的生活及工作环境中可吸入性的有毒有害物质（石棉、粉尘、农药等）。②疾病治疗过程中产生的副作用，如氧疗导致的氧中毒、抗肿瘤药物的副作用（Li et al.，2022）、放疗射线的副作用等。③某些细菌、病毒、真菌等微生物导致的 PF。④其他系统疾病引起的PF，如急性呼吸窘迫综合征（ARDS）恢复期、淋巴细胞性间质性肺炎、癌性淋巴管炎间质性肺病、慢性肾功能不全、系统性红斑狼疮、干燥综合征、强直性脊椎炎、肺出血肾炎综合征、韦格纳肉芽肿等。

（三）致病机制

目前，PF 的具体发病机制尚不清晰，其发生发展常被认为是慢性炎症的结果。PF 的病理生理始于肺泡上皮细胞损伤激活促纤维化炎症因子，进而成纤维细胞增殖、胶原增生，导致 ECM 过量产生并沉积，肺组织结构破坏、重塑，形成肺纤维化（Moss et al.，2022）。在 PF 发病早期，肺泡被破坏、脱落，造成肺损伤，上皮细胞释放细胞因子和表面活性物质，导致肺泡腔内和肺泡壁招募并激活大量巨噬细胞、中性粒细胞、T 细胞与 B 细胞来修复受损组织（Keshavan et al.，2023），最终引起炎性渗出。正常情况下浸润引起的肺部炎症是自限性的、可恢复的，但患者在疾病状态或其他非正常状态下，控制炎性反应下调，炎性刺激持续进展（Wongkarnjana et al.，2020），成纤维化细胞持续增殖与分化，从而形成无控制的纤维化反应，最终导致肺结构破坏和肺功能丧失（邓龙等，2021）。

二、实验动物的选择

可供选择的实验动物比较广泛，小鼠、大鼠、兔、犬等都可以作为 PF 动物模型（Moore et al.，2013）。一些家畜如某些马、驴以及猫等被证明会自发地发展成肺纤维化，可为肺纤维化的发病机制提供有价值的见解，但基于发病率和成本等因素，以及在药物评价和机制研究上存在各种局限，目前其应用尚少。特发性 PF 是一种慢性疾病，进展缓慢，因此并没有动物模型能完全复制特发性 PF，从经济及易于获得的角度来看，物理化学诱导和基因编辑是目前制备 PF 动物模型的主要手段（陈孟毅和孟爱民，2016）。PF 实验动物模型常见的诱导剂有博来霉素、异硫氰酸荧光素、石棉、百草枯、二氧化硅、高氧和辐射（郭琦琦等，2022）。此外，利用基因修饰、病毒载入（人源化小鼠模型）等方式也可构建 PF 动物模型。诱导方式可分为注射（注射部位主要有气管、静脉、腹腔）、灌胃、雾化吸入等。研究者应根据自己的研究目的以及在现有研究的基础上选取最合适、高效、便捷的动物模型和造模方式。

PF 动物模型可表现的症状主要有呼吸急促、气短、咳嗽、口舌四肢青紫、少动、精神萎靡、少食、体质量下降等。PF 动物模型血液/肺泡灌洗液/组织匀浆液常检测的生化指标的变化为：超氧化物歧化酶（SOD）含量降低，羟脯氨酸（Hyp）、丙二醛（MDA）、炎症因子以及转化生长因子-β1 的含量升高。PF 动物模型肺部影像学检查结果参照临床 PF 患者。对 PF 动物模型肺组织苏木精-伊红（HE）染色可观察到肺组织结构破坏，炎性细胞浸润，肺泡腔缩小，胶原纤维和成纤维细胞增多，肺间质纤维化等；对其马松（Masson）染色后进行病理检测，显示肺泡间隔增宽，肺泡结构破坏，间隔内见大量胶原沉积。具体可参照 Ashcroft 半定量评分来评估实验动物模型肺组织的纤维化程度。

三、不同动物模型的特征

（一）大鼠肺纤维化模型

多以成年 SD 大鼠和 Wistar 大鼠为实验模型，多采用以下方法建模。

1. 博来霉素诱导大鼠肺纤维化模型

博来霉素是一种临床使用的抗肿瘤药物，但其肺毒性可诱发肺纤维化，是肺纤维化实验最常见的诱导剂。博来霉素的剂量通常是 3～5 mg/kg，可通过气管插入给药，或者皮下、腹膜内或静脉内注射给药，也可以通过口咽吸入给药，其中，气管插管单次给药是造模中最常用的给药方式。气管插管单次给药具有给药剂量小、单次给药、建模时间短的优点，但通过气管插管单次给药建模也具有实验操作难度大、动物死亡率高和肺部纤维化分布不均匀等缺点。动物模型单次给药博来霉素后，肺部急性炎症反应会持续约 8 天，以炎症细胞浸润、炎症因子激活和释放、血管渗漏、促炎因子与趋化因子上调为标志；之后炎症会向肺纤维化转换，炎症反应逐渐减少，肌成纤维细胞出现、肺泡开始萎缩且结构消失；在 21～28 天后，动物模型肺部出现组织基质沉积，大量胶原沉积，肺泡结构被破坏，肺泡间隔增厚，出现典型的肺纤维化病理改变。建模时，博来霉素会诱导肺细胞 DNA 链断裂，产生自由基并引起氧化应激，肺部会出现细胞坏死和凋亡，引发炎症，最终发展为肺纤维化，不过，不同的博来霉素给药途径在最初损伤的细胞类型上有所差异。

博来霉素诱导 PF 动物模型多表现为活动能力下降、咳嗽、挠鼻、食欲下降、毛发枯燥、精神萎靡等症状。博来霉素肺诱导纤维化模型操作简单、重复性强，在肺纤维化基础研究中广泛应用，但博来霉素诱导的 PF 动物模型具有一定的自限性，可出现自发性的肺纤维化消退，并没有复制出人类特异性肺纤维化的进展缓慢和不可逆性（燕苗苗等，2023）。

2. 百草枯诱导大鼠肺纤维化模型

百草枯可以诱导 PF 动物模型，其属于季铵盐除草剂，可导致动物模型多器官功能衰竭，其中又以肺损伤最为显著。给予大鼠 10～20 ml/kg 的百草枯单次灌胃或者腹腔注射，可在 7～21 天建立肺纤维化模型。给予大鼠 30 ml/kg 的高剂量百草枯灌胃，可以获得急性肺损伤模型。该模型操作简单，具有精神萎靡、拱背、呼吸急促、嗜睡、口唇发紫等典型症状且发病最快。但百草枯为剧毒农药，易引发实验动物死亡。

3. 石棉诱导大鼠肺纤维化模型

人体吸入石棉粉尘后，石棉在肺部沉积，长期处于石棉逸出的工作环境可导致严重的肺纤维化，即石棉肺。病理上，与特发性肺纤维化相比，石棉肺涉及的肌成纤维细胞灶相对较少，这可能是石棉肺进展相对缓慢的原因。利用石棉气管内滴入（非暴露）或者雾化吸入（暴露）两种方式可建立大鼠石棉肺模型。选用 8～10 周龄 Wistar 雄性大鼠作为动物模型，非暴露石棉肺模型制备方法：使用粒径＜10 μm 的温石棉配制含石棉 2.0 mg/ml、青霉素钠 8000 U/ml 的石棉液，超声 30 min 混匀后通过气管滴注 0.5 ml 石棉液染毒大鼠，每 30 天滴注 1 次，滴注后大鼠自由饮水、进食（曾娅莉等，2019）。模型大鼠体重明显减轻，肺重量明显增加，肝脏系数变大，3 个月左右可观察到肺出血、炎性细胞浸润、肺组织结构塌陷、肺纤维化等症状。相对于石棉暴露模型，非暴露模型造模时间短（缩短滴注间隔可加快病程进展），可见肺纤维化病灶。暴露模型的建立参照下述小鼠暴露石棉肺模型。

4. 高氧诱导大鼠肺纤维化模型

实验动物暴露于高氧环境中，可发生高氧性急性肺损伤和渐进性肺纤维化。在氧浓度为 95%～100% 的环境下暴露 48～96 h，即可对大鼠动物模型造成高氧急性肺损伤。在 50%～85% 氧浓度环境中，则需要更长的时间来诱导动物模型形成渐进性肺纤维化。不同品系大鼠模型对氧的耐受度有差异，与 SD 大鼠相比，高氧可以导致 Fischer 大鼠肺部胸腔积液更多。目前，高氧诱导 PF 动物模型主要用于模拟临床高氧吸入产生的副作用（急性肺损伤和肺纤维化）模型构建。

5. 胺碘酮诱导大鼠肺纤维化模型

胺碘酮是一种应用广泛的抗心律失常药物，肺毒性是其最严重的副作用，可导致弥漫性肺泡损伤和肺纤维化，危及患者生命安全。胺碘酮肺毒性的潜在机制尚未阐明，可能与细胞磷脂变性和线粒体功能破坏有关。胺碘酮已在多种啮齿动物中用于诱导肺纤维化，其中大鼠气管内给药应用最为广泛。胺碘酮诱导的肺纤维化具有品系差异，与 SD 大鼠和 Wistar 大鼠相比，Fischer-344 大鼠更敏感，而仓鼠则相对不敏感。给药方式可采用短期大剂量给药或长期小剂量给药。与博来霉素相比，胺碘酮诱导的肺纤维化程度较轻，呈斑片状多灶性间质纤维化，可观察到Ⅱ型肺泡上皮细胞肥大，类似于早期特发性肺纤维化患者轻度纤维化区域的病理改变，对阐明Ⅱ型肺泡上皮细胞肥大和表面活性剂稳态紊乱在肺纤维化中的作用具有重要意义，是对博来霉素 PF 模型的一个良好补充。除胺碘酮外，其他一些具有肺毒性的药物如甲氨蝶呤、环磷酰胺、卡莫司汀、5-氟尿嘧啶、氮芥等，也有用于肺纤维化模型的诱导的报道。

（二）小鼠肺纤维化模型

1. 博来霉素诱导小鼠肺纤维化模型

该模型参照大鼠博来霉素造模方法（燕苗苗等，2023）。ICR 和 C57BL/6 等小鼠均

第五章　呼吸系统疾病研究中实验动物的选择 | 165

可用博来霉素作为诱导剂进行肺纤维化造模。其中，C57BL/6 小鼠对博来霉素更敏感，相对于其他品系大、小鼠更适合肺纤维化造模，综合存活率、肺功能、肺病理等各项指标适宜的博来霉素造模剂量为 5 mg/kg。

2. 百草枯诱导小鼠肺纤维化模型

该模型参照大鼠百草枯造模方法。

3. 异硫氰酸荧光素（FITC）诱导小鼠肺纤维化模型

该模型常采用 BALB/c 和 C57BL/6 小鼠，FITC 经气管给药的方式到达肺部，导致肺泡和血管通透性增加，形成急性肺损伤，引发肺水肿和炎症反应，14～21 天小鼠内可形成肺纤维化。该模型的优势在于可以通过荧光定位肺部损伤区域，气管内滴入 0.007 mg/g 的 FITC 可使模型小鼠纤维化持续 6 个月之久，适合研究病毒性加重纤维化。该模型肺部纤维化程度变化较大（可重复性差），造模过程中 FITC 必须现用现配并适当超声处理，FITC 颗粒较小，会增加急性毒性而导致动物在肺损伤早期死亡。

4. 石棉诱导小鼠肺纤维化模型

小鼠非暴露模型可参照大鼠非暴露模型制备方法。利用小鼠制备暴露肺纤维化模型：2 月龄 BALB/c 小鼠每天暴露于可吸入性温石棉含量为 10.9 mg/m³ 的环境中 3 h，每周 5 天，40 天肺部形态学有明显变化，60 天可发现与人类石棉肺相似的肺损害，产生肺纤维化病灶，随着时间推移可见肺肿瘤。暴露模型需要较长的时间（2～12 个月）建模，石棉对皮肤有较大危害，建立暴露模型应注意个人防护。

5. 二氧化硅诱导小鼠肺纤维化模型

尘肺病是一种常见的职业病，其中以硅沉着病最为多见，患者病程进展快且目前无有效的治疗措施，诱发硅沉着病的主要因素是二氧化硅粉尘。二氧化硅诱导小鼠肺纤维化模型的方式也有气管内滴入（非暴露）或者雾化吸入（暴露）两种方式。气管内滴入造模简便、14～28 天即可造模，常用 C57BL/6 小鼠；雾化吸入肺纤维化模型与人类硅沉着病接近，需要 40～120 天，常选用 C3H/HeN，MRL/MpJ 和 NZB 小鼠，BALB/c 小鼠不敏感，模型小鼠表现为神情呆滞、饮水摄食减少、张口呼吸、体重下降。动物巨噬细胞的炎症复合体（NALP3）被激活是本模型的特征，因此，二氧化硅诱导小鼠肺纤维化模型在研究 PF 先天免疫调节上使用较多，可形成持久的纤维化刺激，且产生的纤维化结节与人类接触粉尘的职业病类似。选择二氧化硅颗粒时需注意不同颗粒尺寸、制备方式等对纤维化的诱导效果差异较大，并且二氧化硅在使用前应烘烤处理以消除脂多糖的污染。

6. 高氧诱导小鼠肺纤维化模型

高氧诱导小鼠肺纤维化模型与大鼠类似。C57BL/6 小鼠对高氧更敏感，造模成功率更高。

7. 辐射诱导小鼠肺纤维化模型

放射性肺损伤是临床上胸部肿瘤放疗的常见并发症之一。选用 C57BL/6 小鼠作为辐射诱导肺纤维化的模型动物，一般来说局部照射（胸腔局部照射）比全身照射所需的剂量更高。采用辐射造模时，当小鼠全身照射剂量低于 10 Gy，不易观察到肺纤维化的发生；当照射剂量升高至 12～15 Gy 时，在第 20 周左右小鼠出现肺纤维化、结构塌陷，较高的照射剂量可使小鼠肺纤维化约 6 个月。辐射诱导肺纤维化的动物模型是验证骨髓间充质干细胞修复作用研究的重要模型之一。

（三）兔肺纤维化模型

兔肺纤维化模型可采用博来霉素诱导。将博来霉素单次给药按照 8 mg/kg 的剂量经气管注入 3～4 kg 的新西兰兔肺内，正常饲喂 14 天，模型兔肺泡间隔轻度增厚，可见少量胶原沉积；饲喂 21 天模型兔肺泡间隔胶原纤维沉积、中度增厚；在 42 天时，肺泡间隔可见大量胶原纤维，肺小叶间隔明显增厚，肺泡腔完全塌陷（黄艺君等，2022）。

（四）犬肺纤维化模型

犬肺纤维化模型可参照兔模型使用博来霉素来诱导，此外，还可以用平阳霉素经气管滴注或者支气管雾化诱导。对 14 kg 左右的杂种犬按照 2～2.5 mg/kg 的剂量经气管滴注或者按 3.0～6.7 mg/kg 的剂量雾化吸入，两周内以间质性炎症及水肿为主，可见典型的弥漫性肺泡损伤及血管栓塞的病理改变。2～4 周出现明显的细胞浸润及细胞增生。此时已经出现明显的纤维化改变，肺泡内及肺间质内纤维母细胞增生、胶原沉积。4 周后纤维结缔组织增生更为明显。

（五）基因相关小鼠肺纤维化模型

1. 基因修饰小鼠模型

肺纤维化的发生与遗传易感性有关，全基因组连锁和关联研究已经确定与肺纤维化风险相关的常见遗传变异，包括与黏液分泌相关基因（*MUC5B*）、免疫功能相关基因（*IL1RN*、*IL8*、*TLR3* 和 *TGFB1*）、端粒相关基因（*TERT*、*TERC*、*OBFC1*、*TINF2*、*DKC1*、*RTEL1* 和 *PARN*）、上皮屏障功能相关基因（*DSP* 和 *DPP9*）、细胞周期相关基因（*CDKN1A*、*KIF15*、*MAD1L1* 和 *CDC42*）及表面活性剂相关基因（*SFTPC*、*SFTPA2* 和 *ABCA3*）等。使用多西环素或四环素操纵子诱导系统控制小鼠以上特定基因的表达，可观察这些基因与模型动物肺纤维化的关系。

2. 细胞因子过量表达小鼠模型

使用腺病毒载体等基因表达技术或转基因方法过表达细胞因子如 TGF-β、TGF-α、IL-13、IL-10、IL-27、TNF-α 和 IL-1β 等，可诱导肺纤维化动物模型。肺纤维化表型与 TGF-β 过表达水平呈剂量依赖性，病理上早期出现单核细胞浸润，随后发生肺实变和胶原沉积，可导致持续的瘢痕形成，可能更接近特发性肺纤维化晚期的纤维化改变。TGF-β 过表达诱导的肺纤维化模型存在品系差异，与 BALB/c 小鼠相比 C57BL/6 小鼠更敏感。TGF-α 类似于 TGF-β，在肺纤维化患者肺部过表达。在啮齿动物模型中，肺上皮细胞中 TGF-α 过表达可诱导肺纤维化的发生。TGF-α 过表达可导致肺动脉高压，可用于研究血管相关病理机制。有研究显示，IL-13、IL-10、IL-27、TNF-α、IL-1β 等其他细胞因子通过炎症、巨噬细胞激活、诱导 TGF-β 产生等方式参与和诱导肺纤维化的发生。综上，细胞因子过量表达模型具有靶点明确的优势，在抗肺纤维化药物的筛选研究中发挥了重要作用，但免疫系统可能会清除腺病毒载体从而导致造模成功率下降，且与临床多因子共同作用的肺纤维化相比，本模型具有一定的局限性。

（六）人源化小鼠肺纤维化模型

人源化小鼠肺纤维化模型是将原代培养的特发性肺纤维化患者的成纤维细胞静脉注射到重度联合免疫缺陷小鼠体内以诱导肺纤维化的形成。人源化小鼠肺纤维化模型成模相对较快，注射后 30~50 天即可出现肺纤维化表现并持续进展，是研究成纤维细胞异质性及其在肺纤维化中的作用的良好模型，同时人源化的特点可能在药物筛选和评价中具有独特优势。另外，用细胞渗透性染料对注射的成纤维细胞进行标记，通过跟踪能更加清楚地了解成纤维细胞在肺纤维化不同阶段的分裂分化过程。但高昂的成本和严格的饲养环境限制了人源化肺纤维化小鼠的广泛应用，同时免疫缺陷小鼠缺乏正常的免疫反应，与临床患者的肺纤维化病理特点存在较大差异。

四、动物模型与临床疾病对比

不同动物模型与肺纤维化临床的对比见表 5-5。不同诱导因素诱导肺纤维化模型的比较见表 5-6。

表 5-5 不同动物模型与肺纤维化临床对比

物种/品系	肺功能	支气管肺泡灌洗液（BALF）/实验室（含免疫学）检查	肺组织病理	疾病症状
临床患者	功能残气量（FRC）、肺总量（TLC）、一氧化碳弥散量（D_LCO）降低，残气量（RV）下降，动脉血氧分压（PaO_2）下降，动脉血二氧化碳分压（$PaCO_2$）上升	中性粒细胞增多，淋巴细胞增高，CD4/CD8 值增加，伴有外周血辅助性 T 细胞功能增强，IgG 升高。Ⅲ型前胶原 N 端肽（PⅢP）增加，碱性成纤维细胞生长因子（bFGF）增加，层粘连蛋白（LN）P1 片段增加，肝细胞生长因子（HGF）增加，血清中Ⅲ型前胶原增加，唾液酸化糖抗原（KL-6）增加，其他 ECM 成分（HA、Ⅳ型胶原）增加	初期弥漫性肺泡炎，胸 X 片：早期肺纹理增多增粗，结节 1.5~5 mm，渗出性病变表现为结节、粟状影，后期间质纤维化，网状肺，磨玻璃状，蜂窝状肺，结节为 5~10 mm，肺气肿，及肺动脉高压形成。高分辨率 CT 在区分定性 X 片影像的基础上可区分实质、间质、胸膜和纵隔的病变	进行性呼吸困难，干咳，活动后明显或加剧，双下肺可闻及 velcro 啰音。部分患者伴有肺外器官受累，出现器官损害的相应症状，如咯血、心悸、关节疼痛、皮肤损害和肾脏损害，还伴有全身乏力、体重减轻、厌食
大鼠	参照人的指标，用动物肺功能仪检测	IgG 阳性，α-平滑肌肌动蛋白（α-SMA）检测呈阳性	1~3 天，肺泡隔增宽、水肿，肺泡腔中有水肿液渗出，中性粒细胞和单核细胞浸润，部分支气管上皮坏死、脱落，3~7 天单核细胞浸润增多，Ⅱ型肺泡细胞增殖，支气管周围出现原始间叶增殖，7~14 天间质细胞增殖明显，并向成纤维细胞分化，14~28 天病灶逐渐扩大，明显的胶原纤维沉积和平滑肌束形成，大量间质细胞增殖，呈典型的肺间质弥漫性纤维化	活动能力下降，造模后从第一天挠鼻、咳嗽，一周后呼吸困难直到后期，食欲下降、毛发枯燥、精神萎靡

续表

物种/品系	肺功能	支气管肺泡灌洗液（BALF）/实验室（含免疫学）检查	肺组织病理	疾病症状
小鼠	参照人的指标，用动物肺功能仪检测	IgG 阳性，α-SMA 检测呈阳性	初期弥漫性肺泡炎，中期上皮和间质增殖，后期间质胶原等沉积、纤维化	活动能力下降，造模后从第一天挠鼻、咳嗽，一周后呼吸困难直到后期、食欲下降、毛发枯燥、精神萎靡
兔	可参照人的指标，用动物肺功能仪检测	IgG 阳性，α-SMA 检测呈阳性	初期弥漫性肺泡炎，后期间质纤维化	活动能力下降、呼吸困难、食欲下降、精神萎靡
犬	可参照人的指标，用肺功能仪检测	IgG 阳性，α-SMA 检测呈阳性	初期弥漫性肺泡炎，后期间质纤维化	活动能力下降、呼吸困难、食欲下降、精神萎靡
转基因小鼠	同小鼠	同小鼠	同小鼠	同小鼠
人源化小鼠	同小鼠	同小鼠	同小鼠	同小鼠

表 5-6 不同诱导因素诱导肺纤维化模型的比较

诱导因素	给药途径	建模时间	病理特点	优缺点
博来霉素	气管给药、腹腔注射、静脉注射、鼻腔给药、雾化吸入	成模速度快，气管给药 21～28 天即可诱导明显纤维化	肺泡结构破坏、间隔增厚，可见胶原沉积加重，肺纤维化明显	易操作、可重复性强、进展快、模型经典；具有自限性、可恢复
二氧化硅	气管给药、雾化吸入、口咽抽吸	气管给药成模较快（14～28 天），雾化吸收更接近临床但成模时间较长（40～120 天）	吸入的二氧化硅可造成肺部持续性炎症反应，肺组织进行性结节性纤维化，可见巨噬细胞炎症复合体激活	高度模拟尘肺病，进行性纤维化；成模较慢
石棉	气管给药或雾化吸入	气管给药 14 天即可出现明显纤维化，吸入给药 1 个月左右出现纤维化	石棉沉积于肺部可诱导氧化应激，肺泡上皮细胞受损，炎症细胞活化，细胞外基质过量积聚形成肺间质纤维化	肺部纤维化较明显，建模速度快；有致癌风险
异硫氰酸荧光素（FITC）	气管给药	14～21 天	FITC 作为半抗原与肺组织蛋白结合，导致肺泡和血管通透性增加，形成急性肺损伤，引发肺水肿和炎症反应，随后在 14～21 天内形成肺纤维化	带荧光可用于定位损伤部位；无临床相关性，具有批次效应，标准化和重复性较差
胺碘酮	气管给药	28 天	纤维化程度较轻，斑片状多灶性间质纤维化，可观察到 II 型肺泡上皮细胞肥大，血管壁胶原沉积明显	利于研究 II 型肺泡上皮细胞肥大的作用和机制；存在其他不良反应干扰
百草枯	灌胃给药或腹腔注射	21 天	产生大量的氧自由基和炎症损伤，胶原蛋白合成过量，纤维增生引起肺纤维化	建模时间短，利于百草枯中毒机制及治疗研究；剧毒，死亡率高
碳纳米管	口咽抽吸、气管给药、静脉注射、雾化吸入	4 周以上	早期炎症和氧化应激，最终导致多灶性肉芽肿性肺炎和间质纤维化	利于环境暴露风险评估；理化性质影响大
辐射	局部照射、全身照射	全身照射剂量为 12～15 Gy 时，20 周左右肺部出现纤维化；局部照射则需要 24 周左右出现纤维化	DNA 损伤诱导肺泡上皮细胞死亡，肺泡巨噬细胞活化，炎症因子和 TGF-β 等大量产生而引起肺纤维化	死亡率低，与临床相关；造模时间长

续表

诱导因素	给药途径	建模时间	病理特点	优缺点
人源成纤维细胞	静脉注射	30～50 天	肺泡间隙破坏，斑片状间质纤维化和羟脯氨酸增加，嗜酸性粒细胞浸润	利于成纤维细胞异质性研究，可以细胞染色标记和跟踪；临床细胞样品获取不易，免疫缺陷动物成本高、饲养要求高
细胞因子过表达	气管给药，腺病毒载体等基因表达技术或转基因方法	AdTGF-b1[223/225] 处理 14 后可出现广泛纤维化	TGF-α 动物模型可诱导肺脉高压；TGF-β 动物模型成纤维细胞生成后，胶原纤维和细胞外基质沉积而引发肺纤维化	靶点明确，对机制研究和药物筛查有重要作用；免疫系统可能清除腺病毒载体，单因子过表达模型具有局限性
靶向 II 型肺泡上皮细胞损伤	腹腔注射白喉毒素，转基因	21 天	特异性持续损伤 II 型肺泡上皮细胞，诱导增生性反应和间质增厚，在 21 天后可出现纤维化	利于 II 型肺泡上皮细胞损伤相关机制研究
基因编辑动物	基因编辑	自发性纤维化或 2 次打击诱导	表面活性剂、端粒、细胞周期等相关基因修饰诱导的自发性纤维化或易感性增加	与遗传因素相关；单基因因素局限性

（刘月环，闫春为，郭建国，周　澧，张淑芝）

第四节　尘 肺 病

一、疾病简介

（一）疾病特征及流行情况

尘肺病是由于在职业活动中长期吸入生产性粉尘或者灰尘，并在肺内潴留而引起的以肺组织弥漫性纤维化（瘢痕）为主的全身性疾病，是目前我国职业病中最常见和危害最严重的疾病。其主要表现为咳嗽、咳痰、胸痛、呼吸困难、咳血等呼吸道症状。按照我国 2013 年颁布的《职业病分类和目录》规定的职业性尘肺病包括矽肺（硅沉着病）、煤工尘肺、石墨尘肺、炭黑尘肺、石棉肺、滑石尘肺、水泥尘肺、云母尘肺、陶工尘肺、铝尘肺、电焊工尘肺、铸工尘肺，以及根据《尘肺病诊断标准》和《尘肺病理诊断标准》可以诊断的其他尘肺病。按粉尘的化学性质可将其分为无机尘肺和有机尘肺两大类。无机尘肺常见的有硅沉着病、石棉肺等。有机尘肺是吸入各种有机尘埃，常见的是由霉菌的代谢产物或动物性蛋白引起的尘肺，如农民肺、蘑菇肺、麦芽肺。根据全国职业病报告，我国职业性尘肺病新病例 2020 年报告 14 367 例，占当年新发职业病病例总数的 84.19%，因尘肺病死亡数为 6668 例。截至 2021 年底，现存活的职业性尘肺病患者约为 45 万人，其中硅沉着病约占一半。该病由于纤维化病变的进行性进展而无法逆转和根治，一直是严重危害工人健康的职业病，被称为中国头号职业病。

（二）病因

尘肺病的病因相对明确，主要是由于长时间接触生产性矿物质性的粉尘而导致肺组织纤维化，其中游离二氧化硅具有极强的细胞毒性和致纤维化作用，游离二氧化硅含量越高，致肺纤维化的作用就越强、进展越快，病变越严重。尘肺病是遗传因素和环境因素相互作用的结果，个体易感性也属于其诱因。通常所说的硅沉着病为慢性硅沉着病，其发病工龄较长、病程长，病变进展相对较慢，一般的发病工龄在 20 年甚至更长的时间。如果接触到含有 40%～80%游离二氧化硅的粉尘，那么在 5～15 年就可能发病，这种情况被称为"快进型硅沉着病"。但是，如果持续吸入高浓度的游离二氧化硅粉尘，发病工龄则会缩短到 1～3 年，有些甚至接触 6 个月左右就发病，这种情况被称为"急性硅沉着病"。

分散度是用来衡量生产过程中物质被粉碎程度的一个指标，它是通过粉尘颗粒大小的组成百分比来计算的。粉尘中小颗粒的数量越多，分散度就越高，这意味着这些粉尘颗粒在空气中的悬浮时间会更长，因此被吸入的可能性也就越大。

当粉尘颗粒进入人体后，其影响程度取决于颗粒的大小。

（1）直径大于 10 μm 的粉尘颗粒，受到其在空气中沉降快的因素影响，在被人体吸入鼻腔后，绝大部分会被鼻毛所阻挡，再随着分泌的鼻涕排出体外。

（2）直径小于 10 μm 但大于 5 μm 的粉尘颗粒，大部分能被上呼吸道阻截。

（3）直径小于 5 μm 的粉尘颗粒有可能进入肺泡，并被巨噬细胞吞噬，形成尘细胞。

因此，分散度越大，粉尘颗粒进入肺泡的可能性就越高，对人体造成的危害也就越严重（Qi et al.，2021）。对研究粉尘危害的科研工作者来说，了解粉尘颗粒的分散度和颗粒大小对健康的影响是非常必要的，这有助于其理解在造模过程中为何需要评估染毒粉尘的分散度以及如何确保造模成功。

（三）致病机制

目前，尘肺病的致病机制尚未完全弄清。其主要的病理机制与炎症和纤维化有关。目前研究表明，炎症过程在尘肺中起着关键作用，这反过来又促进了纤维化的发展。组学确定的靶点主要集中在与免疫系统相关的炎症信号通路上。当灰尘沉积在肺部时，它会激活免疫反应，募集和激活炎症细胞，分泌相关的炎症因子，如细胞因子、趋化因子和黏附因子。这会激活成纤维细胞并促进纤维化发展。在尘肺患者的肺灌洗液中观察到巨噬细胞、淋巴细胞和中性粒细胞增多。有研究认为二氧化硅诱导的免疫过程可能通过辅助作用和调节免疫控制系统在炎症过程中发挥一定作用，导致抗人肺自身抗体的形成（Qi et al.，2021）。研究发现，募集的炎症细胞释放有毒的氧衍生物和蛋白酶，导致细胞损伤和细胞外基质破坏。二氧化硅刺激的巨噬细胞释放 TNF-α 和 IL-1。即便是停止暴露二氧化硅后，小鼠肺部也显示出 TNF-α 和 IL-1 的持续性过表达（Qi et al.，2021）。过表达局限于肺泡间隙的单个核细胞、聚集性病变内的细胞、肺灌洗液或者是淋巴样结节的细胞。

在硅沉着病中，大多数研究都认为其发病与肺泡内巨噬细胞吞噬游离二氧化硅颗粒后崩解死亡、细胞因子促进成纤维细胞增生和胶原形成有关。游离二氧化硅对巨噬细胞具有强烈的细胞毒性作用，会导致巨噬细胞发生崩解、坏死。受损的巨噬细胞会释放出肿瘤坏死因子、白细胞介素-1 等炎性因子，这些炎性因子刺激成纤维细胞增生和胶原纤维形成，胶原纤维把粉尘颗粒包裹起来，排列成同心圆，形成类似于洋葱状的矽结节。随着时间的推移，这些矽结节会逐渐向全肺扩展并相互融合，最终导致双肺出现弥漫性纤维化。在许多硅沉着病患者的血清中，可以观察到免疫球蛋白水平（主要是 IgM、IgA和 IgG）增高，并存在免疫复合体。研究表明，硅沉着病的发生和发展可能与免疫球蛋白形成抗原抗体复合物具有一定联系，这就是硅沉着病发病的免疫学说。然而，尘肺病的发病机制非常复杂，除免疫反应之外，还有许多其他因素参与其中。这些因素相互影响、互为因果，共同推动尘肺病的发生和发展。尽管尘肺病的病因已经明确，但其发病机制仍然需要进一步研究。

二、实验动物的选择

常用大鼠、小鼠和家兔构建尘肺模型，也可用犬、小型猪、恒河猴等。大鼠、小鼠和家兔价格较低、易于饲养、体积占用空间小、便于管理。鼠类基因与人类基因极相似，实验操作方便，但小鼠气管咽喉不易暴露，尘肺造模时死亡率较高。大鼠相对来说气管咽喉易暴露，创伤恢复快，但对传染病抵抗力较弱，造模简单，成功率高。家兔相较于鼠类体积大、寿命长，易于观察各种临床和病理改变，但受生理结构所限，尘肺造模相对不易，且体积占用空间大，费用相对较高（张丹参和金姗，2019）。

三、不同动物模型的特征

（一）大鼠模型

大鼠模型一般使用 SD 或者 Wistar 大鼠进行造模。通常使用气管滴注 50 mg/ml 二氧化硅 1 ml，处理 28 天。二氧化硅经气管注射后被巨噬细胞吞噬，巨噬细胞活化后产生炎性因子，炎症持续存在导致肉芽肿，激活机体启动抗炎及修复功能，使纤维细胞活化剂过度增殖导致肺纤维化。也可用 50 mg/ml 二氧化硅悬浮液 1 ml，气管灌注 SD 大鼠染尘 24 周，结果表明尘肺大鼠在发病过程中存在呼吸道菌群易位、脂质代谢失衡（Zhang et al.，2022）。还有研究者使用 HOPE-MED 8050 动式染尘系统，分别对大鼠染尘 1 天、3 天、7 天、2 周、4 周、8 周、12 周，每天染尘 2 h，发现肺脏器系数随染尘时间延长而逐渐增加。还有研究者利用 F344 大鼠分别全身吸入暴露在 6.3 mg/m³、12.5 mg/m³、25 mg/m³ 和 50 mg/m³ 的二氧化钛 6 h/天，共 13 周，观察到 25 mg/m³ 和 50 mg/m³ 的浓度组出现肺泡病变，肺泡中聚集巨噬细胞和反应性肺泡上皮 II 型细胞增生（Yamano et al.，2022）。还有研究者使用 Wistar 大鼠，利用气管滴注的方法给予煤尘混悬液 1 ml，染尘 4～8 周时，病理可见肺泡壁及支气管壁有广泛炎性细胞浸润。染尘 20 周时可见肺间质内有大量胶原纤维增生病灶，大片肺纤维化形成（Song et al.，2023）。

（二）小鼠模型

小鼠具有体积小、便于大批量饲养管理、生活周期短、取材便利等特点，是理想的尘肺实验动物模型。但是，由于小鼠生理条件的限制，非暴露式方法很难实现。和大鼠一样，常用气管暴露法和非气管暴露法（气管灌注法、动式染尘法、口咽吸入法）等构建尘肺小鼠模型。除了以上方法，鼻腔滴注法也是构建小鼠尘肺模型特有的方法。与大鼠尘肺模型类似，使用二氧化硅经过气管暴露后，导致小鼠肺部出现炎症，使得纤维细胞活化并且过度增殖而导致肺纤维化。有研究给小鼠气管滴注 0.5 mg 纳米级二氧化钛，发现明显的肺气肿、巨噬细胞积聚及肺泡膜广泛损坏。此外，还有整体染尘法，将动物整体置入于染尘柜中，使用鼓风机将粉尘吹起，以 125 mg/m^3 的浓度持续地暴露小鼠 3 周，分别每天 2 h、4 h、8 h，观察到持续暴露时间越长，小鼠肺组织蛋白质的氧化损伤越严重。而连续 4 天给小鼠鼻腔滴注 0.05 ml 二氧化硅悬液（100 mg/ml）诱导小鼠尘肺模型，小鼠出现呼吸暂停和气道狭窄指数均升高的情况。此法虽然操作简单、节省耗材、死亡率低，但是粉尘吸入量不易掌握。有研究者使用 8~10 周龄雄性 C57BL/6J 小鼠，采取气管滴注一次的方式使用煤尘悬液建立煤工尘肺模型，发现模型组小鼠肺部正常结构受损，肺泡壁厚度增加，出现炎症细胞浸润，胶原蛋白沉积较生理盐水组明显增加（刘太阳等，2021）。由于小鼠的呼吸系统相对较小，无法直接将粉尘颗粒暴露到其肺部，因此在构建尘肺模型时，国内外倾向于对小鼠进行开放式手术操作来实现。手术通常需要在无菌条件下进行，以确保实验的可靠性（Lassance et al.，2009）。

（三）实验兔模型

新西兰兔与人的肺在形态学上稍有不同。新西兰兔的胸膜相对较薄且小叶间隔发育不良，甚至可能有缺陷。但是家兔个体较大、寿命较长，各种临床和病理改变易于观察，且家兔易于购买和饲养，造模成功率也较高。与其他小型动物相比，兔肺高分辨率 CT 扫描可行，高分辨率 CT 可以清楚显示病变（吴逸明等，2002）。新西兰兔构建尘肺模型通常使用气管暴露法和气管灌注法。例如，连续 3 天在兔的气管内注入 100 mg/ml 的粉尘悬液，观察到巨噬细胞过度激活并释放大量的炎症因子，诱导机体产生免疫应答，刺激肺成纤维细胞的增殖并导致肺纤维化。该方法操作简单、成功率高，但易误入食管、操作不当而致死亡（常红生等，2012）。同样，使用 100 mg/ml 的煤尘混悬液经气管暴露，诱导兔尘肺模型，经过相关检查，结果符合尘肺病样改变。

（四）实验犬模型

实验犬尘肺模型也是尘肺动物模型之一，主要采用非暴露式气管注入。有研究主要将实验犬麻醉后（李永强等，2012），利用呼吸机通气，经气管插管将二氧化硅粉末直接吹进肺内来模拟尘肺的致病过程（2 周染尘一次，每次 200 mg/kg 或 400 mg/kg），观察发现染尘犬的肺泡间隔增宽，肺间质增厚，可见炎性渗出增多，终末细支气管壁增厚，管壁周围有大量吞尘巨噬细胞聚集，有成纤维细胞增生及网状胶原纤维形成，随着剂量的增大，改变越明显。该模型虽然能较好地模拟尘肺病，但是特异性试剂限制了该模型的广泛使用。

（五）小型猪模型

小型猪是生物医学研究中最理想的实验动物之一，常使用 3～5 月龄、体重 5～20 kg 的幼猪。用小型猪建立尘肺模型，国内外文献报道较少，可能是饲养昂贵、实验周期较长、所用实验耗材较多的缘故。有文献报道，小型猪的尘肺病理改变与临床 I ～ III期硅沉着病患者的基本相似。其他动物模型如大鼠和家兔的肺部灌洗操作则较为困难。而小型猪的肺部体积较大，远远超过大鼠和家兔，使研究人员能够更准确地进行肺部 X 射线观察和评估。在尘肺实验中，通常会选择 3～5 月龄、体重 5～20 kg 的幼猪进行研究。有研究采用气管灌注法将 150 mg/kg 的二氧化硅粉尘悬液注入小型猪的气管中，每周 1 次，共 5 周。结果观察到染尘组整个肺叶灰白色实变，肺组织中巨噬细胞聚集，淋巴结内可见淋巴窦组织细胞和成纤维细胞增生，肺灌洗液色浑浊呈灰白色（蒲新明等，2013）。

（六）非人灵长类动物模型

有研究报道，猴的体重在 6.4～10.4 kg，使用麻醉剂麻醉后，通过间接喉镜暴露声门，使用 14 号小儿气管导管插入气管内 5～8 cm，然后向两侧肺内缓缓注入灭菌的石英粉尘生理盐水混悬液。体重 7 kg 以上的猴染尘 4.5 g，7 kg 以下的 4.0 g，分两次，间隔 20 天。结果发现，猴肺部出现炎症，大量巨噬细胞聚集（尹汝泉等，1982）。

（七）不同尘肺（硅沉着病）动物模型特征

本节以硅沉着病为例，建立的不同尘肺（硅沉着病）动物模型的特征见表 5-7。

表 5-7　不同尘肺病（硅沉着病）动物模型的特征

造模方法	造模步骤	模型优点	模型缺点	注意事项
非暴露式气管注入染尘法（气管注入染尘法）	（1）麻醉动物（用乙醚等麻醉剂，确保其在后续操作中无痛感和运动能力）； （2）悬挂动物（用棉线通过动物门牙将其悬挂在染尘架上，仰卧位。使染尘架靠近动物头部，保持动物身体的倾斜角度在 45°～60°）； （3）插入耳镜（用无齿解剖镊轻拉出动物舌头并用左手固定，再用耳镜插入口腔借助头灯观察气管开口）； （4）插入穿刺针（左手持固定耳镜，观察气管，开口时插入）； （5）注入粉尘悬液（粉尘悬液应选择分散度 95% 以上、小于 5 μm 的二氧化硅游离粉尘。用生理盐水制成混悬液，实验前高温灭菌，大鼠的造模浓度一般为 50 mg/ml，注射剂量为 1 ml/kg。助手协助连接注射器与穿刺针，回抽注射器，看到气泡即表明成功插入气管，立即推入粉尘）； （6）按摩双肺（迅速取出穿刺针和耳镜，按摩动物双肺，促进造模）	适用于大鼠，操作简单、过程高效，动物死亡率低，能减少实验对动物的不适影响	对实验动物种类有一定要求，要对麻醉剂量有掌握	（气管注入染尘法） 麻醉深度：过浅可能导致实验中挣扎，过深可能导致悬液分布不均； 术后恢复：大多数情况下动物可以在 1 min 内恢复，如果动物出现窒息应立即采用人工呼吸抢救； 操作环境：必须无菌，操作器械严格消毒； 穿刺要求：穿刺针头应平行气管走向，并控制好针头插入深度，检验后再注入。注入后保持动物直立数分钟，以防止粉尘悬液倒流。 大鼠调整： 调整大鼠的角度（清晰气管观察）； 使用套管针刺激喉部的唾液分泌（清晰气管观察）； 借助光源观察气管口（明亮的圆形开口）； 进行气管插管（确保深度合适与气道通畅）

续表

造模方法	造模步骤	模型优点	模型缺点	注意事项
暴露式气管注入染尘法（气管注入染尘法）	（1）微创手术（切开皮肤，暴露气管部位分离气管，穿刺环甲膜）； （2）注入粉尘； （3）缝合开口	对于不熟悉非暴露式气管注入染尘法的研究者可以使用此方法	操作步骤较为烦琐，操作时容易引发出血，增加感染风险。据报道，经过暴露操作后，动物在24 h内的死亡率高达15%	
穿刺式气管注射染尘法（气管注入染尘法）	（1）穿刺至肺； （2）注入粉尘	是适用于较大型实验动物（如家兔）硅沉着病模型的建模方法，建模速度快，感染风险低	对穿刺进针手术能力有要求，实验动物挣扎可能影响实验	
动式经口鼻吸入染尘法（吸入染尘法）	通过粉尘发生器计算机精准控制粉尘样品气溶胶的生成和释放，可以根据实际暴露情形设定暴露浓度和暴露时间，创建出理想的硅沉着病模型	操作非常简便，动物可以自由活动、自主呼吸，与劳动者实际接尘方式相似，而且染尘浓度精确	这种设备的体积较大且价格昂贵，染尘时粉尘样品使用量大	（吸入染尘法模型）粉尘在呼吸道中的阻留与粉尘的分散度有关，粉尘分散度关系到吸入染尘法造模的成功与否，有研究指出1～2 μm粉尘更容易被机体吸入。在进行实验时，所使用的粉尘颗粒的粒径应该小于5 μm，并且占总粉尘颗粒的95%以上。此外，这些粉尘颗粒还需要经过充分地研磨，以暴露其活性基团，这样粉尘才能具有较强的致病性
静式经口鼻吸入染尘法（吸入染尘法）	使用发生箱对动物进行染尘，箱内的悬浮粉尘颗粒应有91%以上小于5 μm，每天进行3 h的染尘处理，处理持续60天后对动物进行解剖观察	模拟了劳动者在实际工作环境中接触粉尘的情形，实验动物自由呼吸	粉尘浓度难以精确控制，染尘过程中动物感染率和死亡率较高，需要定期操作	
肺外染尘法	肺外染尘法是将粉尘悬液注入实验动物特定部位，并在一定的时间间隔后观察注射部位或脏器的病变形态和纤维化程度	操作简单，易于观察	该模型的致病方式与劳动者工作环境染病方式不同。相关研究少	（肺外染尘法模型）溶液配置与注射难度

四、动物模型与临床疾病对比

不同动物模型与尘肺病临床的对比见表 5-8，优缺点的对比见表 5-9。

表 5-8　不同动物模型与尘肺病临床对比

物种/品系	造模途径	临床及病理状况
临床患者	吸烟、粉尘或煤尘吸入、空气污染等	慢性咳嗽、咳痰、呼吸困难
大鼠	气管灌注法、气管暴露法、动式染尘法	慢性肺部炎症、肺动脉高压、杯状细胞化生、气道重塑、肺气肿和肺功能受损
小鼠	气管暴露法、气管灌注法、鼻腔滴注法、动式染尘法	气道分泌黏液的杯状细胞化生、小气道重塑、炎症、肺功能改变和肺气肿
新西兰兔	气管灌注法、气管暴露法	中性粒细胞炎症、杯状细胞增生和黏液产生增加、出现 NF-κB和激活蛋白-1，以及肺组织中氧化 DNA 损伤
实验犬	气管灌注法	咳嗽
小型猪	气管灌注法	炎症、杯状细胞化生
恒河猴	气管灌注法	炎症发生、巨噬细胞聚集

不同动物模型优缺点的对比见表 5-9。

表 5-9　不同动物模型优缺点的对比

物种	染尘方式	与实际接尘方式相似度	成功率	操作便利度
大鼠	非暴露式气管注入染尘	相似	非常高	简便
	动式经口鼻吸入染尘	非常相似	非常高	困难
	静式经口鼻吸入染尘	很相似	非常高	简便
小鼠	暴露式气管注入染尘	相似	高	困难
兔	非暴露式气管注入染尘	相似	高	简便
	穿刺式气管注射染尘	相似	高	简便
猪、犬	非暴露式气管注入染尘	相似	高	困难

（陈钧强，郭建国，宋晨晨）

参 考 文 献

白明, 王赛, 谢逸轩, 等. 2021. 基于中西医临床病证特点的肺纤维化动物模型分析. 中国实验方剂学杂志, 27(13): 244-250.

常红生, 张永林, 张建伟, 等. 2012. 兔煤尘肺各期高分辨率 CT 与肺巨噬细胞含量的相关研究. 中国药物与临床, 12(12): 1566-1568.

陈孟毅, 孟爱民. 2016. 肺纤维化动物模型及研究进展. 中国比较医学杂志, 26(6): 88-93.

邓龙, 邹晓青, 姜德建. 2021. 治疗肺纤维化药物的评价与开发进展. 中国新药杂志, 30(8): 712-717.

郭琦琦, 李毅, 翁桓泽, 等. 2022. 生物及非生物因素诱导肺纤维化动物模型研究的特点. 中国组织工程研究, 26(14): 2273-2278.

黄艺君, 吕国荣, 徐武, 等. 2022. 改良肺部超声评分法与 HRCT 评分评价兔肺纤维化的比较研究. 中国超声医学杂志, 38(5): 574-577.

李永强, 李永萍, 李蓉, 等. 2012. 建立矽肺犬动物模型的实验研究. 第三军医大学学报, 34(12): 1189-1191.

李泳兴, 钟鸣, 王勇, 等. 2020. 常用哮喘动物模型的建立. 中国比较医学杂志, 11(30): 97-101.

刘太阳, 孙岳, 宝瑞, 等. 2021. 铁死亡在煤尘诱导小鼠煤工尘肺形成中的作用. 环境与职业医学, 38(11): 1258-1262.

楼金成, 苗镡允, 苏嘉琪, 等. 2023. 过敏性哮喘大鼠模型的建立方法与评价. 中国比较医学杂志, 1(33): 130-137.

蒲新明, 温浩, 刘新军, 等. 2013. 小型猪矽肺模型制备与肺灌洗方法研究. 中国职业医学, 40(1): 47-49.

王晔, 杨茜, 程薇波, 等. 2013. 用 HOPE-MED8050 动式染尘控制系统建立大鼠矽肺模型. 环境与职业医学, 30(7): 551-554.

吴逸明, 许东, 徐玉宝, 等. 2002. 无损伤性兔矽肺模型制备. 中国职业医学, 29(4): 52-53.

燕苗苗, 赵亚昆, 王搏, 等. 2023. 博来霉素诱导大鼠与小鼠肺纤维化模型的评价. 中国实验动物学报, 31(2): 179-186.

佚名. 2011. 支气管哮喘防治指南(2008). 中国实用乡村医生杂志, 18(12): 28-36.

尹汝泉, 邹昌淇, 胡天锡. 1982. 汉防己甲素对猴实验性矽肺的疗效和毒性观察. 卫生研究, (4): 55-65.

曾娅莉, 崔琰, 邹文蓉, 等. 2019. 我国主产地温石棉可吸入纤维致鼠肺损伤与抑癌基因 *p53, p16* 的表达. 岩石矿物学杂志, 38(6): 843-851.

张丹参, 金姗. 2019. 诱发矽肺动物模型方法及评价. 神经药理学学报, 9(6): 21-25.

周利润, 崔晓兰. 2022. 慢性阻塞性肺疾病相关动物模型研究进展. 中国实验动物学报, 30(8): 1121-1127.

邹昌淇, 杜庆成, 周培宏. 2001. 联合用药治疗大鼠早期矽肺的疗效观察. 中华劳动卫生职业病杂志, 19(1): 12-14.

Bellinghausen I, Saloga J. 2016. Analysis of allergic immune responses in humanized mice. Cell Immunol, 308: 7-12.

Bo C, Zhang J, Sai L, et al. 2022. Integrative transcriptomic and proteomic analysis reveals mechanisms of silica-induced pulmonary fibrosis in rats. BMC Pulm Med, 22(1): 13.

Chen Y, Chen J, Dong J, et al. 2005. Antifibrotic effect of interferon gamma in silicosis model of rat. Toxicology Letters, 155(3): 353-360.

Fricker M, Deane A, Hansbro P M. 2014. Animal models of chronic obstructive pulmonary disease. Expert Opin Drug Discov, 9(6): 629-645.

Guo J W, Yang Z F, Jia Q, et al. 2019. Pirfenidone inhibits epithelial-mesenchymal transition and pulmonary fibrosis in the rat silicosis model. Toxicology Letters, 300: 59-66.

Ito R, Maruoka S, Soda K, et al. 2018. A humanized mouse model to study asthmatic airway inflammation via the human IL-33/IL-13 axis. JCI Insight, 3(21): e121580.

Jones B, Donovan C, Liu G, et al. 2017. Animal models of COPD: What do they tell us? Respirology, 22(1): 21-32.

Kan L H, Xu X, Chen Y M, et al. 2023. Correlation between intestinal and respiratory flora and their metabolites in a rat pneumoconiosis model. Zhonghua Lao Dong Wei Sheng Zhi Ye Bing Za Zhi, 41(1): 21-30.

Keshavan S, Bannuscher A, Drasler B, et al., 2023. Comparing species-different responses in pulmonary fibrosis research: current understanding of *in vitro* lung cell models and nanomaterials. Eur J Pharm Sci, 183: 106387.

Lassance R M, Prota L F, Maron-Gutierrez T, et al. 2009. Intratracheal instillation of bone marrow derived cell in an experimental model of silicosis. Respir Physiol Neurobiol, 169(3): 227-233.

Lederer D J, Martinez F J. 2018. Idiopathic pulmonary fibrosis. N Engl J Med, 378(19): 1811-1823.

Li S, Shi J, Tang H. 2022. Animal models of drug-induced pulmonary fibrosis: an overview of molecular mechanisms and characteristics. Cell Biol Toxicol, 38(5): 699-723.

Lin V Y, Kaza N, Birket S E, et al. 2020. Excess mucus viscosity and airway dehydration impact COPD airway clearance. Eur Respir J, 55(1): 1900419.

Moore B B, Lawson W E, Oury T D, et al., 2013. Animal models of fibrotic lung disease. Am J Respir Cell Mol Biol, 49(2): 167-179.

Moss BJ, Ryter S W, Rosas I O. 2022. Pathogenic mechanisms underlying idiopathic pulmonary fibrosis. Annu Rev Pathol, 17: 515-546.

Qi X M, Luo Y, Song M Y, et al. 2021. Pneumoconiosis: current status and future prospects. Chin Med J(Engl), 134(8): 898-907.

Song J, Xu M, Wang T, et al. 2023. Exosomal miRNAs contribute to coal dust particle-induced pulmonary fibrosis in rats. Ecotoxicol Environ Saf, 249: 114454.

Tanner L, Single A B. 2020. Animal models reflecting chronic obstructive pulmonary disease and related respiratory disorders: translating pre-clinical data into clinical relevance. J Innate Immun, 12(3): 203-225.

Upadhyay P, Wu C W, Pham A, et al. 2023. Animal models and mechanisms of tobacco smoke-induced chronic obstructive pulmonary disease (COPD). J Toxicol Environ Health B Crit Rev, 26(5): 275-305.

Wang Y, Yang G, Zhu Z, et al. 2015. Effect of bone morphogenic protein-7 on the expression of epithelial-mesenchymal transition markers in silicosis model. Experimental and Molecular Pathology, 98(3): 393-402.

Wongkarnjana A, Scallan C, Kolb M R J. 2020. Progressive fibrosing interstitial lung disease: treatable traits and therapeutic strategies. Current Opinion in Pulmonary Medicine, 26(5): 436-442.

Woodrow J S, Sheats M K, Cooper B, et al. 2023. Asthma: the use of animal models and their translational utility. Cells, 12(7): 1091.

Yamano S, Goto Y, Takeda T, et al. 2022. Pulmonary dust foci as rat pneumoconiosis lesion induced by titanium dioxide nanoparticles in 13-week inhalation study. Part Fibre Toxicol, 19(1): 58.

Yan P, Su Y, Shang C, et al. 2020. The establishment of humanized IL-4/IL-4RA mouse model by gene editing and efficacy evaluation. Immunobiology, 225(5): 151998.

Zhang Z, Zhang X R, Wang J. 2022. Research progress on immune pathogenesis of pneumoconiosis. Zhonghua Lao Dong Wei Sheng Zhi Ye Bing Za Zhi, 40(6): 471-476.

第六章　自身免疫性疾病研究中实验动物的选择

第一节　系统性红斑狼疮

一、疾病简介

（一）疾病特征及流行情况

系统性红斑狼疮（systemic lupus erythematosus，SLE，简称狼疮）是一种严重的系统性自身免疫性疾病，该病会导致全身多个器官和系统严重的损害，其中女性患者比例明显高于男性，且好发于 20～40 岁育龄女性。狼疮的临床表现十分多样，常伴有对称性的多关节疼痛和肿胀，血清中出现大量的抗核抗体（ANA），鼻梁和双侧脸颊出现蝶形红斑等临床症状。这种疾病可影响到多个器官和系统，包括皮肤、肾脏、脑、心脏、血管系统和血液系统等，并导致严重的功能性损害，如肾脏炎症、心脏炎症和血管病变等。根据受损器官的位置及严重程度，可以判断出疾病的严重程度，由感染、皮质类固醇介导的严重损伤和心脑血管疾病可引起死亡（Borchers et al.，2004；Barber et al.，2021）。狼疮的发病率在全球范围内差异很大，发病率在（3.7～49.0）/10 万，一般来说，欧洲国家的发病率较低，而美洲和亚洲的发病率较高，我国的发病率约为 37.6/10 万。

（二）病因

狼疮的发病涉及多种因素的共同作用，包括遗传学、免疫紊乱、雌激素水平以及环境因素等。多年的研究已经证明狼疮是一种多基因疾病，其中，HLA-III类的 C2 或 C4 的缺损以及 HLA-II类的 DR2、DR3 的频率异常与狼疮的发病密切相关。研究推测在特定环境条件下，多个基因之间的相互作用改变了正常的免疫耐受性，从而导致了疾病的发生。此外，环境因素也对狼疮的发病起到了重要的作用。化学药物、微生物病原体以及紫外线等因素可以引起自身抗原的形成，刺激机体的免疫反应，从而促进狼疮的发生发展（Cheung et al.，2009）。

（三）致病机制

狼疮的发病涉及环境暴露、激素因素、炎症水平、细胞功能障碍和遗传易感性致病基因等，这些因素都会诱导形成异常的先天免疫反应和适应性免疫反应，随后产生各种自身抗体。这些抗体与 DNA、RNA、核糖核酸蛋白和组蛋白等人体广泛存在的蛋白靶点结合，形成免疫复合物，游离或沉积在各种组织上，诱导炎症，最终导致器官损伤（Ceccarelli et al.，2017）。

二、实验动物的选择

尽管在医学领域对狼疮的研究已经有上百年的历史，但其发病原因尚未完全明确，目前也尚无根治方法，常用的治疗方案仅限于长期使用激素和免疫抑制剂等控制病情。因此，在探讨确切的发病机制、制定有针对性的干预方案、筛选更具潜力的治疗药物的研究过程中，选择适宜的动物模型变得至关重要。

近年来，国际上建立了多种狼疮动物模型，主要分为自发性模型、诱导性模型和基因修饰模型。这三类模型各有特点，均包含了人狼疮疾病的一些特征，不同程度地模拟了人类狼疮发生发展的过程。

三、不同动物模型的特征

（一）自发性狼疮小鼠模型

在狼疮相关研究中，应用最多的是自发性模型，它可以自发地在血清学和疾病表征方面呈现出特异性狼疮症状，使研究者能够从遗传、分子、细胞和治疗的角度对这种疾病有更深层次的了解。

1. NZB/W F1 小鼠模型

新西兰黑（NZB）和新西兰白（NZW）小鼠之间的 F1 杂交种，称为 NZB/W F1，该小鼠可产生类似于狼疮患者的症状（Theofilopoulos and Dixon，1985）。结果表明，1 月龄的 NZB/W F1 小鼠出现胸腺组织退化、胸腺上皮萎缩、免疫功能低下、淋巴结病变、脾脏增大的现象；2～4 月龄开始出现针对双链 DNA（dsDNA）、染色质、组蛋白 H1、组蛋白 H2A 与核糖核蛋白（如 Ro、La 和 Sm）的特异性抗体，并保持长期存在；4～6 月龄时，免疫复合物（IC）沉积介导的肾小球肾炎发展，并常伴有新月体形成；随后出现严重蛋白尿（8～10 月龄）。小鼠的平均寿命约为 10 个月，主要死于肾衰竭，而 NZB/W F1 雌鼠会产生更严重的病理变化。NZB/W F1 小鼠也是目前应用最为广泛的狼疮小鼠模型（Bagavant et al.，2020）。

2. MRL/lpr 小鼠模型

MRL/lpr 小鼠（图 6-1）是近年来应用频繁的狼疮小鼠品系之一，是一种进行性和侵袭性的狼疮疾病动物模型，其特征是免疫介导的对肾脏、皮肤、心脏、肺脏、关节和大脑的损伤。MRL/lpr 小鼠由 LG/J、AKR/J、C3H/HeDi 和 C57BL/6J 品系小鼠复杂交配产生，与人类狼疮的病理过程相似。MRL/lpr 小鼠因为其基因突变导致了 *Fas* 基因的缺失，所以在 2～3 月龄时，开始出现异常活化的淋巴细胞与自身反应性 B 细胞和 T 细胞，从而使机体自身免疫反应过度上调，表现出部分狼疮样病理特征。在 2～3 月龄时 MRL/lpr 小鼠抗单链 DNA（ssDNA）抗体、抗 dsDNA 抗体、抗 Sm 抗体和抗 ANA 等各种抗体水平也随日龄而上升。MRL/lpr 小鼠大多在 3～6 月龄出现蛋白尿和肾功能受损现象（Theofilopoulos and Dixon，1985；Furukawa and Yoshimasu，2005）。

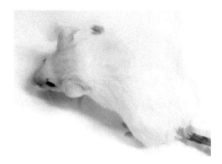

图 6-1　MRL/lpr 小鼠（彩图请扫二维码）

MRL/lpr 小鼠除表现狼疮的病征外，还可表现出多发性关节炎、血清中类风湿因子活跃和免疫复合物水平异常升高等症状，也可用于研究狼疮神经精神相关性疾病（Jeltsch-David and Muller，2014）。

3. BXSB 小鼠模型

BXSB 小鼠表现为肾小球肾炎、高丙种球蛋白血症、次级淋巴组织增生、ANA 和自身抗体水平升高以及血清中逆转录糖蛋白 gp70 水平升高等症状。该疾病的显著特征是 Y 染色体上的 *Yaa* 基因加速自身免疫反应，对激素不敏感，且雄鼠比雌鼠发病更早、更严重。2 月龄雄鼠肾脏已出现明显的 IgG 免疫复合物堆积；从 3 月龄开始，雄鼠 24 h 尿蛋白含量明显上升，并随着年龄增加呈递增趋势。约 50%的雄鼠在 6 月龄时死亡，而雌鼠在 20 月龄时死亡率才达到 50%，死亡的主要原因是急性渗出性、增殖性肾炎（Theofilopoulos and Dixon，1985）。

4. NZM2410 小鼠模型

在最初的 26 个 NZM 品系中，许多品系在寿命和病理上与 NZB/W F1 相似，一些品系表现出加速发病，而另一些品系则延迟发病或无症状。而对于 NZM2410 小鼠模型，雄性和雌性都表现出早期发病的严重狼疮肾炎。NZM2410 小鼠模型在遗传背景上具有高度易感性，表现出多种与人类狼疮相似的病理特征和临床症状；通常会出现免疫炎症反应，尤其是肾脏炎症，表现为肾小球肾炎，伴随着蛋白尿、血尿和肾功能异常。该模型有助于鉴定狼疮易感基因（Morel，2012）。

5. B6.NZM*sle1/sle2/sle3* 小鼠模型

B6.NZM*sle1/sle2/sle3* 小鼠可简称为 TC 小鼠（图 6-2，左：发病，右：未发病），在 C57BL/6J 小鼠背景下，NZM2410 小鼠衍生的 3 个狼疮易感性基因簇（*sle1*、*sle2*、*sle3*）的同源小鼠会发生全身性自身免疫狼疮症状，并伴有致命的肾小球肾炎。100%的小鼠在 12 月龄前死亡，死亡发生在肾衰竭后数天内。在肾衰竭和死亡之间的几天内，小鼠表现出大量蛋白尿、血尿素氮水平升高和全身水肿。与 NZM2410 小鼠相比，该品系的发病稍有延迟，但繁殖率和存活率得到提高（Morel et al.，2000）。

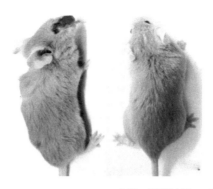

图 6-2 B6.NZM*sle1*/*sle2*/*sle3* 小鼠（彩图请扫二维码）

（二）诱导性狼疮小鼠模型

1. 降植烷诱导的小鼠模型（PIL 模型）

降植烷（pristane）是从矿物油中提取的一种有机烷类物质，能够导致小鼠表现出狼疮样的症状。常选择 BALB/c 或 C57BL/10 小鼠作为受试对象，并通过腹腔注射 pristane 来进行研究。这种方法引起的小鼠病变与人类慢性系统性红斑狼疮呈现相似的症状，包括骨膜炎、滑膜增生和边缘侵蚀等风湿性关节炎症状。在肾小球中，可观察到 IgG 和 C3 复合物的沉积、细胞增生以及蛋白尿等肾小球肾炎的症状。同时，在 pristane 诱导的小鼠模型中，性别偏好性与人类狼疮一致，雌鼠比雄鼠表现出更为严重的疾病症状。在 3～4 月龄时，PIL 小鼠会产生多种自身抗体，如抗 dsDNA 抗体、抗 ssDNA 抗体、抗 ANA 抗体、抗 Sm 抗体、抗 RNP 抗体、抗 Su 抗体以及抗核糖体 P 抗体等。4 周龄小鼠的早期表现为 IFN-α 和 IFN-β 水平的增高。一般使用 PIL 小鼠来研究环境因素对免疫耐受受损的影响，以消除自发性模型中遗传易感性和免疫系统自发变化的干扰（Freitas et al.，2017）。

2. 慢性移植物抗宿主病小鼠模型

慢性移植物抗宿主病（chronic graft versus host disease，cGVHD）小鼠模型是通过将合适的脾细胞接种物移植到半同种异体（主要组织相容性复合体匹配，但次要抗原不匹配）受体中来破坏宿主的免疫耐受产生的。目前，比较公认且特异的方法是将两只不同小鼠的亲代淋巴细胞注射到 F1 小鼠体内逐步形成 cGVHD。这一过程的基本机制是源自供体 CD4⁺ T 细胞对宿主异质性 B 细胞的识别，进而引发自身反应性 B 细胞的形成。经过 2 周的诱导，结果发现 cGVHD 模型小鼠内部的自身抗体，如 ANA 和抗 dsDNA 抗体水平开始上升；4 周后，小鼠可能会出现蛋白尿；经过 20 周的诱导后，模型小鼠的死亡率为 50%～60%（Shao et al.，2015）。

3. 咪喹莫特（IMQ）/雷西莫特（R848）-TLR7 诱导模型

咪喹莫特（IMQ）是一种局部应用于治疗浅表皮肤肿瘤的免疫调节剂，可激活 TLR 并诱导促炎性细胞因子产生，雷西莫特（R848）也是 TLR7 激动剂。基于 TLR 对 BXSB 和 MRL/lpr 品系中启动狼疮的影响，Yokogawa 等（2014）通过每周 3 次在耳朵中局部应用 TLR7 激动剂 IMQ, 利用野生型小鼠(包括 FVB/N、BALB/c、C57BL/6)构建了一种新的狼疮模型, 该模型出现了一系列如肾炎、肝炎、高血压、心肌炎和光敏性等的系统性自身免疫病症。IMQ 可使小鼠在 4 周龄时观察到 IgG2a 水平明显升高, 这与免疫复合物介导的肾小球肾炎的表达相似(Weindel et al., 2015)。

(三) 基因修饰狼疮小鼠模型

基于狼疮的多基因发病机制, 通常利用 B6 小鼠通过基因工程修饰相应的基因构建狼疮小鼠模型, 主要包括基因敲除和转基因(Tg)。在基因敲除或转基因小鼠狼疮模型中, 主要通过修饰某些关键的免疫相关基因来破坏免疫耐受, 进而产生自身免疫。主要通过增强凋亡碎片的免疫原性[$C1qa^{-/-}$、$DNase\ I^{-/-}$ 和 Tg(Tlr7)、$Tir8^{-/-}$]、改变淋巴细胞信号转导($Fcgr2b^{-/-}$、$Cd22^{-/-}$), 或延长自身反应性淋巴细胞($Bim^{-/-}$、Bcl-2Tg 和 $Ctla-4^{-/-}$)的寿命来产生狼疮样改变, 其中 B6.Tg(Tlr7)和 B6.$Fcgr2b^{-/-}$ 小鼠是常用的模型(Andrade et al., 2011)。

(四) 其他狼疮模型

为了更好地模拟人类状况并解决临床问题, 使用人源化的动物模型来克服物种差异。人源化小鼠模型(human peripheral blood leukocyte-reconstituted severe combined immunodeficient, Hu-PBL-SCID)也是研究狼疮疾病的一种研究手段。将人类细胞移植到免疫缺陷小鼠中, 形成重症联合免疫缺陷(SCID)小鼠和人/小鼠辐射嵌合体: 狼疮-PBL-SCID(人/小鼠嵌合体)模型是在宿主小鼠中建立供体样人类免疫系统(Duchosal et al., 1990)。将狼疮患者的外周血淋巴细胞(peripheral blood lymphocyte, PBL)注射到 SCID 小鼠腹膜内, 产生供体来源的高滴度自身抗体、皮疹和肾小球肾炎(Sthoeger et al., 2003)。该种人源化模型可作为一种重要的工具用于研究和理解狼疮疾病的发病机制, 同时也是一种进入临床前测试和评估疗效的方法。

四、动物模型与临床疾病对比

不同动物模型与系统性红斑狼疮临床的对比见表 6-1。

表 6-1　不同动物模型与系统性红斑狼疮临床对比

物种/品系	造模方式	发病机制	免疫反应与病理	疾病症状
狼疮临床患者	全身多个系统受到严重的损害, 血清中出现大量的抗核抗体	免疫复合物(IC)在组织上沉积	炎性反应和血管异常	皮疹、浆膜炎、关节疼、肾炎、心肌炎、肺动脉高压、神经精神性狼疮、溶血性贫血、抗磷脂体综合征、干燥综合征等
NZB/W F1 小鼠	NZB 与 NZW 的杂交一代	存在的易感基因狼疮 1、狼疮 2 和狼疮 3 与核抗原耐受性、自身反应性 B 细胞扩增和 T 细胞失调相关	胸腺组织退化、胸腺上皮萎缩及免疫缺陷、脾肿大、免疫复合物沉积, 肾小球系膜增生, 新月体形成	IC 沉积介导的肾小球肾炎, 水肿、蛋白尿、氮质血症、溶血性贫血、肾衰竭

续表

物种/品系	造模方式	发病机制	免疫反应与病理	疾病症状
MRL/lpr 小鼠	LG/J、AKR/J、C3H/HeDi 和 C57BL/6J 品系小鼠复杂交配	MRL 近交的第 12 代中，一种亚型 lpr 隐性突变，另一种亚型 Fas 基因缺失，淋巴细胞和自体反应的 T 细胞、B 细胞过度活化并且延长活化时间，使机体自身免疫过度上调	类风湿因子、免疫复合物和冷球蛋白水平的升高	肾小球肾炎、关节炎血管炎、皮肤损伤、脱发、心肌梗死、情绪和认知功能障碍、焦虑、抑郁、快感缺乏、运动能力下降
BXSB 小鼠	C57BL/6J 雌鼠与 SB/Le 雄鼠杂交获得的一代雄鼠	雄鼠 Y 染色体上的突变基因 Yaa 加速自身免疫发生，同时还包括编码 TLR7 的基因易位，导致 TLR7 的过表达	自身抗体，高浓度 IC，中等浓度 ANA、抗 dsDNA 抗体和抗 ssDNA 抗体，以及低水平的补体和抗红细胞抗体	肾小球肾炎、蛋白尿、单核细胞增多症
NZM2410 小鼠	NZM2410 小鼠来源于 NZB×NZW 小鼠的 F2 代或与 NZW 回交子代	遗传易感性、自身免疫异常	自身免疫激活、免疫细胞激活、免疫复合物形成以及肾脏炎症和损伤	免疫异常、肾小球肾炎、蛋白尿、血尿、肾功能损害、贫血、关节炎、皮肤损伤、淋巴结肿大
B6.NZMsle1/sle2/sle3 小鼠（TC）	将 NZM2410/Aeg 的狼疮易感性 QTL 连锁到 C57BL/6J（B6）背景上并经过改良/选择得到的狼疮模型	具有从 NZM2410/Aeg 上传承的狼疮易感性基因簇（sle1、sle2 和 sle3），这些 QTL 的连锁使得小鼠的免疫系统容易出现异常，导致免疫细胞攻击自身组织，引发炎症反应	自身免疫激活、炎症反应、免疫细胞浸润、自身抗体产生和肾脏损伤	全身性自身免疫病变、肾小球肾炎、蛋白尿、血尿、肾衰竭、全身水肿等，并且在 12 月龄之前会导致 100%的死亡
pristane 诱导小鼠	腹腔注射	pristane 诱导淋巴和腹膜渗出细胞凋亡，过量的细胞碎片作为自身抗原底物，产生强大的 IFN-2160 信号，产生过量抗体	肾小球 IgG 复合物和补体 C3 复合物沉积、脂肪肉芽肿，IFN-α 和 IFN-β 过度产生，中性粒细胞、IL-6、IL-10 水平升高	骨膜炎、类风湿关节炎、蛋白尿、肾小球肾炎、高丙种球蛋白血症、肺血管炎和贫血
cGVHD 小鼠	同种小鼠亲代的淋巴细胞注入 F1 小鼠体内	B 细胞过度活化和扩张，CD4+ T 细胞与 B 细胞表面 MHC II 的同源交互，来自供体的 CD4+ T 细胞识别来自宿主的异质性 B 细胞，从而产生自身反应性 B 细胞	体内 ANA、抗 dsDNA 抗体水平升高	肾小球肾炎、蛋白尿
咪喹莫特（IMQ）/雷西莫特（R848）-TLR7 诱导小鼠	耳部皮下注射	TLR 激活，炎性细胞水平增加	IFN-α 水平升高，脾肿大	肾炎、肝炎、高血压、心肌炎和光过敏，组织细胞肉瘤、巨噬细胞活化综合征等疾病
转基因小鼠 [B6.Tg（Tlr7）、Fcgr2b−/−等]	基因敲除	增强凋亡碎片的免疫原性、改变淋巴细胞信号转导、延长自身反应性淋巴细胞寿命	体内 ANA 水平升高	贫血、肾小球肾炎、蛋白白尿
人源化小鼠模型（Hu-PBL-SCID 模型）	狼疮患者的外周血淋巴细胞（PBL）腹膜内注射	免疫缺陷小鼠接受外源 B 细胞、T 细胞和 NK 细胞形成免疫系统	抗 dsDNA 抗体（主要是 IgG1 和 IgG2）、蛋白尿与肾小球免疫沉积（小鼠 C3、人 IgG）	肾小球肾炎、蛋白尿

（李 欣，贺 伦，区燕华，牛海涛）

第二节 类风湿关节炎

一、疾病简介

（一）疾病特征及流行情况

类风湿关节炎（rheumatoid arthritis，RA）是一种病因未明的以炎性滑膜炎为主的慢性炎症性疾病，多发于手、足对称性的小关节，临床表现为关节晨僵、肿胀、变形及功能丧失。关节外表现包括类风湿结节、类风湿血管炎、淋巴结肿大、心肺肾等脏器的炎性病变。RA 的影像学表现包括关节软组织肿胀、骨质疏松、关节面囊性变、侵蚀性骨破坏、关节面模糊、关节间隙狭窄、关节融合及脱位等。

据报道全球 RA 的患病率为 0.5%～1%，发病率随着年龄的增长而增加，50～60 岁高发，女性发病率是男性的 2 倍，RA 阳性家族史会使患病风险增加 3～5 倍，双胞胎患病的一致率较高（Smolen et al.，2016）。目前，RA 的治疗目的是缓解疾病症状、改善机体功能、延缓或阻止结构性损伤。RA 的治疗手段包括理疗、锻炼、外科手术及药物治疗等，常用的药物包括非甾体类抗炎药、抗风湿药、糖皮质激素、植物药、免疫抑制剂等。

RA 的临床诊断标准包括美国风湿病学会 1987 年修订的 ACR 诊断标准，美国风湿病学会和欧洲风湿病防治联盟于 2020 年发布的 ACR/EULAR 标准，我国中西医结合学会风湿类疾病专业委员会学术会议于 1988 年修订的国内标准。疾病诊断和分级所涉及的检查内容包括大体观察（活动度评分）、影像学检查及实验室检查[红细胞沉降率（血沉）、C 反应蛋白、类风湿因子、抗环瓜氨酸肽抗体等]等。

（二）病因

RA 的确切病因尚不清楚，目前的研究认为 RA 的发生与遗传、环境、激素等相关。①遗传因素：有 RA 家族史会使 RA 的患病风险增加 3～5 倍，同卵双胞胎中 RA 的发病率比异卵双胞胎高 10%。全基因组关联研究已经确定了超过 100 个与 RA 风险相关的位点，大多数涉及免疫机制，其中 HLA 系统特别是 HLA-DRB1 表现出与 RA 较强的相关性。②环境因素：有研究发现北半球发病率显著高于南半球，城市居民患病率显著高于农村居民，提示环境因素和生活方式的不同，对 RA 的发生发展有一定的影响。目前，吸烟已经被证明是引起 RA 发生的关键因素且具有一定的剂量关系，约 25% 的 RA 患者和 35% 的血清阳性风险可归因于吸烟。肠道菌群也被认为是导致 RA 发生的一个环境风险因素，有研究表明与正常对照组比较，RA 患者肠道微生物如梭状芽孢杆菌、乳酸杆菌、双歧杆菌等均发生了显著性改变。此外，也有证据表明 RA 与肥胖、饮酒及教育水平相关。RA 的发生和发展是一个复杂的过程，环境因素很可能与遗传因素相互作用促进了 RA 的发生，但其中的相关性目前尚未阐明。③激素：有报道认为服用避孕药可以降低 RA 的发病率和严重程度，女性在怀孕期间 RA 症状得到缓解，分娩后激素水平下降，RA 症状表现得更加严重，根据这些结果推测 RA 的发生及发展可能与孕期激素变化相关。

（三）致病机制

RA 的病理特点主要包括滑膜衬里细胞增生、炎性细胞浸润、微血管增生、血管翳形成、软骨及软骨下骨破坏等。目前研究认为，RA 的致病机制与免疫细胞、细胞因子及相关信号通路相关。

研究表明，在 RA 的发病机制中，T 细胞、B 细胞、巨噬细胞、树突状细胞、中性粒细胞等多种免疫细胞分泌大量细胞因子和趋化因子，引起持续的关节炎症和损伤，最终导致了 RA 的发生（王晨宇和邱波，2023）。T 细胞起源于骨髓干细胞，是多种炎症和自身免疫性疾病的主要驱动因子。目前研究认为，Th1 细胞和 Th2 细胞分泌相关的细胞因子如 IFN-γ、TNF-α、IL-6、IL-10 等介导了 RA 的免疫反应，Th1/Th2 的失衡常导致 RA 的发生；Treg 细胞通过分泌 IL-2，可激活滑膜巨噬细胞产生 IL-1、IL-6、IL-8 等细胞因子，导致关节软骨破坏；Th17 细胞分泌 IL-17 可刺激滑膜成纤维细胞增殖，促进破骨细胞分化，最终导致滑膜炎症和骨破坏。B 细胞是由骨髓淋巴样干细胞分化而来，在 RA 的发病机制中，B 细胞介导自身抗体的产生、抗原的提呈和细胞因子的分泌。巨噬细胞作为细胞因子、趋化因子和细胞基质降解酶的主要来源，诱导关节炎症，导致骨和软骨的破坏，在 RA 的发病机制中起着核心作用。树突状细胞在 RA 滑膜组织中的数量增加，通过促进 I 类和 II 类主要组织相容性复合体的表达介导 RA 的发生。被激活的中性粒细胞可产生多种物质，如水解酶、各种蛋白酶等，从而裂解透明质酸，导致关节受损。

二、实验动物的选择

RA 疾病动物模型是研究其发病机制和药物开发的重要载体，目前已报道的模型主要为啮齿类的大小鼠模型，其优势在于遗传背景稳定、操作方便且经济。根据造模方式 RA 动物模型主要分为两大类：诱导性动物模型（佐剂诱导性关节炎模型、胶原诱导性关节炎模型、胶原抗体诱导性关节炎模型、卵清蛋白诱导性关节炎模型及降植烷诱导性关节炎模型等）和基因工程动物模型（TNF-α 小鼠模型、K/BxN 小鼠模型、BALB/c. *IL-1ra*$^{-/-}$ 小鼠模型及 SKG 小鼠模型等）。

三、不同动物模型的特征

（一）诱导性动物模型

诱导性动物模型主要包括佐剂诱导、胶原诱导、胶原抗体诱导、降植烷诱导、卵清蛋白诱导等类型，具体如下（刘佳维等，2016；任妮娜等，2019；吴晶金，2016）。

1. 佐剂诱导性关节炎模型

佐剂诱导性关节炎（adjuvant induced arthritis，AA）模型是利用结核分枝杆菌上的热休克蛋白 65（heat shock protein 65，HSP65）与关节软骨上的自身抗原 HSP60 有相似的保守序列，可以通过分子模拟或交叉反应，激活 T 细胞，从而引发关节的免疫反应。模型常用动物包括 Lewis 大鼠、SD 大鼠及 Wistar 大鼠，佐剂可选择完全弗氏佐剂和不完全弗氏佐剂。对实验动物在尾根部或足趾等部位皮下注射佐剂，诱发关节炎症。模型主要表现为踝关节、足趾、足跖等关节的肿胀和变形，组织学表现为关节间隙狭窄、滑膜增生、血管翳形成、软骨破坏及关节强直。AA 模型会累及脾脏、肝脏、骨髓、皮肤和眼等关节外器官发生病变。此模型发病快，缺乏 RA 的慢性病理进展并具有自限性。

2. 胶原诱导性关节炎模型

胶原诱导性关节炎（collagen induced arthritis，CIA）模型的发生发展与 T 细胞和 B 细胞的激活相关。在疾病早期，机体受抗原刺激后，T 细胞的两个重要亚型 Th1/Th2 的平衡被打破，血清中 TNFα 和 IL-1β 等促炎因子水平升高；B 细胞活化后可产生胶原特异性抗体，可结合关节胶原蛋白，引起免疫复合物的形成、补体的激活和局部的炎症反应。模型常用动物包括 SD 大鼠、Wistar 大鼠及 DBA/1 小鼠，鸡、牛、大鼠源的 II 型胶原蛋白均可引起关节炎症状。本模型是将 II 型胶原溶于乙酸中，与弗氏佐剂混合乳化，之后在动物的足趾、背部和尾根部皮下注射乳剂。模型主要表现为踝关节和足趾等关节的肿胀、僵硬、畸形，组织学主要表现为关节滑膜增生、血管翳形成、软骨和软骨下骨的侵蚀。本模型类风湿因子和抗核抗体阴性，无皮下结节和血管炎表现。

3. 胶原抗体诱导性关节炎模型

胶原抗体诱导性关节炎（collagen antibodies induce arthritis，CAIA）模型是 CIA 模型的扩展，通过注射多种 II 型胶原蛋白抗体，形成免疫复合物，激活补体，引发关节炎症反应，注射脂多糖可以增加疾病的发生率及严重程度。本模型几乎可以在大多数小鼠品系中诱导关节炎，如 DBA/1、BALB/c、C57BL/6 等。模型动物表现为踝关节和足趾关节红肿、炎性细胞浸润、血管翳形成、纤维蛋白沉积、软骨和软骨下骨的侵蚀等。CAIA 模型发病快、进展迅速，但缺乏 RA 的慢性病理进展。

4. 降植烷诱导性关节炎模型

降植烷（2,6,10,14-四甲基十五烷）是一种常用的致炎剂。降植烷诱导性关节炎（pristane-induced arthritis，PIA）模型被认为是由非免疫原性的物质刺激免疫系统而诱发的，伴随着 T 细胞的扩增，引起淋巴结病变，之后浸润关节及滑膜，形成关节浸润性炎症。模型常用动物包括 BALB/c 小鼠、DBA/1 小鼠、DA 大鼠及 Lewis 大鼠。将降植烷多次腹腔/皮下注射完成造模，模型成功后动物出现趾骨、跖骨、踝关节红肿，活动度下降，组织学表现为关节滑膜增生、炎性细胞浸润、血管翳形成、软骨及软骨下骨的侵蚀。此外，本模型类风湿因子阳性。

5. 卵清蛋白诱导性关节炎模型

卵清蛋白（ovalbumin，OVA）诱导性关节炎模型中 OVA 作为抗原长期存在于关节内，可刺激滑膜产生抗体，并形成抗原-抗体复合物，之后激活补体造成滑膜的炎症反应。此外，OVA 也可以激活关节 T 细胞，引发关节炎症反应。模型的常用动物包括大鼠、兔、羊。将 OVA 与佐剂等比例混匀（或使用生理盐水溶解）后，给动物多次注射并进行加强免疫。OVA 模型的主要表现包括关节肿胀、积液、僵硬及变形，组织学表现为关节腔纤维化、滑膜增生、炎性细胞浸润、血管翳形成、软骨及软骨下骨的侵蚀。

（二）基因工程动物模型

基因工程动物模型主要包括人肿瘤坏死因子 α 转基因小鼠模型、K/BxN 小鼠模型、白介素 1 受体拮抗剂基因敲除小鼠模型、SKG 小鼠模型等主要类型，具体如下（夏晴等，2020；李利青等，2021；Keffer et al.，1991）。

1. 人肿瘤坏死因子-α 转基因动物模型

肿瘤坏死因子-α（tumor necrosis factor-α，TNF-α）在 RA 的发病过程中起着关键作用，其作为一种主要的免疫调节因子和促炎性因子，广泛存在于 RA 患者的血清和关节滑膜中，可刺激纤维母细胞增殖，激活淋巴细胞活性，诱导 IL-1β、趋化因子和金属蛋白酶的释放，直接导致了关节炎病理症状的发生。本模型将人 TNF-α 基因 ARE 的 3′-非翻译区（3′-UTR）端由 β 球蛋白的 3′-UTR 端代替，建立慢性持续性过表达人 TNF-α 的小鼠模型。该小鼠模型的背景为 C57BL/6×CBA 杂交，其后代与 DBA/1 回交。回交后代3～4 周即伴有踝关节肿胀，9 周左右出现关节破坏。模型可稳定地表现出典型的 RA 临床症状和病理特征，如踝关节、脚趾关节及指关节对称性肿大和畸形，关节滑膜增生、炎性细胞浸润、血管翳形成、关节软骨及软骨下骨的侵蚀等。

2. K/BxN 小鼠模型

K/BxN 小鼠是 KRN 转基因小鼠（携带 TCR 基因）与非肥胖糖尿病小鼠杂交的后代，模型小鼠血清中存在大量的自身抗体。K/BxN 小鼠关节炎由葡萄糖-6-磷酸异构酶（glucose-6-phosphate isomerase，G6PI）免疫应答引起，T 细胞受体可特异性识别自身 G6PI，通过抗原提呈细胞（antigen-presenting cell，APC）提呈 G6PI 衍生肽，激活 B 细胞产生 G6PI 自身抗体（anti-G6PI），而 anti-G6PI 可以诱导 RA 症状的发生。K/BxN 小鼠表现为对称性的关节肿胀、畸形，显示出明显的远端突出，组织学表现为关节滑膜增生、血管翳形成、软骨和软骨下骨侵蚀，呈现一种慢性、进行性和对称性关节炎疾病。

3. 白介素 1 受体拮抗剂敲除（BALB/c. IL-1ra⁻/⁻）小鼠模型

IL-1 是一种由多种炎症细胞分泌的促炎因子，如单核细胞、巨噬细胞、成纤维细胞和滑膜细胞，这些细胞在 RA 的发病过程中起着关键作用。将 IL-1 注入兔关节，会引起严重的关节病变，使用 IL-1 拮抗剂后关节炎症状明显减轻。天然存在的 IL-1 受体拮抗剂（IL-1ra）对限制过度的炎症反应有至关重要的作用。BALB/c. IL-1ra⁻/⁻小鼠在 BALB/c 小鼠背景上敲除 IL-1ra，获得 IL-1ra⁻/⁻缺陷型小鼠，5～8 周会自发出现关节炎症状，主要表现为四肢关节红肿、关节滑膜增生、炎性细胞浸润、血管翳形成、软骨及软骨下骨侵蚀。

4. SKG 小鼠模型

本模型是 BALB/c 小鼠 *ZAP-70*（*W163C*）基因自发突变，使 SH2 结构域构象异常，逐渐发展成慢性关节炎。SKG 模型的发生发展与 T 细胞受体（TCR）Vβ2 和 Vβ8.2 的 T 细胞克隆型关系密切。SKG 小鼠可见对称性的足趾、踝关节、尾巴的肿胀，后期可出现关节强直，骨密度及关节活动度受损严重，雌鼠的发病率高于雄鼠。其组织学表现为关节滑膜增生、关节腔内单核细胞和中性粒细胞浸润、血管紧张素水平升高。SKG 小鼠血清中可检测到高滴度类风湿因子与针对 CII 和热休克蛋白（HSP）-70 的特异性自身抗体。此外，模型动物会出现肺炎、皮炎及淋巴结节等关节外表现，与 RA 类似。

四、动物模型与临床疾病对比

不同动物模型与类风湿关节炎临床的对比见表 6-2。

表 6-2　不同动物模型与类风湿关节炎临床对比

患者/模型	发病机制	大体表现	组织学改变	其他特征
临床患者	机体免疫细胞、细胞因子及趋化因子介导的免疫反应，引起了持续的关节炎症和损伤，导致了 RA 的发生	关节晨僵、肿胀、变形及功能丧失，多发于对称性的小关节	关节滑膜炎、滑膜增生、炎性细胞浸润、血管翳形成、软骨及软骨下骨侵蚀	免疫细胞及细胞因子改变显著，血清类风湿因子阳性，有类风湿皮下结节
AA 模型	结核分枝杆菌上的热休克蛋白 HSP65 与关节软骨上的自身抗原 HSP60 可以通过分子模拟或交叉反应，激活 T 淋巴细胞，引发关节炎症反应	踝关节、足趾、足跖等关节的肿胀和变形	关节间隙狭窄、滑膜增生、血管翳形成、软骨及软骨下骨侵蚀	耳朵和尾根部出现"关节炎"结节，但是缺乏 RA 的慢性病理进展，且具有自限性
CIA 模型	主要通过体液及细胞免疫完成，依靠自身 T 细胞和 B 细胞的激活	踝关节和足趾等关节的肿胀、僵硬、畸形	关节滑膜增生、炎性细胞浸润，血管翳形成、软骨及软骨下骨侵蚀	无类风湿因子及抗核抗体，无皮下结节、血管炎及浆膜炎表现
CAIA 模型	多种 II 型胶原蛋白抗体与机体抗原形成免疫复合物，激活补体，引发关节炎症反应	踝关节和足趾关节红肿	关节炎性细胞浸润、血管翳形成、纤维蛋白沉积、软骨及软骨下骨侵蚀	发病快，进展迅速，很难观察 RA 的慢性进展过程
PIA 模型	由降植烷刺激免疫系统而诱发，伴随着 T 细胞的扩增，引起淋巴结病变，之后浸润关节及滑膜，形成关节浸润性炎症	趾骨、跖骨、踝关节红肿，活动度下降	关节滑膜增生、炎性细胞浸润、血管翳形成、软骨及软骨下骨侵蚀	病程长，反复发作，慢性进展，类风湿因子阳性，多种自身抗体水平升高
OVA 模型	OVA 作为抗原长期存在于关节内，可刺激滑膜产生抗体，并形成抗原-抗体复合物，之后激活补体造成滑膜的炎症反应，导致关节炎症状	关节肿胀、积液、僵硬及变形	关节腔纤维化、滑膜增生、炎性细胞浸润、血管翳形成、软骨及软骨下骨侵蚀	慢性病理表现可达半年之久
TNF-α 模型	TNF-α 高表达刺激纤维母细胞增殖，激活淋巴细胞活性，诱导 IL-1β、趋化因子和金属蛋白酶的释放，导致关节炎病理症状的发生	踝关节、肘关节、跖骨及趾骨的对称性肿大和畸形	关节滑膜增生、炎性细胞浸润、血管翳形成、软骨及软骨下骨侵蚀	发病机制单一，常用于 TNF-α 拮抗剂药物的研究

续表

患者/模型	发病机制	大体表现	组织学改变	其他特征
K/BxN 模型	由 G6PI 免疫应答引起，T 细胞受体可特异性识别自身 G6PI，通过抗原提呈细胞提呈 G6PI 衍生肽，激活 B 细胞产生 anti-G6PI，诱导 RA 症状的发生	对称性的关节肿胀、畸形，显示出明显的远端突出	关节滑膜炎、血管翳形成、软骨及软骨下骨侵蚀	慢性进行性疾病，血清中存在大量的自身抗体
BALB/c. IL-1ra⁻ᐟ⁻ 模型	IL-1ra 敲除，导致机体 IL-1 水平相对升高，作为促炎因子，导致关节炎症的发生	四肢关节的红肿	关节滑膜增生、炎性细胞浸润、血管翳形成、软骨及软骨下骨侵蚀	只能选择 BALB/c 小鼠作为背景小鼠，其他小鼠无法模拟出关节炎症状
SKG 模型	SKG 小鼠是一种 BALB/c 小鼠，其编码 70×10³ zeta 相关蛋白（ZAP-70）Src 同源 2 结构域的基因发生突变，进而形成慢性自身免疫性关节炎	对称性的足趾、踝关节、尾巴的肿胀，后期可出现关节强直，骨密度及关节活动度下降严重	关节滑膜增生、关节腔内单核细胞和中性粒细胞浸润，血管翳素形成和富含营养的粒细胞渗出	具有关节外病变如肺炎、皮炎等，类风湿因子水平升高和进行性关节破坏，类风湿因子阳性

（李文德，贾欢欢，班俊峰）

第三节　多发性硬化症

一、疾病简介

（一）疾病特征及流行情况

多发性硬化症（multiple sclerosis，MS）是一种慢性自身免疫性疾病，由于炎症损害了大脑和脊髓神经周围的保护性髓鞘，可以累及中枢神经系统（central nervous system，CNS）多个部位，包括大脑、小脑、脑干、脊髓和视神经，病变主要累及白质。MS 病理上表现为中枢神经系统多发髓鞘脱失，可伴有神经细胞和轴索损伤。在受多发性硬化症影响的大脑和脊髓区域，神经传递的信号减慢或受阻，引起神经系统功能障碍，并可能导致残疾。根据受累部位的不同，MS 疾病发展的临床表现个体差异极大，临床表现多种多样，可表现为肢体无力、感觉异常、视力下降、视野缺损、复视、共济失调、膀胱直肠功能障碍、性功能障碍及认知功能障碍等。此外，发作性神经功能障碍在 MS 病程中出现，可被如过度换气、焦虑等特殊因素诱发，持续时间数秒至数分钟不等，表现为痛性痉挛、疼痛、癫痫、感觉异常、构音障碍、共济失调等。长期病程患者很容易出现精神症状，如焦虑、抑郁、躁狂等。

MS 好发于青壮年中，女性多见，男女患病比例为 1：（2～3），起病年龄多在 20～40 岁，10 岁以下和 50 岁以上患者少见。全球患病率为（50～300）/10 万，全球估计有 230 万人患有多发性硬化症。我国 MS 患病率在 1/10 万左右，成人发病率约为 0.288/10 万，儿童发病率约为 0.055/10 万，属于罕见病（Reich et al., 2018）。

（二）病因

环境、遗传和表观遗传等因素在多发性硬化症发病中发挥重要作用。环境风险因素，如维生素 D 缺乏、高脂肪饮食、早期肥胖和吸烟都是导致多发性硬化症的原因。MS 患病风险与家族亲缘程度成正比，证明遗传因素在多发性硬化症的发展中起着突出的作用。HLA 位点占多发性硬化症遗传易感性位点的 20%～30%（Reich et al.，2018）。

（三）致病机制

遗传和病理研究指向适应性免疫系统，如 T 细胞和 B 细胞在多发性硬化症的发病机制中起关键作用（Lassmann and Bradl，2017）。多发性硬化症的炎症仅影响 CNS，强烈提示 T 细胞和 B 细胞可被在 CNS 中表达的特异性靶抗原（如自身抗原）选择性激活。对中枢神经系统自身抗原的致病性免疫反应有可能通过以下两种途径启动：第一，CNS 固有模式初始激活发生在 CNS 内部，导致 CNS 抗原释放到外周，在促炎环境中，产生的自身免疫反应最终以中枢神经系统为目标；第二，CNS 外部模式初始激活发生在 CNS 外部，并导致针对 CNS 的异常免疫反应。这两种情况都会导致恶性循环：组织损伤导致抗原释放到外周，在淋巴组织中引发了新的免疫反应，随后淋巴细胞侵入中枢神经系统。致病性事件（包括炎症、脱髓鞘、轴突损失和胶质瘤）的级联反应是神经元与轴突的丧失，通过 MRI 可观察到脑容量减少（或脑萎缩）（Reich et al.，2018）。

二、实验动物的选择

虽然目前尚无理想的动物模型能完全再现多发性硬化症的所有表现，但已有不同的模型得到广泛应用，可用来研究与疾病发病相关的机制。因此，选择正确的 MS 模型在很大程度上取决于要解决的具体问题。目前，经常应用的针对不同特定特征的模型包括小鼠、大鼠和非人灵长类动物。

三、不同动物模型的特征

（一）实验性自身免疫性脑脊髓炎模型

实验性自身免疫性脑脊髓炎（experimental autoimmune encephalomyelitis，EAE）模型是最常用的多发性硬化症动物模型（Klotz et al.，2023）。经典的 EAE 模型的特征在于脊髓的上行性弛缓性麻痹和免疫浸润。上行性麻痹与脊髓腰段的外周免疫浸润和炎症相关，在疾病的整个急性期炎症逐渐加重。最显著的临床体征是异常步态、尾部瘫痪和后肢瘫痪。EAE 和多发性硬化症的共同病理特征包括髓鞘的靶向破坏，伴随轴突降解，导致多发性播散性损伤，主要位于血管周围间隙。同样，EAE 和多发性硬化症都有共同的时间特征，表现为炎性病变发展，随后是脱髓鞘、神经胶质增生、与病变相关的单核细胞浸润频率降低和有限的髓鞘再形成。因此，EAE 可以表现出多发性硬化症的许多炎症特征，包括外周免疫细胞启动、随后的中枢神经系统浸润以及中枢神经系统常驻细胞反应。EAE 是人工诱导的免疫应答，以 $CD4^+$ T 细胞反应为主；而 MS 相关的免疫反应以 $CD8^+$ T 细胞和 B 细胞为主，故 EAE 与 MS 仍存在一定差异。EAE 模型存在异质性，包括各种抗原靶点的不同；最常见的免疫抗原包括髓鞘相关糖蛋白、髓鞘碱性蛋白、少突胶质细胞碱性蛋白、髓鞘少突胶质细胞糖蛋白（MOG）和蛋白脂质蛋白（PLP）等，选择的靶标取决于所用小鼠的遗传背景。EAE 模型在啮齿动物中最常见，具有容易诱导且与 MS 高度相似的临床特征。

目前，有两种常用于诱导 EAE 的主要方法：使用髓磷脂抗原和佐剂（通常为完全弗氏佐剂与百日咳毒素）的主动免疫，以及将活化的髓磷脂特异性 T 细胞从免疫致敏的供体过继转移到未受感染的受体中而不使用佐剂的被动诱导。对 EAE 小鼠模型而言，小鼠在致敏后 7～14 天发病。神经功能评分通常分为 5 级。1 级：动物尾部无力；2 级：尾部无力加肢体无力；3 级：肢体轻度麻痹；4 级：肢体严重麻痹，被动翻身后不能复原；5 级：濒死状态。病理检测结果：在 EAE 模型组小鼠脊髓中可见大量的炎性细胞聚集。在正常小鼠脊髓中，髓鞘排列整齐、纹理清晰、密度高，没有髓鞘脱失现象。与正常小鼠相比，EAE 模型小鼠脊髓中均出现髓鞘结构松散、崩解、密度降低等髓鞘脱失情况。免疫荧光染色可见 EAE 模型组小鼠脊髓中活化的小胶质细胞数量增多，而活化的星形胶质细胞数量减少。细胞流式分析发现：与对照组相比，EAE 模型小鼠中致炎性细胞 Th17 数量显著增加，抗炎细胞 Treg 和 Breg 数量显著降低。

（二）病毒诱导的炎症性脱髓鞘模型

病毒诱导的炎症性脱髓鞘模型是由病毒引起鼠中枢神经系统的慢性感染，可作为研究轴突损伤和炎症诱导的脱髓鞘作用的模型。目前主要有两种脱髓鞘病毒模型，包括 RNA 病毒蒂勒氏鼠脑脊髓炎病毒（TMEV）诱导的脑脊髓炎和小鼠肝炎病毒（MHV）诱导的脑脊髓炎（Klotz et al., 2023）。

TMEV 诱导的脑脊髓炎的病理特征依赖于给药剂量、病毒株和小鼠的遗传背景。高神经毒性的菌株如 GDVII 和 FA，可诱导急性的且致命的脑炎。TMEV 的减毒变种，如 BeAn 和丹尼尔（DA）减毒株，其感染易感的 SJL/J 小鼠的 CNS 可产生双相 CNS 病理学，而感染 C57BL/6J 易诱导急性感染。因此，SJL/J 小鼠的 TMEV 脑内感染是常用的 MS 动物模型，因为它产生急性脑脊髓炎，随后进入慢性脱髓鞘期。慢性脱髓鞘阶段称为 TMEV 诱导的脱髓鞘疾病（TMEV-IDD），与其他模型不同，TMEV-IDD 由于其进行性特点而缺乏实质性的髓鞘再形成。因此，TMEV 有效地模拟了慢性进行性免疫介导脱髓鞘和髓鞘再形成失败的 MS 类型。TMEV-IDD 动物显示出运动障碍的持续增加，这与白质损伤的增加相一致。TMEV-IDD 病变内少突胶质前体细胞（OPC）的数量高于稳态水平，GFAP 细胞在脊髓损伤过程中也大量存在。病变相关的神经元胶质抗原 2（NG2）OPC 可以共表达 GFAP 或髓鞘蛋白酶（CNP 酶），表明了 OPC 分化的潜在替代途径，这可能影响髓鞘再生能力。BeAn 和 DA 毒株都能诱导 TMEV-IDD，但在病理学上存在毒株相关的差异。易感 SJL/J 小鼠中的 BeAn 感染发展出与在 EAE 上观察到的相似的临床症状，包括不规则步态和后肢麻痹。感染 DA 的小鼠出现相同的临床特征，但直到感染后 140～180 天才出现。

使用 MHV 诱导的脱髓鞘的研究主要集中在两种嗜神经毒株上：轻度神经毒力和嗜肝 MHV-A59 毒株以及致命 JHM 毒株的神经减毒变体 v2.2-1。在脑内接种 MHV 后，中枢神经系统细胞被急性感染，然后发生慢性脱髓鞘，后肢瘫痪等临床症状与神经炎症和白质损伤相关。该病毒感染室管膜细胞、小胶质细胞、星形胶质细胞和少突胶质细胞（OL），并在相对较少的神经元内复制。星形胶质细胞和小胶质细胞/巨噬细胞中病毒的抑制是穿孔素介导的，而 IFN-γ 抑制 OL 内的病毒复制。MHV-A59 毒株感染神经元和神经胶质细胞并诱发轻度脑炎，在很大程度上保留了神经元，并导致更严重的脑炎。两种病毒株都从大脑传播到脊髓，其感染性通常在 10～14 天内得到控制。值得注意的是，病毒 RNA 在脊髓中持续数月，在 MHV-JHM v2.2-1 感染后持续长达一年。根据 MHV 病毒株和感染时的年龄，在最初的病毒控制后，感染后 14～30 天，脊髓白质中的脱髓鞘作用明显。许多 MHV-A59 研究是在 4～5 周龄的小鼠中进行的，而 MHV-JHM v2.2-1 研究将病毒用于 6～7 周龄的小鼠。两种感染都引起许多趋化因子和细胞因子的上调，增强嗜中性粒细胞、单核细胞、自然杀伤细胞、CD4$^+$T 细胞和 CD8$^+$T 细胞以及各种 B 细胞亚群的募集，而炎性介质以及白细胞亚群的数量依赖于病毒变体。在 CD4$^+$T 细胞的帮助下，CD8$^+$T 细胞是控制病毒的主要效应细胞。尽管存在 T 细胞介导的反应，但抑制性配体（如程序性死亡配体 1）的上调会部分抵消效应功能，从而限制持久性的病理变化。脱髓鞘是免疫介导的，因为免疫缺陷[SCID 和重组激活基因（*RAG*）缺陷]小鼠不会出现明显的脱髓鞘，并且病毒特异性 CD4$^+$T 细胞和 CD8$^+$T 细胞单独都可以介导脱髓鞘。此外，小胶质细胞和巨噬细胞已被证明可以介导脱髓鞘。因为趋化因子如 CXCR2 高度上调，并且对 OPC 介导的修复至关重要，因此这种脱髓鞘作用有助于髓鞘再形成研究。尽管在病毒持续感染期间 T 细胞总体减少，但新的损伤持续形成，如充满脂质的髓样细胞出现，符合多发性硬化症病变病症。

（三）化学或毒素诱导的脱髓鞘模型

化学或毒素诱导的脱髓鞘模型在很大程度上缺乏与 EAE、TMEV 和 MHV 相关的免疫成分（Psenicka et al.，2021）。炎症模型虽然在许多方面接近 MS 病理学，但疾病机制更复杂，并且在脱髓鞘时间顺序、病变定位、范围和特征方面不太一致。尽管如此，炎症非依赖性模型对深入分析参与脱髓鞘和髓鞘再生过程的中枢神经系统驻留细胞很有用，并且通常用于研究限制脱髓鞘或刺激髓鞘再生的治疗方法。胶质毒性剂溴化乙锭（EB）和溶血卵磷脂（LPC）在注射部位可诱导局灶性脱髓鞘，而全身用的铜螯合剂双环己酮草酰二腙（CPZ）则可诱导整个大脑的可逆白质和灰质脱髓鞘。

EB 可嵌入染色体和 mDNA 中，影响 mDNA 的转录，定位注射 0.1% 的 EB（用生理盐水溶解），可产生局灶性脱髓鞘损伤，进而出现髓鞘再生。该模型的优点是机体发生自发的髓鞘再生；缺点是随动物年龄增长，自发性髓鞘再生率降低。该模型适用于中枢神经系统损伤修复的内在机制研究。

LPC 能够溶解细胞膜，促进活化巨噬细胞表达磷脂酶 A2，诱导髓鞘降解。一般用显微注射法注射 1% 的溶血卵磷脂，1 周后脱髓鞘，2 周后髓鞘再生。该模型的优点是能精确定位损伤位置，神经元轴突保持完整。该模型适用于髓鞘再生复杂机制的研究。

CPZ 可诱导脑内固有的炎症反应，以及脱髓鞘/髓鞘再生过程。一般用含 0.2% CPZ 粉末的饲料喂养小鼠 5～6 周，诱导产生脱髓鞘；恢复正常饲料喂养小鼠后，发生髓鞘再生。其优点是制作方法简单，可靠性高，重复性好，髓鞘脱失和再生明显，实验成本低；缺点是模型受动物的种属、年龄、性别、暴露持续时间和剂量的影响，缺乏全面免疫系统的应答。该模型适用于髓鞘脱失与再生机制的研究。

四、动物模型与临床疾病对比

不同动物模型与多发性硬化症临床的对比见表 6-3。

表 6-3 不同动物模型与多发性硬化症临床对比

患者/模型	免疫反应与病理	疾病症状
临床患者	IL-2、IL-6、TNF-α、淋巴毒素 α（LT-α）和 IFN-γ 水平升高；中枢神经系统内多个散在的硬化斑块。硬化斑块多见于脑室、大脑导水管、脊髓中央管周围的白质、视神经、视交叉。病变多以小静脉为中心，且早期与晚期病变可同时见到。早期病变主要为灶性髓鞘溶解和血管周围单个核细胞浸润（血管袖套）。随后，崩解的髓鞘被吞噬细胞吞噬、神经轴索变性断裂、神经细胞减少，星形胶质细胞增生而形成硬化斑块	感觉异常包括针刺麻木感、肢体发冷、瘙痒感等，肢体无力表现为偏瘫、截瘫或四肢瘫，视力障碍为视神经炎或球后视神经炎，发作性症状为肢体强直痉挛、共济失调
实验性自身免疫性脑脊髓炎模型	IL-6、IL-10 和 IFN-γ 水平升高；脊髓中可见大量的炎性细胞聚集。EAE 模型小鼠脊髓中均出现髓鞘结构松散，崩解、密度降低等髓鞘脱失情况。免疫荧光染色可见 EAE 模型组小鼠脊髓中活化的小胶质细胞数量增多，而活化的星形胶质细胞数量减少。小鼠中致炎性细胞 Th17 数量显著增加，抗炎细胞 Treg 和 Breg 数量显著降低	异常步态、尾部瘫痪和后肢瘫痪
病毒诱导的炎症性脱髓鞘模型	炎性浸润细胞由 CD4$^+$ T 细胞、CD8$^+$ T 细胞、B 细胞、浆细胞和活化的小胶质细胞组成；脱髓鞘发生在小胶质细胞活化的部位，表现为慢性炎症浸润、原发性的脱髓鞘及轴突和轴索损伤。鞘内免疫球蛋白的产生也表明 B 细胞和浆细胞在炎症过程中起主要作用	与 EAE 相似，异常步态、后肢瘫痪
化学或毒素诱导的脱髓鞘模型	IL-1β、IL-6、TNF-α、粒细胞集落刺激因子（G-CSF）、IFN-γ 水平升高；少突胶质细胞凋亡，产生局灶性脱髓鞘损伤，随后出现髓鞘再生	肢体无力、异常步态、尾部瘫痪和后肢瘫痪

（杨 亿，钟秀琴，牛海涛）

第四节 炎症性肠病

一、疾病简介

（一）疾病特征及流行情况

炎症性肠病（inflammatory bowel diseases，IBD）是一种慢性复发的缓解性疾病，是导致胃肠道不受控制的慢性非特异性肠道炎症性疾病，临床上主要有两种表型：溃疡性结肠炎（UC）和克罗恩病（CD），伴随腹痛、腹泻、血便、严重营养不良等特征。IBD 患者病程可长达 20 年甚至终身不愈，患者承受生理和心理的双重负担，其严重影响生活质量。虽然二者有很多相似之处，但疾病表型和进展却有显著差异。UC 是一种动态的、不可预测的疾病，主要特征包括弥漫性黏膜炎症，从直肠向近端不同程度地延伸。

UC 病程可能随着时间的推移而进展。CD 通常是斑片状的，主要特征是巨噬细胞聚集，经常形成非干酪样肉芽肿。尽管 CD 可影响胃肠道的任何部位，但最常见的是累及回肠末端，CD 最早的黏膜病变通常出现在 Peyer's 斑块上。与 UC 相比，CD 在疾病进展方面更为稳定，只有 20%的孤立疾病（回肠或结肠）在几年后发展为回肠结肠疾病。

在过去的几十年里，成人和儿童炎症性肠病的发病率在全球范围内增加。传统上，欧美国家 IBD 的发病率和流行率最高，近年来，随着全球工业化进程的加快，IBD 在新兴工业化国家的发病率迅速增加。亚太克罗恩病和结肠炎流行病学研究（ACCESS）调查了亚太地区 13 个国家的 IBD 发病率与流行率。在香港，IBD 的发病率在过去 30 年中增加了 30 倍，目前估计为 3.12/10 万（Kaplan and Ng，2017）。目前，中国还没有关于炎症性肠病的大规模流行病学数据，推测的 UC 和 CD 患病率在 11.6/10 万至 1.4/10 万之间。IBD 在各个年龄段都有发病的可能，但在青壮年阶段发病率更高。目前还没有方法可以治愈炎症性肠病，尽管患者接受了治疗，但是大多数患者仍会在缓解期和活动性疾病期之间交替。

（二）病因

IBD 的发病机制复杂，病因尚未完全阐明。遗传、环境、饮食、肠道菌群和免疫失衡等都可以导致疾病的发生。环境因素作用于易感基因，肠道菌群改变引起一系列免疫或非免疫反应，引发炎症反应甚至最终导致癌症的发生。研究指出，IBD 患者的结肠癌发病率是健康人群的 18 倍（Konda and Duffy，2008）。人类全基因组关联分析已经在 CD 中发现了 71 个易感基因，在 UC 中发现了 47 个易感基因（Anderson et al.，2011；Khor et al.，2011）。*NOD2* 是通过人类全基因组关联分析发现的第一个与克罗恩病有关的风险基因。其中，*NOD2* 和 *TG16L1* 参与自噬途径，可感知和清除病原体的主要组成部分。*NOD2* 突变导致对侵袭性细菌的上皮清除受损，潘氏细胞功能障碍，抗菌肽产生减少。但 *NOD2* 与 IBD 的关联性仅在欧洲祖先人类中存在，在亚洲、非洲、美洲人口中都没有发现这种联系。研究发现肠道内存在大量微生物，它们参与宿主的新陈代谢和免疫反应等，与健康对照组相比，UC 和 CD 患者的微生物组 α 多样性都有所下降。除了易感基因和肠道菌群，普遍认为吸烟是 CD 及其病程恶化的危险因素。

（三）致病机制

目前，炎症性肠病的发病机制还不清楚。据 IBD 模型获得的结果包括：①上皮受损可以导致肠道炎症；②T 细胞促进了异常激活的自身反应性效应 T 细胞群增加；③不同的细胞因子在不同的肠炎模型中起作用，趋化因子可能在 IBD 发病机制中具有独特的作用；④目前尚未从自发性结肠炎模型的肠道菌群中分离出特异性病原体，但 IL-10 在无菌动物中可抑制结肠炎的发生，说明肠道菌群对结肠炎的诱导是必要的。近年来，一些病理学家对 IBD 的研究发现，患者的肠系膜肠壁全层均可发生血管炎和淋巴管炎，其中以淋巴管炎为主（Berg et al.，1996）。由此推测，IBD 的本质是肠道淋巴管异常导致的淋巴水肿，其中淋巴管内皮细胞的损伤也可能是 IBD 的发病机制之一。

二、实验动物的选择

在过去的几十年里,已经开发了几十种不同的 IBD 动物模型。家兔、仓鼠、大鼠、小鼠、斑马鱼都可用于制作 IBD 模型。1957 年,Kirsner 博士及其同事首先发明了一种实验性结肠炎模型,通过结晶蛋白对家兔致敏并在直肠少量滴注福尔马林诱导结肠炎模型(Kirsner et al.,1957)。在此期间,不同类型的化学诱导结肠炎模型也被开发出来。1981 年,人们发现了一种新的动物模型,生活在哥伦比亚区域的棉顶狨猴可自发结肠炎(Chalifoux and Bronson,1981)。1990 年,Powrie 和他的同事发明了将一种过继性 T 细胞转移到免疫缺陷小鼠中可诱导结肠炎(Powrie and Mason,1990)。同年发现,携带人类 *HLA-B27* 基因的转基因大鼠也可发生结肠炎(Hammer et al.,1990)。1993 年,在三种不同的敲除(KO)小鼠[白细胞介素-2(*IL-2*)基因敲除小鼠(Sadlack et al.,1993)、*IL-10* 基因敲除小鼠(Kühn et al.,1993)和 T 细胞受体(*TCR*)基因敲除小鼠(Mombaerts et al.,1993)小鼠]中发现了自发性结肠炎,这是 IBD 研究的一个重大转折点。事实上,已经有超过 40 种不同的基因工程敲除小鼠菌株和先天性基因突变小鼠菌株被发现可导致自发结肠炎和/或回肠炎。虽然实验动物模型不能代表人类疾病的复杂性,但它们是研究 IBD 病因和发病机制不可或缺的工具,还可用于评估不同的治疗方案。

三、不同动物模型的特征

(一)化学诱导模型

1. DSS 诱导结肠炎模型

1985 年,Ohkusa 等发表了对仓鼠用 DSS 诱导结肠炎的研究。DSS 是一种硫酸化多糖,分子质量变化很大,从 5 kDa 到 1400 kDa 不等。研究发现,DSS 的分子质量是诱导结肠炎的重要因素。结肠炎的严重程度随着 DSS 的不同分子质量(5 kDa、40 kDa 和 500 kDa)的使用而不同。以分子质量为 40 kDa 的 DSS 处理 BALB/c 小鼠时,结肠炎最严重,而以分子质量为 5 kDa 的 DSS 处理的小鼠结肠炎较轻。用 500 kDa DSS 处理小鼠在大肠未见病变。DSS 的分子质量也会影响结肠炎的发生部位。用 40 kDa DSS 处理的小鼠在大肠中、远端 1/3 处发生最严重的弥漫性结肠炎,而用 5 kDa DSS 处理的小鼠主要在盲肠和结肠上发生斑块状病变。通过改变 DSS 的给药浓度,不同实验动物品系(如大鼠和其他品系小鼠)易产生急性、慢性或复发模型。小鼠对 DSS 诱导的结肠炎表现出不同的敏感性和反应性。动物对 DSS 的不同反应不仅取决于 DSS(浓度、分子质量、暴露时间、制造商和批次),还取决于动物的遗传(品系、性别)与微生物(饲养环境和肠道菌群)因素,结肠炎的发病和严重程度可能与这些因素有关。C3H/HeJ、NOD/Ltj 和 NOD-SCID 近交系小鼠非常容易发生由 DSS 引起的病变,主要发生在盲肠。129/SvPas 和 DBA/2J 近交系小鼠对 DSS 的易感性较低。在大多数近交系中,DSS 引起的病变的严重程度从近端到远端结肠逐渐增加。Stevceva 等(1999)研究表明 C3H/HeJ 小鼠比 CBA/H

和 BALB/c 小鼠更容易发生 DSS 结肠炎。在 DSS 诱导的 C57BL/6OlaHsd 小鼠中，在结肠黏膜上皮内层（隐窝炎）和隐窝管腔（隐窝脓肿）中发现了中性粒细胞的存在。此外，使用不同的治疗药物对人类 IBD 的 DSS 模型进行验证的研究表明，DSS 诱导的结肠炎小鼠模型数据与人类疾病十分接近。DSS 对肠上皮细胞有直接的毒性作用，DSS 破坏黏膜屏障的完整性，导致炎症的发生（Kiesler et al.，2015）。

急性结肠炎通常由短时间（4~9 天）连续给予 2%~5% 的 DSS 引起。急性期 DSS 结肠炎的临床表现包括体重减轻、腹泻、大便隐血、贫血，最终死亡。在 DSS 结肠炎急性期，上皮屏障功能受损与紧密连接蛋白（如闭合蛋白、ZO-1、密封蛋白-1、密封蛋白-3、密封蛋白-4 和密封蛋白-5）的丢失与重新分布以及上皮细胞凋亡增加、增殖减少有关。

慢性结肠炎可由持续低浓度 DSS 治疗或周期性给药引起。例如，DSS 治疗 7 天，10 天饮水，4 个周期，应用 DSS 后几周出现慢性变化。然而，结肠炎慢性期的临床表现通常不能反映炎症的严重程度或大肠的组织学特征。它们包括单核细胞浸润、隐窝结构紊乱、隐窝基底与肌层黏膜之间的距离增加（间隙变宽）、深部黏膜淋巴细胞增多和跨壁炎症。普遍认为，跨壁炎症是 DSS 结肠炎的罕见特征。DSS 结肠炎的临床和组织病理学特征反映了人类 IBD 的特征（Okayasu et al.，1990）。

DSS 对结肠上皮细胞有毒性，导致上皮屏障完整性缺陷，从而增加结肠黏膜通透性，使 DSS 等大分子得以渗透。DSS 诱导模型具有诱导简单、成本低廉的特点，是研究 IBD 发病机制、遗传易感性、免疫机制与微生物群在 IBD 发病机制中的作用以及继发性肠恶性肿瘤等方面最常用的 IBD 模型之一。

2. TNBS/EtOH 诱导结肠炎模型

乙醇破坏小肠黏膜屏障，2,4,6-三硝基苯磺酸（TNBS）是一种半抗原化剂，可诱导 Th1 型炎症反应。动物禁食 24 h 麻醉后按照 100 mg/kg 直肠给药 TNBS 灌肠剂，TNBS 用 50% 乙醇（溶液总量 0.7 ml）溶解，用外径 2 mm 的聚丙烯管进行 TNBS 直肠内滴注。7 天后可导致慢性跨壁性结肠炎，表现为腹泻、体重减轻和直肠脱垂，其病理模拟了人类 CD 的某些特征。一次 TNBS 给药会导致肠上皮的急性化学损伤，但炎症是自限性的，而不是人类疾病中出现的慢性炎症。为了实现慢性结肠炎，可用 1% 的 TNBS 预致敏皮肤，然后每周重复给药 6 次，不断增加 TNBS 的剂量（Ikeda et al.，2008；da Silva et al.，2010；de Almeida et al.，2013）。

上述模型类似于 CD 的慢性期，并伴有固有层细胞产生 IL-23 和 IL-17。同理，年龄、遗传背景和 TNBS 剂量都会影响模型的疾病严重程度。该模型在 BALB/c 背景下 IFN-γ 缺乏的小鼠中，TNBS 依赖性结肠炎加重。与野生型小鼠相比，在给予 TNBS 后，NOD2$^{-/-}$ 小鼠表现出淋巴样细胞形成增加，IFN-γ 产生增加，细胞通透性增加，Peyer's 斑块细菌易位增加。TNBS 批次、TNBS 剂量、小鼠品系和动物设施微生物状态的不同将导致模型的差异。此外，易感品系或反复使用 TNBS 可能会出现高死亡率，进而引发使用该模型的伦理问题。

3. 噁唑酮诱导结肠炎模型

噁唑酮是一种半抗原，研究结果显示该模型是 Th2 型炎症因子 IL-4 介导的结肠炎，其炎症分布和组织学特征与人类 UC 相类似（Kojima et al.，2004）。肠道固有层 CD4 的自然杀伤 T 细胞（NKT）分泌大量 IL-13，IL-13 通过密封蛋白-2 和紧密连接蛋白（tricellulin）提高紧密连接的通透性，增加上皮细胞的凋亡，降低了上皮屏障功能。根据国内外研究报道，该模型的优点如下：模型动物易得、制模简单、重复性好、耗费较低，炎症可持续 10 余日。目前，噁唑酮结肠炎有两种制模方式：一种是一次性灌肠（此法小鼠死亡率高，且结肠炎持续时间较短，3～4 天）；另一种是先致敏再灌肠（此法小鼠死亡率较低，且结肠炎可持续 2 周左右）。

（二）过继 T 细胞转移模型

细胞转移性结肠炎始于淋巴细胞减少小鼠（SCID 或 RAG1），这些小鼠是 naïve CD45RB^high T 细胞的受体小鼠，该细胞群不能及时诱导产生调节性 T 细胞，阻止了介导炎症效应 T 细胞的扩增。将 naïve CD4$^+$ T 细胞（CD4$^+$CD45RB^{high} T 细胞）从供体小鼠过继转移到同源免疫缺陷（淋巴细胞减少）SCID 或 Rag1$^{-/-}$受体小鼠，在治疗后 5～10 周会可产生结肠原发性炎症模型（Powrie et al.，1994）。另外，将成熟的 CD4$^+$CD45RB^{low} T 细胞或将幼稚 T 细胞和成熟 T 细胞共同转移给受体小鼠，均未能引起结肠炎。基于 Treg 细胞在结肠炎模型和控制肠道免疫稳态机制中的重要性，细胞转移模型已成为应用最广泛的实验性结肠炎模型之一。

（三）基因工程动物模型

近年来，随着测序技术的不断进步，利用人类全基因组关联分析已经在 CD 中发现了 71 个易感基因，在 UC 中发现了 47 个易感基因（Anderson et al.，2011；Khor et al.，2011）。利用基因工程手段可以将小鼠的基因进行编辑。传统的转基因（Tg）或基因敲除（KO）模型组分别是在所有细胞类型中持续过表达或敲除靶基因的小鼠。条件 Tg 模型是利用细胞特异性启动子在特定细胞类型中过度表达感兴趣的基因。条件敲除 CKO 模型在特定细胞类型中敲除靶基因，或在需要基因缺失的任何时候都可诱导基因缺失。细胞特异性 Tg 或 KO 模型分别在特定细胞类型中过度表达或缺乏靶基因。诱导敲除（iKO）模型是在成年期的任何时间删除感兴趣的基因。敲入（KI）模型是在模拟 IBD 易感基因多态性的感兴趣基因中携带突变。根据改造基因参与的生物学功能，基因工程动物模型可以分为上皮防御模型和免疫缺陷模型。

1. 与上皮防御相关的基因工程动物模型

AGR2 是一种潜在的 IBD 风险基因，编码一种参与蛋白质折叠的内质网（ER）常驻二硫键异构酶。*AGR2* KO 小鼠自发肠道炎症，在回肠末端最为严重，在结肠中程度较轻。在 *AGR2* KO 小鼠肠道炎症模型中，潘氏细胞缺陷是这种回肠炎的主要原因（Viladomiu et al.，2022）。

上皮细胞极性是由上皮特异性极化分选因子适配蛋白 AP1B 建立的。上皮细胞特异性缺失 AP1B 的小鼠在 8 周龄时自发 Th17 显性结肠炎，上皮细胞的屏障功能完好，但如抗菌肽和防御素的产生明显减少。

脂肪酸合成酶（FASyn）是一种胰岛素调节酶，用于合成细胞膜、能量储存和信号分子所需的饱和脂肪酸。他莫昔芬诱导的成年期动物上皮细胞特异性 FASyn 缺失导致他莫昔芬治疗后 5 天小鼠体重下降。随后观察到自发发展的炎症，特别是在盲肠，其特征是由于 Muc2 分泌受损而导致肠屏障破坏。Muc2 是黏液层的一个组成部分，作为润滑剂及管腔内容物与黏膜表面之间的生理屏障，5 周龄 Muc2 KO 小鼠的结肠炎主要存在于远端结肠，伴有轻度炎症细胞浸润。

2. 免疫相关基因工程动物模型

TNFSF15（也称为 TL1A）是结合死亡结构域受体 3（DR3，*TNFRSF25*）的 TNF 超家族成员。*TNFSF15* 已被确定为 CD 和 UC 的关联基因。*TNFSF15* 主要由 CD 患者的固有层巨噬细胞产生，促进固有层 CD4$^+$ T 细胞产生 IFN-γ 和 IL-17。此外，使用 Gai2 结肠炎模型证实了 *TNFSF15* 在结肠炎中的致病作用及其增强 Th1 和 Th17 应答的能力。T 细胞中 *TNFSF15* 的异位过表达（在 *CD2* 启动子的控制下）导致小鼠 6 周龄后小肠自发跨壁炎症，而不是大肠。这种回肠炎与 IL-13、IL-5 和 IL-17 的表达增强有关。将 *TNFSF15* Tg 小鼠与 DR3 KO 小鼠杂交，可消除回肠炎的发生。此外，CD11c$^+$细胞中 *TNFSF15* 的过表达（在 *CD11c* 启动子的控制下）也诱导了回肠炎的自发发展（Meylan et al.，2011）。

Toll 样受体（TLR）是一种模式识别受体，可选择性识别不同的微生物产物。已经产生了缺乏单个 TLR（TLR2、TLR4、TLR5、TLR7 和 TLR9）的 KO 小鼠品系。只有 TLR5 KO 小鼠被证明会自发结肠炎。大约 30%的 TLR5 KO 小鼠在 8～12 周龄时可能出现结肠炎，表现为直肠脱垂、出血和体重减轻。炎症主要发生在盲肠和近端结肠。由于缺乏上皮细胞来源的可溶性 IL-1 受体拮抗剂，IL-1b 活性增强可能促进 TLR5 KO 小鼠结肠炎的发生。TLR4 缺乏可改善 TLR5 KO 小鼠的结肠炎，而 IL-10 缺乏可加重结肠炎。

STAT3 是控制广泛的适应性免疫反应和先天免疫反应的主要转录因子，其基因是 CD 和 UC 的易感基因。结肠炎的发展与巨噬细胞产生 IL-10 的减少和 Th1 反应的增强有关。巨噬细胞/中性粒细胞特异性敲除 *Stat3* 小鼠在 20 周龄时自发结肠炎。在缺失 T 细胞和 B 细胞的情况下，巨噬细胞/中性粒细胞特异性敲除 *Stat3* 小鼠不发生结肠炎。相反，上皮细胞中特异性缺失 *Stat3* 不能产生自发性结肠炎。这些发现提示 STAT3 介导的适应性免疫激活在结肠炎中具有致病作用，STAT3 介导的先天免疫激活具有保护作用。然而，成年期小鼠诱导缺失 *Stat3* 可导致结肠炎的快速发展（Alonzi et al.，2004）。此外，上皮细胞特异性缺失 *Stat3* 可增加小鼠对 DSS 诱导的结肠炎的易感性。这些发现表明，先天免疫应答和适应性免疫应答中 STAT3 的激活在结肠炎的发病机制中起着明显不同的作用。

（四）自发性动物模型

IL-10 是一种调节性细胞因子，同时其基因是成人 IBD 和儿童早发性 IBD 的易感基因。C57BL/6 背景下的 *IL-10* KO 小鼠，在 2～3 月龄时自发发展为 IBD，其症状与 CD 特征相似，但只有不到 5% 的小鼠在 2～8 月龄时自发发展为 IBD（Wang et al., 2019）。C3H 或 BALB/c 背景下的 *IL-10* 小鼠能发生更严重的结肠炎，其特征是小肠和大肠的间断、跨壁病变与促炎性细胞因子产生失调。首先在盲肠、升结肠和横结肠部位观察到炎症，随后其扩散到结肠和直肠的其余部分。此外，还观察到病程延长，且伴有跨壁病变和结直肠腺癌的高发。非甾体类抗炎药（NSAID）吡罗昔康给药两周后，*IL-10* KO 小鼠可发生快速均匀性结肠炎。吡罗昔康诱导的促进结肠炎的发展可能是由 IL-13 受体 IL-13Ra2.28 介导的。吡罗昔康诱导 IL-13Ra2 的表达，随后通过抑制 IL-13 的生物活性增强 Th17 的应答。*IL-10* KO 小鼠结肠炎是由 CD4[+]T 细胞介导的，而不是由 B 细胞介导的。但在无菌条件下，*IL-10* KO 小鼠从未发生炎症或腺癌，说明肠道菌群在这种结肠炎中起主要作用。IL-10 KO 小鼠维持在无菌条件下可抑制结肠炎的发生，该模型可用于肠道细菌和益生菌的研究。

四、动物模型与临床疾病对比

不同动物模型与炎症性肠病临床的对比见表 6-4。

表 6-4　不同动物模型与炎症性肠病临床对比

模型	感染途径	发病机制	免疫反应与病理	疾病症状
化学诱导模型/DSS	2%～5% DSS	DSS 对肠上皮细胞有直接的毒性作用，DSS 破坏黏膜屏障的完整性和巨噬细胞功能，DSS 与结肠中的中链脂肪酸形成纳米脂质囊泡，与结肠细胞膜融合，增加炎症细胞因子水平	Th1 介导的免疫反应，以 CD4[+]T 细胞、中性粒细胞和巨噬细胞浸润为特征，IL-6、IL-1β、TNF-α 水平升高	急性结肠炎：体重减轻、腹泻、大便隐血、贫血，最终死亡。上皮屏障功能受损与紧密连接蛋白（如闭合蛋白、ZO-1、密封蛋白-1、密封蛋白-3、密封蛋白-4 和密封蛋白-5）的丢失与重新分布以及上皮细胞凋亡增加、增殖减少有关。慢性结肠炎：包括单核白细胞浸润、隐窝结构紊乱、隐窝基底与肌层黏膜之间的距离增加（间隙变宽）、深部黏膜淋巴细胞增多和跨壁炎症
化学诱导模型/TNBS	直肠灌肠	TNBS 破坏结肠的微结构并引起炎症反应。TNBS 激活 TLR4/NF-κB 通路，导致炎性细胞因子过量产生	IL-23、IL-17 和胰岛素样生长因子-Ⅰ（IGF-Ⅰ）、金属蛋白酶组织抑制物-Ⅰ（TIMP-Ⅰ）、TGF-β 水平升高	宏观表现为充血、溃疡甚至坏死，病理表现为黏膜紊乱和不规则的炎症细胞浸润，跨壁水肿和炎症
化学诱导模型（噁唑酮）	灌肠	Th2 型炎症反应	固有层 CD4 的自然杀伤 T 细胞（NKT）分泌大量 IL-13，IL-13 通过密封蛋白-2 和 tricellulin 提高紧密连接的通透性，增加上皮细胞的凋亡，降低了上皮屏障功能的潜力	黏膜炎症、上皮微溃疡和远端结肠的组织病理学改变

续表

模型	感染途径	发病机制	免疫反应与病理	疾病症状
自发性动物模型	*IL-10* KO 小鼠	肠道菌群和CD4⁺ T细胞介导的促炎因子产生失调	主要是黏膜免疫细胞 TLR 诱导的NF-κB 活化和MyD88 信号介导的 TNF-α、IFN-γ、IL-1β 水平升高	先在盲肠、升结肠和横结肠部位观察到炎症，随后扩散到结肠和直肠的其余部分
过继 T 细胞转移模型	CD45RB 结肠炎模型	IFN-γ 和 TNF-α 产生相关的 Th1 细胞介导的免疫反应	由于 naïve T 细胞群中缺乏 Treg 细胞所致的炎症	结肠炎
基因工程动物模型	AP1B 模型	上皮细胞的屏障功能完好，抗菌肽和防御素的产生明显减少	Th17 显性结肠炎	结肠炎
	免疫相关（*STAT3* KO 小鼠模型）	与巨噬细胞产生 IL-10 的减少和 Th1 反应的增强有关	适应性免疫激活，先天免疫失活	IL-10 的减少和 Th1 反应的增强

（李海凤）

第五节　强直性脊柱炎

一、疾病简介

（一）疾病特征及流行情况

　　强直性脊柱炎（ankylosing spondylitis，AS）是一种类风湿因子阴性，以骶髂关节及脊柱附着点炎症为主要症状的自身免疫性疾病。该病发病隐匿，早期多表现为消瘦、乏力、低热及腰骶部的疼痛。由于其早期症状较轻，常易造成误诊和漏诊。AS 一般首先侵犯骶髂关节，而后上行发展至腰椎、胸椎及颈椎。随着时间的推移，患者会出现脊柱及外周关节强直，最终导致脊柱僵直变形、致畸致残。除关节系统外，AS 也可侵犯全身多个系统，并伴发多种疾病，如心肌炎、结膜炎、肺纤维化及神经系统病变等，对患者生存质量造成严重影响。

　　AS 常发于青少年男性，较少出现在 45 岁之后，男女比例约为 3∶1，全球发病率为 0.1%~1.4%，中国人群发病率为 0.2%~0.54%。AS 具有明显的家族聚集性，患者亲属发病率是正常人的 23 倍。目前研究认为 AS 与人类白细胞抗原 B27（human leucocyte antigen B27，HLA-B27）强相关，AS 的发病率与 HLA-B27 的全球地理分布一致，且 HLA-B27 阳性患者发病年龄较阴性患者早 5 年。AS 的治疗手段包括理疗、锻炼、药物干预及外科手术治疗等，常用药物包括非甾体类抗炎药、抗风湿药、糖皮质激素及生物制剂（如 TNF-α 拮抗剂等）等。现有治疗手段的目的是控制炎症，减轻或缓解症状，改善机体功能，但均不能逆转已经发生的骨性强直。

　　AS 的临床诊断标准包括美国风湿病学会 1984 年修订的纽约标准《强直性脊柱炎诊断标准》和 2010 年我国中华医学会风湿病学分会发布的《强直性脊柱炎诊断及治疗指南》。疾病诊断和分级所涉及的检查内容包括大体观察（活动度评分）、影像学检查及实验室检查（血沉、C 反应蛋白、血常规）等。

（二）病因

AS 被认为是一种自身免疫性疾病，但具体病因不明，目前存在以下三种假说（丁繁荣等，2019）。①免疫假说：AS 的发病与固有免疫和适应性免疫相关，早期 AS 患者软组织与骨交界处有大量分泌肿瘤坏死因子-α（tumor necrosis factor-α，TNF-α）的 T 细胞、巨噬细胞和中性粒细胞聚集，血清中 TNF-α 和 IL-17 的含量也显著升高，并且与疾病的严重程度呈正相关，抑制 TNF-α 和 IL-17 水平可明显缓解 AS 症状。②遗传假说：AS 与 HLA-B27 密切相关，HLA-B27 阳性者高发，同卵双胞胎 HLA-B27 阳性患病一致率是 63%，而异卵双胞胎患病一致率是 23%，一级亲属是 AS 的 HLA-B27 阳性个体患病率是无家族病史 HLA-B27 阳性个体的 6～16 倍。③感染假说：临床研究发现 AS 患者肠道肺炎克雷伯菌检出率明显高于正常人，60%～70%的 AS 患者伴发肠炎及肠道菌群的改变。

（三）致病机制

AS 作为一种自身免疫性疾病，最基本的病理变化为肌腱和韧带与骨附着点的炎症反应，附着点炎症导致肉芽组织取代正常组织，最后受累部位钙化形成新骨，在此基础上又发生新的附着点炎症，反复多次，直至完全骨化形成骨桥。附着点的炎症反应导致韧带肌腱骨化是 AS 病理改变的核心事件（Ranganathan et al.，2017）。

目前，AS 的致病机制尚不清晰，研究认为与遗传、感染等因素相关（Sieper and Poddubnyy，2017；Walter，2010）。其主要致病机制包括：①HLA-B27 是最早发现的与 AS 相关的风险因素，90%的 AS 患者 HLA-B27 阳性。HLA-B27 作为一种 MHC I 类分子，主要参与内源性抗原提呈，抗原肽经蛋白酶降解为短肽后，肽段借助转运蛋白从细胞质运输到内质网与 MHC I 类分子结合，以抗原肽-MHC I 类分子复合物的形式呈现在细胞表面，进而被特异性 CD8+ T 细胞识别，激活 T 细胞免疫应答。HLA-B27 的错误折叠或未折叠，会导致抗原肽段无法到达细胞膜而蓄积在内质网，引发内质网的应激反应，从而引发炎症变化。此外，当 HLA-B27 异常表达时，会激活 Th17 细胞，进而引发关节炎症状。有研究也发现，某些外源肽与关节组织中的自身肽结构相似，可以与 HLA-B27 结合并被提呈，导致 CD8+ T 细胞产生自身免疫反应，对自身组织发起攻击，从而引发炎症。②对 AS 进行全基因组关联分析发现，内质网氨基肽酶 1（ERAP1）和白介素 23 受体（IL-23R）两个非 MHC 位点与 AS 存在显著相关性，ERAP1 主要负责对抗原肽的长度进行剪切，当其功能异常时，抗原肽长度或结构发生改变，抗原肽-MHC I 类分子复合物不稳定，最终引发异常免疫应答。IL-23/IL-17 轴被发现参与 AS 发生的调控，IL-23 能作用于 Th17 细胞表面的 IL-23 受体，促进 Th17 细胞的增殖分化。激活 Th17 细胞免疫并分泌 IL-17，继而引起相关的炎症反应。③很多研究也认为肠道菌群失调可能是 AS 与肠道炎症的共同发病机制。肠道菌群失调导致病原菌增殖，菌群分布的改变降低了黏膜表面的通透性，导致黏膜屏障功能受损，病原菌穿透黏膜激活固有免疫，导致产生多种促炎性细胞因子，引发机体炎症反应。

二、实验动物的选择

AS 疾病动物模型是研究其发病机制和药物开发的重要载体，目前已报道的模型主要为啮齿类的大、小鼠模型以及非人灵长类的食蟹猴模型。根据造模方式的不同，其可以分为基因工程动物模型（*HLA-B27* 转基因大、小鼠模型）、化学诱导模型（蛋白聚糖诱导和脂多糖诱导小鼠模型等）、自发性模型（DBA/1 小鼠模型及食蟹猴模型）。

三、不同动物模型的特征

（一）基因工程动物模型

1. *HLA-B27*/人 β2 微球蛋白（*hβ2m*）双转基因大鼠模型

利用显微注射技术将含有 6.5 kb *Eco*R I 片段的 *HLA-B2705* 基因和含 15 kb *Sal*1-*Pvu*1 片段的 *hβ2m* 基因导入 Lewis 大鼠受精卵内，构建 *HLA-B27/hβ2m* 双转基因大鼠模型。该模型的主要关节表现包括附着点炎、骶髂关节炎、外周关节炎，关节外表现包括肠炎、银屑病皮炎、指甲过度角化、睾丸炎、前葡萄膜炎和心肌炎等。组织学上，在关节滑膜和关节间隙可见大量的中性粒细胞、淋巴细胞和浆细胞浸润，在骨与韧带和肌腱的附着点出现明显的附着点炎，关节软骨和软骨下骨被侵蚀，有明显的骨赘形成。值得注意的是，该模型在无菌环境和屏障环境条件下饲养不会表现出关节炎相关症状，当在普通环境或移植普通拟杆菌后可出现关节炎和肠炎相关表型。另外，两种基因的拷贝数及其相对表达水平对 AS 表型的出现有较大影响。

2. *HLA-B27/mβ2m*⁻/⁻小鼠模型

将 *HLA-B27* 转基因小鼠与 β2 微球蛋白缺陷鼠（*mβ2m*⁻/⁻小鼠）杂交获得 *HLA-B27/mβ2m*⁻/⁻小鼠模型。该模型发病部位主要在后足及踝关节，组织学以滑膜细胞增生、单个核细胞浸润以及软骨和软骨下骨侵蚀为特征。该模型的缺点是没有表现出 AS 最关键的中轴关节受累，且在屏障环境条件下饲养，动物不发病，转移到普通环境下才会表现出关节炎症状。此外，该模型具有明显的性别差异，雄性小鼠发病率及症状严重程度显著高于雌性小鼠（王志强等，2019）。

（二）化学诱导模型

1. 蛋白聚糖诱导的脊柱炎小鼠模型

蛋白聚糖诱导的脊柱炎小鼠模型（proteoglycan-induced spondylitis，PGIS）是用人软骨蛋白聚糖多次免疫 BALB/c 小鼠或 H-2 K 单体型 C3H 小鼠构建的。该模型表现为外周关节的红肿、畸形和关节僵硬，严重者出现脊柱关节的畸形、强直和功能受限。组织学表现包括滑膜增生、单核细胞和中性粒细胞浸润、生长板破坏、软骨增生及骨赘形成、椎间盘炎症、骶髂关节与脊柱关节骨增生（王友志等，2023）。

2. 脂多糖诱导的强直性肌腱端炎小鼠模型

脂多糖诱导的强直性肌腱端炎小鼠模型是以 C57BL/10 小鼠反复多次腹腔注射脂多糖构建而成。该小鼠主要表现为后肢关节的红肿、僵硬并伴有肠炎，组织学表现包括关节周围的炎性细胞浸润、骨赘形成及关节骨性强直（朱文潇，2021）。

3. SKG 小鼠模型

SKG 小鼠是 T 细胞受体ζ链（T-cell receptor-ζ，TCR-ζ）相关蛋白（ZAP）70 基因 SH2 区 C 端 *W163C* 突变（*ZAP-70W163C*）的 BALB/c 小鼠。SKG 小鼠腹腔注射酵母多糖、葡聚糖均可诱导出关节炎症状。该模型的临床表现包括驼背、脚趾和踝关节肿胀僵硬、尾巴畸形，且雌性尤为严重。关节外表现包括肠炎、前葡萄膜炎及银屑病等。组织学表现包括明显的附着点炎、骶髂关节炎和椎间关节炎。

（三）自发性模型

1. DBA/1 小鼠关节炎模型

12～26 周龄的 DBA/1 小鼠几乎都会表现出关节炎症状，临床的主要表现为关节肿胀、不对称的指（趾）间关节炎和破坏性甲周炎。病理特点是附着点炎、软骨内骨形成及关节强直（谭希等，2017）。

2. 自发性强直性脊柱炎食蟹猴模型

自发性强直性脊柱炎食蟹猴模型普遍出现肌肉萎缩、运动能力下降、跛行、驼背、脊椎活动范围变差甚至消失等临床表现。X 线检查（DR）及 CT 检查发现，AS 食蟹猴骶髂关节初期出现关节面毛糙，关节间隙狭窄甚至到最后关节间隙融合消失，而腰椎、胸椎、尾椎等出现不同程度的韧带钙化、方形椎、骨赘等，最后发展为相邻椎体的骨性融合，导致脊柱呈"竹节样"。AS 食蟹猴腰椎切片中出现附着点炎、软骨破坏、骨赘形成、椎间盘炎症等病理表现（Jia et al.，2022）。

四、动物模型与临床疾病对比

不同动物模型与 AS 临床的对比见表 6-5。

表 6-5 不同动物模型与 AS 临床对比

患者/模型	中轴关节炎	外周关节炎	非关节病变
临床患者	骶髂关节炎、脊柱关节炎	膝关节炎	葡萄膜炎、心肌炎、银屑病、肠炎
HLA-B27/hβ2m 大鼠模型	骶髂关节炎、脊柱关节炎	后肢关节炎	肠炎、银屑病样皮肤、睾丸炎、前葡萄膜炎、心肌炎
HLA-B27/mβ2m⁻/⁻ 小鼠模型	不累及骶髂及脊柱关节	双后足关节炎	毛发脱落
PGIS 小鼠模型	骶髂关节炎、脊柱关节炎	外周关节炎	—
脂多糖诱导小鼠模型	脊柱关节炎	外周关节炎	肠炎
SKG 小鼠模型	脊柱关节炎	双后足关节炎	肺炎、皮炎、血管炎
DBA/1 小鼠模型	脊柱关节炎	双后足关节炎、破坏性甲周炎	—
自发性强直性脊柱炎食蟹猴模型	骶髂关节炎、脊柱关节炎	外周关节炎	—

（李文德，贾欢欢，班俊峰）

<h1 style="text-align:center">第六节 重症肌无力</h1>

一、疾病简介

（一）疾病特征及流行情况

重症肌无力（myasthenia gravis，MG）是一种自身免疫性疾病，其特征是肌肉无力和疲劳，由 B 细胞介导，与神经肌肉接头突触后膜中针对乙酰胆碱受体、肌肉特异性激酶（muscle-specific kinase，MuSK）、脂蛋白受体相关蛋白 4（lipoprotein receptor-related protein 4，Lrp4）或聚集蛋白的抗体有关（Gilhus and Verschuuren，2015）。重症肌无力最典型的初始特征是无痛、疲劳无力，即无力在劳累时发展或变得更加明显，疲劳并不总是很明显，肌肉受累的模式因人而异。该病常表现为上睑下垂和复视，由眼外肌和睑提肌受累引起。延髓和面部肌肉无力导致面部表情减退（如试图微笑时出现咆哮的样子），以及言语、咀嚼和吞咽困难。颈部无力导致头部下垂，肢体无力在近端最为明显，但通常伴有手部特定小肌肉的无力。呼吸肌无力可能危及生命，可通过测量用力肺活量来监测。肌无力可局限于一组肌肉多年（通常见于眼部肌肉，称为眼肌无力），或扩散至其他骨骼肌（全身性重症肌无力）（Vincent et al.，2001）。

MG 轻微的症状主要是表现在眼部的相关症状，严重时可累及呼吸系统和延髓。不同的自身抗体模式和临床表现是该病的不同亚组的特征，即早发型 MG、晚发型 MG、胸腺瘤 MG、肌肉特异性激酶 MG、低密度脂蛋白受体相关蛋白 4 MG、血清阴性 MG 和眼部 MG（Gilhus et al.，2016）。

基于人群的重症肌无力流行病学研究发现，在各个发病年龄的成人中，重症肌无力病例越来越多，年发病率为（1~2.9）/10 万，患病率为（10~35）/10 万（Punga et al.，2022）。

（二）病因

MG 的病因尚不清楚，胸腺在该疾病发病中发挥作用。研究者推测病毒或细菌可能是自身免疫反应的原因。MG 发病还受遗传因素、自身抗体和补体作用等多方面因素的综合影响（Rahman et al.，2023）。

（三）致病机制

MG 是 T 细胞驱动、B 细胞介导和自身抗体依赖性的抗神经肌肉接头（neuromuscular junction，NMJ）自身免疫性疾病，机体产生针对神经肌肉接头相关蛋白的自身抗体。自身抗体针对的蛋白主要包括乙酰胆碱受体（acetylcholine receptor，AChR）、肌肉特异性激酶（muscle-specific kinase，MuSK）、脂蛋白相关蛋白 4（lipoprotein receptor-related protein 4，Lrp4）以及集聚蛋白（agrin）等。其中抗 AChR 型 MG 最为常见，约占总患者的 80%，其次是抗 MuSK 型 MG（MuSK-MG）。MuSK-MG 的发病机制主要是由自身抗体与肌细胞上 MuSK 结合并阻碍其信号传递功能，抑制 AChR 聚集，导致神经肌肉接头终板电位减弱。在 MG 患者体内，致病抗体结合到突触后膜，使突触后膜 AChR 聚集障碍并形成抗原抗体复合物，阻碍内源性蛋白的正常生理功能，使得神经冲动的信息无法正常传导，最终导致患者出现肌肉收缩无力、肌张力减弱等病理表现（Zhao et al.，2021）。

二、实验动物的选择

MG 常用的实验动物有小鼠、大鼠、豚鼠、兔和猪。大鼠抵抗传染能力较强，在国内传染病研究领域中应用广泛，其使用数量已超过小鼠而居首位。

近交 Lewis 大鼠 MG 模型的易患性较强，是目前常用的 MG 实验动物，其发病有急性期和缓解期，表现出一种快速的发病进程而适用于实验研究（Duan et al.，2003）。小鼠免疫系统的结构特点使之容易人为选择性地控制小鼠的免疫条件，区分淋巴细胞的不同功能亚群。近交系群体常被用于 MG 免疫学实验中（Christadoss et al.，2000）。

在实验动物造模研究中，根据自身免疫原理，B 淋巴细胞对 AChR 的记忆作用会导致年龄大的小鼠的肌无力模型建立成功率下降。但是，这种记忆反应可被诱导弱化，即在初次抗原致敏后行再次免疫接种可提高小鼠的致病率（Lascano and Lalive，2021），所以 MG 模型建立多采用适龄的小鼠作为实验对象。

三、不同动物模型的特征

（一）AChR 大鼠模型

大鼠模型构建最经典的方法是用从电鳗电器官提取纯化的 AChR 免疫大鼠，建立实验性自身免疫性重症肌无力（EAMG）动物模型。用从电鳗电器官提取的 AChR 主动免疫 Lewis 大鼠，监测大鼠体重的变化；免疫后 7 周进行低频重复电刺激、单纤维肌电图及血清中乙酰胆碱受体抗体水平检测。免疫后大鼠可出现不同程度的肌无力症状，还可出现毛发干枯、摄食减少、体重下降、活动减少、撕咬无力且易疲劳等症状（Rose et al.，2022）。

另外，也可采用合成 AChR 多肽片段为免疫原，建立动物模型。由于天然 AChR 全蛋白不易获取，因此可尝试用人工合成的方法来获取蛋白。目前使用最多的人工多肽为鼠源性乙酰胆碱受体 α97~116 肽段、α138~167 肽段、α125~147 肽段、α129~145 肽段、α1~210 肽段等，其免疫过程与经典方法基本一致（Baggi et al.，2004）。

（二）AChR 小鼠模型

比较常用的 AChR 小鼠模型可采用从电鳗电器官提取纯化的 AChR 抗体被动免疫来制备小鼠模型（Villegas et al.，2023）。注射未经过任何治疗干预的重症肌无力患者的血清到小鼠，注射血清后 24 h 后，腹腔注射环磷酰胺以抑制免疫反应来进行造模（高波廷等，2001）。

（三）基因疫苗免疫小鼠

基因疫苗免疫小鼠是用基因疫苗构建的重组质粒 pcDNA AChRα211 来免疫 C57BL/6 小鼠，建立 EAMG 模型。将人乙酰胆碱受体 α 亚基 N 端的主要免疫区（AChRa211）的基因片段插入穿梭载体 pc DNA3.0 中，构建基因疫苗 pc DNA2AChRα211，大量提纯后肌内注射于 C57BL/6 小鼠。用酶联免疫吸附测定（ELISA）法检测小鼠血清中抗 AChRa211 的抗乙酰胆碱受体抗体（AChR-Ab），并用聚合酶链反应（PCR）方法检测外源基因在小鼠各组织器官中的分布情况，以验证造模是否成功（Niu et al.，2011）。

（四）MuSK-EAMG 小鼠模型

使用纯化的 MuSK-ecto 蛋白对 8 周龄 C57 小鼠进行皮下注射。首次注射时，使用完全弗氏佐剂作为抗原蛋白乳化剂；加强免疫时，使用不完全弗氏佐剂乳化。主动免疫时，首次注射抗原后机体产生的抗体并不多；加强免疫后，机体针对相同抗原，活化记忆 B 细胞迅速产生大量抗 MuSK-ecto 抗体。这些抗体可以和小鼠神经肌肉接头处的 MuSK 蛋白结合，阻碍其正常功能的发挥，引发 EAMG（Reuveni et al.，2020）。

（五）人源化免疫功能缺陷小鼠模型

人源化小鼠模型可通过移植 MG 患者的胸腺组织至重度免疫缺陷小鼠肾被膜下构建。重症联合免疫缺陷（SCID）小鼠由于缺乏成熟 B 细胞和 T 细胞，可用来进行人类组织或细胞移植，这种携带人源化组织的小鼠模型是研究 MG 发病机制的重要工具。研究表明，移植 MG 患者外周血淋巴细胞的 SCID 小鼠表现出典型的与人类疾病相似的症状，如产生抗 AChR 抗体和神经肌肉接头处人 IgG 沉积物。在 11 周时，实验小鼠血清中抗人 AChR-Ab 滴度可升高至重度 MG 水平。由于 MG 患者血清中存在各种异常的免疫蛋白及炎症介质，因此用此方法制备 MG 模型尚待优化（Sudres et al.，2017；Wang et al.，1999）。

四、动物模型与临床疾病对比

不同动物模型与重症肌无力临床的对比见表 6-6。

表 6-6　不同动物模型与重症肌无力临床对比

物种/品系	造模方式	发病机制	免疫反应与病理	疾病症状
临床患者	遗传因素、自身抗体作用、细胞免疫、细胞因子作用、补体作用、胸腺异常	机体产生针对神经肌肉接头相关蛋白的自身抗体	在重症肌无力患者体内，致病抗体结合到突触后膜，使突触后 AChR 聚集障碍并形成抗原抗体复合物，阻碍内源性蛋白的正常生理功能，使得神经冲动的信息无法正常传导	最终导致患者出现肌肉收缩无力、肌张力减弱等病理表现

续表

物种/品系	造模方式	发病机制	免疫反应与病理	疾病症状
Lewis 大鼠	（1）单一纯化于完全弗氏佐剂（CFA）中的电鳐 AChR 免疫诱导； （2）用溶于 CFA 中的人工合成大鼠 AChR α 亚单位 97～116 区段（Rα97～116）进行诱导，30 天后将其溶于不完全弗氏佐剂（IFA）中进行二次免疫； （3）用抗乙酰胆碱受体单克隆抗体诱导免疫，如抗 AchR-mAbA7 抗体、抗 mAb35 抗体	（1）产生抗 AChR 抗体，中和外来抗体的同时也破坏了自身 AChR； （2）自身耐受被破坏，机体产生自身抗体，同时针对 Rα97～116 的特异 T 细胞活化； （3）全身 AChR 损失明显	抗 AChR 抗体合成，补体沉积于肌肉接头细胞膜。吞噬细胞侵入神经肌肉接头，突触后膜破坏。肌膜 AChR 量减少。第二个急性期大量抗体和补体沉积于突触后膜，肌细胞表面皱褶减少。骨骼肌 AChR 量减少，约为正常动物的 1/3	表现为肢体颤抖、脊背弯曲、肌无力和易疲劳
C57BL/6 小鼠	（1）腹腔注射含 mAb35 的林格氏（Ringer's）液； （2）用基因 pc DNA2AchRα211 疫苗免疫	AChR-Ab 与 AChR 的结合	乙酰胆碱受体功能的丧失和神经-肌肉信号传递的削弱，从而导致肌无力的产生	食量减少，体重降低，挣扎力减弱，动作迟缓，隆起体位，有脱毛现象。表现渐进性肌无力，先出现短暂的急性肌无力，然后出现迟发性肌无力
恒河猴	注射来自人 MG 胸腺的抗 AChR 单克隆抗体	AChR-Ab 与 AChR 的结合	乙酰胆碱受体功能的丧失和神经-肌肉信号传递的削弱，从而导致肌无力的产生	表现为肢体颤抖、脊背弯曲、肌无力和易疲劳
e-INF-γ 转基因小鼠	基因工程技术	在 NMJ 局部产生干扰素-γ（INF-γ）	NMJ 功能损坏，重复神经电刺激呈进行性衰减，能被胆碱酯酶抑制剂恢复，运动终板处有单个核细胞浸润及自身抗体沉积	进行性加重肌无力以及迟缓性瘫痪
重症联合免疫缺陷小鼠	人类组织或细胞移植进行免疫诱导	产生 AChR 抗体以及 T 细胞活化	人抗鼠 AChR 抗体和神经肌肉接头处人 IgG 沉积物	表现为肢体颤抖、脊背弯曲、肌无力和易疲劳

（王珊珊，胡雅谦，牛海涛）

参 考 文 献

丁繁荣, 姜萍, 刘巍. 2019. 强直性脊柱炎发病机制的研究进展. 山东医药, 59(17): 102-105.

高波廷, 李保华, 杨明山, 等. 2001. 重症肌无力被动转移动物模型的研究. 中国临床神经科学, (2): 130-132.

李利青, 张逢, 彭馥芝, 等. 2021. 类风湿关节炎实验性动物模型研究进展. 中国药理学通报, 37(11): 1492-1497.

刘佳维, 李艳彦, 王永辉. 2016. 类风湿关节炎的实验动物模型研究进展. 世界最新医学信息文摘, 16(64): 35-36.

任妮娜, 凌益, 姚血明, 等. 2019. 类风湿关节炎动物模型研究进展. 风湿病与关节炎, 8(8): 62-67.

谭希, 徐永跃, 邱冬妮, 等. 2017. 强直性脊柱炎动物模型归类及其机制研究与进展. 中国组织工程研究, 21(11): 1783-1789.

王晨宇, 邱波. 2023. 免疫细胞在类风湿关节炎发病机制中作用的研究进展. 现代医学, 51(1): 121-125.

王友志, 张景艺, 梅玉峰, 等. 2023. 强直性脊柱炎动物模型研究进展. 重庆医学, 52(10): 1565-1569.

王志强, 宫彩霞, 李振彬. 2019. 强直性脊柱炎实验动物模型研究进展. 中国比较医学杂志, 29(5): 131-137.

吴晶金. 2016. 类风湿关节炎动物模型研究进展. 风湿病与关节炎, 5(12): 70-73.

夏晴, 纪羽婷, 刘海亮, 等. 2020. 类风湿关节炎动物模型研究进展. 中国比较医学杂志, 30(11): 107-113.

朱文潇. 2021. 人软骨蛋白聚糖诱导脊柱关节炎小鼠模型的建立与鉴定. 西安: 空军军医大学硕士学位论文.

Alonzi T, Newton I P, Bryce P J, et al. 2004. Induced somatic inactivation of STAT3 in mice triggers the development of a fulminant form of enterocolitis. Cytokine, 26: 45-56.

Anderson C A, Boucher G, Lees C W, et al. 2011. Meta-analysis identifies 29 additional ulcerative colitis risk loci, increasing the number of confirmed associations to 47. Nature Genetics, 43(3): 246-252.

Andrade D, Redecha P B, Vukelic M, et al. 2011. Engraftment of peripheral blood mononuclear cells from systemic lupus erythematosus and antiphospholipid syndrome patient donors into *BALB-RAG-2^{-/-} IL-2Rγ^{-/-}* mice: a promising model for studying human disease. Arthritis Rheum, 63: 2764-2773.

Andrés R M, Montesinos M C, Navalón P, et al. 2013. NF-κB and STAT3 inhibition as a therapeutic strategy in psoriasis: *in vitro* and *in vivo* effects of BTH. J Invest Dermatol, 133(10): 2362-2371.

Bagavant H, Michrowska A, Deshmukh U S. 2020. The NZB/W F1 mouse model for Sjögren's syndrome: a historical perspective and lessons learned. Autoimmun Rev, 19: 102686.

Baggi F, Annoni A, Ubiali F, et al. 2004. Breakdown of tolerance to a self-peptide of acetylcholine receptor alpha-subunit induces experimental myasthenia gravis in rats. J Immunol, 172(4): 2697-2703.

Baker B S, Brent L, Valdimarsson H, et al. 1992. Is epidermal cell proliferation in psoriatic skin grafts on nude mice driven by T-cell derived cytokines? Br J Dermatol, 126(2): 105-110.

Barber M R W, Drenkard C, Falasinnu T, et al. 2021. Global epidemiology of systemic lupus erythematosus. Nat Rev Rheumatol, 17: 515-532.

Berg D J, Davidson N, Kuhn R, et al. 1996. Enterocolitis and colon cancer in interleukin-10-deficient mice are associated with aberrant cytokine production and CD4⁺ TH1-like responses. J Clin Invest, 98: 1010-1020.

Borchers A T, Keen C L, Shoenfeld Y, et al. 2004. Surviving the butterfly and the wolf: mortality trends in systemic lupus erythematosus. Autoimmun Rev, 3: 423-453.

Ceccarelli F, Perricone C, Cipriano E, et al. 2017. Joint involvement in systemic lupus erythematosus: from pathogenesis to clinical assessment. Semin Arthritis Rheum, 47: 53-64.

Chalifoux L V, Bronson R T. 1981. Colonic adenocarcinoma associated with chronic colitis in cotton top marmosets, *Saguinus oedipus*. Gastroenterology, 80: 942-946.

Chan J R, Blumenschein W, Murphy E, et al. 2006. IL-23 stimulates epidermal hyperplasia via TNF and IL-20R2-dependent mechanisms with implications for psoriasis pathogenesis. J Exp Med, 203(12): 2577-2587.

Chassaing B, Aitken J D, Malleshappa M, et al. 2014. Dextran sulfate sodium (DSS) -induced colitis in mice. Current Protocols in Immunology, 104(15): 1-14.

Cheung Y H, Loh C, Pau E, et al. 2009. Insights into the genetic basis and immunopathogenesis of systemic lupus erythematosus from the study of mouse models. Semin Immunol, 21: 372-382.

Christadoss P, Poussin M, Deng C. 2000. Animal models of myasthenia gravis. Clin Immunol, 94(2): 75-87.

Chuang S Y, Lin C H, Sung C T, et al. 2018. Murine models of psoriasis and their usefulness for drug discovery. Expert Opin Drug Discov, 13(6): 551-562.

da Silva M S, Sánchez-Fidalgo S, Talero E, et al. 2010. Anti-inflammatory intestinal activity of *Abarema cochliacarpos* (Gomes) Barneby & Grimes in TNBS colitis model. Journal of Ethnopharmacology, 128(2): 467-475.

de Almeida A B, Sánchez-Hidalgo M, Martín A R, et al. 2013. Anti-inflammatory intestinal activity of *Arctium lappa* L. (Asteraceae) in TNBS colitis model. Journal of Ethnopharmacology, 146(1): 300-310.

Duan R S, Link H, Xiao B G. 2003. Dehydroepiandrosterone therapy ameliorates experimental autoimmune myasthenia gravis in Lewis rats. J Clin Immunol, 23(2): 100-106.

Duchosal M A, McConahey P J, Robinson C A, et al. 1990. Transfer of human systemic lupus erythematosus in severe combined immunodeficient (SCID) mice. J Exp Med, 172: 985-988.

Freitas E C, de Oliveira M S, Monticielo O A. 2017. Pristane-induced lupus: considerations on this experimental model. Clin Rheumatol, 36: 2403-2414.

Furukawa F, Yoshimasu T. 2005. Animal models of spontaneous and drug-induced cutaneous lupus erythematosus. Autoimmun Rev, 4: 345-50.

Gilhus N E, Skeie G O, Romi F, et al. 2016. Myasthenia gravis - autoantibody characteristics and their implications for therapy. Nat Rev Neurol, 12(5): 259-268.

Gilhus N E, Verschuuren J J. 2015. Myasthenia gravis: subgroup classification and therapeutic strategies. Lancet Neurol, 14(10): 1023-1036.

Hammer R E, Maika S D, Richardson J A, et al. 1990. Spontaneous inflammatory disease in transgenic rats expressing HLA-B27 and human β2m: an animal model of HLA-B27-associated human disorders. Cell, 63(5): 1099-1112.

Hiraganahalli Bhaskarmurthy D, Evan Prince S. 2021. Effect of Baricitinib on TPA-induced psoriasis like skin inflammation. Life Sci, 279: 119655.

Ikeda M, Takeshima F, Isomoto H, et al. 2008. Simvastatin attenuates trinitrobenzene sulfonic acid-induced colitis, but not oxazalone-induced colitis. Digestive Diseases and Sciences, 53(7): 1869-1875.

Jeltsch-David H, Muller S. 2014. Neuropsychiatric systemic lupus erythematosus and cognitive dysfunction: the MRL-lpr mouse strain as a model. Autoimmun Rev, 13: 963-973.

Jia H, Chen M, Cai Y, et al. 2022. A new and spontaneous animal model for ankylosing spondylitis is found in cynomolgus monkeys. Arthritis Res Ther, 24(1): 1.

Kaplan G G, Ng S C. 2017. Understanding and preventing the global increase of inflammatory bowel disease. Gastroenterology, 152(2): 313-321.e2.

Keffer J, Probert L, Cazlaris H, et al. 1991. Transgenic mice expressing human tumor necrosis factor: a predictive genetic model of Arthritis. EMBO J, 10(13): 4025-4031.

Khor B, Gardet A, Xavier R J. 2011. Genetics and pathogenesis of inflammatory bowel disease. Nature, 474(7351): 307-317.

Kiesler P, Fuss I J, Strober W. 2015. Experimental models of inflammatory bowel diseases. Cell Mol Gastroenterol Hepatol, 1(2): 154-170.

Kirsner J B, Elchlepp J. 1957. The production of an experimental ulcerative colitis in rabbits. Transactions of the Association of American Physicians, 70: 102-119.

Klotz L, Antel J, Kuhlmann T. 2023. Inflammation in multiple sclerosis: consequences for remyelination and disease progression. Nature Reviews Neurology, 19(5): 305-320.

Kojima R, Kuroda S, Ohkishi T, et al. 2004. Oxazolone-induced colitis in BALB/c mice a new method to evaluate the efficacy of therapeutic agents for ulcerative colitis. Journal of Pharmacological Sciences, 96(3): 307-313.

Konda A, Duffy M C. 2008. Surveillance of patients at increased risk of colon cancer: inflammatory bowel disease and other conditions. Gastroenterol Clin North Am, 37(1): 191-213.

Kühn R, Löhler J, Rennick D, et al. 1993. Interleukin-10-deficient mice develop chronic enterocolitis. Cell, 75: 263-74.

Lascano A M, Lalive P H. 2021. Update in immunosuppressive therapy of myasthenia gravis. Autoimmun Rev, 20(1): 102712.

Lassmann H, Bradl M. 2017. Multiple sclerosis: experimental models and reality. Acta Neuropathol, 133(2): 223-244 .

Lee M H, Shin J I, Yang J W, et al. 2022. Genome editing using CRISPR-Cas9 and autoimmune diseases: a comprehensive review. Int J Mol Sci, 23(3): 1337.

Martínez-Moya P, Romero-Calvo I, Requena P, et al. 2013. Dose-dependent anti-inflammatory effect of ursodeoxycholic acid in experimental colitis. International Immunopharmacology, 15(2): 372-380.

Meylan F, Song Y J, Fuss I, et al. 2011. The TNF-family cytokine TL1A drives IL-13-dependent small intestinal inflammation. Mucosal Immunol, 4: 172-185.

Mombaerts P, Mizoguchi E, Grusby M J, et al. 1993. Spontaneous development of inflammatory bowel disease in T cell receptor mutant mice. Cell, 75: 274-282.

Morel L, Croker B P, Blenman K R, et al. 2000. Genetic reconstitution of systemic lupus erythematosus immunopathology with polycongenic murine strains. Proc Natl Acad Sci U S A, 97: 6670-6675.

Morel L. 2012. Mapping lupus susceptibility genes in the NZM2410 mouse model. Adv Immunol, 115: 113-139.

Niu L, Guo C, Hao Z, et al. 2011. Potential roles of recombinant acetylcholine receptor alpha subunit 1-211 in immunoadsorbent and DNA immunization. J Immunol Methods, 372(1-2): 14-21.

Novoszel P, Holcmann M, Stulnig G, et al. 2021. Psoriatic skin inflammation is promoted by c-Jun/AP-1-dependent CCL2 and IL-23 expression in dendritic cells. EMBO Mol Med, 13(4): e12409.

Okayasu I, Hatakeyama S, Yamada M, et al. 1990. A novel method in the induction of reliable experimental acute and chronic ulcerative colitis in mice. Gastroenterology, 98(3): 694-702.

Podolsky D K, Lobb R, King N, et al. 1993. Attenuation of colitis in the cotton-top tamarin by anti-alpha 4 integrin monoclonal antibody. J Clin Invest, 92: 372-380.

Powrie F, Leach M W, Mauze S, et al. 1994. Inhibition of Th1 responses prevents inflammatory bowel disease in scid mice reconstituted with CD45RBhi CD4þ T cells. Immunity, 1: 553-562.

Powrie F, Mason D. 1990. OX-22high CD4$^+$ T cells induce wasting disease with multiple organ pathology: prevention by the OX-22low subset. Journal of Experimental Medicine, 172(6): 1701-1708.

Psenicka M W, Smith B C, Tinkey R A, et al. 2021. Connecting neuroinflammation and neurodegeneration in multiple sclerosis: are oligodendrocyte precursor cells a nexus of disease? Frontiers in Cellular Neuroscience, 15: 654284.

Punga A R, Maddison P, Heckmann J M, et al. 2022. Epidemiology, diagnostics, and biomarkers of autoimmune neuromuscular junction disorders. Lancet Neurol, 21(2): 176-188.

Rahman M M, Islam M R, Dhar P S. 2023. Myasthenia gravis in current status: epidemiology, types, etiology, pathophysiology, symptoms, diagnostic tests, prevention, treatment, and complications-correspondence. Int J Surg, 109(2): 178-180.

Ranganathan V, Gracey E, Brown M A, et al. 2017. Pathogenesis of ankylosing spondylitis-recent advances and future directions. Nat Rev Rheumatol, 13(6): 359-367.

Reich D S, Lucchinetti C F, Calabresi P A. 2018. Multiple Sclerosis. N Engl J Med, 378(2): 169-180.

Reuveni D, Aricha R, Souroujon M C, et al. 2020. MuSK EAMG: immunological characterization and suppression by induction of oral tolerance. Front Immunol, 11: 403.

Rose N, Holdermann S, Callegari I, et al. 2022. Receptor clustering and pathogenic complement activation in myasthenia gravis depend on synergy between antibodies with multiple subunit specificities. Acta Neuropathol, 144(5): 1005-1025.

Sadlack B, Merz H, Schorle H, et al. 1993. Ulcerative colitis-like disease in mice with a disrupted interleukin-2 gene. Cell, 75: 253-261.

Shao W H, Gamero A M, Zhen Y, et al. 2015. Stat1 regulates lupus-like chronic graft-versus-host disease severity via interactions with Stat3. J Immunol, 195: 4136-4143.

Sieper J, Poddubnyy D. 2017. Axial spondyloarthritis. Lancet, 390(10089): 73-84.

Smolen J S, Aletaha D, McInnes I B. 2016. Rheumatoid arthritis. Lancet, 388(10055): 2023-2038.

Stevceva L, Pavli P, Buffinton G, et al. 1999. Dextran sodium sulphate-induced colitis activity varies with mouse strain but develops in lipopolysaccharide-unresponsive mice. J Gastroenterol Hepatol, 14(1): 54-60.

Sthoeger Z, Zinger H, Dekel B, et al. 2003. Lupus manifestations in severe combined immunodeficient (SCID) mice and in human/mouse radiation chimeras. J Clin Immunol, 23: 91-99.

Sudres M, Maurer M, Robinet M, et al. 2017. Preconditioned mesenchymal stem cells treat myasthenia gravis in a humanized preclinical model. JCI Insight, 2(7): e89665.

Theofilopoulos A N, Dixon F J. 1985. Murine models of systemic lupus erythematosus. Adv Immunol, 37: 269-390.

Thompson A J, Baranzini S E, Geurts J, et al. 2018. Multiple sclerosis. Lancet(London, England), 391(10130): 1622-1636.

van der Woude D, van der Helm-van Mil A H M. 2018. Update on the epidemiology, risk factors, and disease outcomes of rheumatoid arthritis. Best Pract Res Clin Rheumatol, 32(2): 174-187.

Viladomiu M, Khounlotham M, Dogan B, et al. 2022. Agr2-associated ER stress promotes adherent-invasive *E. coli* dysbiosis and triggers CD103$^+$ dendritic cell IL-23-dependent ileocolitis. Cell Rep, 41(7): 111637.

Villegas J A, Van Wassenhove J, Merrheim J, et al. 2023. Blocking interleukin-23 ameliorates neuromuscular and thymic defects in myasthenia gravis. J Neuroinflammation, 20(1): 9.

Vincent A, Palace J, Hilton-Jones D. 2001. Myasthenia gravis. Lancet, 357(9274): 2122-2128.

Walter P. 2010. Maksymowych. Disease modification in ankylosing spondylitis. Nature, 6: 75-81.

Wang H, Vilches-Moure J G, Cherkaoui S, et al. 2019. Chronic model of inflammatory bowel disease in IL-10$^{-/-}$ transgenic mice: evaluation with ultrasound molecular imaging. Theranostics, 9(21): 6031-6046.

Wang Z Y, Karachunski P I, Howard J J, et al. 1999. Myasthenia in SCID mice grafted with myasthenic patient lymphocytes: role of CD4$^+$ and CD8$^+$ cells. Neurology, 52(3): 484-497.

Weindel C G, Richey L J, Bolland S, et al. 2015. B cell autophagy mediates TLR7-dependent autoimmunity and inflammation. Autophagy, 11: 1010-1024.

Yaojia Cheng Y X, Lu Q, Shi N, et al. 2020. Aberrant expression of the UPF1 RNA surveillance gene disturbs keratinocyte homeostasis by stabilizing AREG. Int J Mol Med, 45(4): 1163-1175.

Yokogawa M, Takaishi M, Nakajima K, et al. 2014. Epicutaneous application of toll-like receptor 7 agonists leads to systemic autoimmunity in wild-type mice: a new model of systemic lupus erythematosus. Arthritis Rheumato, 66(3): 694-706.

Yu J, Xiao Z, Zhao R, et al. 2018. Astilbin emulsion improves guinea pig lesions in a psoriasis-like model by suppressing IL-6 and IL-22 via p38 MAPK. Mol Med Rep, 17(3): 3789-3796.

Zhao R, Luo S, Zhao C. 2021. The role of innate immunity in myasthenia gravis. Autoimmun Rev, 20(5): 102800.

Zheng Y, Eilertsen K J, Ge L, et al. 1999. Scd1 is expressed in sebaceous glands and is disrupted in the asebia mouse. Nat Genet, 23(3): 268-270.

第七章　神经系统疾病研究中实验动物的选择

第一节　家族性阿尔茨海默病

一、疾病简介

（一）疾病特征及流行情况

阿尔茨海默病（Alzheimer's disease，AD）是一种发生于老年期和老年前期，以进行性认知功能障碍与行为损害为特征的中枢神经系统退行性疾病。临床症状主要包括记忆障碍、失语、失用、失认、视空间能力损害、抽象思维和计算力损害、人格与行为改变等，目前全世界约有5000万AD患者。根据发病形式，可将该病分为散发性AD（SAD）和家族性AD（FAD）。SAD患者占AD患者的95%以上，通常在65岁以上发病。FAD患者占AD患者的5%以内，通常在65岁以前发病，也可见早至30岁发病的情况。FAD通常是指在家族中有连续两代或者两代以上的成员患AD，可追溯的家族成员中有三个或以上患者呈常染色体显性遗传特征。FAD与SAD的病理特征相似，主要包括脑内β-淀粉样蛋白（amyloid β-protein，Aβ）斑块沉积、Tau蛋白过度磷酸化聚集形成的神经原纤维缠结（neurofibrillary tangle，NFT）、神经元丢失、星形胶质细胞和小胶质细胞增生等。

（二）病因

SAD病因复杂，至今不明。FAD是由基因突变导致的，目前已知的致病基因包括淀粉样前体蛋白（amyloid precursor protein，APP）基因、早老蛋白1（presenilin 1，PSEN1）基因及早老蛋白2（presenilin 2，PSEN2）基因，同时需要注意的是，目前仍有许多FAD患者尚不明确是由何种基因突变导致的。APP基因位于21号染色体上，目前该基因已知有100多个致病突变位点，其中大部分的突变位于外显子16和17的分泌酶裂解位点或APP跨膜区。PSEN1基因和PSEN2基因位于14号染色体上，目前已知PSEN1基因有300多个致病突变位点，PSEN2基因有80多个致病突变位点。

（三）致病机制

尽管FAD的致病机制尚未完全阐明，但是用于阐释FAD致病机制的Aβ级联假说目前已获得广泛的研究证据支持。前期的研究已证明Aβ是通过β-分泌酶与γ-分泌酶先后切割APP生成，PSEN1和PSEN2是γ-分泌酶的催化位点，这三个蛋白质的基因突变可能会导致Aβ生成异常。基于此以及一系列的证据，Aβ级联假说提出APP、PSEN1或PSEN2的致病突变会导致产生过多的Aβ42或其他Aβ多肽，这些Aβ聚集形成寡聚体，一方面 Aβ 寡聚体在脑内聚集形成斑块，激活小胶质细胞、星形胶质细胞及相关炎症反应，改变了神经元的离子稳态，产生氧化损伤，引起 Tau 蛋白过度磷酸化从而形成 NFT，导致广泛的神经元和突触功能紊乱以及特定神经元的丢失，最终导致痴呆；另一方面 Aβ 寡聚体也会直接损伤神经元和突触。

二、实验动物的选择

由于 FAD 发病机制复杂，至今仍缺乏有效的治疗手段，实验动物模型是继续深入研究 FAD 的重要工具。国内外通常通过基因工程技术来构建携带 FAD 相关基因突变的动物模型。目前，用于构建 FAD 动物模型的常见实验动物包括小鼠、大鼠、犬、猪、狨猴、猕猴等，不同种类的实验动物在 FAD 的研究中有各自的优缺点（表 7-1）。考虑到 FAD 的疾病特征、实验动物的经济成本以及实验操作的技术难度，目前 FAD 动物模型以小鼠为主。

表 7-1 构建 FAD 动物模型的相关实验动物的主要优缺点

实验动物	与人基因的同源度（%）			优点	缺点
	APP	*PSEN1*	*PSEN2*		
小鼠	89.9	87.2	89.7	成本低，繁殖快，基因工程技术成熟	与人差异大
大鼠	90.4	87.7	89.5	成本低，繁殖快，基因工程技术较成熟	与人差异较大
犬	92.3	92.0	90.7	认知功能与人较相近	基因工程技术较复杂
猪	92.0	91.2	92.4	体型与人相近	繁殖较慢，基因工程技术较复杂，实验操作难度较大
猕猴	98.6	98.7	96.9	FAD 相关基因与人的同源度高，大脑及认知功能与人相近	价格昂贵，生长周期长，基因工程技术复杂，实验操作难度大

三、不同动物模型的特征

（一）单基因修饰 FAD 动物模型

FAD 患者由单基因突变所致，因此，构建单基因突变动物模型能从病因上模拟 FAD。目前，国内外的单基因修饰 FAD 动物模型主要包括 *APP* 单基因修饰动物模型、*PSEN1* 单基因修饰动物模型、*PSEN2* 单基因修饰动物模型。

1. *APP* 单基因修饰动物模型

常用于构建 FAD 动物模型的 *APP* 致病突变包括 *APPswe*（K670_M671delinsNL）、*APPdut*（E693Q）、*APPosa*（E693del）、*APParc*（E693G）、*APPiow*（D694N）、*APPflo*（I716V）、*APPibe*（I716F）、*APPlon*（V717I）、*APPind*（V717F）等。目前已有 50 余种 *APP* 单基因修饰动物模型，包括携带单个 *APP* 致病突变的动物模型及携带多个 *APP* 致病突变的动物模型（Götz et al.，2018）。常见的携带单个 *APP* 致病突变的动物模型包括

APP23 小鼠（携带 *APPswe* 突变）、Tg2576 小鼠（携带 *APPswe* 突变）、APP E693Δ-Tg 小鼠（携带 *APPosa* 突变）等，这些小鼠模型通常表现出空间学习记忆障碍、Aβ 病变及神经元丢失等 FAD 的病变表型。此外，Peter M Kragh 团队构建了携带 *APPswe* 突变的转基因小型猪，其在 1~2 岁可见脑内 Aβ 病变，但未见其他典型的 FAD 病变。常见的携带多个 *APP* 致病突变的动物模型包括 J20 小鼠（携带 *APPswe* 和 *ind* 突变）、Tg-SwDI 小鼠（携带 *APPswe*、*dut* 及 *iow* 突变）、APP NL-G-F Knock-in 小鼠及大鼠（携带 *APPswe*、*ibe* 及 *arc* 突变）等。这些动物模型通常表现出明显的 Aβ 病变、神经元丢失、星形胶质细胞和小胶质细胞增生以及学习记忆障碍，但均未见 NFT 病变。此外，Geun-Shik Lee 团队构建了携带人 *APPswe/ind* 突变的比格犬，其大脑可见 Aβ 沉积和海马萎缩等 FAD 的病变表型（Lee et al.，2014）。Sho Yoshimatsu 团队构建了由 *EF1α* 启动子驱动的携带人 *APPswe/ind* 突变的狨猴，在 1 岁时观测到其脑内 Aβ 有增加的趋势，但是未见其他典型的 FAD 病变表型。这些研究提示构建携带 *APP* 致病基因突变的大动物模型虽然可见 Aβ 病变，但是未见明显的 NFT、神经元丢失及学习记忆障碍等表型。此外，由于犬、猪及非人灵长类动物存在相关基因工程技术难度大、实验操作复杂、商业化的相应抗体少等问题，因此 *APP* 基因修饰的这些大动物模型尚未广泛用于研究（Yoshimatsu et al.，2022）。

2. *PSEN1* 单基因修饰动物模型

目前，国内外 *PSEN1* 单基因修饰动物模型较为少见，有 10 余种，包括携带人 *PSEN1*（A246E）、*PSEN1*（M146L）等突变的小鼠，携带 *PSEN1*（L435F）突变的大鼠，以及 Kenya Sato 团队构建了携带人 *PSEN1* 第 9 外显子缺失（PSEN1dE9）的狨猴模型。虽然这些携带 *PSEN1* 致病突变的小鼠和大鼠在老年时可见学习记忆障碍，但是 *PSEN1* 单基因修饰动物模型通常未见 FAD 典型的病变表型。

3. *PSEN2* 单基因修饰动物模型

目前，国内外报道的 *PSEN2* 单基因修饰动物模型非常少，其中 *NSE-hPSEN2*（N141I）转基因小鼠在 2 月龄时可见空间学习记忆障碍，与 *PSEN1* 单基因修饰动物模型相似，也未见 FAD 典型的病变表型。

（二）多基因修饰 FAD 动物模型

由于单基因修饰动物模型存在不能模拟 FAD 完整的病变表型、出现病变时间较晚等不足，研究者构建了携带多个 FAD 致病基因突变的动物模型，目前这类 FAD 动物模型在国内外应用较为广泛（Hall et al.，2015）。

1. *APP/PSEN1* 基因修饰动物模型

通常通过转基因或敲入 *APP* 与 *PSEN1* 两个或以上基因致病突变构建 *APP/PSEN1* 基因修饰动物模型。例如，*APPswe/PSEN1dE9* 小鼠携带了人 *APPswe* 突变和 *PSEN1dE9* 突变，该小鼠随年龄增长陆续出现 Aβ 沉积、胶质细胞增生、突触和神经元丢失、学习记忆障碍等 FAD 病变表型，该小鼠模型已广泛应用于 AD 的治疗和致病机制研究。此外，为了能在更早时期观测到 FAD 的病变表型，研究者构建了携带人 *APP* 和 *PSEN1* 共 5 个致病突变位点的 5×FAD 小鼠模型，包括 *APPswe/ind/lon* 突变以及 *PSEN1 M146V* 和 *L286V* 突变。该小鼠早在 2 月龄左右就在海马、皮质、丘脑和脊髓观测到 Aβ 沉积，随年龄增长陆续出现胶质细胞增生、突触丢失、学习记忆障碍和神经元丢失等 FAD 病变表型，该小鼠模型也已广泛应用于 AD 相关的研究。虽然 *APP/PSEN1* 这一类基因修饰动物模型应用广，但是需要注意的是 FAD 是由单一基因突变所导致的，而携带多个 *APP* 及 *PSEN1* 基因突变的动物模型与 FAD 的病因不同。

2. *APP/PSEN2* 基因修饰动物模型

研究者也尝试构建了携带 *APP* 和 *PSEN2* 致病基因突变的动物模型，如 PS2APP 小鼠，该模型携带了人 *APPswe* 和 *PSEN2 N141I* 突变，随年龄增长陆续出现 Aβ 沉积、胶质细胞增生、空间学习记忆障碍等 FAD 病变表型。由于 *APP/PSEN2* 基因修饰动物模型与 *APP/PSEN1* 基因修饰动物模型相比未见明显优势，因此未见该类动物模型广泛应用于 AD 的研究。

3. *APP/MAPT* 转基因动物模型

MAPT 是编码 Tau 蛋白的基因，调节微管的组装和稳定性。研究表明，*MAPT* 基因突变能导致 Tau 蛋白异常磷酸化而聚集形成 NFT。单基因修饰 FAD 动物模型、*APP/PSEN1* 基因修饰动物模型及 *APP/PSEN2* 基因修饰动物模型都未见 NFT 病变，研究者试图通过引入 *MAPT* 基因突变来模拟 FAD 中 NFT 的病变。比如，Tg2576/Tau（P301L）小鼠模型携带了人 *APPswe* 突变和 *MAPT P301L* 突变，早在 3 月龄时便出现了 NFT、星形胶质细胞和小胶质细胞增生，9 月龄时出现了 Aβ 斑块。虽然通过引入 *MAPT* 基因突变能导致小鼠出现 NFT 病变表型，但是需要注意的是 FAD 患者并无 *MAPT* 基因突变，因此该类动物模型与 FAD 的病因不同。

4. *APP/PSEN1/MAPT* 转基因动物模型

研究者通过转基因构建了携带人 *APPswe*、*MAPT P301L* 以及 *PSEN1 M146V* 突变的 3×Tg 小鼠模型，该小鼠在 4 月龄时出现学习记忆障碍，6 月龄时在额叶出现 Aβ 沉积，并随年龄增长而加重，随后出现星形胶质细胞和小胶质细胞增生，12 月龄时在海马 CA1 区出现 Tau 蛋白过磷酸化和 NFT。因 3×Tg 小鼠模型表现出 FAD 的主要病变表型，目前广泛应用于 AD 的研究。尽管如此，也应该注意 FAD 患者无 *MAPT* 基因突变，因此该类动物模型出现的 NFT 病变与 FAD 患者中 NFT 发生的原因并不相同。

5. *APP/PSEN2/MAPT* 转基因动物模型

研究者通过转基因构建了携带人 *APPswe*、*MAPT P301L* 及 *PSNE2 N141I* 突变的 TauPS2APP 小鼠，该小鼠在 4 月龄时出现 Aβ 沉积和认知障碍，在 16 月龄时出现 NFT 病变。

综上所述，携带单一突变的单基因修饰动物模型通常模拟了 FAD 单一基因突变的病因，但是只有部分 FAD 病变表型，而携带多个致病基因突变的多基因修饰动物模型表现出更多 FAD 的典型病变表型，但是这与 FAD 单一基因突变的病因不同。因此，研究者应根据研究目的和需求选择适合的 FAD 动物模型。

四、动物模型与临床疾病对比

不同动物模型与阿尔茨海默病临床的对比见表 7-2。

表 7-2　不同动物模型与阿尔茨海默病临床对比

FAD 患者/FAD 动物模型类型	Aβ 病变	过度磷酸化的微管相关蛋白（P-Tau）聚集形成的 NFT 病变	神经退变	认知障碍	神经炎症
FAD 患者	广泛的 Aβ 病变	P-Tau 聚集形成的 NFT 病变	神经元和突触丢失、脑萎缩	学习记忆等认知障碍	星形胶质细胞和小胶质细胞增生
APP	通常可见 Aβ 病变	偶见 P-Tau，无 NFT 病变	可见神经元和突触丢失	可见学习记忆障碍	星形胶质细胞和小胶质细胞增生
PSEN1	偶见 Aβ 生成异常	无	偶见神经元丢失	偶见学习记忆障碍	无
PSEN2	无	无	无	偶见学习记忆障碍	无
APP/PSEN1	广泛的 Aβ 病变	偶见 P-Tau，无 NFT 病变	可见神经元和突触丢失	可见学习记忆障碍	星形胶质细胞和小胶质细胞增生
APP/PSEN2	可见 Aβ 病变	无	可见神经元和突触丢失	可见学习记忆障碍	星形胶质细胞和小胶质细胞增生
APP/MAPT	可见 Aβ 病变	P-Tau 聚集形成的 NFT 病变	可见神经元和突触丢失	可见学习记忆障碍	星形胶质细胞和小胶质细胞增生
APP/PSEN1/MAPT	广泛的 Aβ 病变	P-Tau 聚集形成的 NFT 病变	可见神经元和突触丢失	可见学习记忆障碍	星形胶质细胞和小胶质细胞增生
APP/PSEN2/MAPT	可见 Aβ 病变	P-Tau 聚集形成的 NFT 病变	可见神经元和突触丢失	可见学习记忆障碍	星形胶质细胞和小胶质细胞增生

（陈柏安）

第二节　帕金森病

一、疾病简介

（一）疾病特征及流行情况

帕金森病（Parkinson's disease，PD）是一种常见的神经退行性疾病，多发生于人类中老年群体，发病率随着年龄增长而上升。本病的典型临床特征表现为运动功能障碍，包括动作迟缓、静止性震颤、僵硬，后期部分患者出现姿势保持障碍。此外，本病还表现出广泛的非运动疾病特征，包括情绪障碍、睡眠障碍、自主神经活动紊乱、认知缺陷、痴呆以及神经精神症状。帕金森病的主要病理依据为黑质致密部多巴胺能神经元减少，纹状体内多巴胺能神经元轴突减少、多巴胺水平降低，脑内出现异常的路易小体、路易轴突等。

帕金森病自 1817 年由英国外科医生詹姆斯·帕金森报告，他首次描述了帕金森病的临床表现。19 世纪 70 年代，法国神经病学家让-马丁·沙可对该病进行了系统性的研究，提出了该病的核心症状之一是"动作迟缓"。我国帕金森病的研究始于 1978 年，至今我国的帕金森病患者已超过 300 万人，并表现出逐年增长趋势。

（二）病因

帕金森病属于多因子病，病因涉及遗传基础与环境因素。帕金森病通常是一种特发性疾病，但 10%～15% 的患病人群表现出家族遗传特征。已发现的与帕金森病相关的致病基因不少于 20 个，包括常染色体显性遗传基因和隐性遗传基因。常染色体显性遗传的帕金森病致病基因主要包括：编码活性 α-突触核蛋白（α-synuclein，SNCA）、富含亮氨酸重复序列激酶 2（leucine rich repeat kinase 2，LRRK2）、液泡分选蛋白相关蛋白 35（vacuolar protein sorting 35 ortholog，VPS35）的基因。常染色隐性遗传的帕金森病致病基因主要包括：编码泛素蛋白连接酶（parkin RBR E3 ubiquitin protein ligase，PRKN）、磷酸酶及张力蛋白同源物诱导的蛋白激酶 1（PTEN-induced protein kinase 1，PINK1）、蛋白质/核酸脱糖苷（DJ-1）的基因。

诱发帕金森病的环境因素包括杀虫剂、除草剂、重金属等。1983 年，部分患者的药物中加入 1-甲基-4-苯基-1,2,3,6-四氢吡啶（1-methyl-4-phenyl-1,2,3,6-tetrahydropyridine，MPTP）后，大脑黑质纹状体退化，并表现出典型的帕金森病症状，MPTP 成为典型的诱发帕金森病的环境化学毒素。此外，化学试剂 6-羟基多巴胺（6-hydroxydopamine，6-OHDA）、除草剂中的百草枯（paraquat）、杀虫剂中的鱼藤酮（rotenone）、杀菌剂中的代森锰（maneb），甚至包括铁、铜、铅、铝、锌等重金属，均可能诱发帕金森病。

（三）致病机制

帕金森病的致病机制较多，包括该病发展过程中 α-突触核蛋白的错误折叠和聚集，以及在发生和发展过程中异常的蛋白质清除、线粒体功能障碍、神经炎症等。使用杀虫剂、除草剂等化学毒性试剂诱发的永久性帕金森病模型均表现出线粒体功能障碍，多个与帕金森病相关的致病基因也会导致线粒体功能障碍。蛋白质清除系统包括泛素-蛋白酶体系统（ubiquitin-proteasome system，UPS）以及自噬-溶酶体通路（autophagy-lysosome pathway），在帕金森患者的黑质致密部、外周血单个核细胞中均发现 UPS 功能降低，溶酶体以及自噬相关组分缺失或异常，与帕金森病相关的基因参与 UPS 功能、自噬-溶酶体通路相关功能的调控。帕金森病患者的黑质致密部、纹状体、基底神经节、额颞叶均发现神经炎症因子，并且通过抑制小胶质细胞活动可以减少黑质致密部多巴胺能神经元的死亡。遗传证据也表明免疫异常激活可以诱发帕金森病，均表明神经炎症与帕金森病的发生有密切的联系，免疫系统可以引发恶性循环，因此，用免疫系统调节疾病依然是有希望的治疗方向（Stoker and Greenland，2018）。

二、实验动物的选择

帕金森病是一种异质性疾病，发病年龄、病症以及退行速率在不同个体中呈现差异，这种异质性导致很难有一种动物模型能够涵盖所有的疾病特征。常用于帕金森病研究的动物模型主要包括三类，啮齿动物模型、非人灵长类动物模型、非哺乳类动物模型。每种动物都有其自身的优点和局限性，依据不同动物的特点可以适用于不同的研究。制备帕金森病的实验动物模型主要包括两类，即神经毒素诱发模型和遗传模型（张志成等，2017；Cenci and Björklund，2020；Chia et al.，2020）。

三、不同动物模型的特征

（一）大鼠模型

1. 神经毒素模型

大鼠对 MPTP 表现出耐药性，而高剂量的 MPTP 则会增加致死性，因此大鼠神经毒素模型不使用 MPTP。6-OHDA 是大鼠神经毒素模型中常用的诱发剂，但是 6-OHDA 不能跨过血脑屏障，因此使用 6-OHDA 构建帕金森病动物模型需要直接将其作用在脑内诱发神经退化。若在大鼠脑内双侧注射 6-OHDA，大鼠会表现出糖尿病、厌食、癫痫发作等特征，并伴随高死亡率；若在大鼠脑内黑质致密部单侧注射 6-OHDA，可以在注射后 24 h 内造成大量的多巴胺能变性，几天内纹状体多巴胺水平降低 90%；若直接在纹状体内注射 6-OHDA，通过神经通路的逆向传导，1～3 周后投射到纹状体的黑质内神经元变性。

使用鱼藤酮制备大鼠的神经毒素模型，用腹腔注射的方式连续给大鼠注射 6～10 天，可导致黑质致密部的多巴胺能神经元减少 45%，纹状体内多巴胺水平降低，大鼠表现出运动相关病症，包括运动迟缓、姿势不稳定以及强直等，还可以诱发睡眠障碍。此外，大鼠持续暴露于百草枯或者百草枯和代森锰的联合药物 6 周后，黑质致密部神经元发生进行性受损，同时大鼠表现出典型的帕金森病症状，包括运动迟缓、震颤、强直等。

2. 遗传模型

SNCA 基因是最早发现的与帕金森病家族遗传相关的基因，该基因能够编码路易小体内的 α-突触核蛋白。在大鼠中敲入人源 α-突触核蛋白构建的模型，对早期帕金森病的研究有利。α-突触核蛋白聚集的范围受 *SNCA* 启动子及动物遗传背景的影响。在大鼠转基因模型中，*BAC* 启动子驱动 *E46K* 突变的 α-突触核蛋白表达，表现为 α-突触核蛋白的聚集、纹状体内多巴胺能代谢以及氧化应激的改变，但是不会表现为多巴胺能的神经退化。除了直接构建转基因动物模型，也可以使用病毒载体在特定系统中过表达 α-突触核蛋白的方法，如腺相关病毒（adeno-associated virus，AAV）、重组腺相关病毒（recombinant adeno-associated virus，rAAV）或者慢病毒（lentivirus，LV）等，但是使用病毒作为载体制作动物模型的效果，会受到载体类型、血清型、α-突触核蛋白转基因型的影响。在

大鼠黑质致密部使用 AAV 作为载体过表达 α-突触核蛋白，8 周后可观察到多巴胺能神经元减少 80%，伴随出现运动功能障碍。使用 LV 作为载体过表达野生型或者 *A53T* 突变的 α-突触核蛋白，大鼠可表现明显的病理特征，但是过表达 *A30P* 突变的 α-突触核蛋白，大鼠的病理特征则表现得更晚、更弱。此外，通过直接向大鼠纹状体内注射外源性的 α-突触核蛋白预制前体纤维（preformed fibril，PFF），也可以触发内源 α-突触核蛋白的聚集，该大鼠模型表现出明显的神经性功能障碍、线粒体功能损伤，以及黑质内投射到纹状体的多巴胺能神经元退行，但是不能稳定表现出运动障碍。另一种通过病毒载体过表达 *SNCA* 基因，同时注射 PFF 的大鼠模型，可以诱发多巴胺能神经退化以及运动障碍（Lama et al.，2021）。

（二）小鼠模型

1. 神经毒素模型

MPTP 诱导神经毒性小鼠模型的病变程度与给药剂量、给药途径、小鼠品系相关，使用 MPTP 诱导的帕金森病小鼠模型又可分为急性模型和慢性模型。急性模型可通过在小鼠腹腔内连续 4 次注射急性剂量的 MPTP 造模，造模完成后纹状体内多巴胺水平降低 90%，同时黑质致密部多巴胺能神经元减少 70%，但是 α-突触核蛋白不受影响，伴随表现运动功能受损。但是，急性模型造成的运动功能受损仅持续有限天数，限制了行为学研究的时间范围。为了延长 MPTP 造模后的损伤持续时间，通过多天在小鼠腹腔内注射低剂量的 MPTP 进行慢性造模，该方式可以延迟黑质-纹状体通路的神经退行，并逐渐出现 α-突触核蛋白的包涵体。此外，持续将小鼠暴露于 MPTP 环境中能够导致神经炎症、α-突触核蛋白聚集、细胞死亡，但是小鼠不会表现出明显的运动障碍。

持续将小鼠暴露于百草枯可以导致黑质致密部多巴胺能神经元的减少，但是不会影响纹状体内多巴胺水平和小鼠的运动功能。持续对小鼠使用百草枯和代森锰联合药物，小鼠会表现出帕金森病症状（Lama et al.，2021）。

2. 遗传模型

利用在小鼠内敲入人源的 α-突触核蛋白构建的模型，可以影响多巴胺能神经元的发育和维持，但是 α-突触核蛋白聚合的范围受启动子和遗传背景的影响。以 *Thy1* 作为启动子可以导致脑内 *SNCA* 的广泛表达，并促进 α-突触核蛋白聚集，小鼠表现出帕金森病相关的运动特征，伴随嗅觉受损，但是缺乏多巴胺能神经元退行性表征。使用 rAAV 载体在小鼠脑内过表达 α-突触核蛋白制备模型，多数情况下无明显的神经退化和 α-突触核蛋白聚集，但是使用 rAAV2/7 在黑质致密部过表达 α-突触核蛋白，8 周后小鼠出现多巴胺能神经元退行，12 周后出现运动功能障碍。此外，向小鼠纹状体内注射外源性的 α-突触核蛋白 PFF 可以触发内源 α-突触核蛋白的聚集，该小鼠模型表现出明显的神经性功能障碍、线粒体功能损伤、黑质内投射到纹状体的多巴胺能神经元退行，以及稳定的运动功能障碍。

LRRK2 是与帕金森病相关的单基因，但是多数的单转基因小鼠不能成功表现帕金森病的特征。其中转基因小鼠 BAC-LRRK2-R1441G 模型，能够表现出运动障碍，并且在

纹状体观察到轴突性病变，但是缺乏多巴胺能的神经退化和 α-突触核蛋白包涵体的形成。当在 *A53T* 突变的 α-突触核蛋白转基因小鼠中过表达 *LRRK2* 可以导致多巴胺能神经元退行和 α-突触核蛋白聚集。由于 *LRRK2* 基因片段较大，当使用病毒载体制作小鼠帕金森病模型时，可选用的类型较少。在小鼠纹状体内注射 HSV-LRRK2-G2019S 可以造成黑质致密部的多巴胺能神经元减少 50%。

与帕金森病家族遗传相关的常染色体隐性遗传基因包括 *PRKN*、*PINK1*、*DJ-1*，其中 *PRKN* 是导致帕金森病发作的最常见突变基因，其次是 *PINK1*，*DJ-1* 突变出现较少。在帕金森病的小鼠模型中，多使用这三个基因敲除的模型，单独对这三个基因进行敲除的小鼠模型均不会出现多巴胺能细胞消失或者运动障碍。部分 *DJ-1*、*PRKN* 模型出现多巴胺神经递质改变和线粒体功能障碍。过表达 PRKN-Q311X 的小鼠模型，表现出年龄依赖的多巴胺能神经元退行、α-突触核蛋白聚集、运动障碍。

除了直接对与帕金森病相关的基因进行操作，还可以对黑质-纹状体神经系统发育和维持过程中的转录因子进行操作，包括核受体相关蛋白 1（nuclear receptor-related 1 protein，Nurr1）、同源盒蛋白转录因子 EN1 蛋白（engrailed 1，EN1）、垂直同源盒基因 3（pituitary homeobox 3，Pitx3）、音猬因子（sonic hedgehog，SHH）以及 c-Rel 转录因子。敲除小鼠 *Nurr1* 基因，或者使用 rAAV 载体抑制 *Nurr1* 的表达，小鼠脑内多巴胺能神经元均可出现不同程度的减少，但是均不会出现 α-突触核蛋白聚集。当使用 SwissOF1 小鼠而非 C57BL/6 小鼠，构建杂合 EN1 缺失模型，4 周后小鼠纹状体内多巴胺能轴突退化，16 周后多巴胺能细胞完全消失，并伴随出现运动障碍与抑郁相关行为。c-Rel 敲除小鼠模型的黑质致密部多巴胺能细胞减少，纹状体内多巴胺缺失，黑质致密部的 α-突触核蛋白聚集，并表现为年龄伴随的运动障碍。*Pitx3* 基因敲除小鼠模型的黑质致密部可表现出明显的多巴胺能退化，纹状体内多巴胺水平降低 90%，并伴有明显的运动障碍。敲除多巴胺能神经元的 *SSH* 基因，可以导致多巴胺能、乙酰胆碱能神经递质功能异常，神经元逐渐消失并伴随运动障碍，同时出现非 α-突触核蛋白的聚集体。这些与多巴胺能转录因子相关的基因的转基因动物模型不只在帕金森病的模型中发挥作用，同时会表现出其他与多巴胺相关的神经疾病，包括阿尔茨海默病等（Dovonou et al.，2023）。

（三）非人灵长类动物模型

1. 神经毒素模型

使用 MPTP 诱发的非人灵长类动物神经毒素模型的表现与毒素剂量具有强相关性。MPTP 非人灵长类动物模型的黑质致密部和壳核表现出多巴胺能退化、α-突触核蛋白折叠，同时不同程度的神经组织损伤伴随不同的运动功能障碍。双侧注射 MPTP 模型会表现出其他行为障碍，包括嗅觉缺失和睡眠障碍（Shadrina and Slominsky，2021）。

6-OHDA 神经毒素应用于非人灵长类动物模型时需要在脑内进行连续注射，容易诱发术后综合征。当在狨猴脑内纹状体单侧注射 9 次 6-OHDA 后，单侧黑质-纹状体通路受损，但是不会出现 α-突触核蛋白包涵体，虽然动物会表现出转圈行为，但是 10 周后该行为消失。增加注射剂量可延长症状持续时间，但是 17 周后，动物行为恢复。

2. 遗传模型

在非人灵长类动物模型中，可以使用病毒载体过表达 α-突触核蛋白制备帕金森病动物模型。在狨猴或者猕猴中，使用 rAAV 作为病毒载体过表达 *A53T* 突变的 α-突触核蛋白，动物脑内投射到纹状体的黑质内多巴胺能神经元减少，脑内的多巴胺水平降低，并伴随运动功能障碍。使用 α-突触核蛋白纤维也可以对非人灵长类动物进行帕金森病造模。在猕猴纹状体内注射人类帕金森病患者的路易小体，可在 4 个月后观察到纹状体内多巴胺能神经纤维消失，并在 17 个月后观察到黑质致密部的神经退行。在狨猴尾状核和壳核内注射鼠源 *A53T* 突变的 α-突触核蛋白，可观察到黑质-纹状体通路的多巴胺能神经元退行。

（四）其他哺乳动物模型

对哥廷根迷你猪注射 MPTP 可以诱发帕金森病，行为表现为肌肉僵硬、运动不足和协调能力受损等临床症状，纹状体内负责合成多巴胺的 3,4-二羟基苯丙氨酸（DOPA）脱羧酶水平上调。在哥廷根小型猪脑内纹状体内单侧注射 6-OHDA，通过逆向传导到黑质-纹状体通路，从而减少注射部位的多巴胺浓度并破坏儿茶酚胺能神经元。该模型表现出与人类帕金森病相似的多巴胺能失衡和旋转行为。

对树鼩连续 5 天进行腹腔内注射 MPTP，树鼩纹状体内多巴胺水平降低，α-突触核蛋白 mRNA 升高，表现出典型的帕金森病的行为学特征。

（五）非哺乳类动物模型

常用的帕金森病非哺乳类动物包括斑马鱼、果蝇、线虫，基于这些非哺乳类动物寿命短、繁殖能力强、易于培养且基因组小、解析完全的特点，其在帕金森病动物模型的构建中发挥重要的作用。帕金森病非哺乳类动物模型的构建方式主要有神经毒素诱发和转基因两种。

斑马鱼的神经毒素模型主要使用 6-OHDA、MPTP、百草枯、鱼藤酮等神经毒素，经过腹腔内注射、间脑内注射或者含毒素环境暴露的方式诱发，模型的效果受注射方式、个体发育阶段的影响。果蝇和线虫的神经毒素模型主要通过在食物中添加神经毒素诱发，但是果蝇的神经毒素模型并未广泛使用。三种动物的神经毒素模型均可导致多巴胺能神经元减少、运动功能障碍，线虫细胞内的 ATP 水平随着代谢功能受损而降低，抗氧化蛋白的折叠受损。

同哺乳动物模型相似，斑马鱼、果蝇、线虫的帕金森病研究中主要涉及 *SNCA*、*LRRK2*、*PRKN*、*PINK1* 等基因，通过基因突变、敲除、过表达等方式制备转基因动物模型。但是不同于哺乳动物模型，这三种动物本身不表达编码 α-突触核蛋白的基因，因此需要过表达人源 *SNCA* 基因来制备 α-突触核蛋白的转基因模型。转基因动物模型的多巴胺能神经元、运动功能均受损，不同模型的受损程度呈现差异（Lama et al.，2021）。

四、动物模型与临床疾病对比

不同动物模型与帕金森病临床的对比见表 7-3。

表 7-3　不同动物模型与帕金森病临床对比

物种/模型	病因	病理特征	疾病症状
临床患者	年龄老化、遗传、环境有害因子暴露	α-突触核蛋白的错误折叠和聚集、异常蛋白清除、线粒体功能障碍、神经炎症、多巴胺能系统受损	运动功能障碍，包括动作迟缓、静止性震颤、僵硬，后期部分患者表现出姿势保持障碍，还包括情绪障碍、睡眠障碍、自主神经活动紊乱、认知缺陷、痴呆以及神经精神症状
大鼠/神经毒素模型	大脑内黑质致密部或者纹状体内注射 6-OHDA	大量的多巴胺能神经元变性，纹状体内多巴胺水平降低或者投射到纹状体的黑质内多巴胺能神经元变性	双侧注射会导致动物出现糖尿病、厌食、癫痫发作
	腹腔内持续低剂量注射鱼藤酮 6～10 天	黑质致密部多巴胺能神经元减少，纹状体内多巴胺水平降低	运动迟缓、姿势不稳定、强直，还可表现出睡眠障碍
	环境暴露于百草枯或者百草枯和代森锰联合药物 6 周	黑质致密部神经元发生进行性受损	运动迟缓、震颤、强直
大鼠/α-突触核蛋白转基因模型	敲入人源 α-突触核蛋白基因	α-突触核蛋白聚集，纹状体内多巴胺能代谢和氧化应激改变，无多巴胺能神经元退行	—
	使用病毒载体过表达 α-突触核蛋白	多巴胺能神经元减少	部分模型会表现出运动障碍
	纹状体内直接注射外源性 α-突触核蛋白 PFF	神经性功能障碍、线粒体功能损伤，黑质内投射到纹状体的多巴胺能神经元退行	不能稳定表现运动障碍
小鼠/神经毒素模型	腹腔内注射急性剂量或者慢性剂量的 MPTP	急性模型的纹状体内多巴胺水平降低，黑质致密部多巴胺能神经元减少，不影响 α-突触核蛋白；慢性模型可延迟黑质-纹状体系统的神经退行，并逐渐出现 α-突触核蛋白包涵体	急性模型运动功能受损，持续一段时间后运动功能恢复；慢性模型不表现运动功能障碍
	持续暴露于百草枯或者百草枯和代森锰混合药剂	黑质致密部多巴胺能神经元减少，但是纹状体内多巴胺不受影响	只使用百草枯不影响运动功能，而使用百草枯和代森锰，小鼠表现出帕金森病症状
小鼠/α-突触核蛋白转基因模型	敲入人源 α-突触核蛋白基因	广泛表达 SNCA 基因，形成 α-突触核蛋白聚集体，无多巴胺能神经元退行	运动障碍、嗅觉受损
	病毒载体过表达 α-突触核蛋白	没有明显的 α-突触核蛋白聚集，部分模型可以表现出多巴胺能神经元退行	部分模型可以表现出运动功能障碍
	纹状体内直接注射外源性 α-突触核蛋白 PFF	神经性功能障碍、线粒体功能损伤，黑质内投射到纹状体的多巴胺能神经元退行	稳定表现运动功能障碍
小鼠/LRRK2 转基因模型	单转基因模型	纹状体内可观察到轴突性病变，无多巴胺能神经元退行和 α-突触核蛋白聚集	运动障碍
	单纯疱疹病毒（HSV）载体表达 LRRK2 基因	黑质致密部内多巴胺能神经元减少	—

续表

物种/模型	病因	病理特征	疾病症状
小鼠/*PD* 相关基因敲除模型	*PRKN/PINK1/DJ-1* 基因敲除	无多巴胺能神经元消失	—
小鼠/转录因子敲除模型	*Nurr1* 敲除模型	多巴胺能神经元减少，无 α-突触核蛋白聚集	运动障碍
	SwissOF1 小鼠 *EN1* 基因敲除杂合模型	多巴胺能神经元退行至消失	运动障碍、抑郁样行为
	c-Rel 基因敲除模型	黑质致密部多巴胺能神经元减少，纹状体内多巴胺水平降低，黑质致密部 α-突触核蛋白聚集	年龄伴随的运动障碍
	Pitx3 基因敲除模型	黑质致密部多巴胺能神经元减少，纹状体内多巴胺水平降低	运动障碍
	SSH 基因敲除模型	多巴胺能、乙酰胆碱能神经递质功能异常，神经元逐渐消失，产生非 α-突触核蛋白的聚集体	运动障碍
非人灵长类/神经毒素模型	大脑内双侧注射 MPTP	黑质致密部和壳核的多巴胺能神经元退行，α-突触核蛋白折叠	运动障碍、嗅觉缺失、睡眠障碍
	纹状体内多次连续单侧注射 6-OHDA	单侧黑质-纹状体通路损伤，无 α-突触核蛋白包涵体	动物表现转圈行为，运动功能可恢复
非人灵长类/α-突触核蛋白转基因模型	使用病毒载体过表达 α-突触核蛋白	黑质致密部的多巴胺能神经元减少，脑内的多巴胺能神经元退行	运动功能障碍
	纹状体内注射临床患者的路易小体	纹状体内多巴胺能神经纤维消失，黑质致密部神经退行	—
哥廷根迷你猪	腹腔内注射 MPTP	合成多巴胺的 3,4-二羟基丙氨酸（DOPA）脱羧酶水平上调	肌肉僵硬、运动不足、协调能力受损
树鼩	腹腔内连续 5 天注射 MPTP	纹状体内多巴胺水平减低，α-突触核蛋白 mRNA 水平升高	运动障碍，包括静止性震颤、运动迟缓、步态不稳
斑马鱼/神经毒素模型	腹腔内注射、脑内注射、环境暴露 6-OHDA、MPTP、百草枯、鱼藤酮	多巴胺能神经元减少	运动功能受损
斑马鱼/转基因模型	过表达 *SNCA*，敲除 *LRRK2*、*PRKN*、*PINK1* 基因	多巴胺能神经元减少	运动功能受损
果蝇/转基因模型	过表达 *SNCA*，敲除 *LRRK2*、*PRKN*、*PINK1*、*DJ-1* 基因	多巴胺能神经元减少	运动功能障碍
线虫/神经毒素模型	食物中添加 6-OHDA、MPTP、百草枯、鱼藤酮	线粒体功能障碍、抗氧化蛋白折叠受损	—
线虫/转基因模型	过表达 *SNCA*，敲除 *LRRK2*、*PRKN*、*PINK1* 基因	多巴胺能神经元较少，出现 α-突触核蛋白纤维聚集	运动功能障碍

（刘苗苗，常　在）

第三节 癫 痫

一、疾病简介

（一）疾病特征及流行情况

癫痫（epilepsy）是一种由多种原因导致的脑部神经元高度同步化的异常放电所致的，具有发作性、短暂性、重复性和刻板性特点的常见临床综合征。所谓癫痫综合征是指在癫痫发作中，一组具有相似症状和体征特性的癫痫现象。癫痫患者的发作形式不一，可表现为感觉、运动、意识、精神、行为、自主神经功能障碍或兼而有之。这是由异常放电神经元的位置不同及异常放电涉及的范围大小不同导致的。临床上每次发作或每种发作的过程称为痫性发作（seizure），一个患者可有一种或数种形式的痫性发作（贾建平和陈生弟，2018）。

癫痫是神经系统常见疾病，流行病学资料显示癫痫的年发病率为（50～70）/10 万，患病率约为 5%，每年新发癫痫患者为 65 万～70 万。据估计，我国目前有 900 万以上癫痫患者，其中 30%左右为难治性癫痫，我国的难治性癫痫患者在 200 万以上。

（二）病因

癫痫的病因非常复杂，可归纳为三大类：①各种明确的中枢神经系统结构损伤或功能异常。例如，脑外伤、脑血管病、脑肿瘤、中枢神经系统感染、寄生虫感染、遗传代谢性疾病、皮质发育障碍、神经系统变性疾病、药物和毒物等病因常常导致症状性癫痫（symptomatic epilepsy）。②遗传因素。临床上一些患者未发现脑部有上述足以引起癫痫发作的结构性损伤或者功能异常，他们常在某一特定年龄段起病，具有特征性临床及脑电图表现，如伴中央颞区棘波的良性儿童癫痫、家族性颞叶癫痫等，这些可能与遗传因素密切相关（Liu et al., 2023）。这类癫痫称为特发性癫痫（idiopathic epilepsy）。③隐源性因素。患者的临床表现提示为症状性癫痫，但现有的检查手段尚不能发现明确的病因，此类患者占全部癫痫的 60%～70%。此类癫痫称为隐源性癫痫（cryptogenic epilepsy）。

（三）致病机制

癫痫的发病机制尚不完全清楚，重要环节包括：①致痫灶（seizure focus）的痫性放电。②痫性放电的传播：即异常高频放电诱发致痫灶周边及远处的神经元同步放电。当异常放电局限于大脑皮质的某一区域时，临床表现为部分性发作；异常放电在局部反馈回路中反复传导，则为部分性发作持续状态；异常放电向同侧其他区域甚至一侧半球扩散，则表现为杰克逊（Jackson）发作，即开始为身体某一部位抽搐，随后按一定顺序逐渐向其他部位扩展的一种癫痫发作；若异常放电不仅波及同侧半球，还可同时扩散到对侧大脑半球，表现为继发性全面性发作；若异常放电的起始部分在丘脑和上脑干，并仅扩及脑干网状结构上行激活系统时，表现为失神发作；若异常放电广泛投射至两侧大脑皮质并使网状脊髓束受到抑制时，则表现为全身强直-阵挛性发作。③痫性放电的终止。

可能的机制是癫痫发作时癫痫灶内产生的巨大突触后电位激活负反馈机制，使细胞膜长时间处于过度去极化状态，从而抑制异常放电扩散，同时减少癫痫灶的传入性冲动，促使痫性放电的终止。

二、实验动物的选择

包括果蝇在内的几乎所有的动物都有可能成为研究癫痫的实验动物。但大、小鼠仍是目前最常用于制作癫痫模型的动物。自发癫痫的犬是理想的天然动物模型，但难寻得（Löscher，2022）。斑马鱼作为新的癫痫模型具有巨大潜力（D'Amora et al.，2023）。

三、不同动物模型的特征

癫痫的动物模型往往依据建模方法来进行分类（Löscher and White，2023）。不同模型的制作方法和优缺点如下。

（一）化学药物诱导模型

1. 戊四氮诱导

戊四氮（pentylenetetrazol，PTZ）通过阻断 γ-氨基丁酸（GABA）传导途径致痫，可用于建立急、慢性癫痫动物模型。阈值以上剂量 PTZ 可导致大、小鼠急性肌阵挛，阈值以下剂量重复注射可引起点燃现象，并可降低实验动物的死亡率，诱发大多数动物癫痫。20～30 mg/kg 的低剂量 PTZ 可引起失神发作，可用于相关药物筛选。

2. 红藻氨酸诱导

红藻氨酸（kainic acid，KA）对海马具有特别的毒性作用，并与剂量成正比。脑内注射 KA 可用于研究致痫灶对周围脑组织的影响，而全身注射 KA 可用于研究大脑各个区域对癫痫发生的易感性。KA 快速点燃法可节约造模时间、节省成本。更重要的是 KA 模型在潜伏期、动物行为和慢性期的脑电图特征等方面与人类患者的症状体征相似，是良好的动物模型。用 KA 注射小鼠腹侧海马可建立一个在癫痫发作和认知表型上与标准背侧海马模型相似的颞叶癫痫模型，其具有明显的情感特征，是研究颞叶癫痫重要共病的良好模型。

3. 匹罗卡品诱导

给予动物毛果芸香碱（匹罗卡品，pilocarpine）可制备具有反复自发性发作、典型海马硬化、苔藓纤维发芽等特点的模型。毛果芸香碱通过激活 M1 受体引起癫痫，并在癫痫发作后引起海马谷氨酸水平升高，激活 N-甲基-D-天冬氨酸（NMDA）受体，维持癫痫发作状态。该模型相较于上述药物模型发作更加持久、更可靠、实验时间更短，从而成本更低。其脑电图特征和神经病理学改变与 KA 模型相似。系统性给予动物匹罗卡品后，可观察到丘脑、黑质、大脑皮质等更广泛的形态学病变。锂-毛果芸香碱模型不仅可减少匹罗卡品剂量，也显示出与人类持续性癫痫非常相似的表现。此外，杏仁核电刺激代替锂预处理也可得到类似的效果。

4. 青霉素诱导

低剂量青霉素可诱导局灶性癫痫发作，因此可用于研究癫痫发作时电活动扩散的过程，研究发现该模型更能模拟具有抗药性的失神发作。PTZ、光刺激和 GABA 能激动剂可加剧其发作。给啮齿动物肌注青霉素会产生多灶性尖峰，而给猫肌注则产生双边同步棘波放电（spike wave discharge，SWD）。用青霉素预处理大鼠后，可增加其他化学药物诱导的棘波放电。

5. γ-羟基丁酸盐诱导

给予动物 γ-羟基丁酸盐（γ-hydroxybutyrate，GHB）可制备失神发作模型，可观察到双侧同步的有关行为停止、面部肌阵挛和颤动抽搐的棘波放电。使用有生物活性的 GHB 前体（GBL）可产生与 GHB 完全相同的脑电图和行为效应，而且反应更迅速、持久。

6. AY-9944 诱导

AY-9944 是一种特异的胆固醇生物合成抑制剂，阻止 7-脱氢胆固醇降解为胆固醇。该模型是目前唯一永久性的不典型失神发作模型，其诱导机制尚不完全清楚。AY-9944 结合抗有丝分裂剂甲基偶氮氧乙酸甲酯（methylazoxymethanol acetate，MAM）可模拟伴有脑发育不全的难治性不典型失神发作，其在自发性、可靠性、可重复性和诱发慢性发作方面均比遗传模型更优。

7. 金属诱导

利用植入金属（如涂抹铝乳膏）损伤皮层可制备癫痫模型。该模型的发作间期和发作期的脑电图与临床局灶性癫痫的脑电图特点相似，且该模型对标准抗癫痫药的反应也与临床局灶性癫痫患者的相同。不过，该模型偶尔会进展为继发性全面强直-阵挛性发作。该模型制备难度大、成本高。

（二）物理方法诱导模型

1. 电刺激

利用电刺激制造点燃模型是目前国际药企筛选抗癫痫药的主要手段。在波宽 1 ms、频率 60 Hz、刺激时间 1 s 的标准条件下，间隔 15 min 到 7 天均能引出点燃。最大电休克（maximal electroshock，MES）在国际上已很少用。

2. 其他物理方法

用液氮探针造成致痫灶，可制备自发性癫痫模型，发作可持续数天，该模型具有可重复、死亡率较低（<5%）的特点。

（三）遗传性模型

利用选育与基因工程的方法，已经制备了各类癫痫动物模型。其中，听源性动物模型在新药的研发中起到了至关重要的作用（Serikawa et al.，2015）。

四、动物模型与临床疾病对比

不同动物模型与癫痫临床的对比见表 7-4。基因修饰/遗传相关模型与临床癫痫的比较见表 7-5。

表 7-4　不同动物模型与癫痫临床对比

诱导方式	物种	发作类型	成功率	死亡率	应用情况
两侧运动皮层和额叶注射 500 单位青霉素	猴	急性局灶性癫痫发作	60%	—	发作和扩散机制、手术治疗
25 万～40 万 IU/kg 青霉素钠	成年雄猫	失神发作	—	—	
内嗅皮质注射 7.5～30 μg 荷包牡丹碱	婴儿期豚尾猴	急性局灶性癫痫发作	44%	—	
1.5 mg/(kg·d)苦味毒腹腔注射（i.p.）20 d	雄性大鼠	局灶性癫痫发作	75%	—	发作与扩散机制、药物筛选
18.5 mg/kg 美解眠 i.p.	雄性大鼠	急性癫痫发作	73.30%	0%	
隔天 35 mg/kg PTZ 皮下注射（s.c.）	4～5 周雄性大鼠	慢性发作	—	—	
80 mg/kg PTZ i.p./s.c.		急性发作	—	75%	
5 mg/kg KA i.p.，根据行为停止注射或给一半剂量，最多注射 10 次	雄性大鼠	慢性发作	>97%	<15%	发作机制、认知障碍、药物筛选、电刺激海马深部
每两周注射右侧杏仁核 0.12～0.24 mg/kg KA（2～4 次）	雄性恒河猴	局灶性发作	66.70%	—	
250 mg/kg 匹罗卡品 i.p.，发作后 5 min 注射 1.25 mg/kg 地西泮 i.p.，4 h 后仍癫痫状态则补充 1.25 mg/kg 地西泮	成年猕猴	癫痫持续状态	80%	—	发生机制、认知障碍与癫痫、治疗
		自发性癫痫	71.40%		
25～50 ng/0.5 μl 破伤风毒素注入右侧运动皮质	雄性大鼠	局灶性癫痫	78.10%	10.90%	发生、发展机制及致痫机制
4 mmol/kg GBL，344.4 mg/kg i.p.	雄性大鼠	失神发作	—	—	发作机制及药物筛选、疗效评价
0.1 ml/10 g N-甲基-D,L-天冬氨酸（NMDLA）s.c.	雄性大鼠	全身强直-阵挛性发作	96.40%	28.60%	
出生后第 2～33 天，每 6 天一次 7.5 mg/kg AY-9944 s.c.	大鼠	失神发作	—	—	
7.5 mg/kg 和 10 mg/kg 加波沙朵（THIP）i.p.，深部结构立体定向注射 10 mmol/μl THIP	雄性大鼠	失神发作	65%～75%	—	
		失神发作	20%	—	

续表

诱导方式	物种	发作类型	成功率	死亡率	应用情况
每 72 h 1.50 mg/kg 马桑内酯 i.m.，最多 60 次	雄性恒河猴	颞叶癫痫及继发性全身强直-阵挛性发作	100%	0%	发作机制及药物筛选、疗效评价
		亚急性局灶性癫痫（9 天内消失）	—	—	
直径 1.0 mm、长度 1.5 mm 钴丝置入左侧运动皮层	大鼠	继发性全身发作（最常见于钴植入后 1 周）	—	—	
		自发局灶性发作（出现于继发性全身发作 1 周后）	44.40%	—	
一张浸泡在 1.1 g/ml NiCl$_2$·6H$_2$O 的滤纸放在单侧硬脑膜上 1 h	大鼠	慢性局灶性癫痫发作	72.40%	—	发生机制、药物筛选、认知障碍、电刺激海马深部
左中央前、后皮质区注射 0.4 ml 氧化铝凝胶	雄性恒河猴	局灶性癫痫发作后 8～22 周发展为全面性发作	—	—	
6 Hz、44 mA 电流刺激角膜，持续时间 3 s，每天两次，每次刺激最少间隔 4 h	大鼠	全面性发作	90%	—	
3 mA 50 Hz 脉冲持续 3 s，每天刺激 2 次，刺激最少间隔 4 h	雄性小鼠	慢性发作	60%	—	
200 Hz 0.5 ms 脉冲持续 300 ms	果蝇	急性癫痫发作	—	—	
每天用 1 s、60 Hz 正弦波刺激点燃扣带回	狒狒	局灶性癫痫及继发性全身强直-阵挛性发作	75%	25%	
直径 4 mm 液氮探针置入右侧大脑半球	雌兔	慢性局灶性癫痫发作	60.90%	—	

注：改自董博思等，2021。i.p. 表示腹腔注射；s.c.表示皮下注射；i.m. 表示肌肉注射

表 7-5 基因修饰/遗传相关模型与临床癫痫比较

基因	功能	突变方式	表型	人类对应基因突变后表型
Cacna1a	电压依赖性钙通道 α1 A 亚基	突变	失神发作，共济失调	家族性偏瘫偏头痛；原发性全面性癫痫伴共济失调及轻度学习困难；失神发作
hrna4	烟碱型乙酰胆碱受体	敲入	尼古丁诱发癫痫的阈值降低	常染色体显性夜间额叶癫痫
Chrnb2	烟碱型乙酰胆碱受体	转基因	自发性癫痫	常染色体显性夜间额叶癫痫
Gabrb3	γ-氨基丁酸 A 受体（GABAAR）	敲除	肌阵挛及偶发性癫痫发作；腭裂	腭裂；快乐木偶综合征、普拉德-威利综合征相关癫痫发作
Gabrg2	GABA 受体 γ2 亚基（GABARγ2）	敲除	癫痫发作约 4 周后死亡	全身癫痫伴热性惊厥发作
Gad2	谷氨酸脱羧酶-2	敲除	自发性癫痫（死亡率高）	—
Glra1	甘氨酸受体 α1	敲入	癫痫发作约 3 周死亡；惊跳病	惊跳病
Kcna1	电压门控 K 通道	敲除	成年后自发性癫痫	强直阵挛及单纯部分性癫痫发作

续表

基因	功能	突变方式	表型	人类对应基因突变后表型
Kcnc2	电压门控 K 通道	敲除	自发性强直-阵挛性发作	—
Kcnq2	电压门控 K 通道	敲入	自发性癫痫伴海马形态改变	良性家族性新生儿癫痫
Lgi1	富亮氨酸胶质瘤失活	敲除	自发性癫痫	伴听觉特征的常染色体显性遗传癫痫
Scn1a	电压门控钠通道	敲除	自发性癫痫	Dravet 氏综合征；全身癫痫伴热性惊厥
Scn1b	电压门控钠通道	敲除	自发全面性癫痫	全身癫痫伴热性惊厥

注：改自董博思等，2021

（高常青，陈　蕾）

第四节　运动神经元病

一、疾病简介

（一）疾病特征及流行情况

运动神经元病（motor neuron disease，MND）是一种涉及上运动神经元或下运动神经元的退行性病变，这类神经元控制骨骼肌活动，如行走、呼吸、说话、吞咽等，主要包括肌萎缩侧索硬化（amyotrophic lateral sclerosis，ALS）、进行性延髓性麻痹（progressive bulbar palsy，PBP）、原发性侧索硬化（primary lateral sclerosis，PLS）、进行性肌萎缩（progressive muscular atrophy，PMA）、脊髓性肌萎缩（spinal muscular atrophy，SMA）、肯尼迪病（Kennedy disease）和脊髓灰质炎后综合征（post-polio syndrome，PPS）。原发性运动神经元病变主要表现为前角细胞运动神经元（下运动神经元）或大锥体（贝茨）细胞（上运动神经元）的进行性退行性丧失。大多数 MND 患者表现为 ALS 综合征的临床特征，只有极少数患者表现为 PLS 或 PMA 的临床症状。约 10%的患者有 PBP。然而，在疾病的终末期，特征几乎不变。ALS 是一种以前角细胞和皮质脊髓束变性为特征的运动神经元病，包括家族性 ALS（fALS）和散发性 ALS（sALS）。ALS 的发病率为每 10 万人中有 1～2.5 例，主要发病人群为成年人（Pinto et al.，2019）。

（二）病因

大脑中的上运动神经元的信号经脑干神经元和脊髓下运动神经元，最终传递给身体各处肌肉，上运动神经元指挥下运动神经元产生肌肉运动。当肌肉不能够接收下运动神经元的信号时，将逐渐变弱并出现肌萎缩和肌肉抽搐。当下运动神经元不能接收上运动神经元的信号时，也会导致肌肉僵化和过度反应，使得行动缓慢和困难，随着时间的推移，将导致失去行走能力和控制其他运动的能力。运动神经元病根据病因分为家族遗传性和散发性，95%以上的临床病例归为散发性病例，致病因素不清，主要体现为上运动神经元损伤、下运动神经元损伤或者两者同时受到损伤（Feldman et al.，1998）。

（三）致病机制

目前，关于运动神经元病的发病机制不清，主要假说包括氧化应激、兴奋性毒性、线粒体功能障碍、神经丝异常、细胞坏死与凋亡、神经营养障碍、自身免疫等。现在较为集中的结论是，在遗传背景基础上的氧化应激和兴奋性毒性作用共同损害了运动神经元，主要是影响了线粒体和细胞骨架的结构。

二、实验动物的选择

轴突离断致运动神经元变性模型以及药物毒性所致的运动神经元病动物模型，不适合用于研究人类运动神经元病，目前常用的动物模型包括自发突变动物模型、基因修饰动物模型、大脑或脊髓类器官培养模型等（Woodruff et al.，2008；Smith et al.，1993）。

三、不同动物模型的特征

（一）自发和诱发小鼠模型

1. NMD 小鼠

NMD 小鼠的突变基因为 *Smbp2*，表现为快速的进展性后肢无力，伴随脊髓运动神经元退化，大量研究表明这一模型更适合作为人类脑蜡样脂褐素病模型，寿命约 1 个月。

2. PMN 小鼠

PMN 小鼠的致病突变基因为 *Tbce*，表现为进展性后肢瘫痪和肌萎缩，主要为远端轴突病，但运动神经元胞体和近端轴突相对完整，寿命约 1.5 个月。

3. Wobble 小鼠

Wobble 小鼠由 11 号染色体 *Vps54* 基因隐性突变所致，表现为进展性运动能力受损导致的前肢瘫痪，伴随近端轴突退化和运动神经元内空泡异常，寿命约 12 个月。

4. Wasted 小鼠

Wasted 小鼠为 *eEFfect1A2* 基因突变，表现为进展性运动损伤，最终导致瘫痪，伴随神经肌肉接头丢失、脊髓胶质细胞增多、运动神经元病变、下运动神经元丢失、上运动神经元完好，寿命约 1 个月。

5. Cra1 小鼠

Cra1 小鼠的致病突变基因为 *Dnchc1*，由乙基亚硝基脲（ENU）诱发筛选获得，杂合子小鼠表现为肌张力丢失、运动能力丧失、逆行轴突运输缺陷、感觉轴突丢失，但运动神经元不会退化，杂合子不影响寿命，纯合子出生 24 h 内死亡。

（二）非啮齿类自发性动物模型

1. 遗传性犬脊髓性肌萎缩模型

遗传性犬脊髓性肌萎缩（hereditary canine spinal muscular atrophy，HCSMA）模型，是布列塔尼猎犬的一种运动神经元病，由阴性致病基因突变导致，最早由 Cork 报道。该模型存在运动神经元损伤，其临床和病理特征与人的 ALS 极其相似。

2. 马运动神经元病模型

马运动神经元病（equine motor neuron disease，EMND）模型于 1990 年首次报道，通常发生在维生素 E 缺乏超过 18 个月的老马身上。其表现以进行性体重下降、肌肉萎缩、广泛的肌无力、步间距缩小和肌束震颤为主。脑脊液蛋白和血清激酶水平轻度升高，病理显示神经元染色体溶解、出现嗜酸性包涵体。萎缩的骨骼肌中高氧化型纤维增多，维生素 E 水平下降，均提示氧化损伤在 EMND 的发病机制中起到了重要的作用。由于马体型大、数量少，极大地限制了它的科研应用。

（三）常见的基因修饰动物模型

随着基因修饰技术的不断进步，运动神经元病的基因修饰动物模型备受关注，主要涉及的修饰基因包括 *Sod1*、*Tdp-43*、*Fus* 和 *C9orf72* 等。目前用于运动神经元病的基因修饰动物模型包括非脊椎动物的果蝇和线虫，脊椎动物的斑马鱼以及啮齿动物等（时婧和许蕾，2009）。

1. 不同动物模型的特点

尽管果蝇和线虫在解剖学上与人类具有较大差距，但是介导复杂行为的基本分子和细胞级联在无脊椎动物与哺乳动物之间高度保守。果蝇和线虫都有紧凑的基因组大小和有限的遗传冗余。在这两个系统中，比较容易获得基因修饰模型，易于运动神经元病研究。

斑马鱼作为一种实验室常用脊椎动物，在发育和解剖上与人有很多相似之处。其在运动神经元病的研究方面的优点，主要体现在斑马鱼脊髓的快速发育，运动神经元分支建立能够在受精 24 h 完成，并且与人有 50%～80% 的基因同源性，是一个比较好的研究运动神经元发育的模型。

大、小鼠是最常用的哺乳动物模型，与人的基因同源性达 90% 以上，并且能够成熟地实现转基因、基因打靶、条件敲除、条件过表达等，广泛应用于运动神经元病研究。

2. *Sod1* 模型

1993 年，Rosen 等发现约 20% 家族性 ALS 患者，具有 Cu/Zn 超氧化物歧化酶基因的突变，随后据此建立了果蝇、线虫、斑马鱼、小鼠等的 *Sod1* 转基因动物模型。在果蝇中转入 *Sod1* 的野生型或突变型（*A4V*、*G85R*）基因，能够导致渐进性运动损伤，并伴随电生理神经回路的缺陷，但是运动神经元的生存和寿命并不受影响。*Sod1* 的 *G85R* 和 *H46R/H48Q* 转基因线虫，能够导致严重的运动缺陷，但是跟果蝇类似，不影响运动神经元的生存和寿命。在 GABA 能神经元中过表达 *Sod1* 的 *G93A* 突变，能够导致年龄依赖的瘫痪和相关蛋白聚集。在 *Sod1* 突变转基因斑马鱼中，能够观察到缓慢的进行性运动神经元病，表现为运动异常增加、肌肉萎缩、运动神经元丢失和寿命缩短，并能观察到年龄依赖的神经肌肉接头损伤。*Sod1* 转基因小鼠能够重现 ALS 的多方面表型，包括线粒体损伤、运动神经元轴突退化、运动神经元丢失、去神经的肌肉萎缩和瘫痪。*Sod1* 转基因鼠的发病时间和发病率可变，依赖于 *Sod1* 突变、转基因表达水平、性别和遗传背景等因素。

3. 动力蛋白激活蛋白模型

位于动力蛋白激活蛋白（dynactin）p150^{Glued} 亚基微管结合结构域的 *G59S* 突变，与迟发性运动神经元病相关。包含这一亚基突变的果蝇能够导致神经肌肉接头的结肿胀和成年晚发性运动功能障碍。一种 *G59S* p150^{Glued} 基因敲入小鼠，能够破坏动力蛋白/动力蛋白激活蛋白复合体，导致纯合子胚胎死亡，杂合子发育正常，并在 10 月龄表现出运动神经元病表型。但在转基因模型中，表现出运动轴突损伤、运动神经元丢失、肌功能受损、瘫痪和早期死亡。

4. TDP-43 模型

TDP-43 是一个 DNA/RNA 结合蛋白，由 *Tardbp* 基因编码，突变与散发性运动神经元病和家族遗传性运动神经元病相关。在果蝇中过表达 *Tardbp* 基因，将导致年龄依赖性毒性，包括视网膜病变、轴突丢失、聚集体形成、轴突肿胀和运动神经元死亡等。线虫中敲除 *Tardbp* 基因，并不导致明显的缺陷。在斑马鱼中过表达突变性的 *Tardbp* mRNA 能够导致运动轴突缩短、过度分支及早熟和泳动能力损伤。在斑马鱼中还有一个 *Tardbp* 的同源基因 *Tardbp1*。*Tardbp* 纯合敲除斑马鱼没有明显的表型，原因是 *Tardbp1* 可以代偿 *Tardbp*。双基因敲除斑马鱼表现出肌肉退化、严重的血液循环、脊髓运动神经元轴突生长和早期死亡。TDP-43 的转基因小鼠缺少运动神经元减少、轴突退化等典型的运动神经元病表型。

5. FUS 模型

FUS 是一种 RNA 结合蛋白。在果蝇中，*Fus* 的同系编码基因 *Caz* 突变，导致发育异常、成年运动能力损伤和寿命缩短。在果蝇中条件过表达 *Fus*，导致寿命缩短、成年攀爬能力下降。在线虫中过表达 FUS 导致胞质定位异常，并伴随进行性运动功能障碍和寿命缩短。在斑马鱼中，过表达突变 *Fus* 或敲低 *Fus* 都会导致运动功能受损和降低神经肌肉接头的信号传递的保真度。*Fus* 基因敲除小鼠在出生后 16 h 死亡，并表现出淋巴细胞异常和染色体不稳定性。在小鼠脑中过表达 FUS 突变，导致神经元中蛋白胞质聚集，但并不表现出运动神经元病表型。过表达 FUS 突变大鼠能够表现出进行性的瘫痪，包括泛素聚集、运动神经元轴突退化以及皮层和海马神经元的丢失。

6. *C9ORF72* 模型

C9ORF72 内含子的 G4C2 六连体碱基重复在家族遗传性 ALS 病例中占比很大，并且这类患者常伴随前额叶痴呆。*C9ORF72* 敲除线虫表现出年龄依赖性的运动缺陷、GABA 运动神经元的退化以及瘫痪。在果蝇运动神经元中过表达 G4C2 六连体碱基重复，表现出年龄依赖的运动能力下降。在斑马鱼中敲除 *C9ORF72* 表现出运动神经元退化，在斑马鱼胚胎中过表达 G4C2 六连体碱基重复导致细胞凋亡。在小鼠中过表达 G4C2 六连体碱基重复，限制发育过程中神经干细胞扩增，减少皮层和丘脑体积。*C9ORF72* 基因敲除小鼠表现浦肯野细胞过度活化和运动缺陷。在大鼠中过表达 G4C2 六连体碱基重复，表现出脊髓运动神经元丢失与运动功能下降，并发生后肢瘫痪和死亡。

7. 其他基因修饰模型

细胞骨架异常在 ALS 的发病中也有重要作用。据此，制备了 3 种神经丝蛋白突变小鼠模型。过表达 115 kDa 的神经丝蛋白 H（NF-H）亚单位的转基因小鼠起病晚、症状轻，以肌无力、神经源性肌萎缩为主，进展缓慢。病理显示核周体和近端轴索中神经丝聚集成块、轴浆运输障碍，并且可以减轻神经丝蛋白 L（NF-L）过度表达引起的核周体聚集和运动神经元死亡。携带突变 68 kDa NF-H 亚单位的小鼠，临床和神经病理表现与过度表达人 NF-H 的小鼠相似，但起病更早，进展更快，于 3～4 周死亡。

Alsin 基因是肌萎缩侧索硬化连锁基因 2（amyotrophic lateral sclerosis linked gene 2，ALS2）的相关基因。中国的邓汉湘建立了 *Alsin* 基因敲除小鼠模型，该小鼠具有正常的生命周期，存在轻度运动功能缺陷，主要是脊髓背角的皮质脊髓束变性。此外，Der-on 等通过表达由 *Alsin* 启动子控制的 β 半乳糖苷酶（*β-gal*）基因，以 *β-gal* 基因替代正常 ALS2 外显子 3 和 4，导致等位基因缺失，建立了 ALS2 模型鼠，同时发现 ALS2 基因主要在中枢神经系统表达，尤其在小脑、脉络丛和 α 运动神经元高表达。

Oosthuyse 等敲除血管内皮生长因子（VEGF）缺氧反应元件，建立了"*Vegf* 基因敲除小鼠"。该小鼠出现与人 ALS 相似的临床和病理表现，自 4 月龄时出现运动神经元受损表现。肌电图显示椎旁、腓肠肌失神经改变。小鼠进而出现选择性咽外肌萎缩，但血浆中肌酸激酶正常，肌肉活检无肌病改变。病理显示脊髓前角运动神经元减少，异型性细胞核、尼氏体减少，线粒体嵴破坏。最终，运动神经元皱缩，核仁不规则，线粒体、内质网出现大量空泡。研究发现，增加 *SOD1* 基因突变小鼠的 VEGF 表达，可明显延迟 *SOD1* 突变小鼠的发病时间，而且可以显著延长 *SOD1* 突变小鼠的生存时间。

（四）类器官模型

随着大脑和脊髓类器官的发展，人类中枢神经系统（CNS）的体外建模的分析方法得到了显著的改善。基于诱导性多能干细胞和基因组编辑技术，中枢神经系统类器官成为一个很有前途的工具，成为研究神经退行性病变患者的特有方法。为不同的大脑区域产生类器官的广泛的方案已经被开发出来，并用于研究神经退行性疾病和其他大脑疾病。

1. 大脑类器官

大脑类器官是一种可以模拟人类胎儿大脑发育的自组织神经结构，已被用于阿尔茨海默病、帕金森病、运动神经元病和额颞叶痴呆等疾病的替代模型，从而模拟这些疾病中发现的重要神经病理学特征。尽管有这些突破，但距离真实地模拟人体组织，还存在一定的差距，包括组织不成熟、缺乏血管化和细胞多样性不全等。经典和新兴的分子与分析工具在大脑类器官中的应用，有可能揭示不明神经疾病的病理生理机制，催生一系列神经退行性疾病的新治疗方法。

2. 脊髓类器官

虽然人们对大脑类器官的研究较多，但对脊髓类器官（SCO）的兴趣也与日俱增。基于多能干细胞（PSC）产生的脊髓（SPC）样结构，可以包括邻近的中胚层和衍生的骨骼肌，正在不断地被改进与应用于研究早期人类神经肌肉的发育和疾病。

Eggan 团队第一个从携带家族性 *SOD1* 突变的患者中发现人诱导多能干细胞（hiPSC），并将其分化为运动神经元。随着对来自 fALS 和 sALS 患者的 hiPSC 进行大规模研究，新的致病途径也不断被发现。一个突出的例子是从 341 名 ALS 患者和 92 名健康个体中生成了 hiPSC 衍生的运动神经元，建立了一个高度可靠的平台，这一庞大的 hiPSC 系队列使得人们能够识别疾病表型的性别相关差异，促进疾病建模和药物发现。

下一代类器官 MND 的建模方法是通过结合水凝胶和微流控装置，使不同类型的细胞可以在不同的隔间中培养。这种策略引导细胞在 3D 结构中集成，同时精确控制其微环境（生物线索、营养可利用性、空气组成和 pH），以更好地模拟人类的生理条件。一项研究基于这种三维方法生成了包含光学可兴奋的运动神经元和通过功能性神经肌肉接头（NMJ）连接的肌肉运动单元，进一步表明这些"神经类器官"作为研究 NMJ 病理的有用模型，对认识 MND 进展贡献了力量。

四、动物模型与临床疾病对比

不同动物模型与运动神经元病临床的对比见表 7-6。

表 7-6 不同动物模型与运动神经元病临床对比

物种	疾病类型/获得方式	致病因素	疾病症状
临床患者	肌萎缩侧索硬化（amyotrophic lateral sclerosis，ALS）	一类经典的运动神经元病，包括家族性 ALS（fALS）（占比约 10%）和散发性 ALS（sALS）（占比约 90%），fALS 发现的致病基因包括 *SOD1*、*FUS*、*TDP-43*、*C9ORF72* 等，sALS 病因不明	表现为上运动神经元和下运动神经元受损，导致逐渐丧失肌肉控制，包括运动、语言、吞咽等，最终导致瘫痪和死亡
	进行性延髓性麻痹（progressive bulbar palsy，PBP）	由连接脑干的下运动神经元损伤导致，致病因素不清，脑干区控制的吞咽、说话和咀嚼相关肌肉麻痹	病情随着时间的推移逐渐加重，包括咀嚼、说话和吞咽功能逐渐丧失。个别患者还可能出现舌头和面部肌肉无力、抽搐与呕吐反射减弱的症状

续表

物种	疾病类型/获得方式	致病因素	疾病症状
临床患者	原发性侧索硬化（primary lateral sclerosis，PLS）	上运动神经元受损导致的手臂、腿与面部的动作缓慢和困难，致病因素不清	这种疾病通常首先影响腿部，其次是躯干、手臂和手，最后是用于吞咽、说话和咀嚼的肌肉
	进行性肌萎缩（progressive muscular atrophy，PMA）	下运动神经元的进行性损伤引起的肌肉萎缩、瘫痪等，致病因素不清	主要影响男性，最先是出现手部肌肉无力，然后扩散到下半身。暴露在寒冷中会加重症状。其他症状还包括：肌肉萎缩、手部动作迟缓、抽搐和肌肉痉挛等
	脊髓性肌萎缩（spinal muscular atrophy，SMA）	是由运动神经元存活基因1（SMN1）表达受损引起的下运动神经元退化，导致肌张力降低、瘫痪和死亡	分为三型。Ⅰ型，出生后6个月内发病，包括肌肉紧张度差、缺乏反射和运动发育、抽搐、震颤以及吞咽、咀嚼与呼吸困难。Ⅱ型，常在6~18个月开始发病，表现为可以坐，但不能站立或行走，可能有呼吸困难。Ⅲ型，通常在2~17岁发病，症状包括步态异常（行走困难）；爬台阶或从椅子上站起来困难；手指有轻微的颤抖。下肢最常受到影响。并发症包括脊柱侧弯和关节周围肌肉或肌腱的慢性缩短（挛缩）。Ⅲ型SMA患者可能容易发生呼吸道感染
	脊髓性肌萎缩伴呼吸窘迫1型（spinal muscular atrophy with respiratory distress type 1，SMARD1）	是一种由不同遗传致病因素导致的SMA，是由IGHMBP2基因突变导致的	症状出现在6周至6个月的婴儿期。患有SMARD1的儿童可能因膈肌麻痹而突然无法呼吸，并可能出现远端肌肉无力症状
	肯尼迪病（Kennedy disease）	一种影响男性的X连锁隐性疾病，由雄激素受体基因的突变引起。患有肯尼迪病的人的女儿是携带者，有50%的机会生下一个患有这种疾病的儿子	发病症状各不相同，但最常见的是该病在20~40岁发病。一般来说，这种疾病的发展非常缓慢。早期症状可能包括：伸出手颤抖，运动时肌肉痉挛，肌肉抽搐，面部、下巴和舌头肌肉无力，导致咀嚼、吞咽和说话困难等
	脊髓灰质炎后综合征（post-polio syndrome，PPS）	由脊髓灰质炎对运动神经元造成的重大损害，幸存者从最初的疾病中恢复后出现的疾病	症状包括疲劳、肌肉和关节无力、疼痛随着时间的推移逐渐加重、肌肉萎缩和抽搐、对寒冷的耐受性下降。这些症状最常出现在受初始脊髓灰质炎疾病影响的肌肉群中。其他症状包括呼吸困难、吞咽或睡眠困难
小鼠	NMD 小鼠	Smbp2基因自发突变	表现为快速的进展性后肢无力，伴随有脊髓运动神经元退化，但大量研究表明这一模型更适合作为人类脑蜡样脂褐素病模型，寿命约1个月
	PMN 小鼠	Tbce基因自发突变	表现为进展性后肢瘫痪和肌萎缩，表现为远端轴突病，但运动神经元胞体和近端轴突相对完整，寿命约1.5个月
	Wobble 小鼠	Vps54基因自发突变	表现为进展性运动能力受损，导致前肢瘫痪，伴随有近端轴突退化和运动神经元内空泡异常，寿命约12个月
	Wasted 小鼠	eEFfect1A2基因自发突变	表现为进展性运动损伤，最终导致瘫痪，伴随有神经肌肉接头丢失、脊髓胶质细胞增多、运动神经元病变、下运动神经元丢失、上运动神经元完好，寿命约1个月
	Cra1 小鼠	ENU介导的Dnchc1基因突变	杂合子小鼠表现为肌张力丢失，运动能力丧失，逆行轴突运输缺陷，感觉轴突丢失，但运动神经元不会退化，杂合子不影响寿命，纯合子小鼠出生24 h内死亡
	基因修饰小鼠、大鼠	修饰基因包括SOD1、动力蛋白激活蛋白的p150亚基、TDP-43、FUS、C9ORF72以及Alsin等基因，由缺失、突变、过表达等获得	不同模型的表型有差异，包括运动能力受损、降低神经肌肉接头的信号传递的保真度、神经元死亡、后肢瘫痪、早期死亡等
斑马鱼和果蝇	基因修饰斑马鱼和果蝇	修饰基因包括SOD1、动力蛋白激活蛋白的p150亚基、TDP-43、FUS、C9ORF72等基因，由缺失、突变、过表达等获得	不同模型的表型有差异，包括运动能力受损、神经元死亡、早期死亡等

续表

物种	疾病类型/获得方式	致病因素	疾病症状
犬	遗传性犬脊髓性肌萎缩（hereditary canine spinal muscular atrophy, HCSMA）模型	遗传性犬脊髓性肌萎缩（HCSMA）是布列塔尼猎犬的一种运动神经元病，由阴性致病基因突变导致	除无上运动神经元损害，其临床和病理特征与人 ALS 极其相似
马	马运动神经元病（equine motor neuron disease, EMND）模型	马运动神经元病（EMND）通常发生在维生素 E 缺乏超过 18 个月的老马身上	在患有 EMND 的马身上观察到的运动神经元的退化与人类肌萎缩侧索硬化（ALS 或 Lou Gehrig's disease）的病例相似
类器官模型	大脑类器官、脊髓类器官	利用人类中枢神经系统（CNS）细胞、脊髓细胞、胚胎干细胞或诱导多能干细胞体外 3D 建模	模拟人类胎儿大脑发育和脊髓结构的类器官模型，现在已经被用于阿尔茨海默病、帕金森病、运动神经元病和额颞叶痴呆等疾病的替代模型

（马元武，李新月）

第五节　脊　髓　损　伤

一、疾病简介

（一）疾病特征及流行情况

脊髓损伤（spinal cord injury，SCI）定义为脊髓的任何部分或椎管末端（马尾）神经由创伤（如车祸）、疾病（如癌症）或退化造成的损伤。出现脊髓损伤时，通常会导致受伤部位以下的力量、感觉和其他身体功能的永久性变化（缺陷或丧失）。脊髓损伤后的症状包括部分或完全丧失损伤部位以下的感觉功能，或手臂、腿和/或身体的运动控制能力。最严重的脊髓损伤会影响肠道功能、膀胱控制、呼吸、心率和血压体征。大多数脊髓损伤的患者都会经历慢性疼痛。目前采用的治疗和康复方案使许多脊髓损伤患者能够富有成效地独立生活，并且很多科学家乐观地认为，随着科学研究的进步，脊髓损伤的完全修复或成为可能。

大部分脊髓损伤是由创伤造成的，根据世界卫生组织的统计，脊髓损伤对男性在青年期（20～29 岁）和老年期（70 岁以上）发生的风险最大。女性则在青春期（15～19 岁）和老年期（60 岁以上）发生的风险最大。此外，研究报告称，成年人的男女发生风险比例至少为 2∶1，有时甚至更高。

（二）病因

由于大多数脊髓损伤是创伤性的，因此有不同的损伤方式和不同类型的脊髓损伤。脊髓损伤的一些常见原因包括机动车事故、跌倒、枪伤、运动损伤或手术并发症。作为非传染性疾病，并且以外部创伤为主要病因的疾病，脊髓损伤目前尚无可靠的全球流行病学调查，但估计全球年发病率为每百万人 40～80 例。尽管非创伤性脊髓损伤的比例似乎正在增长，但全部病例中高达 90%仍然是由创伤性原因造成的。

（三）致病机制

脊髓损伤的类型和严重程度取决于受伤的脊髓部位（Iannotti et al., 2002，2003，2004）。脊髓损伤后，患者在不同程度上丧失控制四肢的能力。控制能力的受限主要取决于两个主要因素：脊髓损伤的位置和损伤的严重程度。脊髓损伤后，未损伤的脊髓最下段就是脊髓的神经损伤层面，同时，大多数病例可分为两种类型的脊髓损伤：完全性脊髓损伤和不完全性脊髓损伤。

完全性损伤：所有的感觉和所有控制运动的能力（运动功能）在脊髓损伤部位以下全部失去，这样的损伤被称为完全性损伤。在完全性脊髓损伤疾病过程中，根据脊髓损伤所导致的瘫痪程度可分为四肢瘫痪和截瘫。四肢瘫痪一般指颈部以下的瘫痪。患者的手臂、手、躯干、腿和盆腔器官都受到脊髓损伤的影响。截瘫一般指下半身的瘫痪，主要影响躯干、腿部和盆腔器官的全部或部分功能。不完全性脊髓损伤：在脊髓损伤部位以下有部分运动或感觉功能，则称为"不完全性脊髓损伤"。

脊髓的每一部分都保护着控制身体的不同神经群。根据脊髓的 4 个部分及其影响脊髓损伤的程度，将脊髓损伤分为颈段脊髓损伤、胸段脊髓损伤、腰段脊髓损伤和骶部脊髓损伤。颈段脊髓损伤主要影响肩膀以上的头部和颈部区域，这是最严重的脊髓损伤。胸段脊髓损伤的影响部位为上胸部、背部中部和腹部肌肉，对于这种程度的脊髓损伤，手臂和手的功能通常是正常的。腰椎脊髓损伤会影响臀部和腿部，这种程度的脊髓损伤主要影响下肢的运动功能，因此可通过轮椅辅助移动或穿着运动支架改善行走功能。骶部脊髓损伤会影响臀部、大腿后部和盆腔器官，这种程度的脊髓损伤很可能导致患者完全无法行走。

因此，需要根据脊髓损伤的不同类型和部位，来选择合适的动物制作相应的疾病模型。

二、实验动物的选择

在以往的脊髓损伤研究中，根据脊髓损伤部位划分，最常见的研究集中在胸椎损伤（81%），其次是颈椎损伤（12%），腰椎损伤以及骶骨损伤较为少见，分别为 5.1% 和 0.7%。按照损伤类型划分，严重挫伤是最常见的损伤类型（41%），其次是横断损伤（32.5%）和压迫损伤（19.4%）。脊髓损伤动物模型中最常见的物种是大鼠（72.4%）。根据以上数据在选择脊髓损伤的动物模型之前，必须明确研究目标，选择合适的实验动物以及造模方法。严重挫伤和压迫损伤模型更能模拟人体损伤的生物力学与神经病理学，而横断损伤模型对解剖再生的研究有重要的价值。在物种选择上，啮齿动物是最常见的脊髓损伤模型动物，也是最适合开展脊髓损伤初步研究的实验动物（Sharif-Alhoseini et al., 2017）。

三、不同动物模型的特征

（一）选择不同脊髓损伤部位制作动物模型

人类发生脊髓损伤最常见的区域是颈椎，但是由于制作颈椎损伤模型的时候，延髓脊髓性呼吸神经元损伤和膈肌损伤常会导致呼吸功能的抑制，引起较高的动物死亡率。同时，又因为胸椎损伤模型较易复制，因此最常用的动物模型是胸椎脊髓损伤模型。另一方面胸椎损伤模型中脊髓灰质的减少对机体功能的影响没有白质损伤明显，因此常用胸椎模型研究白质损伤相关疾病。虽然颈椎损伤模型仅占脊髓损伤模型的12%，但是颈椎损伤和胸椎损伤在许多解剖学方面存在差异，如脊髓直径、受损轴突细胞体与损伤部位之间的距离、脊髓相对于特定的上行和下行通路的支配能力、血管化程度、感觉和运动神经元数量的多少以及白质/灰质组成的不同等。同时，颈椎损伤模型在颈椎区域白质的破坏会导致受伤部位以下机体的痉挛性麻痹，感觉功能的损失和慢性疼痛，以及胃肠道、心血管功能和性功能障碍等。因此，胸椎损伤模型无法替代颈椎损伤模型。

（二）选择合适损伤方式制作动物模型

一般来说，脊髓损伤模型需要根据研究者的目的来选择。每种动物模型和损伤模式都是针对特定问题设计的，同时需要考虑模型的利弊。

1. 钝性创伤模型

大多数人类的脊髓损伤是由于钝性创伤（如机动车碰撞）而产生的，其中脊髓被物体或移位的骨头或其他组织损坏。因此，目前脊髓损伤研究中62%都使用钝性创伤建模的方法，如挫伤、压迫、牵引、脱位或模拟车祸对动物的创伤。利用钝性创伤模型研究创伤后机体的病变过程，以及通过脊髓减压或神经保护治疗后机体的修复过程。当研究目标为脊髓损伤的病理和生理变化时，应首选由人类疾病过程中较普遍的挫伤或者压迫伤所造成的动物模型。挫伤应该是最早也是最常见的应用于动物模型造模的脊髓损伤方式。在早期研究中通过自由落体式砸伤犬的脊髓硬膜来制作挫伤脊髓损伤模型，此经典模型为今后大部分挫伤模型提供了大量的方法学和理论基础。挫伤模型表现为以炎症、缺血、出血性坏死和中枢空化为特征的多种严重程度的脊髓损伤。挫伤模型的制作方式在不断进步，从自由落体的重物砸伤到激光引导的精准撞击，都可以很好地模拟脊髓损伤的病理进程。同时，针对颈椎部位的损伤，经常选用单侧挫伤或半挫伤的方法，如前所述，颈部的双侧损伤可能会危及生命，无法开展后续动物模型的研究。

2. 压迫模型

压迫模型有助于模拟人类脊髓损伤中常见的继发性椎管狭窄疾病，从而研究压迫和最佳减压时间之间的关系。应用动脉瘤夹是常用的压迫脊髓损伤模型的制作方法，并且可以很好地模拟压迫伤造成的局部缺血的临床症状。采用脊髓钳夹也是一种常用的压迫损伤模型的制作方法，在该模型的制作过程中，通过对镊子夹闭间隔的限定，可以精确地模拟不同程度椎管狭窄对脊髓损伤的影响。除以上方法外，球囊压迫模型更接近大多数情况下人类脊髓损伤的发病机制。球囊压迫方法通常缺乏脊髓损伤的急性成分，可用来制造慢性的脊髓压迫模型，该模型和临床上腰椎间盘突出症或椎管狭窄症的机制相似。

3. 横断模型

横断模型有助于研究支架、生物材料和神经营养因子在脊髓损伤中的作用，同时，也适合研究再生、退变、组织工程策略或神经的可塑性。有时横断模型也可用于研究运动中神经回路的作用。但是在临床上，很少遇到脊髓横断的病例，因此横断模型不能真实地反映大部分脊髓损伤（挫伤和压迫伤）的病理生理。一些研究显示脊髓在完全横断和不完全横断后可塑性不同，因此，研究人员在解释结果时应注意损伤程度。

除以上方法外，还有脱位、牵拉等外力造成的脊髓损伤模型，以及应用光化学、缺血、兴奋性毒素、电刺激等方法制作的模型。如何选择合适的方法制作模型要根据不同的研究目的，以及所面对的实验动物种类。

（三）常见动物模型

1. 大鼠脊髓损伤模型

通常选择成年大鼠，采用上述方法造模。大鼠造模后经常在损伤部位出现巨大的囊性空洞，因此大鼠脊髓损伤模型与人类病理的相似度较高。但是，大鼠是四足动物（非直立行走）而不是两足动物，它们的皮质脊髓束主要是背侧的，在分析数据和与临床应用相比较时，需考虑这些因素。

2. 小鼠脊髓损伤模型

小鼠脊髓损伤模型被越来越多地应用于脊髓损伤疾病相关的细胞生物学和分子生物学的机制研究。小鼠模型的优点是基因组与人类相似，易于操作，繁殖率高，使用成本低。但是，由于其个体较小，因此增加了手术难度。在模型制作之初，小鼠的损伤部位细胞密集增生，随着康复的进程，损伤部位囊肿消失，损伤部位慢慢变小，不便于后期病理观察。同时，小鼠由于其基因编辑的便利性，也被常用于脊髓损伤相关基因编辑模型的制作（Han et al.，2020）。

3. 犬脊髓损伤模型

自 1953 年 Tarlov 首次描述球囊诱导闭合性损伤的方法以来，在过去的 50 年里，许多改进的球囊诱导方法被开发出来。在犬的脊髓损伤模型研究中，使用球囊诱导的方法不但操作简单，同时还不会对周围结构造成任何损害，并且可以根据球囊评价模型的剂量反应，即脊髓损伤的严重程度与预后指标之间的潜在关系。在模型制作完毕，动物从手术过程中恢复后，可以采用 CT 或者磁共振设备对损伤进行评价。也可以进行行为学评价，主要记录损伤后动物的步态，根据打分原则进行评估。通常的打分原则见表 7-7（Olby et al.，2001；Lim et al.，2007）。

4. 非人灵长类动物脊髓损伤模型

非人灵长类动物脊髓损伤模型通常采用成年猕猴或者食蟹猴，年龄在 43～46 月龄。切开硬脊膜及蛛网膜，术中可见脑脊液流出及脊髓正常搏动，打击前对金属棒进行消毒处理，选择 20 g 金属棒在 30 mm 处自由下落，打击 T10 神经节段。打击后对脊髓损伤区

表 7-7　犬脊髓损伤后后肢恢复评分表

恢复阶段	评分	神经系统状态
1	0	无后肢运动，无深层疼痛感（无法感知深度疼痛）
	1	无后肢运动，无深层疼痛感（无法感知深度疼痛）
	2	无后肢运动，但尾部（尾巴）有自主活动
2	3	后肢呈现最小幅度的、非承重伸展（一个关节运动）
	4	后肢呈现非承重伸展[>一个关节运动/多于一个关节运动，运动时间（占比）<50%/少于一半运动时间]
	5	后肢呈现非承重伸展[>一个关节运动/多于一个关节运动，运动时间（占比）>50%/大于一半运动时间]
3	6	后肢呈现承重伸展[运动时间（占比）<10%/少于10%运动时间]
	7	后肢呈现承重伸展[运动时间（占比）10%～50%/10%～50%运动时间]
	8	后肢呈现承重伸展[运动时间（占比）>50%/大于50%运动时间]
4	9	全部为承重伸展，伴随后肢力量降低；错误步态运动时间（占比）>90%，错误步态包括：后肢交叉、后肢拖行、脚背站立、跌倒等
	10	全部为承重伸展，伴随后肢力量降低；错误步态运动时间（占比）50%～90%
	11	全部为承重伸展，伴随后肢力量降低；错误步态运动时间（占比）<50%
5	12	后肢力量正常，运动步态共济失调，错误步态运动时间（占比）>50%，错误步态包括：前肢-后肢之间缺乏协调性、后肢交叉、跳跃式步伐、兔子跳、后肢拖行等
	13	后肢力量正常，运动步态共济失调，错误步态运动时间（占比）<50%
	14	后肢正常步态

注：承重的定义为关节至少伸展两个步态的情况下犬所承受的身体重量（仅站立无运动情况下不判定为承重）（Olby et al.，2001）。每个阶段根据恢复情况分为0～14个等级

进行清洗处理。术毕间断缝合硬脊膜，分层缝合肌层与皮肤。假手术组同样切开椎板，但不打开硬脊膜，也不进行打击损伤。术后给予青霉素钠静脉输液以防止感染。加强管理及防止并发症（Ma et al.，2015，2016）。

四、动物模型特征分析

脊髓损伤动物模型对研究该疾病的病理生理学、疾病预后恢复的潜力与寻找新的治疗策略和方法有非常大的帮助。对脊髓损伤动物模型的研究，使研究人员更加深入地理解疾病的进程，通过对模型的研究以确定神经细胞的死亡和保护的特征，并探索神经髓鞘脱失、侧支新发、再生、神经保护和运动或其他缺陷的恢复机制。但是，在选择动物模型之前，必须明确拟研究的目标和目的。根据研究所需，选择不同损伤机制的合适模型。挫伤和压迫模型可以更好地模拟人体损伤的生物力学与神经病理学。横断模型对研究解剖学再生非常有价值。啮齿动物是最常用且可能最适合机制探索的脊髓损伤研究的物种。作为脊髓损伤模型，非人灵长类较啮齿动物可以更加有效地评价探索过程中行为学的变化，但应从动物福利、使用成本以及模型制作难易程度等多方面综合评价。

（李　垚）

参 考 文 献

董博思, 邱湘苗, 赖婉琳, 等. 2021. 癫痫动物模型的研究进展. 中国比较医学杂志, 31(3): 128-138.

贾建平, 陈生弟. 2018. 神经病学. 北京: 人民卫生出版社.

时婧, 许蕾. 2009. 运动神经元病实验模型. 脑与神经疾病杂志, 17(5): 399-401.

张志成, 袁圆, 王璇, 等. 2017. 帕金森疾病动物模型的研究进展. 中国比较医学杂志, 28(5): 21-27.

Appel S H, Engelhardt J I, García J, et al. 1991. Immunoglobulins from animal models of motor neuron disease and from human amyotrophic lateral sclerosis patients passively transfer physiological abnormalities to the neuromuscular junction. Proc Natl Acad Sci U S A, 88(2): 647-651.

Cenci M A, Björklund A. 2020. Animal models for preclinical Parkinson's research: an update and critical appraisal. Recent Advances in Parkinson's Disease, 252: 27-59.

Chia S J, Tan E K, Chao Y X. 2020. Historical perspective: models of Parkinson's disease. International Journal of Molecular Sciences, 21(7): 2464.

Cleveland D W, Bruijn L I, Wong P C. 1996. Mechanisms of selective motor neuron death in transgenic mouse models of motor neuron disease. Neurology, 47(4 Suppl 2): S54-S61.

D'Amora M, Galgani A, Marchese M. 2023. Zebrafish as an innovative tool for epilepsy modeling: state of the art and potential future directions. Int J Mol Sci, 24: 7702.

Dovonou A, Bolduc C, Soto Linan V, et al. 2023. Animal models of Parkinson's disease: bridging the gap between disease hallmarks and research questions. Transl Neurodegener, 12(1): 36.

Feldman E L, Goutman S A, Petri S. 1998. Amyotrophic lateral sclerosis. Seminars in Neurology, 18(1): 27-39.

Götz J, Bodea L G, Goedert M. 2018. Rodent models for Alzheimer disease. Nat Rev Neurosci, 19(10): 583-598.

Hall V J, Lindblad M M, Jakobsen J E, et al. 2015. Impaired APP activity and altered Tau splicing in embryonic stem cell-derived astrocytes obtained from an APPsw transgenic minipig. Dis Model Mech, 8(10): 1265-1278.

Han Q, Xie Y, Ordaz J D, et al. 2020. Restoring cellular energetics promotes axonal regeneration and functional recovery after spinal cord injury. Cell Metabolism, 31: 623-664.

Iannotti C, Li H, Stemmler M, et al. 2002. Identification of regenerative tissue cables using in vivo MRI after spinal cord hemisection and schwann cell bridging transplantation. Neurotrauma, 19(12): 1543-1554.

Iannotti C, Li H, Yan P, et al. 2003. Glial cell line-derived neurotrophic factor-enriched bridging transplants promote propriospinal axonal regeneration and enhance myelination after spinal cord injury. Exp Neurol, 183(2): 379-393.

Iannotti C, Zhang Y P, Shields C B, et al. 2004. A neuroprotective role of glial cell line-derived neurotrophic factor following moderate spinal cord contusion injury. Exp Neurol, 189(2): 317-332.

Lama J, Buhidma Y, Fletcher E J R, et al. 2021. Animal models of Parkinson's disease: a guide to selecting the optimal model for your research. Neuronal Signal, 5(4): Ns20210026.

Lee G S, Jeong Y W, Kim J J, et al. 2014. A canine model of Alzheimer's disease generated by overexpressing a mutated human amyloid precursor protein. Int J Mol Med, 33(4): 1003-1012.

Lim J H, Jung C S, Byeon Y E, et al. 2007. Establishment of a canine spinal cord injury model induced by epidural balloon compression. J Vet Sci, 8(1): 89-94.

Liu C Q, Qu X C, He M F, et al. 2023. Efficient strategies based on behavioral and electrophysiological methods for epilepsy-related gene screening in the Drosophila model. Front Mol Neurosci, 16: 1121877.

Löscher W. 2022. Dogs as a natural animal model of epilepsy. Front Vet Sci, 9: 928009.

Löscher W, White H S. 2023. Animal models of drug-resistant epilepsy as tools for deciphering the cellular and molecular mechanisms of pharmacoresistance and discovering more effective treatments. Cells, 12: 1233.

Ma Z W, Zhang Y P, Liu W, et al. 2016. A controlled spinal cord contusion for the rhesus macaque monkey. Exp Neurol, 279: 261-273.

Ma Z, Li Y, Zhang Y P, et al. 2015. Thermal nociception using a modified Hargreaves method in primates and humans. Funct Neurol, 30(4): 229-236.

Olby N J, De Risio L, Muñana K R, et al. 2001. Development of a functional scoring system in dogs with acute spinal cord injuries. AJVR, 62(10): 1624-1628.

Philips T, Rothstein J D. 2015. Rodent models of amyotrophic lateral sclerosis. Curr Protoc Pharmacol, 69: 5.67.1-5.67.21.

Pinto W B V R, Debona R, Nunes P P. 2019. Atypical motor neuron disease variants: still a diagnostic challenge in neurology. Rev Neurol (Paris), 175(4): 221-232.

Pu Y Z, Liang L, Fu A L, et al. 2017. Generation of Alzheimer's disease transgenic zebrafish expressing human APP mutation under control of zebrafish appb promotor. Curr Alzheimer Res, 14(6): 668-679.

Sato K, Sasaguri H, Kumita W, et al. 2020. A non-human primate model of familial Alzheimer's disease. bioRxiv. DOI: 10.1101/2020.08.24.264259.

Scheltens P, De Strooper B, Kivipelto M, et al. 2021. Alzheimer's disease. Lancet, 397(10284): 1577-1590.

Serikawa T, Mashimo T, Kuramoro T, et al. 2015. Advances on genetic rat models of epilepsy. Exp Anim, 64(1): 1-7.

Shadrina M, Slominsky P. 2021. Modeling Parkinson's disease: not only rodents? Frontiers in Aging Neuroscience, 13: 695718.

Sharif-Alhoseini M, Khormali M, Rezaei M, et al. 2017. Animal models of spinal cord injury: a systematic review. Spinal Cord, 55(8): 714-721.

Shepherd C, McCann H, Halliday G M. 2009. Variations in the neuropathology of familial Alzheimer's disease. Acta Neuropathol, 118(1): 37-52.

Smith R G, Engelhardt J I, Tajti J. 1993. Experimental immune-mediated motor neuron diseases: models for human ALS. Brain Res Bull, 30(3-4): 373-380.

Stoker T B, Greenland J C. 2018. Parkinson's disease: pathogenesis and clinical aspects. Brisbane(AU): Codon Publications.

Swash M. 1992. Motor neuron disease. Postgrad Med J, 68(801): 533-537.

Woodruff T M, Costantini K J, Taylor S M. 2008. Role of complement in motor neuron disease: animal models and therapeutic potential of complement inhibitors. Adv Exp Med Biol, 632: 143-158.

Yoshimatsu S, Seki F, Okahara J, et al. 2022. Multimodal analyses of a non-human primate model harboring mutant amyloid precursor protein transgenes driven by the human EF1 alpha promoter. Neurosci Res, 185: 49-61.

第八章 精神疾病研究中实验动物的选择

第一节 精神分裂症

一、疾病简介

（一）疾病特征及流行情况

精神分裂症（schizophrenia，SZ）是一种严重但病因未明的精神障碍。精神分裂患者具有妄想、幻觉、语言和思维混乱等阳性症状，动机缺乏、情感缺乏/淡漠和社交缺失等阴性症状，以及部分患者可能存在认知方面的缺陷等三大症状。精神分裂症作为一种慢性疾病，临床表现异质性强，遗传因素与环境因素交互作用，导致病程迁延，反复发作、加重或者恶化，需长期服药维持正常/良好的社会功能，小部分患者经药物治疗结合心理治疗后可治愈，不再发作。

精神分裂症多在青少年晚期及成年早期发病，40 岁前后的患病率达到高峰，此后逐渐下降（Charlson et al.，2018）。精神分裂症的患病率在男性和女性间差异并不显著，全球精神分裂症患者已经超过 2000 万，中国约有 800 万精神分裂症患者。虽然精神分裂症相对于其他类型精神障碍患病率较低，但其引发的社会负担巨大，如自杀率升高、预期寿命缩短、生活难以自理和过度依赖家人照护等。

（二）病因

精神分裂症病因复杂且尚不明确，但研究人员认为基因遗传、脑结构或者脑内神经递质异常和环境等风险因素的综合作用促成了精神分裂症的发生。近年的大规模全基因组关联分析揭示了大量精神分裂症的风险基因或者遗传变异，推测可能是多基因互作和复杂的环境因素共同导致了精神分裂症。社会心理因素也可能影响精神分裂症的发病和病程。

（三）致病机制

精神分裂症是一种慢性复发性疾病，病因涉及神经发育、遗传、免疫、心理和生化等因素，现有的机制假设以神经突触可塑性受损和神经传递受损为主（Farsi and Sheng，2023），如突触修剪过度、神经元回路功能受损、突触后蛋白信号转导复合物异常、功能特异性灰质区（尤其是前额叶、额叶和颞叶）缺陷、兴奋紊乱与 GABA 能抑制。目前，尚不清楚突触障碍如何导致各种不同的临床综合征。然而，不同的风险基因变异，不同大脑区域突触功能障碍，不同的神经元回路和发育阶段，可能导致 SZ 不同的症状特征。

此外，环境因素与基因组相互作用以表观遗传方式影响精神分裂症的发生，如心理健康的社会决定因素包括早期生活逆境、早期生活压力、产妇产前应激、贫困、迁移、城市住宅、妊娠和分娩并发症、饮酒、酒精以外的物质使用、微生物群、产前与产后感染这几种环境因素作用于基因组以影响精神分裂症的发生（Peedicayil，2023）。基因表达的表观遗传机制，包括 DNA 甲基化、组蛋白修饰和非编码 RNA 介导的基因表达调节，是环境因素与基因组之间的主要联系。

二、实验动物的选择

精神分裂症是一种病情复杂、症状多样化的重性精神疾病，常涉及认知、行为、情感等多方面的障碍。其症状可分为三类：阳性症状（幻觉、妄想、概念紊乱和思维形式障碍）、阴性症状（刻板思维、情绪迟钝、缺乏愉悦感、社交退缩、意志缺乏）与认知功能障碍。动物模型可以模拟精神分裂症的疾病表型，揭示其发病机制，但难以全面复制，因此，在药物临床前研究中往往就某一方面的特点对精神分裂症的机制及候选药物进行考查。

精神分裂症啮齿动物模型主要有 4 种类型，分别为基于多巴胺/谷氨酸能学说的药理学动物模型、基于神经发育学说的动物模型、基于遗传因素的基因工程技术动物模型以及综合多种方法建立的动物模型（王凤娟等，2021；吕静妍等，2021；Malik et al.，2023）。其中，以药理学动物模型的应用最为广泛且经典，通过药物干涉多巴胺递质系统的活动以达到模拟病症的效果。这类模型尽管有很好的表面效度和预测效度，但是不能用于解释精神分裂症最根本的神经机制。基于神经发育学说的动物模型，包括新生动物海马损伤、产前营养不良等，通过人工手段在实验动物未成年期制造大脑发育与结构异常，从而导致成年期的类精神分裂症症状，这类模型同样面临许多问题，如模型动物的大脑损伤程度往往大于人类患者的实际情况，而神经发育学说本身还有待更多研究的证明。随着对遗传关联变异研究的深入，利用基因工程技术建立的遗传模型更引人注目，但由于精神分裂症的多基因互作特性，基因工程模型也存在一定缺陷。此外，综合以上多种方法建立的模型也为基础研究或临床前研究所采用。

三、不同动物模型的特征

（一）药理学动物模型

1. 多巴胺能动物模型

20 世纪 60 年代，研究者提出了精神分裂症的"多巴胺（DA）假说"：纹状体 D2 系统的高 DA 能状态引发阳性症状，而前额叶 D1 系统的 DA 能状态与较高级别的认知功能缺陷相关。苯丙胺类药物如安非他明和甲基苯丙胺是多巴胺受体激动剂，可以阻断多巴胺再摄取以增加突触间隙的多巴胺水平，常通过此类药物造模。如利用 280～320 g 体重的雄性 SD 大鼠，每日腹腔注射苯丙胺 1.0 mg/kg，连续 10 天。该大鼠呈现高活动性和条件性回避反应等，是用于模拟精神分裂症阳性症状最成熟的模型之一，缺点是进行抗精神分裂症药物活性筛选时可能会产生一些假阳性。

2. 谷氨酸能动物模型

NMDA 受体所介导的信号通路异常可能是精神分裂症的发病因素之一。因此，可以通过给予 NMDA 受体拮抗剂建立相应的精神分裂症动物模型。苯环己哌啶（phencyclidine，PCP）、地卓西平马来酸盐（MK801）和氯胺酮（ketamine，KET）是常用的建模药物。

1）苯环己哌啶（PCP）诱导模型

利用大、小鼠进行腹腔注射或者皮下注射苯环己哌啶，3～10 mg/kg，每天 1 次，连续诱导两周后，大鼠可产生类似于精神分裂症的阳性症状和阴性症状，包括多动、刻板动作增加、认知障碍和感觉运动门控的异常以及社会交往的退缩。

2）地卓西平马来酸盐（MK801）诱导模型

利用新生鼠或者成年鼠进行腹腔注射或者皮下注射地卓西平马来酸盐（MK801）0.6 mg/kg，单次急性给药或者多次持续给药，均可建立 SZ 动物模型。该动物模型在移动加快以及刻板性动作方面表现较好，类似 SZ 的症状，具有稳定性好、可重复等优点。

3）氯胺酮（KET）诱导模型

利用新生鼠或者成年鼠进行腹腔注射或者颈部皮下注射氯胺酮 15～60 mg/kg，每天 2 次，连续一周或两周诱导制备 SZ 动物模型。模型大鼠可产生成年后持久的工作记忆损伤，自发活动不受影响，可用于研究精神分裂症的认知障碍。

NMDA 受体模型作为能够模拟精神分裂症阴性症状的动物模型被广泛使用，但是由于此模型仅仅作为谷氨酸能受体的阻断剂，不能解释基因、环境等因素对精神分裂症的共同作用，因此其应用受到一定的限制。

3. 双环己酮草酰二腙（CPZ）诱导动物模型

影像学和尸检发现，精神分裂症患者大脑胼胝体出现体积、形态的改变和神经纤维完整性的破坏。双环己酮草酰二腙（cuprizone，CPZ）是一种铜螯合剂，通过给 C57BL/6 小鼠饲喂 0.2% CPZ 可建立 SZ 动物模型。该动物模型较好地展现出精神分裂症所表现出的白质脱髓鞘以及精神病症状。

此外，还有新生儿腹侧海马病变模型（neonatal ventral hippocampal lesion，NVHL）和妊娠甲基偶氮氧乙酸甲酯（methylazoxymethanol acetate，MAM）诱导模型等其他药理学模型。

（二）神经发育动物模型

神经发育动物模型是通过干扰正常的神经发育来模拟精神分裂症的发病过程，包括早期海马损伤动物模型、隔离饲养动物模型、母婴分离动物模型以及电刺激动物模型。

1. 早期海马损伤动物模型

利用立体定位技术向出生 7 天的大鼠海马腹侧区注射一定剂量的鹅膏蕈氨酸（ibotenic acid，IBO），建立 SZ 大鼠模型。该模型虽然是在发育早期造模，但是直到青春期后才表现 SZ 相关症状，与人类青壮年发病的情况大致吻合。

2. 隔离饲养动物模型

将出生 21 天，即刚离乳的雄性 SD 仔鼠与同伴隔离，进行单笼饲养，不限制饮食。与 4 只/笼饲养的大鼠相比，隔离大鼠体重增加，难以适应环境。该模型能够模拟生长环境对神经发育的影响以及因此诱发的行为、生理和生化方面的改变。

3. 母婴分离动物模型

采用早期社会剥夺方式，将 Wistar 大鼠的仔鼠与母鼠 1～24 h 长时间分离，建立 SZ 动物模型，研究生命早期应激对个体生理或者心理的不良影响。该模型可以表现出刻板行为增加，前脉冲抑制（prepulse inhibition，PPI）和潜伏抑制（latent inhibition，LI）的较大损害。

4. 电刺激动物模型

在 Wistar 成年大鼠中脑腹侧被盖区（ventral tegmental area，VTA）埋置电极，然后让其术后恢复 14 天，在安静状态下给予电刺激建立精神分裂症大鼠模型。该模型不仅可以模拟精神分裂症的阳性症状和阴性症状，而且稳定性较高，可长期使用。

此外，还有产前应激（prenatal restraint stress，PRS）模型、孕产妇营养不良模型和母体免疫激活（maternal immune activation，MIA）模型等非药物模型。

（三）基因工程动物模型

利用基因工程技术建立的转基因或者基因敲除动物模型，不仅能够从表型上模拟精神分裂症的症状，也有利于探索精神分裂症的发病机制。

1. 多巴胺转运蛋白（*DAT*）基因敲除小鼠模型

DAT 基因敲除小鼠由缺乏多巴胺转运蛋白导致多巴胺无法摄取，胞外多巴胺水平数倍增加，代谢失衡，行为方面表现为过度活跃、刻板，并且在 PPI 和空间认知功能方面表现出严重的失调（Malik et al.，2023）。然而，该模型缺乏社交互动缺陷（Gainetdinov et al.，2001）。因此，*DAT* 基因敲除小鼠在研究精神分裂症的某些特征中是有用的模型，但不能产生完整的与精神分裂症症状相符的行为表型。

2. *N*-甲基-D-天冬氨酸受体 1（*NR1*）基因敲除小鼠模型

NR1 基因编码 NMDA 受体（NMDAR）的核心亚基，NMDA 受体信号异常与精神分裂症发病相关。与精神分裂症 NMDAR 功能减退理论一致，*NR1* 基因敲除小鼠青春期后出现了明显的精神分裂症相关症状，包括运动过度、交配和筑巢缺陷反应、社交退缩、

快感缺乏以及感觉运动门控受损（Belforte et al.，2010）。此外，敲除小鼠还出现社会记忆和空间工作记忆缺陷等认知症状。

3. *N*-甲基-D-天冬氨酸受体 2A（*NR2A*）基因敲除小鼠模型

NR2A 基因敲除小鼠神经生理的变化包括额叶皮层和纹状体中的 DA 与 5-羟色胺（5-HT）代谢受损；行为改变包括新环境中运动活动增加、空间学习障碍、恐惧记忆和辨别学习能力受损等（Malik et al.，2023）。

4. 儿茶酚邻位甲基转移酶基因（*COMT*）突变动物模型

COMT 与精神分裂症中认知功能障碍存在重要联系。*COMT* 在脑内尤其前额叶皮质（prefrontal cortex，PFC）区域中儿茶酚胺失活和多巴胺代谢过程中扮演重要角色。研究表明，*COMT* 的 *Val108Met* 多态性与前额叶介导的认知功能相关。携带人类 *COMT* 多态性过表达的突变小鼠表现为注意定势转移缺陷，识别记忆和工作记忆缺陷；*COMT* 缺失则导致空间学习能力及工作记忆改善（O'Tuathaigh et al.，2010）。

5. 神经调节蛋白基因（*NRG1*）敲除动物模型

NRG1 是一种多效生长因子，是精神分裂症易感基因之一。*NRG1* 敲除纯合鼠致死，杂合敲除鼠能够表现出类精神分裂症的行为：运动过度、感觉运动门控缺陷以及空间学习损害。在形态学上，观察到侧脑室扩大和神经元树突棘密度降低。该模型造成的损伤可以通过抗精神药物改善，所以该模型可以较好地用于研究精神分裂症的发病机制和药物的作用机制。而其受体 ErbB4 敲除的小鼠也表现出类似的形态/行为变化（Jones et al.，2011）。

6. 精神分裂症断裂基因（*DISC1*）敲除小鼠模型

精神分裂症断裂基因 *DISC1* 是在荷兰人的精神类疾病家族中发现的基因。目前已经创建了多种具有诱导或部分丧失 *DISC1* 功能的模型，其中包括 *Q31L*、*L100P*、*Δ25 bp*、*BAC-ΔC*、*CaMK-ΔC* 和 *CaMK-cc*。*DISC1* 小鼠模型与精神分裂症受试者的大脑形态学改变相似，如皮质厚度和脑容量减少（Malik et al.，2023）。尽管 *DISC1* 基因突变与精神分裂症易感性增加存在争议，但 *DISC1* 小鼠的多种病理和行为改变类似于精神分裂症的症状（Jones et al.，2011）。

（四）多种方法综合建立的动物模型

综合药理学方法与神经发育方法建立的 SZ 动物模型，如对出生后 6 天的 SD 大鼠进行颈背部皮下注射 30 mg/kg 氯胺酮，每天 2 次，给药至出生后 21 天，同时在出生后 9 天与母鼠分笼 24 h，建立新生期氯胺酮重复诱导联合母婴分离动物模型。

药理学方法与转基因方法综合建立的 SZ 动物模型，如选择 C57BL/6 及 *GAD67-GFP* 基因敲入小鼠，通过连续腹腔注射 14 天地卓西平马来酸盐，建立 SZ 小鼠模型。

综合神经发育方法与转基因方法也可建立新的 SZ 模型，如对 *NRG1* 基因敲除小鼠施加慢性的社会应激，导致小鼠表现出对新环境探索以及空间学习能力的障碍，并且增加小鼠成年后发生精神分裂症的概率。该模型是研究精神分裂症病理生理机制的良好模型。

精神分裂症的发病原因复杂，是多种因素综合作用的结果，因此采用多种方法综合建立的动物模型能够更好地模拟精神分裂症的症状。

四、动物模型与临床疾病对比

动物模型无法体现人类幻觉、妄想和意志缺乏症状。此外，致病因素的异质性也使得以转基因/敲除或者药物诱导为主的 SZ 动物模型与患者的实际情况相差甚远。因此，没有动物模型能完全反映人类精神分裂症的复杂性和严重程度。

大多数动物模型的行为表型变化类似于精神分裂症的阳性症状，可能反映了中脑边缘多巴胺功能的改变，但也有模型表现出社交互动减少，以及学习和记忆障碍，分别类似于精神分裂症的阴性和认知症状（Jones et al.，2011）。

不同动物模型与精神分裂症临床的对比见表 8-1。

表 8-1 不同动物模型与精神分裂症临床对比

患者/模型	造模方法/发病原因	疾病症状/表型模拟	优/缺点
临床患者	基因遗传、脑结构或者脑内神经递质异常和环境等	阳性症状（幻觉、妄想、概念紊乱和思维形式障碍）、阴性症状（刻板思维、情绪迟钝、缺乏愉悦感、社交退缩、意志缺乏）和认知功能障碍	—
药理学动物模型	多巴胺受体激动剂、NMDA 受体拮抗剂注射或双环己酮草酰二腙饲喂诱导	多巴胺受体激动剂诱导快速运动等阳性症状，NMDA 受体拮抗剂诱导阴性症状如认知障碍、社交退缩和感觉运动门控异常等，双环己酮草酰二腙诱导白质脱髓鞘以及精神病症状	优点：简单、便宜和节省时间，模拟了人类中观察到的精神分裂症的大多数行为表型；缺点：无法反映精神分裂症的所有病理生理机制
神经发育动物模型	早期海马损伤、隔离饲养、母婴分离以及电刺激诱导	干扰早期的神经发育来模拟精神分裂症发病过程，与人类青壮年发病吻合。利用人工手段在实验动物未成年期引入大脑发育与结构异常从而导致成年期的类精神分裂症症状	优点：反映了大多数精神分裂症状如生理、解剖学和组织学变化与广泛的行为异常；缺点：制作难度高、精度要求高、维护成本高
基因工程动物模型	SZ 易感基因敲除或转基因	单一基因蛋白表达异常产生精神分裂症相关的脑结构、生理和行为学表型	优点：单基因研究不仅能够从表型上模拟精神分裂症的症状，也可探索其发病机制；缺点：无法解释多基因互作以及环境因素的影响

（张　丽）

第二节　抑　郁　症

一、疾病简介

（一）疾病特征及流行情况

抑郁症（depression）又称为抑郁障碍，以显著而持久的心境低落为主要临床特征，是心境障碍的主要类型。临床可见心境低落与所处环境并不相称，情绪消沉可以从闷闷不乐到悲痛欲绝，自卑抑郁，甚至悲观厌世，可能有自杀企图或行为，甚至发生木僵，部分病例有明显的焦虑和运动性激越，严重者可出现幻觉、妄想等精神病性症状。其典型症状主要包括情绪低落、思维迟缓、言语和行动减少、兴趣减退等。

抑郁症是一种常见的精神情志障碍性疾病。据世界卫生组织统计，2012 年全世界有超过 3.5 亿人患有抑郁症，在抑郁症患者分布上，女性患病率是男性的两倍，尤其在怀孕、流产、分娩后、更年期等特殊阶段，是抑郁症的高发期。

抗抑郁症的药物主要有第一代抗抑郁药，如单胺氧化酶抑制剂中的异丙烟肼和三环类药中的丙咪嗪等；第二代抗抑郁药，如氟西汀为代表的选择性 5-HT 再摄取抑制剂等。

（二）病因

抑郁症的发生与遗传因素、社会压力、心理健康、环境和疾病等多种因素有关，疾病病因不明，目前明确的仅是抑郁的一些诱因，如生活压力、内分泌异常、疾病引起的长期疼痛、孤独等。如果父母一方患有抑郁症，则子女患抑郁症的概率会大大增加。据报道 40%～50%的抑郁症与基因突变有关，但还没有找到确定与抑郁症相关的基因。

（三）致病机制

以往观点认为患者脑内单胺类神经递质低下是导致抑郁症的主要因素，即"单胺类神经递质假说"。基于此开发出了抗抑郁药物，如 5-羟色胺再摄取抑制剂、5-羟色胺及肾上腺素再摄取抑制剂等，但研究显示在临床上这些药物对 30%的患者无效。现在倾向于认为抑郁症发病是一个复杂的信号网络改变，这个信号网络涵盖单胺类神经递质系统、神经内分泌系统、神经营养因子与成年神经再生、神经免疫系统和表观遗传修饰等。

二、实验动物的选择

抑郁症的致病机制尚不清晰，因此利用实验动物制作抑郁症模型，对研究抑郁症的发病机制及药物筛选非常重要。研究人员发现用不同造模方法制作的抑郁症动物模型的表现及其转录组谱不完全相同，不同的研究目的需要有针对性地选择模型种类。目前，用于构建抑郁症动物模型的动物主要有大鼠、小鼠、仓鼠、果蝇、斑马鱼、非人灵长类动物等（苗茸茸和曲显俊，2019；黄晓巍等，2023）。

三、不同动物模型的特征

（一）小鼠和大鼠模型

由于易饲养、价格低、繁殖快、易操作等优势，小鼠和大鼠仍是使用最多的抑郁症造模的物种。小鼠常用的品系有 ICR 小鼠、KM 小鼠、C57BL/6J 小鼠等，大鼠常用的品系有 SD 大鼠、Wistar 大鼠、Wistar Kyoto（WKY）大鼠、Flinders sensitive line（FSL）大鼠、Fawn-Hooded（FH）大鼠等。应激刺激法、药物诱导法、手术造模法以及自发突变和基因编辑法是啮齿动物抑郁症模型制备过程中较为常用的方法（Song and Kim，2021）。

1. 应激刺激法

反复给动物施加不可逃避的刺激，模拟人类抑郁症中的应激源，可造成动物出现兴趣和快感缺乏、行为绝望的抑郁状态，这种模型大多用于新药初筛。该方法是目前最常用的造模方法之一，其中包括行为绝望模型、习得性无助模型、社会应激模型、慢性不可预知温和性模型等。例如，电击诱导习得性无助（LH）抑郁症模型，强迫游泳诱导绝望抑郁症模型，悬尾试验诱导绝望抑郁症模型，社会挫败应激诱导抑郁症模型，慢性束缚应激诱导抑郁症模型等。

2. 药物诱导法

根据抑郁症产生的"单胺类神经递质假说"，通过药物降低脑内单胺类神经递质的浓度，使动物产生抑郁症表型。利血平可通过耗竭脑组织中的儿茶酚胺和 5-羟色胺贮存来抑制中枢神经系统，实验动物体内注射利血平后会出现上眼睑下垂、运动不能、体温降低等抑郁症表现。利血平拮抗模型为最早用于抗抑郁药研究的药物诱导的动物模型。另外，还有糖皮质激素重复注射、脂多糖注射、高剂量阿扑吗啡诱导、内毒素诱导、育亨宾毒性增强等诱导方法。

3. 手术造模法

嗅球与边缘系统功能有关，对嗅觉、情绪、内分泌和记忆产生深远影响。嗅球切除术即手术切除啮齿动物的双侧嗅球。嗅球切除大鼠作为抗抑郁药物研发的抑郁模型已有很长历史。成年动物（包括啮齿类和非人灵长类动物等）卵巢切除也有行为学、生物化学及神经化学的抑郁样改变。

4. 自发突变和基因编辑法

WKY 大鼠由 Wistar 大鼠培育而来，具有与人类抑郁症患者相似的行为学及生理学异常，常用于抑郁障碍的遗传相关研究。FSL 大鼠对胆碱能受体敏感，具有抑郁的行为学特征，表现为快速动眼睡眠增强、强迫游泳实验静止时间延长、食欲减退、活动能力下降等，可用于抑郁症的胆碱能假说研究。TMD（Tryon Maze Dull）大鼠脑内 5-羟色胺受体活力下降，表现出反应迟钝、活动减少、不思饮食等抑郁症状。此外，还有 SwLo（swim low-active）大鼠有较多抑郁样行为表现。

研究报道 5-羟色胺转运体（5-HTT）基因敲除小鼠、黑色素瘤抗原基因（MAGE-D1）敲除小鼠、5-羟色胺受体 4 基因敲除小鼠都会导致体内 5-HT 含量降低，引起小鼠抑郁的表型。MKP-1 基因过表达小鼠也会出现抑郁症的症状。垂体和海马特异性敲除糖皮质激素受体（GR）小鼠和谷氨酸脱氢酶（GluD1）基因敲除小鼠也被报道会出现抑郁样行为（Moore et al.，2018）。

（二）树鼩模型

树鼩体型小、易饲养繁殖、大脑较发达，基因组研究表明，树鼩与灵长类亲缘关系密切，是典型的社群性动物。其较常用于研究压力以及社会挫败所致的抑郁症。可以通过习得性无助、社会竞争失败等方法制作树鼩抑郁症模型，也有报道通过皮下注射皮质酮（27 mg/kg）建立树鼩抑郁症模型（王静等，2011）。

（三）仓鼠模型

仓鼠也可被用来制作抑郁症动物模型，常用的是金黄地鼠。将雌雄配对的仓鼠分开，雄性仓鼠会出现体重显著增加、社交互动减少、探索行为减少等抑郁症的行为，三环类抗抑郁药丙咪嗪可以逆转部分分离对行为的影响。对仓鼠进行嗅球切除术也可以产生与大鼠嗅球切除同样的行为表型，用抗抑郁药丙咪嗪进行慢性治疗后，行为障碍有所减轻。

（四）果蝇模型

果蝇是一种生长周期短、易于培养、繁殖能力强、社会化的实验动物，并且果蝇存在多数与人类疾病基因具有同源性的基因。社交隔离法、环境压力与药物诱导是目前研究中较为常用的果蝇抑郁症模型制备方法，通过药物（左旋多巴/氯丙嗪）诱导、环境压力（高温 35℃/低温 15℃）、社交隔离形成孤独的环境等可以诱导果蝇出现食欲、性欲减退，体内单胺类递质减少，氧化和抗氧化系统失衡，这些都与人类抑郁症行为和生理病症相似（Ahn et al.，2021）。

（五）斑马鱼模型

斑马鱼具有个体小、发育周期短、实验周期短、产卵量高等优势，是常用的模式动物。据报道斑马鱼与人类基因的同源性高达 85%，斑马鱼有与哺乳动物相似的神经系统和神经递质系统，可用于制作抑郁症模型。据报道将斑马鱼连续 14 天，每天 20 min 暴露于 40 mg/L 利血平溶液中，可以成功造模。另外，利用食物剥夺、黑暗处理、拥挤环境等慢性不可预知刺激也可使斑马鱼产生抑郁的行为（郭梦杰等，2023）。

（六）非人灵长类动物模型

非人灵长类动物与人类有较高的亲缘关系，情感神经中枢和内分泌都与人非常相似，是最理想的实验动物，但其实验成本高、操作困难、获得困难，限制了其应用。恒河猴和食蟹猴是目前较为常用的非人灵长类动物。社会隔离模型、母婴分离模型、不可预测的慢性轻度应激模型等引起抑郁症的猴模型都有报道。另外，还有自发性抑郁模型猴，但并不是所有的实验猴都会患上抑郁症，需要大量地筛选。有研究采用皮下注射干扰素-α（20 MIU/m^2，s.c.），每周 5 天，持续 4 周，也制备出了恒河猴的抑郁症模型（李炜等，2018；Felger et al.，2017）。

四、动物模型与临床疾病对比

不同动物模型与抑郁症临床的对比见表 8-2。

表 8-2　不同动物模型与抑郁症临床对比

物种/品系	造模方法	优点	缺点
临床患者	遗传因素、环境、心理或其他疾病等	—	—
小鼠/大鼠	应激刺激法、药物诱导法、手术造模法、基因编辑法	体积小、价格低、基因编辑容易	与人的昼夜活动周期、脑结构和代谢速率等存在显著差异，无法模拟人类复杂的社会环境
树鼩	应激刺激法、药物诱导法	体积小、易饲养、大脑发达，基因组比大鼠、小鼠更接近于人类	无法模拟人类复杂的社会环境
金黄地鼠	应激刺激法、手术造模法	体积小、易饲养、易繁殖	与人的昼夜活动周期、脑结构和代谢速率等存在显著差异，无法模拟人类复杂的社会环境
果蝇	应激刺激法、药物诱导法	生长周期短、易于培养、繁殖能力强、社会化的实验动物	节肢动物门，与哺乳动物有差异
斑马鱼	应激刺激法、药物诱导法	个体小、发育周期短、实验周期短、产卵量高等	脊索动物门，与哺乳动物有差异
非人灵长类	应激刺激法、药物诱导法	非人灵长类动物与人类有较高的亲缘关系，情感神经中枢和内分泌都与人非常相似，是最理想的动物模型	价格昂贵、操作困难

（关菲菲）

第三节　焦　虑　症

一、疾病简介

（一）疾病特征及流行情况

焦虑症（anxiety disorder）是以慢性或急性焦虑情绪体验为主要特征的神经症性障碍。目前，在临床上，广泛性焦虑和惊恐发作是焦虑症的两种主要形式。此外，常见的社交恐惧症、特定恐惧症（如幽闭恐惧症、密集恐惧症、恐高症等）、分离焦虑症等也都属于焦虑症的范畴（Penninx et al.，2021）。焦虑症发作导致患者产生无明确客观对象的紧张、恐惧等情绪症状的同时，往往会伴随植物神经症状和运动不安等。如广泛性焦虑的患者，常出现与现实不符的过分紧张和恐惧，并伴随头晕、胸闷、尿急、出汗和震颤，以及坐立不安、坐卧不宁等，可持续 6 个月以上。惊恐发作的患者，会在无明显诱因、无特定情境下无缘由地产生强烈恐惧、焦虑和濒死感等，每次发作时间 5～20 min，一个月内可发作 3 次以上。

全国性精神障碍流行病学调查结果显示，中国成人精神障碍的终身患病率是 16.57%，其中，焦虑障碍患病率最高，12 个月患病率达 4.98%。受新冠疫情影响，全球焦虑症患病人数增加了约 0.76 亿，增加幅度约 25.6%（COVID-19 Mental Disorders collaborators，2021）。此外，患病率也存在年龄和性别差异，年轻人较中老年人更易产生焦虑，而女性相对于男性，焦虑症患病率增加约一倍。

（二）病因

焦虑症的病因目前尚不完全清楚。医学健康问题如心脏病、糖尿病、慢性疼痛等躯体疾病或者药物副作用等，应激/创伤不良事件、压力累积、个性特征、思维认知和遗传特征都是焦虑症的发病因素。单一因素或者多因素复合会导致机体神经-内分泌系统紊乱，5-羟色胺（5-HT）、去甲肾上腺素（NE）等多种神经递质的失衡，从而造成焦虑等症状的出现。

（三）致病机制

焦虑症的病理生理学是多方面的，涉及生物因素、环境刺激和心理机制之间的复杂联系。最近的发现强调了表观遗传学在连接多个风险因素进而诱发焦虑症中的重要作用。环境和遗传因素都可能影响表观遗传调控，从而在发育或成年期的初始阶段引发压力，从而导致焦虑症（Azargoonjahromi，2023）。

与焦虑相关的特定大脑区域包括前额叶皮层、杏仁核、海马体和下丘脑等。这些区域共同调节与恐惧相关的学习和记忆过程，并由使用谷氨酸和 GABA 作为神经递质的神经元投射支配。神经回路假说指出"皮质-纹状体-丘脑-皮质回路"障碍是产生焦虑的病理原因。

二、实验动物的选择

饮水冲突模型在症状呈现与药物治疗反应上有较好表现。母爱剥夺模型受时间长短、次数以及环境的影响较大，稳定性有待加强。焦虑症的流行病学调查显示，女性比男性更易患病，因此，动物模型的选择中性别因素不容忽视。基因修饰与基因遗传动物更利于药物研究。临床焦虑症患者的细化分类与建立指向性动物模型也非常重要。伴随基因工程的进步，敲除小鼠被广泛用于更好地研究焦虑症的分子和细胞机制（Scherma et al.，2019）。此外，它们也是开发新治疗策略的有效工具。

三、不同动物模型的特征

未学习/未惩罚的非条件测试定义为探究行为学（如高架十字迷宫测试、明暗箱实验和旷场实验）与社会行为学（如社交互动试验、天敌暴露等）模型，而涉及学习/惩罚反应的测试被称为条件反射模型（如 Vogel 冲突测试等）。

（一）非条件化探究行为模型

高架十字迷宫（elevated plus maze，EPM）测试：测试基于动物对新异环境的好奇心、喜暗特性和对高悬敞开臂的恐惧，产生矛盾焦虑心理，以开放臂进入次数（open arm entry，OE）和在开臂活动时间（open arm time，OT）反映动物的焦虑状态。焦虑动物的 OE 和 OT 明显降低，可反映自发行为，无需训练，快速简便。

明暗箱实验（light-dark box test，LDBT）：测试基于动物厌恶明亮、喜暗偏好，产生矛盾焦虑心理，以进入暗室的潜伏时间、在明箱和暗箱中分别活动停留的时间、在明箱中的活动距离和明暗箱进入的转换次数来反映动物的焦虑状态。焦虑程度较高的动物倾向于在暗区停留更长时间，而较低焦虑程度的动物则在明暗区之间活动较多。该测试可灵敏的反映抗焦虑药物治疗效果。

旷场实验（open field test，OFT）：测试基于动物对新开阔环境的恐惧和趋触性，以及探究动物天性产生的焦虑矛盾心理，以水平运动总距离、直立次数反映运动情况，以中央区进入总次数、中央区滞留时间和粪便情况反映动物焦虑情况。焦虑程度低的动物表现出更积极探索开阔空间的行为；有高度焦虑倾向的动物活动及探究大幅下降，趋触性增加。

（二）非条件化社会行为模型

社交互动试验（social interaction test，SIT）：将两只动物（大、小鼠）放在一起，允许自由互动，观察其相互嗅闻、追逐和攀爬等行为。焦虑的动物往往社交减少，社交互动行为的增加表明有抗焦虑作用。

天敌暴露（predator exposure test，PET）：是将实验对象暴露在天敌动物面前，如猫或攻击力很强的另一只雄鼠，则天敌会对动物进行猛烈的攻击，由此造成其焦虑水平提高。避免躯体损伤，后来发展出可视天敌暴露和天敌气体暴露等模型。啮齿动物在遇到天敌时的焦虑行为表现为四处逃窜、动作僵硬、蹲伏、不自主排泄等。

社会隔离（social isolation，SI）：早期个体社会隔离，可以导致人和动物行为模式甚至神经系统结构发生转变，从而诱发出焦虑及其他精神疾病。大鼠出生 28~41 天给予社会隔离刺激，3 周后恢复至成年大鼠正常喂养方式，其焦虑易感性增加，且非人灵长类动物同样出现情绪异常。

母爱剥夺（maternal deprivation，MD）：新生大、小鼠在离乳（出生 21 天）后，每天 3 h 单笼饲养，饲养至 2~3 月龄，进行行为学检测，可观察到母爱剥夺导致动物异常焦虑、恐惧和爱无能。

（三）条件反射模型

焦虑症的条件反射模型可采用饮水冲突和慢性心理应激等，其中最为著名的是 Vogel 冲突测试。

Vogel 冲突测试（Vogel conflict test，VCT）：是将啮齿动物剥夺饮水 2 天导致口渴，随后将其放置在设备中，每次摄取水分时都会遭受轻微电击惩罚。烦渴心理和对饮水时电刺激的恐惧可导致动物产生矛盾焦虑心理。实验可分为适应期和测试期，可用于测量药物改变这些缺水啮齿动物饮水行为的能力，也可以用于筛选具有明显抗焦虑特性的药物。动物舔水次数（LN）和被电击次数（SN）作为焦虑评价指标，LN 和 SN 明显减少代表焦虑情绪增加。

（四）遗传模型和基因工程模型

1. 遗传模型

不同遗传背景的动物焦虑行为差异较大。与 Sprague-Dawley 品系比较，Wistar Kyoto（WKY）大鼠更易焦虑。采用选择性培育筛选的具有代表性的焦虑症模型为高焦虑行为学大鼠（high anxiety behavior rat line，HAB），是以 Wistar 大鼠为背景品系（Liebsch et al.，1998）。HAB 大鼠在高架十字迷宫中焦虑表现显著，如在开放臂中停留时间和穿梭次数增加，且一致性好；在旷场中表现不活跃，中心区探索减少。HAB 大鼠同时也有抑郁倾向，如强迫游泳中静止时间增加等；在条件性恐惧实验（fear conditioning，FC）中，心率、恐惧反应和僵直时间增加。此外，该模型大鼠在哺乳期拱背护理和幼崽回收的次数增加明显。HAB 大鼠常用于构建焦虑症、抑郁症及焦虑-抑郁共病模型，适用于机制研究和治疗药物筛选。

2. 基因工程模型

1）脑源性神经营养因子（*BDNF*）基因敲除大鼠模型

BDNF 为脑源性神经营养因子，SD 背景的 $BDNF^{+/-}$ 大鼠的脑和血浆中 BDNF 水平降低，导致前额叶皮层中糖皮质激素受体（GR）、神经调节蛋白 1（Nrg1）和精神分裂症断裂基因 1（*DISC1*）表达上调，以及海马体中 FK-506 结合蛋白（FKBP5）水平降低。在行为上，该动物表现出快感缺乏以及焦虑样行为症状，但不存在行为绝望或认知障碍。尽管 $BDNF^{+/-}$ 大鼠是常用的焦虑模型，但其稳定性也存在一些争议（Martis et al.，2019）。

2）5-羟色胺受体（*5-HT1A*）基因敲除小鼠模型

焦虑症患者可发生 5-HT1A 水平降低，压力刺激同样导致 5-HT1A 水平降低。缺乏 *5-HT1A* 基因的小鼠焦虑行为增加，可作为一种焦虑症动物模型，与遗传异质人群中焦虑的表现是一致的（Toth，2003）。

3）神经元钙传感器-1（*NCS-1*）基因敲除小鼠模型

NCS-1 是高度保守的神经元钙传感器家族的成员。NCS-1 与自闭症、双相情感障碍和精神分裂症等精神疾病有关。*NCS-1* 基因敲除小鼠在旷场中探索活性下降。而且，高架十字迷宫、强迫游泳和悬尾实验结果证明，NCS-1 缺乏导致焦虑和抑郁样行为。物体识别测试中，*NCS-1* 基因敲除小鼠表现出非厌恶性长期记忆受损（de Rezende et al.，2014）。

4）早老素 1 和早老素 2（*PS1/PS2*）基因双敲除小鼠模型

早老素 1（*PS1*）和早老素 2（*PS2*）基因双敲除小鼠表现出与年龄相关的前脑退化、突触功能障碍、认知能力衰退以及炎症反应增加（Yan et al.，2013）。双敲除小鼠除了可用作阿尔茨海默病（AD）模型，还可观察到与年龄相关的神经精神症状，如焦虑、易怒、抑郁、快感缺乏和异常运动行为等，因此还可以作为一种焦虑症模型。

5）血清素转运体（*SERT*）基因敲除小鼠模型

血清素转运体（SERT）是一种膜蛋白，可将血清素从突触裂隙转运到突触前末端。研究发现，SERT 的遗传变异与人类和啮齿动物的焦虑样症状有关。*SERT* 基因敲除小鼠表现出与焦虑相关的行为，如在明/暗探索、高架十字迷宫和旷场测试中探索运动减少

（Scherma et al.，2019）。*SERT*-ko 小鼠可能作为 5-羟色胺再摄取抑制剂（SSRI）治疗期间焦虑和听力障碍研究的有用动物模型（Pan et al.，2020）。

6）γ-氨基丁酸 A 型受体亚基 α2（α2 GABAA）基因敲除小鼠模型

GABAA 受体（γ-氨基丁酸 A 型受体）是一种由 5 个亚基（α2β2γ）组成的配体门控离子通道受体。其内源性配体 GABA（γ-氨基丁酸）是脊椎动物中枢神经系统中的主要抑制性神经递质。GABAA 受体的活性位点和异构调节位点是多种抗焦虑、失眠和麻醉药物，如苯二氮䓬类、巴比妥类等的作用靶点。α2 GABAA 敲除小鼠表现出焦虑样表型，但对地西泮的抗焦虑作用不敏感，但显示出巴比妥类药物的抗焦虑作用（Scherma et al.，2019），表明 α2 亚基介导地西泮的抗焦虑作用。

此外，有研究报道促肾上腺皮质激素释放激素（CRH）受体 2 基因敲除小鼠和 *PRNP* 基因敲除小鼠也表现出增加的焦虑样行为。基因工程模型有助于揭示易感基因与焦虑症之间的关系，也可以建立新的焦虑症模型，用于发病机制的研究。

四、动物模型与临床疾病对比

不同动物模型与焦虑症临床的对比见表 8-3。

表 8-3　不同动物模型与焦虑症临床对比

患者/模型	病因/造模方法	临床表现/模型表型	优/缺点
临床患者	遗传因素、先天性格与环境因素相互作用	广泛性焦虑和惊恐发作	—
非条件化探究行为模型	高架十字迷宫、明暗箱和旷场等探究行为装置	动物活动及探究行为大幅下降，趋触性增加	优点：不涉及学习和惩罚，反映自发行为，无需训练，快速简便。缺点：缺少环境刺激等因素，相对简单
非条件化社会行为模型	社交互动试验、天敌暴露、社会隔离和母爱剥夺	社交减少，焦虑和恐惧增加	优点：模拟人类早期成长、生活环境和社会因素；缺点：受时间长短、次数以及环境影响较大，稳定性待加强
条件反射模型	Vogel 冲突测试等	动物舔水次数（LN）和被电击次数（SN）明显减少，代表焦虑情绪增加	优点：在症状呈现与药物治疗反应上有较好表现；缺点：涉及学习、惩罚和应激刺激
基因工程模型	基因编辑以基因敲除为主	焦虑样行为增加，如探究活动减少、快感缺失、易怒和异常运动行为等	优点：可研究易感基因与焦虑症的关联，探索焦虑症的发病机制；缺点：焦虑症为多基因遗传决定，且与环境和应激相互作用，非单基因疾病

（张　丽）

第四节　孤独症谱系障碍

一、疾病简介

（一）疾病特征及流行情况

孤独症谱系障碍（autism spectrum disorder，ASD），又称自闭症，是一种复杂的并且持续终身的异质性神经发育障碍，发病年龄大多始于儿童发育早期。该病具有两大核心特征：①在多种情景下，社会交流和社会互动方面存在持续性的缺陷；②受限的、重复的行为模式、兴趣或活动。ASD 患者在言语和非言语交流中缺乏社会互动性，在社交和人际关系方面举步维艰。他们经常会表现出一些刻板动作，对特定的物品存在持续的兴趣，且在日常生活中缺乏灵活性。此外，该病还有一系列的共病，包括智力障碍、癫痫、多动、运动协调障碍以及感觉异常等。根据《精神障碍诊断与统计手册（案头参考书）（第五版）》描述，ASD 种类包括以下神经发育障碍：早期婴儿自闭症、儿童自闭症、肯纳自闭症、高功能自闭症、非典型自闭症、未分类的广泛性发育障碍、儿童期瓦解性障碍以及阿斯伯格综合征（Pensado-López et al.，2020）。

1943 年，美国儿童精神科医生 Leo Kanner 首次以"早期婴儿孤独症"为病名报告了 11 例患儿。1982 年，我国"儿童精神医学之父"陶国泰教授首次报告了 4 例婴儿孤独症，开启了我国孤独症研究的先河。近年来，ASD 的发病率呈上升趋势，全球发病率接近 1.5%（Dougnon and Matsui，2022；Pensado-López et al.，2020）。2023 年，美国疾病控制与预防中心（Centers for Disease Control and Prevention，CDC）发布的 ASD 报告（*2023 Community Report on Autism*）显示，根据 2020 年孤独症和发育障碍监测网络（Autism and Developmental Disabilities Monitoring，ADDM）的 11 个社区统计数据分析，每 36 名 8 岁儿童中就有 1 名 ASD 患儿。2022 年发布的《中国孤独症教育康复行业发展状况报告（Ⅳ）》显示，我国的 ASD 发病率与西方国家相似，大约为 1%。男孩的发病率明显高于女孩，比率为（4~5）∶1。

（二）病因

ASD 的病因尚不明晰。大量研究表明，ASD 的病因包括多种因素，科学家比较统一的观点为：ASD 是遗传因素与非遗传因素双重作用的结果。其中，遗传因素在 ASD 患者中占主导地位，而非遗传或环境因素增加了 ASD 易感个体的发病率。在遗传学方面，双胞胎的研究表明，在同卵双胞胎中，如果一个孩子被诊断为患有 ASD，第二个孩子患有 ASD 的概率为 36%~95%；在异卵双胞胎中，其发病率约为 31%。此外，在患有某些遗传综合征的个体中，如唐氏综合征、结节性硬化综合征以及脆性 X 综合征（fragile X syndrome，FXS），ASD 的发病率更高（Dougnon and Matsui，2022）。截至 2023 年 7 月，美国 SFARI 基因数据库（https://gene.sfari.org/）收录了 1231 个 ASD 相关基因（如 *ABCA13*、*ANK2*、*CHD8*、*FMR1*、*MECP2*、*PTEN*、*SHANK3*、*TSC1/2*、*UBE3A* 等）和 17 个基因拷贝数变异（copy number variant，CNV）模块（如 *15q13.3*、*16q11.2*、*22q13.3* 等）。环境因素也可增加个体发病风险，如父母生育高龄、孕期和生产并发症、维生素 D 缺乏和重金属暴露等。

（三）致病机制

ASD 确切的发病机制不明。目前，科学界普遍认为该病是遗传因素和复杂环境因素共同作用的结果。即在某些未知的不良环境影响下，基因发生变异、基因调控或表达出现异常，从而引起个体脑早期发育异常。该病主要表现为婴幼儿早期大脑体积过度增长，尤其是额叶、颞叶和杏仁核部分，导致神经网络连接异常；神经突触发育异常；小脑微结构存在异常；脑内神经递质分泌异常；关键神经环路兴奋与抑制失衡，从而使个体出现认知及社交障碍、信息整合能力受损、焦虑和刻板行为等 ASD 症状。

二、实验动物的选择

现有研究表明，ASD 是人类特有的疾病，不会自然发生在其他非人类物种身上。尽管如此，科研人员根据 ASD 相关行为表现，通过选择性繁殖或量化物种典型社会行为的内生变异性手段，筛选出了自发性 ASD 小鼠模型，如近交系小鼠 BTBR-T$^+$ tfl/J、BALB/cByJ 等。目前用于研究 ASD 的动物模型种类较多，从低等动物到高等动物均有涉猎，包括果蝇、斑马鱼、小鼠、大鼠、家犬和非人灵长类。其中，以基因修饰小鼠研究最为常见，截至 2023 年 7 月，美国 SFARI 基因数据库收录了 1353 个小鼠品系或模型，包括遗传工程小鼠品系、近交系、生物或化学诱导模型以及挽救品系。ASD 模型主要有遗传修饰模型、化学因素诱发模型、生物因素诱导模型三大类，各物种的 ASD 动物模型中遗传修饰模型种类最多。

三、不同动物模型的特征

（一）果蝇模型

75%的人类致病基因与果蝇的同源，并且果蝇的视觉和运动系统具有与人类相似的神经特性，因此，果蝇被认为是 ASD 研究的重要模型。果蝇具有广泛的实用性和遗传优势，如繁殖时间短、后代数量多以及可进行快速、大规模的分析等。这使得能够利用果蝇进行高效的高通量遗传操作，极大地促进了单基因功能和高级行为的发现（Wang et al.，2022）。

1. *FMR1* 突变果蝇模型

脆性 X 综合征男性的 ASD 患病率为 30%～60%。人类携带三种 FMR1 家族蛋白：FMR1、FXR1 和 FXR2。果蝇包含一个单一的 FMR1 同源物——dFMR1，与三种人类同源物具有相似的序列同源性，但在功能上与人类 FMR1 关系最为密切。dFMR1 主要在中枢神经系统中表达。与人类相似，果蝇最初产生的 dFMR1 突变体是可存活的和可育的。然而，该突变体的生存能力似乎对遗传背景很敏感，因为一些 dFMR1 突变体可能在某些遗传背景下以世代依赖的方式变得致命。dFMR1 的功能缺失突变体表现出异常的突触结构，在外周神经肌肉接头和中枢神经系统的蕈形体中过度生长、过度分支与突触扣结增加，还伴随着神经传递的改变。在人类 FMR1、FXR1 和 FXR2 的三个类似物中，只有 FMR1 能够拯救 dFMR1 缺失突变果蝇中异常突触结构导致的表型。dFMR1 突变体的求偶行为强度减弱，短期记忆和昼夜节律存在缺陷。因此，靶向 dFMR1 的模型果蝇可能有助于筛选脆性 X 综合征和 ASD 的候选药物（Ueoka et al.，2019）。

2. *ABCA* 敲低果蝇模型

ABCA13 是 ABCA 蛋白家族的一员,据预测可以运输脂质分子。对 ASD 儿童进行全外显子组测序分析,发现 *ABCA13* 是 ASD 相关基因之一。果蝇具有人类 ABCA 蛋白家族基因的同源基因 *dAbca*(*CG1718*),与人类 *ABCA13* 具有最高的同源性。最近建立了一个针对 *dAbca* 的果蝇 ASD 模型,通过社会空间分析,发现由 elav-Gal4 驱动的泛神经元特异性敲除 *dAbca* 增加了成年雄性果蝇与最近的邻居的社会空间。一项针对成年雄性果蝇的活性试验显示,*dAbca* 的泛神经元特异性敲低诱导了成年果蝇全天的过度活跃,并伴随着夜晚活动的预期时间提前。这些表型表明,已建立的 *dAbca* 敲除果蝇是 ASD 的相关模型。在 *dAbca* 敲低的幼虫中,也观察到谷氨酸能神经元突触前末端的卫星突触(satellite bouton)数量的增加。目前正在利用已建立的 *dAbca* 敲除果蝇进行全基因组基因筛选,以确定与 *dAbca* 相互作用的基因。一旦在果蝇中鉴定出 *dAbca* 相互作用基因,它们的人类同源物可能成为 ASD 的新诊断标记和治疗的候选靶点。与其他 ASD 模型果蝇一样,*dAbca* 敲低果蝇也可能适用于筛选治疗 ASD 的候选药物(Ueoka et al.,2019)。

(二)斑马鱼模型

斑马鱼作为疾病模型动物,它的主要优势是在胚胎中进行基因操作相对容易和多样性,既可以调控某个基因的短暂下调或过表达,也能实现永久的基因靶向突变。常用的基因编辑工具有 CRISPR/Cas9 系统、TALEN 和 ENU。斑马鱼具有体外发育、胚胎透明、发育快等优点。同时,其具有主要的神经细胞类型,包括神经元、星形胶质细胞、少突胶质细胞和小胶质细胞。在行为方面,研究也已经证明了斑马鱼与人类有相同的行为模式,包括生理、情感和社会反应。未来的研究应集中于斑马鱼的现有遗传策略,以开发可靠的模型来从功能上验证 ASD 的候选基因(Pensado-López et al.,2020)。

1. *Shank3* 突变斑马鱼模型

SHANK3 是谷氨酸能突触中的一种突触后支架蛋白,其在精神分裂症和 ASD 中的表达均被中断,而在 Phelan-McDermid 综合征中完全缺失,该基因位于人类 22q 染色体末端附近。CRISPR/cas9 诱导的 *shank3* 突变会导致斑马鱼出现类似 ASD 样的行为,导致突变体出现运动活动降低、突触蛋白水平降低。此外,斑马鱼模型系统中 *shank3* 表达的减少是导致胃肠道运动障碍的原因,这类似于 ASD 患者常见的胃肠道症状(Wang et al.,2022)。

2. *FMR1* 敲低斑马鱼模型

将 *FMR1* 特异性 DNA 酶电穿孔到斑马鱼胚胎中,以形成基因敲低,结果发现敲低 *FMR1* 的斑马鱼胚胎在 7 dpf(days post-fertilization)时表现出焦虑增强、易怒和认知障碍,这是一种有效的基于 DNA 酶的脆性 X 综合征模型(Wang et al.,2022)。

(三)啮齿动物模型

啮齿动物被广泛应用于模拟人类疾病,具有以下几个方面的优势。首先,其个体体积小、易于维持、生命周期短、遗传资源丰富。其次，其基因组已经被测序，显示出与人类基因的高度相似性。除此之外，还开发了编辑这类物种基因组的工具，以及神经学、行为学和药理学试验，以评估是否存在类似 ASD 样的改变。由于可以重现 ASD 的核心症状：社会交往障碍、沟通障碍和重复行为，啮齿动物一直是临床前研究的基本工具，可用于阐明 ASD 的复杂病因，以及在临床试验前测试新的潜在治疗方法。

1. 自发 ASD 小鼠模型

近交系小鼠 BTBR-T$^+$ tfl/J（BTBR）是 ASD 模型的常用品系，被广泛用于筛选自闭症样行为。BTBR 小鼠最显著的神经解剖学特征是胼胝体缺失和海马连合极度减少。BTBR 雄性小鼠在三箱社交实验中经常表现出缺乏社交性和对社交新奇性的偏好，而成年和幼年 BTBR 小鼠都表现出配对的社会互动减少。与 C57BL/6J 相比，BTBR 小鼠幼崽的超声波发声（ultra sonic vocalization，USV）更响亮、更频繁。成年雄性 BTBR 小鼠发出的 USV 数量较少，叫声结构的复杂性降低，气味标记行为减少。BTBR 小鼠还显示出增加的自我梳理、持续性大理石掩埋、刻板的物体探索和水迷宫上的逆转学习受损（Bey and Jiang，2014）。因此，BTBR 小鼠成为常用的 ASD 啮齿动物模型。许多不同类型的药物已经在 BTBR 小鼠中进行了测试，以确定它们是否会改变社会行为和重复行为。

2. 基于环境因素的 ASD 模型

基于环境因素诱导的类似 ASD 行为的模型一般分为生物因素诱导模型和特定的化学物质诱导模型。生物因素包括人流感病毒、脂多糖（lipopolysaccharide，LPS）、聚肌胞苷酸[polyinosinic acid-polycytidylic acid，Poly（I：C）]、丙酸（propionic acid，PPA）等，化学因素包括丙戊酸（valproic acid，VPA）、沙利度胺（thalidomide）等。

1）VPA 暴露模型

VPA 是一种短链脂肪酸，广泛用于抗癫痫药和情绪稳定剂。临床研究表明，在怀孕期间服用 VPA 时，发生神经管缺陷、脑外畸形、发育迟缓、认知障碍和自闭症的风险都会增加。胎儿丙戊酸综合征（fetal valproic acid syndrome，FVS）是由产前接触 VPA 引起的，患有 FVS 的儿童表现为发育问题发生率显著增加、语言智力下降以及与 ASD 相关的常见共病沟通障碍。啮齿动物产前暴露于 VPA 与行为和神经解剖缺陷有关，包括社会互动减少、重复行为和焦虑增加，伴随着小脑浦肯野细胞数量减少、细胞核损伤和皮质突触变化。因此，VPA 啮齿动物模型已被广泛用于研究自闭症神经生物学和筛选新药（Wang et al.，2023）。

2）母体免疫激活模型

妊娠期间的母体免疫激活与后代 ASD 发病率高度相关。研究表明，母体免疫激活（maternal immune activation，MIA）导致胎儿大脑中多种白细胞介素样因子水平的改变，并伴有不同脑区的形态学异常。孕中期注射内毒素和 Poly（I：C）可诱导后代自闭症样行为。妊娠中期小鼠感染病毒性流感导致后代社交能力下降。吡格列酮是一种具有抗炎作用的过氧化物酶体增殖物激活受体 γ 激动剂，已被证明可减轻内毒素处理大鼠后代的自闭症样行为变化。这些模型可用于探索神经和行为学变化以及神经病理学的分子与生化机制，特别是在海马和大脑皮层。这些动物模型大多数评估的是炎症过程，而不是特定的病毒（Wang et al.，2023）。

3. 基因修饰的 ASD 模型

1）甲基化 CpG 结合蛋白 2（MECP2）模型

MECP2 基因突变导致雷特综合征，一种主要影响女性的 X 连锁神经发育障碍。雷特综合征的患者在 6～18 个月前发育正常，然后发育退化，导致感觉、运动和认知功能的丧失。超过 61% 的雷特综合征患者符合 ASD 的标准，包括重复的手部运动、社交退缩和失去语言交流能力。缺失 *MECP2* 的小鼠模型能复现许多患者的临床症状，使其成为探索 ASD 行为潜在过程的理想模型。该小鼠模型中，齿状回和海马 CA1 区域的树突棘头部较小，运动皮层的轴突方向紊乱。*MECP2* 缺失导致谷氨酸能突触减少和 α-氨基-3-羟基-5-甲基-4-异噁唑丙酸（AMPA）基础水平增加。ASD 行为在小鼠模型中能被复制，但认知缺陷没有被复制。过表达 *Mecp2*（*Mecp2^{Tg1}*）的小鼠神经元体的大小没有变化，虽然树突长度和复杂性以及谷氨酸受体密度都增加了（Varghese et al.，2017）。

2）*FMR1* 基因敲除大鼠模型

2017 年，我国科学家利用 CRISPR/Cas9 编辑技术，成功构建了 *FMR1* 基因第 4 外显子内的 5 个碱基对（*FMR1*）基因敲除大鼠模型。该模型存在空间学习记忆缺陷，且在社交新奇认知方面存在缺陷，但是具有正常的社交性、运动功能和焦虑。5 个月大 *FMR1* KO 大鼠表现为和人类类似的巨睾症。在解剖学上，*FMR1* KO 大鼠大脑的海马组织学和神经元密度正常，但具有明显的基础突触传递和突触可塑性受损。*FMR1* KO 大鼠是一种新型的脆性 X 综合征大鼠模型，是对现有小鼠模型的有力补充（Tian et al.，2017）。

3）染色质解旋酶 DNA 结合蛋白 8（CHD8）模型

CHD8 基因编码 14q11.2 染色体上的一个染色质修饰基因，已被鉴定为 ASD 的高危基因。在一个大约 6000 名自闭症患者的队列中，0.2% 的患者有特定的从头开始的 *CHD8* 突变。*CHD8* 突变的患者头部大小存在差异，并表现出发育迟缓、认知障碍、运动缺陷和焦虑。*CHD8* 已被发现介导人神经祖细胞中 ASD 危险因子的转录，以及神经元分化、突触发育、细胞黏附、轴突引导等大脑发育途径。在 P23-25 小鼠中，*Chd8* 缺失（*Chd8$^{+/-}$*）动物的社会互动有所减少，对社交新奇性的偏好减少。相关 MRI 分析显示，*Chd8$^{+/-}$* 小鼠的脑容量大于野生型对照组。删除 *Chd8* 第 5 外显子（*Chd8$^{+/del5}$*）的小鼠在神经发生、突触过程和神经免疫信号转导等神经发育性疾病通路中表现出转录变化，前额皮层和新皮质区域在出生后有所增加。*Chd8$^{+/del5}$* 小鼠在行为上表现为认知障碍，但是社会交往正常以及无重复行为。

4. 基于基因拷贝数变异的综合征性 ASD 模型

16p11.2 缺失和重复综合征模型：*16p11.2* 基因的重复和缺失可导致 ASD 与其他神经系统问题。根据最近的研究，20% 的重复患者和 16% 的缺失患者有类似 ASD 的行为。

16p11.2 缺失的患者表现为大的头部畸形，而重复携带者表现为小的头部畸形。与野生型相比，小鼠中的 *16p11.2* 缺失模型导致脑重量、皮层大小降低和皮层区域化中断。*16p11.2* 缺失小鼠表现出焦虑样行为和记忆受损。另一个 *16p11$^{+/-}$* 小鼠模型显示疑核和苍白球的相对体积增加，皮质 V 层和 VI 层的多巴胺能细胞减少。与野生型相比，模拟 *16p11.2* 缺失（df/+）的小鼠基底前脑、上丘、穹窿、下丘脑、乳腺丘脑束、中脑和导水管周围灰质的相对体积增加。而在模拟 *16p11.2* 重复（dp/+）的小鼠中，其相对体积变化与 df/+ 小鼠的相对体积变化相反。虽然某些动物模型不能复制 CNV 患者在这一染色体区域所报告的异常，但使用这些模型可以揭示导致脑容量变化的细胞机制（Varghese et al.，2017；Wang et al.，2023）。

（四）犬模型

在研究人类社会认知在比较神经科学中进化的特定方面，犬是一类非常可信的物种。其在 ASD 研究方面的优势在于物种间目光接触和凝视方式与人类类似；认知发展水平更接近儿童，并且具有类似人类（婴儿）的社交能力；一些犬种具有与人类 ASD 临床表现相似的行为和内分泌表型等（Topál et al.，2019）。基因编辑技术在犬上的成功实现，进一步助推了犬在 ASD 研究方面的应用。

SHANK3 突变体犬模型：2018 年，我国科学家利用 CRISPR/Cas9 编辑技术，成功构建了世界首例 *SHANK3* 基因编辑犬。该犬在行为上主要表现为运动协调能力受损，出现睡眠障碍，犬与犬之间的社交能力存在缺陷，犬与人之间的社交互动减少，自我抓挠、舔舐、刨笼子等行为明显增多，刻板行为明显。最新的研究表明 *SHANK3* 突变犬表现出社交退缩和焦虑程度的升高，对声音信息的处理更为敏感，更好地重现了孤独症患者感知觉异常的表型（Wu et al.，2023）。*SHANK3* 突变犬的构建及其表型和机制的研究，为 ASD 的干预和治疗提供了新的策略。目前，*SHANK3* 突变犬包括 21 号外显子片段删除和 5～21 号外显子大片段删除两个突变体。

（五）非人灵长类动物模型

非人灵长类动物被认为是比啮齿动物更好的 ASD 模型，因为它们在大脑解剖学方面与人类有很强的相似性。因此，使用 NHP 来模拟人类疾病是非常重要的，特别是对于神经发育障碍。2014 年，我国科研人员成功构建了世界首例 *MECP2* 基因修饰食蟹猴，开启了 NHP 模型在 ASD 方面的研究。目前编辑的基因包括 *MECP2*、*SHANK3*、*CHD8* 和 *ANK2*。

1. *MECP2* 模型

在大脑中过表达 *MCP2* 的慢病毒转基因食蟹猴表现出类似 ASD 的行为，包括更高频率的重复循环运动、增多的应激反应和更少的互动行为。有趣的是，转基因猴子的认知功能基本上是正常的，尽管有些猴子表现出刻板的认知行为。TALEN 编辑的 *MeCP2* 突变型食蟹猴表现出与 ASD 患者相似的表型，包括社会互动中断、社交退缩、睡眠障碍和对疼痛的反应减少。腺相关病毒（AAV）传递的 CRISPR/Cas9 基因编辑可以有效地诱导青春期恒河猴海马中 *MECP2* 的缺失，并引起核心的 ASD 样表型，包括社会沟通和交互作用的缺陷、对感官输入不敏感、白天活动不足、异常的睡眠模式和手部运动等（Wang et al.，2022）。

2. *SHANK3* 模型

在 CRISPR/Cas9 介导的 *SHANK3* 突变中，*SHANK3* 缺陷胎儿大脑前额叶皮层中树突棘密度降低，成熟神经元发育受损。突变的猴子表现出核心的行为异常，包括社会互动减少和重复行为、明显的刻板运动，以及通过 PET 检测到的大脑网络活动减少。在氟西汀治疗后，受损的社会互动和刻板行为得到了显著改善。另一项研究报道了在食蟹猴及其 F1 后代中产生 *SHANK3* 的种系传递突变。F0 突变体表现出睡眠障碍、运动障碍、重复行为增加，以及 ASD 的社交和学习障碍特征（Wang et al.，2022）。

3. *CHD8* 模型

CHD8 基因是一种 ATP 依赖的染色质重塑因子，调节基因转录，被描述为自闭症易感性/智力残疾基因，*CHD8* 的突变被发现与 ASD 密切相关。然而，对小动物模型的研究显示，*CHD8* 缺陷介导的自闭症症状和大头畸形的机制并不一致。CRISPR/Cas9 介导的 *CHD8* 突变体食蟹猴中，神经胶质细胞生成增加、白质增大及大头畸形。敲低胎儿和新生猴子大脑中的 *CHD8*，同样促进了神经胶质细胞生成增加。研究结果表明，在 NHP 中，*CHD8* 突变可能主要通过增加胶质细胞生成，导致大头畸形和自闭症症状，为 ASD 的发病机制提供了新的见解（Li et al.，2023）。

四、动物模型与临床疾病对比

不同动物模型与孤独症谱系障碍临床的对比见表 8-4。

表 8-4 不同动物模型与孤独症谱系障碍临床对比

物种/品系	模型构建方式	基因	病理变化	疾病核心症状（行为）
临床患者	父母遗传、基因突变和孕期环境因素	多种风险基因，如 *SHANK3*、*MECP2*、*FMR1*、*CHD8*	婴幼儿早期大脑体积过度增长，尤其是额叶、颞叶和杏仁核；胶质细胞增生	社会交流和社会互动方面存在持续性的缺失；局限的重复的行为、兴趣或活动模式
果蝇 *FMR1* 突变	P 转位子插入	*FMR1*	突触结构异常，在外周神经肌肉接头和中枢神经系统的蕈形体中过度生长、过度分支和突触扣结增加	求偶行为强度减弱，短期记忆和昼夜节律存在缺陷
果蝇 *ABCA* 敲低	elav-Gal4 系统	*ABCA13*	运动神经元突触前末端的卫星突触数量增加	与邻近果蝇的社交空间增大；全天的过度活跃，夜间活动提早
斑马鱼 *SHANK3* 突变	CRISPR/Cas9	*SHANK3-a*	成鱼大脑突触后支架蛋白（homer1）和突触前突触素水平降低	运动活动减少；社会交往和接近同类的时间减少；明显的重复游泳行为
斑马鱼 *FMR1* 敲低	DNA 酶介导	*FMR1*	部分幼鱼出现尾部畸形、脊索弯曲、面部畸形	出生后 7 天，出现焦虑、易怒和认知障碍

续表

物种/品系	模型构建方式	基因	病理变化	疾病核心症状（行为）
小鼠 BTBR-T⁺ tfl/J	自发	非遗传	胼胝体缺失和海马连合极度减少	社会交往、社交新奇性偏好以及配对互动减少；幼崽的 USV 增加，成年的 USV 下降；刻板行为、焦虑增加，运动技能下降
大鼠/小鼠 VPA	化学药物诱导	环境因素	小脑浦肯野细胞数量减少、细胞核损伤和皮质突触变化	雄性社会互动减少、重复行为和焦虑增加，并伴有运动与步态障碍
大鼠/小鼠 MIA	内毒素、Poly（I：C）或病毒	环境因素	小脑浦肯野细胞数量减少	雄性社会互动减少、重复行为
小鼠 MECP2 模型	Cre-loxP 条件性敲除	MECP2	齿状回与海马 CA1 区域树突棘密度和大小异常，运动皮层轴突方向紊乱	社会交往障碍；僵硬和步态不协调；后肢紧抱；癫痫；学习记忆缺陷；焦虑减少
大鼠 FMR1 敲除	CRISPR/Cas9	FMR1	海马组织学和神经元密度正常，基础突触传递和突触可塑性缺陷	空间学习记忆缺陷，社交新奇认知缺陷，正常的社会性、运动功能和焦虑；巨睾症
小鼠 CHD8 模型	CRISPR/Cas9	CHD8	脑容量增加，面部畸形	社会互动减少，对社交新奇性的偏好减少；焦虑行为
小鼠 CNV 综合征	Cre-loxP	16p11.2	缺失模型：脑体积缩小、皮层细胞结构紊乱。重复模型：脑体积变大	缺失模型：焦虑样行为和记忆受损，攀爬刻板行为。重复模型：社交能力和对社交新奇性的偏好正常，无刻板行为
犬 SHANK3 突变	CRISPR/Cas9	SHANK3	未见描述	运动协调能力受损；出现睡眠障碍；社会交往障碍；刻板行为；焦虑增强；听觉异常
非人灵长类 MECP2 模型	CRISPR/cas9、TALEN、基于慢病毒的转基因	MECP2	雄性胚胎期致死；大脑发育异常	社会互动减少；刻板行为；睡眠障碍；白天活动不足；对疼痛的反应减少；认知基本正常
非人灵长类 SHANK3 模型	CRISPR/cas9	SHANK3	胎儿大脑前额叶皮层中树突棘密度降低，成熟神经元发育受损	社会互动减少；重复行为；刻板运动；睡眠障碍；学习障碍
非人灵长类 CHD8 模型	CRISPR/cas9	CHD8	神经胶质细胞生成增加；白质增大；大头畸形	未见行为学相关描述

（田永路）

参 考 文 献

郭梦杰, 刘云, 吴志强, 等. 2023. 南极磷虾油对利血平诱导的斑马鱼抑郁模型的改善作用. 食品与机械, 39(7): 152-156.

黄晓巍, 马超, 律广富, 等. 2023. 抑郁症中医证候之实验动物模型制备方法的研究进展. 环球中医药, 16(2): 354-359.

李炜, 吴青原, 连斌, 等. 2018. 笼养食蟹猴攻击-屈服行为下的自然抑郁模型探究. 上海交通大学学报(医学版), 38(12): 1408-1413.

吕静妍, 贺莹, 陈晓岗. 2021. 精神分裂症啮齿动物模型的构建. 国际精神病学杂志, 48(5): 769-773, 781.

苗茸茸, 曲显俊. 2019. 抑郁症动物模型的研究进展. 实验动物科学, 36(3): 80-85.

王凤娟, 于小亚, 丁瑜, 等. 2021. 精神分裂症动物模型的研究进展. 实验动物科学, 38(5): 70-74.

王静, 周启心, 田孟, 等. 2011. 树鼩模型: 抑郁症的社会竞争失败与学习和记忆的被捕获条件反射. 动物学研究, 32(1): 24-30.

Ahn Y, Han S H, Kim M G, et al. 2021. Anti-depressant effects of ethanol extract from *Cannabis sativa* (hemp) seed in chlorpromazine-induced *Drosophila melanogaster* depression model. Pharm Biol, 59(1): 998-1007.

Azargoonjahromi A. 2023. The role of epigenetics in anxiety disorders. Mol Biol Rep, 50(11): 9625-9636.

Belforte J E, Zsiros V, Sklar E R, et al. 2010. Postnatal NMDA receptor ablation in corticolimbic interneurons confers schizophrenia-like phenotypes. Nat Neurosci, 13(1): 76-83.

Bey A L, Jiang Y H. 2014. Overview of mouse models of autism spectrum disorders. Curr Protoc Pharmacol, 66: 5.66.1-5.66.26.

Charlson F J, Ferrari A J, Santomauro D F, et al. 2018. Global epidemiology and burden of schizophrenia: findings from the global burden of disease study 2016. Schizophr Bull, 44(6): 1195-1203.

COVID-19 Mental Disorders Collaborators. 2021. Global prevalence and burden of depressive and anxiety disorders in 204 countries and territories in 2020 due to the COVID-19 pandemic. Lancet, 398(10312): 1700-1712.

de Rezende V B, Rosa D V, Comim C M, et al. 2014. *NCS-1* deficiency causes anxiety and depressive-like behavior with impaired non-aversive memory in mice. Physiol Behav, 130: 91-98.

Dougnon G, Matsui H. 2022. Modelling autism spectrum disorder (ASD) and attention-deficit/hyperactivity disorder (ADHD) using mice and zebrafish. Int J Mol Sci, 23(14): 7550.

Farsi Z, Sheng M. 2023. Molecular mechanisms of schizophrenia: insights from human genetics. Curr Opin Neurobiol, 81: 102731.

Felger J C, Alagbe O, Hu F, et al. 2007. Effects of interferon-alpha on rhesus monkeys: a nonhuman primate model of cytokine-induced depression. Biol Psychiatry, 62(11): 1324-1333.

Gainetdinov R R, Mohn A R, Caron M G. 2001. Genetic animal models: focus on schizophrenia. Trends Neurosci, 24(9): 527-533.

Jones C A, Watson D J, Fone K C. 2011. Animal models of schizophrenia. Br J Pharmacol, 164(4): 1162-1194.

Li B, Zhao H, Tu Z, et al. 2023. CHD8 mutations increase gliogenesis to enlarge brain size in the nonhuman primate. Cell Discov, 9(1): 27.

Liebsch G, Montkowski A, Holsboer F, et al. 1998. Behavioural profiles of two Wistar rat lines selectively bred for high or low anxiety-related behaviour. Behav Brain Res, 94(2): 301-310.

Malik J A, Yaseen Z, Thotapalli L, et al. 2023. Understanding translational research in schizophrenia: a novel insight into animal models. Mol Biol Rep, 50(4): 3767-3785.

Martis L S, Wiborg O, Holmes M C, et al. 2019. BDNF$^{+/-}$ rats exhibit depressive phenotype and altered expression of genes relevant in mood disorders. Genes Brain Behav, 18(2): e12546.

Moore A, Beidler J, Hong M Y. 2018. Resveratrol and depression in animal models: a systematic review of the biological mechanisms. Molecules, 23(9): 2197.

O'Tuathaigh C M, Hryniewiecka M, Behan A, et al. 2010. Chronic adolescent exposure to Δ-9-tetrahydrocannabinol in COMT mutant mice: impact on psychosis-related and other phenotypes. Neuropsychopharmacology, 35(11): 2262-2273.

Pan W, Lyu K, Zhang H, et al. 2020. Attenuation of auditory mismatch negativity in serotonin transporter knockout mice with anxiety-related behaviors. Behav Brain Res, 379: 112387.

Peedicayil J. 2023. Genome-environment interactions and psychiatric disorders. Biomedicines, 11(4): 1209.

Penninx B W, Pine D S, Holmes E A, et al. 2021. Anxiety disorders. Lancet, 397(10277): 914-927.

Pensado-López A, Veiga-Rúa S, Carracedo Á, et al. 2020. Experimental models to study autism spectrum disorders: hiPSCs, rodents and zebrafish. Genes(Basel), 11(11): 1376.

Scherma M, Giunti E, Fratta W, et al. 2019. Gene knockout animal models of depression, anxiety and obsessive compulsive disorders. Psychiatr Genet, 29(5): 191-199.

Song J, Kim Y K. 2021. Animal models for the study of depressive disorder. CNS Neurosci Ther, 27(6): 633-642.

Tian Y, Yang C, Shang S, et al. 2017. Loss of FMRP impaired hippocampal long-term plasticity and spatial learning in rats. Front Mol Neurosci, 10: 269.

Topál J, Román V, Turcsán B. 2019. The dog (*Canis familiaris*) as a translational model of autism: it is high time we move from promise to reality. Wiley Interdiscip Rev Cogn Sci, 10(4): e1495.

Toth M. 2003. 5-HT1A receptor knockout mouse as a genetic model of anxiety. Eur J Pharmacol, 463(1-3): 177-184.

Ueoka I, Pham H T N, Matsumoto K, et al. 2019. Autism spectrum disorder-related syndromes: modeling with drosophila and rodents. Int J Mol Sci, 20(17): 4071.

Varghese M, Keshav N, Jacot-Descombes S, et al. 2017. Autism spectrum disorder: neuropathology and animal models. Acta Neuropathol, 134(4): 537-566.

Wang L, Wang B, Wu C, et al. 2023. Autism spectrum disorder: neurodevelopmental risk factors, biological mechanism, and precision therapy. Int J Mol Sci, 24(3): 1819.

Wang N, Lv L, Huang X, et al. 2022. Gene editing in monogenic autism spectrum disorder: animal models and gene therapies. Front Mol Neurosci, 15: 1043018.

Wu L, Mei S, Yu S, et al. 2023. Shank3 mutations enhance early neural responses to deviant tones in dogs. Cereb Cortex, 16: bhad302.

Yan L, Li L, Han W, et al. 2013. Age-related neuropsychiatric symptoms in presenilins conditional double knockout mice. Brain Res Bull, 97: 104-111.

第九章 五官科疾病研究中实验动物的选择

第一节 白 内 障

一、疾病简介

（一）疾病特征及流行情况

随着社会人口结构老龄化，白内障患者数量逐年增加。据统计，我国 60 岁以上人群的白内障发病率可达 80%，造成了沉重的社会经济负担。

白内障发病特征为晶状体透明度和颜色改变所导致的视觉质量下降。视力下降是白内障最常见也是最典型的临床症状，视力下降程度与晶状体混浊部位有关。晶状体周边部位的轻度浑浊对视力无明显影响，而在晶状体中央部的浑浊即便在早期也会显著影响视力。白内障其他常见症状包括对比敏感度降低、屈光状态改变、单眼复视、眩光、色觉改变及视野缺损等。临床上可通过裂隙灯显微镜检查诊断白内障，并根据晶状体混浊程度进行分级，晶状体混浊分类系统（the lens opacities classification system，version Ⅱ，LOCSⅡ）目前广泛应用于记录晶状体混浊类型及混浊等级。晶状体摘除术是目前唯一被证实有效的白内障治疗方法。尽管白内障手术被认为是最具成本效益的干预措施之一，但其仍存在术中和术后并发症的风险，另外手术普及程度也受到医疗条件和经济水平的限制。如不及时治疗，白内障及其相关并发症可能会导致视力障碍甚至失明。

（二）病因

白内障根据病因可分为：①先天性白内障，主要与遗传因素相关。目前已明确定位与先天性白内障相关的易感基因包括 4 类，即晶体蛋白基因突变、膜蛋白基因突变、晶状体发育过程中的转录调节因子基因突变及细胞骨架蛋白基因突变。②老年性（年龄相关性）白内障，是最常见的白内障类型，多见于 50 岁以上人群。③并发性白内障，多由眼部疾病引起。④代谢性白内障，如糖尿病性白内障、半乳糖性白内障等。⑤药物与中毒性白内障，因长期应用或接触对晶状体有毒性的药物或化学物质引起。⑥外伤性白内障，由眼球穿通伤、钝挫伤、化学伤或电击伤等引起。⑦辐射性白内障，可由电离辐射及紫外线、红外线等辐射诱发。⑧后发性白内障，是白内障囊外摘除术后最常见的并发症，已成为影响白内障患者手术长期预后的重要因素。

（三）致病机制

白内障致病机制复杂，涉及遗传、衰老、物理/化学损伤、手术、炎症、药物、代谢等可影响眼内环境的因素及系统性代谢或免疫疾病。在白内障进展中，多种机制参与了晶状体细胞结构和功能的异常改变。主流观点认为自由基损伤是多种病理因素作用的共同途径，各类诱发因素可引起晶状体抗氧化屏障破坏，晶状体细胞长期暴露在氧化环境中会诱发细胞内氧化应激增加，细胞内蛋白质、脂质和核酸等生物功能异常，如形成蛋白质聚合物，非水溶性蛋白含量增加；出现晶状体泵-漏平衡破坏，上皮细胞肿胀；诱导晶状体基因突变，启动细胞凋亡及坏死的发生，共同导致晶状体透明度下降。紫外线照射也是白内障发病机制中的重要因素，由衰老或辐射造成的 α-晶体蛋白分子伴娘功能下降，可引起晶体蛋白抗氧化酶类活性丧失，造成晶状体代谢障碍，蛋白间形成高分子聚合物，导致晶状体混浊。另有研究提示晶状体上皮细胞凋亡异常与白内障发生相关，可造成晶状体上皮细胞缺损，打破晶状体纤维渗透压平衡，导致晶状体纤维透明性和完整性下降。

二、实验动物的选择

探索延缓白内障发生及进展的治疗方案是眼科领域长期关注的热点问题，深入其病理表型和分子机制研究尤为重要，而构建稳定有效的白内障动物模型是进行深入机制研究的前提条件。白内障动物模型可通过复制与人类晶状体浑浊度变化类似的白内障症状及体征，解决临床白内障患者取材不易的难题，为白内障发病机制、药物筛选等研究提供重要保障。目前，构建白内障疾病模型常用到的实验动物包括兔、大鼠、小鼠、斑马鱼等。基于造模方法，可将目前现有白内障动物模型分为先天性白内障动物模型和诱导型白内障动物模型。先天性白内障动物模型可由染色体变异或基因突变等因素引起，常通过基因编辑手段来模拟人类先天性白内障的病理过程。诱导型白内障动物模型是一种通过人为手段来诱导动物白内障发生的实验模型，常见模型包括紫外线诱导白内障模型、创伤性白内障模型、硒性白内障模型、糖皮质激素性白内障模型及糖尿病性白内障模型等。

三、不同动物模型的特征

（一）先天性白内障动物模型

先天性白内障动物模型是在临床已知白内障患者突变基因的基础上建立的，更接近真实的人类先天性白内障。基因编辑白内障小鼠模型的常见靶标基因包括晶体蛋白基因及膜蛋白基因。晶体蛋白（crystallin）存在于眼晶状体中，分为 α-晶体蛋白、β-晶体蛋白和 γ-晶体蛋白三类，在维持眼晶状体透明度和折射功能中起着重要作用。例如，*CRYAA* 晶体蛋白基因错义突变可导致小鼠出现小眼症和核性白内障。近期有学者成功构建了 *CRYAA*（*Y118D*）突变的 αA$^{Y118D/Y118D}$ 白内障小鼠模型，眼前节裂隙灯显微镜图像证实该小鼠晶状体严重浑浊，病理检查结果显示晶状体皮质区及核区的纤维细胞变形造就形态异常（Jia et al.，2021）。其他 *CRYAA* 突变位点如 *Cryaa*-R49C、*Cryab*-R120G 等均已被证实可用于构建基因敲入白内障小鼠模型（Frankfater et al.，2020）。膜蛋白基因如间隙连接蛋白（connexin，Cx）基因对维持晶状体透明性非常重要，在哺乳动物晶状体中主要存在三类间隙连接蛋白，包括 Cx43、Cx46 及 Cx50。同时敲除 *Cx46 和 Cx50* 基因可用于构建小鼠重度白内障模型，*Cx43*⁻/⁻ 小鼠可出现晶状体细胞间隙严重扩张和细胞内空泡，提示晶状体内部的渗透平衡被破坏（Gao et al.，1998）。

（二）诱导型白内障动物模型

诱导型白内障动物模型是研究白内障发生及进展机制、寻找潜在分子治疗靶点、药物筛选评价等的重要实验工具。诱导型白内障动物模型是指通过人为实验操作或特殊处理方法诱发动物眼睛产生白内障病变，如紫外线照射、药物诱导、化学物质处理、创伤诱导等。与先天性白内障动物模型相比，诱导型白内障动物模型具有多个优势，操作时间、过程及剂量等可控性强，可观察到从开始诱导到白内障发生进展的动态变化；另外，诱导型白内障动物模型可实现单眼的自身对照，节省实验成本。但需注意，诱导型白内障动物模型与人类白内障的形成过程有一定差异。因此，诱导型白内障动物模型更适合短期及特定条件下的研究，而先天性白内障动物模型更接近真实疾病的形成过程，有助于深入研究白内障的潜在机制和长期治疗效果。

1. 紫外线诱导白内障模型

将动物眼睛暴露于特定剂量和照射时间的紫外线（ultraviolet，UV）辐射中诱导白内障的产生。其发生机制为过量的紫外线辐射可诱导晶状体氧化应激水平增高，损伤细胞内 DNA 及蛋白质，出现异常蛋白质聚集和细胞凋亡，从而诱导白内障的产生。常用动物包括兔、大鼠、小鼠等，操作方法是将动物麻醉后暴露角膜，利用特定波长的紫外线灯如 UVA 灯或 UVB 灯等进行照射，可根据具体实验要求设置特定的辐射剂量和时间。经诱导处理后可利用裂隙灯显微镜观察、病理学检测等方法评估造模是否成功。一般均需设置对照组进行对比观察。需要特别注意，在紫外线辐射操作过程中实验人员需严格遵守安全操作规程。另外，需要考虑动物福利原则，对紫外线的照射剂量和时长进行合理控制，避免因过度辐射引起非靶器官的额外伤害。

2. 创伤性白内障模型

创伤性白内障是指眼睛受到外力或其他物理因素引起的晶状体损伤而导致的白内障。因此，创伤性白内障动物模型可通过人为诱导晶状体损伤建立，目前常用的造模方法包括刺伤创伤及烧伤创伤，常用动物为大鼠。刺伤创伤白内障动物模型可通过使用注射器针头从角膜缘穿刺进入前房，将晶状体前囊及皮质划开，直接损伤晶状体，引起氧化应激和自由基水平增加，诱导晶体蛋白异常聚集，晶状体上皮细胞增殖及凋亡水平异常，从而导致白内障的形成。也有研究利用激光产热原理诱导白内障的发生，在动物麻醉后，利用前置镜将 Nd：YAG 激光聚焦于晶状体前囊膜下皮质，以单脉冲方式发射以诱导晶状体损伤，单脉冲能量一般为 4～8 mJ，术后 2 周内可通过裂隙灯显微镜观察到晶状体以激光击发点为中心的浑浊区逐渐形成（石磊等，2009）。

3. 硒性白内障模型

将亚硒酸盐按实验动物类型及实验要求进行稀释，以灌胃或皮下注射方式诱发白内障的形成，常用于啮齿动物造模。高浓度的硒元素进入体内后会在晶状体积聚，抑制 Ca^{2+}-ATP 的功能，部分水解的晶体蛋白变为非溶性；另外，亚硒酸盐会与房水中的微量 H_2O_2 反应，释放自由基和活性氧化物，诱发晶状体细胞代谢异常及蛋白质凝聚，从而导致白内障的发生。硒性白内障建模需在啮齿动物出生后两周内进行，此时幼鼠血-视网膜屏障尚未发育成熟，硒元素易于进入眼内产生剂量积累效应，从而诱导白内障发生。本造模方法具有快速、简单且费用低廉的优势，多用于白内障药物筛选研究。

4. 糖皮质激素性白内障模型

糖皮质激素性白内障是指长期使用糖皮质激素类药物如地塞米松、泼尼松、皮质醇等引起的晶状体混浊，典型表现为晶状体后囊膜下的浑浊。其发生机制可能与糖皮质激素受体介导的晶状体波形蛋白表达水平下调、晶体蛋白结构及功能损害、晶状体酶功能抑制有关，继而影响细胞间黏附功能、细胞分化及凋亡等生物反应，导致白内障的发生。地塞米松是诱导糖皮质激素性白内障动物模型的常用药物，一般在大鼠中进行造模。给予大鼠口服或注射糖皮质激素类药物进行诱导，可导致晶状体后囊膜细胞增殖，导致后囊性白内障的发生，其中剂量和给药方式可根据实验要求调整。另外，也可选用 15 日龄的孵化鸡胚，用糖皮质激素注入鸡胚以诱导白内障发生。

5. 糖尿病性白内障模型

糖尿病性白内障是由长期血糖升高引起的晶状体混浊，是糖尿病的常见并发症。糖尿病性白内障的发病机制与高血糖诱导的晶状体糖基化发生、氧化损伤加剧、细胞代谢受损、糖酵解水平增加有关。注射化学物质如链脲佐菌素（STZ）、D-半乳糖、葡萄糖等均可诱导实验动物严重白内障的发生。腹腔注射 STZ 是目前最常用的造模方法。STZ 是链霉菌属菌株产生的抗生素，具有选择性破坏相关种属动物胰岛 β 细胞的作用，能够诱导动物发展出类似于人类糖尿病的特征，多用于大鼠、小鼠、豚鼠等啮齿动物的糖尿病造模中。在注射后 4～6 周可在裂隙灯生物显微镜下观察到白内障形成，呈现为晶状体赤道部的小空泡，后囊下有弥漫性浑浊。也有研究通过饮食或腹腔注射给予 D-半乳糖以诱发白内障。当 D-半乳糖浓度升高时，晶状体中的半乳糖醛酸还原酶转化为半乳糖醇，使晶状体吸水肿胀，导致晶状体混浊。D-半乳糖含量可根据干预方式和实验要求进行调整。糖尿病性白内障动物模型可用于糖性白内障研究和白内障治疗药物筛选。

四、动物模型与临床疾病对比

不同动物模型与白内障临床的对比见表 9-1。

表 9-1　不同动物模型与白内障临床对比

动物模型	造模方法	白内障形成机制	症状	与临床患者比较
先天性白内障模型	基因编辑，包括突变基因敲入、功能基因敲除等	常见靶标基因包括晶体蛋白基因及膜蛋白基因，通过基因编辑手段诱导晶状体功能异常	基于不同基因位点诱导的晶状体混浊形态存在差异，如 CRYAA 晶体蛋白基因错义突变可表现为皮质区及核区的纤维细胞形态异常；间隙连接蛋白基因敲除小鼠多表现为晶状体肿胀和细胞内空泡，提示渗透失衡	该模型是基于临床先天性白内障患者常见基因突变位点构建，可较好模拟人类先天性白内障的发展过程，但观察周期一般较长
紫外线诱导白内障模型	紫外线灯照射	晶状体氧化应激水平增高，损伤细胞内 DNA 及蛋白质，出现异常蛋白质聚集和细胞凋亡	多为皮质性白内障	模拟人类紫外线照射导致的白内障形成机制，白内障形成速度较快，与临床患者存在差异
创伤性白内障模型	刺伤创伤、烧伤创伤	直接损伤晶状体，引起氧化应激和自由基水平增加，诱导晶体蛋白异常聚集，上皮细胞功能异常	以损伤区为中心区域的晶状体混浊，并逐渐扩大	白内障形成速度快，与人类外伤性白内障相似
硒性白内障模型	以灌胃或皮下注射方式给予亚硒酸盐	高浓度硒抑制 Ca^{2+}-ATP 功能，与 H_2O_2 反应，释放自由基和活性氧化物，晶体细胞代谢异常及蛋白质凝聚	多为核性白内障	反映晶状体核病变急性白内障过程，多用于白内障药物筛选
糖皮质激素性白内障模型	糖皮质激素类药物口服或注射	晶状体波形蛋白表达水平下调、晶状体蛋白结构及功能损害、晶状体酶功能抑制等	多为晶状体后囊膜下浑浊	可模拟糖皮质激素性白内障临床患者发病，用于相关机制研究
糖尿病性白内障模型	链脲佐菌素腹腔注射、D-半乳糖饮食或腹腔注射	高血糖诱导的晶状体糖基化发生、氧化损伤加剧、细胞代谢受损、糖酵解水平增加	晶状体吸水肿胀，出现小空泡及弥漫性浑浊	可用于糖性白内障临床患者研究和白内障治疗药物筛选

（程　英）

第二节　青　光　眼

一、疾病简介

（一）疾病特征及流行情况

青光眼（glaucoma）是全球首位不可逆性致盲眼病。WHO 报告显示，2020 年全球青光眼患者达 7600 万，而中国占 2200 万。随着人口老龄化，全球青光眼患者不断增加，预计到 2040 年将达到 1.118 亿。青光眼已成为全球关注的重大公共卫生问题。青光眼是一组以视网膜神经节细胞（retinal ganglion cell，RGC）及其轴突丢失为病理基础，伴随着视神经乳头区凹陷和视野缺损的神经退行性病变。由于其发病原因至今仍未完全明确，传统降眼压治疗效果不佳，青光眼发病机制研究已成为目前眼科学、神经科学等多领域关注的前沿热点。

（二）病因及病理特征

目前，青光眼视神经损害的主流学说包括"机械损伤学说"、"血管缺血学说"及"自身免疫学说"等。机械损伤学说提出，眼压升高导致压力承重组织视乳头部位受到异常负荷，组织发生后凹畸变，造成穿行于筛板中的视神经扭曲损伤。血管缺血学说是指青光眼视神经损害与视乳头区域血流供应不足、局部或全身血管异常有关。近年研究发现，青光眼视神经病变与"经典"中枢神经系统退行性病变具有类似的神经炎症机制，提出青光眼可能是一种自身免疫性疾病的概念，该病理过程涉及视网膜胶质细胞活化、血-视网膜屏障功能异常及适应性免疫应答等。其他青光眼致病机制如跨筛板压力差增大、兴奋性毒性反应等也日渐成为本领域的热点问题。眼压升高是青光眼的典型表现，与房水生成及引流失衡有关，根据房水排出受阻机制的不同，临床上将原发性青光眼分为开角型和闭角型青光眼两大类。虽然两类青光眼的易感因素、发病机制、临床起病过程及诊治方法均有差异，但最终均可出现 RGC 胞体及轴突的损伤，与轴浆流运输功能异常、线粒体功能障碍等病理机制有关，表现为以视神经筛板损伤及细胞外基质重塑为特征的视杯加深和盘沿变窄。

二、实验动物的选择

青光眼疾病造模可在不同种属的实验动物中进行，如猴、兔、大鼠、小鼠等。非人灵长类动物的眼结构与人最为相似，可很好地模拟临床青光眼的发生、发展，但其不足之处在于价格昂贵，批量造模成本高。实验兔眼睛较大，便于操作，但兔眼对外界环境刺激敏感，较易出现眼内炎症反应，影响后续实验。啮齿动物的眼球与人眼相似，且啮齿动物繁殖速度快、发育周期短且成本较低，是青光眼疾病造模中最常用的实验动物。啮齿动物具有和人眼类似的房水流出相关解剖结构及 RGC，可较好地模拟青光眼的疾病特征改变。但需要注意的是，啮齿动物视网膜无黄斑，且视神经乳头处缺乏筛板结构，仅存在由大量胶质细胞组成的"胶质筛板"结构，与人眼有一定差异。根据造模方法不同，青光眼动物模型可分为自发型青光眼动物模型和诱导型青光眼动物模型。

三、不同动物模型的特征

（一）自发型青光眼动物模型

自发型青光眼动物模型是指通过基因编辑手段对实验动物进行改造，动物随着生长发育可自发表现出青光眼相关病理特征，如眼压升高、视神经损伤等。小梁网糖皮质激素诱导反应蛋白（myocilin，*MYOC*）基因是最早被鉴定出的青光眼致病基因，*MYOC*基因突变在青少年开角型青光眼患者中占10%，在成人开角型青光眼患者中占3%～4%。至今已发现 70 多个与开角型青光眼相关的 *MYOC* 基因突变位点，如 *Tyr437His*、

Asn450Asp、*Pro370Leu* 等，均已通过基因编辑用于青光眼小鼠建模中。Tg-MYOC^{P370L}小鼠从 5 月龄可出现眼压升高，至 9 月龄时眼压平均升高约 6 mmHg，并伴有明显的 RGC 丢失，眼压升高与 MYOC^{P370L} 蛋白的分泌障碍及在房角部位的异常堆积有关（Cheng et al.，2023）。DBA/2J 品系小鼠也是一类常见的色素散播性青光眼动物模型，被广泛应用于开角型青光眼发病机制、诊疗策略及药物筛选研究中。DBA/2J 小鼠可随着年龄增长自发出现眼前节的异常，如角膜水肿、虹膜萎缩、色素脱失、虹膜外周粘连等，在 8～9 月龄时会出现眼压升高，雌性小鼠的平均眼压高于雄性，升高幅度在 8～9 mmHg。目前也有一些非眼压依赖性的自发型青光眼动物模型，如 *EAAC1* 基因敲除小鼠、*GLAST* 基因敲除小鼠等，虽然这类小鼠模型存在 RGC 自发死亡和视神经退行性改变，但并无眼压的升高。自发型青光眼动物模型可较好地模拟青光眼患者的疾病发生及进展过程，更接近真实的临床发病过程。但需要注意，自发型青光眼动物模型个体差异较大，可能需要根据眼压等典型体征进行适当的筛选以进行后续实验。

（二）诱导型青光眼动物模型

诱导型青光眼动物模型是指通过人为手段干扰房水正常引流导致眼压升高，或直接利用损伤性物质诱导 RGC 死亡。与自发型青光眼动物模型相比，诱导型青光眼动物模型可实现单眼对照，大幅减少了因个体差异所造成的结果偏倚，并节省了实验成本。诱导型青光眼动物模型根据眼压是否升高分为眼压依赖模型和非眼压依赖模型。眼压依赖模型包括前房阻塞法模型、类固醇诱导法模型、激光光凝法模型、上巩膜静脉注射高渗生理盐水模型、前房灌注法模型等，非眼压依赖模型包括视神经机械性损伤模型、兴奋性神经节细胞损伤模型等。

1. 前房阻塞法模型

前房阻塞法是指通过向前房注射一定量的特殊物质，如微珠、硅油、热敏凝胶等，诱导瞳孔阻滞或房角阻塞，增加房水流出的阻力，从而造成眼压升高，模拟了原发性青光眼的起病特征。调整注射物质的量和性质，可控制眼压升高的速度和程度。微珠前房阻塞法常选用磁性微珠，经角膜缘部位进针，将磁性微珠注入前房，磁性微珠在眼前房内形成阻塞效应，阻碍了房水的正常流动。另外，磁性微珠的优势在于可以通过外部磁场的作用来调控其位置和移动，从而更加精确地控制眼前房的阻塞效果。选择直径合适的磁性微珠尤为重要，磁性微珠直径一般在 6～15 μm。微珠直径会直接影响其在前房的分布和悬浮稳定性。微珠过小可能会被眼前房的流体冲走，影响实验效果，而微珠过大可能造成阻塞效应过于显著，导致眼压升高过快或过大。研究报道，大鼠前房单次注射 15 μm 微珠后眼压可升高 5～10 mmHg，维持 2 周左右，若注射两次，高眼压可维持至 8 周左右（Sappington et al.，2010）。

2. 类固醇诱导法模型

类固醇诱导的青光眼模型类似于临床患者经类固醇药物治疗后的眼压升高过程，可用于开角型青光眼研究。研究人员可通过调整类固醇药物的剂量、给药方式和给药时间，控制眼压升高的程度和速度。多种动物均可用于类固醇诱导的青光眼造模中，如羊、兔、大鼠、小鼠等。例如，在小鼠皮下植入渗透性微型泵递送地塞米松，可诱导眼压在3周内升高2.6 mmHg，房水流出减缓52%，且小梁网中的纤维物质增加（Overby et al.，2014）。需要注意，类固醇类药物除诱导眼压升高外，还会导致其他眼部副作用的产生，如白内障和角膜溃疡等。

3. 激光光凝法模型

利用激光光凝房水引流相关解剖结构，如小梁网、巩膜上静脉、角巩膜缘等，使组织破坏、瘢痕化等，破坏其正常结构功能，从而减少房水流出，达到慢性升高眼压的效果。由于该造模方法需要将激光点精准对焦至小梁网，因此常用于非人灵长类、兔等较大体型的动物造模。利用氩激光360°光凝恒河猴小梁网后，约有70%的动物会出现眼压升高，经4次光凝后，眼压可维持在24～50 mmHg。病理检查显示，造模组动物眼底出现明显RGC的选择性丢失和视网膜神经纤维层变薄（Bouhenni et al.，2012）。后续有学者对此方法进行了改良，经过在前房注射印度墨水以清楚显示小梁网部位，自此激光光凝法也被应用于啮齿动物中。该方法需要配套设备和熟练的技术，难度较大。

4. 上巩膜静脉注射高渗生理盐水模型

上巩膜静脉注射高渗生理盐水模型可较好模拟开角型青光眼疾病表型。高渗生理盐水经上巩膜静脉注射后通过角膜缘血管网及集合管逆行进入房角的施莱姆管，在接触小梁网组织后引起小梁网炎症、变形、坏死硬化，形成组织瘢痕，房水流出受阻而出现眼压升高。该方法常用于大鼠造模，可使眼压增加5～25 mmHg，并持续1～5周。高渗生理盐水模型依赖于房水流出关键解剖结构小梁网的瘢痕化，因此其眼压升高呈渐进性，有利于进行眼压升高水平与视神经损伤程度的相关性研究。此方法的局限性在于操作较为困难，且眼压升高幅度和维持时间存在个体差异。

5. 前房灌注法模型

前房灌注法是指通过将输液针经角膜缘刺入动物眼前房，输液针另一端连接无菌生理盐水瓶，液体的注入量和速度可以根据目标眼压与研究目的进行调整。前房灌注法是一种急性眼压升高的造模方法，更类似于急性高眼压发作时的临床病程。在小鼠模型中，当将生理盐水瓶升至眼平面以上120 cm处时，眼压将增加到90 mmHg左右。由于该方法升眼压程度剧烈，因此一般造模时间多控制在30～90 min。造模结束，拔出输液针头后，可观察到球结膜、虹膜及眼底视网膜颜色逐渐恢复，提示视网膜灌注的恢复。因此，该模型也被称为视网膜缺血-再灌注损伤模型。

6. 视神经机械性损伤模型

视神经机械性损伤是一类非眼压依赖的造模方法。其是指利用镊子或眼科剪等工具直接挤压或横断球后视神经，从而引起RGC凋亡。该模型是一类操作简易、低成本的视神经损伤动物模型，常用于外伤性视神经病变与青光眼研究中。小鼠经视神经挤压损伤7天后，RGC数量降低至约47%，在损伤后30天其丢失至约12.7%。视神经横断动物模型的 RGC 丢失程度比视神经挤压模型更为剧烈。视神经横断后会出现大量的 RGC 凋亡，造模后 14 天 RGC 丢失率可达 90%。据报道，视神经挤压或横断后 RGC 的丢失可持续至 90 天（Sánchez-Migallón et al.，2018）。另外，大鼠视神经半切模型也被应用于部分青光眼的研究中，半切模型与挤压或横断模型相比，其优点在于能够区分潜在的原发性和继发性视神经变性（Li et al.，2014）。

7. 兴奋性神经节细胞损伤模型

兴奋性神经节细胞损伤模型是指通过向动物眼玻璃体腔内注射兴奋性物质如谷氨酸盐、N-甲基-D-天冬氨酸（NMDA）等直接诱导 RGC 损伤以模拟青光眼的疾病过程。谷氨酸水平与青光眼发病密切相关，在青光眼患者和其他哺乳动物类青光眼模型中，玻璃体中谷氨酸水平均出现显著升高。谷氨酸盐和 NMDA 常被用于诱导内层视网膜谷氨酸含量增加，可在不影响眼压的情况下，诱导 RGC 出现兴奋性中毒而死亡，呈剂量依赖性。本节自发型青光眼动物模型中提到的 *EAAC1* 基因敲除小鼠和 *GLAST* 基因敲除小鼠便是因破坏了谷氨酸的正常转运而导致的 RGC 损伤，从而模拟青光眼的疾病进程。

四、动物模型与临床疾病对比

不同动物模型与青光眼临床的对比见表 9-2。

表 9-2 不同动物模型与青光眼临床对比

动物模型	造模方法	发病机制	病理特征	与临床患者的比较
自发型青光眼模型	基因编辑，包括突变基因敲入、功能基因敲除等	常选用与青光眼致病关键解剖结构或功能相关的靶标基因，如 *MYOC* 基因、谷氨酸转运基因等	DBA/2J 小鼠可出现发育性的眼前节色素散播相关异常；*MYOC* 突变小鼠模型眼压升高与房角部位突变蛋白的异常堆积有关。*EAAC1* 或 *GLAST* 基因敲除小鼠因谷氨酸转运异常而产生兴奋性神经毒性，导致 RGC 损伤	较好地模拟了青光眼患者的疾病发生及进展过程，但存在个体性差异
前房阻塞法模型	在前房注射一定量的物质如微珠、硅油、热敏凝胶	诱导瞳孔阻滞或房角阻塞，增加房水流出的阻力，从而导致眼压升高	前房内潴留的物质会产生阻塞效应，干扰正常的房水引流，导致眼压升高，升高的眼压会造成 RGC 胞体及轴突损伤	模拟了临床患者原发性青光眼的起病特征
类固醇诱导法模型	局部或全身行类固醇给药	类固醇引起的眼压升高与小梁网的细胞外基质重塑、继发的房水流出阻力增加有关	经类固醇诱导后，小梁网处的细胞外基质成分中胶原成分增加、基质金属蛋白酶表达降低；小梁网细胞表皮生长因子受到抑制等	可模拟临床患者经类固醇药物治疗后眼压升高的过程及用于开角型青光眼研究中
激光光凝法模型	通过激光光凝房水引流相关解剖结构	通过激光选择性破坏房水引流相关解剖结构，使其产生炎症反应及瘢痕化等，从而减少房水流出以升高眼压	实验动物小梁网经激光光凝后，可出现小梁网瘢痕，伴有施莱姆管塌陷或消失	可用于模拟临床慢性青光眼患者，该方法对设备和操作的要求较高

续表

动物模型	造模方法	发病机制	病理特征	与临床患者的比较
上巩膜静脉注射高渗生理盐水模型	上巩膜静脉注射高渗生理盐水	高渗生理盐水逆行进入房角的施莱姆管，导致组织瘢痕化和继发性眼压升高	高渗生理盐水接触小梁网组织后引起小梁网炎症、变形、坏死硬化，形成组织瘢痕	用于模拟临床开角型青光眼患者
前房灌注法模型	前房灌注生理盐水	将无菌生理盐水快速灌注入前房，引起眼压快速、剧烈上升	前房灌注时视网膜、虹膜及球结膜缺血变白，待灌注结束后，可观察到以上解剖结构颜色逐渐恢复	多用于模拟急性青光眼发作，又被称为视网膜缺血-再灌注损伤模型
视神经机械性损伤模型	挤压、横断或半切视神经	直接通过机械性损伤造成 RGC 死亡	视神经轴突直接受机械力损伤，轴浆流运输功能障碍，RGC 大量凋亡	常用于外伤性视神经病变与青光眼研究
兴奋性神经节细胞损伤模型	向玻璃体腔内注射兴奋性物质	谷氨酸盐、NMDA 等物质可诱导 RGC 出现兴奋性中毒而死亡	诱导内层视网膜谷氨酸含量增加，使钙超载和氧化应激水平增加，诱导 RGC 凋亡	该模型可在不影响眼压的情况下诱导 RGC 丢失，可模拟正常眼压青光眼的病理过程

（程　英）

第三节　近　视　眼

一、疾病简介

（一）疾病特征及流行情况

近视眼又称近视（myopia），是一种常见的视力异常状况。近视患者看近处物品清晰，但看远处物品模糊。近视是屈光不正的一种，当眼睛的形状或者特定部分（如角膜曲率、眼轴长、晶状体）发生异常改变，本应聚焦于视网膜上的光线聚焦在视网膜前方，从而导致视网膜上不能清晰成像。

新生儿多为远视，随后远视程度逐渐降低，大约 14 岁完成正视化，成人屈光状态稳定。在儿童和青少年眼睛发育过程中，生活方式、环境因素干扰了正视化过程，就可能产生近视。大多数近视与眼轴过度生长有关，还有一些罕见性近视，如圆锥角膜近视和成人白内障近视。Hashemi 等（2020）推测全球人群圆锥角膜近视患者比率大约为 138/100 000。

近视是全球常见的眼部疾病之一，在不同国家和地区，近视发病率差别很大。欧美国家成人患病率为 10%～30%，在东亚和东南亚的经济、教育相对发达地区，年轻人患病率达到 80%～90%（Baird et al., 2020）。2023 年 9 月，国家卫生健康委员会最新数据显示，我国儿童、青少年总体近视率为 52.7%，其中，小学生为 35.6%，初中生为 71.1%，高中生为 80.5%。Haarman 等（2020）进行了近视风险评估，认为随着年龄的增长，1/3 高度近视患者有视力低下、失明的风险；中度近视患者有发生近视性黄斑变性（MMD）、视网膜脱离（RD）、白内障和开角型青光眼（OAG）的重大风险。近视患者生活不方便，也面临着经济和心理压力。

（二）病因

大量研究表明遗传和众多环境因素都可导致近视的发生，现代生活方式可能是引起年轻人近视高发的主要因素。典型的现代生活方式包括长时间花在教育和其他近距离活动上，缺少户外活动，频繁使用电子产品等。

按照是否受到其他疾病影响，近视可分为原发性和继发性近视。原发性近视没有受到其他疾病的促进作用，又可分为病理性与单纯性近视两类。继发性近视可由外伤、药物、固有眼病引起。单纯性近视（simple myopia）多发生于儿童及青少年时期，屈光度数发展稳定至–6.00 D 以下，矫正视力正常，眼轴延长，无明显眼底病变。其发病原因与遗传及环境因素有关，属于多因子遗传。病理性近视（pathologic myopia）多起自儿童期，屈光度数发展稳定至–6.00 D 以上，眼轴过度延长，有后巩膜葡萄肿和明显眼底变性，包括环形及大弧形斑、漆裂纹、黄斑区视网膜劈裂、黄斑出血、富克斯斑及脉络膜和视网膜变性。其病因主要与遗传有关，也受到环境因素的影响（瞿佳和吕帆，2018）。

1. 遗传因素

流调显示，父母亲近视，其后代近视发生率较高，对于高度近视的父母，其子女近视风险大增。WHO 数据显示，不同种族的近视发生率迥异，黄种人最高，白种人次之，黑种人最低。据 Felicia A 总结，使用分子标记进行连锁分析已经在人类基因组中找到30 余处不同的近视基因位点，表明近视的起源可能是多基因突变（Baird et al.，2010）。外显子组测序和全基因组测序筛查到了 *ARR3*、*BSG*、*CTSH*、*CCDC111*、*LEPREL1*、*LOXL3*、*LRPAP1*、*NDUFAF7*、*P4HA2*、*SCO2*、*SLC39A5*、*UNC5D* 和 *ZNF644* 等与高度近视相关的基因（Tedja et al.，2019）。

2. 教育和近距离活动

受教育程度较高人群的近视发生率较高，东亚和东南亚近视率的上升与大规模高强度的教育活动高度相关。一项研究表明，近距离活动时间增多，近视发生概率增加 14%，近距离工作每周内增加 1 h，近视率增加 2%（Huang et al.，2015）。

3. 户外活动

自然光暴露与户外活动可以减少青少年近视的发生和发展。王宁利团队在中国安阳一所小学开展了一项为期 3 年的对照试验。3113 名二年级学生随机分为实验组和对照组，通过短信提醒的方式督促实验组父母增加学生光线暴露和户外活动时间，数据分析显示，实验组学生眼轴更短，近视进展更慢，差异显著（Li et al.，2022）。

4. 其他因素

眼外伤导致睫状体水肿、眼部调节痉挛、晶状体悬韧带断裂、晶状体前脱位或角膜曲率增加，可引发近视。有机磷农药等可引起中毒性近视。磺胺类、利尿剂、四环素、促肾上腺皮质激素（ACTH）及避孕药等，可诱发药物性近视（瞿佳和吕帆，2018）。

（三）致病机制

研究表明，眼睛的屈光发育受到光学离焦信号的调节（Troilo et al.，2019）。外界物体不能在人或动物的视网膜清晰成像，出现离焦现象。视网膜检测到离焦现象，处理后转化为分子信号，经多层信号级联传递，调节巩膜的组织更新和形态变化，进而影响眼球后段的生长。多层信号级联传递包括视网膜中的信号通路、视网膜色素上皮（RPE）、脉络膜和巩膜。切断鸡和非人灵长类的视神经，成功诱导出实验性近视，推测眼睛屈光发育主要由视网膜调控（Troilo et al.，1987；Raviola and Wiesel，1990）。

动物实验研究已经揭示了一些近视发生、发展的生物学基础，如眼睛检测到视网膜散焦现象，进行代偿性生长；眼睛生长的局部视网膜调控；脉络膜厚度的调节变化；眼睛生长生物化学成分的鉴定；调节眼睛生长和屈光状态的信号级联传递。基于全基因组、表达谱测序，以及生物信息学分析技术在动物模型中的研究，研究发现大量与近视相关的重要信号通路或蛋白分子（Tkatchenko and Tkatchenko，2019），如多巴胺受体、毒蕈碱乙酰胆碱受体、胰高血糖素、维甲酸、内皮型一氧化氮合酶（eNOS）、谷氨酸受体、环磷酸腺苷（cAMP）等。这些近视信号通路有些存在于视网膜、RPE、脉络膜和巩膜中，有些跨不同眼组织共同存在。对控制眼睛生长的细胞和分子机制的理解，也促进了药物新靶点和治疗方案的开发。目前，角膜塑形术（OK 镜）和多焦点隐形眼镜，是基于光学的治疗方法，能减缓近视的进展，但不能阻止。目前，用于控制近视的药物主要有两种：阿托品和 7-甲基黄嘌呤，但尚有副作用、疗效有限。

毒蕈碱乙酰胆碱受体被实验证明参与了屈光发展。阿托品、哌仑西平作为毒蕈碱乙酰胆碱受体拮抗剂，在实验中可以抑制鸡和哺乳动物的实验性近视。Jason 在连续 2 年的随机临床试验中，对 474 名 4～9 岁无近视的儿童，每晚分别使用 0.05% 阿托品、0.01% 阿托品和安慰剂滴眼液，实验结果显示 0.05% 阿托品组近视发生率显著降低（Yam et al.，2023）。使用阿托品治疗可能产生瞳孔扩大、畏光、调节力降低等不良反应。据报道，分别接受低剂量（0.01%）、中等剂量（0.01%～0.5%）、高剂量（1%）阿托品治疗的近视患者，不良反应率分别为 6.5%、17.5% 和 43.1%（Gong et al.，2017）。

多巴胺是大脑中的一种神经递质，对人类情绪有调节作用。视网膜内无长突细胞具有合成多巴胺的能力，视网膜中的各类细胞里遍布多巴胺受体。Weiss 和 Schaeffel（1993）发现视网膜 DA 含量具有昼夜节律性，白天高，夜晚低。利用形觉剥夺和光学离焦，诱导出近视动物模型，结果发现视网膜中多巴胺含量明显下降。注射非选择性多巴胺受体激动剂——阿扑吗啡，减少多巴胺含量，可在一定程度上抑制形觉剥夺近视和光学离焦近视的发生。大量实验证明户外活动能够预防和延缓儿童近视，户外光照促进多巴胺的分泌可能是主要因素（Feldkaemper and Schaeffel，2013）。

二、实验动物的选择

动物实验研究的结果促进了我们对视觉形成、眼睛生长发育以及近视形成发展的理解。对近视形成的重要因素，如光照、近距离工作、户外活动、长时间用眼，形成了普遍的共识。这些科研发现为近视公共防治策略的制定，如《儿童青少年近视防控适宜技术指南》《近视管理白皮书》，提供了重要的理论依据。来自实验动物模型研究的重要发现，也促进了人类近视临床治疗方法的发展，如 OK 镜、阿托品治疗。这些预防和治疗方案，可以大幅减少近视发生及并发症的威胁。

使用实验动物可以开展一些不方便或者无法在人体开展的操作，模拟人体进行近视的遗传、环境、机制和治疗药物的研究。目前，已经建立了鸡、树鼩、猕猴、狨猴、豚鼠和小鼠等实验动物近视模型。这些动物容易获得、易于饲养管理、实验操作方便，相对于志愿者，容易通过动物伦理审查。这些优点促进了动物模型在近视研究中的广泛应用。然而，实验动物和人的视觉系统结构可能存在差异，对实验条件的反应可能不一致。例如，与人类相比较，鸡的巩膜多了软骨层，小鼠没有睫状肌。因此，使用实验动物开展近视研究，相关结论要进行谨慎验证。

三、不同动物模型的特征

（一）鸡模型

鸡，鸟纲鸡形目。卵生，孵化期 21 天，成熟年龄 4～6 月龄，寿命 14 年。鸡出生即开眼，夜视力差。鸡出生时远视，完成正视化需要 6～7 周，玻璃体腔深度延长是正视化过程中的主要变化。20 世纪 70 年代，Wallman 限制鸡正面视野，诱导出平均–10 D 近视。Yinon 通过眼睑缝合，诱导出平均–21.8 D 近视。Hodos 通过给鸡佩戴护目镜，诱导出近视。基于成功诱导的鸡近视模型，开展了一系列药物测试，如多巴胺 D2 受体激动剂、阿托品、哌仑西平、NO 合成酶抑制剂等（瞿佳和吕帆，2018）。

与人类和其他哺乳动物相比较，鸡的巩膜除了纤维层，还多了软骨层。在近视形成的过程中，鸡软骨层生长，造成巩膜增厚，导致眼轴延长；而人类和其他哺乳动物眼轴延长，但巩膜变薄。鸡的睫状肌为横纹肌，含有烟碱类受体；而人类和其他哺乳动物为平滑肌，含毒蕈碱类受体（Pilar et al.，1987）。

（二）树鼩模型

树鼩，哺乳纲树鼩目。妊娠期 41～45 天，4～5 月龄性成熟，每胎产仔 2～5 只。体型大小如大鼠，饲养成本低，实验操作方便。14～21 天开眼，5～6 周断奶。基因组进化分析显示，相对于大、小鼠，树鼩在进化中与非人灵长类动物有更近的亲缘关系，可以称为灵长类的近亲，树鼩在某些方面有望替代非人灵长类动物用于生物医学研究。目前，树鼩已被用于构建多种感染性疾病模型，开展视觉、神经等方面的研究。

树鼩的巩膜结构与人类接近，常用于研究近视的巩膜机制。树鼩近视模型研究发现，在近视发生过程中，巩膜发生了重塑，厚度变薄，纤维直径变小，干重变小，弹性和蠕变性增大。树鼩的视网膜中以视锥细胞为主，视杆细胞约占 14%；没有中央凹，但有一个中央区。与非人灵长类动物相比，树鼩的眼睛具有相对较大的晶状体和相对较小的玻璃体（Norton and McBrien，1992）。

（三）非人灵长类动物模型

非人灵长类动物，哺乳纲灵长目。其在进化上与人类最接近，生理结构、功能活动与人类相似。目前，常用于近视研究的非人灵长类动物主要有猕猴和狨猴。猕猴（*Macaca mulatta*）属于猕猴属。头体长 47～64 cm，短尾，雄猴体重 7.7 kg，雌猴体重 5.4 kg。季节性发情，每胎 1 仔，妊娠期 156～180 天，哺乳期半年。雌猴性成熟年龄 3.5 岁，雄猴 4.5 岁，寿命可达 30 年。狨猴（*Callithrix jacchus*）至少包含 3 个属 35 个种。其非季节性繁殖，妊娠期为 135～150 天，雌猴性成熟年龄 8～10 月龄，雄猴 10～14 月龄，每胎 1～3 仔，哺乳期 2.5 个月，双胞胎概率约为 80%。成年雌性体重为 167～350 g，雄性为 175～360 g。

猕猴最初用于形觉剥夺近视的研究，探讨视觉对眼睛生长的影响。猕猴和狨猴都有视网膜中央凹，眼睛结构和视觉生理机能与人类基本相同，其中，猕猴的视网膜结构与人类尤为相似。猕猴的视网膜以视杆细胞为主，中央凹以视锥细胞为主，有短波、中波和长波三种光敏感视锥细胞，其视力约 44 cyc/deg（Troilo et al.，1993；Bowmaker et al.，1978）。狨猴的视网膜以视锥细胞为主，中央凹发育良好，其视锥细胞感受的 3 种原色光的波长分布在中波和长波范围，狨猴的视力约 30 cyc/deg（Weinstein and Grether，1940；Travis et al.，1988）。猕猴和狨猴的视网膜内有血管，中央凹无血管。猕猴的视神经盘中有一个与人类非常相似的筛板，狨猴的视神经也有典型的筛板状结构，可开展青光眼、视神经损伤等与筛板有关的视力研究。猕猴和狨猴的眼睛调节与人类以及其他非人灵长类动物高度相似，可以使用毒蕈碱拮抗剂进行睫状肌麻痹，开展相关药理学研究。采用形觉剥夺或者镜片诱导猕猴近视模型，常需要数月或者更长的时间才能成功。猕猴和狨猴在人类近视研究中有着不可替代的作用，但其使用也受到一定的限制。使用非人灵长类开展动物实验，动物伦理要求更高。猕猴为我国二级保护动物，狨猴为我国一级保护动物。因此，在进行非人灵长类动物实验过程中，要遵循相应的伦理和法律规范。

（四）豚鼠模型

豚鼠，啮齿目豚鼠科。妊娠期 59～72 天，每胎产仔 3～4 只，哺乳期 2～3 周。出生后即能活动，睁开眼睛。性成熟早，雌性 30～45 天性成熟，雄性 70 天。生长发育快，2 月龄体重达 350 g。性情温顺，实验操作方便。

利用形觉剥夺和镜片诱导均能使豚鼠产生近视，近视豚鼠眼轴延长，脉络膜变薄。研究发现，三色豚鼠的眼球发育与人类相似，出生多为远视，随后逐渐完成正视化过程。蒋丽琴在检测一个白化豚鼠品系的屈光度时，发现该群体自发性近视率可以达到 75%（Jiang et al.，2011）。目前，豚鼠基因测序已经完成，豚鼠为开展视力发育、高度近视机制研究，提供了一个良好的实验动物平台。豚鼠的视网膜既有视杆细胞，也有视锥细胞。豚鼠的视网膜没有中央凹，但有一条视觉条纹，视力约 2.7 cyc/deg。豚鼠的视网膜内无血管，由脉络膜进行血液供应，视神经包含网状筛板。豚鼠的眼睛中晶状体相对较大，玻璃体腔相对较小（Howlett and McFadden，2007）。

（五）小鼠模型

小鼠，啮齿目鼠科。妊娠期 19～21 天，哺乳期 21 天。全年发情，产仔多，生长发育快。小鼠是动物实验研究中最常用的物种。小鼠眼球小，屈光参数检测困难，这些客观条件曾经长时间制约了小鼠在近视研究中的应用。2003 年，首次报道了小鼠形觉剥夺近视动物模型的建立。随着对近视的遗传和分子机制的深入研究，小鼠的优势逐渐显示出来。小鼠遗传背景清晰，基因打靶技术成熟，品系和工具鼠丰富，检测抗体和实验技术完善。Schaeffel 首次采用自行搭建的红外偏心验光仪检查小鼠眼球屈光度，周翔天等发明了步进电机式相干光测量仪，可以精确测量小鼠的眼轴长等参数（Zhou et al.，2008）。

光蛋白聚糖和纤维调节素双基因 KO 小鼠，表现出眼轴延长、巩膜变薄、视网膜脱离等近视的病理性变化，但随后有研究表明人类近视不受这两个基因的影响（Paluru et al.，2004）。ZENK 基因敲除小鼠，表现为轴性近视（Schippert et al.，2007）。A2AR 基因敲除小鼠表现出眼轴延长、玻璃体腔延长、巩膜胶原直径变小。小鼠是夜行性动物，但白天也很活跃，视觉输入在其屈光发育中起重要作用。小鼠的视网膜没有中央凹，但有一条视觉条纹，其视力约 1.4 cyc/deg。小鼠的睫状肌缺失，晶状体几乎无调节功能。小鼠眼球晶状体相对较大，玻璃腔相对较小（Kuszak et al.，2006）。

四、实验动物与人的对比

不同实验动物与人视网膜的对比见表 9-3。

表 9-3　不同实验动物与人视网膜的对比

物种	视网膜内供血	视网膜细胞最密区	感光细胞种类和最敏感波长	视乳头和筛板
人	血管	中央凹（38 000 个神经节细胞/mm²）	视杆细胞；3 种视锥细胞：S（419 nm）、M（531 nm）、L（558 nm）	胶原组织
鸡	无血管	中央凹（24 000 个神经节细胞/mm²）	视杆细胞；4 种视锥细胞：S1（415 nm）、S2（455 nm）、M（508 nm）、L（571 nm）	稀疏的胶质细胞和结缔组织
小鼠	血管	视觉条纹（6 000 个神经节细胞/mm²）	视杆细胞；2 种视锥细胞：UV（370 nm）、M（505 nm）	胶质细胞
豚鼠	无血管	视觉条纹（2 272 个神经节细胞/mm²）	视杆细胞；2 种视锥细胞：S（429 nm）、M（529 nm）	胶原组织
树鼩	血管	中央凹	视杆细胞；2 种视锥细胞：S（428 nm）、L（555 nm）	胶原组织
狨猴	血管	中央凹	视杆细胞；3 种视锥细胞：M/L（543 nm）、556 nm、563 nm）	胶原组织
猕猴	血管	中央凹（33 000 个神经节细胞/mm²）	视杆细胞；3 种视锥细胞：S（440 nm）、M（536 nm）、L（565 nm）	胶原组织

注：S，短波；M，中波；L，长波

（卫　振，张　森）

第四节 过敏性鼻炎

一、疾病简介

（一）疾病特征及流行情况

过敏性鼻炎也称变应性鼻炎（allergic rhinitis，AR），是一种由人体接触变应原引起的、特异性免疫球蛋白E（IgE抗体）介导的Th2类型鼻黏膜慢性非感染性炎症反应，是一种耳鼻咽喉科常见病，临床表现为鼻痒、打喷嚏、流涕和鼻塞等。由于致敏原的不同，患者可以表现为季节性变应性鼻炎、常年性变应性鼻炎或者鼻炎常年性发作季节性加重。该病除鼻部症状外，还可伴有过敏性结膜炎、过敏性咽喉炎、过敏性中耳炎、支气管哮喘等疾病。过敏性鼻炎的全球平均患病率高达20%左右，并呈全球性逐年增加的趋势。

（二）病因

最常见的原因是过敏原接触，包括花粉、尘螨、霉菌孢子、宠物皮屑、昆虫咬伤等。免疫系统异常或免疫系统发育尚未完全时更易发生呼吸系统变异反应。

（三）致病机制

当过敏原（如花粉、尘螨等）进入鼻腔时，免疫系统会产生特异性抗体（IgE抗体）。当再次接触同一过敏原时，该过敏原与已结合在肥大细胞和嗜碱性粒细胞表面的IgE抗体结合，导致细胞内溶质颗粒释放，包括组胺、白细胞介素等，导致血管扩张、鼻黏膜充血、水肿和分泌物增加，出现鼻痒、打喷嚏、流涕和鼻塞等临床症状。

二、实验动物的选择

目前，国际上制备变应性鼻炎动物模型动物主要采用BALB/c小鼠，而且针对小鼠的抗体比较丰富，有利于丰富实验的技术线路。豚鼠主要在日本及我国应用，从发表的文章来看数量也不少，缺点是针对豚鼠的商业化抗体及试剂盒比较少，实验指标比较受局限。因为豚鼠与大鼠的同源性较高，一些针对大鼠的抗体可以适用于豚鼠，但还是应该选择豚鼠专用的抗体及试剂盒（张孝文和张建国，2011）。此外，利用大鼠及兔制备变应性鼻炎模型也有一定的报道（Shen et al.，2023）。

三、不同动物模型的特征

（一）小鼠模型

采用BALB/c小鼠最多（89.1%），C57BL/6小鼠次之（10.3%）。用0.5 mg/ml卵清蛋白（OVA）和20 mg/ml氢氧化铝生理盐水溶液腹腔注射，每次注射剂量为0.2 ml，注射时间为第0天、第7天和第14天。然后在第21～42天每日向鼻孔中滴加浓度为40 mg/ml

的卵清蛋白生理盐水溶液 0.02 ml。检测血清 IgE 水平>350 ng/ml 时为建模成功。与对照组比较，模型组 IgE 水平、鼻黏膜损伤程度、Th17 比例和 GATA3 蛋白水平显著升高，而 miR-135 水平、Treg 比例、Treg/Th17 水平显著降低（严宏和严华，2023；Zhang et al.，2023）。

（二）大鼠模型

模型组每只大鼠用 30 mg 卵清蛋白（OVA）作为抗原，氢氧化铝粉末 3 g 作为佐剂，以生理盐水 10 ml 为溶剂制成混悬液，对每只大鼠进行腹腔注射 1 ml，正常组大鼠于腹腔注射生理盐水，隔日注射 1 次，以上流程共进行 7 次可完成基础致敏阶段。完成 AR 模型大鼠的基础致敏后，开始鼻部激发：除正常组大鼠外，配制 2% OVA 生理盐水，滴入双侧鼻腔，每侧 0.05 ml，每日 1 次，共 7 次。正常组大鼠每侧鼻孔滴入生理盐水 0.05 ml，每日 1 次，共 7 次。模型组大鼠变应性鼻炎症状突出，可见挠鼻、打喷嚏频繁，或者出现挠耳现象，甚至可见鼻孔处出现血痂等，多见流清涕超过鼻孔，皮毛光泽度下降，食欲差，部分大鼠可见大便稀溏现象，且对外界刺激较为敏感，出现烦躁行为，甚者可见笼内争斗行为增加。鼻黏膜中闭合蛋白-1 水平降低、密封蛋白-1 水平降低、TNF-α 水平升高、TGF-β 水平降低。此外，还伴有鼻黏膜菌群失调，导致鼻黏膜对变异原敏感性增加而抵抗力下降，促进炎症发生（顾宸晟等，2023）。

（三）豚鼠模型

采用 Hartley 系豚鼠，体重 250～300 g，经 OVA 腹腔注射基础致敏和滴鼻反复激发两个阶段，但是抗原攻击时间长达 12 周，行为学上除典型的过敏症状之外，如鼻痒、眼痒、水样涕、连续喷嚏和鼻塞等症状；生化指标显示，模型动物血清中 IL-4、IgE 水平升高；组织学上有以下变化：嗜酸性粒细胞浸润，杯状细胞化生，细胞外基质沉积（张孝文和张建国，2011）。

四、动物模型与临床疾病对比

不同动物模型与过敏性鼻炎临床的对比见表 9-4。

表 9-4　不同动物模型与过敏性鼻炎临床对比

物种/品系	感染途径	致敏原	病理过程	疾病症状
临床患者	呼吸道、皮肤接触	花粉、动物毛发、灰尘或霉菌等	因花粉过敏而有病征的患者，在一年的特定时间发病。其他原因导致的发病与季节性无关。以 IgE 介导的鼻黏膜炎症为特征。根据症状持续时间分为间歇性变应性鼻炎和持续性变应性鼻炎。间歇性：症状<4 天/周，或<连续 4 周；持续性：症状≥4 天/周，且≥连续 4 周	鼻痒、打喷嚏、流涕、鼻塞、眼痒、肿胀等
BALB/c 小鼠	腹腔注射、滴鼻	OVA（卵清蛋白）	血清 IgE 水平、鼻黏膜纤毛的不连续性断裂、杯状细胞增殖、Th17 比例和 GATA3 蛋白水平显著升高，而 miR-135 水平、Treg 比例、Treg/Th17 水平显著降低	挠鼻、喷嚏频繁、挠耳现象

续表

物种/品系	感染途径	致敏原	病理过程	疾病症状
SD 大鼠	腹腔注射、滴鼻	OVA（卵清蛋白）	血清中闭合蛋白-1 水平降低、密封蛋白-1 水平降低、TNF-α 水平升高、TGF-β 水平降低	挠鼻、喷嚏频繁、流涕、挠耳、食欲差、稀便、易怒好斗
Hartley 豚鼠	腹腔注射、雾化吸入	OVA（卵清蛋白）	血清中 IL-4、IgE 水平升高	鼻腔黏膜微血管扩张，表面出现典型慢性炎症，分泌物增加，鼻痒、眼痒、水样涕、连续喷嚏、鼻塞等

（许家洲，刘白杰）

第五节　分泌性中耳炎

一、疾病简介

（一）疾病特征及流行情况

分泌性中耳炎（secretory otitis media，SOM；otitis media with effusion，OME）是以传导性耳聋及鼓室积液为主要特征的中耳非化脓性炎性疾病，多表现为耳鸣、耳闷、耳痛、听力下降等症状，多数为急性自限。如该病未得到及时治疗，易发展为慢性分泌性中耳炎，引发鼓室硬化、中耳粘连、听骨坏死等，甚至有致聋风险。咽鼓管功能障碍、中耳局部感染和变态反应等为其主要的病理基础。成年人患病率约为 0.6%，我国儿童患病率为 4%，国外儿童患病率为 6.8%～13%。该病在 2 岁和 5 岁时出现两个发病高峰（Pang et al.，2002；Atkinson et al.，2015）。

（二）病因

分泌性中耳炎的发病与感染、免疫性因素、咽鼓管功能不良、腺样体肥大、颅面部畸形、食管反流等因素相关。

（三）致病机制

由于儿童的咽鼓管结构尚未发育成熟，与水平面夹角较小，同时儿童的免疫力较弱，细菌、病毒等病原微生物和自身分泌的炎性黏液持续长时间刺激鼻咽部，容易经过与鼻咽部相通的咽鼓管逆行至中耳，影响咽鼓管的正常功能，导致中耳黏膜发炎，从而引起分泌性中耳炎。该疾病可影响听力、语言和智力发育，并影响正常的学习和生活。

二、实验动物的选择

动物模型大多选用豚鼠，也有选用大鼠和小鼠等其他动物的。常用豚鼠作为 OME 的动物模型，但豚鼠抵抗力较差，容易发生感染并导致死亡。大鼠中耳结构与人类中耳相似，体型较大，但细菌感染的中耳疾病高发，且中耳腔容积小，分泌液量少，取材困难，对实验操作的要求较高。小鼠可以选择的品系多，但是由于小鼠体型小，中耳结构太小，不方便观察与操作。在某些基因突变和基因敲除小鼠中，基因的改变会导致分泌性中耳炎的发病率大大升高。从基因水平建立动物模型，是一种非常有发展潜力的研究方向（李卓豪等，2015）。

三、不同动物模型的特征

（一）豚鼠模型

采用鼓室内注射灭活肺炎链球菌或血小板活化因子等方法制作豚鼠分泌性中耳炎动物模型。48 h 后鼓膜出现扩张的血管纹，第 3 天鼓膜失去正常光泽，到第 5～7 天可见鼓室内积液。鼓室黏膜及听泡壁黏膜充血水肿，毛细血管增多，通透性增加，以淋巴细胞浸润为主，有些可见单核细胞、吞噬细胞，个别可见嗜酸性粒细胞。黏膜上皮纤毛脱落（张孝文和张建国，2011）。

（二）大鼠模型

经鼓膜注射脂多糖制作分泌性中耳炎模型。造模后第 1 天，试验耳可见积液，积液在第 7 天基本消退；光镜下中耳黏膜在造模后第 1 天达到炎症高峰，第 7 天基本恢复正常；电镜下咽鼓管鼓口处听泡黏膜黏液在造模第 1 天倒伏、脱落最重，第 7 天基本恢复正常（李祥翠等，2011）。

（三）基因工程小鼠模型

从基因水平建立动物模型，是一种非常有发展潜力的研究方向。利用基因突变产生OME，是先天易感性的动物模型，有助于从基因水平阐释人群对 OME 易感性及转归的差异性，有助于研究 OME 的基因因素与环境因素间的关系。

1. *Sh3pxd2b* 突变小鼠

Sh3pxd2b 突变小鼠是一种新型中耳炎小鼠模型，具有中耳明显渗液的特征，其主要致病因素可能是颅颌面畸形致咽鼓管功能障碍。因先天畸形导致咽鼓管结构的堵塞，对比人为操作进行的堵塞，具有无创伤、无操作误差影响等优点（黄秋红等，2013）。

2. *22q11.2* 缺失小鼠

使用 Df1/+半合子基因敲除小鼠模拟人类 *22q11.2* 缺失，出现听性脑干反应阈值升高，听觉损伤。中耳腔黏膜上皮肿胀，纤毛密度减少，纤毛变得稀疏且缩短。有频繁的中耳炎迹象，以渗出为主，中耳腔内出现过度积液（Fuchs et al., 2013）。

四、动物模型与临床疾病对比

不同动物模型与分泌性中耳炎临床的对比见表 9-5。

表 9-5　不同动物模型与分泌性中耳炎临床对比

物种/品系	感染途径	发病原因	病理过程	疾病症状
临床患者	通过咽鼓管逆行至中耳鼓室	感染、免疫性因素、咽鼓管功能不良、腺样体肥大、颅面部畸形、食管反流等	细菌、分泌物等进入咽鼓管后，令咽鼓管通气功能受阻，中耳黏膜通透性增加。黏膜吸收中耳气体后，导致中耳出现负压，腺体分泌物异常炎性渗出，进而可导致鼓室积液，鼓室黏膜炎症发生	耳鸣、耳闷、耳痛、听力下降等症状，且多数为急性自限过程
普通豚鼠	经鼓膜穿刺进入	灭活肺炎链球菌或血小板活化因子等	48 h 后鼓膜出现血管纹，第 3 天鼓膜失去正常光泽。第 5～7 天可见鼓室内积液	听力改变，鼓室充血，黏膜炎症表现等
SD 大鼠	经鼓膜穿刺进入	脂多糖	第 1 天出现积液，鼓室黏膜炎症最重，随后在第 3 天症状减轻，第 7 天积液及炎症基本消失	听力改变，鼓室充血，黏膜炎症表现等，呈现急性自限表现
Sh3pxd2b 突变小鼠	无	*Sh3pxd2b* 基因突变	基因突变导致的颅颌面畸形致咽鼓管功能障碍，可能为中耳炎发病的主要致病因素	中耳内明显渗液，听力损失，以低频听力下降更为严重
22q11.2 缺失小鼠	无	Df1/+ 半合子基因敲除	Df1/+ 半合子基因敲除模拟 *22q11.2* 缺失综合征，出现包括心脏缺陷、记忆障碍和异常的听感觉运动门控	听性脑干反应阈值升高，听力损失，中耳内渗液，黏膜增厚

（许家洲，刘白杰）

第六节　化脓性中耳炎

一、疾病简介

（一）疾病特征及流行情况

化脓性中耳炎（suppurative otitis media，SOM）是由细菌感染引起的中耳组织炎症反应，导致脓液积聚于中耳的一类炎症性疾病。病程在 3 周内的为急性化脓性中耳炎，病程为 3 周到 3 个月的为亚急性化脓性中耳炎，超过 3 个月的为慢性化脓性中耳炎。引起化脓性中耳炎的菌种有多种，常见的细菌包括肺炎链球菌、流感嗜血杆菌、葡萄球菌、铜绿假单胞菌等。化脓性中耳炎的常见症状包括耳痛、耳漏、听力减退、发热，其他症状可能还包括耳鸣、头痛、眩晕和耳部压力感等。化脓性中耳炎如果未及时治疗或治疗不当，可能造成一些并发症，如乳突炎、迷路炎、面神经麻痹等。化脓性中耳炎是一种常见的疾病，主要发生在儿童和一些特定的风险因素下的人群。化脓性中耳炎常常伴有上呼吸道感染，加之儿童咽鼓管较短、水平，免疫系统尚未完全成熟，使中耳的感染更易发生。

（二）病因

化脓性中耳炎的病因是多种多样的，包括细菌感染、上呼吸道感染、咽鼓管功能异常以及鼻咽部结构异常等因素的综合作用。

（三）致病机制

一般情况下，化脓性中耳炎是由细菌感染引起的，如肺炎链球菌、流感嗜血杆菌、葡萄球菌等。上呼吸道感染后，细菌从咽鼓管进入中耳并在中耳内繁殖和生长。此时如果咽鼓管功能受损或阻塞导致排除障碍，中耳内负压增加，导致黏膜充血、水肿，更容易发生细菌感染。另外，免疫系统功能异常也是化脓性中耳炎的一个重要致病因素。在感染初期，中耳黏膜出现充血肿胀，继而出现液体渗出，最后发展到化脓阶段。如果化脓性中耳炎没有及时得到治疗或治疗不彻底，炎症可能会持续存在并转变为慢性炎症。

二、实验动物的选择

由于豚鼠和大鼠具有与人耳类似的鼓室结构，其听觉敏锐，存在可见的耳郭反射，因此是进行化脓性中耳炎研究的重要实验动物。

三、不同动物模型的特征

（一）豚鼠模型

采用经双耳鼓膜注射肺炎链球菌，7 天后在耳镜下如出现鼓膜穿孔、鼓膜充血、鼓室积脓及听力阈值高于正常值即视为造模成功。听性脑干反应显示听力阈值升高，中耳灌洗液黏蛋白 5B（MUC5B）及白细胞介素-8（IL-8）水平升高，中耳黏膜完整性遭到破坏，出现间质纤维化，炎症细胞浸润（单核细胞和巨噬细胞），间质血管增生，黏膜增厚明显。实验中豚鼠有一定的死亡率和造模失败率（白晶等，2016；Zhai et al.，2014）。

（二）大鼠模型

采用经听泡内注射肺炎链球菌到大鼠鼓室，感染早期（1 天、3 天）为急性化脓期，鼓膜充血，中耳黏膜部分坏死脱落，中耳腔蓄积以中性粒细胞浸润为主的大量炎性渗出物；感染中期（5 天、7 天）急性化脓性炎症减退，以淋巴细胞、浆细胞浸润为主，黏膜肉芽及纤维增生，中耳积液细菌培养阳性率 100%；感染后期（10 天、14 天）部分实验耳鼓膜色泽恢复正常，听泡内脓液消失，但仍有部分耳（2/6 耳）转归成分泌性中耳炎表现。在造模过程中无耳部以外并发症，无死亡，成功率高（柯朝阳等，2010；Yadav et al.，2017）。

四、动物模型与临床疾病对比

不同动物模型与化脓性中耳炎临床的对比见表 9-6。

表 9-6　不同动物模型与化脓性中耳炎临床对比

物种/品系	感染途径	发病原因	病理过程	疾病症状
临床患者	上呼吸道感染后由咽鼓管逆行至中耳继发感染	肺炎链球菌、流感嗜血杆菌、葡萄球菌、铜绿假单胞菌等感染	病程在3周内的为急性化脓性中耳炎，病程为3周到3个月的为亚急性化脓性中耳炎，超过3个月的为慢性化脓性中耳炎	耳痛、耳漏、听力减退、发热，其他症状可能还包括耳鸣、头痛、眩晕和耳部压力感等
白色赤目纯种豚鼠	经鼓膜穿刺、外耳道滴入	肺炎链球菌、肺炎克雷伯菌感染	中耳灌洗液黏蛋白 5B（MUC5B）及白细胞介素-8（IL-8）水平升高，中耳黏膜完整性遭到破坏，间质纤维化，炎症细胞浸润（单核细胞和巨噬细胞），间质血管增生，黏膜增厚明显	鼓膜穿孔、鼓膜充血、鼓室积脓及听力阈值升高
SD 大鼠	经听泡穿刺	肺炎链球菌感染	感染早期中耳腔蓄积以中性粒细胞浸润为主的大量炎性渗出物；感染中期以淋巴细胞、浆细胞浸润为主，黏膜肉芽及纤维增生；感染后期部分实验耳鼓膜色泽恢复正常，听泡内脓液消失	鼓膜无穿孔、鼓膜充血、鼓室积脓、黏膜肥厚

（许家洲，刘白杰）

第七节　耳　聋

一、疾病简介

（一）疾病特征及流行情况

耳聋（deafness）是指听觉功能丧失或受损导致听力减退的一类疾病，可以分为传导性耳聋和感音神经性耳聋两种类型。传导性耳聋是由外耳、中耳或鼓膜的结构问题或功能障碍导致的听力减退。耳垢阻塞、中耳感染、鼓膜穿孔等都可以引起传导性耳聋。感音神经性耳聋是由内耳感音神经元受损或破坏导致的听力减退。遗传因素、老化、长期暴露在高噪声环境中、感染或药物使用等原因均可引起感音神经性耳聋。据统计，全球65岁以上人口中有72%患有听力损失，60岁以上人群耳聋的发病率约为30%（苗艳，2012；Lin et al.，2021）。

（二）病因

耳聋的形成原因多种多样，可以分为先天性和后天性两类。先天性原因有遗传因素、产前感染、先天性耳部结构异常或发育不全等；后天性原因包括长期噪声暴露、耳部感染、耳部外伤、药物毒性、年龄因素等。

（三）致病机制

由于声音在传导过程中涉及的器官和路径复杂，在任何环节出现问题都会导致听觉减弱甚至耳聋，因此不同病因导致的耳聋的致病机制也各不相同。①传导性耳聋：由于外耳、中耳或鼓膜的结构异常而影响声音传导到内耳造成耳聋；②感音神经性耳聋：感音神经性耳聋是最常见的耳聋类型，由于内耳神经损伤或退化所致声音信号无法传递至中枢神经系统而造成耳聋，主要原因包括：遗传性耳聋：由某些基因突变引起的耳聋；中枢性耳聋：由于大脑或神经系统的损伤而导致神经信号不能传导到中枢神经系统，或者是由于中枢神经系统受损或功能异常，正常的声音信号无法被感知、辨别而造成耳聋；药物性耳聋：是指使用耳毒性药物所引起的感音神经性耳聋。氨基糖苷类、非氨基糖苷类抗菌素、水杨酸盐、利尿剂、抗肿瘤药物、中药等均可能导致药物性耳聋，这类药物均有可能造成内耳微循环障碍、内耳毛细胞变性坏死并最终导致高频听力渐向低频扩展的听力损失。本文只探讨药物性耳聋相关动物实验。

二、实验动物的选择

耳聋造模多模拟药物性耳聋。药物性耳聋多采用豚鼠模型。豚鼠听觉敏锐，对氨基糖苷类药物的损害具有典型的病理反应，其听力的变化趋势与人类相似，且豚鼠耳蜗在解剖上较易获得。另外，大鼠和小鼠也被应用于药物性耳聋的实验研究中。值得注意的是，同样的药物毒性在不同种属动物内耳的表现不尽相同（张孝文和张建国，2011）。

三、不同动物模型的特征

（一）豚鼠模型

从耳后入路暴露听泡，找到圆窗龛后先滴入 6 μl 的 3-硝基丙酸（3-NP），然后在圆窗龛上放入一小块浸泡有饱和 3-NP 的明胶海绵，贴敷 30 min 后取出。术后 24 h 有中、重度听力减退，听力阈值提高达 50% 以上，动物出现自发性眼震与严重步态障碍（转圈行为、头部倾斜和桶状翻滚）等前庭功能受损改变为造模成功。其存活率高，造模成功率为 90% 左右。豚鼠眼肌前庭诱发肌源性电位（oVEMP）引出率明显降低，阴性波 N1 和阳性波 P1 潜伏期延长；听性脑干反应（ABR）Ⅱ、Ⅲ波潜伏期和 Ⅰ～Ⅲ波间期均延长；局部脑血流（rCBF）降低。血管内皮生长因子（VEGF）表达降低（王秋荣等，2017）。

（二）大鼠模型

大鼠连续 4 天腹膜内注射顺铂，每天接受 1 次注射，然后恢复 10 天。此循环重复 3 遍，总共 42 天。大鼠出现 4 kHz 以上高频听力下降，表示建模成功。模型成功后听性脑干反应（ABR）阈值升高。耳蜗内、外毛细胞排列紊乱，与螺旋神经节细胞周围突结合出现裂隙；耳蜗组织 NOX3、STAT1 蛋白水平升高（臧雯等，2021；Sekulic-Jablanovic et al.，2020）。

（三）小鼠模型

小鼠每天给予 100 mg/kg 剂量庆大霉素腹腔注射，持续 14 天。14 天后小鼠听性脑干反应（ABR）阈值显著升高，听力损失，但其毛细胞数量及排列并未发生变化。荧光标记显示庆大霉素分子在外毛细胞中主要聚集于细胞核上颈部区域，在内毛细胞中的分布较为广泛，在细胞核上、下以及突触带部位均有较多分布，在内毛细胞中整体呈现出"瀑布状"分布。推测其主要路径可能经由血管纹（血迷路屏障）进入内淋巴液后，随纤毛所在的表皮板上各类通道的开放，进入外毛细胞胞体，并长期存留于其顶部；而内毛细胞除上述途径外，庆大霉素分子可能也可以经由基底血管先进入螺旋器隧道后再进入内毛细胞，所以在内毛细胞中分布更为广泛，危害也更加显著（吴俪媛等，2000）。

四、动物模型与临床疾病对比

不同动物模型与药物性耳聋临床的对比见表 9-7。

表 9-7　不同动物模型与药物性耳聋临床对比

物种/品系	感染途径	发病原因	病理过程	疾病症状
临床患者	口服	氨基糖苷类药物、非氨基糖苷类药物、水杨酸盐、利尿剂、铂类化疗药物等	某些药物可能对内耳中的听觉神经或耳蜗毛细胞产生直接毒性作用，导致听力损伤。这种毒性可以导致神经元的损伤或死亡，从而影响听觉信号的传递。一些药物可能引起内耳血管收缩或损伤，从而导致血液供应不足，造成耳蜗或听觉神经的缺血	听力减退、耳鸣、眩晕、平衡感丧失等
白色赤目纯种豚鼠	圆窗注入、封闭	3-硝基丙酸（3-NP）	3-NP 是呼吸链琥珀酸脱氢酶不可逆性抑制剂，可抑制 ATP 酶活性，造成线粒体功能障碍，导致前庭功能兴奋性降低而出现听力下降和自发性眼震及眩晕等症状	听力减退、自发性眼震、严重步态障碍等
SD 大鼠	腹腔注射	顺铂	顺铂可通过血脑屏障等多种途径进入耳蜗，随着顺铂在耳蜗中积聚的时间增加，遭受损害的范围从耳蜗毛细胞到耳蜗听觉感受器 Corti 器中的所有细胞群，听力下降直至丧失	活动减少、食欲减退、拒食、体重减轻、听力减退、耳郭反射消失等
C57BL/6J 小鼠	腹腔注射	庆大霉素	庆大霉素进入毛细胞后，影响机械-电传导通道（MET）的结构和功能，进而严重损害耳蜗的听觉功能	听力减退、呕吐、眩晕、步态不稳、眼球震颤等

（许家洲，刘白杰）

参 考 文 献

白晶, 谢瑞玲, 熊观霞. 2016. 左氧氟沙星联合布地奈德混悬液在治疗豚鼠急性化脓性中耳炎模型中的疗效与安全性分析. 中华临床医师杂志(电子版), 10(18): 2729-2735.

顾宸晟, 赵水旺, 王军艳, 等. 2023. 麻芥六君子联合方组对变应性鼻炎模型大鼠治疗作用与其对鼻粘膜菌群的影响. 辽宁中医杂志, 5: 1-12.

黄秋红, 黄子真, 郑亿庆, 等. 2013. 一种新型中耳炎小鼠模型在耳鼻咽喉科的应用. 中国耳鼻咽喉头颈外科, 20(11): 569-572.

柯朝阳, 杨名保, 龚桃根, 等. 2010. 大鼠急性中耳炎动物模型的建立. 中华耳科学杂志, 8(3): 325-329.

李祥翠, 张奕, 李吉平, 等. 2011. 经鼓膜注入脂多糖诱导的大鼠分泌性中耳炎模型. 实验动物与比较医学, 31(6): 410-413.

李卓豪, 徐果, 张志钢. 2015. 分泌性中耳炎动物模型建立方法及研究进展. 中华耳科学杂志, 13(4):

757-760.

苗艳. 2012. 老年性耳聋的研究进展. 中国康复理论与实践, 18(6): 554-557.

瞿佳, 吕帆. 2018. 眼视光学. 北京: 人民卫生出版社: 273.

石磊, 王美华, 底煜, 等. 2009. Nd:YAG 激光致外伤性白内障动物模型的建立. 中国医科大学学报, 38(7): 3.

孙影. 2023. 分泌性中耳炎的病因及临床治疗研究进展. 广州医药, 54(4): 110-114.

王秋荣, 朱红玲, 陈德森. 2017. 参麦注射液对线粒体毒素致豚鼠药物性耳聋模型的影响. 海南医学, 28(1): 2071-2075.

吴俪媛, 郭瑞, 柳柯, 等. 2000. 氨基糖苷类抗生素在小鼠耳蜗毛细胞中的分布特征研究. 中华耳科学杂志, 20(3): 445-451.

严宏, 严华. 2023. miR-135a 调节 Treg/Th17 免疫平衡参与变应性鼻炎模型小鼠发病及机制探讨. 中国免疫学杂志, 39(8): 1628-1632.

臧雯, 周鲲鹏, 于颖. 2021. 香荆芥酚对药物性耳聋模型大鼠的治疗作用及 NOX3/STAT1 信号通路的影响. 中国药师, 24(2): 223-226.

张孝文, 张建国. 2011. 耳鼻咽喉-头颈外科疾病的动物模型. 北京: 人民卫生出版社.

周玉晨, 陆玲, 赵宁, 等. 2023. 儿童分泌性中耳炎与学习困难的相关性研究. 临床耳鼻咽喉头颈外科杂志, 37(3): 222-224, 230.

Atkinson H, Wallis S, Coatesworth A P. 2015. Otitis media with effusion. Postgrad Med, 127(4): 381-385.

Baird P N, Saw S M, Lanca C, et al. 2020. Myopia. Nature Reviews Disease Primers, 6(1): 99.

Baird P N, Schache M, Dirani M. 2010. The genes in myopia (GEM) study in understanding the aetiology of refractive errors. Progress in Retinal and Eye Research, 29(6): 520-542.

Bouhenni R A, Dunmire J, Sewell A, et al. 2012. Animal models of glaucoma. J Biomed Biotechnol, 2012: 692609.

Bowmaker J K, Dartnall H J, Lythgoe J N, et al. 1978. The visual pigments of rods and cones in the rhesus monkey, *Macaca mulatta*. The Journal of Physiology, 274: 329-348.

Cheng Y, Wu S, Yan X, et al. 2023. Human Pro370Leu mutant myocilin induces the phenotype of open-angle glaucoma in transgenic mice. Cell Mol Neurobiol, 43(5): 2021-2033.

Feldkaemper M, Schaeffel F. 2013. An updated view on the role of dopamine in myopia. Experimental Eye Research, 114: 106-111.

Frankfater C, Bozeman S L, Hsu F F, et al. 2020. Alpha-crystallin mutations alter lens metabolites in mouse models of human cataracts. PLoS One, 15(8): e0238081.

Fuchs J C, Zinnamon F A, Taylor R R, et al. 2013. Hearing loss in a mouse model of 22q11.2 deletion syndrome. PLoS One, 8(11): e80104.

Gao Y, Spray D C. 1998. Structural changes in lenses of mice lacking the gap junction protein connexin43. Invest Ophthalmol Vis Sci, 39(7): 1198-1209.

Gong Q, Janowski M, Luo M, et al. 2017. Efficacy and adverse effects of atropine in childhood myopia: a meta-analysis. JAMA Ophthalmology, 135(6): 624-630.

Haarman A E G, Enthoven C A, Tideman J W L, et al. 2020. The complications of myopia: a review and meta-analysis. Investigative Ophthalmology & Visual Science, 61(4): 49.

Hashemi H, Heydarian S, Hooshmand E. et al. 2020. The prevalence and risk factors for keratoconus: a systematic review and meta-analysis. Cornea, 39(2): 263-270.

Howlett M H, McFadden S A. 2007. Emmetropization and schematic eye models in developing pigmented guinea pigs. Vision Research, 47(9): 1178-1190.

Huang H M, Chang D S T, Wu P C. 2015. The association between near work activities and myopia in children—a systematic review and meta-analysis. PLoS One, 10(10): e0140419.

Jia Z K, Fu C X, Wang A L, et al. 2021. Cataract-causing allele in CRYAA(Y118D) proceeds through endoplasmic reticulum stress in mouse model. Zool Res, 42(3): 300-309.

Jiang L, Long K, Schaeffel F, et al. 2011. Disruption of emmetropization and high susceptibility to deprivation myopia in albino guinea pigs. Investigative Ophthalmology & Visual Science, 52(9): 6124-6132.

Kuszak J R, Mazurkiewicz M, Jison L, et al. 2006. Quantitative analysis of animal model lens anatomy: accommodative range is related to fiber structure and organization. Veterinary Ophthalmology, 9(5): 266-280.

Li H Y, Ruan Y W, Ren C R, et al. 2014. Mechanisms of secondary degeneration after partial optic nerve transection. Neural Regen Res, 9(6): 565-574.

Li S M, Ran A R, Kang M T, et al. 2022. Effect of text messaging parents of school-aged children on outdoor time to control myopia: a randomized clinical trial. JAMA pediatrics, 176(11): 1077-1083.

Lin X, Luo J, Tan J, et al. 2021. Experimental animal models of drug-induced sensorineural hearing loss: a narrative review. Ann Transl Med, 9(17): 1393.

Norton T T, McBrien N A. 1992. Normal development of refractive state and ocular component dimensions in the tree shrew (*Tupaia belangeri*). Vision Research, 32(5): 833-842.

Overby D R, Bertrand J, Tektas O Y, et al. 2014. Ultrastructural changes associated with dexamethasone-induced ocular hypertension in mice. Invest Ophthalmol Vis Sci, 55(8): 4922-4933.

Paluru P C, Scavello G S, Ganter W R, et al. 2004. Exclusion of lumican and fibromodulin as candidate genes in MYP3 linked high grade myopia. Molecular Vision, 10: 917-922.

Pang K P, Ang A H, Tan H K. 2002. Otitis media with effusion: an update. Med J Malaysia, 57(3): 376-382.

Pilar G, Nuñez R, McLennan I S, et al. 1987. Muscarinic and nicotinic synaptic activation of the developing chicken iris. The Journal of Neuroscience: The Official Journal of the Society for Neuroscience, 7(12): 3813-3826.

Raviola E, Wiesel T N. 1990. Neural control of eye growth and experimental myopia in primates. Ciba Foundation Symposium, 155: 22-44.

Sánchez-Migallón M C, Valiente-Soriano F J, Salinas-Navarro M, et al. 2018. Nerve fibre layer degeneration and retinal ganglion cell loss long term after optic nerve crush or transection in adult mice. Experimental Eye Research, 170: 40-50.

Sappington R M, Carlson B J, Crish S D, et al. 2010. The microbead occlusion model: a paradigm for induced ocular hypertension in rats and mice. Invest Ophthalmol Vis Sci, 51(1): 207-216.

Schippert R, Burkhardt E, Feldkaemper M, et al. 2007. Relative axial myopia in Egr-1(ZENK) knockout mice. Investigative Ophthalmology & Visual Science, 48(1): 11-17.

Sekulic-Jablanovic M, Wright M B, Petkovic V, et al. 2020. Pioglitazone ameliorates gentamicin ototoxicity by affecting the TLR and STAT pathways in the early postnatal organ of Corti. Front Cell Neurosci, 14: 566148.

Shen H, Wei H, Jiang J, et al. 2023. Effects of 101BHG-D01, a novel M receptor antagonism, on allergic rhinitis in animal models and its mechanism. Eur J Pharmacol, 955: 175902.

Tedja M S, Haarman A E G, Meester-Smoor M A, et al. 2019. IMI-myopia genetics report. Investigative Ophthalmology & Visual Science, 60(3): M89-M105.

Tkatchenko T V, Tkatchenko A V. 2019. Pharmacogenomic approach to antimyopia drug development: pathways lead the way. Trends in Pharmacological Sciences, 40(11): 833-852.

Travis D S, Bowmaker J K, Mollon J D. 1988. Polymorphism of visual pigments in a callitrichid monkey. Vision Research, 28(4): 481-490.

Troilo D, Gottlieb M D, Wallman J. 1987. Visual deprivation causes myopia in chicks with optic nerve section. Current Eye Research, 6(8): 993-999.

Troilo D, Howland H C, Judge S J. 1993. Visual optics and retinal cone topography in the common marmoset (*Callithrix jacchus*). Vision Research, 33(10): 1301-1310.

Troilo D, Smith E L, Nickla D L, et al. 2019. IMI-report on experimental models of emmetropization and myopia. Investigative Ophthalmology & Visual Science, 60(3): M31-M88.

Weinstein B, Grether W F. 1940. A comparison of visual acuity in the rhesus monkey and man. Journal of Comparative Psychology, 30: 187-195.

Weiss S, Schaeffel F. 1993. Diurnal growth rhythms in the chicken eye: relation to myopia development and retinal dopamine levels. Journal of Comparative Physiology, 172(3): 263-270.

Yadav M K, Chae S W, Go Y Y, et al. 2017. *In vitro* multi-species biofilms of methicillin- resistant *Staphylococcus aureus* and *Pseudomonas aeruginosa* and their host interaction during *in vivo* colonization of an otitis media rat model. Front Cell Infect Microbiol, 7: 125.

Yam J C, Zhang X J, Zhang Y, et al. 2023. Effect of low-concentration atropine eyedrops vs placebo on myopia incidence in children: the LAMP2 randomized clinical trial. JAMA, 329(6): 472-481.

Zhai S Q, Yu N, Guo W W, et al. 2014. Effect of Binghuang ear drop treatment on otitis externa in guinea pigs. Cell Biochem Biophys, 70(3): 1813-1815.

Zhang J J, He X C, Zhou M, et al. 2023. Xiao-qing-long-tang ameliorates OVA-induced allergic rhinitis by inhibiting ILC2s through the IL-33/ST2 and JAK/STAT pathways. Phytomedicine, 119: 155012.

Zhou X, Xie J, Shen M, et al. 2008. Biometric measurement of the mouse eye using optical coherence tomography with focal plane advancement. Vision Research, 48(9): 1137-1143.

第十章　生殖系统疾病研究中实验动物的选择

第一节　不孕不育症

一、疾病简介

（一）疾病特征及流行情况

不孕不育症是人类生殖健康中的一个主要问题，估计全世界有 15%的夫妇受到影响，男女双方原因各占 50%。据中国人口学会与国家卫生健康委员会发布的数据显示，我国不孕不育症者约有 5000 万人。世界卫生组织从流行病学监测角度，对不孕不育症定义为处于生育年龄（15～49 岁）的妇女有怀孕机会（未怀孕、性行为活跃、未采取避孕措施和未哺乳），尝试怀孕两年或两年以上但未成功；而不孕不育症的医学临床诊断角度的定义为成年男女同居 1 年以上，性生活正常，未采取避孕措施仍未妊娠成功。根据临床诊断出的功能缺陷，不孕不育症分为不同类型，包括生殖发育异常、生殖过程的内分泌支持异常以及雄性和雌性配子的产生、释放和/或功能障碍。其中，男性不育约占所有不育病例的一半，通常表现为精子数量减少（无精子症或少精子症）、精子活力减弱（弱精子症）或形态异常精子比例较高（畸形精子症）。女性不孕可分为几种典型类型，包括但不限于卵母细胞成熟停滞、卵巢功能不全（POI）、受精失败和早期胚胎停滞。

世界卫生组织认为不孕不育症也属于中度残疾，同其他疾病一样，不孕不育症也增加了个人的疾病负担。对社会发展来说，不孕不育症患病率上升，对人口年龄结构有一定的影响，导致少儿的人口占比减少；同时，作为重要的公共卫生问题，生育力低下以及新生儿缺陷或死亡等生殖健康导致的问题，增加了社会经济负担。

（二）病因

不孕不育症的致病因素复杂，主要原因包括生理、心理、社会三个方面，其中生理原因为主要方面，包括由遗传因素导致的生育功能缺失以及因感染或人工流产等后天原因造成的生育功能损伤。对于女性而言，引起不孕症的因素以生殖系统相关病变居多，主要为子宫病变和卵巢病变（占不孕因素的1/3），包括排卵障碍、子宫因素、宫颈因素、外阴及阴道因素。此外，机体免疫功能异常（即产生致病性抗体如抗精子抗体、抗卵巢抗体等）及社会-心理-精神因素对不孕不育症也有明显影响。男性不育因素主要有生精障碍和输精障碍。男女双方因素也会导致不孕不育症，如知识缺乏、精神因素以及免疫因素等（李俊莹等，2018）。

（三）致病机制

据估计，一半的不孕病例与遗传因素相关。在导致少精子症、弱精子症及非梗阻性无精子症发生的因素中，遗传因素占到了大约 30%，其中包括基因突变和染色体异常。Y 染色体上存在的精子发生相关基因-无精子因子（AZF）区，是最常见的染色体微缺失区域。相关基因则有无精子缺失基因（DAZ）、RNA 结合基序基因（RBMY）、USP9Y 基因。X 染色体上的关键基因则有雄激素受体（AR）、Anos1、Rhox 及 USP26 等。此外，位于常染色体上的 CFTR 基因纯合子突变会引起男性先天性双侧输精管缺失，导致阻塞性无精子症。其他关键基因还有 INSL3-RNFP2、SYCP3、KLHL10、AURKC 等。线粒体 DNA 的缺失也对男性生育有一定的影响（马珂等，2019）。46,XY 完全型性腺发育不全又称之为斯威伊尔综合征，主要与参与性别决定过程中的基因突变有关，如 NR5A1、MAP3K1、GATA4、FOG2 基因突变。NR5A1 编码的转录因子，可调控性腺发育和生殖相关的基因表达，该基因突变后将导致性腺发育不全。SRY 基因一直被认为是性腺发育途径中的关键基因，约有 15% 的 46,XY 患者携带 SRY 基因突变。最近发现 DHX37 基因也与性腺发育不全有关。此外，BMP15 在卵巢早衰病中起到决定性的作用，缺失突变后在纯合状态下引起卵巢功能不全。NOBOX、FLGLA、EIF4ENIF 也与卵巢早衰病有关。LHCGR、ZP 基因则与空卵泡综合征有关。

二、实验动物的选择

国内外近年来关于不孕不育症的基础研究越来越多，相关的动物模型建立发展迅速。研究不孕不育症的发病机制并针对病因给予治疗是今后的主要研究方向。构建不孕不育症动物模型，将有助于疾病机制的研究和临床治疗。不孕不育症动物模型以遗传工程小鼠模型为主，其他动物模型包括食蟹猴模型、仓鼠模型等。

三、不同动物模型的特征

（一）雄性不育小鼠模型

雄性不育小鼠模型可以通过物理方法（热效应和辐射效应）、化学方法（如化疗药物诱导）以及基因敲除的方法构建。

1. 热效应构建雄性不育小鼠模型

将小鼠置于 43℃水浴 30 min，随后将小鼠附睾内的成熟精子进行回收并观察，发现瞬间适度高温能够导致生殖细胞死亡，精子数量及活力降低，且精母细胞对热暴露有更高的敏感性。热效应使无精子症动物模型的构建效果不稳定，且往往不能彻底使实验动物无精子，仅出现少精子或弱精子的结果。因此，热效应法并不是构建无精子症动物模型的最理想方法（赵玉等，2014；许卫，2021）。

2. 辐射效应构建雄性不育小鼠模型

辐射处理动物睾丸组织，可使生精细胞及精子 DNA 链发生断裂，同时生精小管的正常结构发生改变，继而影响生精功能。与此同时，辐射干预加强了促凋亡基因的转录，加速精子死亡。体外X射线辐射或体内植入同位素污染的俄歇电子，两种形式的辐射均能造成输精管内精子数目和睾丸重量的显著降低。最新研究发现，利用 2.45 Hz 微波照射 20 周龄成年小鼠后，其精子数量及活力显著降低，表现为生精小管直径缩短以及变性，睾丸内诱导型一氧化氮合酶表达增加（赵玉等，2014；许卫，2021）。

3. 化学方法诱导雄性不育小鼠模型

选用对小鼠生殖器官有毒性作用的多种化学物质，通过多种给药途径来构建不育动物模型。例如，口饲粗棉籽油能够使小鼠体内游离棉酚剂量达到 14 mg/kg，产生对睾丸的生殖毒性。乌本苷能够影响小鼠支持细胞内 Na^+/K^+-ATP 酶基因表达的细胞信号转导，引发支持细胞外信号调节激酶和磷脂酰肌醇激酶/丝氨酸-苏氨酸蛋白激酶磷酸化的增加。与此同时，乌本苷上调了支持细胞周期蛋白 D1 的表达以及胸苷的掺入，继而影响支持细胞正常的生理功能，造成生精功能异常。此外，最新研究发现，甲醛能够加速小鼠睾丸组织的自噬作用，表现为睾丸重量和组织学改变，睾丸生精功能下降。气体甲醛吸入给药 35 天后，小鼠睾丸内睾酮含量、附睾精子浓度以及精子活力显著下降，而精子畸形率升高。另外，腹腔注射抗肿瘤药物白消安能够使雄性小鼠生精功能发生异常，当白消安作用于睾丸时，优先作用于精原干细胞，其次为精母细胞，导致睾丸生精小管中生殖细胞的发生过程受损，主要表现为睾酮分泌水平下降、睾丸体积缩小以及生精小管管结构发生变化（赵玉等，2014；许卫，2021）。

4. 基因敲除构建雄性不育小鼠模型

最新的研究显示，不孕不育症与多种基因存在关联。利用 CRISPR-Cas9 技术构建的基因敲除小鼠，是基因功能研究的重要动物模型，目前已通过这种方法构建了多个基因敲除雄性不育小鼠模型。例如，睾丸精母细胞内 *GPx4* 基因特异性敲除后，雄性小鼠附睾上分离的无 *GPx4* 精子无法与卵母细胞在体外结合，表现为前向运动能力下降以及线粒体膜电位降低，继而出现如精子中段发夹样鞭毛弯曲和线粒体膨大等精子异常结构，同时精子畸形率显著提高。*Xrcc1* 是一种重要的 DNA 修复基因，在精子发生早期高度表达。*Xrcc1* 基因敲除小鼠与野生型小鼠比较，睾丸体积更小、精子活性减弱、生精小管数量减少，且诱导睾丸活性氧水平升高，损害精子和精原干细胞。此外，雄激素和雄激素受体（AR）促使睾丸发挥正常的生理功能。*AR* 基因敲除小鼠生殖细胞发育不完整，导致无精子症及不育。MIWI 蛋白是 RNA 诱导沉默复合物（RISC）的核心元件——Argonaute 蛋白家族成员之一，敲除 *Miwi* 后，会造成小鼠精子产生明显缺陷，表现为雄性不育。*Brek* 基因敲除的小鼠，则呈现为无精子症，虽然在圆形精子阶段前的发育正常，但是无法发育成长形精子。与混合型白血病基因染色体易位相关的 *AF5q31* 基因缺陷小鼠，少量存活的个体表现为无精子症，其机制是 *AF5q31* 基因可导致精子形成期发育异常（赵玉等，2014；刘雷，2018）。

（二）卵巢早衰小鼠模型

1. 半乳糖诱导卵巢早衰小鼠模型

研究发现半乳糖血症可导致育龄期女性原发性闭经、继发性闭经、不孕及卵巢早衰。

选用 8～12 周龄的昆明小鼠，实验组给予外源性补充半乳糖食物丸，对照组给予正常食物丸。饲养 70 天后实验组卵巢缩小，血清雌二醇（E2）水平显著降低，血清促卵泡激素（FSH）水平显著升高，实验组卵母细胞数目显著减少，即为卵巢早衰（premature ovarian failure，POF）小鼠模型（许小凤和谈勇，2008；李芳媛和薛晴，2021）。

2. 抗肿瘤药物诱导卵巢早衰小鼠模型

临床发现血液病、肿瘤病患者在接受化疗药物治疗后卵巢功能常受到损害，因此可以选择化疗药物来构建 POF 动物模型。比较常见的用于制备卵巢早衰动物模型的抗肿瘤药物包括紫杉醇、顺铂、环磷酰胺和雷公藤多苷。例如，1999 年 Meirow 等给小鼠注射环磷酰胺，发现其对卵巢有损害，并且随着浓度增大，卵巢的原始卵泡数越少（许小凤和谈勇，2008；李芳媛和薛晴，2021）。

3. 自身免疫诱导卵巢早衰小鼠模型

1988 年，LaBarbera 等在临床上发现自身免疫性卵巢疾病与部分女性卵巢早衰的发生相关。主要常见的造模方法包括：新生小鼠胸腺切除和透明带（zona pellucida，ZP）抗原免疫。通过手术摘除小鼠胸腺后 3 天，间接免疫荧光法发现 74% 的 B6A 小鼠出现了抗卵巢抗体，92% 的 C31 小鼠出现了抗卵巢抗体。以透明带 3 抗原诱导产生了自身免疫性卵巢炎，单次注射后，86% 的 B6AF1 小鼠产生了卵巢炎，注射后第 6 天淋巴细胞充满了卵巢的间质区（成杰等，2013）。

4. 基因敲除构建卵巢早衰小鼠模型

现有许多基因突变的小鼠模型可用于研究卵泡发育。这些模型不仅揭示了人 POF 可能的发生发展机制，也便于挑选特定的候选分子作为潜在的药物靶点。利用基因编辑技术可敲除卵母细胞减数分裂相关基因 *Hfm1*，原始卵泡激活相关基因 *Pdk*、*FoxO3a*，卵泡丢失相关基因 *Rictor*，从而获得卵巢早衰小鼠模型。也有文章报道通过删除 *Gpr3*（G 蛋白偶联受体 3）、*CYP7B1* 基因编码序列、细胞凋亡相关基因 *bcl2* 和 *Bax* 同样可以建立 POF 动物模型（刘雷，2018；成杰等，2013）。

（三）雄性不育大鼠模型

化学方法诱导雄性不育大鼠模型：腹腔内注射棉酚溶液可导致大鼠的精子活力及密度显著降低，支持细胞自身毒性加强，加速生精小管变性。此外，腺嘌呤是通过诱发慢性肝、肾功能损害建立动物模型的常用药物，可造成雄性大鼠睾丸生精功能障碍，因此腺嘌呤大鼠不育症动物模型为当今不育症药效学及药理学研究的常见模型之一。以 200 mg/kg 腺嘌呤灌胃 30 天，大鼠的精子总数及活力显著降低，同时腺嘌呤能够降低血清睾酮含量、抑制类固醇合成及睾丸内皮素相关的 mRNA 表达（赵玉等，2014；余清霞等，2016）。雌激素能够导致雄性动物生精功能障碍，因此这也成为经典的造模方法。

研究显示，大剂量雌二醇可损害睾丸圆形精子的 DNA，造成雄性大鼠生精功能损害。环磷酰胺可通过蛋白磷酸酶 2（PP2A）和 β-联蛋白信号通路对大鼠睾丸造成损伤

（赵玉等，2014）。

白消安在雄性生殖生物学研究中常用于消除生殖细胞，当其作用于睾丸时，优先作用于精原干细胞，其次为精母细胞，导致睾丸生精小管中生殖细胞的发生过程受损。研究显示特定剂量的白消安可消除大鼠睾丸组织的全部精原干细胞和大部分支持细胞，造成大鼠少精子症（赵玉等，2014；许卫，2021）。

（四）卵巢早衰大鼠模型

1. 化学方法诱导卵巢早衰大鼠模型

早在 1985 年，Ataya 用环磷酰胺（CTX）建立 POF 动物模型，发现 CTX 可导致大鼠卵泡数明显减少，尤其对发育中的卵泡损害更大（李芳媛和薛晴，2021）。艾浩等用顺铂建立卵巢储备功能减退（DOR）及卵巢早衰（POF）模型，观察到 3～4 mg/kg bw 的顺铂作用 7 天后，其生殖内分泌和病理组织学变化，与人类化疗损伤性卵巢功能早衰的病变过程相似（李芳媛和薛晴，2021）。高慧等比较了 CTX 与雷公藤 POF 模型，发现大鼠雷公藤 POF 模型与人类患药物性 POF 的致病途径和过程相似，且动物卵巢受损害的病理结果与人类相似（卵巢组织病理学发现卵巢萎缩、各级卵泡减少、间质增加、淋巴细胞浸润等）。如果造模剂量和造模时间合适则可用药物逆转，模型具有可重复性（模型研究与药效学研究成功地重复使用了同一模型），该药物可以作为药物型卵巢早衰动物模型的造模用药。

垂体分泌生理剂量的促性腺激素，可以促进卵泡的发育和排卵。但持续给予超生理剂量的促性腺激素，可造成体内高促性腺激素、低雌激素状态，表现为可逆的卵巢功能衰退，即"药物去势"（许小凤和谈勇，2008）。也有研究显示，给予超数排卵剂量的孕马血清促性腺激素（PMSG）致卵巢功能下降的大鼠模型，结果发现模型鼠卵母细胞数量呈下降趋势，异常形态卵母细胞百分率均显著升高。超数排卵鼠初、中、后期卵泡呈现生长窦卵泡的异常形态，卵泡闭锁呈增多趋势，血清雄激素和雌二醇水平呈下降趋势。

2. 重复制动应激诱导卵巢功能紊乱和退化的 DOR 及 POF 模型

重复制动应激可引起雌性大鼠卵巢功能紊乱或减退，性周期表现为延长或无生理规律或无性周期交替而持续处于间情期；卵巢分泌雌二醇功能减退，分泌孕酮功能明显紊乱，部分动物血浆孕酮水平向更年期动物变化，结论是应激可诱导卵巢功能紊乱和退化（许小凤和谈勇，2008）。

3. Dahl 高血压大鼠 POF 模型

有学者采用从日本引进的 Dahl 高血压大鼠作实验研究，发现卵巢是受影响的靶器官，随高血压病情加重，观察了其导致卵巢功能衰竭的表现。在电镜超微结构上，线粒体嵴排列紊乱、空泡化，意味着线粒体 DNA 的丢失，加速卵泡细胞凋亡；在组织形态学上，卵巢萎缩，卵巢间质纤维化，梭形细胞减少，血管硬化、显著减少；在分子生物学流式细胞检测上，卵泡细胞凋亡率增加；在生物学行为上，存在异常的动情周期及继发不孕等变化（李芳媛和薛晴，2021）。

4.12 月龄卵巢功能减退或衰竭大鼠动物模型

12 月龄自然更年期大鼠血清 E2 水平明显低于青年组,促凋亡基因 *Bax* 表达水平显著高于青年组,而抗凋亡基因 *cl2* 表达水平显著低于青年组;卵巢体积减小,黄体数目少,体积缩小,约 1/4 黄体中间出现退行性变。这提示自然更年期大鼠也可以作为卵巢功能减退或衰竭的动物模型(张绍芬等,2006)。

(五)雌雄不育金黄地鼠模型

研究 Piwi 相互作用 RNA(piRNA)通路对哺乳动物雌性生殖的影响一般选用金黄地鼠。金黄地鼠又称叙利亚仓鼠,属于啮齿目仓鼠科。它易于饲养、生育力强,作为模式动物至今已有近 60 年的历史,广泛应用于肿瘤、免疫、生理和生殖等研究领域。金黄地鼠有着固定的发情周期(4 天),对超排激素响应好,妊娠期短(16 天),这些优势使其成为生殖研究中优秀的动物模型。

由于小鼠基因组中缺少了一种广泛存在于包括人类在内的大部分哺乳动物基因组中的 Piwi 家族基因——*Piwil3*。小鼠在雌性生殖细胞中 piRNA 通路的组成和功能可能与大部分哺乳动物存在较大差异。而金黄地鼠的雌性生殖细胞中 piRNA 通路的组成和功能与人类相似,其在哺乳动物中更具代表性,可以作为动物模型来研究 piRNA 相关的生物学过程(Zhang et al.,2021)。利用基因编辑技术敲除 piRNA 通路的相关蛋白(如 *Piwil1*)可获得雌雄不育的金黄地鼠模型。

(六)非人灵长类动物模型

非人灵长类动物模型是与人亲缘性最高的动物模型,其遗传进化及生理生化方面与人类接近,相对于啮齿类及其他模式动物,非人灵长类动物更能准确地模拟人类疾病的病理及发生机制,其中猕猴和食蟹猴是实验室最常用的非人灵长类动物模型,与人类约有95%以上的基因同源性,且与人类生殖特征、生殖周期等极其相似。相较于小鼠、大鼠等不能完全出现不孕症临床表型的模式生物来说,NHP 模型是研究不孕症的最佳选择。食蟹猴和猕猴的寿命分别为 30 年和 40 年,食蟹猴相较于猕猴体型小巧很多。雌性食蟹猴的性成熟在 46 个月左右,雌性猕猴的性成熟在 35 个月左右。食蟹猴、猕猴都存在与人类相似的月经周期,以及相似的激素控制子宫内膜增殖分化和脱落来响应连续的雌激素与孕激素变化的反应;卵泡期持续 12~14 天,黄体期持续 14 天左右。食蟹猴和猕猴的正常妊娠为 160~170 天。食蟹猴的优势在于它性情温顺,按月排卵且不受季节影响,因此食蟹猴被认可用于避孕试验。

NHP 在研究女性不孕症的研究中,第一次是 1981 年提出了 NHP 的体外受精和胚胎移植;1986 年,利用 NHP 研究配子输卵管移植;1990 年,利用狒狒模型尝试研究免疫避孕疫苗,同年尝试用猕猴模型作为同源透明带肽免疫反应疫苗的模型;1999 年,使用猕猴模型尝试解释人类和非人灵长类动物的卵母细胞发育与成熟的控制机制,同年使用狒狒模型作为子宫移植的动物模型开启了子宫移植相关研究的序章;2002 年,NHP 被用于构建辅助生殖的模型。2004 年,总结了 NHP 作为生殖衰老模型的优势及典范作用,并使用猕猴模型作为生殖衰老模型进行雌性月经周期的研究。2006 年，开始使用狒狒模型对子宫内膜异位症进行系统研究，同年也借助 NHP 来研究环境毒物对女性生殖功能的影响。2007 年，首次报道了患有自发性子宫腺肌病的黑猩猩病例。2010 年，使用 NHP 进行子宫以及胚胎的研究引起了广泛关注，如 NHP 胚胎信号的反应、NHP 发育胚胎的运输、NHP 外卵泡的发育与移植以及 NHP 的子宫自体移植等。近两年，NHP 和最新技术结合，利用单细胞转录组首次绘制了食蟹猴卵巢衰老的图谱，并使用单细胞 RNA 测序分析鉴定了人卵巢皮层中的雌性生殖干细胞（王家洁等，2022）。

1. 非人灵长类动物子宫内膜异位症模型

NHP 是子宫内膜异位症研究中最相关的动物模型，在 NHP（狒狒、恒河猴和食蟹猴）中诱发的子宫内膜异位症，与女性的自发性子宫内膜异位症相似，且因为它们在卵巢和子宫结构功能方面与女性相似，这些动物会有月经，激素控制子宫内膜增殖、分化和脱落，以响应连续的雌激素和孕激素的暴露与减少。因此，NHP 在子宫内膜异位症研究中的运用就显得至关重要。第一个 NHP 子宫内膜异位症的模型于 1950 年构建，它基于自体移植子宫内膜碎片。之后几十年里，用阻塞子宫颈和移植子宫内膜组织的办法进行子宫内膜异位症模型构建。宗利丽等于 2003 年通过子宫内膜植入成功构建了猕猴子宫内膜异位症（EM）模型（王家洁等，2022）。

2. 沙眼衣原体感染导致盆腔炎症模型

盆腔炎（pelvic inflammatory disease，PID）见于女性上生殖道，沙眼衣原体（*Chlamydia trachomatis*，CT）感染与 26%～62%的急性输卵管炎病例有关，PID 如不能及时治愈会产生诸多不良后果，包括不孕、异位妊娠、输卵管卵巢脓肿和慢性盆腔疼痛。而 CT 是与 PID 相关的最常见的病原体之一。有效地使用 PID 的非人灵长类动物模型，可以研究衣原体感染基本的免疫机制、发病机制和干预策略。豚尾猴是首选的生殖器衣原体感染的非人灵长类动物模型，其阴道菌群非常类似于女性，体型大小适中，且自然易感沙眼衣原体（王家洁等，2022）。

3. 多囊卵巢综合征模型

多囊卵巢综合征（polycystic ovary syndrome，PCOS）是育龄期妇女常见的内分泌及代谢紊乱疾病，与焦虑、抑郁等心理问题有极大的关系，因为 PCOS 能导致激素水平改变、代谢异常、下丘脑功能障碍等，现在普遍认为 PCOS 已经超出了卵巢疾病的范围。NHP 中猕猴具有独特价值，用于 PCOS 的猕猴模型能够提供相关发育年表。PCOS 猕猴模型的病理生理学研究能帮助理解人类 PCOS 的机制和起源。天然存在 PCOS 的猕猴有望被用于基因组研究，将基因变异与特定的 PCOS 相关功能障碍联系起来，因此具有评价潜在治疗性干预措施的功能（王家洁等，2022）。

（七）斑马鱼生殖模型

斑马鱼的基因组与人类的基因组相似度高达 87%，这使其成为人类疾病研究的良好动物模型。在生殖毒性试验中，斑马鱼具有其他动物无法比拟的优点：生殖周期短、每次产卵数量多、胎仔发育迅速、个体小、对环境的适应力强、可以减少实验周期和成本。斑马鱼在早期发育阶段通体透明，便于开展胚胎、胎仔的发育研究。另外，斑马鱼和人类的生殖调控系统具有高度相似性，这使得研究人员能够研究斑马鱼的重要神经元对生殖激素的调控作用（Hoo et al., 2016）。随着研究的不断深入，斑马鱼逐渐成为科学家评估人类生殖系统潜在危险化合物的良好动物模型，特别是评估环境污染物。微量的化合物在较短的时间内就可以进入斑马鱼体内，因此，斑马鱼可以作为环境污染物研究的最佳实验动物模型。此外，斑马鱼易受基因操纵，为研究基因对繁殖的影响提供了一个新的选择。

（八）其他不孕不育症动物模型

有研究显示通过热吹风对成年家兔睾丸进行热暴露，15 min/d，共 3 天，暴露后第 7 天即发现其对生精过程造成了严重损害，甚至达到无精子的程度，且慢热比速热损伤更加严重。此外，家兔、犬和小型猪还可以作为生殖毒性研究的动物模型。家兔一般用于对新型左炔诺孕酮和炔雌醇复方避孕贴剂进行安全性评价；有研究发现犬对谷物中广泛存在的玉米赤霉烯酮的毒性作用敏感，幼龄雌犬接触低剂量玉米赤霉烯酮可引起子宫和卵巢功能异常，类固醇激素发生变化，生育能力下降。

四、动物模型与临床疾病对比

不同动物模型与不孕不育症临床的对比见表 10-1。

表 10-1 不同动物模型与不孕不育症临床对比

物种/品系	造模方式	致病机制	疾病症状
临床患者	—	生理、心理、社会等因素；遗传是主要因素	不孕不育症等相关疾病表现
小鼠	基因编辑技术、化学药物诱导、物理因素诱导	破坏生殖系统的相关基因表达，影响生殖系统正常发育导致不育；对生殖细胞有害的化学和物理因素导致生殖细胞无法形成	雄性不育或雌性不育
大鼠	化学药物诱导、物理因素诱导	对生殖细胞有害的化学和物理因素导致生殖细胞无法形成	雄性不育或雌性不育
金黄地鼠	基因编辑技术	破坏生殖系统的 piRNA 通路相关基因表达，影响生殖细胞功能导致不育	雄性、雌性均不育
非人灵长类动物	手术方式造模	与临床患者相似性很高，具有特殊的研究价值	雌性不育
斑马鱼	药物诱导或者基因编辑技术	破坏生殖系统的相关基因表达，影响生殖系统正常发育导致不育；对生殖细胞有害的化学和物理因素导致生殖细胞无法形成	不育，适用于生殖毒性研究

（邱 晨）

第二节　子痫前期

一、疾病简介

（一）疾病特征及流行情况

子痫前期又称先兆子痫（preeclampsia，PE），是一种常见的妊娠期高血压疾病，影响全球 2%～8%的妊娠期妇女，同时也是导致产妇和胎儿发病与死亡的重要原因。子痫前期的临床症状主要表现为无高血压史的孕妇，在妊娠中、后期血压升高，出现蛋白尿，同时子痫前期极易引起胎盘功能异常、胎儿生长受限。根据国际妊娠期高血压研究学会（International Society for the Study of Hypertension in Pregnancy）定义，子痫前期主要表现为：妊娠 20 周后孕妇收缩压（SBP）≥140 mmHg 或者舒张压（DBP）≥90 mmHg，并且至少符合以下一种诊断标准：即蛋白尿（≥300 mg/d）；血小板减少症（血小板计数<100 000/µl）；肾功能不全（血清肌酐浓度>1.1 mg/0.1 L）或在无其他肾脏疾病的情况下血清肌酐浓度翻倍；肝功能损伤（肝转氨酶浓度升高两倍）；以及肺水肿、脑或视觉问题。

有研究表明在发展中国家约90%的病例以及发达国家40%～70%的病例都与缺钙饮食有关。阿司匹林和钙的补充能够预防一些孕妇子痫前期疾病的发生，即在怀孕第 16 周之前每日补充低剂量阿司匹林（150 mg/d）可降低子痫前期早发风险（发生在妊娠 34 周前），但是阿司匹林不能降低迟发性子痫前期发生的风险（妊娠第 34 周或之后）。而且阿司匹林和钙不能预防所有女性子痫前期的发生。重要的是，对患有子痫前期的女性来说，只能对症治疗，除分娩之外没有治愈方法（Duley，2009）。

子痫前期的不良预后包括：①胎儿生长受限，子痫前期会使胎盘供血不足，胎儿由于无法得到充足的血液和氧气以及丰富的营养，从而导致其生长缓慢。②早产，先兆子痫可能导致意外早产，即 37 周前分娩。但是，有计划的早产是先兆子痫的主要治疗方法。③胎盘早剥，子痫前期会增加胎盘早剥的风险。在这种情况下，胎盘在分娩前从子宫内壁分离。严重的早剥会导致大出血，这可能危及母亲和婴儿的生命。④HELLP 综合征，被认为是子痫前期的一种严重形式（有时称为"非典型子痫前期"），以溶血（haemolysis，H）为特征，还表现为微血管病性溶血性贫血、肝酶升高（elevated liver enzyme，EL）和低血小板计数（low platelet，LP）。HELLP 综合征对母亲和婴儿都是致命的，它可能会给母亲带来终身的健康问题。⑤子痫，在发生惊厥或者昏迷的同时伴有子痫前期的体征或症状。很难预测子痫前期患者是否会发展为子痫。同时，子痫前期还可能导致肾脏、肝脏、肺、心脏或眼睛受损，并可能导致中风或其他脑损伤。其他器官的损伤程度取决于子痫前期的严重程度。子痫前期也会增加心血管疾病的患病风险（Phipps et al.，2019）。

（二）病因

子痫前期的确切原因可能涉及几个因素。胎盘发育是主要原因。在怀孕早期，新的血管发育和进化，为胎盘提供氧气和营养。在患有先兆子痫的女性中，这些血管似乎不能正常发育或工作。胎盘中血液循环的问题可能会导致母亲血压的不规则调节。因此，子痫前期的发病原因可能与妊娠早期子宫胎盘动脉局部缺血、缺氧有关。很多研究也表明，子痫前期的病因还包括囊胚滋养层细胞侵蚀子宫螺旋动脉，导致细胞凋亡、坏死和合体化现象增多等。

（三）致病机制

除上述病因外，在过去十几年间，子痫前期的定义被重新审视，因为这种疾病的潜在机制发生了巨大的变化。

胎盘和囊胚滋养层细胞侵入母体组织涉及两个过程，首先是血管化，建立胎儿-胎盘血管网络，其次是细胞滋养层（cytotrophoblast，CTB）细胞或血管内滋养层（endovascular cytotrophoblast，eCTB）细胞侵入母体螺旋动脉。在初步附着之后滋养层细胞开始分化为细胞滋养层细胞和合体滋养层（syncytiotrophoblast）细胞，并且进一步侵入子宫内膜。细胞滋养层细胞形成绒毛外膜滋养层（extravillous trophoblast，EVT）细胞，从而侵入子宫内膜和螺旋动脉。EVT诱导子宫内膜和螺旋动脉的重塑，从而使平滑肌细胞失去弹性，并暂时取代内皮细胞，从而将高阻力、低流量的血管系统转变为低阻力、高流量的血管系统，这是血压升高以及出现子痫前期的重要原因，同时也是影响胎儿的正常生长至关重要的原因（Armaly et al.，2018；Iasmina et al.，2014）。

二、实验动物的选择

子痫前期的临床前疾病模型被广泛用于研究其病因和预后评估，治疗方案的安全性与有效性，以及潜在的预防和治疗干预措施。根据人类子痫前期疾病的特点，如孕妇高血压的发展、新发蛋白尿、母体器官功能障碍、子宫胎盘功能障碍等来设计相关的实验动物模型，选择合适的实验动物。但是，通过实验手段获得的子痫前期模型在发病机制上与人类疾病的真实情况有所不同。人类子痫前期疾病可由环境、药物、免疫相关以及遗传因素造成，但是目前我们所采用的大部分造模方法还仅局限在手术方法上。目前还有自发子痫前期疾病动物模型，如BPH/5小鼠、自发性高血压大鼠、盐敏感性大鼠等。这些模型都是先天性血压较高，类似于有高血压病史并同时患有子痫前期的孕妇病例。但是，人类子痫前期疾病只在小部分妇女中发生，并具有不同的亚型，因此很难精确地模拟各个亚型的疾病病例。另一个较为合适的子痫前期疾病动物模型是非洲绿猴（*Chlorocebus aethiops sabaeus*），其成年后个体的自发性高血压情况较为普遍。除以上模型外，研究者更需要的是无自发性高血压病史，在妊娠开始后才出现血压升高、蛋白尿、母体器官受损的疾病动物模型。降低子宫动脉灌注压（reduced uterine perfusion pressure，RUPP）的大鼠子痫前期模型目前较为常见（Gatford et al.，2020；McCarthy et al.，2011）。

三、不同动物模型的特征

传统子痫前期动物模型的制作方法主要分为 3 类。①环境刺激法：将妊娠鼠放置于 4℃环境中反复刺激，激活妊娠鼠体内的肾素-血管紧张素系统，造成妊娠后期实验鼠血压的升高。②化学药物干扰法：应用 L-精氨酸（L-arginine）抑制一氧化氮合成，从血管内皮水平来反映妊娠高血压的病理发生。静脉注射低剂量内毒素，产生 PE 模型。③手术干预法：通过降低子宫胎盘血流灌注量造成妊娠高血压动物模型（Gatford et al.，2020）。

（一）小鼠模型

小鼠除可以制作 RUPP 模型外，还可以采用易流产的 CBA/J 与 DBA/2J 小鼠交配制作子痫前期模型。除自发性流产外，雌性 CBA/J 与雄性 DBA/2J 交配后，雌性怀孕，并不出现血压升高的症状，但是会出现人类其他子痫前期疾病的特征，包括蛋白尿、肾损害（纤维蛋白沉积和肾小球内皮增生）、对血管紧张素II（血管收缩）过敏、循环 sFlt1（可溶性纤维相关 fms 样酪氨酸激酶 1）和瘦素浓度升高、胎盘表面积降低、胎盘和螺旋动脉功能缺陷、胎盘功能受损、胎儿生长受限等。这个模型的另一个重要意义的是，这是唯一的子痫前期样表型依赖于胎次的非临床模型。CBA/J×DBA/2 小鼠仅在第一次妊娠中具有子痫前期疾病的表型，这与人类的观察结果一致，即在同一父亲的第一次妊娠中，先兆子痫的发生率是其后妊娠的两倍。

（二）大鼠模型

大鼠子痫前期模型主要采用手术干预的方法。以 SD 妊娠鼠作为实验对象，通过狭窄腹主动脉（肾动脉以下、髂动脉分叉以上）及双侧子宫动脉（尾端，与第一个胚胎齐平处），减少子宫胎盘血流灌注，造成胎盘局部缺血缺氧、再灌注，通过氧化应激诱导继发性高血压，形成子宫胎盘缺血再灌注模型（RUPP 模型），使母鼠能在造模后产生高血压、蛋白尿等病症，模拟人类子痫前期的临床症状，从而研究子痫前期的发病机制及病因。为了获得准确可靠的血压数据，手术造模结束后可采用生理信号采集分析系统监测妊娠鼠的动脉血压。该系统通过预先埋入妊娠鼠体内的压力遥测植入子，实时传递、分析并储存妊娠鼠的收缩压、舒张压，获得妊娠鼠清醒、安静状态下的平均动脉压（MAP），避免了妊娠鼠应激造成的误差（Ashley et al.，2013；周晶等，2015）。

（三）山羊模型

以往研究中鲜有采用山羊制作子痫前期动物模型。但是啮齿动物在个体大小以及产仔数量等方面都与人有较大差距，同时山羊每次产羔 1～2 头，以 1 头羔羊居多，相较啮齿动物每次 4～8 只的产仔率，也和人类更相近。山羊 RUPP 模型的制作与大鼠采用的手术方式及血管狭窄的部位和程度虽有类似，但是有研究表明仅结扎妊娠山羊的子宫体动脉，就可使其表现出与人类先兆子痫相似的生理情况，而啮齿动物的先兆子痫造模通常需要同时使母体的子宫体动脉、子宫总动脉以及肾动脉血管管径狭窄，才能使其达到模型要求。啮齿动物所用手术方法造成的损伤更大。

RUPP 山羊模型：按怀孕时间统计，模型组与对照组的血压差异在孕第 100～115 天最为明显，随后两组的差异逐渐缩小。血常规实验显示母羊血细胞水平于术后 5 天（孕 105 天）无组间差异，而在分娩前阶段，手术组的红细胞与血红蛋白的量和浓度相较对照组有明显降低。生化实验表明，手术组的血清肌酐水平升高，证明手术组的母羊出现肾功能异常。手术组动物尿肌酐水平及尿肌酐/蛋白值均明显高于对照组和假手术组动物，同时提示手术组动物肾脏出现衰竭，该指标也与临床先兆子痫患者出现急性肾衰竭以及蛋白尿的临床症状相对应。因此，山羊 RUPP 模型可以从临床症状、胎儿表型等多方面模拟人类子痫前期疾病（卢今等，2023）。

四、小结

子痫前期动物模型可以用来研究妊娠高血压疾病的发病原因、预后以及干预治疗措施。常见的动物模型主要以小鼠和大鼠为主。在制作模型的过程中，可以通过多种因素诱导类似妊娠高血压的表型，包括炎症、限制子宫血流、升高抗血管生成因子水平和降低内皮型一氧化氮合酶（NOS）活性等。常见的模型中主要以 RUPP 大鼠和小鼠模型以及基因编辑小鼠模型为主。在子痫前期动物模型的子宫内暴露于类似妊娠高血压的母体环境会影响后代健康，特别是心血管功能。目前，子痫前期动物模型也存在很多缺陷，即在许多子痫前期模型中，没有深入研究干预措施，对妊娠动物产后以及子代出生后的情况没有跟踪记录，这些内容可作为未来子痫前期动物模型研究的重点方向。

（李 垚）

第三节 前 列 腺 炎

一、疾病简介

（一）疾病特征及流行情况

前列腺炎（prostatitis）是由很多复杂原因引起的前列腺疾病，分为急性细菌性前列腺炎（acute bacterial prostatitis，ABP）、慢性细菌性前列腺炎（chronic bacterial prostatitis，CBP）、慢性前列腺炎/慢性盆腔疼痛综合征（chronic prostatitis/chronic pelvic pain syndrome，CP/CPPS）和无症状性炎症性前列腺炎（asymptomatic inflammatory prostatitis）。急性细菌性前列腺炎的特征为高热、寒战、下腹疼痛、排尿困难。慢性细菌性前列腺炎则表现为反复的尿道感染症状。CP/CPPS 是最常见类型，其病因复杂，主要表现为盆腔疼痛和泌尿系统症状。

前列腺炎在全球普遍发生，尤其影响青年和中年男性，对生活质量和健康状况有显著影响。前列腺炎的发病机制多样，从细菌感染到非感染性炎症都可能是诱因，尤其 CP/CPPS 的病因成为研究焦点。

（二）病因

前列腺炎病因多样，不同类型有不同的生理机制。急性细菌性前列腺炎的病因主要为大肠埃希菌（大肠杆菌）、变形杆菌、金黄色葡萄球菌、肺炎克雷伯菌、假单胞菌属细菌等致病菌，通常通过尿道感染前列腺。慢性细菌性前列腺炎与急性细菌性前列腺炎的主要区别表现为更缓慢、持久的感染过程。CP/CPPS 的病因未明，可能涉及慢性盆腔疼痛，与盆腔肌肉紧张和神经敏感性增加有关，还考虑免疫反应、激素变化或心理压力等因素。无症状性炎症性前列腺炎通常在前列腺检查中偶然发现。需针对疾病不同类型和病因进行个性化治疗，急性细菌性前列腺炎和慢性细菌性前列腺炎通常需抗生素治疗，而 CP/CPPS 需要更综合的治疗方法。

（三）致病机制

前列腺炎的致病机制因类型而异，涉及多种生物学和生理过程（Keetch et al., 1994）。急性细菌性前列腺炎由细菌通过尿道侵入前列腺引起，慢性细菌性前列腺炎通常由急性感染未完全清除或长期低度感染引起，细菌在前列腺内形成生物膜（Dilworth et al., 1990）。CP/CPPS 的致病机制可能涉及自身免疫系统的异常激活，导致持续的炎症和疼痛，以及慢性心理压力和激素变化也可能加剧症状，导致慢性炎症和神经内分泌变化（Murphy and Thumbikat, 2018）。无症状性炎症性前列腺炎可能与自身免疫因素相关。总体来说，前列腺炎的发病机制多样，涉及感染、免疫反应和神经生物学因素。

二、实验动物的选择

在前列腺炎的研究中，选择合适的实验动物模型是至关重要的，其中小鼠、大鼠、犬和猴是最常用的模型动物（中华中医药学会中药实验药理专业委员会，2018）。小鼠前列腺的各个分叶在组织结构和生理功能上有差异，如腹叶主要参与尿道的封闭机制，其上皮细胞、基底细胞和神经内分泌细胞的组成与人类相似，这些特点使得小鼠，尤其是转基因或基因敲除模型，在研究前列腺炎发病过程中的特定基因作用方面扮演了重要角色（Ittmann，2018）。与小鼠相比，大鼠的前列腺体积更大，这使得进行手术和组织采集等实验操作更为便捷，其生理和病理反应与人类更为相近，使其成为解剖学研究和大样本量组织实验的理想选择。在大动物方面，犬在前列腺疾病模型中的价值在于其前列腺结构和功能与人类高度相似，特别适合于研究与年龄相关的前列腺疾病和慢性炎症。犬的较大体型也有利于进行外科手术和组织生物学研究。猴子作为非人灵长类动物，在解剖学和生理学上与人类高度相似，适合研究前列腺炎的病理机制和治疗策略，其生理和免疫系统与人类的相似性，使得猴模型能在接近临床的条件下评估治疗方法的有效性和安全性。

在实验动物的选择上，研究者需综合考虑动物的种类、年龄、性别和遗传背景，并严格遵守动物伦理和福利原则，以确保实验的合理性和必要性。为了更深入地了解不同动物模型的特性，我们分别探讨了以下几种模型。

三、不同动物模型的特征

（一）小鼠模型

1. 近交系或封闭群小鼠模型

常采用 1 日龄、7 日龄、10 日龄或 14 日龄的近交系或封闭群小鼠进行实验，通过灌胃或腹腔注射大肠杆菌等致病菌，可以模拟前列腺炎的发病过程。小鼠感染后会出现一系列症状，包括弓背、竖毛、体重下降、厌食、发育迟缓、瘫痪和死亡等。此外，小鼠的各个脏器中也会出现不同程度的病变，其中坏死性肌炎是最典型的病变之一。在小鼠感染前列腺炎致病菌的模型中，可以观察到致病菌在小鼠前列腺中的复制和炎症反应，进而深入了解前列腺炎的病理过程和免疫机制。

此外，还可以通过酵母多糖诱导小鼠前列腺炎模型，以 6～11 周龄的 C57BL/6 雄性小鼠作为实验动物。在小鼠前列腺内注射酵母多糖，建立慢性前列腺炎/慢性盆腔疼痛综合征（CP/CPPS）的动物模型，注射后小鼠前列腺在大小和重量上显著增加，组织学检查显示上皮层和纤维肌肉基质的增厚，单核细胞的浸润，神经纤维密度增加和巨噬细胞的活化/浸润，以及前列腺中促炎和抗炎性细胞因子、生长因子 mRNA 表达的显著变化。这些发现揭示了慢性前列腺炎/慢性盆腔疼痛综合征引起的显著和持久的疼痛敏感化及痛觉相关标记物的上调（Zeng et al.，2014）。然而，在前列腺神经支配的复杂性和痛觉敏感化方面，小鼠模型的神经支配结构可能与人类存在差异，且无法明确哪种神经支配在疼痛敏感化中更为重要。尽管小鼠模型展示了前列腺炎引起的疼痛敏感化，但这些变化的具体原因和机制在人类中可能有所不同（Schwartz et al.，2015）。总体来说，这种小鼠慢性前列腺炎模型为研究 CP/CPPS 的疼痛机制提供了基础，并揭示了动物模型与人类慢性前列腺炎在免疫和痛觉过程中的相似性及差异性。

2. POET-3 小鼠模型

POET-3（prostate ovalbumin expressing transgenic-3）小鼠模型是一项革命性的转基因技术成果，其特点在于小鼠前列腺细胞中特异性地表达卵清蛋白（OVA）。在模拟前列腺炎的实验中，通过将预激活的 OT-I 细胞（特异性针对 OVA 的 CD8$^+$ T 细胞）转移到 7～14 周龄的 POET-3 小鼠体内，引发了免疫介导的炎症反应（Ho et al.，2020），不仅再现了疾病自然进展，还为研究特定抗原触发免疫反应提供了新视角。在 POET-3 模型中，OVA 的引入至关重要，不仅模拟了人类前列腺炎中对外源性或自身改变蛋白的免疫反应，还允许研究者模拟免疫系统攻击自身组织的自身免疫病，使得对特定抗原特异性反应的研究更为精确，同时观察炎症的时间进程及其对前列腺组织的长期影响。这一模型的建立为深入理解前列腺炎的急性和慢性阶段，以及由 OVA 引起的免疫反应与其他自身蛋白相关的免疫过程提供了重要见解。

3. EAP 小鼠模型

实验性自身免疫性前列腺炎（EAP）模型作为异种移植模型，涉及将人类组织或细胞移植到小鼠体内，以研究疾病的发展和机制，最初在 Wistar 大鼠上研究，后拓展至易于饲养和遗传操作的 B6 与 NOD 小鼠品种，以探索不同免疫反应路径。模型诱导通过皮下注射前列腺匀浆、特定前列腺蛋白及佐剂实现，模拟人类 CP/CPPS 的免疫介导炎症过程。研究发现前列腺类固醇结合蛋白（PSBP）可能是 CP/CPPS 中疼痛的关键抗原，为理解其病理机制提供了新视角。不同佐剂导致的炎症反应和适应性免疫反应的差异，尤其是 B6 和 NOD 小鼠使用 Titermax 佐剂时 Th17 细胞数量的显著增加，揭示了炎症和自身免疫病的联系。此外，EAP 模型揭示了年龄因素在 NOD 小鼠中的重要性，老年 NOD 小鼠更易发展为前列腺炎，暗示年龄可能是影响 CP/CPPS 发展的重要因素。模型中观察到的如 IL-7 表达增加等免疫反应与人类 CP/CPPS 患者的免疫特征相似，趋化因子 CCL2 和 CCL3 的作用显示了其在疾病进展期间的重要性。因此，EAP 模型不仅反映人类疾病的免疫特征，还为深入研究 CP/CPPS 的病理机制及开发潜在治疗方法提供了宝贵洞见。

（二）大鼠模型

1. 卡拉胶诱导的大鼠模型

通常选用年龄为 4 周的 SD 大鼠，体重在 250～350 g。在大鼠前列腺内注射 3%卡拉胶构建慢性前列腺炎/慢性盆腔疼痛综合征（CP/CPPS）模型，有效模拟人类慢性前列腺炎的局部炎症反应和疼痛感应，前列腺分泌物中的炎症细胞因子 IL-1β 和 TNF-α 水平与病情严重程度呈正相关，可验证模型的有效性（Wang et al.，2017）。利用疼痛行为测试（包括热刺激和机械刺激）评估痛觉敏感性，并通过组织学分析确认前列腺组织的炎症反应（Zeng et al.，2014）。利用特定时间点取样，制作前列腺组织切片并进行染色，观察炎症细胞积聚。同时，利用评估炎症反应的生化特征，如 COX-2 蛋白表达分析，以及血浆蛋白渗漏测试来评估前列腺炎对血管通透性的影响。此模型提供了深入了解 CP/CPPS 病理及未来治疗方法研发的重要基础。

2. 辣椒素诱导的大鼠模型

实验通过注射辣椒素到成年雄性 SD 大鼠的前列腺，激活 C 纤维并引起神经源性炎症，有效模拟非细菌性前列腺炎的病理过程。注射后，观察到大鼠表现出疼痛行为的显著变化及炎症反应的生物标志。此外，有研究引入肉毒杆菌毒素 A（BoNT-A）作为预处理（Chuang et al.，2007），以评估其对辣椒素诱导的前列腺炎模型的影响，发现 BoNT-A 显著减少了疼痛行为和炎症反应，展示了其潜在的抗炎作用和对疼痛通路的直接影响。虽然辣椒素注射模型能够模拟非细菌性前列腺炎的急性阶段，但在再现慢性特征方面存在局限，使其更适用于研究炎症与症状之间的关系，尤其是探索非细菌性前列腺炎症状与炎症程度之间的相关性（Haverkamp et al.，2011）。

3. 雌雄激素诱导的大鼠模型

选取 3～4 月龄、体重在 250～350 g 的雄性 SD 大鼠来建立雌雄激素诱导前列腺炎动物模型，以模拟人类非细菌性前列腺炎的病理过程。实验中，大鼠被随机分为空白组、去势组以及接受不同比例雌雄激素处理的去势后组，其中非空白组均进行双侧睾丸摘除手术，以模拟激素水平变化对前列腺炎的影响，并接受为期一个月的雌二醇（E）和双氢睾酮（DHT）皮下注射。实验结束后，通过断颈法处死大鼠，对前列腺组织进行 HE 染色以观察组织结构和炎症反应，同时利用 ELISA 法检测血清中 DHT 和 E 的质量浓度，以及用免疫组织化学法检测炎症因子的表达。结果表明特定比例的雌雄激素处理显著加剧了前列腺炎的程度，与激素浓度相关，前列腺组织中 TGF-β1、IL-6、IL-8 等炎症因子表达程度有所不同，强调了雌雄激素水平失衡在诱导前列腺炎中的关键作用（王波等，2021）。

（三）金黄地鼠模型

金黄地鼠是另一种常用的动物模型，对多种病原体敏感，包括引起前列腺炎的致病菌。金黄地鼠具有较长的寿命和较大的体型，更接近人类生理特征。在前列腺炎的研究中，可以采用金黄地鼠作为模型进行实验。利用灌胃前列腺炎致病菌使小鼠感染细菌性前列腺炎，可以观察到金黄地鼠出现类似前列腺炎的症状，如弓背竖毛、体重下降和后肢瘫痪。此外，金黄地鼠的口腔、唇部、爪部、皮肤与食道等组织中也可以检测到致病菌的抗原和 RNA。利用金黄地鼠模型，可以研究前列腺炎致病菌在不同组织中的感染及炎症反应，进一步探索前列腺炎的发病机制和寻找新的治疗方法。

（四）犬模型

犬自发性前列腺炎动物模型是公认的人类前列腺增生的理想动物模型，在模拟人类慢性前列腺炎方面展现了显著的解剖学和病理学相似性。选用 7～15 岁的老龄犬，其前列腺按摩液检测中的白细胞和卵磷脂小体分布是慢性前列腺炎的生物标记，可证实犬是否为可用模型。在病理学上，这一模型展示了前列腺组织形态的深刻变化，如被膜增厚、腔内皱襞消失、腺泡破坏、间质肿胀和模糊以及大量淋巴细胞与单核细胞的浸润，与人类慢性前列腺炎的病理特征高度相似。在生化层面上，前列腺匀浆液中白细胞数量的显著增加及免疫球蛋白（如 IgG、IgA、IgM、sIgA）、神经递质[如去甲肾上腺素（NE）、组胺、5-羟色胺（5-HT）]、尿前列腺素（PG）、神经生长因子（NGF）和细胞因子（如 IL-6、IL-8、IL-10、IL-1β、TNF-α）水平的升高，准确描绘了慢性前列腺炎的免疫和炎症状态。此外，表观和尿流动力学指标的变化，如前列腺指数的增加、排尿量和饮水量的减少、排尿压力的提高等，为评估前列腺炎的临床表现和尿路功能障碍提供了重要信息。这些详细的生理和生化参数变化使犬模型成为研究慢性前列腺炎机制与治疗方法的重要工具，为深入理解这一复杂疾病的病理过程提供了宝贵的洞见。

（五）非人灵长类动物模型

研究者移除并分割成年猕猴的尿道组织，运用扫描电子显微镜技术观察 4 种不同大肠杆菌菌株在尿道各部分的黏附情况，发现无论是尿道上皮细胞还是其他类型的尿道细胞，都显示了大肠杆菌的黏附现象。这一发现揭示了非人灵长类动物模型在模拟人类前列腺炎感染途径方面的高度相关性，特别是研究细菌通过尿道上行导致前列腺感染的机制，为研究大肠杆菌在尿道细胞中的黏附机制提供了深入的见解，为开发针对这种感染途径的新型治疗方法提供了科学基础。同时，这些发现凸显了该模型在模拟人类前列腺炎的微生物学和病理学方面的独特价值。由于具有与人类相似的解剖结构和生理功能，猕猴成为研究细菌性前列腺炎特别是其感染途径的理想选择，但使用猕猴模型伴随高昂的维护成本和复杂的伦理问题。

四、动物模型与临床疾病对比

不同动物模型与前列腺炎临床的对比见表 10-2。

表 10-2　不同动物模型与前列腺炎临床对比

患者/模型	品系/年龄	造模方法（临床患者感染原因）	免疫反应与病理	疾病症状	适用的场景
临床患者	—	细菌性前列腺炎通常由尿道细菌感染引起，如大肠杆菌。慢性非细菌性前列腺炎的原因可能包括尿液回流或免疫系统异常	细菌性前列腺炎可能导致前列腺肿胀和组织损伤。非细菌性前列腺炎引发前列腺炎	常见症状包括尿频、尿急、排尿困难和会阴部疼痛。细菌性前列腺炎可能伴有发热和寒战，而慢性非细菌性前列腺炎症状更持久但通常无发热	—
近交系或封闭群小鼠模型	1~14 日龄的小鼠；6~11 周龄的 C57BL/6 雄性小鼠	灌胃或腹腔注射前列腺炎致病菌；酵母多糖诱导小鼠前列腺炎	坏死性肌炎；上皮层和纤维肌肉基质的增厚，单核炎症细胞的浸润，神经纤维密度增加和巨噬细胞的活化/浸润，IL-10 和 NGF 表达增加	弓背竖毛、体重下降、厌食、发育迟缓、瘫痪和死亡；小鼠表现出对深部腹部压力的机械过敏	观察致病菌在小鼠前列腺中的复制和炎症反应；建立慢性前列腺炎/慢性盆腔疼痛综合征（CP/CPPS）的动物模型
POET-3 小鼠模型	7~14 周龄的小鼠	将预激活的 OT-I 细胞转移到 POET-3 小鼠体内	淋巴细胞、巨噬细胞、中性粒细胞、髓样抑制细胞和调节性 T 细胞的招募，以及促炎性细胞因子和趋化因子水平的升高	腹部或会阴部不适、排尿异常、性行为减少	研究自身免疫性前列腺炎，特定抗原引发的免疫反应
EAP 小鼠模型	B6 和 NOD 小鼠品种	多次注射，分别从第 0 天、7 天、14 天、18 天开始，使用大鼠或人类前列腺匀浆	Th17 数量增加，Th1 型反应	慢性触觉异常性疼痛和疼痛反应	研究慢性前列腺/慢性盆腔疼痛综合征
卡拉胶诱导的大鼠模型	4 周龄的 SD 大鼠	使用 3%卡拉胶在大鼠的前列腺内注射	IL-1β 和 TNF-α 水平升高与前列腺的 NALP1 和 NALP3 激活强烈相关，发挥促炎作用	盆腔区的机械性痛觉过敏和热痛觉过敏，表现出疼痛行为	研究慢性前列腺炎的局部炎症和疼痛
辣椒素诱导的大鼠模型	成年雄性 SD 大鼠	在前列腺内注射辣椒素，刺激 C 纤维，导致神经源性炎症	辣椒素诱导的疼痛行为和炎症变化呈剂量依赖性增加，炎症细胞积累、COX-2 表达和血浆外渗增加	注射辣椒素后，大鼠表现出诸如闭眼和运动减少等疼痛行为，表明前列腺疼痛	研究非细菌性前列腺炎的神经源性因素

续表

患者/模型	品系/年龄	造模方法（临床患者感染原因）	免疫反应与病理	疾病症状	适用的场景
雌雄激素诱导的大鼠模型	3～4 月龄雄性 SD 大鼠	对大鼠进行睾丸切除术建立去势模型，然后给予不同剂量的双氢睾酮和雌二醇治疗	TGF-β1、IL-6 和 IL-8 的表达增加	前列腺体周围出血，腺体内可见大量炎症细胞	研究激素失衡对前列腺炎的影响
金黄地鼠模型	成年鼠	灌胃前列腺炎致病菌	口腔、唇部、爪部、皮肤和食道等组织中可以检测到致病菌的抗原和 RNA	弓背竖毛、体重下降和后肢瘫痪	前列腺炎致病菌在不同组织中的感染和炎症反应
犬模型	7～15 岁的老龄犬	通过检测前列腺按摩液中的白细胞和卵磷脂小体，挑选出显示前列腺炎特征的犬只，作为慢性前列腺炎模型	淋巴细胞与单核细胞浸润，平滑肌与结缔组织增生，血管扩张与充血现象	前列腺液白细胞增多，卵磷脂小体减少，排尿困难或频繁，可能出现排尿时疼痛或不适	评估自发性前列腺炎的临床表现和尿路功能障碍
非人灵长类动物模型	成年雄性猕猴	使用不同的大肠杆菌菌株研究黏附性，其中一些表达 P 菌毛，另一些表达 1 型菌毛或无菌毛	大肠杆菌在尿道的黏附过程和感染的上行途径	引起疼痛、排尿问题和性功能障碍	研究细菌性前列腺炎及其感染途径

（阎春为，刘月环）

参 考 文 献

成杰, 丁利军, 胡娅莉. 2013. 卵巢早衰动物模型制备研究进展. 中国比较医学杂志, 23: 5.

李芳媛, 薛晴. 2021. 卵巢早衰动物模型的建立. 中国计划生育学杂志, 29(8): 1770-1775.

李俊莹, 姜丽丽, 冯子懿, 等. 2018. 影响女性不孕因素的研究进展. 医学综述, 24: 6.

刘雷. 2018. 无精症动物模型的研究进展. 临床医学工程, 25: 3.

卢今, 王剑, 朱莲, 等. 2023. 山羊先兆子痫疾病模型的构建及母体生物学特性评价. 实验动物与比较医学, 43(4): 371-380.

马珂, 田稼, 马良宏. 2019. 遗传因素与男性不育相关性研究进展. 中国男科学杂志, 33: 6.

王波, 罗光恒, 王振, 等. 2021. 不同比例浓度雌雄激素诱导下大鼠前列腺炎症反应模型的建立. 四川大学学报: 医学版, 52(3): 477-484.

王家洁, 杨祺颖, 石宏. 2022. 非人灵长类动物模型在女性不孕症研究中的运用. 生命科学, 34: 9.

许卫. 2021. 少精子症动物模型的构建. 医学信息, 34: 3.

许小凤, 谈勇. 2008. 卵巢储备功能下降及卵巢早衰动物模型研究进展. 中国实验动物学报, 16: 4.

余清霞, 董良, 任飞强, 等. 2016. 男性不育的物理及化学方法动物模型构建概述. 江西中医药, 47: 4.

张绍芬, 谢倩, 哈灵侠, 等. 2006. 戊酸雌二醇对更年期大鼠脾细胞凋亡及卵巢功能的作用. 生殖医学杂志, 15: 5.

赵玉, 欧阳斌, 耿强. 2014. 男性不育症动物模型的国外研究进展. 中国计划生育学杂志, 22: 5.

中华中医药学会中药实验药理专业委员会. 2018. 慢性前列腺炎动物模型制备规范. 中国实验方剂学杂志, 24(19): 10-14.

周晶, 严国锋, 罗章源, 等. 2015. 子痫前期大鼠模型建立及相关指标监测. 实验动物与比较医学, 35(6): 448-452.

ACOG. 2020. Gestational hypertension and preeclampsia: ACOG practice bulletin summary. Obstet Gynecol, 135(6): 1492-1495.

Armaly Z, Jadaon J E, Jabbour A, et al. 2018. Preeclampsia: novel mechanisms and potential therapeutic approaches. Front Physiol, 9: 973.

Ashley J B, Christopher T B, Karen N, et al. 2013. Pravastatin attenuates hypertension, oxidative stress, and angiogenic imbalance in rat model of placental ischemia-induced hypertension. Hypertension, 61(5): 1103-1110.

Chuang Y C, Yoshimura N, Wu M, et al. 2007. Intraprostatic capsaicin injection as a novel model for nonbacterial prostatitis and effects of botulinum toxin A. European Urology, 51(4): 1119-1127.

Dilworth J P, Neal D E, Fussell E N, et al. 1990. Experimental prostatitis in nonhuman primates: I. bacterial adherence in the urethra. The Prostate, 17(3): 227-231.

Duley L. 2009. The global impact of pre-eclampsia and eclampsia. Semin Perinatol, 33: 130-137.

Gatford K L, Andraweera P H, Roberts C T, et al. 2020. Animal models of preeclampsia: causes, consequences, and interventions. Hypertension, 75(6): 1363-1381.

Haverkamp J M, Charbonneau B, Crist S A, et al. 2011. An inducible model of abacterial prostatitis induces antigen specific inflammatory and proliferative changes in the murine prostate. Prostate, 71(11): 1139-1150.

Ho D R, Chang P J, Lin W Y, et al. 2020. Beneficial effects of inflammatory cytokine-targeting aptamers in an animal model of chronic prostatitis. IJMS, 21(11): 3953.

Hoo J Y, Kumari Y, Shaikh M F, et al. 2016. Zebrafish: a versatile animal model for fertility research. Biomed Res Int, 9732780: 31.

Iasmina M C, Steven J W, Tracey L W, et al. 2014. Advances in the pathophysiology of pre-eclampsia and related podocyte injury. Kindy Int, 86(2): 275-285.

Ittmann M. 2018. Anatomy and histology of the human and murine prostate. Cold Spring Harb Perspect Med, 8(5): a030346.

Keetch D W, Humphrey P, Ratliff T L. 1994. Development of a mouse model for nonbacterial prostatitis. Journal of Urology, 152(1): 247-250.

McCarthy F P, Kindom J C, Kenny L C, et al. 2011. Animal models of preeclampsia; uses and limitations. Placenta, 32(6): 413-419.

Murphy S F, Thumbikat P. 2018. Etiology of chronic prostatitis/chronic pelvic pain syndrome-How animal models guide understanding of the syndrome. GMS.

Phipps E A, Thadhani R, Benzing T, et al. 2019. Pre-eclampsia: pathogenesis, novel diagnostics and therapies. Nat Rev Nephrol, 15(5): 275-289.

Schwartz E S, Xie A, La J H, et al. 2015. Nociceptive and inflammatory mediator upregulation in a mouse model of chronic prostatitis. Pain, 156(8): 1537-1544.

Wang W, Chen R, Wang J. 2017. Procyanidin B2 ameliorates carrageenan-induced chronic nonbacterial prostatitis in rats via anti-inflammatory and activation of the Nrf2 pathway. Biochem Biophys Res Commun, 493(1): 794-799.

Wang W, Naveed M, Baig M M F A, et al. 2018. Experimental rodent models of chronic prostatitis and evaluation criteria. Biomedicine & Pharmacotherapy, 108: 1894-1901.

Zeng F, Chen H, Yang J, et al. 2014. Development and validation of an animal model of prostate inflammation-induced chronic pelvic pain: evaluating from inflammation of the prostate to pain behavioral modifications. PLoS One, 9(5): e96824.

Zhang H, Zhang F, Chen Q, et al. 2021. The piRNA pathway is essential for generating functional oocytes in golden hamsters. Nat Cell Biol, 23: 1013-1022.

第十一章　病毒感染性疾病研究中实验动物的选择

第一节　病毒敏感动物

动物模型是确定传染病病原体、阐明致病机制、揭示宿主免疫反应、证实传播途径、评价疫苗和药物效果的研究工具。在传染病动物实验研究领域，除对动物模型的可重复性、可再现性和适用性等常规需求外，另一个独特的需求便是动物模型的及时性，尤其是在突发传染病疫情暴发时，认识传染病、筛选应急药物和研发疫苗等系列研究工作十分急迫，而动物模型是开展上述研究的基础，因此动物模型是构成突发传染病疫情科技攻关体系的要素之一。动物模型构建成功的快慢，关系到传染病疫情科技攻关的速度，也因此影响到疾病控制、疾病预防和临床救治的速度，因此，缩短动物模型构建时间是传染病动物模型研究人员的重要任务。

通常情况下限制传染病动物模型构建的主要瓶颈是动物对人类病原的敏感性，或者说，部分人类病原对常规实验动物的嗜性差，导致病原无法成功感染动物并致病。如何提高动物对人类病原的敏感性，是传染病动物模型研究人员首先遇到的难题，针对该难题，本节总结了常用的或者新型的培育、研制病原敏感动物的方法。

一、简介

2003 年初，非典型肺炎疫情暴发导致 30 个国家出现 8000 多例病例，致使 774 人死亡。尽管世界各地的几个实验室都在努力研制动物模型（如食蟹猴、非洲绿猴、恒河猴、雪貂和小鼠等），并且最终开发了几种不同的动物模型，但在疫情暴发之初的几个月里，对 SARS-CoV 的研究一直受阻于动物模型，因为花费了太长的时间来筛选对 SARS-CoV 敏感的动物。考虑到疫苗和药物开发对动物模型的迫切要求，动物模型在一定程度上成为突发疫情科技攻关的限速步骤，而动物模型研制的快慢主要取决于科学家何时能够鉴定、筛选或者培育成功对 SARS-CoV 敏感的动物。

病毒是进入 21 世纪后引发一系列突发传染病疫情的主要病原体，如 SARS-CoV、流感病毒、人肠道病毒 71 型、埃博拉病毒、寨卡病毒、MERS-CoV、SARS-CoV-2、猴痘病毒等。病毒的生物学特性之一是具有特定的宿主嗜性，不同种属的病毒之间可感染的宿主范围差异较大。尽管一些病毒的宿主范围很广，可以感染多种不同的宿主，如人兽共患病的病毒可以通过直接接触、食物或者水从动物传播给人类。然而，许多病毒的宿主范围十分有限，可能只感染几种甚至一种宿主。在历史上，痘病毒是几种致死性传染病的罪魁祸首，被认为是多种突发病毒性人兽共患病的病原体，表现出已知最广泛的宿主范围。与痘病毒相比，乙型肝炎病毒（HBV）和人类免疫缺陷病毒（HIV）的宿主范围极窄，因此截至目前，尚无完全模拟乙型肝炎或艾滋病因及病理过程的动物模型。

在疫情突发后，由于对应急药物和疫苗的迫切需求，没有时间等待科学家从头培育或研制对新病原敏感的动物，本节总结了培育或研制病原敏感动物的 6 种方法，分别是研制病毒受体人源化动物、组织或细胞人源化动物、免疫缺陷动物、无菌动物、基础疾病动物、天然敏感动物。

二、病毒受体人源化动物

病毒入侵细胞前，需要与细胞表面的特定受体蛋白结合。如果细胞表面不存在病毒受体，则病毒一般无法成功入侵。不同物种间的病毒受体编码基因的遗传差异是病毒嗜性物种差异的生物学基础。基因编辑技术使啮齿动物表达人的病毒受体，通常会提高动物对病毒的敏感性。表 11-1 汇总了人类重要病原体的受体。部分病毒使用 2 种以上的受体启动入侵的过程，如人肠道病毒 71 型（EV71）的受体包含 P-选择素糖蛋白配体-1（P-selectin glycoprotein ligand-1，PSGL-1）和清道夫受体 B2（scavenger receptor B2，SCARB2）。部分病毒入侵除主要受体外，还需要辅助受体，如 HIV 进入细胞前的融合过程依赖于 2 种受体，CD4 是主要受体，与 HIV 的包膜蛋白 gp120 有高亲和性，它与 gp120 结合后引发构象改变，并特异性地结合辅助受体 CCR5 或者 CXCR4，然后辅助受体与 gp120-CD4 复合物互作进而诱导病毒和细胞膜的融合。

表 11-1 已鉴定的代表性病毒受体

病毒名称	人类细胞受体
脊髓灰质炎病毒	脊髓灰质炎病毒受体 Poliovirus receptor（PVR 或 CD155）
SARS-CoV	血管紧张素转换酶 2 Angiotensin converting enzyme 2（ACE2）
SARS-CoV-2	血管紧张素转换酶 2 Angiotensin converting enzyme 2（ACE2）
MERS-CoV-2	二肽基肽酶-4 Dipeptidyl peptidase 4（DPP4）
寨卡病毒	神经细胞黏附分子 1 Neural cell adhesion molecule 1（NCAM1）
人类免疫缺陷病毒	CD4
甲型肝炎病毒	甲型肝炎病毒细胞受体 1 Hepatitis A virus cellular receptor 1（HAVCR1）
乙型肝炎病毒	钠离子-牛磺胆酸共转运蛋白 Sodium taurocholate cotransporting polypeptide（NTCP）
丙型肝炎病毒	CD81
	清道夫受体 B1 Scavenger receptor class B type 1（SCARB1）
	密封蛋白 1 Claudin-1（CLDN1）
	闭合蛋白 Occludin（OCLN）
	转铁蛋白受体 1 Transferrin receptor 1（TfR1）
	尼曼-匹克 C1 型类似蛋白 1 Niemann-Pick C1-like 1（NPC1L1）
	表皮生长因子受体 Epidermal growth factor receptor（EGFR）
	肝配蛋白受体 A2 Ephrin receptor A2（EphA2）
人肠道病毒 71 型	P-选择素糖蛋白配体-1 P-selectin glycoprotein ligand-1（PSGL-1）
	清道夫受体 B2 Scavenger receptor B2（SCARB2）
流感病毒 A 型	α-2,6 唾液酸受体 α-2,6 sialic acid receptor
禽流感病毒	α-2,3 唾液酸受体 α-2,3 sialic acid receptor
基孔肯亚病毒	基质重塑关联蛋白 8 Matrix remodelling associated protein 8（Mxra8）

病毒名称	人类细胞受体
罗斯河病毒	基质重塑关联蛋白 8 Matrix remodelling associated protein 8（Mxra8）
马雅罗病毒	基质重塑关联蛋白 8 Matrix remodelling associated protein 8（Mxra8）
阿尼昂-尼昂病毒	基质重塑关联蛋白 8 Matrix remodelling associated protein 8（Mxra8）
埃博拉病毒	尼曼-匹克 C1 型类似蛋白 1 Niemann-Pick C1-like 1（NPC1L1）
	双孔通道 Two-pore channel（TPC）
	T 细胞免疫球蛋白域和黏蛋白域-1 T-cell Ig and mucin domain 1（TIM-1）
马尔堡病毒	尼曼-匹克 C1 型类似蛋白 1 Niemann-Pick C1-like 1（NPC1L1）
	T 细胞免疫球蛋白域和黏蛋白域-1 T-cell Ig and mucin domain 1（TIM-1）
拉沙病毒	α-抗肌萎缩蛋白聚糖 α-dystroglycan（α-DG）
	溶酶体关联膜蛋白 1 Lysosomal transmembrane protein 1（LAMP1）
淋巴细胞脉络丛脑膜炎病毒	α-抗肌萎缩蛋白聚糖 α-dystroglycan（α-DG）
马秋波病毒	转铁蛋白受体 1 Transferrin receptor 1（TfR1）
瓜纳里多病毒	转铁蛋白受体 1 Transferrin receptor 1（TfR1）
胡宁病毒	转铁蛋白受体 1 Transferrin receptor 1（TfR1）
萨比亚病毒	转铁蛋白受体 1 Transferrin receptor 1（TfR1）
尼帕病毒	肝配蛋白受体 B2 Ephrin receptor B2
疱疹病毒	肝配蛋白受体 A2 Ephrin receptor A2（EphA2）

尽管病毒受体人源化技术提高了动物对一系列病毒的敏感性，但是需要注意的是，许多种病毒感染模型无法单纯依赖于病毒受体人源化技术。例如，病毒受体人源化动物对 HBV、HCV 和 HIV 的敏感性并没有提高。未来还需要鉴定新的受体或辅助受体，以及鉴定限制病毒在动物细胞内复制的宿主因子，有望进一步提高动物对人类病毒的敏感性。此外，与天然对人类病毒敏感的动物相比，病毒受体人源化动物感染人类病毒后的疾病表现参差不齐，病毒在动物体内的复制受到受体组织分布和表达量的影响，并进一步影响组织病理损伤和疾病严重程度。例如，DPP4 是 MERS-CoV 的受体，DPP4 人源化小鼠感染 MERS-CoV 后症状较轻，而猕猴与人感染 MERS-CoV 后，表现为中度至重度的呼吸系统疾病，包括支气管间质性肺炎、肺部实变和肝与肾衰竭相关的血生化改变。ACE2 是 SARS-CoV-2 的受体，以小鼠 *ACE2* 启动子驱动的 ACE2 人源化小鼠感染 SARS-CoV-2 后，表现为轻度至中度的肺炎，而以细胞角蛋白 18（cytokeratin 18，*CK18*）或者磷酸甘油酸激酶 1（phosphoglycerate kinase 1，*PGK1*）启动子驱动的 ACE2 人源化小鼠感染 SARS-CoV-2 后，表现为重度肺炎甚至死亡，在肺部和脑部可检测到高水平的病毒复制（Rong and Liu，2023）。

三、组织或细胞人源化动物

移植人源免疫细胞或肝细胞的小鼠，即"组织或细胞人源化小鼠"，在 21 世纪初，科学家研制了携带 IL-2 受体 γ 链突变合并 DNA 依赖性蛋白激酶的催化亚基突变的小鼠，该小鼠品系缺乏适应性免疫功能，且先天性免疫严重缺陷，不能有效排斥异种组织。对此类小鼠注射人外周血白细胞或 CD34$^+$造血干细胞，或在小鼠肾包膜下移植人胎肝或胸腺组织，小鼠会对多种人类特异的病毒敏感。

基于人源化小鼠成功地构建了 HIV 感染小鼠模型。免疫缺陷的小鼠移植人细胞或组织后，产生了 HIV 绝大多数的人源宿主细胞类型，包括 CD4$^+$ T 细胞和巨噬细胞，从而支持了 HIV 在动物体内的复制，并引发了 CD4$^+$ T 细胞水平下降和 HIV 相关的免疫缺陷。此外，进一步破坏免疫缺陷小鼠的肝细胞后，可支持人肝细胞的移植，进而产生人肝脏嵌合小鼠，该小鼠可用于 HBV 或 HCV 感染模型研究。人肝脏嵌合小鼠可以持续性感染 HBV。然而，由于免疫缺陷和 MHC 限制，小鼠的免疫系统无法有效攻击 HBV 感染的人肝细胞，因此此类小鼠模型难以出现慢性肝炎。免疫系统与肝脏双人源化的小鼠，可以同时解决 HBV 复制和免疫系统攻击靶细胞的问题，小鼠感染 HBV 后出现肝炎、肝纤维化和硬化。

值得注意的是，组织或细胞人源化动物在使用过程中存在一系列缺陷。首先，受限于人细胞重建水平和人免疫系统功能，人源化动物感染病毒后，难以出现炎症，也难以呈现人感染病毒后的免疫应答全景。其次，人源组织或细胞来源有限，人免疫细胞与小鼠的主要组织相容性抗原不匹配，阻碍抗原递呈和细胞识别，从而影响感染后免疫反应。再次，对于双系统人源化小鼠，如免疫系统和肝脏双人源化小鼠，为了避免人免疫系统对人肝细胞的排斥，人造血干细胞和胎肝供体应该一致，但是存在伦理学限制。最后，组织或细胞人源化小鼠存在个体间、批次间差异大的问题，会给实验结果比较和分析带来一定的影响。此外，从应对突发传染病的角度来看，病毒受体人源化动物是储备的资源，在疫情暴发时可以直接投入使用，而组织或细胞人源化动物则是一项技术，疫情暴发时仍然需要时间构建人源化动物（Rong and Liu, 2023）。

四、免疫缺陷动物

仅有受体的存在，还不足以支持病毒在动物体内的复制。与体外细胞实验培养病毒不同，病毒需要逃避宿主免疫系统的监视与清除机制，才能在动物组织与器官中复制。因此，使用免疫缺陷动物有望提高病毒的感染力，表现在三个方面：提高病毒在体内的复制能力、提高病毒对动物的致病力、提高特定性别和年龄动物对病毒的敏感性。值得注意的是，常规的免疫缺陷动物如 Nude 小鼠、SCID 小鼠、NOD/SCID 小鼠等，对多种病毒的敏感性增强，而截至目前，I 型干扰素受体缺陷的 IFNAR 小鼠表现出最为广泛的人类病原敏感性，用于多种人类传染病动物模型的研制。免疫缺陷动物对病毒的敏感性汇总见表 11-2（Rong and Liu, 2023）。

表 11-2　免疫缺陷动物类型及其敏感的病毒

物种/品系	免疫缺陷特征	敏感的病毒
Nude 小鼠	T 细胞功能缺陷	痘病毒、登革病毒、流感病毒、乙型脑炎病毒
SCID 小鼠	T 细胞和 B 细胞功能缺陷	莫多克黄病毒、汉坦病毒
NOD/SCID 小鼠	NK 细胞、T 细胞和 B 细胞功能缺陷	人肠道病毒 71 型
NOG/NSG 小鼠	NK 细胞、T 细胞和 B 细胞功能缺陷，IL-2 受体功能缺陷	EB 病毒、人类嗜 T 淋巴细胞病毒

续表

物种/品系	免疫缺陷特征	敏感的病毒
Rag2⁻/⁻小鼠	T 细胞和 B 细胞功能缺陷	单纯疱疹病毒、呼肠孤病毒
IFNAR⁻/⁻小鼠	I 型干扰素功能缺陷	寨卡病毒、埃博拉病毒、黄热病毒、SARS-CoV-2、裂谷热病毒、阿尔库马出血热病毒、西尼罗病毒、登革病毒、日本脑炎病毒、雷斯顿病毒、马尔堡病毒、拉沙病毒、克里米亚-刚果出血热病毒、新型布尼亚病毒、亨德拉病毒、尼帕病毒、委内瑞拉马脑炎病毒、基孔肯亚病毒、狂犬病毒、伪狂犬病毒、埃可病毒、人肠道病毒 71 型、呼肠孤病毒
STAT1⁻/⁻小鼠	I 型干扰素功能缺陷	埃博拉病毒、淋巴细胞脉络丛脑膜炎病毒、单纯疱疹病毒、登革病毒、拉沙病毒
Grail⁻/⁻小鼠	T 细胞功能抑制	流感病毒

五、天然敏感动物

对人类病毒敏感的免疫功能健全动物，不但能再现病毒感染和病理损伤的过程，还能呈现病毒入侵后宿主免疫应答的全景，因此，此类动物在传染病病理和免疫研究中的价值是最高的。幸运的是，目前已经鉴定出了一系列对人类不同病毒敏感的动物物种（表 11-3）。虽然小鼠、兔、恒河猴等常规实验动物也对多种病毒敏感，但由于其使用广泛，其他著作中对常规实验动物的易感病毒介绍较多，因此本部分主要介绍一些对人类病毒敏感的特色动物物种。

表 11-3 对人类病毒敏感的特色动物物种

物种/品系	敏感的病毒种类
豚鼠	胡宁病毒
	流感病毒
	呼吸道合胞病毒
金黄地鼠	SARS-CoV
	SARS-CoV-2
	尼帕病毒
	亨德拉病毒
	西尼罗病毒
	埃博拉病毒
	马尔堡病毒
	裂谷热病毒
	朊病毒
	黄热病毒
	A 型流感病毒
狨猴	MERS-CoV
	A 型流感病毒
	马尔堡病毒
	黄热病毒
	单纯疱疹病毒
	寨卡病毒

续表

物种/品系	敏感的病毒种类
雪貂	A 型流感病毒
	SARS-CoV
	SARS-CoV-2
	尼帕病毒
	亨德拉病毒
	呼吸道合胞病毒
土拨鼠	土拨鼠肝炎病毒（模拟人乙肝病毒）
长爪沙鼠	人戊型肝炎病毒（戊肝病毒）
非洲绿猴	尼帕病毒
	寨卡病毒
	猴免疫缺陷病毒
	SARS-CoV-2
	MERS-CoV
	呼吸道合胞病毒
	登革病毒
	马秋波病毒
狒狒	埃博拉病毒
	寨卡病毒
田鼠	SARS-CoV
	汉坦病毒
	朊病毒
中国仓鼠	SARS-CoV
	SARS-CoV-2
果子狸	SARS-CoV
	轮状病毒
	丽沙病毒
水貂	人戊肝病毒
	A 型流感病毒
	SARS-CoV-2
树鼩	SARS-CoV-2
	卡波西肉瘤相关疱疹病毒
	EB 病毒
	人乙肝病毒
	人丙肝病毒
	人戊肝病毒
	寨卡病毒
	A 型流感病毒
	单纯疱疹病毒
	登革病毒
CC 小鼠	埃博拉病毒
	SARS-CoV
	SARS-CoV-2
	寨卡病毒
	西尼罗病毒

在各种动物中，最值得注意的是金黄地鼠（又名叙利亚地鼠），目前报道金黄地鼠至少对 70 种病原敏感，其中的病毒包括西尼罗病毒、尼帕病毒、埃博拉病毒、马尔堡病毒、流感病毒、SARS-CoV 和 SARS-CoV-2。金黄地鼠敏感病毒谱广泛的生物学机制尚不清楚，研究人员推测其对 SARS-CoV-2 敏感的原因是金黄地鼠 *ACE2* 序列与人 *ACE2* 高度相似，从而增强了 SARS-CoV-2 受体结合域（RBD）与金黄地鼠 ACE2 的结合能力。此外，与雪貂和人类似，金黄地鼠鼻甲远端表达大量的唾液酸 α-2,6-半乳糖受体，肺中表达大量的唾液酸 α-2,3-半乳糖受体，这使它们容易感染流感病毒。

除恒河猴、食蟹猴外，其余一些非常规使用的非人灵长类动物，如非洲绿猴、狒狒、狨猴等，也对人类部分病毒敏感，在个别研究领域表现出了优势。例如，类似于黑猩猩和白眉猴，非洲绿猴是猴免疫缺陷病毒的天然宿主，但是病毒感染并不能导致获得性免疫缺陷综合征（AIDS），因此，非洲绿猴适合用于研究宿主控制疾病进展的机制。狨猴是一种新世界猴，其在感染性疾病研究中的应用日趋广泛，尤其是在中东呼吸综合征研究中，狨猴比恒河猴的优势更为突出。恒河猴感染 MERS-CoV 后，表现为轻度至中度的呼吸系统疾病，而狨猴则发展为中度至重度的呼吸系统疾病，疾病表现更接近于临床。此外，狨猴还对 A 型流感病毒、寨卡病毒、马尔堡病毒、猴痘病毒和黄热病毒等敏感。然而，研究人员应该注意到，这些特殊的动物由于使用量较低，缺乏针对它们的基因编辑工具和抗体等检测试剂，这一点在设计动物实验时应予以考虑（Rong and Liu, 2023）。

除动物物种差异外，同一种动物个体间的基因多态性差异也会导致对病毒敏感性的差异，这种遗传背景的差异可以导致个体之间对病毒感染的免疫反应强弱和疾病严重程度的不同。为了模拟人群之间的遗传背景差异，科学家培育了一种独特的小鼠品系——协同重组（collaborative cross，CC）系。CC 小鼠是通过将 8 个小鼠父母本品系进行全部的交叉重组育种并近交，从而产生的重组近交系群体。由于 8 个父母本小鼠品系之间存在较大的遗传背景差异，因此培育的不同重组近交系之间遗传背景差异大，导致其疾病易感性差异大。对 CC 小鼠进行不同病毒敏感性测试，发现其中存在分别对埃博拉病毒、SARS-CoV、SARS-CoV-2、寨卡病毒和西尼罗病毒敏感的小鼠品系。此外，基于不同 CC 小鼠品系对病毒敏感性的定量数据差异，还可以通过基因数据库预测与病毒敏感性相关的基因，揭示不同品系对病毒敏感性差异的遗传基础（Rong and Liu, 2023）。

未来，我们有充分的理由假设传染病疫情将继续暴发，挑战公共卫生安全体系，威胁人类乃至整个地球生态的健康和安全，影响经济发展、社会秩序和生活质量。疫情发生后，如果动物模型能早一秒成功，那么我们就能早一秒了解新发传染病的机制，也能早一秒筛选疫苗和药物，从而能更早地控制疫情、挽救生命。依赖上述方法，依然需要一定时间才能获得病原易感动物。因此，聚焦已经或潜在导致流行病的病毒，建议通过但不限于上述技术或方法，前瞻性地研制或筛选病毒敏感动物库，这将在疫情暴发时节省时间。

基于病毒敏感动物库，首先，应对每种动物的敏感病毒谱进行测试，测试结果将有助于在疫情突发时快速确定敏感动物。其次，针对特定病毒，分析每种敏感动物模型和患者在病毒复制、分布、传播及宿主免疫反应、病理损伤与症状等表型上的异同，分析结果将有助于确定每种动物模型在特定研究中的适用性。最后，一部分对重要病毒敏感的特种动物，如金黄地鼠、雪貂、猕猴等，由于缺乏针对这些动物的基因编辑技术和检测抗体等研究工具，从而阻碍了这些动物在传染病致病机制和免疫学研究中的应用。因此，针对重要的病毒敏感动物，提前开发基因编辑技术和抗体等研究工具，对未来传染病的研究是很有意义的。

（刘江宁）

第二节　动物实验的生物安全

本节重点介绍实验室生物安全的基本概念和要求、动物实验中的生物安全知识与安全操作、动物实验的审查要点、生物安全风险评估，以及依据评估采取相应的防护措施。

一、实验室生物安全的基本概念

提起实验室安全问题，大家会想到发生过的许多"著名"事件和事故，包括实验室人员感染结核、出血热、猴 B 病毒，甚至 SARS-CoV 等。其实，实验室生物安全事件造成的实验人员得病、死亡只是极端例子。而无时无刻发生在实验室涉及的化学品、药品、辐射、热、电、水、病原微生物、实验材料以及实验动物等造成的潜在或一般性事件，很容易被忽略。生物安全要求动物实验人员必须具备良好的生物安全意识，掌握生物安全知识和操作技能，将生物安全风险降到最低程度。

（一）实验室生物安全

实验室生物安全是指实验室的生物安全条件和状态不低于容许水平，可避免实验室人员、来访人员、社区及环境受到不可接受的损害，符合相关法规、标准等对实验室生物安全责任的要求。动物实验的生物安全重点强调在动物实验过程中涉及的各个环节可能导致的生物安全问题及相应的安全防护。

（二）病原微生物分类

我国根据病原微生物的传染性和感染后对个体或者群体的危害程度，将病原微生物分为 4 类：①第一类病原微生物，是指能够引起人类或者动物非常严重疾病的微生物，以及我国尚未发现或者已经宣布消灭的微生物；②第二类病原微生物，是指能够引起人类或者动物严重疾病，比较容易直接或者间接在人与人、动物与人、动物与动物间传播的微生物；③第三类病原微生物，是指能够引起人类或者动物疾病，但一般情况下对人、动物或者环境不构成严重危害，传播风险有限，实验室感染后很少引起严重疾病，并且具备有效治疗和预防措施的微生物；④第四类病原微生物，是指在通常情况下不会引起人类或者动物疾病的微生物。第一类、第二类病原微生物统称为高致病性病原微生物。

操作病原实验应在相应等级的生物安全实验室中进行，具体要求参见卫生部（现国家卫生健康委员会）颁布的《人间传染的病原微生物名录》。

（三）生物安全实验室分级

生物安全实验室（biosafety laboratory）是指通过防护屏障和管理措施，达到生物安全要求的病原微生物实验室。具体讲生物安全实验室主要通过设施（facility）、设备（equipment）、人员行为（practice）的有效结合实现生物安全保护原则。实验室是通过设施结构和通风设计构成物理防护，防护的能力取决于实验室分区和室内气压，要根据实验室的安全要求进行设计。利用实验室功能和实验室各种设备，如高压蒸气灭菌器、生物安全柜和个人防护装备，保证病原污染能得到有效控制。

根据实验室对病原微生物的生物安全防护水平，并依照实验室生物安全国家标准的规定，将生物安全实验室分为 4 个等级（bio-safety level，BSL）：①一级生物安全实验室（BSL-1），适用于操作在通常情况下不会引起人类或者动物疾病的微生物，即四类病原；②二级生物安全实验室（BSL-2），适用于操作能够引起人类或者动物疾病，但一般情况下对人、动物或者环境不构成严重危害，传播风险有限，实验室感染后很少引起严重疾病，并且具备有效治疗和预防措施的微生物，即三类病原；③三级生物安全实验室（BSL-3），适用于操作能够引起人类或者动物严重疾病，比较容易直接或者间接在人与人、动物与人、动物与动物间传播的微生物，即二类病原；④四级生物安全实验室（BSL-4），适用于操作能够引起人类或者动物非常严重疾病的微生物，以及我国尚未发现或者已经宣布消灭的微生物，即一类病原（祁国明，2006）。

以动物生物安全一级（animal bio-safety level-1，ABSL-1）、ABSL-2、ABSL-3、ABSL-4表示动物生物安全实验室相应等级，包括进行动物活体操作的实验室的相应生物安全防护水平。

二、动物实验的生物安全管理

（一）实验动物生物安全特性

实验动物具有两大特点：一是为人类研究需要改变自己，似像非像原种动物，成为"病态异类"的新品系或品种；二是由于遗传改变，原有抵抗病原的能力呈现不同程度下降，病原谱系发生改变，更易得病。

实验动物、分泌物、排泄物、样品、器官、尸体等控制、操作不当会变成病原污染的扩大器，造成更大范围的传播，因此，了解实验动物生物安全特性，就应该首先要做好思想准备，注重病原防控，防患于未然。

（二）实验动物病原体检测和检疫

使用的实验动物或实验用动物应经过质量监测，检疫合格，来源明确。进行动物实验之前应了解拟使用动物可能携带、感染的病原；动物必须排除人兽共患病病原污染，并做好防控。实验室应动态监控实验动物污染或携带微生物状况，及时了解实验动物健康状态，进行风险评估，并采取一定综合措施保证动物实验的安全。实验动物的病原体检测和检疫强调：①实验动物必须控制在国家标准《实验动物 环境及设施》要求的饲养条件内，将污染的可能性降到最低；②必须按照《实验动物 微生物、寄生虫学等级及监测》要求执行；③应按照相应卫生检疫、生物安全及管理要求对不合格、不健康实验动物进行相应处理，确保使用的实验动物质量合格（卢耀增，1995）。

微生物检测标准和指标是实验动物微生物质量控制的依据，具体检测要求及项目包括动物的外观指标、病原菌指标和病毒指标，同时要求寄生虫检测同步进行。动物健康外观指标是指实验动物可以通过临床观察到的外观健康状况，如活动、精神、食欲等有无异常；头部、眼睛、耳朵、皮肤、四肢、尾巴、被毛等是否出现损伤、异常；分泌物、排泄物等是否正常。实验动物要求外观必须健康、无异常，实验室检测合格。为确保生物安全，必须选择合格的实验动物用于实验（方喜业等，2008）。

（三）实验动物安全饲养要求

实验动物体型不同，饲养设施、设备的环境及安全控制存在客观差异。小型动物小鼠、大鼠、地鼠和豚鼠等的饲养设备如独立回风饲养系统（IVC）、隔离器等条件较好，一般易于控制污染。中型动物兔、犬、猴等受到体型、特性等限制，应尽量做到有效控制。大型动物羊、牛、马等实验动物尚无国家微生物、寄生虫等检测标准，实验应按相关要求进行。

病原感染性动物实验的设施、设备要求及人员防护取决于病原种类，即病原的烈性程度。高致病性的一、二类病原要求在 ABSL-3 或 ABSL-4 高等级实验室中进行实验。动物饲养应控制在能有效隔离保护的设备或环境内，如 IVC、隔离器、单向流饲养柜、特定实验室等。三类病原感染性动物实验的动物应采用 IVC 或同类饲养设备进行饲养；四类病原应严格控制实验环境，有条件或必要时应采用 IVC 饲养动物。动物密度不可过高，饮水须经灭菌处理。动物的移动应做到每个环节实行有效防护，避免病原污染环境。

（四）动物实验样本采集中的生物安全

在实验研究中，经常要采集实验动物的血液等样本，进行常规检查或某些特定指标的生物化学分析以及病原检测。因此，掌握正确的样本采集技术十分必要，良好的动物样本采集技术，既能满足实验需要，也能有效实现生物安全控制。除血液、分泌物、排泄物、体表物质采集外，其他样本往往通过解剖或手术技术取得。为避免意外发生，原则上活检采样时应对动物进行麻醉。对接种了病原体的中、大型动物进行采血或体检时，要求将动物麻醉。对小动物进行灌胃、注射和采血时，可不麻醉动物，但要防范动物抓咬而受伤。标本的运输要求用防渗漏的容器装标本，放入标本的容器应确保密封。将动物标本从实验室传出应严格按照有关规定程序执行。所有样本采集器具、其他物品必须严格消毒灭菌后，方可处理。

手术、解剖操作时容易被血液、体液和其他样品污染或被器械、针头刺伤，存在潜在生物危害，因此必须做到：操作时一定要使用适当的镇静、镇痛或麻醉方法；尽量减少样本活体采集，禁止不必要的重复操作；不提倡利用一个动物进行多个手术实验；严格按照实验操作规程，防止发生血液、体液外溅。严格控制组织、器官等标本采集处置和意外划伤、针刺伤等；手术后的动物、标本以及所用器具材料等必须按规定程序妥善处置。

动物实验中常用的利器包括手术刀、剪刀、注射器、缝合针、穿刺针和载玻片等，应严格操作，避免划伤、刺伤实验人员。生物安全操作应注意：当一只手持手术刀、剪刀或注射器等利器操作时，另一只手应持镊子配合操作，不应徒手操作；应尽可能使用一次性的手术刀和注射器，禁止徒手安装、拆卸手术刀片和回套注射器针帽，必要时必须用镊子或止血钳辅助；双人操作时，禁止传递利器；一次性手术刀和注射器使用后应立即投入利器盒。

（五）含有感染性材料的动物实验操作

动物实验中会产生各种各样的感染性材料，应该充分识别可能的风险，严格进行生物安全防护，实现有效控制。对感染性材料污染的清除和处理，最可能直接导致人员手、面等部位污染。由于手、手套被污染而导致感染性物质的食入或皮肤和眼睛的污染时常发生，也较易污染门把手、电话、书籍等公用环境。破损玻璃器皿的刺伤和注射器操作不当可能造成的扎伤引起经血液的感染。血液样本采集时可能因喷溅和气溶胶产生导致呼吸道感染或误入眼睛而发生黏膜感染等。

动物等级、大小、特性、饲养、操作、咬伤、抓伤、产生的气溶胶可导致的感染均有不同。举例来说，小鼠产生的气溶胶要远远小于犬、猴等较大动物产生的气溶胶，因此，其控制措施就会有所不同。在含有感染性材料的动物实验操作时，应重点注意以下方面。

（1）动物实验涉及感染性材料的操作要在生物安全柜中进行，并防止泄漏在安全柜底面。操作包括感染动物的解剖、组织的取材、采血及动物的病原接种。

（2）实验后的动物笼具在清洗前先做适当的消毒处理。

（3）垫料、污物、一次性物品需放入医疗废物专用垃圾袋中，经高压灭菌后方可拿出实验室。

（4）动物尸体用双层医疗废物专用垃圾袋包裹后，放入标有动物尸体专用的容器中，用消毒液喷容器表面后，运至解剖区域剖检。

（5）生物安全柜在使用后应用消毒液擦拭、揩干。

（6）动物实验相关废液需按比例倒入有消毒液的容器中，倒入时需沿容器壁轻倒并戴眼罩，防止溅入眼中。

（7）如果有感染性物质溅到生物安全柜上、地上以及其他地方，应及时消毒处置。

（8）每天工作结束时，应用消毒液擦拭门把手和地面等表面区域。

（9）将动物组织等废物放入高压灭菌器内时需同时粘贴指示条，在物品移出前应观察指示条并检查是否达到灭菌要求。

（10）在处理病原微生物的感染性材料时使用可能产生病原微生物气溶胶的搅拌机、离心机、匀浆机、振荡机、超声波粉碎仪和混合仪等设备，必须进行消毒灭菌处置。

（六）废弃物和尸体处理

动物实验会产生很多废弃物，如动物的排泄物、分泌物、毛发、血液、各种组织样品、尸体以及相关实验器具、废水、废料、垫料、福利丰荣物品等。若处理不当，其都会作为病原载体造成人员和环境污染，必须按照生物安全原则，根据不同特点和要求，进行严格消毒灭菌处置。具体分述如下。

1. 血液和体液标本的处理

用于抗体、抗原、病原微生物、生化指标等检查的血液和体液，按照要求进行处理并检测，检测后的标本经 121℃、30 min 高压灭菌处理。

2. 动物器官组织的处理

动物器官组织，尤其是用于病原微生物分离的组织，按照标准程序进行处理；用于病理切片的组织，均需经过甲醛固定后再进行切片。剩余的组织经 121℃、30 min 高压灭菌处理。

3. 动物尸体的处理

安乐死后的动物尸体，取材完毕后，经 121℃、30 min 高压灭菌处理后，集中送环保部门进行无害化处理。动物生物安全三级（ABSL-3）实验室及以上级的实验室的感染动物尸体，需经室内消毒灭菌处置后再经 ABSL-3 实验室双扉高压灭菌，才能移出实验室。

4. 动物咽拭子的处理

用于病原分离和 PCR 检测的咽拭子，按照各自的要求处理后，进行病毒分离和 PCR 检测，剩余的标本经 121℃、30 min 高压消毒处理。

5. 病原分离培养物的处理

病原分离培养物不论是阳性还是阴性结果，都需经 121℃、30 min 高压消毒处理。

三、动物实验的风险评估及控制

（一）常见生物危害、风险识别

1. 动物性危害

动物性危害是指动物咬伤、抓伤、皮毛过敏原等造成直接危害。动物感染实验从接种病原体到实验结束的整个过程，包括动物喂食、给水、更换垫料及笼具等，病原体随尿、粪、唾液排出，都会有感染性接触、不断向环境扩散的危险。在解剖动物时，实验者还会有接触体液、脏器等标本中的病原体的危险。用来做实验研究的野生动物、实验动物等也可能携带对人类产生严重威胁的人兽共患病病原微生物。

2. 病原性危害

病原性危害是指不合格动物携带的人兽共患病病原以及实验所用的各种病原的污染。生物废弃物有实验动物标本,如血液、尿、粪便和鼻咽试纸等;检验用品,如实验器材、细菌培养基和细菌病毒阳性标本等。开展病原性实验的实验室会产生含有害微生物的培养液、培养基,如未经适当的灭菌处理而直接外排,会使生物细菌毒素扩散传播,造成污染,甚至带来严重不良后果。

3. 物理、化学、放射等危害

物理、化学、放射等危害是指玻璃器皿、注射器、手术刀的直接创伤,或通过伤口感染等。化学药品(如核酸染料 EB)、毒品的误用都能造成损伤。放射性污染常常通过放射性标记物、放射性标准溶液等污染。

4. 生物工程危害

近年来发展快速的基因工程实验所带来的潜在危险以及由肿瘤病毒引起的潜在致癌性等问题是动物实验中存在的生物危害。

5. 废弃物危害

实验动物所产生的三废与尸体如果处理不当,将会对周围环境造成污染。如果在没有相应污染物和尸体无害化处理设施的环境条件下开展动物实验,将导致严重的不良后果并产生极坏的社会影响。

6. 不良动物设施危害

实验动物饲养环境条件与动物实验环境条件不合格,导致动物逃逸、病原扩散等造成危害。

(二)动物实验的生物安全和福利伦理审查

动物实验单位应设立生物安全委员会和实验动物使用管理委员会,负责咨询、指导、评估、监督实验室的动物生物安全活动相关事宜以及动物实验活动安全管理。一般实验人员往往注重动物实验本身,不太关注或不够专业了解动物福利、伦理和生物安全要求。因此,国际上提倡成立动物实验福利、伦理委员会,负责审查动物实验,对涉及动物保护、动物福利、科学需要、生物安全等各方面内容的每个环节把关。生物安全原则提倡要保证实验人员和环境的安全,良好的福利审查也可从福利伦理方面提供生物安全保障。

动物实验方案审查的内容应该包括:实验人员操作是否符合安全操作要求;设施设备是否符合生物安全要求;饲料、垫料、饮水是否符合安全要求;动物尸体处理是否符合无害化环保要求等方面。

(三)动物实验风险评估

动物实验风险评估是指在动物实验过程中,特别是在病原研究实验中,动物因素或病原等对实验人员和环境可能造成的危害。针对所识别的各种危害，制定预防控制措施，将风险降到最低水平，确保动物操作的生物安全。风险评估的内容覆盖所有动物实验活动，如动物的种类（包括基因工程动物、基因污染动物）、来源、等级、检疫；动物操作中可能出现的抓咬伤、皮毛过敏、分泌物、排泄物、样本、尸体等污染；实验活动中可能造成的设施设备异常情况、液体溅洒、切割伤、刺破伤；病原感染动物的气溶胶扩散、动物逃逸、笼具污染、防护用品污染、废物处置等。根据病原的种类、级别、剂量、有无药物和疫苗可用、防护要求等，不同动物应有针对性分析、评估，以得出良好的评估结论，采取有效、适当、针对性的人员控制措施，保证动物实验的安全防护。

（四）动物实验的生物安全防护与控制

动物实验不同于体外实验，任何对动物的不良操作，都会影响实验结果或造成生物危害。要求所有从事动物实验的人员，包括临时实验人员，必须经过一定时间的培训，考试合格并取得上岗证后，才能进行动物实验。动物实验的安全控制要求实验人员应该具有良好的动物实验能力，包括动物饲养能力、对动物认知能力、操作能力、信息采集能力、分析能力、管护能力、设施设备掌握能力和生物安全防护能力。实验人员只有具备了这些能力，才能完成良好的动物实验，同时保证实验中的生物安全。

动物实验不可避免地要进行病原感染性实验，这也是感染性动物模型制备的基础。比如，艾滋病动物模型要用到猴，流感病毒要感染小鼠、雪貂；结核病模型动物有小鼠、豚鼠和猴等；肝炎模型动物有树鼩、转基因小鼠、土拨鼠等。做这些感染性实验既要了解病原的危害，也要了解动物感染后的危害和可能的生物安全风险，操作中要提高控制能力，降低风险。

动物活体检测、外科手术、活体采样、解剖取材等技能更是要求实验人员能够熟练掌握，其必须经过严格培训，才能实际操作。能力，是安全的保证。

（五）动物实验的安全操作及环境控制

在进行动物实验时，应该重点注意三方面内容：一是正确选择实验动物，对所用动物必须了解其整体概况，特别是微生物携带情况、免疫情况。二是保证动物应享有的福利，在使用动物进行实验研究时，尽量避免给动物带来不必要的痛苦或伤害。痛苦和伤害往往使动物活动增加、暴露增大，增加生物安全风险。三是在使用动物进行感染性病原研究时，必须保护好实验人员和周围环境，防止感染和污染。

要进行良好的安全管理，在实验动物饲养和动物实验过程中，应采取严格的饲养管理和生物安全控制措施。

1. 日常的预防措施

（1）饲养人员应严格按照不同等级实验动物的饲养管理和卫生防疫制度与操作规程，认真做好各项记录，发现情况，及时报告。

（2）实验动物设施周围应无传染源，不得饲养非实验用家畜、家禽，防止昆虫及野生动物侵入。

（3）坚持平时卫生消毒制度，降低、消除环境设施中的微生物含量。

（4）不从无资质单位引进实验动物，特别是实验用动物。

（5）各类动物应分室饲养，以防交叉感染。饲养室严禁非饲养人员出入和各类人员互串，购买或领用动物者不得进入饲养室内。

（6）饲料和垫料库房应保持干燥、通风、无虫、无鼠，饲料应达到相应的国家标准。

（7）饲养人员和兽医技术人员应每年进行健康检查，患有传染性疾病的人员不应从事动物实验工作。

2. 生物安全措施

（1）及时发现、诊断和上报动物可能在实验过程中出现的严重的人兽共患病。

（2）迅速隔离异常患病动物，污染的环境和器具应紧急消毒。患病动物应停止实验，并密切观察或淘汰。

（3）病死和淘汰动物应首先采取高压灭菌等措施处理。如需集中处理，必须冻存，再行无害化处理。

3. 消毒措施

根据消毒的目的，消毒措施可分以下三种情况。

（1）预防性消毒：结合平时的饲养管理，定期对动物实验室、笼架具、饮水等进行定期消毒，以达到预防病原污染的目的。

（2）实验期间消毒：因需要及时消灭患病动物体内排出的病原体而采取的消毒措施。消毒的对象包括患病动物所在的设施、隔离场所以及被患病动物分泌物、排泄物污染和可能污染的一切场所、笼具等。应进行定期的多次消毒，患病动物隔离设施应每天或随时进行消毒。

（3）终末消毒：在动物实验结束后及患病动物解除隔离、痊愈或死亡后，为消灭实验室内可能残留的病原体所进行的全面彻底的消毒、灭菌。

（六）无脊椎动物实验室的生物安全控制

无脊椎动物具有个体小、活动力强、易于藏匿、携带病原体广泛、难以控制等特点，实验室设计应能有效控制动物本身的危害或病原感染的双重危害。应具备良好的防护装备、技术和功能，能有效控制动物的逃逸、扩散、藏匿等活动。特别是开展节肢动物（尤其是可飞行、快爬或跳跃的昆虫）的实验活动，应采取的主要措施包括：配备适用的捕虫器、灭虫剂和喷雾式杀虫装置；安装防节肢动物逃逸的纱网；设置冷温装置以通过减低温度及时降低动物的活动能力；配备适用于放置装蜱、螨容器的油碟；应采取操作已感染或潜在感染的节肢动物的低温盘等一系列措施，防止动物失控。应配备消毒、灭菌设备和技术，能对所有实验后废弃动物、尸体、废物进行彻底消毒、灭菌处理；人员应根据动物种类危害和病原危害以及风险评估结果，采取相应防护水平。

（魏　强）

第三节　艾　滋　病

一、疾病简介

（一）疾病特征及流行情况

艾滋病即获得性免疫缺陷综合征（acquired immune deficiency syndrome，AIDS），是由人类免疫缺陷病毒（human immunodeficiency virus，HIV）感染引起的终末期疾病。艾滋病主要通过性传播、血液及血液制品传播和母婴传播。易感人群包括高危性接触者、吸毒人群、变性人等。截至 2022 年底，全球有 3900 万人感染过 HIV。2022 年，全球新增 HIV 感染 130 万例，AIDS 相关死亡 63 万例。

感染 HIV 的几天到几周内，大多数感染者出现类似流感样或单核细胞增多症样症状，如发热、黄斑丘疹、口腔溃疡、淋巴结肿大、关节痛、咽炎、精神萎靡、体重减轻和肌肉痛等。HIV 感染的急性期症状具有相当大的异质性，通常持续不超过 14 天。急性感染几周后，大多数感染者进入慢性无症状期。这与天然免疫和适应性免疫应答有关，包括 HIV 中和抗体结合病毒蛋白，阻止新的细胞感染；HIV 特异性 T 细胞识别感染细胞表面的病毒抗原，清除感染细胞等。尽管存在罕见的"精英控制者"可以长期控制病毒载量维持在低水平，从而抑制病情进展，但大多数未经治疗的感染者在慢性期数年至十余年后，会进入感染终末期，即艾滋病时期。

（二）病因

HIV 感染是艾滋病的唯一病因。HIV 属于逆转录病毒科的慢病毒属，基因组由两个相同的单链 RNA 分子构成。HIV 分为两种谱系，即 HIV-1 和 HIV-2。HIV-1 感染占全球感染病例的 95%，分为 4 组群（M、N、O 和 P）。M 组群包含 9 个不同的亚型或支系，主要是 C、B 和 A，约占全球 HIV-1 分布的 70%。与 HIV-1 相比，HIV-2 较为罕见，传播速度较慢，主要集中在西非地区。HIV 亚型间的重组会产生"循环重组形式"（CRF）和"独特重组形式"（URF），CRF 指的是在至少三个流行病学上不相关的个体中发现的毒株亚型，而 URF 指的是在单个个体之外没有继续传播的毒株亚型。截至 2021 年，国际上已鉴定出 118 个 HIV-1 CRF（Williams et al.，2023）。

（三）致病机制

艾滋病的进展主要取决于 HIV 和宿主免疫系统之间的相互抗衡。在无症状慢性期，尽管宿主免疫系统积极应对，调动天然免疫和适应性免疫应答，释放多种细胞因子，体液免疫和细胞免疫保持活跃，但 HIV 仍在持续复制，导致 $CD4^+$ T 细胞逐渐丧失和免疫系统受损；免疫系统的活化也导致炎性细胞增多和炎性细胞因子的过度分泌，进一步造成机体损伤。随着疾病进展，异常的慢性免疫激活导致 $CD8^+$ T 细胞、B 细胞、NK 细胞、DC 等细胞的表面标志物的改变，亚群分化紊乱和功能衰竭。$CD4^+$ T 细胞数量下降到一定水平（<200 细胞/μl），$CD4^+/CD8^+<1.0$，免疫系统严重受损，机会性感染如卡氏肺孢菌、白色念珠菌、巨细胞病毒、带状疱疹病毒与肠内寄生虫（隐孢子虫、贾第鞭毛虫和贝氏等孢球虫）等感染及肿瘤发生的风险显著增加。长期接受高效抗逆转录病毒治疗的 HIV 携带者可以有效控制病毒载量，预防病情进展，但无法根除 HIV，因为 HIV 在初次感染 72 h 后就能建立稳定的病毒潜伏库。HIV 潜伏库长期处于休眠状态，逃避免疫系统的识别和抗逆转录病毒药物的攻击。如果治疗中断，HIV 潜伏库会迅速激活，重新引发全面感染，导致病情进展。

二、实验动物的选择

HIV 疫苗和药物开发面临着一个主要障碍，即缺乏能感染 HIV 的理想动物模型。HIV 难以感染非人类细胞，在人类以外的动物体内无法持续复制，这是由于受体的不匹配和宿主限制性因子的差异。为了解决这个问题，用不同方式制备的人源化小鼠被用于感染 HIV，被视为目前比较理想的 HIV 感染小动物模型。在大动物模型方面，主要是使用猴免疫缺陷病毒（simian immunodeficiency virus，SIV）或人猴免疫缺陷嵌合病毒（simian-human immunodeficiency virus，SHIV）感染的非人灵长类动物模型。SIV/SHIV 感染的非人灵长类动物模型能更好地模拟人类感染 HIV 的病理生理过程和疾病症状，这是因为 HIV 是来自黑猩猩的猴免疫缺陷病毒（SIVcpz）的直系后代，人类和非人灵长类具有极高的基因同源性。此外，一些 HIV 转基因动物模型也被用于 HIV/AIDS 的相关领域研究（Hatziioannou and Evans，2012）。

三、不同动物模型的特征

（一）非人灵长类动物模型

包括非洲绿猴、黑猩猩等大约 40 种非洲猴子和类人猿是 SIV 的天然宿主，但通常不会发展成艾滋病。相比之下，旧世界非人灵长类猕猴种群不是非人灵长类慢病毒的天然宿主，被特定的 SIV 毒株感染可导致高病毒载量、进行性 $CD4^+$ T 细胞丢失和机会性感染，与人类感染 HIV-1 非常相似。SIV/SHIV 感染的恒河猴模型已成为常用和广泛接受的模型，极大地促进了对病毒传播、发病机制和潜伏期的理解。

1. 恒河猴模型

实验中使用的恒河猴包括来自印度、中国和缅甸的恒河猴。迄今为止，印度恒河猴是使用最广泛、疾病进展最迅速的非人灵长类艾滋病动物模型。感染恒河猴使用 SIVmac239/251，会引起腹泻、厌食、体重减轻、认知障碍等临床症状，同时也会导致高病毒载量、进行性 CD4$^+$ T 细胞丢失、CD8$^+$ T 细胞功能衰竭和 B 细胞功能障碍等。与人类被 HIV 感染相比，印度恒河猴感染 SIV 的病情发展更快，通常在感染后 1~2 年就进展到艾滋病阶段，而中国恒河猴和缅甸恒河猴的病情发展则相对较慢。比较印度恒河猴和中国恒河猴对 SIV 感染的免疫应答发现，中国恒河猴具有更强的抗体应答和较高的 CD4$^+$/CD8$^+$ T 细胞比例，以及与 HIV 携带者类似的外周血 CD4$^+$CCR5$^+$ T 细胞比例短暂上升（Shakirzyanova et al.，2012）。

2. 平顶猴模型

除了恒河猴，平顶猴是最常用的非人灵长类动物模型，在感染 SIV 后会出现腹泻、体重降低等症状。尽管其病毒载量和 CD4$^+$ T 细胞耗竭率与恒河猴有些差异，但平顶猴的病情进展更快。平均而言，平顶猴在感染 SIV 后 42 周内就会进展为艾滋病并伴有血小板减少症，而恒河猴则需要 70 周。雌性平顶猴与女性的阴道在生态学和生理学上相似，因此可以构建与人类阴道感染 HIV 方式和剂量相似的模型。平顶猴的另一个独特之处是它们不表达 TRIM5α 蛋白，因此 HIV-1 和 HIV-2 可以在平顶猴体内建立低水平的暂时性感染。

3. 食蟹猴模型

食蟹猴在艾滋病研究中不如恒河猴或平顶猴使用广泛，部分原因是对该物种的免疫遗传学特征尚未完全了解。采用高剂量黏膜途径接种 SIVmac251 感染食蟹猴后，病毒载量较低，临床症状不明显。相对于恒河猴和平顶猴，其致病性较低。

（二）人源化小鼠模型

人源化小鼠由于重建了人体的免疫系统，且具有部分免疫功能，使得 HIV 在其体内可以进行感染和持续复制，这弥补了非人灵长类动物模型实验成本高和病毒感染存在差异等方面的不足。为了减少小鼠自身免疫系统的干扰并提高人类移植物的移植成功率，许多人源化小鼠是在重症联合免疫缺陷（SCID）的背景下培育的。SCID 小鼠的 DNA 激活蛋白激酶催化亚基肽（PRKDC）发生了突变，导致功能性 B 细胞和 T 细胞的缺失，但天然免疫系统仍然保留（Garcia and Freitas，2012）。

1. SCID-hu-Thy/Liv 小鼠模型

将人类胎儿胸腺和肝细胞移植到 SCID 小鼠体内，可制备成 SCID-hu-Thy/Liv 小鼠模型，该模型能够产生人类造血（CD34$^+$）干/祖细胞和成熟的人淋巴细胞。然而，由于该模型中天然免疫系统如 NK 细胞会攻击人类组织，因此移植常常失败。为了使 SCID-hu-Thy/Liv 小鼠感染 HIV-1，研究者直接注射病毒到移植物中，导致 CD4$^+$ T 细胞在人类组织内出现耗竭，并且病毒载量升高。

2. SCID-hu-PBL 小鼠模型

向 SCID 小鼠腹腔内注射人外周血淋巴细胞（PBL），可以制备 SCID-hu-PBL 小鼠模型。注射的 PBL 主要扩散到淋巴结、脾脏、骨髓和生殖器黏膜，并且能够分泌人类抗体。然而，该模型容易出现移植物排斥宿主反应。经腹腔注射病毒或感染 HIV-1 的人类细胞，可以在 SCID-hu-PBL 小鼠中建立感染。这两种感染途径都会导致小鼠体内 CD4[+] T 细胞的耗竭。

3. NOD/SCID Il2rg^{-/-}小鼠模型

NOD/SCID 小鼠是通过 SCID 小鼠与非肥胖糖尿病（NOD）小鼠进行杂交后，再与携带白细胞介素 2 受体 γ 链（IL-2Rγ）突变的 Il2rg^{-/-}小鼠进行杂交，产生 NOD/SCID Il2rg^{-/-}小鼠模型。根据 IL-2Rγ 突变方式的不同，NOD/SCID Il2rg^{-/-}小鼠模型可分为 NOG 和 NSG 小鼠模型。NOG 和 NSG 小鼠模型缺乏成熟的鼠 B 细胞与 T 细胞，补体活性降低，巨噬细胞和 DC 功能紊乱，NK 细胞活性极低，非常适合用于人类移植物（如脐带血、胎肝及成人血液来源的造血干细胞）的植入研究。当这些人源化模型被 HIV 感染后，会产生高水平的血浆病毒血症和 HIV 特异性抗体（Watanabe et al., 2007）。

4. BLT 小鼠模型

NOG 和 NSG 小鼠经过亚致死剂量辐照处理后，通过在肾包膜下移植人胎儿胸腺和胎肝组织，并通过尾静脉注射来自同一个体的胎肝或骨髓来源的造血干细胞，可以构建出 BLT（骨髓-肝脏-胸腺）小鼠模型。BLT 小鼠具有较高的移植后存活率，并且移植的胸腺为模拟人类 T 细胞发育过程提供了条件，可以在体内完成人类 T 细胞、DC 和单核巨噬细胞的重建，以及不完整的 B 细胞重建。经静脉注射或腹腔内接种 HIV-1 至 BLT 小鼠，可以导致持续性高病毒血症、强烈的病毒特异性细胞免疫应答、以 IgM 为主的病毒特异性体液免疫应答、T 细胞功能衰竭（如 PD-1 等免疫检查点的表达升高），以及 CD4[+] T 细胞的耗竭。人类细胞可在 BLT 小鼠的黏膜中存活，如肠道相关淋巴组织（GALT），因此 BLT 小鼠还可通过黏膜途径接种 HIV-1，用于黏膜局部注射治疗、预防和黏膜疫苗等相关研究。值得注意的是，尽管 HIV 可以在 BLT 小鼠的多种器官组织中复制，但在感染大脑方面存在困难，因为骨髓来源的造血干细胞是否能够进入大脑并在成年小鼠中分化成小胶质细胞仍存在争议。将 NOG 小鼠与人 *IL34* 转基因小鼠（*hIL34*）进行杂交，可以制备 BLT-hIL34 小鼠模型，该模型能够有效重建人小胶质细胞于小鼠大脑中，实现 HIV 在脑内的感染与复制（Zhang et al., 2021）。

（三）HIV 转基因动物模型

转基因动物模型无法用于研究 HIV 的复制和感染机制，但可为病毒的发病机制提供参考。现已在大鼠/小鼠上成功建立了一些 AIDS 并发症的模型，如 HIV 相关性肾病、HIV 银屑病、卡波西肉瘤等。在小动物体内，通过转基因技术表达 HIV 蛋白，研究已证明这些蛋白在 HIV 发病机制中发挥重要作用。以下介绍几种常用的 HIV 转基因动物模型。

1. HIV-1 前病毒转基因大鼠/小鼠模型

HIV-1 前病毒转基因大鼠/小鼠模型是一种将 HIV-1 前病毒质粒（pNL4-3）或其基因缺失质粒显微注射到大鼠或小鼠受精卵而制备成的动物模型。完整前病毒转基因小鼠出现增生性皮肤病变、棘皮病、角化过度、角化不全等皮肤病理表现，还会发生淋巴结病、脾肿大、胸腺萎缩、生长迟缓甚至是恶病质。Δpol 前病毒转基因小鼠和 Δpol-gag 前病毒转基因小鼠除出现与完整前病毒转基因小鼠相似的表现外，还可能发生肾病、免疫功能障碍、CD4$^+$ T 细胞计数下降等。

Δpol-gag 前病毒转基因大鼠模型也是研究 HIV 相关神经障碍的重要模型，表现出感觉运动门控和行为的改变，如多巴胺功能变化、与认知障碍有关的神经炎症，以及 HIV 相关的外周和中枢神经系统免疫反应（Vigorito et al.，2015）。

2. tat 转基因小鼠模型

tat 转基因小鼠可出现表皮与真皮增生、角化过度、新生血管，以及红斑、血管性皮肤瘤，可用于研究卡波西肉瘤的病理。该模型还会引起小鼠大脑发生与 HIV 感染者相似的改变，包括神经元凋亡、脑室增大、胶质增生和神经炎症。通过多西环素诱导，将 tat 特异性表达于星形胶质细胞，还会导致星形细胞增多、神经元树突丢失。

3. nef 转基因小鼠模型

nef 转基因小鼠出现表皮增生，若使 nef 特异性表达于淋巴细胞，可导致小鼠 CD4$^+$ T 细胞计数下降、胸腺萎缩、脾肿大、淋巴水肿。

4. gp120 转基因小鼠模型

在神经胶质原纤维酸性蛋白启动子的控制下，HIV 包膜蛋白 gp120 特异性表达于星形胶质细胞，特别是在新皮层、嗅球、海马体、顶盖、选定的白质束和神经胶质界限可检测到高水平的 gp120。该模型出现突触和树突密度降低、神经元明显缺失、活化的小胶质细胞数量增加和明显的星形细胞病，与人类艾滋病大脑具有非常相似的神经病理学表现。

四、动物模型与临床疾病对比

不同动物模型与艾滋病临床的对比见表 11-4。

表 11-4　不同动物模型与艾滋病临床对比

物种/品系	感染途径或制备方式	病毒复制	免疫反应、病理或病情进展	临床症状或模型特点
HIV 感染者/AIDS 患者	性传播、血液及血液制品传播和母婴传播	全身各器官、黏膜组织及外周血的 CD4$^+$ T 细胞和巨噬细胞均可复制	CD4$^+$ T 细胞计数下降、CD4$^+$/CD8$^+$ T 细胞比例倒置、异常的慢性免疫激活导致 CD8$^+$ T 细胞、B 细胞、NK 细胞、DC 等细胞的表面标志物改变、亚群分化紊乱、功能衰竭	急性期出现流感样或单核细胞增多症样症状，异质性大，慢性期无症状或症状轻微，艾滋病期多发机会性感染，症状不一

续表

物种/品系	感染途径或制备方式	病毒复制	免疫反应、病理或病情进展	临床症状或模型特点
恒河猴	静脉注射，直肠、阴道黏膜攻毒	全身各器官、黏膜组织及外周血的 CD4$^+$ T 细胞和巨噬细胞均可复制	高病毒载量、CD4$^+$ T 细胞的进行性丢失、CD8$^+$ T 细胞功能衰竭、B 细胞功能障碍	腹泻、厌食、体重降低、认知障碍
平顶猴	小剂量多次经阴道黏膜攻毒	经阴道上皮细胞和朗格汉斯细胞复制后扩散至全身	CD4$^+$ T 细胞计数下降，平均在感染 42 周内进展为艾滋病并伴血小板减少症	腹泻、体重降低
食蟹猴	高剂量黏膜暴露	自黏膜扩散至全身，病毒载量低	CD4$^+$ T 细胞可维持在正常水平	临床症状不明显
SCID-hu-Thy/Liv 小鼠	移植注射有病毒的人类胎儿胸腺和肝细胞	病毒在移植的人类组织中复制	人类组织内的 CD4$^+$ T 细胞耗竭和高病毒载量	天然免疫系统（NK 细胞）攻击移植物，降低移植成功率
SCID-hu-PBL 小鼠	腹腔注射病毒或感染 HIV-1 的人类细胞	病毒从人 PBL 扩散到淋巴结、脾脏、骨髓和生殖器黏膜并复制	可分泌人类抗体，随着病情进展，CD4$^+$ T 细胞耗竭	NK 细胞攻击移植物，容易出现移植物抗宿主病
NOD SCID Il2rg$^{-/-}$ 小鼠（以移植脐带血来源造血干细胞为例）	静脉注射	病毒在外周血、脾、骨髓、胸腺、肝、肺、阴道和直肠等多种组织器官复制	高病毒载量，可产生高水平的血浆病毒血症和 HIV 特异性抗体，随着病情进展，最终造成 CD4$^+$ T 细胞耗竭和造血异常	可能出现移植物抗宿主病，若未敲除 IL-2Rγ，容易出现淋巴瘤
BLT 小鼠	静脉注射、腹腔内接种、阴道或直肠暴露病毒	病毒在外周血、脾、骨髓、胸腺、肝、肺、阴道和直肠等多种组织器官复制；若转入 hIL34，病毒可在脑内复制	持续性高病毒血症、病毒特异性体液和细胞免疫应答显著，随着病情发展，出现 T 细胞功能衰竭，CD4$^+$ T 细胞减少、耗竭	可能出现移植物抗宿主病
HIV-1 前病毒转基因大鼠/小鼠	受精卵显微注射、Cre/loxP 系统条件性敲入/敲低系统等	无活性病毒产生	增生性皮肤病变、棘皮病、角化过度、角化不全、淋巴结病、脾肿大、胸腺萎缩、肾病、免疫功能障碍、CD4$^+$ T 细胞计数下降、恶病质	可出现与所患疾病相关的症状，如弓背、生长迟缓、体重减轻、脂肪减少、肌肉消耗、腹水、震颤、认知障碍、瘫痪，以及死亡等
tat 转基因小鼠			表皮与真皮增生、角化过度、新生血管，以及红斑、血管性皮肤瘤、神经元凋亡、脑室增大、胶质增生和神经炎症	
nef 转基因小鼠			CD4$^+$ T 细胞计数下降、胸腺萎缩、脾肿大、淋巴水肿	
gp120 转基因小鼠			突触和树突密度降低、神经元明显缺失、活化的小胶质细胞数量增加和星形细胞病	

不同人源化小鼠模型的病毒复制区域见图 11-1。

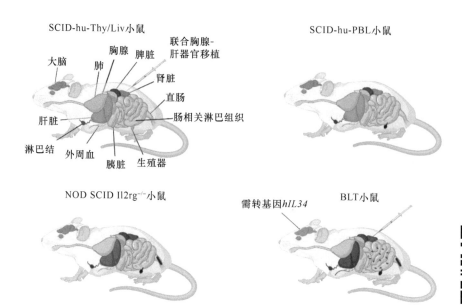

图 11-1　不同人源化小鼠模型病毒复制区域（彩图请扫二维码）

SCID-hu-PBL 小鼠可在脾脏、淋巴结、外周血和生殖器黏膜检测到病毒复制；NOD/SCID Il2rg⁻/⁻ 小鼠可在肺脏、肝脏、脾脏、肾脏、直肠、外周血和生殖器检测到病毒复制；BLT 小鼠可在肺、肝脏、脾脏、肾脏、直肠、肠相关淋巴结、外周血和生殖器检测到病毒复制，转入人 *IL34*（*hIL34*）基因后可在脑部检测到病毒复制

（邓丙鹏　薛　婧）

第四节　手足口病

一、疾病简介

（一）疾病特征及流行情况

手足口病（hand foot mouth disease，HFMD）是由肠道病毒引起的常见传染病，多发生于 6 岁以下儿童。本病以手、足、口腔部位的疱疹为主要特征，故称手足口病。大多数患者症状轻微，且仅表现为皮疹或疱疹性咽峡炎，感染初期患者表现为低热、流涕、食欲下降、口痛、呕吐、腹泻等，口腔黏膜出现小疱疹，皮肤出现斑丘疹，以手、足为多见。少数患者可发生心肌炎、肺水肿、无菌性脑膜炎、脑干脑炎和脊髓灰质炎样的麻痹等多种与神经系统相关的疾病，个别重症患者病情进展快，易发生死亡。

手足口病的传播途径是粪口传播，病毒主要通过人群间的密切接触进行传播，幼托机构内的学龄前儿童是感染的高危人群。手足口病是全球性儿童传染病，世界大部分地区均有流行报道。手足口病于 1957 年在加拿大首次报告，最早发现的手足口病病原体是 CA16，而美国在 1972 年首次确认手足口病与 EV71 相关，我国 1981 年首次出现手足口病，2008 年其再次在多个地区大面积流行。

（二）病因

引起手足口病的肠道病毒已发现 20 余种，主要为小 RNA 病毒科肠道病毒属，为单股正链 RNA 病毒，主要包括柯萨奇病毒（Coxsackie virus，Cox）、埃可病毒（Echovirus，Echo）和新型肠道病毒（enterovirus，EV），其中最常见的为 CA16 型及 EV71 型。EV71 是最具代表性的病原体，已报道的手足口病重症多由 EV71 引起。自 2016 年 EV71 疫苗上市后，其相关的手足口病病例下降，但由 CA16、CA10、CA6 等导致的手足口病病例呈上升趋势。

（三）致病机制

病毒侵入后在局部黏膜或淋巴组织中复制，然后进入血液引发第一次病毒血症，经此进入肝、脾、骨髓、深层淋巴结等大量繁殖，随后再次进入血液并引发第二次病毒血症，进而进入全身各器官，累及神经系统、皮肤黏膜和心脏等部位。感染者出现组织炎性细胞浸润和血管变态反应，中枢神经系统小血管内皮细胞发生细胞融合、血管炎性病变，可形成血栓，出现广泛的血管周围和实质细胞炎症。脑干组织被破坏而导致的神经源性肺水肿、肺出血和心肌炎等并发症是主要死亡原因。

二、实验动物的选择

目前未见动物天然携带手足口病病原体的报道，推测人类为手足口病病毒唯一的宿主。由于手足口病多发生于 6 岁以下儿童，成年动物对手足口病病毒不敏感，多选用新生或幼龄动物研制动物模型，包括小鼠、金黄地鼠等。不同年龄段的非人灵长类动物均表现出对病毒的敏感性，其中以恒河猴的研究较为常见。

自 EV71 病毒受体被发现后，研究人员发现病毒受体人源化的转基因小鼠对病毒的敏感性增强，成年小鼠可感染 EV71 并发症。同样，成年的 I 型干扰素 IFN-α/β 受体基因敲除小鼠、IFN-γ 基因敲除小鼠或 STAT-1 基因敲除小鼠等免疫缺陷动物对 EV71 的敏感性明显增强。

三、不同动物模型的特征

（一）小鼠模型

多采用 1 日龄、7 日龄、10 日龄或 14 日龄近交系或封闭群小鼠，经灌胃或腹腔注射分别感染 EV71、CA16、CA10 或 CA6 的临床分离株或小鼠适应株（大多数均需进行小鼠体内传代适应）。小鼠感染 3～4 天后陆续出现弓背竖毛、体重下降、厌食、发育迟缓、瘫痪和死亡等症状，灌胃感染偶见皮肤病变。在灌胃感染后，病毒首先在肠道内复制，经第一次病毒血症后穿过血脑屏障而侵犯神经系统。另外，有实验指出，病毒可侵犯肌肉组织的神经末梢，然后逆轴突经脊髓传播至脑干部位，最终影响脑干的运动神经元。小鼠各脏器均出现病毒播散或复制，其中骨骼肌为主要复制部位。病毒复制引发小鼠血液中 IL-6、IL-10 和 IFN-γ 等因子水平显著提升，导致脑干和脊髓部位出现神经元变性和消失，伴随炎性细胞浸润和血管袖套现象。除神经病变外，各器官组织均出现不同程度的病变，其中以坏死性肌炎最为典型（Chen et al.，2004）。

（二）金黄地鼠模型

金黄地鼠对 SARS-CoV-2、埃博拉病毒和马尔堡病毒等多种病毒敏感。对 2 周龄的金黄地鼠经灌胃感染 EV71 后，动物于 4～8 天内发病死亡，主要症状为弓背竖毛、体重下降和后肢瘫痪，口腔和爪部出现皮肤病变，唇部、口腔、爪部、皮肤和食道的鳞状上皮的鳞状细胞周围出现多个炎症灶，且可检测到病毒抗原和 RNA。感染动物脑干/脊髓和感觉神经节的神经元、唾液腺与泪腺的腺泡细胞、脾脏和淋巴结的淋巴细胞、骨骼肌/心肌与平滑肌的肌肉纤维、肝脏和胃上皮也显示出不同数量的病毒抗原与 RNA，未观察到心肌炎和肺水肿。对 7 日龄金黄地鼠经灌胃感染 CA16 后，第 4 天出现症状，主要可在脑干的髓质和脑桥、网状结构、三叉神经运动核、脊髓前角神经元、口腔鳞状上皮与表皮，以及唾液腺、泪腺、棕色脂肪、肠道平滑肌和骨骼肌检测到病毒抗原与 RNA（Phyu et al.，2016；Hooi et al.，2020）。

（三）非人灵长类动物模型

多数 EV71 临床分离株经口感染，对恒河猴的神经毒性较低。采用脊柱内穿刺感染或静脉注射感染可导致动物瘫痪，出现弛缓性麻痹、震颤和共济失调等神经症状，甚至死亡，但未见神经源性肺水肿和心脏衰竭等临床可见的并发症。成年动物感染未见类似于手足口病的水疱或皮肤疱疹类症状，但婴猴经呼吸道感染 EV71 一周后脚部和口腔部位出现丘疹或水疱等人类手足口病的典型表现。病毒感染后在动物的脊髓、脑干、小脑皮层、齿状核和大脑中均有复制，恒河猴或食蟹猴感染后 3～10 天均可见 TNF-α、IFN-γ 和 IL-6 等炎症因子水平显著提升。大脑、脑干和脊髓的典型病理改变为炎性细胞浸润、血管袖套、神经元变性或消失（Liu et al.，2011）。

（四）病毒受体人源化小鼠模型

仅新生或 14 日龄以下幼龄小鼠易患手足口病，限制了疫苗保护性评价。研究发现，人的选择素配体（PSGL-1）和清道夫受体 B2（SCARB2）是 EV71 入侵受体，进一步研究指出人 SCARB2 也是部分柯萨奇病毒如 CA7、CA14、CA10 和 CA16 的入侵受体。利用基因编辑技术研制转基因小鼠并表达人 PSGL-1 或 SCARB2，可提高对 EV71 的敏感性。3 周龄甚至 6 周龄的人 SCARB2 转基因小鼠均对 EV71 敏感，经颅内注射、静脉注射或腹腔注射感染后，第 4 天开始出现共济失调、瘫痪或死亡等症状，而灌胃感染出现神经症状的比例较低。病毒主要在感染小鼠的脑部和脊髓内复制，在脊髓、脑干、下丘脑、丘脑、小脑和大脑中观察到细胞损伤，如变性、坏死和炎症变化，炎症包括胶质细胞增生和血管周围坏死。

人 SCARB2 转基因小鼠对 CA10 的敏感性同样增强，12 日龄转基因小鼠感染 CA10 后后肢瘫痪和死亡，且在肌肉、脊髓和大脑中检测到了大量的病毒（Fujii et al.，2013）。

（五）免疫功能缺陷小鼠模型

免疫功能缺陷可提高动物对病毒的敏感性。目前，用于手足口病造模的免疫功能缺陷小鼠包括：天然免疫 NK 细胞和获得性免疫 T/B 细胞功能缺陷的 NOD/SCID 小鼠，干扰素信号途径缺陷的 IFN-α/β 受体、IFN-γ 受体缺陷的 AG129 小鼠或 *STAT-1* 基因敲除小鼠。

1. NOD/SCID 小鼠模型

EV71 的小鼠脑适应株经颅内感染 3 周龄的 NOD/SCID 小鼠，可导致其后肢瘫痪。首先在感染小鼠的中枢神经系统和血清内可检测到病毒 RNA，随后在骨骼肌、心脏和脊髓内检测到更高水平的病毒 RNA。此外，在肺脏、肝脏、脾脏和肾脏内也可检测到一定量的病毒 RNA。NOD/SCID 小鼠的典型特征是可出现心肺病变，EV71 灌胃感染 NOD/SCID 小鼠后，在心脏和肺脏内检测到病毒抗原，出现炎性细胞浸润，且在肺部检测到大量 EV71 抗原阳性的 M2 型巨噬细胞，心脏出现严重的细胞凋亡及炎性细胞因子，且感染小鼠心电图异常（Liao et al., 2014；Arita et al., 2008）。

2. IFN-α/β 与 IFN-γ 受体缺陷的 AG129 小鼠模型

AG129 小鼠对登革热病毒、辛德比斯病毒和恒河猴轮状病毒等多种病毒敏感，12 日龄和 15 日龄的 AG129 小鼠经腹腔注射感染 EV71 后，会出现疾病症状并死亡。10 周龄的 AG129 小鼠感染 EV71 后，75% 的小鼠出现疾病症状，包括后肢瘫痪、弓背、体重下降、共济失调和死亡，而 IFN-α/β 受体缺陷的 A129 小鼠感染后仅极少数出现死亡。病毒主要在感染小鼠的中枢神经系统内复制，骨骼肌、脑干和前角区域可见明显的病理损伤，出现了脊髓灰质炎样神经病变（Caine et al., 2013）。

3. *STAT-1* 基因敲除小鼠

STAT-1 基因敲除小鼠经腹腔注射感染 EV71 后，30% 的动物在 7 天内出现后肢瘫痪，但未发生死亡。感染动物的主要组织病理表现为肠绒毛消失、肌肉结构紊乱和脾脏纤维化。尽管免疫组化分析显示脑干、脑桥、小脑、上丘脑和脊髓灰质中存在大量的病毒抗原，但这些组织未观察到明显的病理损伤。不同于其他小鼠，*STAT-1* 基因敲除小鼠模型的典型特征是骨骼肌中未检测到病毒抗原，也未观察到炎性细胞浸润。

人 *SCARB2* 转基因小鼠与 *STAT-1* 基因敲除小鼠杂交产生的 SCARB2 人源化和 *STAT-1* 基因敲除小鼠对 EV71 的敏感性显著增强，被千分之一滴度的 EV71 感染后，更早出现中枢神经系统症状，并陆续瘫痪和死亡，动物发病率显著提高。

四、动物模型与临床疾病对比

为了便于读者选择动物模型，本节将手足口病的不同物种/品系动物模型与临床患者在感染途径、病毒复制、免疫反应与病理和疾病症状等方面进行了对比，具体见表 11-5。

表 11-5　不同动物模型与手足口病临床对比

物种/品系	感染途径	病毒复制	免疫反应与病理	疾病症状
临床患者	粪口途径和人群密切接触传播	在肠壁细胞中复制后，引发第一次病毒血症；病毒进入中枢神经和其他组织并复制	IL-6、IL-10、IFN-γ、干扰素诱导蛋白 10（IP-10）、单核细胞趋化蛋白 1（MCP-1）、IL-1β、TNF-α 水平升高；T 细胞、B 细胞和中性粒细胞水平升高；神经元坏死或炎症；肺出血和炎性细胞浸润	手足皮疹、疱疹性咽峡炎、发热、呕吐，并发神经源性肺水肿或肺出血
新生或幼龄小鼠	灌胃感染、腹腔或静脉注射、颅内注射	（1）两次病毒血症，第一次播散至神经系统和肌肉等组织；（2）病毒经肌肉感染神经末梢，逆轴突感染中枢神经系统	IL-6、IL-10 和 IFN-γ 水平升高；脑内 T 细胞和 B 细胞增加；脑干/脊髓神经元变性和消失、炎性细胞浸润、血管袖套；坏死性肌炎	弓背竖毛、后肢瘫痪、死亡；皮肤症状少见
金黄地鼠	灌胃感染	病毒在皮肤、口腔、唾液腺、脊髓、脑干、骨骼肌、心脏、脾脏、肝脏内复制	唇部、口腔、爪部、皮肤和食道鳞状上皮出现多个炎症灶；神经系统病变不明显	弓背竖毛、体重下降、后肢瘫痪、死亡；可见类手足口病皮肤症状
恒河猴	脊柱椎管内注射、静脉注射、颅内注射、经口或呼吸道感染	病毒在接种部位复制，引发第一次病毒血症；病毒侵犯神经组织和骨骼肌等组织	IL-1β、IL-6、TNF-α、G-CSF、IL-1RA、IFN-γ 水平升高；单核细胞、NK 细胞和 B 细胞增加；脑干、丘脑和脊髓内炎性细胞浸润、神经元退化、血管袖套	震颤、共济失调和瘫痪，婴猴可见口腔疱疹、肺水肿和出血
病毒受体人源化小鼠	颅内注射、静脉注射或腹腔注射、灌胃感染	病毒在骨骼肌、脑干和脊髓中复制	脊髓、脑干、丘脑、下丘脑、小脑和大脑中神经元变性、坏死和炎症	共济失调、瘫痪或死亡；成年小鼠感染后可发病
NOD/SCID 小鼠	灌胃感染、颅内感染	病毒在中枢神经系统、骨骼肌、心脏和脊髓内高水平复制	IFN-γ、IL-1β、IL-10、IP-10、MCP-1、TNF-α、IL-6 水平升高；心脏和肺脏炎性细胞浸润，心脏出现严重细胞凋亡	后肢瘫痪和死亡；可出现心肺病变，心电图异常
AG129 小鼠	腹腔注射	病毒在中枢神经系统和骨骼肌内复制	骨骼肌、脑干和前角区域可见明显的病理损伤，出现脊髓灰质炎样神经病变	后肢瘫痪、弓背、体重下降、共济失调和死亡；成年小鼠感染后可发病
STAT-1 缺陷小鼠	腹腔注射	病毒在脑干、脑桥、小脑、上丘脑和脊髓灰质中复制，骨骼肌未检测到病毒	肠绒毛消失、肌肉结构紊乱和脾脏纤维化；骨骼肌和中枢神经系统无明显病变	后肢瘫痪，部分动物死亡

（刘江宁）

第五节　病毒性肝炎

一、疾病简介

（一）疾病特征及流行情况

病毒性肝炎（viral hepatitis）是由多种嗜肝病毒引起的，以肝脏炎症和坏死病变为主的一组传染病。其主要通过粪口、血液或者体液传播。临床表现为疲乏、食欲减退、肝肿大、肝功能异常，部分病例会出现黄疸，无症状感染较为常见。引起病毒性肝炎的病毒可分为甲型肝炎病毒（hepatitis A virus，HAV）、乙型肝炎病毒（hepatitis B virus，HBV）、丙型肝炎病毒（hepatitis C virus，HCV）、丁型肝炎病毒（hepatitis D virus，HDV）和戊型肝炎病毒（hepatitis E virus，HEV）5 种。

病毒性肝炎是我国感染率和发病率最高的传染病，其中以乙型病毒性肝炎最常见。截至 2022 年，我国现有乙肝病毒携带者约 8600 万，其中约 2800 万为需要治疗的乙肝患者。我国 80%的肝癌与乙肝有关。

（二）病因

1. 甲型肝炎

甲型肝炎是由甲型肝炎病毒引起的以损害肝脏为主的全身性传染病。HAV 呈球形，无囊膜，属于小核糖核酸病毒，含有一个单股正链 RNA 基因组。目前，HAV 被分为 6 个基因型（Ⅰ、Ⅱ、Ⅲ、Ⅳ、Ⅴ、Ⅵ），Ⅰ～Ⅲ型为人类起源，每一型又可分为 A、B 两个亚型，其中 Ⅰ A 型在全世界最为流行。

2. 乙型肝炎

乙型肝炎是由 HBV 引起的疾病。HBV 属嗜肝 DNA 病毒科，该科病毒包含正嗜肝 DNA 病毒属和禽嗜肝 DNA 病毒属两个属，引起人体感染的是正嗜肝 DNA 病毒属。

3. 丙型肝炎

丙型肝炎是一种由 HCV 感染引起的病毒性肝炎。由于 HCV 基因组在结构和表型特征上与人黄病毒及瘟病毒相类似，因此将其归为黄病毒科 HCV。HCV 呈球形，为单股正链 RNA 病毒，具有显著异源性和高度可变性。1989 年，英国科学家迈克尔·侯顿和他的同事测出了该病毒的基因序列，克隆出了 HCV，从而获得了 2020 年的诺贝尔生理学或医学奖。

4. 丁型肝炎

丁型肝炎是由 HDV 与 HBV 等嗜肝 DNA 病毒共同引起的传染病。HDV 是一种有缺陷的单股负链 RNA 病毒，必须依赖 HBV 等嗜肝 DNA 病毒为其提供衣壳，才能进行复制。

5. 戊型肝炎

戊型肝炎是一种因感染 HEV 而导致的急性传染病，以肝脏损害为主，以疲乏、食欲减退、厌油、肝功能异常等为主要临床表现。本病主要见于亚洲和非洲一些发展中国家。HEV 在分类学上属戊型肝炎病毒科戊型肝炎病毒属，为单股正链 RNA 病毒，呈球形，无包膜。

（三）致病机制

1. 甲型肝炎

HAV 经粪口途径侵入人体后，先在肠黏膜和局部淋巴结增殖，继而进入血流，造成病毒血症,最终侵入靶器官肝脏,在肝细胞内增殖。但其在肝内复制的过程中一般仅引起肝细胞轻微损害,只有机体出现一系列免疫应答(包括细胞免疫和体液免疫)后,肝脏才会随之出现明显的病变,主要为肝细胞坏死和炎症反应。之后,HAV 被机体的免疫反应彻底清除。因此,HAV 感染一般不发展为慢性肝炎、肝硬化或病毒性携带状态。

2. 乙型肝炎

HBV 引起免疫病理损害的机制有 4 种。①病毒致机体免疫应答低下:HBV 感染人体后若抑制机体免疫功能,使得免疫功能低下者不能有效清除病毒,进而使感染迁延不愈继而慢性化;②病毒变异产生耐药性:HBV 在感染过程中由于人体免疫压力和抗 HBV 药物的影响易诱发变异,HBV 变异后,可造成病毒不易清除并引起耐药性,降低抗病毒治疗的疗效;③抗体介导的免疫病理损害:HBV 感染可使肝特异性脂蛋白抗原暴露,并作为自身抗原诱导机体产生自身抗体,通过直接和间接作用损伤肝细胞;④细胞介导的免疫病理损害:细胞免疫是彻底清除病毒的重要因素,但对于机体来说是把双刃剑,过度的细胞免疫反应可引发大面积的肝细胞损伤,导致重症肝炎,但细胞免疫功能低下则不能有效清除病毒,易导致感染慢性化。

3. 丙型肝炎

HCV 感染后可直接杀伤肝细胞,一种是通过宿主的 $CD8^+$ T 细胞和 $CD4^+$ T 细胞造成自身的免疫损伤,另一种是 HCV 导致宿主自身免疫改变,产生一些抗体损伤机体,总结为导致免疫介导和 HCV 直接损伤两种。病毒因素包括病毒的基因型、复制能力、病毒多肽的免疫原性等;宿主因素包括人体的先天免疫、体液免疫和细胞免疫反应等。

4. 丁型肝炎

HDV 和 HBV 重叠感染导致 HDV 大量复制。HDV 对肝细胞具有直接致病性。

5. 戊型肝炎

HEV 通过粪口途径感染,由肠道循血运进入肝脏,在肝细胞内增殖复制后排到血及胆汁,肝脏病变主要为病毒诱发的细胞免疫反应介导的肝细胞溶解。

二、实验动物的选择

病毒性肝炎主要由 5 种肝炎病毒所引起,目前研究发现,某些非人灵长类动物或者经过改造的小鼠等可不同程度地感染相关病毒。其中黑猩猩是肝炎病毒的天然宿主,是除人之外最好的动物模型,但由于伦理限制,难以用于医学研究。HBV 和 HCV 除人、黑猩猩与树鼩之外,尚未发现敏感宿主,这成为病毒性肝炎动物模型研制的瓶颈。

随着医学技术的发展,也有一些通过移植人类肝脏构建的病毒性肝炎小鼠模型的出现。病毒受体被发现后,构建的病毒受体人源化的转基因小鼠对相关病毒敏感性增强,此类动物模型也相继用于科学研究中。

三、不同动物模型的特征

（一）甲型肝炎模型

HAV 能够感染各种非人灵长类动物，包括黑猩猩、恒河猴、食蟹猴、非洲绿猴、狨猴和猫头鹰猴（Lanford et al.，2019）。HAV 是在 50 多年前通过实验传播给绢毛猴的，此后在绢毛猴、狨猴、黑猩猩和猫头鹰猴中对其进行了广泛研究。在病毒的鉴定和针对其抗体的早期血清学测定的发展之后，在实验性感染的黑猩猩、狨猴和猫头鹰猴中进行的一系列研究证实了 HAV 的嗜肝性质，发现急性炎症性肝损伤与感染后 2～3 周病毒抗体的出现同时发生。在感染后发病前，出现病毒血症和粪便排毒。

（二）乙型肝炎模型

1. 非人灵长类动物模型

黑猩猩（Guo et al.，2018）等灵长类动物是除人类外唯一具有 HBV 免疫活性的天然宿主。其和人类的亲缘性最近，模型可信度最高；对 HBV 完全易感；通过血液感染，可发展成急、慢性肝炎，但不能发展成肝硬化和肝癌，无法进行此方面的研究。2013年，美国国立卫生研究院（National Institutes of Health，NIH）做出限制使用黑猩猩作为实验动物的规定，所以其在伦理和经济上受到严格的限制。目前黑猩猩可用于 HBV 感染细胞、体内持续性感染、预防性疫苗、慢性感染的治疗性疫苗、HBV 导致的自限性疾病机制等的研究。

2. 树鼩模型

树鼩是目前除黑猩猩以外，唯一能感染 HBV 和 HCV 的实验动物。小型动物模型可直接感染 HBV；体外分离培养的原代肝脏细胞可以感染 HBV。幼年树鼩感染 HBV，可发展为肝硬化、肝癌。但树鼩是非纯系动物，个体差异大，并且缺乏研究需要的抗体和试剂，不利于深入的机制研究；成年树鼩感染 HBV 后，只能导致轻微一过性感染，病毒复制水平太低。目前，树鼩可用于 HBV 感染肝脏细胞、HBV 特异性受体及病毒表面蛋白侵入肝脏细胞中的作用的研究。

3. 小鼠模型

1）转基因小鼠模型

HBV 可在小鼠肝细胞内形成完整的病毒颗粒，其复制水平与慢性乙肝患者相似。并且 HBV 抗原在小鼠胚胎期便持续性存在，产生免疫耐受，但不能用于 HBV 免疫病理变化的研究。转基因小鼠模型可用于 HBV 持续性感染的深入研究，以及乙型肝炎治疗和抗病毒药物筛选的研究。

2）人源化小鼠模型

人源化小鼠模型可直接感染 HBV，它可用于研究不同突变和不同基因型的 HBV 株。

但是，这种模型是建立在免疫缺失的小鼠的基础上的，所以不能用于人类免疫细胞和 HBV 相互作用的免疫反应及导致肝脏疾病的研究；可用于 HBV 感染细胞的机制研究，也可用于共价闭合环状 DNA（cccDNA）的生物学特性和抗病毒药物的研究。

3）转染小鼠模型

目前常用的转染方法包括水动力转染法和腺相关病毒转染法。水动力转染 HBV 小鼠模型，其造模成本低廉，可形成急性 HBV 感染小鼠的状态。但由于其感染时间短，不能模拟慢性 HBV 感染的病程。其可用于急性 HBV 感染的研究，在免疫清除 HBV 的研究中起到一定的作用。腺相关病毒转染 HBV 小鼠模型，其 HBV 表面抗原（HBsAg）持续表达时间长达 1 年，可用于慢性 HBV 感染的研究，可发展成肝癌。由于此模型不是自然感染，而且新生成的 HBV 颗粒不能复感染小鼠的肝脏细胞。它可用于 HBV 持续性感染机制的研究及抗病毒药物的评价和筛选。

4. 其他动物模型

鸭、土拨鼠等分别可以感染鸭乙型肝炎病毒（DHBV）、土拨鼠肝炎病毒（WHV），这些病毒和人类的 HBV 结构相似。鸭感染 DHBV 后可在体内出现 cccDNA，通过对 DHBV 的研究可了解人类 HBV 的生命周期，同时也被用来评估抗病毒药物的效果。WHV 感染土拨鼠可发生慢性感染，并在数年后极易发生肝癌，为研究 HBV 慢性感染和肝癌的关系提供了工具。

（三）丙型肝炎模型

目前常用的 HCV 动物模型有黑猩猩、树鼩、大鼠、小鼠模型等（MacArthur et al.，2012）。

1. 黑猩猩模型

黑猩猩与人类的基因有高度相似性，且易于感染 HCV。其是研究病毒与宿主抗病毒免疫反应的关系，免疫发病机制及疫苗的最佳模型。但此模型不易发生慢性感染（30%～40%），不会发展为肝纤维化及肝硬化。

2. 树鼩模型

经序列同源关系分析发现，树鼩与人的 HCV 主要受体的核酸序列具有较高的同源性，可感染 HCV，并且树鼩的原代肝细胞可感染 HCV，并能产生具有感染性的自带病毒。但其感染率很低，很少能达到持续感染的情况。虽然可检测肝损伤及 HCVcore 蛋白的表达，但在血清中检测不到 HCV RNA 及抗 HCV 抗体。

3. 转基因小鼠模型

以 ICR 小鼠为背景的携带人类 *CD81* 和 *occludin* 基因的转基因小鼠模型，80% 的小鼠能被 HCV 持续感染，HCV 进入小鼠肝细胞并高度复制，可出现典型的 HCV 急性感染与慢性病理进展（脂肪肝、肝纤维化和肝硬化），小鼠肝脏和外周血均可出现病毒血症，并可持续 2 年。

（四）戊型肝炎模型

多种非人灵长类物种可被 HEV 感染，包括食蟹猴、恒河猴、黑猩猩和猫头鹰猴。Purcell 等比较了猕猴、恒河猴和黑猩猩的实验性 HEV 感染情况，发现 HEV gt1 和 gt2 毒株在恒河猴中诱导的 ALT 水平升高高于 HEV gt3 毒株。与非人灵长类动物相比，猪是 gt3 病毒的天然宿主，也被发现更容易感染 gt3。使用小鼠和新型培养系统的新模型正在迅速开发，以探索病毒与宿主相互作用的各个方面，但重要新发现的确认或验证仍可能需要使用非人灵长类动物，特别是开发人类疗法时。

四、乙型病毒性肝炎模型的特征比较

乙型病毒性肝炎模型的病原学特征比较见表 11-6。表 11-7 为乙型病毒性肝炎模型病理与病理生理学特征比较。

表 11-6 病原学特征比较

动物模型	感染病原体	感染途径	感染时间	感染效率	持续时间
黑猩猩模型	人血清 HBV	血液感染	成年、幼年均可	完全易感	可造成慢性感染
树鼩模型	人血清 HBV	3 日龄树鼩皮下注射	3 日龄树鼩	10%左右	6 年以上
人源化肝脏嵌合体小鼠模型	人血清 HBV	Alb-uPA-SCID RAG2⁻/⁻ 小鼠出生 2 周内进行人肝细胞移植，机体稳定后进行 HBV 尾静脉感染	人肝细胞移植到小鼠肝脏中稳定后	80%以上	1～5 个月
免疫系统存在的人源化肝脏嵌合体小鼠模型	人血清 HBV	Rag2⁻/⁻γc 或 NOD-SCID/γc⁻/⁻ 小鼠出生 1～2 日进行人肝细胞和免疫细胞的移植，12～16 个月移植稳定后，尾静脉感染 HBV	人免疫细胞和人肝脏细胞稳定后	75%	4 个月
土拨鼠 WHV 模型	WHV，与 HBV 同源性很高，高达 70%以上	颈后皮下注射	一月龄内	大部分易感	持续存在
鸭 DHBV 模型	DHBV，与 HBV 的基因组结构及复制方式相似	静脉、腹腔、肌内注射	1～3 日龄雏鸭	80%以上	持续 3 个月以上感染
鼠肝炎病毒模型	MHV，为冠状病毒科 RNA 病毒	腹腔注射	6～8 周龄 NIH 小鼠	30%	14 天
恒河猴模型	HBV DNA 质粒	肝脏注射	成年恒河猴	较低	几周
水动力转染 HBV 小鼠模型	pAAV/HBV1.2 质粒	尾静脉注射，快速推注	6～8 周 C57BL/6 小鼠	80%	10 周以上
腺相关病毒转染 HBV 小鼠模型	AVV2/8/HBV1.2	尾静脉注射	6～8 周 C57BL/6 小鼠	100%	1 年以上
HBV 转基因小鼠模型	3 倍长 HBV 基因组	受精卵显微注射	受精卵时期	100%	持续存在

表 11-7 病理与病理生理学特征比较

动物模型	血清学变化	肝脏病理检测	最终发展为肝癌
黑猩猩模型	血清谷丙转氨酶（ALT）与谷草转氨酶（AST）水平升高，HBsAg 阳性持续 6 个月	小叶肝炎表现，轻微的肝纤维化	无
树鼩模型	血清 ALT 水平升高，HBsAg 可检测到	类似轻型肝炎样变：气球样变、脂肪样变等	6 年以上可最终发展成肝癌
人源化肝脏嵌合体小鼠模型	血清中 ALT 水平升高，HBsAg 可检测到	无	无
免疫系统存在的人源化肝脏嵌合体小鼠模型	血清中 ALT 水平升高，HBsAg 可检测到	肝脏慢性炎症和纤维化，人巨噬细胞浸润	无
土拨鼠 WHV 模型	血清中 ALT、AST 和 γ-谷氨酰转肽酶（GGT）水平升高，土拨鼠肝炎病毒表面抗原（WHsAg）、核心抗原（WHcAg）可检测到	与人肝炎相似的慢性炎性反应，但不发展为肝硬化	3～5 年可发展成肝癌
鸭 DHBV 模型	DHBV DNA 检测到	可发生与人肝硬化类似的病理表现	无
HBV 转基因小鼠模型	血清中 HBsAg 可终生检测到	无	HBx 蛋白在细胞中沉积，抑癌因子发生改变，发生癌症
水动力转染 HBV 小鼠模型	血清中 ALT 水平轻度增高，HBsAg 可检测到	肝脏轻微炎性反应	无
腺相关病毒转染 HBV 小鼠模型	感染两个月后，血清中 AST 水平轻度升高，HBsAg 可检测到	肝脏炎性细胞浸润，脂肪样变，肝纤维化	12～16 月内发展成肝癌

（张　倩，刘江宁）

第六节　流　感

一、疾病简介

（一）疾病特征及流行情况

流行性感冒（influenza，FLU），简称流感，是由流感病毒引起的一种急性呼吸道传染病。流感病毒抗原易变、传播迅速，每年可引起季节性流行，在学校、幼托机构和养老院等人群聚集的场所可发生暴发疫情。人群对流感病毒普遍易感，孕妇、婴幼儿、老年人和慢性病患者等高危人群感染流感后危害更为严重。季节性流感病毒感染的潜伏期一般为 1～7 天，多数为 2～4 天，如无并发症则多呈现自限性过程，于发病 3～4 天后高温逐渐消退，另有大约 1/3 的季节性流感病例为无症状感染。

季节性流感发病初期可表现为突发性出现包括发烧、寒战、头痛、肌肉疼痛、食欲不振等在内的非特异性症状，其后通常会出现包括干咳、咽痛或喉干、鼻塞、流涕等在内的呼吸道症状。老年人和免疫系统受损的人最初的表现可能不那么引人注意，但在这些患者中，最初的轻微症状可能会发展为严重的下呼吸道疾病，症状可仅表现为发烧和乏力，而没有典型的呼吸道症状。部分儿童可能表现为发热，但其他突出的系统性症状可不出现。部分季节性流感感染病例可发展成重症，可并发心肌和神经系统损伤，危重症患者可发展为多器官功能衰竭和弥漫性血管内凝血等。根据世界卫生组织估计，每年约有 10 亿人感染季节性流感，可导致 300 万～500 万的重症以及 29 万～65 万的相关死亡。接种流感疫苗是预防流感、减少流感相关重症和死亡的有效手段，可以减少流感相关疾病带来的健康危害及对医疗资源的挤占。

（二）病因

流感病毒属于正粘病毒科，是单股、负链、分节段的 RNA 病毒。根据流感病毒的核蛋白和基质蛋白的不同，可以将流感病毒分为甲、乙、丙、丁 4 种型别，其中甲型流感病毒根据病毒表面血凝素（HA）蛋白和神经氨酸酶（NA）的抗原性与组合的不同而分为多个亚型（HxNy），目前 HA 共发现有 18 个（1～18）亚型，NA 共发现有 11 个（1～11）亚型，乙型流感病毒分为 Victoria 系和 Yamagata 系，丙型流感病毒感染仅引起轻度感染，丁型流感病毒尚未发现有人类感染的病例记录。甲型流感病毒被认为是最复杂和致病性影响最大的流感病毒，在动物中广泛存在，尤其是禽类，除 H18 和 N11 外，其他甲型流感病毒亚型均能在禽类中被监测到，此外在猪、马、猫、犬等哺乳动物中均有流行，且表现出种属特异性。甲型流感病毒也因基因的高度突变和高频率基因重配的特性，造成流感疫情的不断出现和流行，并被认为可周期性造成全球大流行。目前，在人类中呈季节性流行的流感病毒（亦称季节性流感病毒）包括甲型的 H1N1 亚型和 H3N2 亚型以及乙型的 Yamagata 系与 Victoria 系流感病毒。

（三）致病机制

流感病毒通过 HA 与靶细胞上唾液酸受体结合以感染上下呼吸道上皮细胞，流感病毒确认的结合受体分子包括 α-2,6-连接唾液酸（SA α-2,6）和 α-2,3-连接唾液酸（SA α-2,3），其中季节性流感病毒和大流行流感病毒通常特异性结合 SA α-2,6，该分子在人上呼吸道组织中优势表达。季节性流感病毒感染早期，气管和支气管活检标本检测显示为弥漫性上皮脱落，单核细胞是主要的浸润炎症细胞，同时气道腔内会出现血性渗出物，伴有间质肿胀、混合炎症细胞浸润和细支气管壁小血管血栓形成等。重症病例会累及肺泡组织，造成上皮坏死和塌陷。而大流行期间的感染病例，轻症者的组织损伤特征与季节性流感相似，重症者主要表现为肺组织实质炎性损伤伴有其他器官的病理改变。2009 甲型 H1N1 流感病毒感染死亡病例的尸检研究显示，肺组织表现为肺水肿，病理特征为弥漫性肺泡损伤、肺小血管血栓形成和高比例合并细菌性肺炎，部分病例会有脑水肿、肝充血和肾上腺出血性坏死等病理损伤表现。免疫组织化学染色和电镜检测显示，病毒主要分布在肺上皮细胞、黏膜下腺体、肺泡巨噬细胞，内皮细胞很少，非呼吸道组织未检出病毒。

流感病毒感染致病机制复杂，主要受病毒的致病力和宿主免疫反应两方面的影响。目前广为接受的流感病毒的致病机制主要有：①流感病毒诱导宿主细胞凋亡。流感病毒入侵宿主细胞后通过一系列的生化过程复制产生大量子代病毒，子代病毒释放后再去感染其他宿主细胞，造成大量细胞发生细胞病变。造成细胞凋亡的途径并不是单一的，包括 Fas/FasL 诱导机制、NF-κB 介导产生的 IFN-α/β 促进感染细胞的凋亡机制、信号转导分子和 P38 有丝分裂原激活的蛋白激酶调节路径、病毒蛋白（NS1、PB1-F2）直接刺激诱导凋亡等。②病毒感染后对细胞造成的氧化应激损伤。氧化应激是指体内氧化与抗氧化作用失衡的一种状态，倾向于氧化，导致中性粒细胞炎性浸润，蛋白酶分泌增加，产生大量氧化中间产物[活性氧（ROS）]。流感病毒感染细胞后产生过量的活性氧，引发组织细胞氧化损伤，而机体内抗氧化系统不能对抗氧化应激效应，修复系统不能及时修复氧化损伤。③细胞因子风暴。在部分重症流感病例中，特别是大流行流感和禽流感重症病例，出现细胞因子风暴现象的频率较高。感染流感病毒后，呼吸道黏膜的上皮细胞和免疫细胞迅速产生细胞因子，并激活免疫细胞，进而导致局部和全身效应。流感病毒在侵犯呼吸道上皮细胞后，会启动机体的免疫应答，促使一系列细胞因子的产生，其在对抗病毒感染的免疫过程中起到相应的调节作用。细胞因子一方面在机体抗流感病毒的免疫调节过程中发挥作用，另一方面过量表达的细胞因子（即细胞因子风暴）也会介导机体产生严重的免疫病理损伤。大量炎症因子及抗炎因子的产生和相互作用造成了广泛的肺组织水肿、感染性肺炎、肺泡出血等症状，使病例发展成急性呼吸窘迫综合征，同时易造成多器官衰竭。

二、实验动物的选择

尽管自 1918 年 H1N1 流感大流行以来，经过了 100 多年的研究，人类对流感病毒及其致病性有了很高的认知，但是对影响流感疾病严重程度的宿主因素仍然缺乏了解，包括流感疾病的传播机制、自然病程和确切发病机制以及宿主免疫反应等，在临床表现、传播和保护水平之间的关系方面仍存在认知不足。此外，根据新型疫苗和药物的研制与评价需要，并且存在体外和计算机模型无法充分模拟人类宿主生理与免疫复杂性的难题，科学家需要建立动物模型来阐明影响流感病毒发病机制和宿主间传播性的因素，并对疫苗和抗病毒药物等预防与治疗干预措施的有效性进行临床前评估，这很有必要。目前包括小鼠、棉花大鼠、金黄地鼠、豚鼠、雪貂、犬、猫、家猪以及非人灵长类动物如恒河猴、食蟹猴和狨猴等动物模型，已经被用于研究哺乳动物流感的各个方面。根据不同动物模型的优劣势，针对特定研究问题选择合适的动物模型是准确了解流感病毒特性的先决条件。以下对不同动物模型的特征进行简要描述。

三、不同动物模型的特征

（一）小鼠模型

小鼠是研究传染病的首选实验工具，原因包括：①易于操纵基因组；②快速繁殖率和易于处理；③易于饲养；④低成本；⑤差异性小。尽管小鼠不是流感病毒的天然宿主，但在流感研究中是最广泛应用的动物模型，尤其是近交系小鼠中的 C57BL/6 和 BALB/c。小鼠感染流感病毒后的临床症状通常在感染后 2～3 天出现，会出现厌食、体重下降和细胞因子风暴等严重程度不同的临床症状，这取决于小鼠品系、病毒株和感染剂量。流感病毒可以导致小鼠发生原发性病毒性肺炎，与人类相似，导致低血氧饱和度和高乳酸脱氢酶血症，且其可作为观测病程的指标，而肺组织病理损伤是判定病毒致病性关键指标。另外，小鼠的体重减轻和存活率也是流感疾病严重程度的良好标志。与人类不同的是，小鼠感染流感病毒后体温不会升高，反而下降，发绀、呼吸困难和咯血等症状在小鼠中也不容易观察到。另外，流感病毒对不同品系小鼠的致病性不同，如与 BALB/c 和 C57BL/6 小鼠相比，DBA/2 小鼠感染 PR/8 后，表现出更强的易感性，更快的体重减轻和死亡，更高的细胞因子产生与更严重的肺组织病理学（Srivastava et al.，2009）。

虽然流感病毒的发病机制在小鼠中没有完全被重现，但监测临床症状（包括体重减轻）的便利性促使它们在许多流感疫苗和抗病毒药物疗效等临床前研究中被应用（Margine and Krammer，2014），并且小鼠特异性商业试剂的可及性有助于研究针对流感病毒感染的免疫应答，以及基因敲除或缺陷小鼠模型也促进了其在流感领域的应用。不过，尽管其具有显著的优势，小鼠模型用于流感病毒感染生物医学研究仍受到应用局限，除高致病菌株如 H1N1pdm09、H5N1、H7N7 和 H7N9 外，小鼠不会自然感染流感病毒。此外，小鼠模型在流感病毒传播研究中的实用性有限，绝大多数原发性人流感病毒分离株在 BALB/c 和 C57BL/6 近交系小鼠品系中不具有传染性或致病性，只有在特定条件下或特定的小鼠品系中和特定小鼠适应株才有可能感染小鼠或致病。在特定条件下或在特定的小鼠品系中或特定病毒分离株感染后才有可能在小鼠中传播，如最近报道人源化 DRAGA 小鼠被用作甲型流感病毒感染的传播模型（Mendoza et al.，2020）和 20 世纪 60 年代报道的 H2N2 小鼠适应株（Schulman and Kilbourne，1963）。

（二）雪貂模型

自 1933 年雪貂被首次作为流感感染动物模型以来，其已经在流感研究中得到了广泛应用，包括评估病毒致病性、传播性、病毒嗜性、宿主免疫应答、新型疫苗和抗病毒治疗等。雪貂和人拥有相似的肺生理学与细胞受体分布，且高度易感于许多不同流感病毒株，包括甲型和乙型流感病毒。与人类相似的是，季节性流感病毒主要侵染雪貂上呼吸道组织，高毒力流感病毒会侵染下呼吸道组织，且雪貂感染流感病毒后会表现出与人类相似的临床症状，包括发热、流涕、咳嗽、胃肠道并发症、血清异常、神经系统并发症、体重减轻和/或厌食、淋巴细胞减少和嗜睡等。与小鼠感染模型不同的是，雪貂是研究流感病毒传播的适宜动物模型，流感病毒能够通过直接和间接接触（气溶胶、呼吸道飞沫或空气传播）在雪貂间传播，且流感病毒在雪貂之间的空气传播性与受感染雪貂（病毒供体）呼出的传染性颗粒量呈正相关（Bouvier and Lowen，2010）。

由于雪貂表现出与人类流感相似的疾病特征，因此其对流感病毒感染的免疫反应可能比小鼠更与人类相近。然而，由于缺乏特异性商用试剂，并且雪貂体型过大、饲养成本和要求高等，限制了雪貂模型的使用。另外，由于雪貂感染流感病毒后具有传播的特点，用该模型进行高致病性流感病毒的研究存在泄漏的风险，相关工作应在高级别生物安全实验室内使用适当的设备进行。

（三）豚鼠模型

豚鼠的肺部解剖结构和生理学与人类相似，自 1963 年被首次用于流感病毒研究以来，豚鼠因体型小、易购买、相对低成本等优势被较广泛用于流感病毒研究。豚鼠在没有事先适应的情况下对各种流感病毒株自然易感，但感染病毒后症状轻微，不易观察，且不会导致死亡。在流感病毒感染后，病毒主要局限于豚鼠上呼吸道组织细胞中复制，也可侵染肺部，但在肺组织中病毒复制水平通常要明显低于鼻咽部。同雪貂一样，豚鼠也被广泛用于评估流感病毒的传播潜力，可通过雾化污染物、病毒污染物表面释放的微小颗粒或呼吸道飞沫传播、感染流感病毒（Lowen et al.，2006）。另外，豚鼠也被用于疫苗保护性评价研究。不过，豚鼠因在流感病毒感染后症状轻微的特点，使其难以用于流感发病机制的研究，且因缺乏特定商用试剂，也限制了它的应用。

（四）金黄地鼠模型

金黄地鼠是另一种可用于流感病毒发病机制、传播和疫苗研究的动物模型。该模型的建立是基于金黄地鼠对人流感病毒 H3N2 和各种禽流感病毒易感。此外，因金黄地鼠体温与人类接近，其被认为是重要的流感疫苗评价模型。另有报告显示，大流行性 H1N1 和季节性 H3N2 流感病毒分离株可在金黄地鼠间进行空气传播（Iwatsuki-Horimoto et al.，2018）。不过，由于感染病毒后即使呼吸道病毒滴度高，金黄地鼠也缺乏临床症状表现，因此，金黄地鼠模型尚未被广泛用于流感研究。此外，用于免疫学测定的商用试剂缺乏，也限制了它的应用。

（五）棉鼠模型

棉花大鼠（简称棉鼠）是呼吸道合胞病毒的成熟模型，也被认为是人类流感病毒的模型。棉鼠与雪貂、豚鼠一样，可以感染无需事先适应的人类甲型或乙型流感病毒，但目前尚未报道关于流感病毒能否在棉鼠中传播的数据。高剂量流感病毒鼻内接种后，棉鼠会出现多种致病表现，在感染后第 1、2 和 10 天出现体温过低、体重最多减轻 90%、呼吸频率（呼吸急促）增加 173%，这些症状与接种病毒剂量相关。流感病毒感染棉鼠的组织病理学分析显示，病变主要在下呼吸道。在感染 H3N2 流感病毒后棉鼠未见鼻腔炎症，但在较大的肺气道中出现柱状上皮脱落，间质性肺炎和肺泡炎很明显（Ottolini et al.，2005）。

（六）猪模型

因为猪和人类在基因组序列、解剖学和生理学方面有明显的相似之处，因此其是研究流感发病机制和传播以及评估流感疫苗的重要动物模型。猪是甲型流感病毒的天然宿主，其上呼吸道中的 SA α-2,6 和下呼吸道中的 SA α-2,3 使其成为禽流感病毒与人类流感病毒感染和重组的理想宿主与"混合器"。猪在感染甲、乙两型流感病毒后会出现发热、咳嗽、食欲不振和呼吸困难等流感样症状，并可引起肺部病变。猪模型适合用于评价流感疫苗的功效，与在人类中观察到的一样，猪感染流感病毒后，HA 特异性中和抗体水平与猪流感感染的保护作用相关。另外,猪模型还被用于评估疫苗相关增强呼吸系统疾病的研究。不过,虽然猪是研究流感的合适动物模型,但因饲养成本高、动物操作和日常管理难度大等不足限制了其广泛应用,微型猪和普通猪在基因组序列、受体分布及甲型流感病毒易感性方面无显著差异,其可能是普通猪的良好替代(Iwatsuki-Horimoto et al.,2017)。

(七)非人灵长类动物模型

非人灵长类动物与人类的遗传关系密切,加上解剖学、生理学和免疫特征的相似性,使得该动物模型对研究流感病毒非常宝贵,目前已被用于流感研究的包括恒河猴、食蟹猴、猪尾猕猴和非洲绿猴,它们对许多甲型流感病毒分离株敏感,无需事先适应。2013 年,普通猕猴也被证明对人类流感病毒分离株易感,且病毒可在供受体间传播(Moncla et al.,2013)。非人灵长类动物感染流感病毒后的临床症状包括结膜炎、无精打采、厌食和流鼻涕等,与人类临床表现高度一致。非人灵长类动物已被许多实验室用于研究流感病毒发病机制,并评估新型流感候选疫苗的免疫原性与治疗方法的有效性,然而伦理考虑、高昂饲养成本和复杂饲养要求使得这种模型在流感研究中不常使用。

四、动物模型与临床疾病对比

流感病毒感染在不同动物模型中的表现存在差异,表 11-8 从感染途径、病毒复制、免疫反应与病理、疾病症状等方面进行了简要描述。

表 11-8 不同动物模型与流感临床对比

患者/模型	感染途径	病毒复制	免疫反应与病理	疾病症状
临床患者	呼吸道感染	病毒在呼吸道上皮细胞中复制	IFN-γ、IL-2、IL-4、IL-5、IL-6、IL-8 和 IL-13 等细胞因子表达上调;引起鼻咽部和气管支气管炎症、上皮细胞损伤,严重流感病毒感染可引起肺部炎症和肺泡损伤,导致肺部水肿、渗出和出血	发热、头痛、肌痛、关节酸痛、乏力、食欲减退、咽喉痛、干咳、流涕、恶心、呕吐、腹泻、眼结膜充血等
小鼠模型	鼻饲感染	病毒在呼吸道上皮细胞中复制	TNF-α、IL-1β、IL-6、粒细胞-巨噬细胞集落刺激因子(GM-CSF)、IFN、MCP-1、巨噬细胞炎症蛋白 1α(MIP-1α)等细胞因子表达上调;上呼吸道出现黏膜充血、水肿、糜烂和坏死等,肺组织出现肺泡壁增厚、肺泡内充满炎性渗出物和细胞	厌食、体重减轻、背毛松散、弓背等
雪貂模型	鼻饲感染或呼吸道感染	病毒在呼吸道上皮细胞中复制	IL-6、TNF-α、IL-1β、IL-10 等细胞因子水平显著上调。上呼吸道充血、水肿、炎性细胞浸润、上皮细胞脱落、肺泡壁增厚、肺泡腔内充满液体等	与人感染症状高度相似
豚鼠模型	鼻饲感染或呼吸道感染	病毒在上呼吸道上皮细胞中复制	黏病毒耐药蛋白 1(Mx1)、TLR3、黑色素瘤分化相关基因 5(MDA5)、干扰素调节因子 7(IRF7)、信号转导及转录激活因子 1(STAT1)、IL-1β、趋化因子 2(CCL2)、CCL5 和 CCL7 等细胞因子表达上调;组织病理学变化不明显	无症状或症状不明显

续表

患者/模型	感染途径	病毒复制	免疫反应与病理	疾病症状
金黄地鼠模型	鼻饲感染或呼吸道感染	病毒在呼吸道上皮细胞中复制	组织病理学改变有限,流感病毒仅侵犯呼吸道上皮	症状不明显
棉鼠模型	鼻饲感染	病毒在肺泡上皮细胞中复制	细支气管周围炎、上皮坏死、中度至重度间质性肺炎和肺泡炎	体温过低、体重减轻、呼吸急促
猪模型	鼻饲感染或呼吸道感染	病毒在呼吸道上皮细胞中复制	IFN-α、TNF-α、IFN-γ、IL-12、IL-6 和 IL-1 等细胞因子表达上调；上皮细胞变性、坏死和脱落，黏液积聚在呼吸道内、肺泡壁增厚、肺泡内充满渗出液体和炎症细胞	与人感染症状相似
非人灵长类动物模型	鼻饲感染或呼吸道感染	病毒在呼吸道上皮细胞中复制	趋化因子 10（CXCL10）、CXCL11、MCP-1 和 IL-6 等细胞因子表达上调；上皮细胞变性、坏死和脱落，黏液积聚在呼吸道内、肺泡壁增厚、肺泡内充满渗出液体和炎症细胞	结膜炎、无精打采、厌食和流涕

（高荣保）

第七节　朊病毒感染

一、疾病简介

（一）疾病特征及流行情况

朊病毒病（prion disease）是一类由朊病毒（prion）引起的、影响包括人类在内的多种哺乳动物的致命性神经退行性疾病，其中以人类克-雅病（Creutzfeldt-Jakob disease，CJD）、羊瘙痒病（scrapie）、牛海绵状脑病（bovine spongiform encephalopathy，BSE）和鹿科动物的慢性消耗性疾病（chronic wasting disease，CWD）最为典型。目前已在人类以及 20 多种动物中发现了十余种朊病毒病。这些疾病都具有相似的神经病理学特征，包括海绵状空泡变形、神经元丢失、星形胶质细胞增生、小胶质细胞激活以及淀粉样斑块。由于朊病毒的传染性以及病发时脑组织中典型的海绵状病变，因此该病也被称为可传播性海绵状脑病（transmissible spongiform encephalopathy，TSE）。朊病毒病潜伏期长，致死率高达 100%。

早在 1730 年，人们观察到了第一种朊病毒病即羊瘙痒病，影响绵羊和山羊，其传染性在 1939 年首次被证实。随后发现了其他朊病毒病，如在牛中观察到牛海绵状脑病（BSE，也称为疯牛病），鹿中的慢性消耗性疾病（CWD），水貂的传染性水貂脑病（TME），猫科动物的猫科海绵状脑病（FSE）以及最近的单峰骆驼的骆驼朊病毒病（CPD）。最早发现的人类朊病毒病是 1955 年在巴布亚新几内亚地区的库鲁人部落中流行的库鲁病（Kuru disease）。1963 年，在以大猩猩为模型的研究中发现，库鲁病的病原体不具有 DNA 或 RNA 特性，推测可能是蛋白质；同时发现这种病原体能够跨越种属界限进行传播。其他的人类朊病毒病包括克-雅病（CJD）、致死性家族性失眠症（fatal familial insomnia，FFI）、GSS 综合征（Gerstmann-Sträussler-Scheinker syndrome）和可变蛋白酶敏感性朊病毒病。除这些"自然的"朊病毒病外，实验室朊病毒病也可在实验动物如小鼠和金黄地鼠中产生。虽然朊病毒病的传播具有"物种屏障"，但是物种之间传播也常有发生，一些动物朊病毒病具有人兽共患的可能性，如疯牛病可在人类中引发变异性克-雅病（vCJD），因此朊病毒病在科学界受到了极大的关注。

大部分动物朊病毒病存在散发性流行，具有一定的区域性，并未扩散至全球。最为严重的朊病毒病是 20 世纪八九十年代在欧洲暴发的疯牛病的大流行，最后通过严格限制在饲料中添加哺乳动物肉和骨粉作为蛋白质补充剂，使得疾病流行得到了有效控制（Prusiner，1997；Weissmann et al.，2002；Sikorska and Liberski，2012；Windl and Dawson，2012；Zhu and Aguzzi，2021）。

（二）病因

人类的朊病毒病有 3 种不同的病因。①散发性。在人类中，大约 85% 的病例是散发的，包括已确定的多种不同的散发性克-雅病（sCJD）毒株，以及可变蛋白酶敏感性朊病毒，推测是大脑中正常构象的朊蛋白（PrP^C）自发错误折叠成致病朊蛋白（PrP^{Sc}）的结果。②遗传性。遗传形式的朊病毒病包括遗传性克-雅病（fCJD）、致死性家族性失眠症（FFI）和 GSS 综合征，一般是由于编码朊蛋白（PrP）的 *Prnp* 基因发生突变，具有更易发生 PrP^{Sc} 错误折叠的倾向。③环境感染型疾病。其主要是通过接触患者或感染动物的组织从而导致的感染。人类的库鲁病通过摄入患者组织才在部落中发生流行。而医源性暴露，包括受污染的垂体激素、硬脑膜移植物或神经外科器械则造成了医源性克-雅病（iCJD）。摄入被疯牛病污染的食品则可能导致变异性克-雅病（vCJD）（Diack and Bartz，2018）。

（三）致病机制

"朊病毒"一词由 Stanley Prusiner 于 1982 年首次提出，用于描述导致多种具有致死性和传染性的神经退行性疾病的"蛋白感染粒"（proteinaceous infectious particle），是人类和动物广泛的神经退行性疾病的病原体。Prusiner 等在羊瘙痒病感染的仓鼠脑中纯化出一种独特的蛋白质，命名为朊蛋白（PrP）。*PrP* 基因在所有哺乳动物的神经组织中都有表达，其结构及编码蛋白的序列高度保守，其在人、仓鼠、小鼠、绵羊、牛、水貂之间的同源性均高于 80%。人的原始 PrP 多肽全长为 253 个氨基酸，经糖基化修饰后通过 C 端的糖基磷脂酰肌醇（GPI）锚附着于神经细胞膜上。

朊病毒形成过程中的关键分子事件是朊蛋白的正常或细胞异构体 PrP^C 向致病异构体 PrP^{Sc} 的构象转变。PrP^C 富含 α 螺旋结构，其结构随机不稳定，能产生极少数部分解折叠的单体结构——PrP^*，最终可以经历构象转化成为以 β 片层为主的 PrP^{Sc}。由于其聚集性，PrP^{Sc} 可以部分抵抗蛋白酶（如蛋白酶 K）的降解，从而造成在大脑内的聚集沉积并逐步扩散，最终引发朊病毒病的特征性病理，包括神经元空泡化以及明显的神经炎症。

在正常情况下，PrP^* 浓度低，并不能形成 PrP^{Sc}。在环境感染型疾病 vCJD 中，外源朊病毒进入细胞，促使 PrP^* 转变为 PrP^{Sc}。在 sCJD 中，可能是由于 PrP^* 蓄积过多而促使其转变为 PrP^{Sc}。而在遗传性朊病毒病中，如 fCJD，由于发生突变而成 ΔPrP^C，其结构的随机不稳定性更高，从而形成 ΔPrP^{Sc}。现有研究表明，PrP^{Sc} 是感染性朊病毒的唯一成分，且 PrP^{Sc} 具有自催化作用，它可以以自身为模板将 PrP^{C} 转化为 PrP^{Sc}，完成自我复制。这种自我繁殖特性是朊病毒在脑内传播和在生物体之间传播疾病的基础。而 PrP^{C} 对朊病毒的传播及发病也是至关重要的，因为缺乏 PrP^{C} 的敲除小鼠对朊病毒病具有完全的抵抗力（Prusiner，1982，1997；Tatzelt，2011；Zhu and Aguzzi，2021）。

二、实验动物的选择

在体外条件下很难研究朊病毒病，既无法确定朊病毒暴露的确切时间，又无法分析疾病的整个过程；同时，检测朊病毒的感染性也需要在实验动物体内进行。因此，利用实验动物模型模拟朊病毒病对研究病毒传染、疾病机制都至关重要。迄今为止，从大型实验动物（包括非人灵长类动物）到小型啮齿动物，多种哺乳动物已用于朊病毒研究。由于羊、牛、鹿科动物等是朊病毒的主要宿主，不仅能用于自身疾病的研究，也可用于研究朊病毒在不同物种间的传播。但是这些动物由于体型大、繁殖时间长、难以操作、饲养成本高，不能成为稳定的实验动物模型。非人灵长类动物是研究人类朊病毒病的理想模型，但由于存在伦理争议、造模时间长、成本高等，限制了其在研究中的应用。啮齿动物尤其是小鼠，体型小、寿命短、易于繁殖和操作，并且具有成熟的基因操作技术制作基因编辑小鼠，使小鼠和转基因小鼠逐渐成为朊病毒病研究的首选动物模型。除此之外，作为分析哺乳动物神经退行性疾病遗传学方面的重要动物模型，果蝇也被开发用于快速检测朊病毒（Telling，2011；Marín-Moreno et al.，2020；Mortberg et al., 2022）。

三、不同动物模型的特征

（一）非人灵长类动物模型

非人灵长类（NHP）动物的 Prnp 基因与人类的基因具有超过 90% 的相似度，使 NHP 成为人类朊病毒病的理想动物模型，可以模拟整个朊病毒病过程。黑猩猩、猕猴、恒河猴、狒猴、蜘蛛猴、松鼠猴、绢毛猴和倭狐猴等都能成功地感染朊病毒，并表现出海绵状神经病理学变化。效率最高的感染途径是颅内感染。感染源一般采用患者或感染动物的脑组织，首先将其在生理盐水中研磨，制成含量为 10% 的悬浮液，再经过离心、超声、再离心等步骤，得到接种液，注射到动物颅内。其他感染途径包括静脉注射、腹腔感染等方式，也都能成功地得到朊病毒感染模型。NHP 感染后，一般十几个月后发病，潜伏期较人类短。同时，NHP 也可能呈现与人类患者不同的临床和病理症状，如松鼠猴感染 sCJD 和 vCJD 后，不会在大脑中产生淀粉样斑块。猕猴腹腔感染疯牛病脑组织，则会导致朊病毒淀粉样型心肌病的发生（Mortberg et al.，2022）。

（二）近交系野生型小鼠模型

将患者或感染动物的大脑提取物通过颅内接种到近交系野生型小鼠中，是了解朊病毒毒株的重要方法。Chandler 等利用 3 种近交系小鼠首次将羊瘙痒病组织提取物感染啮齿动物，之后近交系小鼠又被用于研究羊瘙痒病分离株的表型特性、神经病理特征和临床发病潜伏期。利用近交系小鼠，人们确定编码 PrP 的基因是决定朊病毒在小鼠中潜伏期长短的最重要因素。近交系小鼠也是人们早期对毒株进行分型的主要实验动物。不过，近交系野生型小鼠的缺点也很明显：人类和其他动物的朊病毒分离株在小鼠体内的复制效率一般不高。这种低效的跨物种朊病毒传播被称为物种屏障，主要传播的特点是潜伏期长、发病率低。因此，使用野生型小鼠获得的关于宿主基因型、人兽共患潜在性和个体间传播性影响的数据十分有限（Prusiner，1997）。

（三）基因工程小鼠模型

小鼠的基因编辑是通过改变其基因组序列的基因工程技术，主要利用人工核酸内切酶实现对基因组特定基因序列的敲除、插入或修饰。目前，基因编辑主要有三种方法：锌指核酸酶（ZFN）技术、转录激活子样效应因子核酸酶（TALEN）技术和 CRISPR/Cas 系统介导的基因编辑技术。基因工程小鼠在研究朊蛋白的功能、朊病毒的传播、遗传性朊病毒病等方面作出了重要贡献（Krance et al.，2020；Diack and Bartz，2018；Marín-Moreno et al.，2020；Sun and Telling，2023）。

1. Prnp 基因敲除小鼠模型

基因敲除（$Prnp^{-/-}$）小鼠主要用于研究正常构象的 PrP^C 蛋白在动物体内的功能。制作基因敲除小鼠的方法是：建立缺失或插入突变 Prnp 的同源重组替换载体，并将载体通过电穿孔或显微注射等方式导入小鼠的胚胎干细胞中，利用同源重组打靶方式破坏 Prnp 基因的编码序列，以达到敲除基因的目的。对几种 $Prnp^{-/-}$ 小鼠品系的研究发现，PrP^C 蛋白是朊病毒的传播和致病的基础，基因缺失导致小鼠对朊病毒不敏感。同时，敲除小鼠中 PrP 的缺失导致了外周神经发生慢性脱髓鞘多发性神经病变（CDP），表明神经元 PrP^C 在保护周围神经髓鞘中起着关键作用。

2. 用于朊病毒传播屏障研究的转基因小鼠模型

朊病毒传播屏障包括物种屏障和菌株屏障两方面，鉴于小鼠不是朊病毒的自然宿主，利用基因编辑技术使小鼠表达不同物种的朊蛋白，常用于模拟特定物种的朊病毒病。同时，转基因小鼠也是研究朊病毒病在不同物种间传播的重要工具。转基因小鼠品系主要通过转基因和基因敲入两种方式获得。转基因小鼠是通过将含有外源 Prnp 基因的 DNA 显微注射到小鼠受精卵，使外源基因插入小鼠基因组，进而使外源 PrP 蛋白在小鼠脑中表达。这种方法具有外源基因整合效率高、重组 DNA 片段长度灵活、不需构建载体、直接获得纯合小鼠、实验周期短等优点；缺点是无法控制外源基因的整合位点以及整合的拷贝数，易造成小鼠基因组的插入突变。表达外源 PrP 的转基因小鼠易出现 PrP 的过表达，加速疾病进程；外源基因随机插入也可能引发非朊病毒病的病理变化，甚至出现致死性表型。基因敲入技术是基于胚胎干细胞中同源重组的基因打靶，内源性的小鼠 Prnp 基因座被外源基因所取代。由于基因敲入技术具有内源性启动子和调控元件，因此使外源基因具有与小鼠内源性 PrP 相同的时空表达模式。但基因敲入小鼠的潜伏期长，可能超过小鼠的寿命，不利于疾病研究。

人类对动物朊病毒毒株的传播屏障研究是物种间朊病毒传播研究的重中之重。迄今为止，唯一人兽共患的朊病毒病是变异性克-雅病（vCJD），是由患者食用了被疯牛病污染的肉制品所致。PrP 相应基因的多态性是解释朊病毒易感性的重要原因，人 PrP 的 *M129V* 多态性对人朊病毒传播屏障具有特殊价值，绝大部分确诊的 vCJD 病例均为甲硫氨酸纯合子。对转基因小鼠进行疯牛病动物大脑组织提取物的颅内感染，验证了 *M129* 的作用：过表达人 *M129* 等位基因的纯合子转基因小鼠成功感染了疯牛病，而 *M129* 杂合子小鼠以及 *V129* 纯合子小鼠并未感染疯牛病。利用转基因小鼠模型还发现，非典型疯牛病朊病毒中的 L 型疯牛病对 *M129V* 未表现出传播障碍，而 H 型疯牛病却不具有传染性。另外，利用基因敲入技术，同样只有在 *M129* 基因敲入小鼠中感染疯牛病组织样本才可检测到隐性感染。

制作人 *Prnp* 多态性的转基因小鼠，其也应用于研究其他动物朊病毒病对人类的传播可能性，包括羊瘙痒病和 CWD。

3. 用于遗传性朊病毒病研究的转基因小鼠模型

人类的遗传性朊病毒病一般认为是由基因突变导致的，包括家族性克-雅病（fCJD）、GSS 综合征和致死性家族性失眠症（FFI）。这几种朊病毒病都已建立了相应的转基因小鼠模型。fCJD 是一种快速进行性痴呆，患者表现为大脑海绵状变性和典型的大脑 PrP 沉积。fCJD 中最常见的基因突变是 *E200K-129* 单倍体，具这种突变的转基因小鼠在未感染外源朊病毒的情况下表现出人类疾病特有的表型特征。另一种不太常见的突变是 *V210I*，其小鼠转基因模型的病理学表现不同于 *E200K-129*，而更类似于 sCJD。

GSS 综合征则是一种缓慢进展的疾病，患者表现为共济失调，很少有海绵状变性和大量的 PrP^{SC} 淀粉样斑块。它与 *PRNP* 基因中的多个点突变有关，最常见的是 *P102L* 突变，相应的转基因小鼠产生错误折叠的 PrP 蛋白，能发展成自发性疾病。

FFI 症状的标志是由幻觉和痴呆引起的渐进性失眠，患者表现为丘脑病变，可见明显的神经元丢失和高度海绵化。FFI 与 *D178N* 突变和 129 位密码子的甲硫氨酸有关。利用基因敲入方式得到的小鼠模型（Ki-3F4-FFI）表现出与人类患者相似的睡眠变化和体温控制紊乱；神经病理学分析显示，这种小鼠丘脑中的神经元丢失，丘脑和小脑中的反应性星形胶质细胞增多，这与人类 FFI 病例的病理变化极为相似。过表达突变基因的转基因小鼠（FFI-26 小鼠）也表现出丘脑的神经疾病表型，在丘脑中观察到 PrP^{Sc} 的沉积现象。

（四）模拟朊病毒病的果蝇模型

黑腹果蝇（*Drosophila melanogaster*）是研究哺乳动物复杂生物过程的重要模拟系统，这是因为果蝇和哺乳动物的大脑都由神经元与神经元回路组成，且两者的离子通道、神经递质和突触蛋白都具有高度保守性。同时，果蝇作为一种模式动物，具有清晰的遗传背景和表型图谱。它们个体小、寿命短、繁殖极快，可以快速、可靠地得到研究数据。

目前，已经在果蝇中高效表达了哺乳动物的 PrP 蛋白，且在 *PrP* 转基因果蝇中模拟了哺乳动物的朊病毒病。该研究完成了羊瘙痒病的 PrP 蛋白（绵羊 PrP 突变体 $V^{136}R^{154}Q^{171}$）在果蝇中的表达，患病动物的脑组织匀浆可以使转基因果蝇感染，表现出运动能力加速下降的表型；而且这种朊病毒可以在果蝇中持续复制，病变蛋白逐渐积累。*PrP* 转基因果蝇还具有检测无症状羊瘙痒病、绵羊血浆样品中朊病毒的能力。这种新型的朊病毒病果蝇模型具有敏感性、快速性和经济性，极有潜力成为检测朊病毒的重要动物模型（Bujdoso et al.，2023）。

四、动物模型与临床疾病对比

不同动物模型与朊病毒病临床的对比见表 11-9。

表 11-9　不同动物模型与朊病毒病临床对比

物种/品系	感染途径	病毒复制	病理变化	疾病症状
可传播性海绵状脑病患者	散发性获得(sCJD)、遗传获得（fCJD、GSS 综合征、FFI）或环境感染获得（vCJD）	朊蛋白由正常的异构体 PrP^C 向致病异构体 PrP^{Sc} 发生构象转变，导致可以抵抗蛋白酶降解的 PrP^{Sc} 在大脑内聚集沉积并逐步扩散，最终引发朊病毒病的特征性病理变化；PrP^{Sc} 具有自催化作用，以自身作为模板将 PrP^C 转化为 PrP^{Sc}，完成自我复制	神经病理学特征包括大脑组织的海绵状空泡变性、神经元丢失、星形胶质细胞增生、小胶质细胞激活以及淀粉样斑块	sCJD 患者常表现为记忆力丧失或其他精神恶化，以及身体不协调，平均持续时间约 7 个月。vCJD 患者常表现出行为和感觉症状，如腿部疼痛或感觉异常，平均持续时间 14 个月。家族遗传性疾病（fCJD、GSS 综合征和 FFI）持续时间通常长达数年
非人灵长类动物	颅内感染，静脉注射感染、腹腔感染	外源性病变的 PrP^{Sc} 以自身作为模板将感染动物中正常的 PrP^C 转化为 PrP^{Sc}，完成病毒的复制	病理结果呈现与人类相似的病变。大脑组织的海绵状变性，可能会缺少淀粉样斑块	感染 sCJD 的猴的潜伏期和疾病持续时间比感染 vCJD 的猴略短，但两组最早的疾病症状（缺氧和震颤）相同。sCJD 猴的临床疾病更严重，持续时间更短
近交系野生小鼠	颅内感染	能够感染患者或患病动物的朊病毒毒株，但复制效率低	病理结果呈现与人类相似的病变。大脑组织呈现松散的结构	感染小鼠表现出运动神经功能紊乱，四肢和尾巴的运动受影响更明显
Prnp 基因敲除小鼠	颅内感染	基因敲除 *Prnp*$^{-/-}$ 小鼠不能感染朊病毒	未出现朊病毒病的典型病理变化	敲除小鼠中 PrP 的缺失导致外周神经发生慢性脱髓鞘多发性神经病变（CDP）
外源 *Prnp* 基因的转基因小鼠	颅内感染	外源 *Prnp* 基因的表达使转基因小鼠感染效率增加，对转入基因相应的朊病毒毒株更为敏感，复制效率提高	病理结果表现为与人类相似的病变。大脑组织呈现松散的结构，出现 PrP 的沉积等	转基因小鼠呈现出相应外源基因多态性对应的疾病表现
朊病毒病的转基因果蝇	经口感染	羊瘙痒病朊病毒在转基因果蝇中可持续复制	病理结果呈现为病变蛋白 PrP^{Sc} 持续积累	感染朊病毒的转基因果蝇运动能力加速下降，且随着年龄的增长而逐渐变得更加严重，存活时间缩短

（赵彬彬，刘江宁）

第八节 埃博拉出血热

一、疾病简介

（一）疾病特征及流行情况

埃博拉出血热（Ebola hemorrhagic fever，EHF）是由埃博拉病毒（EBOV）引起的严重且致命的传染病，于 20 世纪 70 年代在非洲首次发现，具有极高的传染性。埃博拉出血热是一种严重的急性出血热性传染病，病死率高达 65%～90%，目前尚无批准的疫苗或有效的治疗方法。埃博拉出血热潜伏期为 2～21 天，起病急。最初的临床表现为发热、畏寒、头痛、肌痛及恶心，随后出现严重的腹痛、呕吐和腹泻。部分病例于发病 5～7 天出现斑疹，以肩部、手心和脚掌多见。许多病例出现结膜充血和黑便等症状。重症病例皮肤黏膜和内脏均可出血，以呼吸道和肠道最为严重。通常死亡病例均发生出血症状。患者感染后主要的病理改变是皮肤、黏膜、脏器的出血，在很多器官可以见到灶性坏死，但是以肝脏、淋巴组织最为严重。肝细胞点灶样坏死是本病最显著的特点，可见小包涵体和凋亡小体。EHF 呈不规律暴发特征，四季均可发病。EHF 不仅威胁着非洲的公共卫生安全，也可以通过病毒携带者危及世界。除非洲地区外，欧美等发达地区国家开始出现少数 EHF 新病例。

（二）病因

引起埃博拉出血热的即为 EBOV，其是丝状病毒科的一员。EBOV 包括 4 种亚型：埃博拉-扎伊尔（Ebola-Zaire，ZEBOV）、埃博拉-苏丹（Ebola-Sudan，SEBOV）、埃博拉-科特迪瓦（Ebola-Cote d'Ivoire，CEBOV）和埃博拉-莱斯顿（Ebola-Reston，REBOV）。发生在刚果（前扎伊尔）、苏丹和科特迪瓦的三种亚型埃博拉病毒已被证实能够致人类疾病。不同亚型的毒力不同，ZEBOV 毒力最强，人感染死亡率高达 88%；SEBOV 次之，致死率约为 50%；CEBOV 对黑猩猩有致死性，对人的毒力较弱，致病但不致死；REBOV 对非人灵长类动物有致死性，人感染不发病。

（三）致病机制

埃博拉病毒进入机体之后，会靶向一些负责免疫系统一线防御的免疫细胞，比如树突状细胞。正常情况下树突状细胞会将感染信息呈递给 T 细胞，然后 T 细胞在病毒进一步复制之前摧毁受到感染的细胞。如果树突状细胞无法送出正确的信号，T 细胞就不会应答感染，相应的抗体也就不能活化，因此埃博拉病毒能在机体中快速复制（Yang et al.，2003）。研究者应用免疫组织化学、原位杂交及电镜观察等研究方法发现，单核吞噬细胞系统特别是巨噬细胞是病毒首先攻击的靶细胞，随后不同组织的间质成纤维细胞、内皮细胞均被感染，血管通透性增加，并有纤维蛋白沉着。病毒几乎侵犯每个器官，但以肝、脾损害最为严重，感染后两天病毒首先在肺中检出，4 天后在肝、脾等组织中检出，

6 天后全身组织均可检出。

二、实验动物的选择

由于埃博拉出血热的高病死率和缺乏批准的疫苗或治疗方法，EBOV 已被世界卫生组织列为 A 类病原体，对其操作需要生物安全四级（BSL-4）防护。构建埃博拉出血热的动物模型，对病毒致病机制的了解和深入研究以及治疗药物及疫苗的研发具有至关重要的作用。目前常用的埃博拉出血热动物模型包括啮齿动物模型和非人灵长类动物模型。

三、不同动物模型的特征

（一）啮齿动物模型

1. 小鼠模型

小鼠为开展 EBOV 的早期疗效研究提供了一种方便、易于操作和相对便宜的动物模型。然而，由于其固有的强大的先天免疫应答，免疫能力强的成年小鼠，如 BALB/c 和 C57BL/6 小鼠，对 EBOV 感染不敏感。然而，新生小鼠和 I 型干扰素反应受损的转基因实验室小鼠品系[STAT-1 基因敲除小鼠和重症联合免疫缺陷（SCID）小鼠]可被 EBOV 感染并致死。然而，不同于人类及其他动物模型，SCID 小鼠被埃博拉-扎伊尔（Ebola-Zaire，ZEBOV）亚型攻毒后可继续健康存活数周，然后逐渐出现体重下降及活动减少等症状，在感染 ZEBOV 后 20～25 天后死亡（Bray，2001）。缺失 IFN-I 型免疫系统的小鼠，如 IFNα/β 受体或 STAT 基因敲除小鼠，可于皮下攻毒 EBOV 一周内死亡。此外，EBOV 可通过连续传代（小鼠适应 MA-EBOV 毒株），在免疫功能正常的成年小鼠中引起致命感染（Bray et al.，1999）。感染这种小鼠适应型 EBOV 的小鼠于攻毒后 3 天发病，5～7 天后死亡，死亡小鼠的肝、脾及其他多器官内均可检测到滴度较高的病毒。同时，肝和脾发生病理改变，以及血清中的转氨酶（天冬氨酸转氨酶，AST；丙氨酸转氨酶，ALT）水平升高，与被 ZEBOV 攻毒的非人灵长类动物模型的病理表征极为类似。然而，与非人灵长类相反的是，小鼠组织中仅有少量的纤维蛋白沉淀，并且仅腹腔攻毒可致死小鼠，当使用其他攻毒途径时，即使加大攻毒剂量，小鼠仍能存活。

2. 豚鼠模型

用 ZEBOV 攻毒豚鼠仅能引发自限的、非致死的发热症状。同样，使用 ZEBOV 在近交系及远交系豚鼠体内连续传代可获得使豚鼠致死的适应株（Ryabchikova et al.，1996）。用该适应株攻毒豚鼠约 5 天后开始出现厌食、发热、脱水等临床症状，8～11 天攻毒豚鼠均死亡，但并不伴随出血的现象。攻毒后 2 天肝和脾中即可检测到病毒，3 天时肾、肾上腺、肺及胰脏也可检测到病毒，随后组织平均病毒滴度逐步上升并于 9 天时达到峰值，病毒血症于 7 天时达到近 10^5 pfu/ml 的峰值。尽管感染的豚鼠不表现出瘀点等凝血异常的标志，但感染小鼠出现了凝血酶原时间（PT）延长和活化部分凝血活酶时间（APTT）延长的现象。与非人灵长类动物和人类的疾病相比，皮下或腹腔内接种病毒的近交系或远交系豚鼠在其各种组织病变中都有肉芽肿细胞反应。

3. 金黄地鼠模型

金黄地鼠（*Mesocricetus auratus*）可被已知引起人类病毒性出血热的许多病毒感染，如丝状病毒、沙粒病毒、布尼亚病毒，特别是黄热病毒。埃博拉出血热的金黄地鼠模型相对较新（Shurtleff and Bavari，2015）。同样，小鼠适应 MA-EBOV 毒株可在金黄地鼠中引起致命感染。用 1000 pfu 的 MA-ZEBOV（WT-ZEBOV 的致死性变种）腹腔感染 6 周龄金黄地鼠，所有感染 MA-ZEBOV 的动物在感染后 3 天开始出现急性肝炎，并在随后的 24～48 h 内（感染后 4～5 天）死亡。MA-ZEBOV 感染在整个感染过程中都可引起脾炎，导致严重的弥漫性坏死，伴淋巴细胞减少和脾脏组织破坏。MA-ZEBOV 感染金黄地鼠在感染后期表现出显著延长的凝血酶原时间、活化部分凝血活酶时间和凝血酶时间（TT），表明致命感染动物出现严重的凝血功能障碍（Wahl-Jensen et al.，2012）。此外，用电子显微镜检测到肝窦中的纤维蛋白沉积，这与猕猴和人类感染 ZEBOV 类似。

（二）非人灵长类动物模型

实验感染 EBOV 的非人灵长类（NHP）动物通常表现出与人类疾病最相似的临床疾病体征。NHP 中 EHF 的许多参数与人类疾病相似，包括临床表现、血液学、血清临床化学、病理表现以及体液免疫和细胞免疫反应的某些方面。NHP 比其他物种更能模拟人类 EHF 的不同特征。很多 NHP 动物均被用于埃博拉出血热动物模型的研究，包括非洲绿猴、狒狒、恒河猴、食蟹猴等。

1. 狨猴

肌内注射 10 pfu 或 1000 pfu EBOV，均可在狨猴中引起致死性感染，其疾病特征与人类和其他 NHP 物种的 EBOV 感染相似，包括临床症状、肝细胞坏死和广泛纤维蛋白沉积的观察结果（Simpson et al.，1968）。1000 pfu 与 10 pfu 感染模型分别在感染后第 3 天和第 4 天食量减少、体重减轻、发烧，分别在第 4 天和第 5 天死亡，比猕猴模型早。从第 4 天开始，血清丙氨酸转氨酶（ALT）、谷氨酰转移酶（GGT）和碱性磷酸酶（ALP）水平升高，与猕猴疾病模型相似。血液学分析显示，从感染后第 2 天开始白细胞增多，中性粒细胞增多，淋巴细胞减少。点状皮疹的特征是在感染期间出现凝血异常，但即使感染埃博拉病毒的人类表现出其他凝血异常，也只有约 50% 的人类病例出现点状皮疹。该模型与猕猴的一个主要区别是斑疹的发展，感染的狨猴模型并不表现出斑疹（Carrion et al.，2011）。但狨猴的确表现出凝血异常，包括血小板减少、出血和静脉穿刺部位出血，这与人类病例的观察结果相似。此外，狨猴还表现出广泛纤维蛋白沉积，组织学上弥散性血管内凝血（DIC）在肾、肺、脾和肾上腺中都有发现。与小鼠、豚鼠和金黄地鼠不同，该物种可以被非适应性丝状病毒感染以产生快速致死模型，这表明该模型可用于研究人类临床新的病毒分离株。

2. 狒狒

自 1994 年以来，俄罗斯文献中就有关于狒狒（*Papio hamadryas*）模型被 EBOV 感染的实验研究报道。实验感染 EBOV 的狒狒的临床特征在一定程度上与人类和其他 NHP 物种相似（Perry et al.，2012）。病程平均为 6～10 天，在感染后约 6 天的疾病过程中，出现发热、点疹、行为抑郁伴厌食、明显出血、呕血、鼻出血和黑便，感染后约 10 天死亡。感染 EBOV 的狒狒有血小板减少的报道，并观察到凝血酶及凝血酶原时间延长和纤维蛋白原升高等凝血异常的表现，均与人类疾病状况相似。狒狒尸检结果显示，狒狒血清样本中 AST 和 ALT 水平显著升高，肝细胞坏死明显。狒狒的肾功能受损，血清肌酐（CRE）和血尿素氮（BUN）水平比正常水平高出 2～3 倍。

3. 食蟹猴、恒河猴和非洲绿猴

恒河猴、食蟹猴和非洲绿猴被认为是对人类 EHF 建模最有用的三个 NHP 物种。其中，恒河猴和食蟹猴目前使用得最为广泛，均对 EBOV 高度敏感，可引起与人类极为类似的临床症状。恒河猴感染 1000 pfu EBOV 后的平均死亡时间约为 8 天，食蟹猴约为 6 天（Shurtleff et al.，2011；Nakayama et al.，2013）。少数已发表的研究数据表明，非洲绿猴在感染第 6～8 天死亡。食蟹猴对 ZEBOV 最敏感，临床症状出现最快，一般为 3～4 天，濒死前发热持续时间短，2～3 天。而恒河猴的临床症状出现时间要稍慢一些，但更接近于人类。攻毒后 2 天可检测到病毒血症的发生，并于 2～3 天后达到峰值。值得注意的是，除所使用动物模型的类型差异外，攻毒使用的毒株、剂量及接种方式，均对模型最终所产生的临床症状、病情持续时间及严重程度产生不可忽视的影响。

（三）人源化小鼠模型

小鼠和人类之间最大的差异之一是适应性免疫系统与先天性免疫系统的差异，这使得从啮齿动物中获取的数据对人类状况的适用性受到质疑。NHP 在免疫反应方面与人类更密切相关，但仍存在显著差异，并且其作为检查感染因子与人类免疫系统相互作用的模型的用途并不理想。小鼠和 NHP 不能准确地模拟人类病原体特异性临床病程的所有特征。为了避免这种情况，在过去的几十年里，人源化小鼠被用作评估病原体与人体免疫系统之间相互作用的工具（Prescott and Feldmann，2016）。缺乏自身免疫反应并与人类先天性免疫系统和适应性免疫系统重组的小鼠对 EBOV 易感，并在接种野生型埃博拉病毒后约 2 周内死亡。在感染小鼠体内观察到了肝脏的组织学变化以及细胞因子和趋化因子的上调，这与埃博拉出血热的特征一致。与啮齿动物模型不同的是，野生型埃博拉病毒能够在该小鼠模型中引起疾病，这表明病毒和免疫系统之间的相互作用模拟了人类的情况。

四、动物模型与临床疾病对比

不同动物模型与埃博拉出血热临床的对比见表 11-10。

表 11-10　不同动物模型与埃博拉出血热临床对比

物种/品系	感染途径	致死毒株是否需适应	免疫反应与病理	疾病症状
临床患者	直接接触	否	多器官出血，肝细胞点灶样坏死，肝细胞可见小包涵体和凋亡小体	发热、畏寒、头痛、肌痛、恶心、腹痛、呕吐、腹泻、斑疹、结膜充血、黑便、皮肤黏膜和内脏均可出血、死亡
小鼠	腹腔注射	免疫缺陷小鼠无需适应，免疫系统正常小鼠需适应	肝脏纤维蛋白沉积，肝、脾出现血栓栓塞	体重减轻、活动减少、死亡
豚鼠	腹腔注射	是	凝血功能障碍，各组织病变中出现肉芽肿	食量减少、发热、脱水、死亡，但并不伴随出血
金黄地鼠	腹腔注射	是	脾组织弥漫性坏死，凝血功能障碍，肝窦中有纤维蛋白沉积	活动减少、皮毛褶皱、死亡
猕猴	肌内注射	否	肝细胞坏死，广泛纤维蛋白沉积	食量减少、体重减轻、发烧、多器官出血、死亡
狒狒	肌内注射	否	肝细胞坏死，肾功能受损，凝血功能障碍	发热、点疹、行为抑郁伴厌食、明显出血、呕吐、鼻出血和黑便、死亡
食蟹猴、恒河猴和非洲绿猴	鼻内感染、肌内注射	否	肝细胞坏死，广泛纤维蛋白沉积，多器官出血	发热、体重减轻、腹泻、黑便、斑疹、死亡
人源化小鼠	腹腔注射	否	肝细胞坏死，细胞因子和趋化因子上调	体重减轻、皮毛褶皱、皮肤温度升高、驼背姿势、死亡

（陈　静，张评浒）

第九节　中东呼吸综合征

一、疾病简介

（一）疾病特征及流行情况

中东呼吸综合征（middle east respiratory syndrome，MERS）是一种由中东呼吸综合征冠状病毒（middle east respiratory syndrome coronavirus，MERS-CoV）引起的病毒性呼吸道感染，典型症状包括发热、咳嗽、呼吸短促和肺炎，有些患者还表现腹泻等胃肠疾病。疾病的严重程度取决于患者的年龄和是否有基础性疾病，可以是无症状感染，或轻度症状，或严重症状，甚至死亡。

MERS-CoV 是一种人兽共患病毒，可在动物和人之间传播。人类间接或直接接触感染的单峰骆驼都可能引起感染。其也可能在人与人之间传播，主要发生在密切接触者之间或医疗机构中，如曾经较大的几次疫情发生在韩国、阿拉伯联合酋长国和沙特阿拉伯的医疗机构。沙特阿拉伯于 2012 年 6 月报道了世界第一例 MERS-CoV 感染。此后，大多数病例都发生于阿拉伯半岛。迄今为止，在亚洲、北美洲和欧洲的 20 多个国家已报道了 MERS。2015 年和 2018 年分别在韩国和沙特阿拉伯有较大的 MERS 暴发。2020年全球报道了 45 个 MERS 病例，2021 年报道了约 2600 例 MERS-CoV 感染。世界卫生组织（WHO）的数据显示，该病毒感染引起的死亡率约为 35%。目前，还没有批准上市的 MERS-CoV 特异性疫苗和治疗方法。对 MERS 患者主要还是采取支持疗法和对症治疗。

（二）病因

引起中东呼吸综合征（MERS）的病毒是一种冠状病毒，称为中东呼吸综合征冠状病毒（MERS-CoV），为单股正链 RNA 囊膜病毒，属于冠状病毒家族谱系 C 和 β 冠状病毒属成员。基于基因组的系统发生关系，MERS-CoV 又可分为 2 个分支，早期的病毒属于分支 A，而近期大部分的病毒都属于分支 B。MERS-CoV 为已知能感染人类的 7 种冠状病毒之一，常被称为严重急性呼吸综合征（SARS）样病毒。该病毒主要通过结合到细胞受体二肽基肽酶-4（dipeptidyl peptidase-4，DPP4）上进入细胞来引起感染。

（三）致病机制

MERS-CoV 进入呼吸道后，通过病毒的 S 蛋白与呼吸道表皮细胞上的 DPP4 受体结合并感染细胞，抑制细胞干扰素的产生。此外，MERS-CoV 还可以通过上调的 CXCL10、IL-10 诱导炎性因子的产生，抑制细胞天然抗病毒细胞因子，如 RIG-1、MDA5、IRF3 和 IRF7。由于 MERS-CoV 的主要受体 DPP4 分布在多个组织和脏器，如肺、肾、肝、骨髓、胸腺和肠道，且下呼吸道和肺泡中 DPP4 比上呼吸道、鼻腔的丰富。表达 DPP4 的细胞主要有 I 型和 II 型肺泡巨噬细胞、内皮细胞、无纤毛支气管表皮细胞和一些造血细胞（如 T 细胞、巨噬细胞等）。与 SARS-CoV 相比，MERS-CoV 具有更广的组织嗜性，可以感染多种类型的细胞。因此，MERS-CoV 在临床上表现出更强的毒力和致病性。然而，由于缺少 MERS 患者尸体解剖的数据和相关的研究，目前对该病毒致病机制的认识主要还是基于动物模型的研究结果。

二、实验动物的选择

目前，已报道可感染 MERS-CoV 的实验动物有小鼠、豚鼠、雪貂、非人灵长类动物、兔、猪和单峰骆驼等（Baseler et al.，2016），DPP4 为 MERS-CoV 感染的主要受体。小鼠、仓鼠和雪貂的 DPP4 氨基酸序列与人的差异较大，因此这些实验动物对 MERS-CoV 不敏感。而非人灵长类动物、兔、猪、羊驼和单峰骆驼等的 DPP4 与人的较相似，因此这些实验动物对 MERS-CoV 较敏感。DPP4 人源化小鼠对 MERS-CoV 敏感（Pascal et al.，2015），而且由于其具有个体小、易操作、易繁殖、成本低等特点，因此这类小鼠适用于评价药物、疫苗和中和抗体等的抗病毒效果。非人灵长类动物由于其各生理系统都与人类的很类似，因此该实验动物适于研究 MERS-CoV 的感染与免疫致病机制。单峰骆驼虽然被认为是 MERS-CoV 的天然宿主，但是由于 MERS-CoV 为二类病原体，活病毒的操作需要在三级生物安全实验室进行，因此单峰骆驼的操作不是很方便。然而，与其遗传关系相近的羊驼是一个很好的选择。最近的研究表明，MERS-COV 也能感染比格犬，引起体重减轻和体温升高等临床症状，以及肺部的病理变化。

三、不同动物模型的特征

（一）小鼠模型

野生型的小鼠对 MERS-CoV 不敏感。利用腺病毒载体瞬时表达二肽基肽酶-4（hDPP4）后，MERS-CoV 感染可以引起体重下降和呼吸道感染、间质性肺炎，然而不能引起死亡。目前，利用腺病毒载体构建瞬时表达 hDPP4 的小鼠有：BALB/c 和 C57BL/6 小鼠、RIG-I 样受体缺陷 MAVS$^{-/-}$小鼠、Toll 样受体受损 MyD88$^{-/-}$小鼠、干扰素信号缺陷 IFNAR$^{-/-}$小鼠、T 细胞缺陷 TCR$^{-/-}$小鼠、B 细胞缺陷μMT$^{-/-}$小鼠、T 细胞和 B 细胞缺陷的 RAG1$^{-/-}$小鼠与 SCID 小鼠。肺组织特异性诱导表达 hDPP4 的转基因小鼠，对 MERS-CoV 高度敏感，且感染能引起进行性肺炎和死亡。对于全身性表达 hDPP4 的转基因小鼠，MERS-CoV 感染后可以在肺和脑中复制及引起病变，而且在感染后 4~6 天导致死亡。这种急性严重的感染限制了对致病机制的研究。对 hDPP4 的密码子进行优化后，使其与病毒的结合力适当降低，病毒感染后首先引起肺部疾病，然后进一步影响脑和肾。这种急性感染和免疫反应异常最终可能导致死亡，其机制还有待进一步研究。利用 CRISPR/Cas9 基因编辑技术将 *hDPP4* 基因敲入小鼠，可以获得 *hDPP4* 在呼吸道的高表达和一定程度的脑内表达，MERS-CoV 可以引起肺部明显的感染和急性呼吸窘迫综合征（acute respiratory distress syndrome，ARDS），同时也可以引起中枢神经系统一定程度的感染，且这个模型的重复性好。通过内源性启动子调控的 *hDPP4* 转基因小鼠，MERS-CoV 感染可以引起病毒在下呼吸道大量复制，感染后第 7 天可以观察到急性多灶性间质性肺炎，在淋巴组织和外周血中能检测到病毒，可以引起年龄相关的免疫反应和中度病变，但不引起脑和肾的病变（Pascal et al.，2015）。

（二）新西兰兔模型

尽管新西兰兔对 MERS-CoV 感染不是很敏感，但其被感染后能诱导中和抗体产生和一定程度的病变（Haagmans et al.，2015）。用组织半数感染剂量（TCID$_{50}$）分别为 1×10^6 和 4×10^6 的 MERS-CoV 经滴鼻与气管内同时接种新西兰兔，未能引起体重下降或其他临床症状。然而，感染后 1~7 天，可在兔鼻拭子样本中检测到 MERS-CoV。感染后 1~3 天，部分咽拭子中可检测到病毒，而肛拭子中均未检测到病毒。感染后

21 天，在血清样本中可检测到抗 MERS-CoV 中和抗体（滴度为 1∶80～1∶160）。从肺组织中可以分离到低水平的感染性病毒，在中枢神经系统和脾可以检测到病毒 RNA。然而，在肾、肝和肠道未检测到病毒 RNA。解剖时，未见大体病变。显微镜下可以观察到轻度至中度鼻炎，以及鼻甲轻度至中度坏死。此外，组织病理学观察表明支气管相关淋巴组织中度增生，其他组织未观察到病理变化。原位杂交分析发现，Ⅰ型和Ⅱ型肺泡壁细胞、细支气管表皮细胞和鼻表皮细胞均为病毒 RNA 阳性。病毒抗原主要表达于上呼吸道，包括呼吸道表皮、嗅上皮、Ⅰ型和Ⅱ型肺泡壁细胞、细支气管表皮细胞和肺泡上皮细胞，这表明该模型能用于研究 MERS-CoV 的传播，但不适于研究临床疾病的进程。

（三）非人灵长类动物模型

目前，主要报道有 2 种非人灵长类动物用于构建 MERS-CoV 感染模型，分别为恒河猴和狨猴。恒河猴感染 MERS-CoV 后 24 h 内，出现轻度至中度临床症状，包括体温升高、食欲下降、呼吸加快、咳嗽、毛发竖立和驼背，然而这些症状很快消失。影像学检查可发现不同程度的局部炎性浸润和间质性肺炎。然而，未出现需要进行安乐死的重症。血液学检查发现，白细胞尤其是嗜中性粒细胞水平上升。病毒学检查表明，鼻拭子、咽拭子和肺泡灌洗液呈病毒 RNA 阳性，而尿液和肛拭子呈病毒 RNA 阴性。在肺、结膜、鼻黏膜、扁桃体、咽部、气管、支气管和纵隔淋巴结等呼吸道组织能检测到病毒 RNA。在非呼吸道组织样本没有检测到病毒 RNA。下呼吸道可见鲜红色大体病变。显微镜下，可见肺泡隔因水肿液和纤维蛋白而增厚，并伴有少量至中等数量的巨噬细胞和中性粒细胞。在Ⅰ型、Ⅱ型肺细胞和肺巨噬细胞中检测到病毒抗原。在感染后第 7 天开始检测到中和抗体。在感染早期，促炎性细胞和炎症细胞募集相关基因上调，并随着时间的推移而减少。病毒在 3～5 天达到高峰，30 天时被清除。感染不引起严重的呼吸疾病和死亡，一般在 30 天时症状消失。因此，免疫正常的非人灵长类动物只能模拟轻度感染。用免疫抑制剂下调恒河猴的免疫力，再感染 MERS-CoV，可引起呼吸系统组织出现高滴度的病毒，并扩散到其他组织。然而，免疫抑制显著改善了肺部的病理变化，提示免疫病理在 MERS-CoV 感染的致病机制中起重要作用（de Wit et al.，2013）。与恒河猴相比，狨猴对 MERS-CoV 更加敏感，感染后引起的疾病更加严重（临床：呼吸频率在每分钟 150 次以上，张口呼吸，无食欲，活动减少，口腔有泡沫性出血性分泌物，有时因引起重症而需要实行安乐死；病理：感染后 3 天出现多灶性实变和暗红色变色的病变，在显微镜下，可见多灶性至聚集性、中度至显著急性支气管间质性肺炎，并伴随Ⅱ型肺细胞增生与肺纤维蛋白固结等慢性修复期肺炎病变），病毒的滴度比恒河猴的高 1000 倍，且持续的时间长。除肾以外，病毒几乎可以扩散至全身。病毒抗原主要见于下呼吸道的病变部位，涉及的细胞主要为Ⅰ型肺细胞和肺泡巨噬细胞。因此，该模型能更好地模拟人 MERS-CoV 感染，适合于筛选治疗性的药物和抗体（Falzarano et al.，2014）。

（四）自然宿主骆驼模型

单峰骆驼是 MERS-CoV 的天然宿主。利用滴鼻、眼睑和气管攻毒 2～5 周龄单峰骆驼，可见轻度症状，如流鼻涕持续 2 周和体温升高。感染后 7 天内可以从鼻拭子和咽拭子中分离到感染性病毒颗粒，35 天内可以检测到病毒 RNA（鼻拭子的高于咽喉拭子）；在分泌的呼吸物中能检测到病毒 RNA，但不是感染性病毒颗粒；在尿液、血液和粪便中没有检测到病毒；感染后第 5 天，在上呼吸道组织中可以分离到感染性病毒颗粒；此外，淋巴结中也能检测到病毒；病毒抗原在感染后第 5 天，发现于鼻甲、喉、气管、支气管和细支气管的上皮细胞中，但在肺泡中没有发现；第 28 天时，病毒抗原只发现于鼻甲，而第 42 天检测不到病毒抗原。感染后第 5 天的组织病变主要为轻度至中度急性表皮内和黏膜下炎症，感染后第 28 天病变减轻，第 42 天消失。感染后第 14 天开始检测到中和抗体（Adney et al., 2014）。利用 MERS-CoV 的潜在宿主作为动物模型，可以阐明病毒的生态学和传播周期等。然而，由于单峰骆驼个体大，不便于在生物安全实验室内操作。羊驼属于骆驼家族，个体相对较小，是单峰骆驼的一个理想替代实验动物，曾被用于评价疫苗（Crameri et al., 2016）。但这 2 个模型的免疫反应不一样，MERS-CoV 感染在羊驼中的致病机制还不是很清楚。用 10^7 pfu 的 MERS-CoV 经鼻内感染双峰骆驼后，表现为双侧流鼻涕和咳嗽，感染后 1～5 天从鼻拭子分离到病毒，病毒 RNA 主要发现于上呼吸道（鼻甲、嗅觉表皮、扁桃体、喉和气管）。鼻甲（主要是神经表皮）和气管（柱状上皮）的表皮细胞中可检测到病毒抗体。感染后第 14 天开始可以检测到中和抗体（Adney et al., 2019）。

四、动物模型与临床疾病对比

不同动物模型与中东呼吸综合征临床的对比见表 11-11。

表 11-11　不同动物模型与中东呼吸综合征临床对比

物种/品系	感染途径	病毒复制	免疫反应与病理	疾病症状
临床患者	直接或间接接触感染的单峰骆驼或人	最初的感染部位是呼吸道。能在呼吸道表皮细胞有效复制。感染无纤毛支气管上皮细胞、细支气管上皮细胞、肺泡上皮细胞和肺血管内皮细胞	抑制 I 型和Ⅲ型 IFN。诱导 IL-6、IL-8 和 IL-1β 水平升高。诱导巨噬细胞和 DC 产生 IL-2、IL-3、CCL-2、CCL-3 和 T 细胞激活性低分泌因子（RANTES）。CXCL10 和 IL-10、IL-17A、IL-23 水平升高。感染 T 细胞诱导凋亡，导致淋巴细胞减少症。缺少尸体解剖数据，病理变化不详	发热、咳嗽、呼吸短促、肺炎、呕吐、腹泻，严重的出现急性低氧性呼吸衰竭，死亡率高达 35%
腺病毒介导的 hDPP4 表达小鼠	鼻内感染，1×10⁵ pfu	感染后 2～3 天，肺组织病毒载量高达 10^7 pfu/ml。在幼龄小鼠中，病毒于感染后 6～8 天被清除，而在 18～22 月龄老龄小鼠中，病毒于感染后 10～14 天内被清除	血管周围和支气管周围淋巴细胞浸润。感染后期出现间质性肺炎。IFN-I、CD8⁺ T 细胞和抗体对清除 MERS-COV 起关键性作用	无死亡。幼龄 BALB/c 小鼠体重不增长。老龄小鼠体重减轻

续表

物种/品系	感染途径	病毒复制	免疫反应与病理	疾病症状
hDPP4 人源化小鼠	鼻内感染，10^6 TCID$_{50}$	感染后 2 天肺部病毒高达 10^7 pfu/g。感染后第 4 天脑部感染性病毒为 10^4 pfu/g。心、脾和肠能检测到病毒 RNA，但分离不到感染性病毒颗粒。在 I 型和 II 型肺泡细胞、脑小胶质细胞、胶质细胞和神经细胞中能检测到病毒抗原	感染后 2 天，肺组织中 IL-1、IL-6、TNF-α、G-CSF、MCP-1、IP-10、CXCL-1（KC）、MIP-1α、RANTES、MX-1、IFN-α 和 IFN-β 的 mRNA 表达上调。感染后 4 天，脑组织中 IL-1α、IL-6、IL-12p40、TNF-α、G-CSF、MCP-1、IP-10、CXCL-1（KC）、MIP-1α、RANTES 和 MX-1 的 mRNA 表达上调。肺变色（红色至暗红色）和多灶性肺实变。中度支气管间质性肺炎和多灶性血管周围浸润，延伸到终末细支气管和邻近的肺实质。肺泡间隙巨噬细胞和淋巴细胞浸润。轻度脑血管袖套现象	严重呼吸道疾病，体重减轻，100% 死亡
	鼻内感染，$2×10^5$ pfu	肺组织中检测到高滴度的感染性病毒颗粒（10^6～10^7 pfu/g）	支气管周围炎症和支气管细胞结构发生变化。血管周围轻微炎症。明显肺间质炎性浸润，伴有血管袖套现象和广泛肺泡增厚	无临床症状，无死亡
新西兰兔	气管内和鼻内感染，$5×10^6$ TCID$_{50}$	感染后 1～7 天内，鼻拭子中能检测感染性病毒颗粒。肺和鼻甲组织中能检测到病毒 RNA 与低水平感染性病毒颗粒。肺泡 I 型和 II 型细胞、鼻表皮细胞中能检测到病毒 RNA 与抗原	呼吸道无大体病变。鼻内观察到局灶性轻度至中度鼻炎，上皮和固有层有嗜异性粒细胞，以及与再生有关的局灶性轻度至中度坏死、上皮增生和肥大。肺泡间隔轻度增厚，主要集中在终末细支气管周围，间隔和管腔内嗜异性粒细胞数量增加，II 型肺细胞轻度肥大。气管相关淋巴组织中度增生	无临床症状和大体病变。感染后 21 天，能检测到中和抗体
恒河猴	眼睑、口服、气管内和鼻内感染，气管内 $7×10^6$ TCID$_{50}$，其他 $6.5×10^7$ TCID$_{50}$	下呼吸道组织病毒 RNA 广泛分布，随着时间推移而减少。感染后第 3 天和第 6 天可以从肺组织分离到活病毒。鼻黏膜、气管和纵隔淋巴结检测到病毒 RNA。肺泡细胞能检测到病毒 RNA、抗原和观察到病毒颗粒。病毒主要在呼吸道表皮复制。只在肺组织检测到病毒 RNA 和感染性病毒。在病变部位、I 型和 II 型肺泡细胞、巨噬细胞中检测到病毒抗原	感染肺组织 IL-6、CXCL1 和基质金属蛋白酶 9（MMP9）水平显著上调。PBMC 和肺组织中天然免疫、白细胞与自限性炎症反应激活。血清 IL-1RA、IL-2、IL-13、IL-15、INF-γ 和 MCP-1 水平在感染后第 1 天显著升高，第 6 天回到基线水平。局灶性至广泛性肺炎，下呼吸道多灶至合并的鲜红色病变，支气管间质性肺炎，发展为黑红紫色区域，肺部纤维粘连、实变、水肿和肺不张。白细胞水平短暂升高。水肿液和纤维蛋白、少量至中等数量巨噬细胞与较少中性粒细胞导致肺泡隔增厚。肺泡中含中等数量的巨噬细胞和中性粒细胞，部分肺泡巨噬细胞形成多核合胞体，肺血管周围炎性浸润。感染后第 7 天检测到中和抗体。肺叶后部可见明显散在充血和结节。轻度至中度多发性间质性肺炎和渗出性病理变化	轻度至中度呼吸疾病。食欲下降、体温升高、呼吸加快、咳嗽、竖毛和驼背。影像学检查发现不同程度的局部浸润和间质斑点

物种/品系	感染途径	病毒复制	免疫反应与病理	疾病症状
狨猴	口、鼻、眼睑和气管感染，$5.26×10^6$ TCID$_{50}$	鼻拭子和咽拭子能检测到病毒 RNA，可能有病毒血症。在病变部位能检测到病毒抗原。Ⅰ型和Ⅱ型肺细胞以及肺泡巨噬细胞是病毒复制的主要细胞	大体病变：多灶性实变和暗红色，肺坚硬、不能扩张、充满液体，肺重量增加。多灶性至聚集性、中度至显著急性支气管间质性肺炎：集中在小终末细支气管，然后扩张到邻近肺实质。细支气管上皮受损，细支气管上皮细胞减少。受感染影响的细支气管含大量的巨噬细胞和中性粒细胞，以及少量的纤维蛋白和水肿。相邻肺泡间质增厚，伴有充血、水肿、纤维蛋白和中等数量的巨噬细胞	中度至重度呼吸疾病：呼吸加快、张口呼吸、呼吸困难、无食欲、活动减少、体温下降。有的口腔出现出血性泡沫物。影像学检查发现，在下呼吸道肺叶有轻度至明显的弥散性间质性浸润，重度间质浸润伴细支气管部分至完全充血
单峰骆驼	气管、鼻内和眼睑感染，10^7 TCID$_{50}$	感染后1~2天开始从鼻腔排毒（7天检测到感染性病毒颗粒，35天检测到病毒 RNA，尿、粪便、血液和血清未检测到病毒。早期在鼻甲、嗅觉表皮、咽、喉等上呼吸道组织，以及气管、肺叶等下呼吸道组织，咽喉、纵隔、肠系膜和气管支气管淋巴结等检测到感染性病毒。在鼻甲、喉、气管、支气管和细支气管表皮，以及扁桃体、纵隔淋巴结、咽后淋巴结可检测到病毒抗原	感染后第14天可以检测到中和抗体。组织病变：在上呼吸道与下呼吸道（气管、支气管和细支气管）发现假分层上皮细胞。轻度至中度表皮内和黏膜内炎症，表现为多灶性坏死、假分层表皮细胞失去、鳞状纤毛和上皮极性多灶性失去。表皮、黏膜下有轻度至中度嗜中性粒细胞和少量巨噬细胞浸润。气管黏膜下腺体多灶性坏死和少量嗜中性粒细胞浸润	轻微流鼻涕和体温升高
双峰骆驼	鼻内感染，10^7 pfu	感染后1~5天从鼻拭子分离到病毒，病毒 RNA 主要发现于上呼吸道（鼻甲、嗅觉表皮、扁桃体、喉和气管）。鼻甲（主要是神经表皮）和气管（柱状上皮）的表皮细胞可检测到病毒抗体	从感染后第14天开始可以检测到中和抗体。上呼吸道亚急性鼻窦炎，鼻甲表皮坏死、淋巴黏膜下炎症，亚急性气管炎伴随表皮坏死、淋巴黏膜下炎症和鳞状细胞化生	双侧流鼻涕，咳嗽
羊驼	口鼻感染，10^6 TCID$_{50}$	从口腔拭子和鼻拭子样本中检测到病毒 RNA，也分离到活病毒。鼻腔排毒高峰为感染后第2天。鼻甲病毒载量较高。气管和肺组织的病毒载量很低。在这些组织能分离到感染性病毒	鼻黏膜Ⅰ型 IFN 和Ⅲ型 IFN 的 mRNA 表达上调，且 IFN-Ⅲ与病毒载量呈正相关。鼻黏膜下组织干扰素刺激基因（ISG）和模式识别受体（PRR）的 mRNA 上调，气管 ISG 的 mRNA 上调。肺组织中早期诱导的 CCL2 和 CCL3 与巨噬细胞、淋巴样细胞浸润相关。感染后第10天和第12天能检测到中和抗体。轻度鼻炎、鼻上皮节段性增生、淋巴细胞胞吐、上皮极性和紧密连接完整性丧失。黏膜下淋巴细胞和巨噬细胞浸润。气管和支气管表现为多灶性轻度气管炎/支气管炎，上皮中存在少量淋巴细胞，淋巴细胞和巨噬细胞轻度浸润黏膜下层	无明显的临床症状

（刘红旗）

第十节　天花与猴痘

一、疾病简介

（一）疾病特征及流行情况

天花，又称为痘性天花或天花病，是一种严重的传染病。天花主要通过飞沫传播，患者呼吸、咳嗽或打喷嚏时会释放病毒进入空气中，其他人吸入这些带有病毒的颗粒后易被感染。另外，这种疾病传染性和致死性很高，患者病情严重，典型症状包括高热、皮肤上出现密集的丘疹和水疱，随后这些疱疹会融合并形成血性、脓性的溃疡。天花传染力很强，可以在患者出现症状之前的 2 天内传染给其他人。此外，免疫系统紊乱或营养不良的人群更易受到天花感染，并因免疫能力低下而更易出现严重病症。天花由天花病毒引起，天花病毒出现于 3000～4000 年前，曾在全球范围内流行，并造成重大的人员伤亡。1980 年，世界卫生组织正式宣布天花被消灭。

猴痘是一种病毒性感染疾病，猴痘病毒主要通过直接接触猴子或其体液传播，也可通过空气飞沫传播，因此在密集猴群中容易传播。患者通常表现为高热、头痛、全身不适、咳嗽和喉咙痛等症状。随后，在患者身上会发生皮肤病变，形成水疱，破裂后结痂并愈合。在大多数情况下，该疾病可以自愈，但在某些情况下也可能导致严重并发症，如皮肤感染、肺炎和脑炎。猴痘病毒于 1958 年首次被发现，首例人类感染猴痘的病例则发生在 1970 年的刚果。自从刚果发现第一例人类病例以来，该病已在西非和中非的一些国家零星感染与暴发疫情。2022 年 7 月，世界卫生组织宣布猴痘为国际关注的公共卫生紧急情况，因为该疾病在非洲以外的国家发生了前所未有的全球传播，2022 年的疫情主要与密切接触（包括性活动）有关，其中大多数病例涉及男男性行为者。

（二）病因

天花的病因主要是天花病毒，天花病毒属于痘病毒科正痘病毒属，是一种线性双链 DNA 病毒。该病毒存在于患者的皮疹、唾液和鼻咽等分泌物中，并可通过空气传播给他人。初始感染通常发生在呼吸道黏膜上，然后病毒进入淋巴系统，并通过血液传播到全身，引起全身性感染。天花病毒颗粒可以在空气中存活数小时，在受污染物体表面存活长达数天。因此，在密集人群中的封闭空间内，该病毒可以迅速传播，导致大规模的流行。

猴痘是由猴痘病毒引起的传染病。猴痘病毒属于大 DNA 病毒家族，其基因组包含线性双链 DNA。与天花病毒同属痘病毒科正痘病毒属。由于这些病毒在免疫学上具有高度交叉反应性，因此感染任何正痘病毒都可以防止该属的其他成员感染。人类和类人猿是猴痘病毒的主要宿主，但其他哺乳动物也可能感染该病毒。猴痘病毒主要通过直接接触感染的猴类动物、间接接触猴痘疱疹液或病死猴体等途径传播给人类。人类也可以通过被咬伤、抓伤及咳嗽或打喷嚏等途径直接传染给其他人。此外,最近研究已证明性接触是传播猴痘疫情的重要原因。

(三)致病机制

天花的致病机制涉及病毒在宿主体内的复制和传播过程。天花病毒主要在宿主的前列腺样上皮细胞内复制,并通过裸露在皮肤表面的病毒颗粒传播。感染后,病毒会有一个潜伏期,一般为10~14天,然后患者开始出现症状。天花病毒感染会引发宿主免疫系统的激活反应,导致严重的全身性炎症反应,从而引起高热和皮疹等症状。

猴痘病毒可以感染呼吸道上皮细胞、角质形成细胞、成纤维细胞和内皮细胞,导致感染和细胞病变。抗原提呈细胞如巨噬细胞、树突状细胞和(皮肤中的)朗格汉斯细胞也会感染猴痘病毒。猴痘病毒通过抗原提呈细胞的迁移和病毒直接进入淋巴管,从最初的感染部位传播到引流淋巴结。猴痘病毒最初在淋巴结中复制,导致低度原发性病毒血症,然后可以侵袭其他重要器官,如脾和肝。在那里,病毒会扩增并产生第二次主要病毒血症,然后进一步传播到远离原发部位的器官,如肺、肾、肠和皮肤(Moore et al.,2006;Mitjà et al.,2023)。

二、实验动物的选择

鉴于天花已经灭绝,且天花与猴痘在动物模型选择方面的相似性,本节以猴痘为例,介绍痘病毒感染性疾病研究中实验动物的选择。在猴痘的研究中,常用的实验动物包括非人灵长类动物,如恒河猴。非人灵长类动物对猴痘病毒具有天然敏感性,并且在遗传、免疫系统和生理方面与人类具有较高的相似性。此外,地松鼠、冈比亚袋鼠、睡鼠和绳松鼠等啮齿动物在猴痘病毒从非洲传播到美洲的过程中扮演了中间宿主的角色。这些动物将病毒传播至圈养的美国土拨鼠,从而导致人感染猴痘病毒。因此,啮齿动物也可用于研究猴痘的免疫反应和致病机制,尽管它们与恒河猴在细胞表面受体上可能存在差异,这可能会影响病毒对宿主细胞的感染能力。

三、不同动物模型的特征

(一)小鼠模型

猴痘病毒可通过灌胃感染BALB/c小鼠和SCID小鼠。BALB/c小鼠感染后,5天出现竖毛、厌食和/或体重下降等症状,10天后恢复正常。可在腹腔内一过性观察到病毒复制,偶尔可在腋窝淋巴结观察到病毒。BALB/c小鼠表现为症状较轻的自限性感染。SCID小鼠感染后的初期症状与BALB/c小鼠相似,但在9天内死亡。可在卵巢、肠肌壁和足部皮肤观察到病毒,在肺、心、肝、肾和胰腺中也能检测到病毒。主要组织病理学特征为卵巢严重坏死、中性粒细胞和巨噬细胞浸润,皮肤过度角化、棘皮病和炎症,皮内大疱水肿和气球样变性。C57BL/6小鼠仅在6天后出现一过性的竖毛、体重下降等症状。与 C57BL/6 小鼠相比，BALB/c 小鼠对猴痘病毒感染更加敏感，体重下降更明显。ICR 小鼠感染后 7～13 天内出现化脓性结膜炎、眼睑炎和竖毛等症状，随后逐渐康复。2～9 天为病毒复制高峰期，血液、鼻腔黏膜、肺、脾、十二指肠、脑、气管、肝和肾内均可检测到较高的病毒滴度，9 天后病毒滴度逐渐下降。主要组织病理变化发生在肺部和气管，表现为肺间隔增宽和水肿、毛细血管渗出。电镜观察可见气管和支气管上皮细胞损坏、细胞核变形、血管内皮细胞凋亡等。报道指出，CAST/Eij 小鼠可感染猴痘病毒，且各年龄段动物均表现出敏感性，感染后出现病毒血症、各器官组织内病毒复制及病理损伤（刘江宁，2022）。

（二）土拨鼠模型

土拨鼠对猴痘病毒（MPXV）的感染高度敏感。接种 $8×10^3$ pfu 的 MPXV 9 天后，可观察到皮肤损伤，表现为皮肤表层的空泡化和炎症，并且淋巴组织和脾脏出现坏死。在感染第 12 天后，口腔和咽黏膜上皮、肝脏、鼻腔、子宫、脾脏、小肠与淋巴结呈多灶性坏死。此外，在感染后的第 6 天和第 10 天，病毒可以从口腔、鼻腔、眼睛分泌物和粪便中检测到。在尸检时，可以检测到病毒存在于病变部位，如心脏、肺脏、肝脏、脾脏、肾脏、皮肤、淋巴结和脑组织中（Domán et al.，2022；刘江宁等，2022）。

（三）松鼠模型

松鼠对猴痘病毒（MPXV）高度敏感。地松鼠在感染病毒后的 4 天或 5 天内会出现昏睡和厌食，9 天内死亡。虽然未观察到明显的皮肤损伤和呼吸窘迫，但其会出现严重的肝、脾病变。感染后的第 3 天可以在血液中检测到病毒，其中肝脏和脾脏中的病毒滴度最高，其次是肾脏与肺脏，心脏和脑组织中的病毒滴度最低。组织病理学上的变化主要包括肝细胞变性或坏死，肝细胞质中可见包涵体，脾脏出现中度至重度坏死，肺部出现实变和间质性肺炎，淋巴结出现局灶性坏死等。绳松鼠感染病毒后出现皮肤和口腔的痘样病变、脓疱、流鼻涕等症状，部分动物死亡。大部分动物可以检测到病毒血症，皮内注射可导致皮肤和口腔部位病毒含量较高，而滴鼻感染后病毒主要分布于唇部和舌部，肺、脾和唾液腺也可检测到病毒，动物通过口腔排毒。组织病理学改变包括上皮增生和坏死，皮内有中性粒细胞与巨噬细胞浸润，肺部出现水肿和间质性肺炎，肾脏、心脏和胃可见炎症。与地松鼠和土拨鼠相比，绳松鼠的 MPXV 感染没有表现出肝脏或脾脏受损的特征（Falendysz et al.，2017）。

（四）冈比亚袋鼠（非洲巨鼠）模型

对冈比亚袋鼠进行猴痘病毒滴鼻感染实验，动物未出现明显症状，而通过皮内注射感染后，动物出现嗜睡、厌食和体重减轻等症状，并且出现皮肤损伤和口腔水疱。无论是何种感染途径，病毒都可在眼部、鼻部、口腔和颈部浅表淋巴结中检测到，动物的口腔、鼻腔、肛门和结膜部位有病毒排泄。经皮内注射感染后，病毒可在唾液腺、肺、小肠、睾丸、卵巢、脑、皮肤、舌和腹股沟淋巴结中分离到较高滴度的病毒，颌下淋巴结和肾内含有活病毒。经滴鼻感染后，肺、脾、食管和肾内病毒核酸阳性，但没有分离到活病毒（刘江宁等，2022）。

（五）睡鼠模型

睡鼠足垫注射感染病毒后，死亡率高达92%，在7~11天内死亡。滴鼻感染剂量为每只大于200 pfu时，致死率达到100%。动物感染后表现为活动减少、驼背姿势、毛发蓬乱、脱水和结膜炎症状。可在鼻腔灌洗液、脾、肝、肺和血液中检测到病毒。尸检发现上消化道出血、肝肿大和淋巴结肿大。组织病理学表现为鼻炎、颌下腺淋巴结淋巴细胞坏死、肝细胞坏死、多器官出血、骨髓坏死和髓样增生，多组织胞质内可见病毒包涵体（刘江宁，2022）。

（六）食蟹猴模型

食蟹猴感染后出现皮肤和黏膜损伤、轻度厌食、发热、咳嗽与流鼻涕症状，随后出现呼吸困难，9~17天死亡。感染动物的肺、脾内病毒滴度最高，同时可从肝、肾和肾上腺内分离到病毒。动物尸检发现肺肿、充血和实变，出现深红色的小叶斑驳水肿、肺失张和坏死，偶尔可见纤维蛋白性胸膜炎和内脏胸膜多灶性白色斑块样增厚。组织病理学表现为支气管肺炎、肺水肿、坏死性血管炎，可观察到坏死性淋巴结炎和淋巴滤泡坏死，巨噬细胞与中性粒细胞浸润的脾炎，上皮细胞肿胀、坏死、溃疡和增生，可见胞质包涵体。此外，可观察到胃肠道、气管、喉部、纵隔、扁桃体、胸腺、生殖系统和肝的病变（刘江宁，2022）。

（七）恒河猴模型

恒河猴对静脉接种MPXV表现出高度敏感。静脉注射$2×10^7$ pfu的猴痘病毒后，感染恒河猴在接种后第6天出现皮疹，10天内从斑点发展到丘疹、水疱、脓疱，最后结痂。结痂外壳脱落，有时留下瘢痕。与自然发生的人类猴痘和天花一样，皮损主要分布在面部，静脉注射部位周围也有较为严重的损伤。在接种后第7、10、14天有死亡病例。第7天死亡的猴子出现淋巴结、心脏、肺、膀胱、子宫和消化道出血的症状，同时伴有肝病、脾肿大、淋巴结病、弥漫性肺水肿和骨髓变性或坏死。第10天和第14天死亡的猴子均出现播散性皮疹、明显的淋巴结肿大（可达正常大小的20倍）、轻度脾肿大、轻度肺水肿，其他器官无明显病理（Hooper et al.，2004）。

（八）猕猴模型

猕猴对猴痘病毒十分敏感。分别采用不同剂量的猴痘病毒通过尾静脉或大隐静脉感染猕猴后，发现超过48 pfu的接种剂量可导致部分动物死亡，而超过510 pfu则会导致所有动物死亡。接受高剂量感染的猕猴在感染后第二天就表现出明显的临床症状，包括活动减少、皮疹、明显淋巴结肿大和明显嗜睡。低剂量感染组未观察到淋巴结肿大和皮疹。接种5000 pfu剂量的动物出现呼吸困难、流鼻涕、体温约上升0.5℃以上。接种1000 pfu剂量的动物出现不同程度的呼吸困难。无论接受何种剂量，所有动物都表现出疾病症状，如光敏感、眼睛周围肿胀、畏光症状和皮肤损伤。在暴露 15 天后，动物被安乐死或死于疾病。在感染后的第 3 天，出现明显的病毒血症，并伴有白细胞增加和血小板计数减少。部分动物出现全身出血，伴有深红色外周淋巴结肿大、皮下水肿、肝脏损伤、肺叶病变（Mucker et al.，2015，2018）。

（九）兔模型

经静脉接种猴痘病毒会导致成年兔发生急性疾病，表现为发热、结膜炎和鼻炎，以及广泛的皮肤与黏膜部位的皮疹。皮疹通常在感染后的 5～6 天出现，开始为丘疹，然后逐渐发展为脓疱，甚至可能出血。尽管少数动物可能死亡，但大多数能够存活下来。在感染初期，可以从血液中分离到病毒，7 天后，病毒还可以从一些淋巴结和肾脏中分离出来，甚至从有些动物的睾丸中也可以分离到病毒。年幼兔对猴痘病毒更为敏感。当 10 日龄的兔子通过口腔感染猴痘病毒后，4～6 天后就会出现症状，包括皮疹、食欲不振和腹泻。皮疹首先在耳朵内侧、鼻部和唇部出现，之后发展为化脓性结膜炎和鼻炎，并且扩散至全身。兔子的体重开始下降，并在 4～14 天内死亡。病毒可以从感染动物的血液、肺、肝、肾和脾中分离出来。与口腔感染相比，10 日龄兔对滴鼻接种也很敏感，表现为食欲不振和体重下降，但没有出现皮疹，并在 4～5 天内死亡（刘江宁，2022）。

四、动物模型与临床疾病对比

不同动物模型与猴痘临床的对比见表 11-12。

表 11-12　不同动物模型与猴痘临床对比

物种/品系	感染途径	病毒复制	免疫反应与病理	疾病症状
猴痘患者	呼吸道途径和皮肤黏膜途径传播	在淋巴结中复制后，引发第一次病毒血症。病毒进入脾脏和肝脏并复制，引发第二次病毒血症，病毒进一步在体内播散	IFN-γ、IL-1β、IL-6、IL-8、TNF 和 MCP-1 水平升高，$CD4^+$、$CD8^+$ T 细胞快速增殖，淋巴结肿大、皮疹	寒战、头痛、嗜睡、乏力、淋巴结肿大、背痛和肌痛、播散性皮肤损伤
BALB/c 小鼠	灌胃感染	在腹腔内可观察到一过性病毒复制，偶尔可在腋窝淋巴结观察到病毒	—	竖毛、厌食和/或活动减少、体重下降
SCID 小鼠	灌胃感染	可在卵巢、肠肌壁和足部皮肤观察到病毒，肺、心、肝、肾和胰腺中也可观测到病毒	卵巢严重坏死、中性粒细胞和巨噬细胞浸润，皮肤过度角化、棘皮病和炎症，皮内大疱水肿和气球样变性	竖毛、食欲不振、活动减少、死亡
C57BL/6 小鼠	足垫注射、滴鼻感染	—	—	一过性的竖毛、体重下降、注射部位水肿，无其他明显的疾病表现

续表

物种/品系	感染途径	病毒复制	免疫反应与病理	疾病症状
ICR 小鼠	滴鼻感染	2~9 天为病毒复制高峰期，血液、鼻腔黏膜、肺、脾、十二指肠、脑、气管、肝和肾内均可检测到较高的病毒滴度，9 天后病毒滴度下降	肺间隔增宽和水肿、毛细血管渗出	化脓性结膜炎、眼睑炎和竖毛
土拨鼠	皮内注射、滴鼻感染	血液、口、鼻和眼部分泌物，粪便中可检测到病毒	皮损、淋巴组织及脾脏坏死，口腔和咽黏膜上皮、肝脏、鼻腔、子宫、脾脏、小肠和淋巴结多灶性坏死	嗜睡、厌食，动物头部、四肢和躯干出现典型的黄斑、水疱和脓疱，部分动物死亡
地松鼠	皮内注射、滴鼻感染	血液、肝、脾、肾、肺、心、脑中检测到病毒	肝细胞变性或坏死，肝细胞质中可见包涵体，脾出现中度至明显的坏死，肺实变和间质性肺炎，淋巴结局灶性坏死	昏睡、厌食、死亡
绳松鼠	皮内注射、滴鼻感染	大部分动物可检测到病毒血症，皮内注射可导致皮肤和口腔部位较高的病毒含量，而滴鼻感染后病毒主要分布于唇部和舌部，肺、脾和唾液腺可检测到病毒	上皮增生和坏死，皮内中性粒细胞与巨噬细胞浸润，肺水肿和间质性肺炎，肾、心脏和胃可见炎症	皮肤和口腔痘样病变、脓疱、流鼻涕
冈比亚袋鼠	皮内注射、滴鼻感染	眼、鼻、口和颈部浅表淋巴结均可检测到病毒	—	嗜睡、厌食和体重减轻，并出现皮肤损伤和口腔水疱
睡鼠	足垫注射、滴鼻感染	鼻腔灌洗液、脾、肝、肺和血液可检测到病毒	上消化道出血、肝肿大和淋巴结肿大，鼻炎、颌下腺淋巴结淋巴坏死、肝细胞坏死、多器官出血、骨髓坏死和髓样增生，多组织胞质可见病毒包涵体	活动减少、驼背姿势、毛发蓬乱、脱水和结膜炎
食蟹猴	气溶胶感染	未检测到病毒血症，肺、脾内病毒滴度最高，可从肝、肾和肾上腺分离到病毒	肺肿、充血和实变，出现深红色的小叶斑驳水肿、肺失张和坏死，偶尔可见纤维蛋白性胸膜炎和内脏胸膜多灶性白色斑块样增厚，支气管肺炎、肺水肿、坏死性血管炎，可观察到坏死性淋巴结炎和淋巴滤泡坏死，巨噬细胞与中性粒细胞浸润的脾炎，上皮细胞肿胀、坏死、溃疡和增生，可见胞质包涵体。此外，可观察到胃肠道、气管、喉部、纵隔、扁桃体、胸腺、生殖系统和肝的病变	皮肤和黏膜损伤、轻度厌食、发热、咳嗽与流鼻涕、呼吸困难、死亡
恒河猴	静脉注射	病毒在接种部位复制，引发第一次病毒血症，病毒侵犯神经组织和骨骼肌等组织	淋巴结、心脏、肺、膀胱、子宫和消化道出血的症状，还伴有肝病、脾肿大、淋巴结病、弥漫性肺水肿和骨髓变性或坏死。出现播散性皮疹、明显的淋巴结肿大、轻度脾肿大、轻度肺水肿，其他器官明显无明显病理	发热、厌食、活动减退、皮疹

物种/品系	感染途径	病毒复制	免疫反应与病理	疾病症状
狨猴	静脉注射	3 天出现明显的病毒血症,上皮细胞、肝、黏膜和淋巴结内可检测到病毒	白细胞增加,血小板计数减少,部分动物全身出血,外周淋巴结增大呈深红色、皮下水肿、肝脏损伤、肺叶病变	嗜睡、活动减少,面部、下巴、胸部、腹部、腋窝和腹股沟红斑性皮疹,部分动物全身出血,淋巴结病,大多数动物死亡
兔	静脉注射、经口感染	静脉注射感染初期可从血液中分离到病毒,7 天后可从淋巴结和肾分离到病毒,从部分动物睾丸可分离到病毒。经口感染可从血液、肺、肝、肾和脾内分离到病毒	IFN-γ、IL-1β、IL-10、IP-10、MCP-1、TNF-α、IL-6 水平升高,心脏和肺炎性细胞浸润,心脏严重细胞凋亡	静脉注射动物出现发热、结膜炎、鼻炎,5～6 天出现皮疹,发展为脓疱,甚至出血,少数动物死亡。经口感染动物4～6 天出现皮疹、厌食和腹泻,继发化脓性结膜炎和鼻炎,皮疹扩散至全身,体重下降,4～14 天内死亡

（侯勇志,薛　婧）

第十一节　寨卡病毒感染

一、疾病简介

（一）疾病特征及流行情况

寨卡病毒（Zika virus，ZIKV）于 1947 年从乌干达 Zika 森林的一只恒河猴的血液中分离出来。寨卡病毒主要通过蚊子传播给人类。传播寨卡病毒的主要蚊子媒介是埃及伊蚊（Aedes aegypti）和白纹伊蚊（Aedes albopictus）。这些蚊子通常在白天活动,但也可能在黄昏和黎明时活动。它们繁殖于清澈的水体中,如水桶、花瓶、轮胎等储水容器中。除了蚊子传播,寨卡病毒还包括性传播、垂直传播（即从感染的孕妇传给胎儿）和血液传播等方式。早期报道寨卡病毒感染引起的症状较轻,主要是发热、头痛、肌痛、皮疹和结膜炎。然而,2007 年密克罗尼西亚疫情、2013～2014 年法属波利尼西亚疫情和 2015 年美洲疫情,表明 ZIKV 感染会造成更严重的临床后果,如吉兰-巴雷综合征（GBS）、胎儿和新生儿小头畸形与先天畸形。寨卡病毒的传播也会导致疫情的暴发,特别是在人口稠密的地区和缺乏卫生设施的地方。由于寨卡病毒和登革热、黄热病等病毒属于同一种蚊媒传播的病毒,一些地区已经出现了寨卡病毒与其他病毒的共同感染和交叉感染的情况（Dick et al.，1952；Musso and Gubler，2016；Duffy et al.，2009；Cao-Lormeau et al.，2016；Mlakar et al.，2016；Weber et al.，2014）。

（二）病因

寨卡病毒可通过蚊虫叮咬等多种途径传播以引起寨卡病毒感染，它属于正链 RNA 病毒。寨卡病毒具有较高的遗传变异性，已发现多种不同亚型。最早发现的寨卡病毒株是亚非血清型（亚洲株），在亚洲地区广泛流行。这一株病毒主要引起轻微的症状，并且发生婴儿小头畸形的风险较低。2015 年寨卡病毒在巴西暴发后，发现了一种与亚洲变异株明显不同的美洲变异株。这一变异株引起的症状更加严重，并且发生婴儿小头畸形的风险更高。美洲变异株在巴西、哥伦比亚等地广泛传播。有研究发现，亚洲株和美洲株之间可能发生了基因重组，形成了亚洲-美洲混合株。这一变异株的病毒特征和传播能力仍在研究中。目前还有一些其他的寨卡病毒变异株正在研究中，包括在非洲和太平洋地区发现的一些变异株。这些寨卡病毒的变异情况表明，病毒可能具有不同的传播能力和病原性。

（三）致病机制

寨卡病毒主要通过蚊子叮咬传播至人体，在蚊子叮咬感染者后，寨卡病毒进入人体并侵入宿主细胞。一旦病毒进入宿主细胞，它会释放自己的遗传物质（RNA）并开始在宿主细胞内复制。病毒会利用宿主细胞的机制来合成自己的复制酶和蛋白质。宿主细胞会通过识别寨卡病毒的遗传物质来启动免疫反应。这种反应会导致炎症因子的释放，如细胞因子和抗病毒蛋白。免疫系统的炎症反应可能会对宿主细胞造成损伤。此外，寨卡病毒本身也可能对宿主细胞产生直接的损伤。寨卡病毒具有神经侵袭性，可以穿过血脑屏障并进入中枢神经系统。研究表明，寨卡病毒在胎儿中引起脑内神经细胞的损伤，导致胎儿小头畸形等神经系统问题（Cerbino-Neto et al.，2016；Kodati et al.，2017）。

二、实验动物的选择

寨卡病毒感染动物模型的实验动物选择，需要综合考虑模拟人类感染、易感性、可育性与后代传播以及成本和伦理等多个因素。根据当前的研究进展，小鼠（包括免疫缺陷小鼠）和恒河猴是常用的寨卡病毒动物模型实验动物。小鼠和恒河猴对寨卡病毒感染相对较为敏感，可作为研究病毒致病机制和传播途径的良好模型。此外，恒河猴可通过性传播和垂直传播方式传播寨卡病毒，并产生与人类感染类似的症状。

三、不同动物模型的特征

（一）免疫缺陷小鼠模型

研究表明，I 型干扰素信号通路缺陷的小鼠对寨卡病毒感染的易感性增强。*Ifnar1* 基因缺乏的小鼠（如 A129 小鼠和 *Ifnar1*$^{-/-}$ C57BL/6 小鼠）或 *Irf3*、*Irf5* 和 *Irf7* 三基因缺失的小鼠（*Irf3*$^{-/-}$ *Irf5*$^{-/-}$ *Irf7*$^{-/-}$ [TKO]），在皮下、腹腔或静脉接种 ZIKV 非洲株（MR 766 或 Dakar 1984）、ZIKV 亚洲株（H/PF/2013）或 ZIKV 美洲株（Brazil Paraiba_2015），小

鼠均表现为严重病症，如后肢无力、瘫痪和死亡。用阻断性抗Ⅰ型干扰素受体（IFNAR1）单克隆抗体（MAb）处理的野生型 C57BL/6 小鼠腹腔接种 ZIKV Dakar 1984 后，同样观察到类似的病症结果。ZIKV 可感染所有年龄段的 A129（*Ifnar1*⁻/⁻）小鼠，并发展成相应病症。但其感染后致死率受年龄依赖，3 周龄 A129（*Ifnar1*⁻/⁻）小鼠致死率为 100%，5 周龄 A129（*Ifnar1*⁻/⁻）小鼠致死率 50%，11 周龄 A129（*Ifnar1*⁻/⁻）小鼠致死率 0%。该结果与 ZIKV 感染 *Ifnar1*⁻/⁻ C57BL/6 小鼠较一致，*Ifnar1*⁻/⁻ C57BL/6 小鼠感染 ZIKV 的结果也呈年龄依赖性。3 月龄、4 月龄和 6 月龄的 *Ifnar1*⁻/⁻ C57BL/6 小鼠与 5~6 周龄的 *Ifnar1*⁻/⁻ C57BL/6 小鼠相比，感染 ZIKV 后其存活率显著高于后者。

缺乏Ⅰ型和Ⅱ型干扰素受体的小鼠（AG129 小鼠），在感染 ZIKV 后表现出更高的易感性和更严重的疾病。通过皮内、皮下或腹腔接种途径，感染来自柬埔寨、法属波利尼西亚或波多黎各的 ZIKV 毒株到 AG129 小鼠，结果表明所有的 AG129 小鼠均表现出较严重的病症。研究发现，皮下接种仅一个 pfu 单位的 ZIKV 到 3~4 周龄的 AG129 小鼠，其致死率为 100%。AG129 小鼠感染 ZIKV 后表现出包括颤抖、运动失调和瘫痪等严重症状，研究发现其与感染 ZIKV 的 AG129 小鼠的中枢神经系统病变以及在大脑、脊髓、脾脏和睾丸等组织的高病毒载量有关（Govero et al.，2016；Ma et al.，2017；Manangeeswaran et al.，2016；Fernandes et al.，2017）。

与临床症状相对应的 ZIKV 感染小鼠模型也得到了开发和应用。用 ZIKV 感染成人导致约 50% 的患者出现结膜炎，其中有较多患者被诊断为葡萄膜炎。在 ZIKV 感染患者的结膜液中检测到寨卡病毒 RNA 和感染性病毒，证实 ZIKV 可在人眼部相关组织中进行复制。基于这些临床病症，将 *Ifnar1*⁻/⁻ 小鼠感染法属波利尼西亚或巴西 ZIKV 株，结果发现小鼠出现结膜炎和泛葡萄膜炎，这些病症与在角膜、虹膜、视神经、神经节和视网膜双极细胞中的 ZIKV RNA 有关。因此，*Ifnar1*⁻/⁻ 小鼠将可能有助于研究 ZIKV 感染相关的眼病发病机制。此外，临床报道在 ZIKV 感染的男性中出现过血精和前列腺炎，寨卡病毒感染小鼠模型在探究 ZIKV 感染对男性生殖道影响的研究中得到了发展。对雄性野生型 C57BL/6 小鼠进行单剂量抗 IFNAR1 抗体处理，随后皮下接种寨卡病毒非洲株的小鼠适应株（Dakar 41519）。研究发现，在小鼠雄性生殖道的精原细胞、精母细胞、成熟精子和支持细胞中检测到 ZIKV 感染，睾丸和附睾中的 ZIKV 感染持续数周。此外，在雄性 *Ifnar1*⁻/⁻ C57BL/6 小鼠中也进行了类似的研究，在小鼠腹腔接种中国分离的 ZIKV 株，研究表明 ZIKV 感染还导致包括睾丸和附睾在内的男性生殖道组织的炎症与损伤，在精原细胞和睾丸管周肌样细胞中检测到 ZIKV 感染。在该模型中未观察到 ZIKV 对前列腺的感染，但在感染后 60 天，存活的急性 ZIKV 感染小鼠睾丸出现了严重损伤。对野生型 C57BL/6 小鼠睾丸直接接种 ZIKV，也观察到类似的结果，包括睾丸炎症和损伤。虽然这种接种模型是非生理性的，但它绕过了先天免疫反应对 ZIKV 复制和散播的限制。总之，这些模型将有助于进一步探究 ZIKV 感染的发病机制和其在雄性生殖细胞中的持续性规律（Li et al.，2016；Smith et al.，2017；Dowall et al.，2016；Rossi et al.，2016；Lazear et al.，2016；Weger-Lucarelli et al.，2017；Aliota et al.，2016a）。

（二）免疫健全小鼠模型

7～8 日龄的野生型 C57BL/6 小鼠接种 ZIKV Dakar 41519 或 ZIKV H/PF/2013，小鼠出现中枢神经系统病症和部分致死现象。而皮下接种 ZIKV PRVABC59 到 1 日龄的 C57BL/6 小鼠可导致非致命性神经疾病，表现为震颤、共济失调，并且持续到 2 周后。这些症状与脑内 ZIKV 感染、小脑神经变性、脑组织 CD4$^+$和 CD8$^+$ T 细胞浸润有关。1 日龄的新生瑞士小白鼠经皮下或颅内途径接种 ZIKV SPH 2015，也表现出嗜睡、共济失调和瘫痪，表明 ZIKV 有感染大脑的迹象。因此，新生小鼠感染 ZIKV 可在一定程度上替代免疫缺陷的成年小鼠用于研究 ZIKV 感染发病机制等。此外，存活下来的 ZIKV 感染后的新生小鼠，可以用于评估与成熟大脑 ZIKV 感染相关的长期神经发育和行为学后遗症等。

（三）非人灵长类动物模型

非人灵长类（NHP）动物也被用来评估 ZIKV 感染生物学和发病机制。用 ZIKV 亚洲株（H/PF/2013）感染恒河猴，导致其体重轻度下降，注射部位周围出现轻度皮疹，部分动物血清肌酸激酶和丙氨酸转氨酶水平升高。尽管在相关研究中都没有观察到其明显体重大幅度下降和皮疹，但感染后早期肝酶水平升高是恒河猴 ZIKV 感染的一致特征。此外，ZIKV 感染的恒河猴在感染后 2～6 天出现病毒感染高峰，通常在第 10 天就无法检测到。在一些个体的尿液、唾液和脑脊液中可检测到 ZIKV RNA，ZIKV RNA 也在零星个体中的唾液和阴道分泌物中检测到。通过多种研究方法，如 ZIKV 基因组原位杂交、交叉反应的黄病毒特异性单克隆抗体免疫组化和反转录 PCR（RT-PCR）定量分析组织病毒 RNA，结果表明，在恒河猴和食蟹猴的多个组织中检测到有 ZIKV 感染，包括次级淋巴器官、主要生殖道、肠、脑和脊髓。这些研究表明恒河猴和食蟹猴可作为模型用于 ZIKV 感染细胞和组织倾向性等相关研究。此外，ZIKV 感染的猕猴产生 ZIKV 特异性体液和细胞介导的免疫反应，这种免疫反应可以抵抗同源和异源病毒的攻击，这表明该非人灵长类动物模型亦有助于评估 ZIKV 获得性免疫等（Aliota et al.，2016b；Dudley et al.，2016；Osuna et al.，2016）。

四、动物模型与临床疾病对比

不同动物模型和寨卡病毒感染临床的对比见表 11-13。

表 11-13　不同动物模型和寨卡病毒感染临床对比

模型和毒株或动物（年龄）	病毒接种途径	病理和病症	病毒检测范围
雄性 WT C57BL、C57BL/6 小鼠	睾丸内	睾丸损伤，睾丸炎	睾丸组织，持续存在于睾丸
WT C57BL/6 小鼠+抗 IFNAR1 抗体	皮下、腹腔内	睾丸炎，睾丸损伤，精子数量减少，生育能力下降，脑炎	血液，眼部组织，睾丸组织，中枢神经系统，睾丸内持续存在
Ifnar$^{-/-}$ C57BL/6 小鼠	皮下、静脉注射、腹腔内	体重减轻，瘫痪，葡萄膜炎，睾丸炎，睾丸损伤，死亡率 20%～100%	血，肝脏，肾脏，脾脏，睾丸，中枢神经，眼泪，泪腺，眼睛，睾丸内持续存在

模型和毒株或动物（年龄）	病毒接种途径	病理和病症	病毒检测范围
$Irf3^{-/-}$ $Irf5^{-/-}$ $Irf7^{-/-}$ [TKO] C57BL/6 小鼠	皮下、静脉注射	体重减轻，瘫痪，100%死亡率	中枢神经系统
LysMcre+Ifnar1$^{fl/fl}$ 小鼠	阴道内（发情期）、静脉注射	体重减轻，皮毛褶皱	血液，阴道组织，肝脏，脾脏，大脑
A129 小鼠	皮下、腹腔内	体重减轻，驼背，颤抖，脑炎，中枢神经系统损伤，眼部疾病，0%~100%死亡率	血液，卵巢，睾丸，肝脏，心脏，脾脏，肾脏，肌肉，中枢神经系统
AG129 小鼠	腹腔内、皮内、皮下	体重减轻，驼背，颤抖，脑炎，中枢神经系统损伤，眼部疾病，100%死亡率	血液，睾丸，肝脏，心脏，脾脏，肾脏，肌肉，中枢神经系统
BALB/c 小鼠+地塞米松+地塞米松停药	腹腔内	体重减轻，嗜睡，睾丸炎，脑炎	血液传播
免疫健全新生小鼠 WT C57BL/6（1~8 天）	腹腔内、皮下	共济失调，震颤，癫痫，脑炎，中枢神经系统损伤，33%死亡率	中枢神经系统，脾脏，眼部组织
WT C57BL/6 小鼠+抗 IFNAR1 抗体	皮下	宫内生长迟缓	胎头，胎盘
$Ifnar1^{-/-}$ C57BL/6 小鼠，与雄性 WT C57BL/6 交配	皮下	胚胎吸收，宫内生长迟缓，苍白，胎盘损伤	胎体，胎盘
WT C57BL/6 小鼠	阴道内	宫内生长迟缓	胎脑
WT C57BL/6 小鼠	腹腔内	大脑畸形	胎脑，胎盘
WT C57BL/6 小鼠	胎儿脑侧脑室	皮质神经祖细胞减少，大脑畸形	胎脑
WT SJL 小鼠	静脉注射	宫内生长迟缓，脑畸形，眼部异常	新生儿脑，新生儿脾脏
非人灵长类动物，免疫健全，成年食蟹猴	皮下	—	血，尿，唾液，睾丸，淋巴结，中枢神经系统
非人灵长类动物，免疫健全，成年恒河猴	皮下	体重减轻，发热，皮疹，肝酶水平升高，白细胞增加	尿，唾液，脑脊液，精液，泪液，睾丸，前列腺，肠，脾脏，腮腺，中枢神经系统
妊娠期感染恒河猴	皮下	无报告	持续性母体病毒血症
妊娠期感染长尾猴	皮下	脑畸形，白质胶质增生，白质发育不全	胎脑，胎肝，胎盘

（周晓辉，李　顺）

第十二节　登　革　热

一、疾病简介

（一）疾病特征及流行情况

登革病毒（dengue virus，DENV）属于黄病毒科，是一种单股正链 RNA 病毒。其基因组编码 3 种结构蛋白（包囊蛋白 C、膜蛋白 M 和鞘蛋白 E）和 7 种非结构蛋白（NS1、

NS2A、NS2B、NS3、NS4A、NS4B、NS5）。它有 4 个血清型，即 DEN-1、DEN-2、DEN-3 和 DEN-4。这 4 种血清型的病毒在基因型和生物学特性上存在差异，但它们都能引起登革热及其重症。登革病毒主要通过伊蚊传播，其中以埃及伊蚊和白纹伊蚊最为常见。人类是登革病毒的主要宿主，当伊蚊吸食了带有登革病毒的人血后，病毒在蚊体内繁殖，然后通过蚊子的叮咬传播给其他人。登革病毒感染的症状通常从无症状感染，到轻型登革热，再到重症登革热，病情严重程度不一。重症登革热可能会引发出血、休克，甚至死亡。登革病毒在全球范围内广泛流行，特别是在热带和亚热带地区。据世界卫生组织估计，每年有约 3900 万例登革热病例，其中有约 500 000 例重症病例。近年来，登革病毒的流行趋势呈上升态势，流行地区也在扩大。

（二）病因

引起登革病毒感染的主要是 4 种血清型的登革病毒（DENV-1、DENV-2、DENV-3 和 DENV-4），感染一种血清型的登革病毒后，会产生针对该血清型病毒的免疫反应，可以提供终身免疫。然而，这种免疫反应不能提供对其他 3 种血清型病毒的保护。因此，可能会出现多次感染登革病毒，每次感染都可能引起疾病。二次或多次感染不同血清型的登革病毒，可能增加出现严重疾病如登革出血热和登革休克综合征的风险。登革病毒感染还与地理环境、气候条件、人口密度、公共卫生设施和社区卫生习惯等因素有关。在热带和亚热带地区，由于气候条件适宜蚊子繁殖，加上人口密度大、公共卫生设施不足、社区卫生习惯差，这些都可能增加登革病毒感染的风险。

（三）致病机制

登革病毒通过蚊子叮咬进入人体，蚊子在叮咬被感染者时，会将病毒注入人体皮下组织中。病毒随后进入附近的巨噬细胞和树突状细胞等免疫细胞中，进而开始复制自己的 RNA，并利用宿主细胞的机制合成蛋白质（包括病毒的结构蛋白和酶等），以帮助病毒在宿主细胞内复制和组装。然后，登革病毒开始感染其他宿主细胞。其与宿主细胞表面的受体结合进入细胞内，进入细胞后病毒释放 RNA 和蛋白质，开始复制自己的基因组。在复制过程中，登革病毒会抑制宿主细胞的免疫反应。它可以通过多种机制抑制宿主细胞的抗病毒反应，如抑制产生干扰素和抗病毒蛋白等。这使得病毒能够在宿主细胞内持续复制和传播。随着病毒的复制和积累，宿主细胞会受到破坏和损伤。登革病毒感染会导致宿主细胞的凋亡和炎症反应，释放出多种炎症介质和细胞因子。这些炎症介质和细胞因子会引起炎症反应的扩散，导致组织损伤和器官功能障碍。此外，登革病毒感染还会引起免疫系统的异常反应。在某些感染者中，病毒感染会导致免疫系统过度激活，产生过多的炎症介质和细胞因子。这种过度激活的免疫反应可能导致登革热的严重症状，如高热、出血和器官衰竭。因而，登革病毒感染的致病机制包括病毒的复制和传播、宿主细胞的损伤与炎症反应以及免疫系统的异常反应。这些过程相互作用，导致登革病毒感染的病理变化和临床症状的发展。

二、实验动物的选择

选择登革热动物模型时，常会考虑动物的易感性、免疫系统的相似性以及病毒的传播途径等因素。不同的动物模型可以提供不同的研究角度和实验结果，从而更好地理解登革病毒的病理机制及寻找有效的预防和治疗方法。常用的构建登革热动物模型的实验动物主要有小鼠（包括免疫缺陷小鼠）和恒河猴等。小鼠作为最常用的登革热动物模型之一，易于繁殖和管理，且具有与人类相似的免疫系统。小鼠可以通过注射或蚊子叮咬等方式感染登革病毒，并且能够产生类似人类感染的症状，如发热、血小板减少和器官损伤等。此外，猴子是另一个常用的登革热动物模型。猴子的免疫系统与人类更为相似，因此可以更好地模拟人类感染登革热病毒的情况。猴子模型可以用于评估疫苗和药物的有效性，并研究病毒的传播和病理过程（Zompi and Harris，2012）。

三、不同动物模型的特征

（一）免疫缺陷小鼠模型

登革病毒和寨卡病毒类似，同样也可感染 A129 *Ifnar1*$^{-/-}$小鼠、AG129 小鼠等。登革病毒感染 AG129 小鼠后，病毒复制水平较高，出现血小板减少、病毒血症、血浆渗漏等相应重症登革热临床症状，产生细胞因子风暴引起的免疫病理反应等。因而，AG129 小鼠较常用于登革病毒研究中。例如，Gregg N. Milligan 等建立了一种由 DENV-2 感染 AG129 小鼠的致死模型。该研究使用了一种能在 AG129 小鼠体内引发神经症状的 DENV-2 病毒株 PL046，并通过在蚊子细胞和 AG129 小鼠之间交替传代，模拟虫媒病毒的生命周期，从而产生了新的病毒株 D2S10。该小鼠模型能够有效地模拟登革热的临床表现，且不会引发神经症状。由于 AG129 小鼠的固有免疫反应较弱，登革热病毒的临床株（如 S221 和 D2Y98P 等）也能在其体内产生良好的感染效果。此外，用 C0360/94（DENV-3 病毒株）和 703-4（DENV-4 病毒株）感染 AG129 小鼠，都会引发神经症状。为了明确不同血清型病毒对 AG129 小鼠的影响，Vanessa V. Sarathy 在 AG129 小鼠和其他小鼠模型中对 DENV-4（TVP-376）与 DENV-2（D2S10）的易感性进行了比较，发现用 TVP-376 病毒株感染小鼠会导致高病毒载量，但与 D2S10 和 C0360/94 不同，TVP-376 病毒株感染小鼠不会引起血小板减少。此外，还有报道提示 DENV-1 非适应株（West Pacific 74）感染 AG129 小鼠模型，使用相同的感染方法，可以使小鼠死亡，但 West Pacific 74 病毒株会使小鼠产生延迟致死性感染，且血管渗漏不明显。与 AG129 小鼠相比，A129 小鼠感染登革病毒可产生免疫受损相对较小的症状，也成功应用于相关研究中（Tan et al.，2010；Orozco et al.，2012）。

（二）免疫健全小鼠模型

登革病毒可感染免疫健全野生型小鼠，如 A/J、BALB/c、C57BL/6 等品系，并出现暂时的病毒复制。研究表明，DENV-2 病毒感染 A/J 小鼠后第 2 天，动物出现轻微的病毒血症，并可用 RT-PCR 方法检测到病毒核酸。DENV-2 病毒感染 C57BL/6 小鼠，其外周血液中病毒含量呈峰状，感染后第 1 天病毒含量增加，第 3 天达到高峰，第 5 天出现下降趋势。DENV-2 病毒感染 BALB/c 小鼠后，其血液中病毒滴度相对较低，相对较难检测。由此可见，登革病毒在不同品系小鼠体内的复制水平有差异性。此外，小鼠的年龄因素也会影响登革病毒的感染和复制，如登革病毒颅内接种野生型乳鼠，也可表现出外周病毒血症（Huang et al.，2000；Paes et al.，2005；Runtuwene et al.，2014）。

（三）非人灵长类动物模型

非人灵长类动物感染登革病毒后不会产生典型的临床症状，但会出现病毒血症及免疫反应，因此，非人灵长类动物模型可用于研究感染病毒后的免疫反应、评价候选疫苗效果等。Stefan Fernandez 等使用登革病毒感染恒河猴模型，评估了新的 TDENVPIV 疫苗候选物的免疫原性和免疫保护作用。研究结果表明，具有明矾或佐剂系统的疫苗制剂拥有良好的耐受性，在第二次免疫 1 个月后仍具有对 4 种血清型登革病毒强烈且持久的中和抗体应答（Fernandez et al.，2015）。

四、动物模型与临床疾病对比

不同动物模型与登革热临床的对比见表 11-14。

表 11-14　不同动物模型与登革热临床对比

物种/品系	免疫状态	DENV 血清型	接种途径	接种剂量	优势	缺点
C57BL/6 和 BALB/c 鼠	免疫正常	DENV-2、DENV-3	腹腔注射，静脉注射	可变（$1 \times 10^4 \sim 1 \times 10^5$ pfu；10^4 TCID$_{50}$）	可用于免疫发病机制的研究	极低病毒血症；无临床表现
AG129 小鼠	免疫缺陷	DENV-1～DENV-4	皮下注射，腹腔注射	可变（$1 \times 10^3 \sim 1 \times 10^7$ pfu）	允许所有 4 种登革热毒血清型感染；允许抗体介导的保护；产生抗体依赖的感染增强（ADE）现象；免疫原性和保护性实验	无明显临床表现；有限的免疫反应可能不能反映自然感染过程；年龄依赖性疾病严重
人源化小鼠	免疫缺陷	DENV-2	皮下注射，皮内注射，腹腔注射，静脉注射，蚊子	可变（$1 \times 10^{4.7} \sim 1 \times 10^8$ pfu）	出现临床表现（病毒血症、血小板减少症）；适用于研究登革热发病机制；可能用于药物和疫苗开发	鼠间差异；免疫反应有限
恒河猴	免疫正常	DENV-1～DENV-4	皮下注射	可变（$1 \times 10^{3.7} \sim 1 \times 10^7$ pfu）	维持病毒复制；感染过程类似于人类 DENV 感染；用于免疫反应及疫苗效力检测；ADE 效应	高成本；低病毒血症；不发生血管渗漏；登革出血热（DHF）或登革休克综合征（DSS）

（周晓辉，李　顺）

第十三节　呼吸道合胞病毒肺炎

一、疾病简介

（一）RSV 概况

1956 年，科研人员首次从黑猩猩呼吸道分离出了呼吸道合胞病毒（respiratory syncytial virus，RSV），因其在细胞培养过程中导致相邻细胞病变融合，形成类似合胞体的结构，故将其命名为呼吸道合胞病毒。RSV 的主要易感人群包括：免疫系统未发育完全的儿童、免疫力低下的老人以及接受化疗患者、糖皮质激素治疗的癌症患者、自身免疫病患者。所有儿童都会经历 RSV 感染，其中 2%～5%的儿童需要住院治疗。根据《柳叶刀》杂志于 2022 年发布的数据，在全球范围内，RSV 感染引起的急性下呼吸道感染每年会导致 360 万 5 岁以下儿童住院，其中 26 300 例死亡。在 RSV 引发的死亡病例中，超过 97%发生在中低收入国家（Li et al.，2022）。RSV 感染呈全球广泛流行，其流行受地理位置、温度和湿度等因素影响。在北半球国家和地区，RSV 的流行存在明显的流行季，主要集中于 11 月至次年 2 月的冬季和早春季节；而在热带和亚热带地区，RSV 在潮湿的雨季感染率出现明显增高。

RSV 归副黏病毒科（Paramyxoviridae）肺病毒属（Pneumovirus），为有包膜的单股负链 RNA 病毒。RSV 只有一个血清型，分为 A、B 两个亚型，其中 A 亚型在人群中更为普遍。RSV 基因组全长约 15.2 kb 大小，编码 11 种蛋白质，其中 G 蛋白和 F 蛋白是 RSV 感染细胞的关键糖蛋白：G 蛋白帮助 RSV 黏附到呼吸道黏膜细胞上，F 蛋白则介导 RSV 与宿主细胞的膜融合。

RSV 进入细胞的疑似受体包括糖胺聚糖（glycosaminoglycan，GAG）、CX3C 趋化因子受体 1（CX3C-chemokine receptor-1，CX3CR1）、核仁蛋白（nucleolin）以及胰岛素样生长因子受体 1（insulin-like growth factor-1 receptor，IGF1R），其中 IGF1R 已被证实能够与 RSV 的 F 蛋白结合，并激活蛋白激酶 Cζ（protein kinase C zeta，PKCζ），招募核仁蛋白，进而介导病毒与宿主细胞的膜融合（Griffiths et al.，2020）。

（二）致病机制及病理特征

RSV 主要通过飞沫在人际间传播，潜伏期为 3～7 天，主要临床症状包括发烧、流涕、鼻塞、咳嗽、胸闷、喘息、呼吸困难等。RSV 感染最易累及呼吸系统，其主要致病机制为炎症所致气道阻塞、支气管平滑肌痉挛及随后的气道高反应性。呼吸道上皮细胞是 RSV 复制的主要场所。RSV 感染患者的呼吸道分泌物中含有高水平的促炎性细胞因子（TNF-α、IL-6、IL-1α）、趋化因子（IL-8、MIP-1α、MCP-1）以及 IFN-γ、IL-4、IL-5、IL-10、IL-9 和 IL-17。病理及支气管肺泡灌洗液结果分析显示，重症 RSV 患者的呼吸道内发生了大量的炎症细胞浸润，在浸润的炎症细胞内中性粒细胞数量占比可达 80%。在感染早期患者会经历全身性的 CD4$^+$及 CD8$^+$ T 细胞减少，在感染中后期肺部 CD8$^+$ T 细胞数量回升并介导病毒清除。婴幼儿感染 RSV 后易发哮喘及反复喘息，可能的原因是 RSV 感染气道上皮后促进 Th2 和 Th17 淋巴细胞分化，导致 IL-13、IL-10、IL-17 水平升高，呈现 Th2 型优势免疫应答。

（三）疫苗及药物研发情况

自 19 世纪 60 年代分离出 RSV，各大药企及科研机构就开始了对 RSV 疫苗研发的探索。1960 年，辉瑞研发的福尔马林灭活 RSV 全病毒疫苗（formalin-inactivated whole virus RSV vaccine，FI-RSV）的临床试验遭遇了重挫：FI-RSV 疫苗不但没能预防患儿感染 RSV，反而导致自然感染 RSV 后呼吸道疾病加重，20 名接种疫苗的患儿中有 16 名需要住院治疗，其中 2 名儿童死亡。此后，RSV 疫苗的研发几乎停滞不前，并且在很长一段时间内，临床对 RSV 感染者的治疗方式也十分有限。以儿童为例，RSV 感染后仅限于支持性护理和辅助性治疗，如氧气、鼻塞缓解剂、营养和水分补充以及使用支气管扩张剂；抗病毒治疗手段主要有利巴韦林及干扰素，而由于其毒副作用，上述两种抗病毒药物使用起来又较为慎重。美国于 1998 年曾批准单克隆抗体药物帕利珠单抗用于预防 RSV，不过该药物仅适用于 RSV 疾病高风险的儿科患者，覆盖人群较少，且仅能降低约 55% 的住院率，价格昂贵。

2013 年，RSV 的 F 蛋白结构研究取得突破：科学家发现 F 蛋白以两种形式存在，一种是不稳定的融合前形式（prefusion，Pre-F），另一种是高度稳定的融合后形式（postfusion，Post-F），在感染期间，当病毒和宿主细胞聚集在一起时，F 蛋白以 Pre-F 形式存在，一旦感染发生，F 蛋白才会转变为更加稳定的 Post-F 形式。而此前的 FI-RSV 疫苗则主要产生 F 蛋白的 Post-F 构象，而非 Pre-F 构象（Mazur et al.，2023）。

2023 年，美国食品药品监督管理局批准了三款针对 RSV 的重磅产品，分别为葛兰史素克公司的 Arexvy、辉瑞公司的 ABRYSVO 以及赛诺菲和阿斯利康公司联合开发的 Beyfortus，其中 Arexvy 与 ABRYSVO 均为基于 RSV-Pre-F 蛋白开发的重组蛋白疫苗，Beyfortus 则为针对 RSV 的长效单克隆抗体。此外，莫德纳公司基于其 mRNA 平台开发的 RSV 疫苗 MRNA-1345，预防老年人 RSV 感染的III期临床试验达到了主要终点，也已向全球多个监管机构提交了上市申请。

二、实验动物的选择

尽管 RSV 能在体外感染多种细胞系，但是 RSV 的动物模型开发却不尽如人意，除黑猩猩外，目前没有一种对人呼吸道合胞病毒（hRSV）复制完全容许的动物模型，常用的棉鼠、小鼠、羊、非洲绿猴模型皆为半容许复制，以上 4 种常用模型中，棉鼠对 hRSV 复制的容许程度最高，小鼠相关试剂最为易得、成本最低，非洲绿猴与人类的症状最为接近，新生小羊模型则拥有与人类婴幼儿最为相似的呼吸道结构发育模式（Taylor，2017）。

三、不同动物模型的特征

（一）啮齿动物模型

啮齿动物尤其是棉鼠和小鼠，被广泛用于 RSV 相关研究。目前常用的啮齿类 RSV 动物模型对 RSV 的复制都是半容许的，通常要建立有效感染至少需要 10^5 pfu 的攻毒剂量，而要产生明显的肺部病理变化则需 10^6 pfu 以上。

正常情况下 RSV 感染人类的过程是低剂量的病毒先在上呼吸道复制，2～4 天后逐步向下呼吸道传播转移。啮齿类 RSV 动物模型攻毒时的高攻毒剂量，使得上、下呼吸道同步感染高剂量病毒，绕过了自然状态下病毒从上呼吸道向下呼吸道传播的 2～4 天时间窗口，可能造成模型对 RSV 的免疫反应与临床情况不一致的现象（Graham，2011）。

1. 棉鼠模型

棉鼠是对 RSV 容许程度最高的啮齿动物，与实验室常用的其他近交系小鼠 BALB/c 相比，在棉鼠身上建立 RSV 感染仅需其 1/1000～1/50 的攻毒剂量，且大多数的 RSV 临床分离株在棉鼠体内可以正常复制，无需培育适应株。棉鼠感染 RSV 后，在鼻与肺中能检测到较高的病毒载量，而气管内的病毒载量则相对较低，1 dpi 时，支气管肺泡灌洗液内有大量中性粒细胞，3～7 天后淋巴细胞占比上升。棉鼠对 RSV 终生易感，不同年龄段的棉鼠感染后呈现不同的临床特征：3 周龄棉鼠肺内病毒载量较高；8 周龄棉鼠炎症反应更重，同时易患细支气管炎；30 周龄棉鼠的病毒清除较慢，疾病症状最为严重。在棉鼠模型中，可以复现福尔马林灭活 RSV 全病毒疫苗引发的疫苗增强疾病，也可以评价母源抗体对子代的保护效果。

2. 小鼠模型

使用小鼠对 RSV 造模需要较高的攻毒剂量，一般情况下，对 BALB/c 小鼠滴鼻 10^6 pfu 可以引起体重减轻、竖毛等症状，血管及支气管周围出现单核细胞聚集。肺、鼻甲内的病毒载量峰值出现在 4～6 dpi，而体重下降峰值则延后两天，出现在 6～8 dpi。RSV 感染期间，小鼠大脑内也会出现病理变化，这与临床出现的部分 RSV 患者并发癫痫、中枢性呼吸暂停、脑炎现象一致。使用不同 RSV 亚型、不同小鼠品系、不同攻毒方式造模会产生一定的差异：通常滴鼻攻毒效果最好，与常用的 A2 株相比，临床分离株 rA2-19F 在小鼠身上会引发更重的肺部病变以及 Th2 型反应。值得注意的是，RSV 一般主要在人的小气道上皮复制，而在小鼠模型中，RSV 则主要在 II 型肺泡上皮复制（Bem et al.，2011）。

3. 金黄地鼠模型

金黄地鼠拥有与人相近的核心体温（37℃），此外，金黄地鼠鼻腔内（32～34℃）到肺（37℃）的温度变化也与人一致。3 周龄金黄地鼠经鼻腔接种 $10^{4.6}$～$10^{6.5}$ pfu RSV 后，未出现体重下降等临床症状，100 周龄老年金黄地鼠感染 RSV 后则会出现咳嗽、呼吸急促等症状。

4. 豚鼠模型

豚鼠滴鼻接种 $4×10^3$ pfu 的 Long 株 hRSV 后会产生急性支气管炎，并且在感染后 60 天其体内依然能检测到 RSV 的蛋白质及 RNA，提示豚鼠体内可能存在持续性感染的情况。

（二）非人灵长类动物模型

1. 黑猩猩模型

低剂量攻毒（10^4 pfu）即可建立持续且有效的 RSV 感染，黑猩猩感染 RSV 后病程 6～10 天，其间会出现流涕、打喷嚏、咳嗽等症状。然而，由于高昂的实验成本以及严重的伦理问题，黑猩猩目前已很少被用于 RSV 相关的临床前研究。

2. 非洲绿猴模型

在 RSV 的临床前研究领域，非洲绿猴是使用频率最高的非人灵长类动物。非洲绿猴对 RSV 的复制是半容许的，因此需要相对较高的攻毒剂量（10^4～10^6 pfu）。非洲绿猴感染 RSV 后会持续排毒 6～8 天，并伴随流涕、咳嗽、打喷嚏、喘息等症状。首次感染 RSV 的非洲绿猴肺部仅出现轻微的病理变化；而接种福尔马林灭活 RSV 全病毒疫苗后的非洲绿猴再次感染 RSV，则会表现出更为严重的呼吸道病变：细支气管周围及细支气管壁都出现严重炎症。值得注意的是，许多在棉鼠模型上疗效良好的免疫疗法，在非洲绿猴上进一步验证时结果并不理想，这提示我们在进行 RSV 相关疫苗及药物的临床前评价时，仅在啮齿动物身上取得积极结果还远远不够，很有必要在非人灵长类模型上再次验证结果的可靠性。

3. 猕猴模型

恒河猴、食蟹猴、冠毛猕猴都可用于 RSV 造模，三种猕猴对 RSV 的复制皆为半容许，需要较高的攻毒剂量。幼年恒河猴雾化感染 hRSV 的临床分离株（$5×10^6$ TCID$_{50}$）后，会出现呼吸频率提高、发热、肺部固定湿啰音等症状，病理表现包括细支气管炎、支气管炎、间质性肺炎等。幼年冠毛猕猴气管内感染 10^6 pfu 的 RSV Long 株后，肺部细支气管黏膜和黏膜下组织出现明显炎症，伴有局灶性肺泡炎及动脉周单核细胞浸润，以上病理变化在 7 dpi 时最为严重。食蟹猴、冠毛猕猴都曾被用于复现福尔马林灭活 RSV 全病毒疫苗引发的疫苗增强疾病现象。幼年恒河猴、冠毛猕猴虽能感染 RSV，但在感染后从其肺组织重新分离出的病毒的滴度会明显下降。

（三）羊模型

与啮齿动物相比，羊的呼吸道细胞成分、肺部结构及发育模式与人类更为接近，尤其是幼年羔羊，其感染 RSV 后的细支气管损伤模式与人类婴儿极为相似，非常适合用于 RSV 造模。羔羊感染 RSV 后，会出现支气管炎、细支气管炎，细支气管上皮细胞出现合胞体病变，细支气管腔内出现黏液，中性粒细胞、巨噬细胞聚集，以及淋巴细胞、浆细胞浸润，合并有呼吸困难、喘息等症状。羔羊雾化吸入 10^7 pfu M37 株 hRSV 后即可出现明显的临床症状以及肉眼可见的肺部病变。啮齿动物、非人灵长类动物的母体IgG可通过胎盘转移给胎儿，而羊、牛等有蹄类动物的IgG无法通过胎盘转移，新生羔羊只能通过摄入初乳获得被动免疫，这一特征限制了羔羊模型在被动评价母源抗体保护效果中的应用（Ackermann，2014）。

（四）其他动物模型

雪貂也可用于RSV造模，且仅在婴儿时期易感。野生穿山甲自然感染RSV，且其感染的RSV毒株与人类中广泛流行的毒株具有99.4%～99.8%的同源性。小牛犊对牛呼吸道合胞病毒（bovine respiratory syncytial virus，bRSV）天然易感，感染后的症状及病理表现与人类感染hRSV后的相似，且接种灭活bRSV疫苗后也会出现疫苗增强疾病现象。由于bRSV和hRSV之间具有高度的遗传与抗原相似性，因此bRSV小牛模型可用于hRSV候选疫苗的临床前评价。BALB/c小鼠对小鼠肺炎病毒（pneumonia virus of mice，PVM）天然易感，且PVM是实验用小鼠的常见病原体，小鼠感染PVM后出现肺泡炎、支气管上皮坏死等病理表现，接种福尔马林灭活的PVM疫苗后小鼠的疾病加重，免疫反应偏向Th2型，肺嗜酸性粒细胞增多。小鼠PVM模型的发病机制及免疫机制对RSV相关研究具有参考价值。

四、动物模型与临床疾病对比

不同动物模型与呼吸道合胞病毒肺炎临床的对比见表11-15。

表11-15　不同动物模型与呼吸道合胞病毒肺炎临床对比

物种/品系	感染途径	攻毒剂量	病毒复制	免疫反应与病理	疾病症状
临床患者	呼吸道传播	—	病毒主要在呼吸道上皮细胞复制，潜伏期3～7天	呼吸道内大量中性粒细胞浸润，患者呼吸道分泌物内含有高水平促炎性细胞因子（TNF-α、IL-6、IL-1α），以及IFN-γ、IL-4、IL-5、IL-10、IL-9、IL-17，典型病理表现为细支气管炎	发烧、流涕、鼻塞、咳嗽、胸闷、喘息、呼吸困难
棉鼠	滴鼻、雾化	>10^4 pfu	半容许复制，鼻与肺中病毒载量较高，气管内病毒载量较低	1 dpi时，支气管肺泡灌洗液内有大量中性粒细胞，3～7天后淋巴细胞占比上升，病理表现为轻度、增生性细支气管炎	无明显临床症状
小鼠	滴鼻、雾化	>10^6 pfu	半容许复制，肺、鼻甲内的病毒载量峰值出现在4～6 dpi，脑内也会出现病毒复制	血管及支气管周围出现单核细胞聚集，病理表现为轻度至中度细支气管炎	高剂量时体重减轻、竖毛
非洲绿猴	滴鼻、雾化	>10^4 pfu	半容许复制，持续排毒6～8天	病理表现为细支气管炎、间质性肺炎、肺泡炎。接种FI-RSV疫苗后出现更为严重的细支气管炎，并且免疫反应向Th2型偏移	流涕、咳嗽、打喷嚏、喘息
新生羔羊	支气管或气溶胶、雾化	>10^7 pfu	病毒主要在呼吸道、肺部半容许复制	细支气管上皮细胞出现合胞体变，细支气管腔内出现黏液，中性粒细胞、巨噬细胞聚集，以及淋巴细胞、浆细胞浸润	呼吸困难、喘息

（张庚鑫，刘江宁）

第十四节　轮状病毒感染腹泻

一、疾病简介

（一）疾病特征及流行情况

轮状病毒（rotavirus，RV）是引发 5 岁以下低龄儿童腹泻的主要病因。1963 年首次通过电子显微镜在猴子和鼠粪便中观察到 RV，1973 年在腹泻儿童粪便中发现人源轮状病毒（human rotavirus，HRV）。据统计，全球每年 RV 感染人数近 1 亿，病死人数为 30 万～50 万，其中发展中国家 5 岁以下儿童死亡人数占总死亡数的 85%，在全世界因急性胃肠炎住院的儿童中，40%～50%由 RV 引起，凸显出 RV 的重要公共卫生意义（Aliabadi et al.，2019）。

RV 主要通过粪口途径传播，也可以通过呼吸道传播，传染源主要是患者和无症状感染者，虽然成人感染轮状病毒常不发病，但可以成为传染源。此外，手、污染物、被污染的食品和水都是 RV 的传播载体，RV 在水中可存活数周，在手上可以存活至少 4 h。RV 感染呈全球性分布，全年均可发病，但有明显的季节性，常在秋冬季节高发。我国流行高峰期一般在 10 月至次年 2 月。

RV 引发的腹泻一般具有自限性，潜伏期为 1～3 天，病程一般为 6～7 天，发热持续 1～2 天，呕吐 2～3 天，腹泻 5 天，严重时出现脱水症状，病情痊愈后基本无后遗症。但若患儿出现严重 RV 感染，同时未能得到及时治疗，或治疗方法不合理，则可能引发小儿心脏损害等严重并发症，甚至造成死亡。RV 感染的典型症状是恶心、呕吐和水状腹泻。除胃肠道症状外，RV 感染还会出现病毒血症，进而传播到脑、肝、心和呼吸道等，心肌损害、肝功能损害与 RV 肠炎的严重程度有一定关系。RV 可以反复感染，但是症状通常会随着感染次数增加而逐渐减轻。先天性免疫缺陷、骨髓移植或其他器官移植等免疫功能低下者，RV 感染可能会引起严重且致命的胃肠炎。从临床症状上难以鉴别 RV 胃肠炎与其他病毒引起的胃肠炎，需要借助分子生物学方法进行确证。

（二）病因

RV 属于呼肠孤病毒科（Reoviridae）轮状病毒属（Rotavirus）成员，为无囊膜分节段的双链 RNA 病毒，呈正二十面体结构，外形似车轮，由三层衣壳包裹 11 条双链 RNA 构成。RV 的 11 个基因分别编码 11 种蛋白质，其中结构蛋白 6 种（VP1～VP6）、非结构蛋白 5 种（NSP1～NSP5）。VP1 为病毒转录酶的一部分；VP2 是病毒衣壳内层，直接与病毒基因组结合；VP3 是一种鸟苷酸转移酶；VP4、VP6、VP7 是病毒衣壳的主要结构蛋白，其中 VP4 是病毒结合宿主细胞受体的病毒蛋白，经蛋白酶水解后形成 VP5* 和 VP8*，也是 P 血清型分型的主要依据。

RV 抗原具有群和亚群特异性，根据基因结构和特异性，目前已经发现了至少 10 个群（A～J），其中 A、B、C、H 可感染人和动物，婴幼儿病毒性腹泻中最重要的病原即为 A 群 RV，成人感染 RV 的主要病原为 B 群，引起散发病例的主要病原为 C 群，而 D、E、F、G、I、J 群仅感染动物（李营，2023）。根据 VP4 和 VP7 抗原，可将 A 群 RV 分为至少 20 个血清型。VP7 蛋白称为 G 血清型，VP4 蛋白称为 P 血清型，按照 G、P 分型系统，截至目前已发现至少 36 个 G 型和 51 个 P 型。世界上流行的轮状病毒以 G 型分类主要是 G1、G2、G3、G4、G9、G12，以 P 型分类主要是 P（4）、P（6）和 P（8）。我国的 RV 流行趋势与世界基本一致，2001 年之前为 G1 型，2001～2010 年为 G3 型，到了 2011 年后为 G9 型。P 型变化不大，大部分地区以 P（4）和 P（8）为主，其中 G9P（8）从 2009 年后迅速上升至 60.9%，成为我国当前最主要的流行株。

（三）致病机制

RV 通过胃肠道进入人体后，在小肠绒毛上皮细胞感染复制，并在 12 h 内产生大量的子代病毒，进而释放到肠道内，感染更多的肠道细胞，严重者可以出现病毒血症，通过血液散播到其他组织器官。RV 非结构蛋白 NSP4 具有肠毒性，可以破坏细胞骨架和紧密连接，损伤转运机制，刺激细胞内钠离子、钙离子及氯离子转运增强，通透性升高，使肠液分泌增多，水和电解质分泌增加，进而使肠道吸收受阻，出现严重的腹泻（Crawford et al., 2017）。小肠绒毛上皮细胞在受到 RV 感染后出现变性或坏死，从而导致吸收盐和水分的面积变小，也导致吸收障碍。另外，病毒复制使肠细胞膜蛋白代谢异常，酶活性和数量降低，二糖分解异常，导致渗透障碍。RV 经刷状缘向深层迁移进入黏膜层，在黏膜绒毛细胞内复制、繁殖，由于黏膜层血管丰富，毒素很快向全身扩散，出现病毒血症。RV 刺激神经系统，离子通道转运受部分神经递质影响而发生改变以引起腹泻。同时，RV 感染诱导机体炎症反应、抗病毒反应及免疫反应，破坏了免疫系统稳态。试验表明，营养不良可加重症状和黏膜损害。

二、实验动物的选择

RV 感染模型的研制一直比较迟缓，至今用于 RV 感染的动物模型还不多，敏感性强又适用于大多数毒株且能完全模拟人致病过程的实验动物还不能确定，给 RV 机制研究及疫苗和治疗药物研发带来了很大不便，主要原因是目前尚未有理想的能形成典型临床症状、体征，甚至病理改变的实验动物模型种类，另外 RV 血清型（G/P）众多，且在不断增加，不同型间的差异造成对实验动物的敏感性不同，而且缺少判断动物模型成败的特定毒株（参考毒株）（汪艺等，2020）。国内外已经利用人源 Wa 株、猴源 SA11 株等 RV 毒株在鼠、猪、牛、羊、兔、斑马鱼以及非人灵长类等动物上进行 RV 感染实验，建立了相应模型，并取得了一定成效。目前小鼠、大鼠、非人灵长类动物及无菌猪模型是 RV 较常使用的动物模型。

三、不同动物模型的特征

（一）小鼠模型

1. 乳鼠模型

多采用 15 日龄以内的小鼠，乳鼠对 RV SA11 株极具敏感性，其免疫功能不完善，各屏障与组织器官发育不成熟，可导致病毒血症并向全身扩散，引起肠道外组织感染。经腹腔注射 RV SA11 株培养液，感染组在 RV 感染后第 2 天开始出现肠道外症状，主要表现为食欲不振、体毛蓬松、体毛无光泽、活动减少、呆滞、蜷缩嗜睡、对刺激反应差、大便量减少。另外，肝脏、肾脏、脾脏、小肠的病理切片也出现不同程度的病变（夏群等，2010）。另有试验表明，乳鼠感染 SA11 株后，空肠第 1～10 天均可见到病变，但感染后第 15 天病变已恢复。空肠病变呈明显空泡变性、肠绒毛肿胀、肠壁水肿和充血、肠上皮完整性破坏，但炎性细胞浸润不明显。十二指肠、回肠亦可见类似病变，但结肠病变不明显（陈军华等，2007）。

胆道闭锁（biliary atresia，BA）作为新生儿时期一种胆管细胞进行性损伤且可以进展为肝纤维化甚至终末期肝衰竭的疾病，严重影响新生儿健康。目前，RV 感染是学术界较为认可的可以导致 BA 的病原。研究发现，用恒河猴 RRV 株感染新生小鼠可导致类似于人 BA 的胆管炎症和病理表型，包括进行性阻塞性黄疸、与婴儿期 BA 相似的胆管树形态学和组织学变化，小鼠病毒感染时间与临床表现时间有相关性，该模型为研究 BA 发病机制提供了前提。

2. 成年鼠模型

目前，成年小鼠模型多用来进行 RV 疫苗效力和 RV 感染治疗性药物的评价。利用国内建立起的湿热型轮状病毒成年小鼠腹泻模型探究葛根芩连丸的药效，8～10 周龄小鼠感染 RV 后，小鼠出现发热、嗜卧、行动迟滞、毛发蓬松、食欲不振、饮水少、肛周红肿、便溏或黏液便，肠黏膜出现急性炎症反应，有大量炎性细胞浸润，黏膜下层有大量淋巴细胞浸润。而葛根芩连丸具有一定的免疫调节作用，通过调节淋巴细胞、抑制肠道中的 TNF-α 水平对肠黏膜损伤具有改善作用，提示其可用于腹泻治疗的联合用药（徐荫荫等，2017）。

（二）大鼠模型

对 5 日龄的大鼠乳鼠进行灌胃 HAL1166 轮状病毒，接种幼鼠在第 1～5 天出现腹泻，其中一只接种 RRV 的幼鼠出现黄疸（皮肤呈黄色），但没有一只幼鼠表现出任何脑病症状、抽搐或任何其他明显的全身性疾病迹象。利用 ELISA 检测组织和血清中的 RV 抗原含量，发现包括肠、胃、脾、肾、肺等多个器官均检测到 RV 抗原和感染性病毒，证实了轮状病毒除感染小肠引发肠胃炎之外，还可造成多个器官产生系统性疾病（Crawford et al.，2006）。

（三）非人灵长类动物模型

实验室常用的非人灵长类动物主要为黑猩猩和猕猴（恒河猴），与人类亲缘关系较近，显示出和人类比较相近的生物学特征，故成为基础医学研究和疫苗、药物临床前研究的首选动物模型。

新生恒河猴接受含有 SA11 株的培养基灌胃，10^8 pfu 组表现出明显的特征性症状，该组新生恒河猴均在感染后 1～3 天出现抑郁、毛色暗淡、嗜睡、活动减弱、腹泻等明显的临床症状，体温、体重等其他生理特征与对照组相比没有明显变化。在空肠肠系膜淋巴结中检测到病毒。研究观察到新生恒河猴感染轮状病毒 SA11 株后表现临床症状、持续时间与人类婴儿表现的基本相似。相比乳鼠感染动物模型，新生恒河猴与对照组相比未出现明显的体重下降。相比人类婴儿的呕吐和腹泻的临床症状，新生恒河猴只表现为腹泻。实验表明，感染 SA11 株的新生恒河猴小肠绒毛细胞空泡化严重，并且出现不同程度的萎缩和脱落。这证实了小肠绒毛上皮细胞的凋亡也是引起腹泻的原因（Yin et al.，2018）。

（四）无菌猪模型

1. 乳猪模型

用 Wa 株对 3～5 日龄的乳猪进行灌胃，记录乳猪的粪便等级，分别感染 43 天和 50 天后处死两只乳猪获取组织样本（小肠、十二指肠、回肠、肠系膜、脾脏、血液等），在不同组织中检测到针对 RV 的特异性抗体的存在。

2. 贵州小型猪和巴马小型猪

用 Wa 减毒株（G1 型）与 G1、G3 型人源轮状病毒（HRV）分别感染贵州小型猪和巴马小型猪，观察结果发现 G1 和 G3 型 HRV 均能感染两种小型猪并引起腹泻。进一步检测两种小型猪感染轮状病毒后粪便的抗原量、病毒载量以及肠道组织病理切片，结果可见，G1、G3 型 HRV 感染小型猪后，粪便内均能检测到排毒和病毒载量，病理切片显示回肠绒毛细胞肿胀、空泡变性，且贵州小型猪比巴马小型猪对 HRV 更敏感。同时感染 HRV 后的小型猪回肠细胞电子显微镜超薄切片结果也发现了 HRV 颗粒，该项研究首次报道了中国小型猪为 HRV 的易感动物，并成功建立了中国小型猪的 HRV 感染模型（张建伟等，2018）。

（五）家兔模型

120 日龄的新西兰白兔先口服 1～2 ml 10 mmol/L 的碳酸氢钠溶液，再对其进行 4 种不同的人 RV 临床株 ALA、C11、R2 和 SA11 的灌胃感染，处死动物后获取血液和小肠内容物以检测病毒感染的情况，通过对兔子症状、年龄和 4 种不同的病毒株感染能力的综合评估，证实了兔子能够感染 RV 并且在感染后 9～14 天其中和抗体水平达到最高。接着，该研究组通过分析兔子口服 RV ALA 株后体液免疫应答的特点，结果显示接种 3

天后在其肠道检测出免疫球蛋白 IgM，接种 6 天后检测到分泌性免疫球蛋白 IgA，感染治愈后，在兔的血清和黏膜中均检测到中和抗体的存在，并且存在抗原表位的交叉反应现象（Conner et al.，1988）。

为了研究野生 RV BAP 株对兔子的感染，分别选择不同年龄（1～2 月龄和 11 月龄）的兔子进行 RV BAP 株、ALA 株以及 PBS 缓冲液灌胃，结果显示幼龄的兔子能够成功感染 RV BAP 株和 ALA 株，并且表现出较明显的临床症状和粪便形态变化。病理切片显示小肠上皮细胞空泡化严重，而 11 月龄的兔子在感染 RV 后无明显症状（Ciarlet et al.，1998）。

（马鸣潇，李　昌）

第十五节　诺如病毒感染肠炎

一、疾病简介

（一）疾病特征及流行情况

人源诺如病毒（human norovirus，hNoV）是引起人类肠炎最为常见的致病因子，多见于冬天，因此诺如病毒感染肠炎又称为冬季呕吐病，主要表现为非出血性腹泻、恶心、呕吐和胃疼，有时表现发热和头疼。症状一般出现在感染后 12～48 h，通常在 1～3 天内康复。然而，诺如病毒在免疫缺陷的人群可引起长期的感染。诺如病毒感染通常发生在人口密集的地方，如养老院和邮轮上等。诺如病毒是根据美国俄亥俄州诺沃克市来命名的，1968 年 11 月在该市暴发了一次急性肠胃炎，当时把引起这次疾病流行的病因称为诺沃克因子（Norwalk agent），后来又称为诺沃克样病毒、小圆结构病毒（SRSV）、斯潘塞流感和雪山病毒。1972 年通过电子显微镜发现其病毒颗粒后，改名为诺如病毒（norovirus），于 2002 年获得国际病毒分类委员会认可。其实，该病毒感染最早于 1936年发生于丹麦罗斯基勒（Roskilde），当时称为罗斯基勒病（Roskilde disease），该名称仍在被使用。

该病毒通过粪口途径传播，如被污染的食物和水，以及人与人之间的亲密接触。该病毒感染力极强，20 个病毒颗粒就可以引起感染。诺如病毒感染在全球每年引起近 7亿人急性肠胃炎和 20 万人相关的死亡，其中约 1/3 为儿童。目前，还没有针对该病毒的特异性的疫苗和药物上市。预防措施主要是勤洗手和对污染的表面进行消毒。然而，由于该病毒是非囊膜病毒，因此常规的酒精消毒效果不是太好。

（二）病因

诺如病毒是一组遗传多样的单股正链 RNA、非囊膜病毒，属于杯状病毒家族。诺如病毒属只有一个种，即诺如病毒，可以分为 7 个不同的基因群（GⅠ～GⅦ），并且进一步分为不同的基因族或基因型。GⅠ基因群包括：诺沃克病毒（Norwalk virus）、沙漠盾牌病毒（desert shield virus）和南安普顿病毒（Southampton virus），而 GⅡ基因群包括：布里斯托尔病毒（Bristol virus）、洛兹代尔病毒（Lordsdale virus）、多伦多病毒（Toronto virus）、墨西哥病毒（Mexico virus）、夏威夷病毒（Hawaii virus）和雪山病毒（snow mountain virus）。感染人的大多数诺如病毒都属于 GⅠ和 GⅡ基因群，其中 GⅡ中的 GⅡ.4 是引起人类急性肠胃炎的最主要的病毒。近期的几次诺如病毒大暴发有：20 世纪 90 年代中后期引起全球暴发的 US95/96-US 病毒株，2002 年和 2004 年与欧美暴发相关的 Farmington Hills 病毒株，与欧洲、日本和澳大利亚暴发相关的 Hunter 病毒株。

（三）致病机制

人源诺如病毒由于缺少有效的细胞培养系统，因此关于其受体的研究非常有限。病毒样颗粒的研究发现，组织血型抗原（histo-blood group antigen，HBGA）为人源诺如病毒的受体。病毒吸附到宿主细胞受体 HBGA 后，通过内吞作用进入细胞，在胞质中进行复制，可以引起肠道细胞的凋亡。然而，由于人源诺如病毒缺少有效的细胞培养模型，动物模型所用的病毒一般也是鼠诺如病毒，因此，人源诺如病毒的复制机制还不是很清楚。诺如病毒的致病机制具有异质性特点，即不同人对诺如病毒的易感性可能不一样，不同基因型的诺如病毒对人的致病性也可能不一样。有 4 个方面的因素可能影响诺如病毒的致病机制：①病毒与受体 HBGA 的结合；②病毒的细胞和组织嗜性；③宿主对感染的免疫反应；④宿主肠道微生物。人攻毒实验和临床研究表明，15%～35%的感染者都是无症状的，症状一般出现在暴露后 24～48 h，表现为低烧、呕吐和腹泻（Atmar et al.，2008）。腹泻一般是由于表皮屏障功能障碍和阴离子转运增加。诺如病毒感染有时会导致味觉失去、嗜睡、虚弱、肌肉疼、头疼和咳嗽。对免疫正常的人群来说，该疾病一般是自限性的，重症很少见。然而，对幼龄儿童、老人和免疫力低下人群，诺如病毒感染也可能引起严重疾病甚至死亡。

二、实验动物的选择

人源诺如病毒发现于多种野生动物和宠物中。然而，目前还没有人源诺如病毒的有效的细胞培养模型和较好的动物模型，一般都是通过一些替代方法来研究人源诺如病毒，如复制子、感染性 cDNA 克隆、病毒样颗粒和动物诺如病毒（主要是鼠诺如病毒）等。已知有几种人源诺如病毒毒株可以感染免疫缺陷的小鼠（Rag$^{-/-}$小鼠、γc$^{-/-}$小鼠）、无菌实验动物（无菌猪、无菌牛）、斑马鱼与非人灵长类动物（猕猴、食蟹猴、猿猴、绢毛猴和狨猴），然而一般不表现临床症状和病理变化。免疫缺陷小鼠主要用于机制研究，然而由于其免疫系统不完全，因此不适于免疫反应相关的研究和评价，如免疫细胞、抗体和疫苗评价等。无菌实验动物尤其是无菌猪，是目前人源诺如病毒相关研究较好的模型，包括致病机制研究，抗病毒药物和疫苗评价，肠道微生物对人源诺如病毒感染的影响和作用机制等（Todd and Tripp，2019）。斑马鱼作为一种较小的实验动物，最近报道也能用于人源诺如病毒的药物和致病机制的初步研究，其优势是个体小、饲养成本低、需要的药物也少。然而，由于斑马鱼是非哺乳动物，因此只能用于人源诺如病毒感染早期阶段的研究（Van et al., 2019）。黑猩猩尽管能感染人源诺如病毒、产生抗体和排毒，且其与人类遗传关系很近，但由于伦理的限制，其作为实验动物模型难以推广。其他非人灵长类动物可以作为感染机制研究动物模型，然而由于不能检测到 IgA 抗体，因此不适于作为疫苗免疫评价的模型。新生长尾猴可以作为研究病毒在宿主之间传播的模型。尽管以上模型从一定程度上可以模拟人源诺如病毒的感染，但由于人源诺如病毒不能在体外有效地培养，且感染免疫正常的动物不能引起明显的腹泻和排毒等消化道疾病症状。因此，目前有关人源诺如病毒感染机制的研究主要还是由一些能在体外细胞上有效增殖，且遗传上和生物学特性方面与人源诺如病毒类似的其他诺如病毒来完成，如鼠诺如病毒（MNV）、札幌病毒（sapovirus，SaV）和杜兰病毒（Tulane virus，TV）。尽管每个替代病毒不能完全模拟人源诺如病毒，但可以从其中一个方面进行模拟。

三、不同动物模型的特征

（一）小鼠模型

在免疫正常的小鼠体内，人源诺如病毒不能进行有效复制。因此，有关人源诺如病毒的感染和致病机制的研究一般是通过替代途径来实现的，包括纳米蛋白颗粒、病毒样颗粒和下面将提到的替代病毒（如鼠诺如病毒等）。尽管如此，免疫缺陷（$Rag^{-/-}\gamma c^{-/-}$）小鼠能支持人源诺如病毒复制（Taube et al., 2013），有意思的是，人源化的免疫系统并不是病毒复制所必需的。人源诺如病毒 GII.4 型经腹腔途径接种 BALB/c 背景的 $Rag^{-/-}\gamma c^{-/-}$ 小鼠能引起亚临床感染。感染后 24~48 h，在肠道和肠道外组织可检测到病毒基因组。在肠道和脾脏白髓的巨噬细胞样细胞以及库普弗细胞中能检测到病毒抗原。比较分析发现 BALB/c 背景的小鼠比 C57BL/6 背景的小鼠敏感。如果同时通过灌服和腹腔 2 种途径感染小鼠，会引起更高的病毒载量。然而，人源诺如病毒只经灌服途径接种小鼠，不引起病毒感染和复制。用抗生素处理小鼠，引起肠道微生物的变化，能促进人源诺如病毒在小鼠体内的有效复制。

（二）斑马鱼幼体模型

斑马鱼作为很小的脊椎动物模型，在药物筛选方面很有优势，可以在 96 孔板中进行体内实验，不仅节省了实验动物的成本，也大大节约了待筛选的化合物的用量。另外，82% 的人类疾病相关基因在斑马鱼中至少能找到一个同源基因。另外，对斑马鱼的遗传操作也比较容易，可以较容易地获得特定细胞的荧光标记斑马鱼用于相关研究，而且透明的斑马鱼尤其是幼体易于观察。尽管如此，斑马鱼作为实验动物模型也有不足的地方，如部分斑马鱼在 11~16 dpf 会发生死亡，有 50%~78% 能存活到成年期。因此，一般选择幼龄（3~5 dpf）斑马鱼通过显微注射卵黄囊的方式来进行感染实验。另外一个不足的地方是，这个年龄（3~5 dpf）的斑马鱼的获得性免疫系统还没有成熟，因此，它们只能用于天然免疫的研究。用 3 nl 含 3.4×10^6 RNA 拷贝的 GII.P7-GII.6 型人源诺如病毒通过卵黄囊注射感染 3 dpf 的幼龄斑马鱼，于感染后 2 天（dpi）病毒 RNA 拷贝数升高了 2.5 $\log_{10}$，并持续至 6 dpi。然而，没有观察到临床疾病症状。斑马鱼对诺如病毒感染的天然免疫反应的分析发现，*ifn*、*mx* 和 *rsad2/viperin* 等天然免疫相关基因的 mRNA 表达分别升高了 8 倍、144 倍和 266 倍（Van et al.，2019）。用病毒多聚酶抑制剂处理感染的斑马鱼，可使病毒 RNA 减少 2.4 $\log_{10}$。用其他型别的人源诺如病毒株感染斑马鱼，病毒也能进行复制，如 GⅡ.P4 New Orleans-GⅡ.4 悉尼株、GⅡ.P16-GⅡ.2、GⅡ.P16-GⅡ.3 和 GⅠ.P7-GⅠ.7 型病毒株等。感染了人源诺如病毒的斑马鱼的组织匀浆液可以再次引起斑马鱼的感染。病毒抗原主要分布在肠道、胰腺和肝脏。尾部造血组织（包括造血干细胞/前体细胞）有很强的病毒抗原信号。有意思的是，鼠诺如病毒在斑马鱼中不能产生感染性的病毒颗粒，这可能是由于斑马鱼不编码鼠诺如病毒受体 CD300lf 和 CD300ld。

（三）非人灵长类动物模型

早期用人源诺如病毒感染恒河猴和狒狒并没有取得成功。后来发现通过灌服途径感染黑猩猩可以诱导产生血清抗体和引起排毒，但不表现胃肠炎症状。静脉攻毒的黑猩猩也不表现症状，但可以诱导血清 IgM 和 IgG 抗体反应，且灌服和静脉感染能引起大体一致时长的排毒，然而静脉攻毒引起排毒持续的时间比灌服攻毒的长。尽管在肝组织中能检测到病毒 RNA，但是未引起病毒血症。尽管肠道不表现组织病变，但在十二指肠、空肠和固有层（树突状细胞）能检测到人源诺如病毒抗原。首次感染人源诺如病毒可以保护动物免受同种病毒的再次感染。黑猩猩是一个比较好的人源诺如病毒感染模型，然而，由于其动物伦理审查很严格，限制了其作为实验动物模型的潜力。实验性灌服人源诺如病毒感染其他非人灵长类动物（狨猴、绢毛猴、恒河猴和食蟹猴）研究表明，尽管恒河猴对人源诺如病毒感染敏感，但不表现症状，能产生 IgG 和 IgM 抗体，但不能产生 IgA 抗体，这限制了其作为疫苗评价模型的应用（Rockx et al.，2005）。一些恒河猴排毒超过 2 周，IgG 抗体一直维持到实验结束。此外，新生长尾猴对人源诺如病毒也敏感，表现腹泻和脱水的临床症状，且所有动物都能产生 IgG 抗体和排毒持续至少 3 周；病毒在新生长尾猴传代后，其感染仍然能引起疾病和排毒；而且，新生后的母猴最终也被感染，表明病毒能在长尾猴之间传播；其中有些成年长尾猴出现呕吐。

（四）无菌猪和无菌牛

由于猪的胃肠道解剖结构和生理功能类似于人类，因此，无菌猪是研究人肠道疾病比较理想的模型。无菌猪感染人源诺如病毒后表现为轻度腹泻、短暂的病毒血症和粪便排毒，在肠细胞可检测到病毒结构蛋白和非结构蛋白。用粪便滤液或传代的肠道内容物灌服感染无菌猪，其中 2/3 表现为轻度腹泻，59% 血清阳转率，44% 感染动物粪便低水平排毒。用其他的毒株感染无菌猪，其排毒比腹泻更为明显。目前的研究只发现 GⅡ.4 和 GⅡ.12 可以感染无菌猪。人源诺如病毒对无菌猪的感染与 HBGA 的表达相关，类似于人体，即 A$^{+/+}$ 基因型的无菌猪比 A$^{-/-}$ 基因型的更易感，表现为腹泻、排毒和阳转率更高。感染引起的组织病理变化也类似于人体感染，如十二指肠绒毛轻度萎缩、肠绒毛凋亡细胞增加，病毒抗原主要分布于近端小肠的肠细胞。无菌猪感染人源诺如病毒后，表现为腹泻和排毒，在肠道能检测到病毒，还能检测到低水平的血清和黏膜抗体。此外，病毒在无菌猪里连续传 2 代后仍具有感染性,但不改变半数感染剂量(ID_{50})。灌服感染 4~5 天无菌猪的 ID_{50} 为 $<2.74×10^3$ g.e.,而对于 33~34 天的无菌猪,其 ID_{50} 为 $6.43×10^4$ g.e.。研究发现,降胆固醇的他汀类药物辛伐他汀,能提高人源诺如病毒对无菌猪的感染性和加重疾病症状。该模型曾用于评价病毒样颗粒(VLP)免疫效果和病毒灭活效果。$RAG2^{-/-}/IL2RG^{-/-}$ 双缺陷无菌猪感染人源诺如病毒后,在肠道可以长时间检测到病毒抗原和无症状排毒。灌服 IFN 可以增强无菌猪对人源诺如病毒感染的免疫反应和降低排毒。无菌猪模型也可以用于研究肠道菌群对人源诺如病毒感染的影响机制,还可以用于研究肠道系统性体液免疫和细胞免疫反应。无菌牛经灌服感染人源诺如病毒后,表现为腹泻和排毒,持续约 6 天。此外,在感染牛的肠细胞和固有层能检测到病毒抗原,能观察到肠道损伤,检测到组织和血清中的 IgA 与 IgG 抗体。无菌动物的不足之处是,肠道微生物的缺失可能会影响免疫反应。近期报道的一些研究通过在无菌动物中植入人悉生菌有望克服这些不足。

(五)人源诺如病毒替代病毒模型

尽管以上模型在一定程度上可以模拟人源诺如病毒的感染,但有关人源诺如病毒感染机制的研究主要还是通过其他一些诺如病毒感染模型推断出来的。下面简单介绍一些人源诺如病毒替代病毒模型。

1. 猪札幌病毒模型

札幌病毒(SaV)是一种通过粪口传播的肠道病原体。人札幌病毒感染引起的临床症状与人源诺如病毒感染的非常相似,而且也无有效体外培养系统和合适动物模型。而猪札幌病毒不仅与人札幌病毒在遗传上很相近,而且有体外培养系统。因此,猪札幌病毒可以作为人札幌病毒和人源诺如病毒的替代病毒进行相关研究。猪札幌病毒灌服感染无菌猪引起严重腹泻和粪便排毒,有些还表现出病毒血症。组织病理学分析发现绒毛萎缩、缩短、变钝和融合,隐窝增生和肠细胞胞质空泡化。病毒抗原主要分布在近端小肠绒毛肠细胞。这些都与人札幌病毒、人源诺如病毒感染类似。然而,尽管该模型适合作为人札幌病毒和人源诺如病毒的替代模型,但仍然不及鼠诺如病毒(MNV)和杜兰病毒(TV)理想。

2. 鼠诺如病毒模型

鼠诺如病毒(MNV)是唯一能在体外有效培养和已建立较理想小实验动物模型的诺如病毒。它之所以是一个很好的人源诺如病毒替代模型,是因为具有以下特点:①其在体外能够在原代细胞和细胞系中复制与扩增,因此,能够在细胞和分子水平对病毒的整个生活周期进行全面的分析;②该病毒的自然宿主是小鼠,因此,基因修饰小鼠可以用于研究病毒的宿主因子;③该病毒的成熟反向遗传学系统为研究病毒嗜性、病毒受体和病毒定位等提供了关键平台。尽管该模型不能模拟人源诺如病毒的临床症状,但是对研究肠道病毒与宿主之间的相互作用很有帮助。

3. 杜兰病毒模型

杜兰病毒（TV）是 2008 年从恒河猴粪便样本中分离到的肠道杯状病毒，尽管其在遗传发生关系上与诺如病毒完全不同，但是与人源诺如病毒有多个相似的特性，如病毒基因组构成、病毒遗传多样性、病毒结合 HBGA 特性和粪口传播等。更重要的是，该病毒能在 LLC-MK2 细胞上有效复制，且实验感染能引起恒河猴腹泻和组织病变，因此，该模型是一个比较理想的人源诺如病毒替代病毒模型。

四、动物模型与临床疾病对比

不同动物模型与诺如病毒感染肠炎临床的对比见表 11-16。

表 11-16　不同动物模型与诺如病毒感染肠炎临床对比

物种/品系	感染途径	病毒复制	免疫反应与病理	疾病症状
临床患者	粪口途径，被污染的食物或水，与感染人群密切接触传播	病毒抗原和 RNA 主要分布于小肠的空肠与回肠组织，病毒在肠道内具有分泌功能的表皮细胞中复制	感染诱导了 Th1 和 Th2 免疫反应，IFN-α2、IL-2、IL-4、IL-5、IL-6、IL-8、IL-10、MCP-1、TNF-α 和 TNF-β 水平升高，于感染后 2 天达到高峰，IL-10 水平持续升高至第 4 天，总淋巴细胞数目正常，血清 IgG 和唾液 IgA 水平升高，阳转率 100%。十二指肠轻度病变，伴有肠细胞凋亡增加、绒毛变平、隐窝肥大、黏膜炎症和上皮屏障功能破坏。固有层中性粒细胞和单核细胞浸润与吸收细胞的破坏。产生穿孔素的上皮内 CD8⁺ T 细胞显著增加，上皮内 CD4⁺ T 细胞略有增加	发热、恶心、呕吐、痉挛、萎靡不振，2～5 天腹泻，低血容量和电解质失衡，可导致低钾血症与肾功能不全，健康儿童和成人一般症状较轻。幼龄、老人、免疫缺陷和有基础病的人一般症状较严重
Rag⁻/⁻γc⁻/⁻小鼠	腹腔注射感染，hNoV GⅡ型，$1.11×10^5$～$4.63×10^6$ 拷贝数基因组 RNA	胃、小肠、淋巴结、肝、肾、心、肺和骨髓能检测到病毒 RNA 与抗原。病毒在肠道、脾脏白髓的巨噬细胞样细胞和库普弗细胞内复制	肝、脾、肾和小肠无明显的组织病理学变化	个别病毒载量高的小鼠出现水样腹泻
无菌猪	灌服感染，NoV/GⅡ/4/HS66/2001/US（HS66 株）病毒株，$2.7×10^6$ GE	病毒抗原主要分布于小肠的十二指肠和空肠绒毛，具体为绒毛的顶端和两侧，表皮细胞的胞质内。病毒主要在小肠的肠细胞内复制。部分出现病毒血症	病毒感染诱导的 Th1 免疫反应比 Th2 反应强；IFN-α、IFN-γ、IL-4、IL-6、IL-8、IL-10 和 IL-12 水平升高；血清阳转率 59%。近端小肠轻度病变；中度多灶性绒毛萎缩；绒毛肠上皮细胞呈低柱状形态、胞质轻度空泡化；十二指肠固有层轻微水肿。肠细胞发生凋亡	74%出现腹泻，大部分为轻度腹泻，少数表现严重腹泻，平均为感染后 2 天，持续到感染后 5 天；44%感染动物检测到从粪便排毒，平均持续3 天
无菌牛	灌服感染，NoV/GⅡ/4/HS66/2001/US（HS66 株）病毒株，$1.6×10^7$ GE	病毒抗原主要分布于空肠的肠细胞，少量回肠的肠细胞，以及固有层的巨噬细胞样细胞	诱导 Th1 和 Th2 免疫反应，IFN-α、IL-4、IL-10、IL-12 和 TNF-α 水平升高，血清抗体阳转率 67%。在血液、肠道淋巴结和脾脏能检测到低至中等数量的 IgA 抗体分泌细胞。IgG 抗体分泌细胞主要分布于肠道和脾脏，肠道淋巴结能检测到少量的 IgG 抗体分泌细胞，血液中无 IgG 抗体分泌细胞。轻度绒毛萎缩，十二指肠和空肠中段肠细胞轻度至中度空泡化，弥漫性萎缩性肠炎和绒毛严重脱落，回肠轻度病变，固有层隐窝细胞层轻度至中度扩增，单核细胞增加，少量的坏死细胞	100%感染动物出现腹泻，从感染后 2 天持续到感染后 6 天，粪便排毒，20%出现病毒血症

续表

物种/品系	感染途径	病毒复制	免疫反应与病理	疾病症状
黑猩猩	静脉注射，$4\times10^6\sim4\times10^8$个拷贝病毒基因组	十二指肠、空肠和肝脏组织检测到病毒 RNA。病毒抗原分布于十二指肠、空肠固有层细胞的胞质。十二指肠固有层 DC 特异性细胞间黏附分子 3 结合非整合素分子（DC-SIGN）阳性细胞和 B 细胞中检测到病毒抗原	感染后 2 周，都能产生病毒特异性 IgM 和 IgG 抗体，血清和粪便中 IgA 抗体水平很低，无明显的组织病理学变化	无明显临床症状，感染后 2～5 天开始粪便排毒，持续17 天至 6 周，无病毒血症
恒河猴	灌胃感染，hNV/I/Norwalk/1968/US；8FIIb 毒株，0.5×10^6 pfu	—	感染后 2 周能检测到 IgM 和 IgG 抗体，IgM 持续到感染后第 5 周，而 IgG 持续到感染后第 8 周	不表现临床症状。粪便排毒，有的排毒时间长达 19 天（$10^2\sim10^3$ fu/ml）
新生豚尾猴（1～3 个月）	灌胃感染，多伦多病毒（Toronto virus）P2-A 病毒株，感染剂量不明确	—	感染后第 7 天和第 14 天能检测到病毒抗体	感染后 2～3 天出现腹泻、脱水、呕吐，感染后 24 h 开始粪便排毒，直到28 天还存在排毒。母猴也出现腹泻、排毒症状
斑马鱼	背部卵黄注射，3 nl 所需剂量的病毒	感染后 2 天检测到病毒，高滴度病毒维持 6天。不同基因型的人源诺如病毒均能在斑马鱼里复制。小肠、胰腺和肝脏能检测到病毒抗原。尾部造血组织能检测到强病毒抗原	天然免疫相关基因 ifn、mx 和 rsad2/ viperin 表达上升	无明显临床症状

（刘红旗）

第十六节　发热伴血小板减少综合征

一、疾病简介

（一）疾病特征及流行情况

发热伴血小板减少综合征（severe fever with thrombocytopenia syndrome，SFTS）的主要临床症状为发热和血小板减少，另外还会出现白细胞减少、淋巴细胞减少、凝血功能障碍、胃肠道症状、神经系统症状、多器官衰竭等表现。本病的潜伏期一般为 7～14天，根据疾病进展分为发热期、极期或器官衰竭期、缓解期和恢复期。发热期主要表现为高病毒载量、发热、血小板减少、白细胞减少、淋巴结肿大，以及血清学异常包括丙氨酸转氨酶（ALT）、天冬氨酸转氨酶（AST）、乳酸脱氢酶（LDH）、血尿素氮（BUN）和肌酸激酶（CK）等（Liu et al.，2014）。极期中，患者可出现全身炎症反应及多系统损害表现如血小板水平持续下降、凝血功能障碍、弥漫性血管内凝血，循环系统、肝脏、心脏、肺脏、肾脏等多脏器功能障碍以及神经系统症状等。自限性疾病患者的血清病毒载量逐渐下降，但致命性疾病患者的血清病毒载量仍然很高，器官功能进行性恶化最终可能导致患者死亡。在缓解期及恢复期中，患者症状好转，病毒载量下降，血清指标降至正常，炎症反应减轻，脏器功能逐渐恢复正常。

该病散发于山区和丘陵地区，夏秋季居多，常与蜱虫叮咬有关。蜱虫是发热伴血小板减少综合征病毒（SFTSV）的主要储存宿主和传播媒介。SFTSV 主要通过蜱虫叮咬传播，其中亚洲长角蜱（长角血蜱）最为常见，也可通过密切接触人类或被感染的动物的血液或体液感染，如犬和猫等（Zhan et al.，2017）。本病的相关致病机制尚不明确，临床表现多样。轻型患者的临床症状轻微，通常伴或不伴有血小板减少。有高龄、高病毒载量、基础疾病等因素的患者易发展为重症患者，重型患者可出现持续高热、严重的血小板减少、多系统症状、全身严重反应、多器官功能障碍甚至死亡。

SFTSV 也可在牲畜和野生动物中检测到，包括山羊、牛、犬和猪以及野生动物，如鼩鼱、啮齿动物、黄鼠狼和刺猬。血清阳性率最高的是绵羊（69.5%），其次是牛（60.4%）、鸡（47.4%）和犬（37.9%）（Zhao et al.，2022）。

（二）病因

SFTS 是由发热伴血小板减少综合征病毒（SFTSV）引起的传染病，SFTSV 是布尼亚病毒科（Bunyaviridae）白蛉病毒属（*Phlebovirus*）的新成员，于 2019 年被国际病毒分类委员会更名为大别班达病毒（Dabie bandavirus）。SFTSV 由单股负链 RNA 组成，具有大（L）、中（M）和小（S）三个 RNA 片段（Yu et al.，2011）。L 片段编码病毒 RNA 依赖性 RNA 聚合酶（RdRp），负责病毒 RNA 的复制和转录。M 片段编码糖蛋白 Gn 和 Gc，这些蛋白负责病毒颗粒的形成及其与靶细胞的附着。S 片段通过双义转录编码核衣壳蛋白（NP）和非结构蛋白（NS）。NP 可将基因组 RNA 封装并打包形成核糖核蛋白复合物，以保护 RNA 不被宿主细胞中的核酸酶或免疫系统成分降解，而 NS 可以抑制宿主细胞产生干扰素。不同的研究根据对 SFTSV 基因组的系统发育分析，将 SFTSV 分为 5～7 种基因型，不同基因型的病毒株引起的疾病在临床表现上略有差异。

（三）致病机制

SFTS 相关发病机制尚未完全明确。现有研究显示，SFTSV 侵入人体后主要侵犯淋巴结，表现为淋巴结肿大及坏死性淋巴结炎。淋巴结中的淋巴细胞是主要的靶细胞，在淋巴细胞进一步复制后，病毒再次进入体循环，形成病毒血症，进一步激活其他免疫细胞，引起细胞因子风暴和严重炎症反应综合征，对脾脏、心脏、肺脏、肝脏等多个器官造成损伤（Yu et al.，2011）。多项尸检报告显示，在死亡病例的淋巴结、脾脏、肝脏、肠道、胰腺等器官中有高水平 SFTSV 载量，肾脏、甲状腺、肾上腺、脑等器官中有低水平病毒载量（Sun et al.，2022；Li et al.，2018）。SFTSV 的主要病理表现为坏死性淋巴结炎，伴有大量凋亡细胞和细胞核碎片，重症患者可见噬血细胞性淋巴组织细胞增多症表现。脾脏的红髓和小动脉周围淋巴鞘中有许多非典型大淋巴细胞浸润，白髓中有大量细胞核碎片、坏死碎片和脾脏充血。肝脏病变明显可见多发小叶坏死伴外周充血，脾脏、肝脏、骨髓明显噬血现象，动脉血栓形成，胃肠道局灶性坏死，另外也有报道显示胰腺水肿、局灶性神经细胞变性等表现。

二、实验动物及毒株的选择

尽管 SFTSV 在自然界中感染了多种动物物种，但由于不同动物对 SFTSV 感染的敏感性不同，其分别被用来搭建致命性和非致命性 SFTSV 感染动物模型。其中，成年啮齿动物、年轻成年雪貂等动物因对 SFTSV 感染不敏感，仅表现出轻微临床症状和病理表现而被用来构建非致命性 SFTSV 感染动物模型，而新生啮齿动物、免疫缺陷啮齿动物、猫和老年雪貂对 SFTSV 高度敏感，可以被用来构建致命性 SFTSV 感染动物模型。目前，对 SFTSV 感染的物种差异已经有了一些研究，虽然具体机制尚不明确，但研究人员可以依据已有的对动物模型的研究，选择合适的动物构建动物模型。本文通过总结现有对 SFTSV 动物模型的研究，并举例说明 SFTSV 感染动物模型的特点以及模型在病毒-宿主相互作用、抗病毒药物和候选疫苗研究中的一些代表性应用，试图探讨 SFTSV 感染动物模型的合理应用及未来前景。

最初，SFTSV 按地理分布分为中国谱系和日本谱系（C～J），病毒聚集成 2 个分支，由 8 个基因型组成（中国的基因型 C1～C5，日本的 J1～J3）（Yoshikawa et al.，2015）。随着病毒株变异，出现了许多通过系统发育分析进行分类的方法，SFTSV 基本分为 6 种基因型（A～F），基因型 A、D 和 F 在中国占优势，少数分离株属于基因型 E（Fu et al.，2016）。为了研究病毒变异对毒力的影响及其相关临床意义，将病毒分为 7 个分支，其中 5 个中国地理分支（Ⅰ、Ⅱ、Ⅲ、Ⅳ、Ⅴ），2 个日本地理分支（Ⅵ和Ⅶ）。最常见的 4 个分支（Ⅰ、Ⅱ、Ⅲ、Ⅳ）的病死率分别为 16.7%、13.8%、11.8%、32.9%，并且在患者以及在致死性小鼠动物模型中发现Ⅳ分支 SFTSV 能引起更明显的炎症反应（Dai et al.，2022）。除野生型病毒株外，研究人员还将基因工程改造的病毒株应用于构建动物模型。一些研究证明敲除 NS 编码基因的 SFTSV（delNS SFTSV）毒株致病性有限，但仍可在老年雪貂疾病模型中诱导显著的体液反应，表明这种重组病毒作为减毒活疫苗候选疫苗的潜在作用（Yu et al.，2019）。此外，delNS SFTSV 被用来研究敲除 IFN-I 信号通路小鼠的固有免疫。

三、不同动物模型的特征

在 SFTSV 感染动物模型的研究设计中，不仅包括对病毒株的选择，还包括对动物模型构建方式的选择。不同的接种方式及接种剂量导致研究结果的差异。有研究人员对不同的接种方式是否会导致不同的病理改变提出假设，如在 Chen 等（2012）的研究中在小鼠脑内接种 SFTSV 后观察到大脑神经元坏死、炎症细胞的浸润，在 Chen 等（2022）的研究中通过腹腔注射也观察到 SFTSV 感染神经元并在大脑中复制。接种剂量及接种方式对研究结果的影响，首先取决于实验动物对 SFTSV 的敏感性，在小鼠的研究中，仅接种方式改变并不能体现出研究结果的差异，但在老年雪貂的研究中，不同接种方式影响老年雪貂感染 SFTSV 的结局。这可能是由小鼠和老年雪貂对 SFTSV 感染的敏感程度不同所致。也有研究人员提出,为了模仿蜱虫叮咬后感染 SFTSV 应该应用皮下注射。无论如何,在设计动物实验及分析研究结果时,都不应该忽视接种方式和剂量带来的影响。

（一）小型动物模型

在 SFTS 的研究中,小鼠、大鼠、仓鼠、雪貂等小型动物作为动物模型已经有了一定量的研究,其中成年啮齿动物、年轻成年雪貂等对 SFTSV 感染仅表现出轻微临床症状和病理表现而被用来构建非致命性 SFTSV 感染动物模型,而新生啮齿动物、免疫缺陷啮齿动物、猫和老年雪貂对 SFTSV 高度敏感,可以被用来构建致命性 SFTSV 感染动物模型。用基因工程改造的小型动物模型如 INF 信号通路相关的动物模型,也被广泛地应用于药物筛选、疫苗开发、SFTSV 感染机制研究等领域。

1. 小鼠模型

小鼠是研究病毒致病机制、了解 SFTS 关键临床特征以及测试候选疫苗有效性和研究潜在抗 SFTSV 对策广泛使用的模型。Jin 等首先描述了免疫功能正常的成年 C57/BL6 小鼠感染 SFTSV 的特征。Jin 等观察到免疫功能正常的成年小鼠接种感染剂量 SFTSV 后能出现血小板减少症、白细胞减少症以及肝肾功能障碍的症状,这些症状是 SFTS 患者的关键临床表现。收集小鼠接种 SFTSV 后不同时间的组织样本进行病毒载量、感染滴度检测,结果发现在脾脏、肝脏、肾脏、肺脏、肠、心脏、肌肉和脑等 21 个器官中均能检出病毒 RNA,在脾脏和肾脏中检测到感染性病毒滴度,且在脾脏中观察到病毒复制。对上述标本进行 HE 染色,结果观察到感染早期在脾脏和骨髓中观察到的病理特征与血小板、白细胞减少的血液学变化一致。感染后期在肾脏和肝脏中观察到的短暂性病理改变提示急性肾小球肾炎和急性肝炎,与自限性结局一致。测定小鼠接种 SFTSV 前后的特异性抗体水平,结果发现 SFTSV 特异性 IgM 和 IgG 抗体水平显著提高（Jin et al.,2012）。上述体液免疫、细胞免疫、病毒复制等证据证明小鼠发生了真正的感染,且和临床上患者感染 SFTSV 的特征在一定程度上相匹配。成年野生型小鼠已被用于 SFTSV 致病机制、候选疫苗和治疗方法的安全性与有效性评价以及 SFTSV 传播方式等研究。Jin 等通过 SFTSV、巨噬细胞和血小板在 SFTSV 感染各组织中的共定位,验证脾脏巨噬细胞促进的病毒结合血小板的增强清除似乎是 SFTSV 感染小鼠血小板减少症的主要原因。通过使用 C57BL/6 小鼠模型,研究人员发现 SFTSV 刺激促炎性细胞因子如白细胞介素（IL）-1β、IL-3β 的产生和分泌,并进一步证实 NLR 家族（NOD 样受体）pyrin 结构域蛋白 1（NLRP1）、NLRP3 炎症小体复合物在此过程中充当了重要的介质（Jin et al.,2012）。Liu 等（2021）用 C57BL/6 小鼠验证了重组 SFTSV NS 蛋白免疫可以在血清中诱导高滴度的抗 NS 抗体,但不能帮助小鼠清除 SFTSV。也有研究人员在野生型 C57BL/6 或 BALB/c 小鼠中评估了几种基于病毒载体、表达质粒或病毒蛋白（NS）的候选疫苗（Zhao et al.,2020）。此外,最近的一项研究表明,SFTSV 在母鼠怀孕早期时感染母鼠会导致胎儿及胎盘损伤,并能导致胎儿体内广泛的感染分布。而怀孕晚期感染 SFTSV 的母鼠并未表现出胎儿损伤，可能是因为完全完整的胎盘保护了胎儿（Chen et al.，2020）。因此，免疫功能正常的 C57BL/6 小鼠模型也可用于研究 SFTSV 的母婴传播。

成年 C57BL/6 小鼠模型虽然能模仿人类感染的部分特征，但具有显著的限制，即它不会发展成严重疾病或死于感染。同样，感染 SFTSV 的其他免疫功能正常的成年小鼠品系，包括 BALB/c、C3H、FVB 和 ICR（CD-1），也缺乏严重的临床表现或死亡率（Jin et al.，2015a）。因此，当需要构建 SFTSV 致死模型或重症模型时，免疫功能正常的成年小鼠便不再适用。

1）丝裂霉素 C 处理小鼠模型

Jin 等（2012）最先使用丝裂霉素 C 处理小鼠构建免疫缺陷小鼠。丝裂霉素 C 是骨髓造血的抑制剂，用丝裂霉素 C 处理 SFTSV 感染后的小鼠，小鼠除有血小板减少症、白细胞减少症以及肝肾功能障碍的症状外，还出现了体重下降表现，甚至 50% 的小鼠在 9～10 天死亡。Chen 等（2020）在对妊娠期 C57BL/6 小鼠进行 SFTSV 感染后对胎儿的影响研究中，发现用丝裂霉素 C 处理 SFTSV 感染后的妊娠期小鼠出现明显胎儿损伤。然而关于该模型的研究较少，它作为 SFTSV 致命模型背后的机制和适用范围还有待进一步探索。

2）干扰素 α/β（IFNα/β）受体基因敲除的成年小鼠模型（*IFNAR*$^{-/-}$ 小鼠模型）

IFNAR$^{-/-}$ 小鼠对 SFTSV 高度敏感，可出现致命迹象，并和人类 SFTSV 感染重症表现一致，表现为严重的病毒血症、白细胞减少症、体重显著下降和抑郁等，并死于感染。脾脏、肝脏、肾脏、淋巴结和骨髓的显著组织病理学异常很常见，其中脾脏可能是病毒滴度最高的主要靶器官。脾脏病变主要包括组织细胞病变和坏死性脾炎、白髓萎缩与红髓弥漫性网状内皮增生（Tani et al.，2016；Westover et al.，2019；Matsuno et al.，2017）。此外，SFTSV 可诱导 *IFNAR*$^{-/-}$ 小鼠的脾脏血管纤维蛋白样坏死，伴有血清、脾脏和其他组织中促炎性细胞因子增加，如 IL-6、单核细胞化学趋化蛋白-1（MCP-1）、肿瘤坏死因子 α（TNF-α）、IFN-γ、趋化因子配体 5（CCL5，也称 RANTES）和 IL-1β（Westover et al.，2019）。感染晚期，脾脏和颈部淋巴结均有淋巴细胞的固缩与核破裂，宫颈淋巴结中存在组织细胞病变和坏死性淋巴结炎病变（Matsuno et al.，2017）。肝脏病变包括急性多灶性坏死性中性粒细胞浸润和组织细胞性肝炎，而在肾脏中观察到皮髓质交界处和深皮质的急性肾小管上皮坏死。此外，在该模型中观察到骨髓中轻微至中度坏死伴有水肿和纤维蛋白增多，并且观察到小肠绒毛的显著损伤（Sun et al.，2022）。

值得注意的是，Liu 等（2014）基于 CA129 小鼠构建 *IFNAR*$^{-/-}$ 小鼠模型，发现在小鼠脾脏、肠系膜淋巴结、肠淋巴结、肝脏、肾脏和心脏中检测到病毒抗原，但在肺中没有检测到病毒抗原，在脾脏、肝脏中也未观察到如其他研究中的病理变化。Tani 等（2016）构建 *IFNAR*$^{-/-}$ 小鼠模型时发现，基于 C57BL/6 的 *IFNAR*$^{-/-}$ 小鼠受到 SFTSV 感染后并非完全致死，但致死率低于 100% 的确切机制尚未阐明。Tani 等（2016）还观察到 *IFNAR*$^{-/-}$ 小鼠感染大量 SFTSV 可能通过干扰素信号通路以外的途径诱导先天免疫反应使存活率上升，这种现象也在埃博拉病毒感染中可见。这种差异可能是由小鼠品系、病毒株、实验方法的差异造成的，或是由仍未发现的机制引起的，应考虑更合适的实验动物或是更多对比研究，以评估针对 SFTSV 感染的已开发药物和疫苗的病理生理学与有效性。另外，$IFNAR^{-/-}$ 小鼠模型存在许多研究中不容忽视的缺点。特别是由于缺乏由 I 型 IFN 介导的初始抗病毒反应，动物不能有效地复现病毒感染与先天性免疫系统的相互作用。此外，$IFNAR^{-/-}$ 小鼠发病迅速，通常死于急性病程，导致 SFTS 的整个病程呈现不完整，并且很难完全概括人类病例的特征。

3）IFNAR 抗体处理小鼠模型（IFNAR-Ab 小鼠模型）

Park 等（2020）通过在 SFTSV 感染前 1 天和感染后 2 天在 C57BL/6 小鼠腹膜内注射 IFNAR 单克隆抗体（MAR15A3，mouse anti-mouse IFNAR，IgG1）来建立 IFNAR-Ab 小鼠模型。IFNAR-Ab 小鼠在感染 $5×10^5$ 免疫荧光法半数致死量（$FAID_{50}$）、$5×10^4$ $FAID_{50}$ 和 $5×10^3$ $FAID_{50}$ SFTSV 时分别在第 4 天、第 5 天、第 7 天表现出 100% 的死亡率，并且直到死亡前都表现出体温降低、皱皮、厌食、抑郁、胃肠道症状和体重减轻，在感染 $5×10^2$ $FAID_{50}$ SFTSV 时小鼠并未死亡，并在第 7 天体重恢复。IFNAR-Ab 小鼠和 $IFNAR^{-/-}$ 小鼠相比，也能观察到肝脏坏死病变周围的凝血坏死和单核炎症细胞浸润，以及脾脏中的白髓萎缩，但是出现时间更晚，血清中 SFTSV RNA 水平更低。Liu 等（2014）用 IFNAR-Ab 小鼠模型研究肥大细胞衍生的蛋白酶在致死性 SFTSV 感染相关的血管渗漏和出血病理过程中的作用，又用该模型发现嗜黏蛋白-阿克曼氏菌通过调节宿主炎症反应从而在致死性 SFTSV 感染中保护宿主。总之，IFNAR-Ab 小鼠的敏感性似乎介于野生型小鼠和 $IFNAR^{-/-}$ 小鼠之间，但是依然无法克服对动物由 I 型 IFN 介导的初始抗病毒反应的影响（Park et al.，2020）。

4）信号转导及转录活化因子基因敲除小鼠模型

信号转导及转录活化因子 1（signal transducer and activator of transcription 1，STAT1）和 STAT2 是 I 型与 III 型 IFN 信号通路的关键组成部分。Ning 等（2019）发现 SFTSV 的 NS 蛋白将人 STAT2 和 STAT1 隔离到病毒包涵体中，从而有效地拮抗人类细胞中的抗病毒 IFN 信号级联。然而，SFTSV 的 NS 蛋白与人 STAT1 的相互作用弱于其与 hSTAT2 的相互作用。Yoshikawa 分别构建了 $IFNAR^{-/-}$ 小鼠、$STAT1^{-/-}$ 小鼠以及 $STAT2^{-/-}$ 小鼠，进一步发现 $IFNAR^{-/-}$ 小鼠和 $STAT2^{-/-}$ 小鼠对 SFTSV 感染高度敏感，感染后易导致死亡（Kitagawa et al.，2018）。

鉴于以上对 STAT 基因的研究，Bryden 等（2022）用敲入人 STAT2 基因（人 STAT2 KI）的 8 周龄的 C57BL/6 小鼠构建模型，并感染 10^5 FFU SFTSV HB29 菌株，发现在感染后 3 天，小鼠血清或任何采样组织中均未检测到病毒。Bryden 等（2022）推测 SFTSV 无法感染这些动物或无法充分逃避小鼠先天免疫反应。

5）人源化小鼠模型

基于 NCG 小鼠的免疫系统人源化小鼠在被 SFTSV 感染后出现了 SFTS 的特征，包括血小板水平逐渐下降，血清酶水平升高，多器官衰竭，如肺脏、肝脏和肾脏，病理上也表现出脾脏和肝脏中存在大量巨噬细胞，肺脏、肝脏炎症细胞浸润和肾脏肾小球充血。Wu 等（2020）用该小鼠模型验证了骆驼来源的 SFTSV 功能性单域抗体对 SFTSV 感染的保护作用。Xu 等（2021）也构建了该人源化小鼠模型，观察到 SFTSV 诱导感染小鼠肺部血管内皮紊乱以及肺血管崩解，脾脏和肾小球周围的红细胞渗漏，SFTSV 感染不仅破坏了内皮连接完整性，而且还抑制了内皮细胞的增殖、趋化性和小管形成，从而导致出血发生，同时还评估了两种天然化合物茴香霉素和蔓荆子黄素治疗小鼠使其肺脏与肾脏病理学得到显著改善。和其他小鼠模型相比，人源化小鼠模型具有人的部分特征，但是小鼠免疫缺陷、免疫排斥反应可能会干扰观察 SFTSV 诱导的反应，妨碍对疫苗策略的充分评估。此外，由于个体的差异，小鼠的免疫系统重建程度不均匀，该模型可能具有显著的变化和较弱的稳定性。

6）年龄依赖性小鼠模型（新生和老年小鼠）

在人类患者中，年龄是 SFTSV 重症感染的重要因素，50 岁以上的人类患者表现出相当严重的 SFTSV 感染。在小鼠中也开展了年龄相关的研究。新生的昆明鼠（KM）、C57BL/6 小鼠、BALB/c 小鼠（1～3 日龄）在脑内接种 SFTSV 后均死亡，而 35%～50% 的小鼠在腹腔接种 SFTSV 后死亡，出现嗜睡、震颤和失去平衡等疾病表现。死亡小鼠的病理显示，小鼠肝脏中有大块坏死区域和大量单核细胞浸润，大脑神经元坏死、炎症细胞浸润，肺脏、心脏、脾脏和肾脏未发生显著变化（Chen et al.，2012）。给新生小鼠腹腔注射 SFTSV 后，也观察到 SFTSV 感染神经元并在大脑中复制（Chen et al.，2022）。与新生小鼠相比，老年小鼠（12～24 月龄相当于人类 60 岁以上）通过皮内、皮下、肌内或腹膜内途径接种高剂量或低剂量的 SFTSV 后，均在实验感染中存活，且未出现任何明显的病理损伤，C57BL6/J 品系老年小鼠仅出现一过性体重减轻（Matsuno et al.，2017）。这些结果表明，老年小鼠并不比成年或新生小鼠更容易感染 SFTSV，这和在人类中观察到的现象不同，也就是说老年小鼠难以作为模拟老年人感染 SFTSV 的动物模型，衰老不是小鼠感染 SFTSV 的关键因素。

2. 金黄地鼠模型

金黄地鼠是在 SFTSV 感染研究和抗病毒药物疗效评估中使用频率较高的啮齿动物。到目前为止，新生、成年和 *STAT2* 缺陷金黄地鼠已被用于 SFTSV 感染实验。与其他感染 SFTSV 的成年啮齿动物类似，成年金黄地鼠的肝脏和肾脏仅出现轻微的病理变化，没有明显的临床表现。接种 SFTSV 的新生金黄地鼠不会表现出更严重的疾病，这可能归因于金黄地鼠和小鼠之间的物种差异（Jin et al.，2012；Liu et al.，2014）。*STAT2* 缺陷金黄地鼠是 SFTSV 感染的致命性动物模型。*STAT2*$^{-/-}$ 金黄地鼠模型对 SFTSV 高度敏感，并显示出人类感染 SFTSV 的特征，包括明显的全身炎症、血小板减少、体重减轻和血清生化检查异常，组织学上可见肝脏和脾脏高病毒载量以及中性粒细胞性炎症病变；然而，与人类感染相比，没有观察到白细胞计数的显著变化（Gowen et al.，2017）。

3. 大鼠模型

与其他啮齿动物相比，大鼠很少被用作 SFTSV 感染的模型。感染 SFTSV 的成年大鼠在观察中存活下来，没有明显症状。新生的大鼠（1～3 日龄）脑内接种 SFTSV 后全部死亡，而通过腹腔接种 SFTSV 的新生大鼠中有 40% 死亡。SFTSV 可以在新生大鼠体内持续感染一段时间，特别是在大脑中（Chen et al.，2012）。SFTSV 大鼠模型的特征尚待补充，特别是组织病理学和血液学检查迄今尚未报道。

4. 雪貂模型

雪貂感染 SFTSV 具有和人类感染 SFTSV 更一致的表现。成年雪貂接种 SFTSV 无死亡，仅表现出轻微的症状，表现为一过性的平均体重减轻 4%~5%、体温轻度升高，血小板计数（PLT）和白细胞（WBC）水平在正常范围内轻度下降，AST 和 ALT 水平轻度升高，并均在 16 天的观察中恢复。病毒 RNA 可在成年雪貂的脾脏、肝脏、肾脏、肺脏和血清中检测到。老年雪貂更准确地模拟了人类致命病例的异常。老年雪貂表现出更高的死亡率（高达 93%）和更严重的临床症状，如发烧、体重迅速减轻、血小板减少症和白细胞减少症，血清中 ALT 和 AST 持续增加，WBC 和 PLT 计数持续下降，从第二天开始，逐渐降至正常范围以下，直到第 6~8 天死亡，在感染的老年雪貂的血清、脑、肺脏、肝脏、脾脏、肾脏、肠和脊髓组织中检测到病毒 RNA，在组织病理学上，老年雪貂的病理病变更严重（Park et al.，2019，2022）。

在感染和免疫相关的研究中，雪貂可能是更优于免疫抑制小鼠模型的选择。雪貂模型被广泛应用于疫苗筛选的研究中。

（二）中型哺乳动物模型

基于中型哺乳动物搭建的动物模型相对较少，但是中型哺乳动物模型具有更贴近人类的生理结构以及对 SFTSV 的类似的敏感性，在对 SFTSV 感染的机制和治疗研究中有着不可替代的作用。最近的研究发现，猫、犬等动物在模拟 SFTSV 感染人类方面表现更好。对致病性模型或致死性模型而言，这些动物模型避免了类似于 IFN 相关通路小鼠模型经基因工程改造后可能带来的未知的影响，即更贴近于人类感染 SFTSV 的自然表现。然而这些动物模型的搭建及应用仍处于研究阶段。

1. 非人灵长类动物模型

非人灵长类动物接种 SFTSV 后没有发现致命感染，仅表现类似于人类 SFTSV 感染的轻度形式。用经腹腔注射 10^7 TCID$_{50}$ 剂量的 SFTSV（HB29）感染恒河猴，其具有发烧、血小板减少和白细胞减少的典型表现，感染晚期在肝脏和肾脏中发现了组织病理学病变，其病理特征与感染小鼠相似，同时也能观察到炎症细胞因子产生和水平升高（Jin et al.，2015b）。此外，有研究观察到血清 AST、肌酸激酶（CK）和肌酐（CREA）水平升高，以及中年恒河猴（11~14 岁）的 PT、TT 和 APTT 延迟（Li et al.，2023）。

2. 猫和犬模型

猫可能在 SFTSV 向人类传播中发挥重要作用，是潜在的感染源。在实验室研究中，猫对 SFTSV 高度敏感，给猫静脉注射 10^7 TCID$_{50}$ 剂量的 SFTSV，其中有 4 只死亡（Park et al.，2019）。所有受感染的猫都表现出与人类患者相似的症状，如发烧、白细胞减少、血小板减少、体重减轻、厌食、黄疸和抑郁。致死病例的病理病变特征表现为胃肠道黏膜出血，脾脏和淋巴结在内的淋巴组织严重坏死、出血与炎症浸润，脾脏、骨髓、淋巴结和肝脏明显嗜血细胞增多。在猫的血液、唾液和眼泪中检测到高水平的病毒滴度，表明 SFTSV 可能通过宠物体液传播给人类（Yamanaka et al.，2020；Ando et al.，2021）。

总的来说，猫可能是一种很有前景的动物模型，因为它的高易感性以及临床和组织病理学表现与人类感染的一致性。但目前报道的猫感染 SFTSV 的研究较少，不同品种之间是否存在差异仍未可知，实验标准猫品系尚未培养出来，与常规实验室啮齿动物相比，使用猫进行实验的成本要高得多。

此外，也有犬感染 SFTSV 的报道。2019 年 4 月至 2020 年 12 月，在韩国 166 家动物医院，根据 448 只接触硬蜱或表现出与人 SFTS 感染相似临床症状的犬的信息，发现所有被评估的犬都表现出急性病程和症状，包括发烧（57.1%）、厌食症（57.1%）、抑郁（42.9%）、呕吐（35.7%）、血小板减少症（45.5%），但未观察到黄疸、脑炎、多器官衰竭或死亡（Han et al.，2022）。另一项研究中，犬感染均表现出厌食、高热、白细胞减少和血小板减少，两只犬表现出呕吐和稀便。值得注意的是，有部分犬（43%）死亡，表明犬类感染 SFTSV 可致命（Yoshikawa et al.，2023）。但是，犬的临床病程与在人类和猫中观察到的临床过程不同。

四、不同动物模型的使用建议

SFTS 是一种新出现的布尼亚病毒性疾病，在世界各地都有流行，表现出严重临床症状和高死亡率，目前仍没有有效的治疗方法或疫苗，为公共医疗系统带来了巨大的社会和经济负担与挑战。创建能够准确复制人类感染特征的合适动物模型，建立快速经济的平台来评估抗病毒药物、候选疫苗或其他治疗策略的安全性和有效性尤为重要。在此之前需要明确 SFTSV 在自然界中的生物学特点，以及在人类中的复制机制和发病机制。

在 SFTSV 动物实验中，Sun 等（2022）建议：①明确研究的目标。例如，为了阐明病毒发病机制，模型应重现疾病的代表性表现；为了评估治疗策略的疗效，模型宜呈现病毒复制、病理过程、临床表现和转归。②根据研究目的，选择适当动物种类和品系的相应致死或非致死模型。不同遗传背景和生理免疫状况的不同动物在感染 SFTSV 时存在巨大差异，导致易感性和各种病理表现的差异。此外，动物的实用性、可重复性和可用性也很重要。因此，标准化实验动物，特别是小鼠，往往被优先选择，而不是选择与质量控制标准存在差距的动物。③注意 SFTSV 菌株的差异，谨慎选择用于动物感染实验的菌株。据报道，在老年雪貂模型中，一系列 SFTSV 亚型和菌株在毒力与致病性方面存在显著差异。④考虑不同感染方式（特别是感染剂量或途径）对动物结局的影响。如上文所述不同感染途径的老年雪貂的 SFTSV 感染的易感性和疾病结局有显著差异，在大量的研究中临床症状的严重程度和死亡率也与 SFTSV 剂量有关。⑤最后，应仔细参考人类病例的临床数据，严格解释结果，谨慎地将动物实验的有效数据与人类感染中的数据进行关联。

既往许多研究会采用多种动物实验模型、细胞实验等多角度对问题进行阐述，这样有助于弥补动物实验模型和人类之间的物种差异。在这个过程中也有研究引入一些特殊的动物模型，如 Liu 等在研究肥大细胞衍生的蛋白酶在致死性 SFTSV 感染相关的血管渗漏和出血病理过程中的作用时，引入了一种肥大细胞缺陷小鼠来验证肥大细胞衍生的蛋白酶的作用。根据研究的目的，应该选择更多的手段来验证结果。另外，也有更多的研究手段被引用到对 SFTSV 感染动物模型的研究中来, 帮助研究人员观察 SFTSV 感染动物的病理生理状态, 如 ^{18}F-FDG PET, 被 Daisuke Hayasaka 等用于 SFTSV 感染小鼠模型中肠道病理生理的研究中。更先进的研究手段能给研究人员提供更多的信息, 帮助研究人员更多角度地进行分析。SFTSV 致病机制等的研究与动物模型的研究是相辅相成的, 不同物种对 SFTSV 易感性的研究能更好地帮助研究人员了解 SFTSV 的致病机制, 而 SFTSV 的致病机制研究又能帮助研究人员构建更符合人类条件的动物模型。

（刘柯航, 陈志海）

第十七节 狂 犬 病

一、疾病简介

（一）疾病特征及流行情况

狂犬病（rabies）是由狂犬病毒所致的急性传染病。其临床表现为特有的恐水、怕风、咽肌痉挛、进行性瘫痪等。其典型症状是恐水症状, 即饮水时, 甚至是听到水声, 患者就会出现咽肌痉挛, 故本病又名恐水症（hydrophobia）。对狂犬病尚缺乏有效的治疗手段, 人患狂犬病后的病死率几近 100%, 患者一般于 3～6 日内死于呼吸或循环衰竭, 故应加强预防（Thumbi et al., 2022）。

狂犬病是人兽共患传染病, 多见于犬、猫、野生或流浪的哺乳类肉食动物, 如狼、狐狸、獾、蝙蝠等。人多因被病兽咬伤而感染, 我国狂犬病病例主要由犬咬伤所致, 占 90% 左右; 其次为猫, 占 5%左右; 其他致伤动物包括马、松鼠、猪、蝙蝠、猴和獾等。狂犬病流行范围广, 历史久。除南极洲外, 其他各洲都有狂犬病流行的记录, 年死亡病例数约为 60 000 例, 但狂犬病主要在亚洲和非洲流行, 特别是在亚洲的印度等地。狂犬病在我国的流行已有两千多年的历史, 《左传》曾有驱赶疯犬以预防狂犬病的记载; 长沙马王堆汉墓医书中有 "狂犬病" 的病名。1950 年以来, 我国经历了三次狂犬病流行, 分别是 20 世纪 50 年代、20 世纪 80 年代和 21 世纪初。2007 年报告病例数达到高峰值, 发病人数为 3302 例。

（二）病因

引起狂犬病的病原体为狂犬病毒（rabies virus, RV）, 属于弹状病毒科（Rhabdoviridae）狂犬病毒属（Lyssavirus）的单股 RNA 病毒。狂犬病毒外形呈弹状, 核衣壳呈螺旋对称, 表面具有包膜, 内含单链 RNA。狂犬病毒具有两种主要抗原: 一种是病毒外膜上的糖蛋白抗原, 能与乙酰胆碱受体结合使病毒具有神经毒性, 并使体内产生中和抗体及血凝抑制抗体, 中和抗体具有保护作用; 另一种为内层的核蛋白抗原, 可使体内产生补体结合抗体和沉淀素, 无保护作用。

作为 RNA 病毒, 狂犬病毒具有一定的遗传变异性和多样性, 狂犬病毒共有 4 种血清型和 7 种基因型，基因Ⅰ～Ⅳ型与 4 种血清型相对应；基因Ⅴ型和基因Ⅵ型分别为欧洲蝙蝠狂犬病毒 EBL1 与 EBL2；基因Ⅶ型为澳大利亚蝙蝠狂犬病毒。其中，狂犬病毒基因Ⅰ型是全世界陆生哺乳动物中典型狂犬病的罪魁祸首。从患者或患病动物体内分离到的病毒，称为自然病毒或街毒（street virus），其特点是毒力强，但经多次兔脑或脊髓传代后成为固定毒（fixed virus），毒力降低，可以制成疫苗。

（三）致病机制

狂犬病毒自皮肤或黏膜破损处入侵人体后，对神经组织有强大的亲和力。狂犬病的致病过程可分为 3 个阶段。第一阶段为局部组织内繁殖期，病毒自咬伤部位侵入后，于伤口附近肌细胞内少量增殖，再侵入近处的末梢神经。第二阶段为侵入中枢神经期，病毒沿周围神经的轴索向中枢神经向心性扩散，其速度约为每小时 3 mm。到达脊髓的背根神经节后，病毒即在其内大量繁殖，然后侵入脊髓并很快到达脑部，主要侵犯脑干和小脑等处的神经元。第三阶段为向各器官扩散期，病毒自中枢神经系统向周围神经离心性扩散，侵入各组织与器官，尤以涎腺、舌部味蕾、嗅神经上皮等处病毒最多。由于迷走神经核、吞咽神经核及舌下神经核的受损，可发生呼吸肌和咽肌痉挛，临床上患者出现恐水、呼吸困难、吞咽困难等症状；交感神经受刺激，使唾液分泌和出汗增多；迷走神经节、交感神经节和心脏神经节受损，可引起患者心血管系统功能紊乱，甚至突然死亡。

二、实验动物的选择

狂犬病毒的易感动物众多，几乎所有的温血动物都可感染狂犬病，所以可选择不同种类的动物进行模型研究。动物对狂犬病毒的敏感性分为 4 个等级：最敏感、敏感、中度敏感和低度敏感，在自然界中主要的易感动物是犬科和鼬科动物，以及翼手目和某些啮齿动物。而且不同动物的发病机制不同，这可能是由于不同狂犬病毒株的致病性不同，以及感染的模式、宿主的免疫状态、宿主对狂犬病毒的敏感性不同等。在国内外的研究中，科研人员建立和使用最多的动物模型为小鼠模型、犬模型、猴模型与蝙蝠模型等。每种动物模型都有其优缺点和使用范围，应该依据研究目的进行选择。其中蝙蝠是欧洲和美洲狂犬病毒的重要储存宿主之一，北美洲、拉丁美洲和欧洲对蝙蝠狂犬病的研究较多，国内未见使用蝙蝠模型的报道。

三、不同动物模型的特征

（一）小鼠模型

小鼠是使用最多的实验动物。小鼠作为狂犬病毒感染的动物模型的优点是：遗传背景均一，个体差异小，试验结果精确可靠；基因改造技术成熟，且生理生化特征和发育与人类相似；与小鼠相关的免疫球蛋白、细胞类型、细胞因子等试剂已商品化；费用和饲养要求低；样品采集方便。小鼠动物实验常使用固定毒株进行攻击，一般采用攻毒标准（challenge virus standard，CVS）株。小鼠接种狂犬病毒后 5～8 开始出现临床症状，表现为饮食量下降，毛皮慢慢失去原先的光泽，体重下降，并出现进行性麻痹等症状，进而死亡；部分小鼠出现躁狂的症状或抽搐性和强直性痉挛。从感染小鼠脑组织标本中检测到狂犬病毒蛋白及 RNA，HE 染色可见感染小鼠脑组织炎性细胞浸润，神经细胞胞质内出现内氏小体以及神经细胞退行性病变。狂犬病小鼠模型常用于狂犬病疫苗效价的检定（NIH 法）、发病机制研究和暴露前免疫等，如林海祥等用小鼠模型证明干扰素诱导剂能增强疫苗免疫的早期中和抗体和 IL-2 细胞免疫的产生及加强对狂犬病毒攻击的保护能力。小鼠模型的缺点为病毒在小鼠中枢神经系统的扩散太快，不适合用于研究狂犬病毒的暴露后预防（唐利军等，2008；宋云等，2020）。

（二）犬模型

患病犬是人感染狂犬病的主要传染源，人狂犬病的 80%～90%是由犬传播的，犬的狂犬病研究在全世界范围内有极大的公共卫生学意义；特别是在亚洲国家和地区，经济尚不发达，人口及犬数量多，免疫接种率低，犬狂犬病对人类健康和生命财产安全造成极大威胁。而且，犬狂犬病及其防治在许多方面都很有代表性，所以狂犬病犬模型也是经常使用的，常用于预防性疫苗或口服疫苗的有效性研究。犬模型一般有两种临床表现，分别称为狂暴型和麻痹型；狂暴型犬狂犬病临床分为三期：前驱期、兴奋期和麻痹期，而麻痹型犬兴奋期很短或只有轻微兴奋表现即转入麻痹期。具体地，狂犬病毒感染犬 1～4 周开始出现临床症状，具体表现为厌食、精神萎靡、静卧、唾液分泌量增加、恐水，逐渐出现麻痹、咽肌痉挛等症状并死亡，同时可在犬唾液和组织器官中检测到病毒蛋白及 RNA，发病犬的病理切片结果显示有典型的炎性细胞浸润、神经细胞水肿及脑实质出血。需要说明的是，犬的病死率比人低，有些犬感染后不发病但排毒，所以不能以致死率作为评价指标，应进行特异性检测；犬狂犬病的主要特征为狂躁不安系列症状、叫声改变和流涎，后期则为麻痹，与人类较为特殊的"恐水"症状有一定差异（周颂钦，2014）。

（三）非人灵长类动物模型

非人灵长类动物在亲缘关系上和人最接近，与人类的遗传物质有 75%～98.5%的同源性，在组织结构、免疫、生理和代谢等方面与人类高度近似。狂犬病猴模型常用于药物治疗等研究。Bear 等使用猴模型，以内源干扰素加疫苗、抗血清加疫苗、单疫苗与对照组在狂犬病毒攻击后进行处理，其死亡率分别为 12%、25%、63%和 100%，说明内源干扰素在狂犬病的治疗中有一定作用。常用于 RV 感染的非人灵长类动物有恒河猴和食蟹猴。食蟹猴被狂犬病毒感染后疾病进程很快，最初的发病症状是拒食、行动不便，进而死亡。整个病程持续了 24 h 到 4 天；少数动物存活了下来。实验猴的延髓细胞涂片中可检测到狂犬病毒蛋白，证明其被狂犬病毒感染（Weinmann et al.，1979）。

四、动物模型与临床疾病对比

不同动物模型与狂犬病临床的对比见表 11-17。

表 11-17　不同动物模型与狂犬病临床对比

患者/模型	感染途径	病毒复制	免疫反应与病理	疾病症状
临床患者	主要为病兽咬伤，少数为接触被病毒污染的组织及分泌物	在伤口旁肌肉细胞少量繁殖，沿神经向心扩散，在脊髓背根神经节大量复制，侵入脊髓到脑，之后向各器官扩散	抗病毒抗体、杀伤性 T 细胞、补体介导溶解和抗体依赖细胞毒作用升高；在大脑中存在内氏小体（Negri body）	恐水、怕风、咽肌痉挛、进行性瘫痪，进而死亡
小鼠模型	足垫、腹腔、肌内注射和脑内注射	在注射部位肌肉细胞少量繁殖，沿神经向心扩散，在脊髓背根神经节大量复制，侵入脊髓到脑，之后向各器官扩散	抗病毒抗体、杀伤性 T 细胞、补体介导溶解和抗体依赖细胞毒作用升高；脑组织炎性细胞浸润，神经细胞质内出现内氏小体以及神经细胞退行性病变	厌食，毛皮慢慢失去原先的光泽，体重下降，并出现进行性麻痹等症状，进而死亡；部分小鼠出现躁狂的症状或抽搐性和强直性痉挛
犬模型	前肢深层肌内注射、咀嚼肌注射、后肢肌内注射	在注射部位肌肉细胞少量繁殖，沿神经向心扩散，在脊髓背根神经节大量复制，侵入脊髓到脑，之后向各器官扩散	抗病毒抗体、杀伤性 T 细胞、补体介导溶解和抗体依赖细胞毒作用升高；脑组织有典型的炎性细胞浸润、神经细胞水肿及脑实质出血	厌食、精神萎靡、静卧、唾液分泌量增加、恐水，逐渐出现麻痹、咽肌痉挛等症状并死亡
非人灵长类动物模型	肌内注射	在注射部位肌肉细胞少量繁殖，沿神经向心扩散，在脊髓背根神经节大量复制，侵入脊髓到脑，之后向各器官扩散	抗病毒抗体、杀伤性 T 细胞、补体介导溶解和抗体依赖细胞毒作用升高；在大脑中存在内氏小体	拒食、行动不便，进而死亡

（王　卫）

第十八节　流行性腮腺炎

一、疾病简介

（一）疾病特征及流行情况

　　流行性腮腺炎（epidemic parotitis）是一种由腮腺炎病毒（mumps virus，MuV）感染引起的急性病毒性疾病，其临床特征通常是腮腺和其他唾液腺的单侧或双侧炎症。腮腺炎发作前可能出现的非特异性症状包括发烧、头痛、不适和厌食。该病潜伏期通常为16～18 天，但也可能为 12～25 天。高达 30% 的腮腺炎病毒感染者表现为无症状，并且幼儿和老年感染者常表现出非特异性呼吸道症状的亚临床感染（Rubin et al.，2015）。

　　除以上临床特征外，流行性腮腺炎的临床特征还包括睾丸炎、乳腺炎、卵巢炎以及胰腺炎。在极少数情况下，腮腺炎导致的睾丸炎会发展成睾丸癌。在流行性腮腺炎疫苗出现前，有报道称妊娠早期母体腮腺炎病毒感染与自然流产或宫内胎儿死亡率增加之间存在关联；然而，在疫苗后时代进行的另一项研究中并未发现这种关联。

　　腮腺炎病毒感染后的其他罕见并发症包括神经系统表现，如突发感音神经性耳聋、无菌性脑膜炎和脑炎。腮腺炎病例中发生的短暂性听力损失很少会导致永久性耳聋。此外，虽然由腮腺炎引起的无菌性脑膜炎通常表现为良性，但脑炎是一种可能致命的并发症。在流行性腮腺炎疫苗发明前，腮腺炎是美国病毒性脑炎的主要原因，占脑炎病例的1/3。已报道的其他临床并发症包括疫苗前时代的心肌炎、甲状腺炎和血小板减少症以及疫苗后时代的心肌炎、关节病与自身免疫性溶血性贫血。

腮腺炎病毒的传播主要通过呼吸道飞沫途径，也可通过接触污染物传播。腮腺炎患者在发病前 2 天到发病后 5 天具有传染性。因此，感染者应在症状出现后 5 天内自我隔离，以防止进一步传播。此外，腮腺炎病毒的传播也发生在无症状感染者身上，这给预防该病毒传播增加了不可控因素。自然感染后以及先前接种过一剂或多剂疫苗的人均有感染的报道。

（二）病因

腮腺炎病毒是一种有包膜的负链 RNA 病毒，属于副黏病毒科副黏病毒属。在电子显微镜下，病毒颗粒呈球形和多形性，大小为 100~800 nm。腮腺炎病毒基因组长 15 384 个核苷酸，编码 7 种结构蛋白，包括一种膜相关小疏水（SH）蛋白、两种表面糖蛋白[融合蛋白（F）和血凝素-神经氨酸酶（HN）]和 4 种核心蛋白[核蛋白（N）、磷蛋白（P）、基质蛋白（M）和大蛋白（L）]。P 基因编码三个转录本，分别翻译成 P 蛋白、V 蛋白和 I 蛋白。L 蛋白和 P 蛋白共同形成 RNA 依赖性 RNA 聚合酶，作为复制酶将负链 RNA 复制为正链 RNA，也作为转录酶转录 mRNA。V 蛋白阻断宿主细胞中干扰素（IFN）-β 诱导的信号转导。N 蛋白封装病毒基因组，形成病毒核心，M 蛋白将病毒核心连接到成熟病毒颗粒中的病毒膜上（Rubin et al.，2015）。

（三）致病机制

HN 蛋白通过与细胞表面的唾液酸受体结合，促进病毒附着在宿主细胞上。实验室研究表明，F 蛋白和 HN 蛋白通过抗体中与病毒成为毒力因子，HN 蛋白和 F 蛋白一起介导病毒与细胞及细胞与细胞的融合，从而使病毒得以传播。此外，HN 蛋白是免疫显性抗原，是针对腮腺炎的重组疫苗的靶标。

腮腺炎病毒基因组中序列变异最多的基因是 SH，该基因的变异造成了腮腺炎病毒基因组的多样性。因此，SH 被用作腮腺炎病毒基因分型和流行病学监测的依据。SH 蛋白位于阻断 TNF-α 的病毒膜上，可使病毒能够逃避宿主的抗病毒反应。SH 蛋白表达对病毒体外复制无影响，然而，体内研究表明 SH 蛋白可以在病毒发病机制中发挥作用。

病毒经常扩散到肾脏、远端小管、肾盏和输尿管的上皮细胞，并在这里进行复制，通过检测疾病确诊后急性期病毒尿的频率，可以推测复制部位。流行性腮腺炎造成的肾脏负担大多数表现为良性，但也存在严重间质腮腺炎病毒具有高度嗜神经性，有证据显示多达一半的感染病例涉及中枢神经系统（CNS）。

腮腺炎病毒显示出对腺体、神经组织、器官（如肾脏和心脏）以及关节组织的趋向性，在感染患者中发生腮腺炎的占 60%~70%。少数情况下其他唾液腺也可能受到影响，如下颌下腺和舌下腺。另外，腮腺炎病毒感染者的睾丸炎一般见于 20%~30%的受感染成年男性中，主要与附睾炎有关。大约 15%的睾丸炎病例可能会发展为睾丸萎缩，从而导致生育能力下降。在 5% 的受感染成年女性中观察到卵巢炎。据统计，有 4% 的腮腺炎病毒感染病例还报告了胰腺炎。中枢神经系统（CNS）受累是腮腺炎病毒感染的另一种常见表现，最常见的神经系统症状是无菌性脑膜炎，发生在 1%～10% 的病例中。据报道，高达 50% 的感染病例存在脑脊液（CSF）细胞增多症，细胞因子水平升高反映脑膜炎症（Lemon et al.，2007）。

二、实验动物的选择

已有的研究表明，广泛用作腮腺炎病毒感染动物模型的动物有地鼠、雪貂和非人灵长类动物等，这些动物模型的构建为腮腺炎病毒感染的发生发展进程和发病机制研究提供了不可或缺的实验材料。然而，由于在人为构建病毒感染模型过程中使用非自然接种途径（如颅内、腹膜内或静脉内）以及这些模型无法准确区分人类减毒株和野生株，因此这些模型中的研究结果与人类的相关性仍需进一步研究确证。此外，有科研人员探究小鼠和雪貂是否可作为腮腺炎病毒感染动物模型。研究发现这些物种中的病毒复制具有自限性，使得它们不适合进行发病机制研究。

腮腺炎病毒感染的发病机制研究的一个关键进展是开发了可预测腮腺炎病毒毒株对人类神经毒力潜力的大鼠模型。在该模型中，将病毒脑内注射到新生 Lewis 大鼠 1 个月后，取出大脑并评估病毒引起的脑积水，脑积水的严重程度与病毒对人类的神经毒力潜力相关（Rubin et al.，2000）。

三、不同动物模型的特征

（一）小鼠模型

动物品系选择 BALB/c 小鼠（雌性，6～8 周龄）。小鼠经鼻内感染或肌内注射到其双侧大腿底部，然后通过尾静脉穿刺从感染的小鼠模型获取血样进行检测。

小鼠感染后没有表现出任何明显的疾病临床表型迹象，如体重减轻、发烧或行为改变。14 dpi 和 21 dpi 时，收集血样，并通过 ELISA 检测针对腮腺炎病毒（MuV-IA）的抗体滴度，结果发现鼻内感染和肌内注射感染途径能够诱导小鼠产生抗体反应。受感染小鼠的 21 dpi 抗体滴度高于 14 dpi。在这两个时间点，肌内注射感染途径诱导的抗体滴度比鼻内感染途径高 1.5 倍（Tsurudome et al.，1987；Kristensson et al.，1984）。

（二）雪貂模型

动物品系选择远交系的 7～8 月龄的雄性雪貂。将皮下植入式温度应答器放置在每只雪貂体内，用于识别和监测体温变化。

与模拟感染[磷酸盐缓冲液（PBS）处理]的雪貂相比，腮腺炎病毒感染的雪貂存在体重减轻的趋势。在实验过程中，没有发现一只雪貂发烧（体温高于 40℃）。从感染后第 6 天开始，实验组感染的雪貂与其自身第 0 天的体温或 PBS 模拟感染对照雪貂的体温相比，体温普遍升高。在 2 dpi、4 dpi 和 7 dpi 时收集雪貂的鼻腔冲洗样品，在所有 2 dpi

鼻洗液样品中检测到感染性腮腺炎病毒，但在 4 dpi 或 7dpi 鼻洗液样品中未检测到，表明在雪貂的上呼吸道中腮腺炎病毒复制存在自限性。

14 dpi 时，实验组感染的雪貂都产生了易于检测的抗体水平，远高于 PBS 组。比较 14 dpi 和 21 dpi 血清样品的总抗体滴度表明，雪貂对 MuV-IA 肌内注射感染的体液免疫反应在感染后约 2 周达到平台期。

14 dpi 时取雪貂血清样品进行蚀斑减少中和试验，实验组中两只雪貂具有相似的总抗体滴度，但是两只雪貂的中和抗体滴度存在 4 倍差异，表明雪貂的免疫反应存在个体差异（Parker et al., 2013）。

（三）叙利亚地鼠模型

动物品系选择 7～10 周龄的叙利亚地鼠。通过滴鼻方式接种由腮腺炎病毒制备的尿囊液。在 4 dpi 和 5 dpi 时处死动物进行检查，结果发现肉眼可见的肺部局灶性病变，病理结果显示肺部支气管壁和大血管的纤维组织水肿，以及有淋巴细胞和大的单核细胞浸润。由于肺泡毛细血管充血和单核细胞浸润，广泛区域的肺泡壁明显增厚。这些区域的肺泡腔为空的或含有高蛋白质含量的凝固液。在某些区域，肺泡内有少量的单核吞噬细胞聚集，偶尔可见红细胞（Wolinsky et al., 1976; Kilham and Margolis, 1975; Ennis et al., 1969）。

叙利亚地鼠在接种腮腺炎病毒的可溶性抗原后 7 天内血清中不会出现针对可溶性抗原的抗体，这些抗体在接种后第 11～14 天达到最高水平。而针对病毒抗原的抗体在接种后第 7 天出现，并在第 15～18 天达到最高水平。可溶性抗原的抗体水平下降先于病毒抗原的抗体水平下降约 5 天。但是，在接种后第 38 天，仍能检测到针对这两种抗原的抗体。此外，抗血凝素抗体也在第 7 天出现，在第 15～18 天达到最高水平，之后开始呈现下降趋势（Mccarthy et al., 1980）。

（四）非人灵长类动物模型

动物品系选择成年中国恒河猴（雄性，4～8 kg，2～3 岁）。恒河猴可采用滴鼻方式或鞘内注射方式进行感染。腮腺炎病毒感染后，恒河猴表现为食欲下降和体重下降，但体温变化不明显。长期观察发现，被感染的恒河猴的体重在疾病发生和发展期的过程中会持续下降。同时，所有恒河猴在 14～31 dpi 时表现出典型的腮腺炎症状——腮腺肿胀。采用鞘内注射感染的恒河猴最先出现腮腺肿胀，13 dpi 时出现左侧唾液腺肿胀，再过几天后右侧唾液腺开始出现轻微肿胀。鞘内注射感染的恒河猴的腮腺炎症状会持续 22 天，并在 34 dpi 时消失。采用滴鼻感染方式的恒河猴在 20 dpi 时表现出流行性腮腺炎的典型临床症状，左腮腺肿胀明显，并且疾病一直发展至实验结束。鞘内注射感染以及模拟感染（注射 PBS）恒河猴的鼻洗液和肺洗液样本在以上所有检测时间点的腮腺炎病毒 RNA 均呈阴性，而两只滴鼻感染的其中一只恒河猴在 3 dpi、6 dpi 和 27 dpi 时的鼻洗液样本中检测到病毒 RNA，而且在 27 dpi 时才在该猴子的唾液样本中检测到病毒 RNA，表明恒河猴在腮腺炎易感性方面存在较为明显的个体差异。

此外，在 20 dpi 时，感染后恒河猴体内产生高水平抗体，但并未能阻止腮腺炎病毒在腮腺或鼻腔内的扩散和复制。比较感染与未感染组恒河猴的肺、腮腺、脑、淋巴结和脑的病理结果，在水肿或淋巴细胞浸润方面，不存在明显组织差异性。将病毒直接注射到腮腺或甲状腺可能会引起更多的物理损伤或对该损伤的免疫反应，而不是腮腺炎相关的特异性免疫反应。总之，腮腺炎病毒毒株、感染剂量、感染途径、猴子种类和采样时间的差异可能会导致不同的观察结果（Xu et al.，2013）。

（鲁帅尧）

第十九节　新型冠状病毒感染

一、疾病简介

（一）疾病特征及流行情况

严重急性呼吸综合征冠状病毒 2（SARS-CoV-2）是新型冠状病毒肺炎（COVID-19，现称新型冠状病毒感染）的病原，该病是 2019 年底由一种新型冠状病毒引入人类引起的新发呼吸道感染。新型冠状病毒肺炎（corona virus disease，COVID-19），简称"新冠肺炎"，是指新型冠状病毒感染导致的肺炎。2019 年 12 月至 2023 年，新型冠状病毒在全球广泛传播，截至 2023 年 7 月 20 日，全球感染人数高达 7 亿，已报道的死亡人数超过了 690 万。患有基础病的老年人、肥胖和心脑血管疾病人群是感染的高危人群。死者大多为有肿瘤、高血压、糖尿病和心脑血管病的人，90%以上死亡年龄超过了 70 岁。

新冠肺炎以咽干、咽痛、咳嗽、发热等为主要表现，发热多为中低热，部分病例亦可表现为高热，热程多不超过 3 天；部分患者可伴有肌肉酸痛、嗅觉味觉减退或丧失、鼻塞、流涕、腹泻、结膜炎等。少数患者病情继续发展，发热持续，并出现肺炎相关表现。重症患者多在发病 5～7 天后出现呼吸困难和/或低氧血症。严重者可快速进展为急性呼吸窘迫综合征、脓毒症休克、难以纠正的代谢性酸中毒和凝血功能障碍及多器官功能衰竭等。极少数患者还可有中枢神经系统受累等表现。

轻型患者无肺炎表现，仅表现为低热、轻微乏力等。多数患者预后良好，少数患者病情危重。老年人和有慢性基础疾病者预后较差。儿童患者的症状比老年人轻。极少数患者患病后，表现为长新冠的症状，但两年内大多可以恢复。

（二）病因

新型冠状病毒感染是由新型冠状病毒引起的疾病。新型冠状病毒（以下简称新冠病毒，SARS-CoV-2）为 β 属冠状病毒，病毒颗粒中包含 4 种结构蛋白：刺突蛋白（spike protein，S）、包膜蛋白（envelope protein，E）、膜蛋白（membrane protein，M）、核衣壳蛋白（nucleocapsid protein，N）。新型冠状病毒基因组为单链 RNA，全长约 29.9 kb，编码蛋白依次为 5'-复制酶（ORF1a/ORF1b）-S-ORF3a-ORF3b-E-M-ORF6-ORF7a-ORF7b-

ORF8-N-ORF9a-ORF9b-ORF10-3′。新冠病毒表面的 S 蛋白受体结合域（RBD）可识别宿主细胞受体血管紧张素转换酶 2（ACE2），入侵人体呼吸道，通过胞吞作用，感染宿主细胞。新冠病毒在人群中流行和传播过程中基因频繁发生突变，当新冠病毒不同的亚型或子代分支同时感染人体时，还会发生重组，产生重组病毒株；某些突变或重组会影响病毒的生物学特性，如 S 蛋白上特定的氨基酸突变后，导致新冠病毒与 ACE2 的亲和力增强，在细胞内复制和传播力增强；S 蛋白一些氨基酸突变也会增加对疫苗的免疫逃逸能力和降低不同亚分支变异株之间的交叉保护能力，导致突破感染和一定比例的再感染。

新冠病毒极易发生突变。自 2019 年发现以来，已发现的变异株有阿尔法变异毒株、德尔塔变异毒株、奥密克戎变异毒株以及其他变异毒株近千种亚型。变异毒株形成后，可能导致病毒的传播力及感染力改变，发生毒性增强或者减弱，还可能导致病毒传染性的变化，甚至出现抵抗疫苗的特性。总体而言，变异呈现毒性下降的趋势，但仍具有一定的致死性。自 2020 年下半年，各国不同的新冠疫苗上市后，相关的新冠病例重症呈下降趋势，但仍严重威胁着全球人民的健康。

（三）致病机制

新型冠状病毒感染主要的传播途径是呼吸道飞沫传播和接触传播、气溶胶与粪口传播等途径，病毒主要通过人群间的密切接触进行传播。

新冠病毒感染人体以后，通过与肺泡上皮的血管紧张素转换酶 2（ACE2）结合，在跨膜丝氨酸蛋白酶 2（TMPRSS2）的辅助下，进入人体肺支气管和肺泡上皮细胞，可以使肺泡上皮细胞脱落；细胞被病毒感染以后，病毒在细胞内进行核酸的转录、复制，细胞会出现坏死；坏死的肺泡上皮细胞被淋巴细胞清除，会引起肺部炎症；受病毒感染的细胞，ACE2 易被解整合素-金属蛋白酶 17（ADAM17）切割，致使局部 ACE2 水平下降，导致炎症反应；炎症可以导致人体出现免疫反应，尤其是较严重的"炎症瀑布"现象，可以波及全身各个器官，从而出现多个器官的功能障碍、功能衰竭。因而，新型冠状病毒感染除出现严重肺炎外，还可以表现为全身多个器官出现问题，引发严重的并发症，这也是死亡的原因之一。

新型冠状病毒的潜伏期一般是 1～14 天，有的患者的潜伏期长达 1 个月。

二、实验动物的选择

为应对 SARS-CoV-2 对人类健康的威胁，迫切需要研发新的治疗药物和疫苗，并防止未来 SARS-CoV-2 的可能变异。2020 年 2 月，世界卫生组织（WHO）组建了一个国际 COVID-19 动物模型专家小组，基于不同物种新冠靶点 ACE2 与人的同源性和实际感染效果，确定了蝙蝠、雪貂、猴子、仓鼠和转基因 ACE2 小鼠为五大新冠哺乳动物模型（Muñoz-Fontela et al.，2020；Shi et al.，2020；Shou et al.，2021）。少数研究人员也把海龟、穿山甲、蛇、猫、兔子等用于新冠肺炎的病理机制和临床疫苗的研究。

　　研究显示，小鼠因其 ACE2 与人的靶点的同源性相似度低，不能直接被感染；蝙蝠、雪貂、猴子、仓鼠因其 ACE2 与新冠病毒 SPIKE2 蛋白亲和度高，均可直接被新冠病毒感染。研究显示，不同年龄段的蝙蝠、雪貂、猴子、仓鼠均表现出对病毒的敏感性。

三、不同动物模型的特征

（一）小鼠模型

　　小鼠缺乏适当的受体来启动 SARS-CoV-2 感染。SARS-CoV-2 与 SARS-CoV 一样，利用细胞表面蛋白血管紧张素转换酶 2（ACE2）结合并进入细胞，而小鼠 ACE2 不能有效地结合病毒刺突蛋白。为克服上述困难，可采用修饰 SARS-CoV-2 的刺突蛋白和人源化 hACE2 小鼠两种方法，研制新冠病毒感染小鼠模型（Bao et al.，2020；Jiang et al.，2020）。

　　修饰 SARS-CoV-2 的刺突蛋白或是 SARS-CoV-2 病毒在小鼠体内肺细胞中连续传代诱发突变，可以与小鼠 ACE2 有效结合，新的病毒可以增加与小鼠的亲和力，但被感染的小鼠大多为非常轻微的症状。

　　人源化 hACE2 小鼠是最为成功的新冠病毒感染模型，主要为上皮细胞角蛋白启动子 *K18* 和内源性 *mACE2* 启动子的人源化 hACE2 小鼠。前者感染 SARS-CoV-2 或变异的新冠病毒后，会导致高度致死性的脑炎，5～6 天死亡，但仍有部分小鼠死于严重的肺炎。后者可能因小鼠与人的启动子表达模式不同，并不能引起严重的肺炎，小鼠也没有死亡。

　　有研究者用 *HFH4-hACE2* 转基因鼠，也获得了与 *K18-hACE2* 转基因鼠相同的结果。

　　小鼠用作新冠病毒感染模型的主要缺点是它的 ACE2 表达模式与人不同，老年人 ACE2 水平升高，而老年小鼠 ACE2 水平则下降。此外，小鼠的脂代谢、心血管疾病表现与人也存在差别。

　　尽管这些小鼠在新冠病毒感染后病理存在显著差异，但这些人源化 hACE2 小鼠仍有助于发病机制、抗病毒药物和疫苗的研究。

（二）金黄地鼠模型

　　金黄地鼠与小鼠相比，在代谢和心血管系统上与人类更加接近，既具有大动物模型的优点，又具有小动物模型的易操作、成本低等优点，是研究脂代谢紊乱、心血管疾病以及传染病（病毒等）等人类疾病的极佳的模式动物，已被用作其他呼吸道病毒的动物模型，包括 SARS 冠状病毒、流感病毒（埃博拉病毒和马尔堡病毒）与腺病毒（Sia et al.，2020）。

　　与 SARS-CoV-2 刺突蛋白受体结合域（RBD）相互作用的人类血管紧张素转换酶 2（ACE2）序列与金黄地鼠 ACE2 高度同源，金黄地鼠可通过空气或接触被 SARS-CoV-2 感染，具有与人相似的感染动力学。鼻内接种感染后，金黄地鼠表现出轻度到中度的肺炎症状，在感染后早期（接种后 1～2 天）体重逐渐下降，老年或雄性金黄地鼠显示更严重的感染表型，出现持续性的呼吸体征，包括呼吸困难。此外，金黄地鼠感染后还存在嗜睡、驼背姿势等体征。感染后 2 天（dpi），上呼吸道出现炎症浸润，病毒抗原表达和凋亡，4 dpi 时最严重。金黄地鼠感染后，可诱导肺中 IFN-γ、IL-4、IL-6、TNF-α 和 IL-12p40 表达，在 4 dpi 时达到峰值，然后在 7 dpi 时逐渐消失。在感染 1 周后，病毒在金黄地鼠体内会逐渐被清除；两周后，金黄地鼠通常会恢复正常。少数金黄地鼠会延长感染期。这些结果与人类临床观察到的结果一致，因此，金黄地鼠是一种极佳的新冠感染动物模型。

在金黄地鼠的非呼吸道组织中，只有肠道显示出病毒抗原的表达，与严重的上皮细胞坏死、肠绒毛损伤和变形以及单核细胞浸润增加。少数研究报道，感染的金黄地鼠诱导出了不同程度的多器官病变，包括脾脏、淋巴结、肾脏、肾上腺、睾丸、卵巢等。因此，金黄地鼠也是潜在的新冠病毒感染后共病研究的动物模型。

（三）雪貂模型

雪貂早先被用于人类的呼吸道病毒的致病性和传播研究，包括流感病毒和呼吸道合胞病毒（RSV），其 ACE2 与人也高度相似，也易被 SARS-CoV-2 感染。受感染的雪貂表现出与人类相似的轻度临床症状，包括体温升高、活动减少、咳嗽、嗜睡、流鼻涕、喘息、口咽黏液积聚、打喷嚏和稀便等。在感染后的第 2 天就能在其上呼吸道检测到病毒复制，并在感染后的两周内仍可检测到。雪貂体内的病毒复制仅限于呼吸道和胃肠。

雪貂感染后，存在严重的淋巴浆细胞性血管周围炎、血管炎、间质性肺炎和轻度周围支气管炎，但病毒引起的肺损伤较轻。雪貂新冠病毒传染主要是直接接触和空气传播，与人相似。因此，雪貂可用于轻度感染和人类疫苗的研究（Kim et al.，2020）。

（四）非人灵长类动物模型

非人灵长类动物是研究人类新冠病毒感染的最佳动物模型。研究人员已在恒河猴、食蟹猴、狨猴和非洲绿猴的基础上建立了非人灵长类新冠病毒感染模型。经气管内、鼻内、眼部和口腔的联合途径接种 SARS-CoV-2 后，鼻拭子、咽拭子和支气管肺泡灌洗液中的病毒载量很高，显示均能在上呼吸道、下呼吸道产生高水平的病毒复制，显示病毒性肺炎的病理特征，出现体重减轻和间质性肺炎，少数可以引起严重的呼吸窘迫和死亡，与人类一样，存在着显著的个体差异。非人灵长类动物血清中细胞因子和趋化因子，如 IL-1α、IL-6、IL-10、IL-15、MCP-1、巨噬细胞炎症蛋白（MIP）-1β 水平在 1 dpi 时升高。非洲绿猴的表型显示为中度到重度的感染和死亡，恒河猴、食蟹猴主要显示轻度至中度的感染（Shan et al.，2020；Woolsey et al.，2021）。

四、动物模型与临床疾病对比

不同动物模型与新冠病毒感染临床的对比见表 11-18。

表 11-18 不同动物模型与新冠病毒感染临床对比

物种/品系	感染途径	病毒复制	免疫反应与病理	疾病症状
临床患者	主要传播途径为经呼吸道飞沫和密切接触传播,在相对封闭的环境中经气溶胶传播,接触被病毒污染的物品后也可能造成感染	呼吸道黏膜上皮细胞和肺上皮细胞。少数报道在肠道也可复制	炎症细胞因子、脂多糖、IFN-γ、ROS、IL-6、血管紧张素II等表达升高,血管内皮细胞损伤,急性肺损伤和ARDS	咽干、咽痛、咳嗽、发热。伴有肌肉酸痛、嗅觉味觉减退或丧失、鼻塞、流涕、腹泻、结膜炎等。严重者为急性呼吸窘迫综合征、脓毒症休克、代谢性酸中毒和凝血功能障碍及多器官功能衰竭等,老年人和有慢性基础疾病者预后较差
K18-hACE2 人源化小鼠	经鼻饲法呼吸道感染	肺、心、脾、肾、脑	TNF-α、IFN-β、IFN-γ、IL-6、MCP-1、IP-10、IL-11、CXCL10 表达上调。严重脑部水肿和间质性肺炎	体重减轻,重度肺炎和脑水肿,5～6天内致死
HFH4-hACE2 人源化小鼠	经鼻饲法呼吸道感染	肺、眼、心、脑	中和抗体、淋巴细胞减少	体重减轻、呼吸困难,严重间质性肺炎,致死
mACE2-hACE2 人源化小鼠	经鼻饲法呼吸道感染	肺内复制	TNF-α、IL-1α、IL-1β 和 MCP-1 表达上调	非致死性
金黄地鼠	经鼻饲法呼吸道感染	主要分布在鼻甲、气管、肺组织和肠内	IFN-γ、IL-4、IL-6、TNF-α 和 IL-12p40 表达升高。肺炎,弥漫性肺泡损伤,肺细胞广泛凋亡,心脏和脾脏轻度改变	体重减轻,嗜睡,皮毛皱褶,背部驼背,呼吸急促,非致死性
K18-hACE2 人源化金黄地鼠	经鼻饲法呼吸道感染	主要分布在鼻甲、气管、肺组织和脑	弥漫性肺泡损伤,间质性肺炎	体重减轻,呼吸急促,5～6天死亡
雪貂	经鼻饲法呼吸道感染	鼻甲、软腭、扁桃体、气管和肺泡II型上皮细胞(AT2)	严重的淋巴浆细胞性血管周围炎和血管炎,肺泡隔和肺泡腔中II型肺细胞、巨噬细胞与中性粒细胞数量增加	体重减轻,体温升高、活动减少、咳嗽、嗜睡、流鼻涕、喘息、口咽黏液积聚、打喷嚏和稀便等,肺部轻度支气管炎,非致死性
恒河猴	经鼻饲法呼吸道感染或气管内接种	肺、气管、支气管	IL-1RA、IL-6、IL-10、IL-15、MCP-1、MIP-1β 在 1 dpi 时表达增加,TGF-α在3 dpi 时降低,淋巴细胞增加	食欲减退,体重减轻,轻度-中度肺炎,少数具有呼吸困难,非致死性
食蟹猴	经鼻饲法呼吸道感染或气管内接种	肺、气管、支气管	病毒特异性抗体,IL-10、IL-1α、IL-8、IL-15 和 MCP-1 表达上调。肺炎、肝脏和心脏炎症,肠系膜淋巴结增生,肾脏局部炎症细胞轻度浸润	体温升高,体重减轻,弥漫性间质性肺炎,肺水肿,非致死性
非洲绿猴	经鼻饲法呼吸道感染或气管内接种	口腔、鼻、咽部、支气管和肠内	IFN-γ、IL-6、IL-4/IL-13、IL-8、IL-1β 和 TNF-α 水平升高,具中和抗体反应	食欲减退,呼吸困难,间质性肺炎,ARDS,致死

(李建民)

第二十节 基孔肯亚出血热

一、疾病简介

（一）疾病特征及流行情况

基孔肯亚出血热（Chikungunya hemorrhagic fever，CHIKF）是一种由伊蚊传播的基孔肯亚病毒（Chikungunya virus，CHIKV）感染引起的急性传染病，主要特征为发热、皮疹和关节疼痛。基孔肯亚（Chikungunya）是坦桑尼亚东南部马孔德人的方言，意思是"身体弯曲"，描述的是 CHIKF 患者因关节炎而导致的肢体弯曲症状。临床上，CHIKV 感染引起的发病率高（72%～96%），其中 0.5% 的患者可能出现一些非典型的症状。近50% 的感染者可能发展为慢性肌肉骨骼疾病，影响患者的活动和劳动力。

1952 年，基孔肯亚出血热首次报道于非洲的坦桑尼亚，该病在 20 世纪主要流行于非洲和东南亚国家。尽管在非洲国家发生了多次 CHIKV 流行，但都是小规模的，而在东南亚国家发生的都是大规模城市流行。我国自 1986 年以来，时有 CHIKV 输入性病例的报道。2019 年，我国西南部发生登革病毒流行时，从该地区的登革病毒阳性样本中检测到高比例的 CHIKV 共感染。由于 CHIKV 感染的临床表现与登革病毒、寨卡病毒的感染非常类似，且 CHIKV 一直是一个不太受临床医生重视的病毒，因此，CHIKV 的感染经常被误诊为登革病毒或寨卡病毒感染。再发的、被忽视的 CHIKV，将来可能成为一种全球流行的病毒，应该引起全球的高度关注。然而，目前还没有批准上市的 CHIKV 特异性疫苗和治疗方法。动物模型在 CHIKV 的感染和致病机制研究、疫苗与药物研发中发挥了很重要的作用。

（二）病因

引起基孔肯亚出血热的 CHIKV 属于披膜病毒科（Togaviridae）甲病毒属（*Alphavirus*）成员，为直径约 70 nm 有囊膜的单股正链 RNA 病毒。CHIKV 基因组长约 12 kb，有 2 个开放阅读框，分别编码非结构蛋白（nsP1、nsP2、nsP3 和 nsP4）与结构蛋白（C、E3、E1、E2 和 6K/TF）。CHIKV 主要通过其表面的 E1 和 E2 组成的刺突蛋白结合到细胞受体，经内吞作用进入细胞而引起感染。目前发现的 CHIKV 的主要受体为人基质重塑关联蛋白 8（MXRA8），该蛋白在不同物种之间比较保守。然而，不表达 MXRA8 的细胞仍然能被 CHIKV 感染，说明还存在其他次要受体或吸附蛋白，如糖胺聚糖（GAG）、T 细胞免疫球蛋白黏蛋白 1（TIM-1）、DC 特异性细胞间黏附分子 3 结合非整合素因子（DC-SIGN）。CHIKV 可分为 3 个主要基因型，即西非型（WA）、东中南非型（ECSA）和亚洲型（Asia）。后来，从 ECSA 型又进化出一个小的分支：印度洋谱系（IOL）。

（三）致病机制

感染 CHIKV 的蚊子叮咬人之后，可引起人的感染，也有报道称病毒可以通过母胎传播，引起胎儿的感染。被感染的蚊子叮咬人皮肤时，病毒经唾液释放至皮肤，在局部感染皮肤成纤维细胞，分泌炎症因子和趋化因子，引起局部炎症，并招募单核细胞和巨噬细胞到达初级感染部位，进一步加重炎症和招募更多的炎性细胞。然后，病毒通过血液扩散至肝脏、肌肉骨骼组织与关节，如骨骼肌、肌腱、骨和关节滑膜等。通常，CHIKV感染2～4天后突然发病，主要表现为发热、皮疹和关节疼痛。急性感染期一般持续几天至几个星期。有30%～40%感染者会发展为慢性病，表现为关节炎反复发作，有的可以持续几年。由于这个阶段检测不到病毒核酸，因此推断这可能是由自身抗体等免疫介导的。病毒能在结缔组织中的成纤维细胞、星形细胞、骨骼肌成纤维细胞、成骨细胞和巨噬细胞中复制，并产生炎性因子和趋化因子，招募和激活免疫细胞，包括单核细胞、嗜中性粒细胞、NK细胞和T细胞等。这些被激活的免疫细胞进一步产生炎性因子，促进炎性细胞浸润，引起组织损伤。在免疫正常时，CHIKV感染4～7天后，病毒就基本被清除了。临床研究发现，CHIKV感染的婴儿和成人血清中IFN的水平升高。CHIKV患者外周血淋巴细胞中多个干扰素刺激基因（ISG）的表达上调。IFN信号通路缺陷小鼠，如 $IFNr1^{-/-}$ 和 $stat1^{-/-}$ 小鼠，对CHIKV感染非常敏感，且疾病严重。因此，天然免疫在控制CHIKV体内感染和复制方面起非常重要的作用。$CD4^+$ T细胞对CHIKV感染引起的关键肿胀起关键作用，激活的 $CD4^+$ T细胞通过分泌炎性因子发挥关节致病作用。CHIKV感染引起的疾病严重程度与病毒血症、Ⅰ型IFN、IL-1、IL-6、MCP-1和TNF-α水平呈正相关，其中IL-6、IL-1β和TNF-α与发热有关。表现中枢神经系统症状患者的脑脊液中可以检测到CHIKV和抗病毒IgM抗体。动物模型研究发现，CHIKV可感染脉络丛、脑膜和室管膜，通过血脑屏障引起中枢神经感染。CHIKV感染新生儿、幼龄儿童或老人，容易引起中枢神经系统症状，尤其是在高病毒血症的患者中。

二、实验动物的选择

非人灵长类动物是CHIKV最为常见的自然脊椎动物宿主。目前，已报道从全球食蟹猴、狨猴和非洲绿猴等18种非人灵长类动物中分离到CHIKV或检测到抗体，此外，有报道从棕榈松鼠和蝙蝠中也分离到CHIKV，还在船鼠、水牛和大象检测到CHIKV特异性抗体。目前，已知CHIKV能感染的常用实验动物有非人灵长类动物、小鼠、仓鼠、树鼩和斑马鱼。非人灵长类动物因其生理和遗传特征、解剖结构与人的最为相近，且能模拟CHIKV感染的病毒、临床和病理特征，病毒在感染狨猴的关节、肌肉和淋巴类组织、肝脏时可以持续长达3个月，因此该模型可用于模拟CHIKV感染引起的慢性关节疾病。小鼠作为实验动物有其独特的优势，如体积小、易操作、饲养成本低等。然而，CHIKV感染人主要引起关节炎等疾病，而成年野生型小鼠经腹腔、皮下和静脉注射感染均不能引起明显的症状。CHIKV感染新生小鼠或IFNα/β受体基因敲除小鼠后，能引起类似人的肌肉和关节病理变化，甚至还能引起小鼠中枢神经系统的感染。如果通过足垫皮内注射CHIKV感染成年野生型C57BL/6小鼠，可以引起自限性的跗骨周围炎症，表现为急性和持续性的关节炎、肌腱滑膜炎与肌炎以及病毒血症（Gardner et al., 2010）。通过鼻内感染成年野生型BALB/c或C57BL/6小鼠，CHIKV可以进入中枢神经系统。

人源化小鼠具有人的免疫细胞等的特点，能更好地模拟人的感染。CHIKV 感染人源化小鼠，能引起病毒血症和轻度至中度临床症状、组织病理变化以及免疫反应（Hibl et al., 2021）。尽管如此，小鼠模型不能模拟 CHIKV 感染引起的长期和慢性的关节疾病。CHIKV 感染仓鼠尽管不引起明显的临床症状，但病毒分布于所有主要的组织器官，表现高病毒血症和关节、肌肉等组织学病变，作为一种远交系啮齿动物在一定程度上能模拟人群遗传背景多样性对感染的影响（Bosco-Lauth et al., 2015）。树鼩对多种病原体感染都很敏感，在遗传分类上与非人灵长类动物相对较近，是一种正在兴起的实验动物。CHIKV 感染成年树鼩后，能引起病毒血症，在多种体液和组织中都能检测到病毒 RNA，且能引起血液生化指标的异常变化和组织病变。然而，树鼩还没有完全被实验动物化，检测试剂也有限，因此，还不是一个很适合于建立 CHIKV 感染模型的实验动物。斑马鱼是一种小而透明的脊椎动物，且能耐受长时间的麻醉，适合于动态观察病原体在体内的分布，如表达 GFP 的 CHIKV 在关节和神经等组织器官的分布（Palha et al., 2013）。

三、不同动物模型的特征

（一）小鼠模型

　　CHIKV 感染小鼠引起疾病的严重程度，与小鼠的年龄、免疫状况、接种途径等有关。对于免疫正常的成年 BALB/c 和 C57BL/6 小鼠，CHIKV 通过皮下或静脉感染时，不能引起明显的症状。然而，CHIKV 通过局部足垫皮内感染免疫正常小鼠，可以引起小鼠自限性的关节炎、肌腱炎和肌炎（Gardner et al., 2010）。免疫缺陷的 $RAG2^{-/-}$ 小鼠感染 CHIKV 后，表现持续性的病毒血症，然而不表现关节的肿胀。$CD4^{-/-}$ 小鼠同 $RAG2^{-/-}$ 小鼠类似，CHIKV 感染后引起持续性的病毒血症，但无关节肿胀表现。对于新生小鼠，CHIKV 感染可以引起严重的疾病，而且与年龄有关。皮内接种 CHIKV 感染 6 日龄或 9 日龄的 C57BL/6 小鼠，于感染后 6～7 天引起 100% 小鼠发生迟缓型麻痹，于感染后 12 天时所有 6 日龄小鼠死亡，而 9 日龄小鼠有一半可以存活。在肌肉、关节和皮肤都能检测到大量病毒，在脑也能检测到少量病毒。如果用高剂量（10^6 pfu）的 CHIKV 感染 6～8 日龄的小鼠，病毒可长时间存活在体内，最终引起慢性组织损伤（Zhang et al., 2022）。CHIKV 感染新生或 14 日龄的远交系 ICR 和 CD1 小鼠，也能引起病毒血症与骨骼肌的组织病理学变化（局部坏死和炎症）、关节软骨营养不良钙化，但很少有死亡，大多数动物最终康复（Ziegler et al., 2008）。CHIKV 经皮内接种感染成年干扰素信号缺陷小鼠（$IFNR^{-/-}$）也可引起严重的疾病，包括肢体无力和昏睡等，感染后第 3 天小鼠全部死亡，能从血清、肝脏、脾脏、胃、肌肉、关节、皮肤和脑等多个组织脏器分离到病毒。病毒通过脉络丛进入中枢神经系统，引起严重的脉络丛表皮细胞及其附近的室管膜细胞空泡化。CHIKV 感染趋化因子受体 $CCR2^{-/-}$ 小鼠，与野生型小鼠相比，病毒载量和抗病毒反应没有显著差异，但是可引起明显的关节疾病，表现为大量的嗜中性粒细胞浸润和关节软骨损伤。$CXCL10^{-/-}$ 小鼠感染 CHIKV 也引起与 WT 小鼠同样的病毒血症，但是关节和肌肉部位的炎性细胞的浸润减少，炎性因子的表达也下降。CHIKV 感染 $TLR3^{-/-}$ 小鼠可以引起高病毒血症和足关节严重的炎症，组织病理学表现为关节部位大量的髓样细胞浸润，该小鼠抗体的中和能力下降。巨噬细胞清道夫受体（$Msr1^{-/-}$）小鼠感染 CHIKV 后引起较高的组织病毒载量，小鼠对 CHIKV 感染引起的关节炎易感。CHIKV 感染引起的疾病也与毒株有关，如 ECSA 的 M30 病毒株感染 A129 小鼠或 AG129 小鼠，与 S27 毒株相比，可以引起高比例的急性死亡，中枢神经系统和外周器官的病毒滴度较高，脑表现出高水平的 IFN 反应，而不像 S27 毒株般引起小鼠体重和食欲下降。CHIKV 通过蚊虫叮咬的方式感染免疫细胞人源化小鼠，可引起系统性感染，包括病毒血症、轻度至中度的临床症状和相应的免疫反应（Hibl et al., 2021）。

（二）非人灵长类动物模型

与其他实验动物相比，非人灵长类实验动物因其解剖结构和遗传特征与人的最为接近，因此，由非人灵长类实验动物模型获得的研究数据转化到人类临床的成功性较大。目前，用于建立 CHIKV 感染的非人灵长类动物模型主要是食蟹猴和恒河猴（Higgs and Ziegler, 2010）。

用 10^3 pfu 的 CHIKV 通过静脉和皮内注射感染食蟹猴，血液病毒载量于感染后 2 天达到高峰（$7×10^7$～$5×10^9$ 拷贝 vRNA/ml），持续至感染后 6～7 天，这些与临床患者的很相似（病毒血症不超过 1 周，$1×10^3$～$1.2×10^{10}$ 拷贝 vRNA/ml）。感染后 1～2 天，猴子出现发热，体温高达 39.6℃。感染后的第 1 个星期，所有感染的动物都出现不同程度的皮疹，半数动物有牙龈出血现象。生化和血常规分析发现，血清中 AST 和 ALT 水平均升高，单核细胞、淋巴细胞和血小板减少，粒细胞增多。病毒血症和疾病的严重程度与感染剂量有相关性。低剂量（10 pfu）CHIKV 感染的动物，50%出现病毒血症，但不表现任何症状；中剂量（10^2～10^6 pfu）感染的动物，病毒血症和发烧、皮疹呈正相关；高剂量（≥10^7 pfu）感染的动物，腕关节和踝关节发生肿胀，出现神经症状（脑膜脑炎，如驼背和摇晃；乏力与共济失调），甚至死亡。不同的感染途径（静脉或皮内）并不影响感染引起的疾病。组织学观察发现，脾脏和淋巴结出现大量的单核细胞浸润，小叶中心肝细胞轻度至重度的水肿变性。感染后 6 天出现大量的肝细胞死亡（凋亡）。感染后 44～90 天，所有动物都表现出肝实质的轻度多灶性间质单核细胞浸润。感染后 6～97 天，在肝脏库普弗细胞的胞质中观察到大量的颗粒色素。有的肌肉坏死区可见散在的单核细胞浸润。血清中细胞因子 IFNα/β 水平与病毒血症一致，于感染后 2 天达到高峰，4 天突然下降。趋化因子 MCP-1/CCL2 水平于感染后 1～6 天快速大幅度上升。IL-6 水平于感染后 2 天也显著上升，维持在高水平长达 6 天。IFN-γ 水平于感染后 1～2 天突然上升，在接下来的 2 周内缓慢下降。血液病毒载量于感染后 2 天达到高峰，而在大部分组织中的峰值出现在感染后 6 天，然后缓慢下降，病毒在肝脏中持续存活近 2 个月，而在淋巴器官中 3 个月内都能检测到病毒。病毒在滑膜液和肌肉组织中可持续存活 1.5 个月。巨噬细胞、树突状细胞和内皮细胞中都能检测到病毒抗原，巨噬细胞是病毒持续存在于体内的细胞储存库（Labadie et al., 2010）。

CHIKV 通过气溶胶途径也能感染食蟹猴，引起病毒血症和肝损伤，但是几乎不表现临床症状。妊娠晚期的恒河猴经皮下接种 1000～10 000 pfu 的 CHIKV 后，表现发热（39.4～

39.7℃）、关节肿胀，而胎儿心率基本正常。病毒血症出现在感染后 1～5 天（2～3 天为峰值）。在母体的脾脏、淋巴结、关节组织、脊髓、骨骼肌等中都能检测到病毒 RNA，但在胎儿组织和胎盘中没有发现病毒 RNA，表明没有发生母胎传播（Chen et al.，2010）。老龄恒河猴感染 CHIKV 后，病毒在血液里的持续时间长达 10 天，感染后 35 天在脾脏中还能检测到病毒 RNA。免疫学分析表明，老龄猴的抗 CHIKV 的 B 细胞和 T 细胞反应降低。

（三）斑马鱼模型

斑马鱼作为一种新兴的实验动物模型，其个体小、易于操作和饲养成本低，且身体透明，便于进行体内成像，这些特点使其成为病毒感染机制研究、药物评价的理想模型。用 10^2 TCID$_{50}$ CHIKV 通过静脉注射感染 3 日龄的斑马鱼幼体，于感染后 24～48 h，每个幼体的病毒载量超过 10^5 TCID$_{50}$（>10^8 TCID$_{50}$/g 组织），主要症状是卵黄囊变得浑浊，其他症状还包括游泳囊膨胀、血流减慢、不规则心跳、水肿、失去平衡和对触觉反应迟钝，一般在感染后第 5 天，90%以上的感染幼体可以明显恢复。用 GFP-CHIKV 感染斑马鱼，可以应用体内成像系统动态地观察病毒在斑马鱼体内的复制情况（Palha et al.，2013）。在感染后第 4 天，大多数器官的病毒已被清除，然而，脑实质于感染后第 7 天，仍然能检测到很强的病毒信号。CHIKV 可能通过感染脑的血管内皮细胞进入中枢神经系统。利用转录组学、原位杂交分析和基因敲除等方法研究发现，CHIKV 感染斑马鱼能诱导嗜中性粒细胞的 I 型 IFN 反应，这对控制 CHIKV 的感染起非常重要的作用。因此，斑马鱼是动态观察 CHIKV 复制、研究病毒致病机制和宿主抗病毒反应很有用的一个实验动物工具。

（四）树鼩模型

树鼩因其在遗传分类上与非人灵长类动物相对较近，成为一种正在兴起的实验动物。CHIKV 经皮下注射感染成年树鼩，感染后 1～7 天内在血液中都能检测到病毒 RNA，第 1 天为病毒血症最高峰，之后逐渐下降。感染后 5～21 天，在泪液、唾液、尿液、粪便中能检测到病毒 RNA。在所有组织中，脑、心脏、肝脏、皮肤、肌肉、骨骼、前列腺等 7 种组织器官对 CHIKV 较易感，于感染后 5～21 天能检测到病毒 RNA，其中脑、肝脏、肌肉、骨骼中病毒存在时间较长，可持续到 21 天左右。且脑、肝脏、心脏中均能检测到病毒负链的存在，表明 CHIKV 在树鼩体内存在复制，并引起了相应的组织病理学变化。临床上，树鼩在感染 CHIKV 后的第 2 天开始出现体温明显升高、体重下降，持续 3～4 天；血常规和血生化变化分析结果显示，白细胞计数（WBC）、淋巴细胞（LYM）、单核细胞（MON）和中性粒细胞（Gran）水平在急性期均出现持续 3 天的下降趋势，随后恢复正常；血液中天冬氨酸转氨酶（AST）和丙氨酸转氨酶（ALT）水平也在感染后第 2 天开始显著升高，到第 6 天时恢复到正常水平。在感染后第 2～6 天还出现不同程度的皮疹、关节肿胀、脱毛等。外周血单个核细胞转录组分析表明，病毒感染激活了免疫应答和凋亡相关基因。

（五）金黄地鼠模型

金黄地鼠作为一种远交系实验室啮齿动物，常被用于建立虫媒疾病的动物模型。然而，其用于建立 CHIKV 感染模型只见于 1 篇文章报道（Bosco-Lauth et al., 2015）。对 6 周龄雄性金黄地鼠，用 CHIKV 的 ECSA 基因型毒株按 10^5 pfu 的剂量经腹部皮下感染后，于 2～4 天出现病毒血症（2.6～5.6 $\log_{10}$ pfu/ml），但不表现明显的临床症状。感染后 1～2 天，在大多数组织中能分离到活病毒，感染后 3～4 天，组织中的病毒就被清除。组织学分析表明，于感染后 3 天，金黄地鼠的后肢筋膜和腹部肠系膜出现单核细胞和肥大细胞中度炎症浸润、水肿。感染后 6 天，后肢筋膜炎由轻度发展为重度，后肢或前肢表现为坏死性肌炎。感染后 14 天，有的金黄地鼠出现严重的后肢肌炎和所有肢体的轻度腱鞘炎。感染后 2 天，能在脾脏和腘淋巴结的单核细胞中检测到病毒抗原。

四、动物模型与临床疾病对比

不同动物模型与基孔肯亚出血热临床的对比见表 11-19。

表 11-19　不同动物模型与基孔肯亚出血热临床对比

物种/品系	感染途径	病毒复制	免疫反应与病理	疾病症状
临床患者	病毒感染的蚊虫叮咬	最初的感染部位是皮肤。能在皮肤的成纤维细胞中有效复制。通过趋化因子招募单核细胞、巨噬细胞和树突状细胞，进一步引起这些细胞感染	病毒在叮咬部位感染皮肤成纤维细胞，诱导产生炎性因子和趋化因子 MCP-1，招募单核细胞和巨噬细胞到达感染部位，病毒进一步感染被招募来的细胞，释放炎性因子和趋化因子，进而引起更严重的炎症。病毒通过血液途径扩散到肌肉骨骼组织：骨骼肌、肌腱、骨、关节滑膜。这些部位中被激活的 NK 细胞和 T 细胞，清除被感染的细胞和病毒，产生 IL-6、IL-1β、RANTES、MCP-1、MIG 和 IP-10 等炎性因子与趋化因子，引起免疫病理反应，如关节炎、肌肉疼痛等。IL-6、IL-1β 和 TNF-α 与发热密切相关	典型症状：急性发热，虚弱无力，皮疹，红疹，关节炎，关节疼痛，关节水肿，持续性或间歇性关节疼痛，肌肉疼痛，有些还出现头疼等神经症状。 非典型症状：淋巴结炎症和肿胀，慢性类风湿关节炎，神经、肝、肾、呼吸、消化等多器官或系统疾病
远交系 CD-1 新生小鼠（1～3 天）	背部皮下感染（约 $10^{4.6}$ pfu）	病毒血症感染后 3 天达峰值，持续 3～5 天。感染后 1～9 天，脑组织检测到活病毒，峰值时间与病毒血症一致。腿肌肉组织病毒载量比血液高，变化趋势与病毒血症一致。感染 10 天或 11 天时，3 种组织均检测不到病毒	感染后第 12 天发现有小鼠血清抗体阳转，第 22 天约 62% 的小鼠出现抗体阳性。后肢肌肉出现严重多灶性坏死性肌炎。皮下肌肉严重坏死和钙化。关节软骨退行性钙化	感染后 7～10 天，无精打采、易失去平衡、行走困难、后肢无力拖行、背部感染部位周围脱毛。体重下降。死亡率 17%
近交系 C57BL/6 小鼠（6～8 天）	左后肢足垫皮内感染，不同剂量（10 pfu、10^2 pfu、10^4 pfu、10^6 pfu）	感染后 2 天，足部组织病毒 RNA 达到高峰，第 29 天病毒载量下降到低于检测水平。病毒载量水平与接种剂量呈正相关。接种侧病毒载量高于对侧。10^6 pfu 高剂量感染小鼠，感染后 50 天还能检测到病毒核酸	感染后 6 天，膝盖和足的骨骼肌出现退行性坏死与单核细胞浸润，肌纤维片段化、肌束间隙变宽。低剂量感染小鼠的病变于感染后 29 天完全恢复。高剂量组发展成慢性阶段时，感染后 50 天又出现新病变：骨骼肌退行性坏死、关节滑膜增生。10^2～10^6 pfu 感染动物于感染后 29 天诱导中和抗体产生，且一直维持在同一个水平至感染后 50 天，而病毒特异性 CD8[+] T 细胞水平较低，这些免疫反应能在一定程度上抑制病毒复制，但不能完全清除病毒或预防再感染	感染后 24 h，出现短暂和轻微的足垫肿胀，无体重减轻和运动下降的情况。严重呼吸道疾病，体重减轻，100% 死亡

续表

物种/品系	感染途径	病毒复制	免疫反应与病理	疾病症状
成年野生型 C57BL/6 小鼠（6 周龄以上）	后脚腹面皮下感染[2.5×10^5 细胞半数致死量（CCID$_{50}$）/ml]	病毒血症于感染后 2 天达到峰值，持续 3～5 天。足的病毒载量于感染后 1 天达到峰值，直到感染后 9 天一直能检测到感染性病毒。肌肉、脾脏和淋巴结于感染后 1～5 天，肝脏于感染后 1～3 天能检测到病毒。在脑组织未检测到病毒	足皮下水肿和明显广泛的单核细胞浸润；肌肉组织大的细胞浸润灶；关节大量的细胞浸润，关节滑膜被破坏；关节结缔组织单核细胞浸润，关节间隙存在明显的纤维渗出物；明显的腱鞘炎：腱鞘周围结缔组织炎性细胞浸润。骨骼肌炎症灶，严重的细胞浸润使肌内膜和肌周围组织扩张，肌纤维广泛坏死。淋巴组织和脾脏表现轻度病变。TNF-α、MCP-1、IFN-γ、IL-6 和 IFNα/β水平升高，峰值出现在感染后 2 天。感染后 5 周诱导明显的 IgG2c 抗体	感染后 6～8 天，足肿胀，无临床症状，无死亡
食蟹猴模型（3～5 岁）	隐静脉或皮内注射感染（10^3 pfu，10^7 pfu）	病毒血症于感染后 2 天达峰值，持续到感染后 6～7 天	感染后 6 天，主要组织病理学异常出现在脾脏和淋巴结，脾脏表现持续性细胞增多，红髓单核细胞浸润，这些细胞具有巨噬细胞的特征（嗜酸性细胞质、常染色细胞核和明显的核仁）。淋巴结皮质单核细胞浸润和滤泡扩大。肝脏小叶中心肝细胞明显水肿变性和细胞凋亡，肝实质轻度多灶性间质单核细胞浸润，库普弗细胞的细胞质内颗粒色素沉积	感染后 1～2 天体温达 39.6℃，持续至感染后 7 天。第一周所有动物都表现不同程度的皮疹，半数猴牙龈出血。血清中 AST 和 ALT 水平均升高。单核细胞与淋巴细胞减少，血小板减少，粒细胞增多。高剂量感染动物表现腕关节和踝关节肿胀、脑膜脑炎（驼背、乏力、共济失调），甚至死亡
怀孕恒河猴模型（5～7 岁，怀孕 121～132 天）	右胳膊皮下注射感染（1000～10 000 pfu）	感染后 1～5 天内出现病毒血症，2～3 天为峰值（5～6 log$_{10}$ pfu/ml）。脾脏和多个淋巴结、关节相关的结缔组织、骨骼肌与脊髓均能检测到病毒 RNA，持续到感染后 21 天。胎儿组织未检测到病毒 RNA	母体肝脏呈牙状排列的内皮细胞，弥漫性向肝窦间隙突出。中枢神经系统淋巴细胞和浆细胞的积聚，在靠近腰脊髓腹根神经节的脑膜内存在少量组织细胞（巨噬细胞）。轻度散在肌纤维坏死，星形细胞和单核细胞浸润。胎儿组织无明显病变。感染后 7 天，血清中能检测到病毒抗体。胎儿于感染后 21 天能检测到抗体。血清细胞因子于感染后 3 天达峰值，包括 IL-2、IL-6、IL-15、IL-1RA、MCP-1、VEGF 和 IL-13	间歇性发热，高达 39.7℃。关节肿胀，皮疹。胎心率在感染后 1 天、14 天、18 天出现下降。白细胞、淋巴细胞和嗜中性粒细胞在病毒血症峰值时减少
NGS 人源化小鼠模型	蚊虫叮咬感染（毒株 CHIKV 37997）	病毒血症持续 28 天，第 5 天达峰值（约 10^{10}～10^{13} RNA 拷贝数/ml）。引起系统性感染，骨髓、肝脏和肺分别在感染后 7 天、14 天和 25 天均能检测到病毒核酸与病毒蛋白	感染后第 7 天、14 天和 25 天，分别有 50%、66.7%和 83.3%的小鼠表现出 CHIKV 相关病变，如骨髓坏死、肌炎或肌腱炎。感染后 7 天和 25 天，树突状细胞、单核细胞、巨噬细胞、T 细胞、B 细胞、NK 细胞和嗜中性粒细胞等也发生了相应的变化。感染诱导抗体的产生	体温在感染后 6 天、14 天、18 天和 22 天有显著上升。皮疹于感染后 5 天和 10 天显著增加。体重于感染后 6 天、10 天和 14 天有显著下降

续表

物种/品系	感染途径	病毒复制	免疫反应与病理	疾病症状
树鼩模型	皮下注射感染（10^5 pfu/ml）	第一周持续存在病毒血症，病毒载量为 $10^3 \sim 10^7$ pfu/ml，呈现出第 1~7 天逐渐下降趋势。在感染后 5~21 天，可在泪液、唾液、尿液、粪便、脑、心脏、肝脏、皮肤、肌肉、骨骼、前列腺中检测到病毒	脑、心脏、肝脏、皮肤、肌肉、骨骼、前列腺组织炎性细胞浸润、局部水肿、空泡变性等典型病理损伤，在感染后第 5~14 天组织损伤程度最高。外周血转录组分析表明，急性期与恢复期分别产生的炎性因子和趋化因子水平升高	感染后第 2 天出现持续 3~4 天的体温明显升高、体重下降的趋势。感染后第 2~6 天出现不同程度皮疹、关节肿胀、脱毛等。白细胞计数及淋巴细胞、单核细胞和中性粒细胞水平在急性期均出现持续 3 天下降，随后恢复正常。天冬氨酸转氨酶和丙氨酸转氨酶水平在感染后第 2 天显著升高，第 6 天时恢复正常
斑马鱼模型	静脉注射感染（约 10^2 pfu）	感染后 24~48 h，病毒载量达到峰值（>10^8 TCID$_{50}$/g 组织）。感染后 4 天，大多数组织的病毒被清除，但 7 天在脑实质仍能检测到病毒。感染细胞主要是鳍的成纤维细胞、内皮细胞、肌纤维、肝细胞，红细胞中偶尔见到病毒，但巨噬细胞和嗜中性粒细胞中未检测到病毒。神经细胞和胶质细胞中检测到病毒	感染激活了 I 型干扰素途径，*Ifn1* 和 *viperin* 基因表达水平于感染后 17~24 h 达到最高峰，持续至少 4 天，且与病毒载量相关。干扰素表达的细胞主要是肝细胞和移动的白细胞，其分布在除中枢神经系统以外的几乎所有的组织器官，具体地讲，嗜中性粒细胞是产生干扰素的主要细胞，也是控制病毒感染的关键细胞	感染后 3 天，出现明显的症状，即卵黄囊变浑浊。偶尔可见游泳囊扩张延迟、血流变缓慢、不规则心跳、水肿、失去平衡和对触摸的反应迟缓，这些症状都是暂时的。一般来讲，感染后 5 天，90% 以上的感染鱼可康复
金黄地鼠模型（4~6 周，雄性）	腹部皮下注射感染（10^5 pfu，毒株：SAH2123 和 COM2005）	病毒血症出现在感染后 1~4 天（5~5.6 log$_{10}$ pfu/ml）。感染后 1 天和 2 天，所有组织的病毒检测都是阳性。感染后 3 天，肝脏的病毒被完全清除。感染后 4 天，全部动物所有的器官组织的病毒全部被清除	感染后 3 天，后肢筋膜和腹部肠系膜表现单核细胞与肥大细胞中度炎症及水肿。相关血管有罕见的、可能存在亲两性核内包涵体和染色质边缘化的内皮细胞。感染后 6 天，后肢的筋膜炎加重。后肢或前肢表现为坏死性肌炎、心肌炎。感染后 14 天，出现严重的肌炎、轻度腱鞘炎。感染后 28 天，所有动物都产生了中和抗体	无明显临床症状

（刘红旗）

第二十一节　禽　流　感

一、疾病简介

（一）疾病特征及流行情况

禽流感（avian influenza，AI）是由禽流感病毒（avian influenza virus，AIV）引起的一种疾病综合征。AIV 的天然宿主为野鸟和家禽，近年来频繁发生跨物种传播造成人的感染和临床死亡，对公共卫生安全造成严重威胁，被认为是未来最有可能引发全球大流行的病原体之一（Long et al.，2019）。

AIV 在历史上曾发生过多次感染人的事件，但大部分都是由直接接触带毒家禽导致的散发感染，暂未发生人与人之间的水平传播。现有研究表明多种亚型 AIV 均能突破种间屏障，包括属于高致病性禽流感病毒（high pathogenicity AIV，HPAIV）的 H5N1、H5N2、H5N6、H5N8、H7N9，以及属于低致病性禽流感病毒（low pathogenicity AIV，LPAIV）的 H7N2、H10N8、H10N3、H3N8 和 H9N2 等，其中 H5N1 和 H7N9 亚型 AIV 对人的致死性较高（Liu et al.，2022b），截至目前分别造成 868 例（死亡率 53%）和 1568 例（死亡率 39%）人感染事件（WHO，2023）。

（二）病因

AIV 属于正黏病毒科 A 型流感病毒属，根据其表面糖蛋白血凝素（hemagglutinin，HA）和神经氨酸酶（neuraminidase，NA）的不同，可分为 H1～H16 和 N1～N9 等多个亚型。根据 AIV 对鸡的致病性，可将其分为 HPAIV 和 LPAIV。当前 HPAIV 主要包括 H5 和 H7 亚型，其他亚型（H1～H4、H6、H8～H16）均为 LPAIV。AIV 对哺乳动物一般不致病，但自然界中天然存在部分毒株无需适应即可致死哺乳动物（Liu et al.，2022a），对公共卫生造成极大威胁。

（三）致病机制

不同亚型 AIV 感染人后引发的症状不尽相同，如 H9N2 等亚型感染人后仅引起上呼吸道感染和结膜炎等轻型症状，短期内会自愈；而 H5N1 和 H7N9 等高致病性毒株会使感染者出现昏迷、休克、多器官衰竭、脑炎及败血症，以及肺炎、呼吸衰竭和急性呼吸窘迫综合征等典型症状，进而导致人死亡（Wang et al.，2014）。人感染 AIV 后起病急、进展迅速，主要原因可能为：人体普遍缺乏对 AIV 的抵抗力；存在高血压、心肌病、冠心病和糖尿病等基础性疾病；从发病到确诊的时间相对较长，错过了治疗的黄金时期；靶向抗病毒药物疗效局限；缺乏应对过激细胞因子风暴的治疗策略与方法。

AIV 跨越种间障碍感染人需要跨越多重宿主障碍，第一种是 HA 介导的受体结合限制：人上呼吸道富含 SA α-2,6 Gal 受体，当前多种亚型 AIV 除具备结合禽源 SA α-2,3 Gal 受体的能力之外，还具备结合人源 SA α-2,6 Gal 受体的能力；第二种是禽源流感毒株 RNA 聚合酶蛋白介导的聚合酶活性具有宿主限制：AIV 的 RNA 聚合酶在哺乳动物细胞中呈现低活性，从而导致 AIV 毒株在哺乳动物细胞中的复制率不高，但当禽源 AIV 通过重组或突变获得适应性突变后可摆脱这一限制（Long et al.，2019）。

二、实验动物的选择

随着 AIV 跨种间传播宿主范围的扩大，越来越多的感染动物新模型逐渐被发现，也将为人类研究 AIV 的致病机制、疫苗、药物带来新工具。但在采用何种动物模型用于禽流感病毒感染研究时，首先应基于禽流感病毒的 HA 亚型与宿主呼吸道唾液酸受体的匹配性选择合适的动物模型，然后再结合每种模型的优缺点，选择合适的敏感动物模型。

三、不同动物模型的特征

（一）雪貂模型

雪貂是人类最早研究 AIV 致病机制的动物模型之一。雪貂的上呼吸道和下呼吸道主要存在 SA α-2,6 Gal 受体，其分布与人非常相似（Belser et al.，2011），且不表达完整的 *CMAH* 基因。因此，雪貂不仅对具备跨种感染能力的 AIV 具有高度易感性，而且能呈现类似人感染禽流感病毒后的临床症状。此外，因禽流感病毒在雪貂之间的传播特性与人际传播高度相似，雪貂可用于模拟 AIV 在自然状态下的群体传播（O'Donnell and Subbarao，2011）。除上述因素外，雪貂还有以下独特优势：一是体型较大，便于生物样本的收集；二是寿命较长，可用于长周期疫苗保护效力的免疫记忆相关机制研究。但其局限在于：①缺乏近交系，遗传背景不如啮齿动物清晰；②与小鼠等小型动物相比，雪貂体型偏大，饲养管理成本较高；③缺乏雪貂免疫因子的检测试剂及相关抗体；④在自然条件下易被禽流感病毒感染。

（二）小鼠模型

小鼠是研究 AIV 发病机制、疫苗效力、药物药效和抗病毒治疗最常用的动物模型，但小鼠呼吸道中的 SA 受体的分布与人有较大差异（Ning et al.，2009）。小鼠对部分亚型 AIV 并不易感，攻毒后一般不能表现出禽流感的典型症状。因此，流感病毒一般只有在小鼠体内进行多次适应传代才能获得对小鼠致病性较强的毒株（Liu et al.，2023），如常用的 PR8 毒株、FM1 毒株。也正因小鼠对人流感病毒缺乏先天易感性，研究者常通过对比研究原始流感毒株与鼠适应性流感毒株的基因差异来研究 AIV 对哺乳动物致病的分子机制。此外，小鼠对禽流感病毒的敏感性存在品系与年龄差异。笔者所在课题组通过多年的对比研究发现，BALB/c 小鼠比常用的 C57BL/6J、ICR、KM 小鼠对临床分离的多数 AIV 更易感，表现出更为严重的肺炎病变特征，但有少数 HPAIV 对 ICR 小鼠的致死性比 BALB/c、C57BL/6J、KM 小鼠更高。但值得注意的是，自 2010 年以来流行的部分 AIV 对小鼠呈天然高致病性，无需适应即可直接感染小鼠并致小鼠死亡。此外，我们对比研究发现，多数 AIV 对幼龄鼠的致死性与致病性比成年鼠更高。因此，在 AIV 感染小鼠模型中需要格外关注小鼠遗传背景与年龄的差异对毒株易感性的影响。但除上述因素外，小鼠作为禽流感病毒感染模型的优势在于其背景清晰，免疫因子的检测试剂及相关抗体均较为丰富，易于采用遗传学手段进行基因功能操作或使用人源化小鼠构建符合特定实验需求的模型，有利于对禽流感病毒发病机制、抗病毒药物药效机制、疫苗效力评估等进行深入研究。

（三）豚鼠模型

豚鼠对 AIV 的易感性比小鼠高，大部分毒株不需要适应传代，其通过鼻内接种就可感染未经适应的禽流感病毒。此外，豚鼠也是研究甲型流感与乙型流感呼吸道传播机制的极佳动物模型（Lowen et al.，2006）。但豚鼠在感染禽流感病毒后一般没有典型的临床表现，因此该模型很少用于研究 AIV 的致病性。

（四）金黄地鼠模型

金黄地鼠对禽流感病毒具有天然易感性，未经适应驯化的 H1N1、H3N2 甲型流感病毒均能感染金黄地鼠（Iwatsuki-Horimoto et al.，2018），且在体内也能呈现出与人类感染禽流感病毒相似的病程，但其与豚鼠一样，感染后无明显临床症状。此外，金黄地鼠在感染禽流感病毒后可通过直接接触或气溶胶途径传播病毒，是良好的禽流感病毒传播模型。对小鼠体内适应性差的 AIV 可采用金黄地鼠作为替代模型。

（五）猪模型

猪是公认的产生人流感大流行新型毒株的重要中间宿主，对病毒的传播监测具有重要价值。猪的呼吸道同时表达 SA α-2,6 Gal 受体和 SA α-2,3 Gal 受体，因此可同时感染人流感病毒和禽流感病毒。此外，猪在遗传、呼吸道解剖、生理和社会行为等方面与人有着高度的相似性（Rajao and Vincent，2015）。因此，猪在感染 AIV 后所表现出的症状也与人的临床症状相似。猪在感染 AIV 后有着与人相似的免疫反应，包括黏膜 IgA 抗体的反应和与人相似的促炎性细胞因子的产生，因此猪是研究 AIV 致病特性的理想模型。此外，猪和豚鼠及雪貂类似，AIV 可以通过气溶胶途径在猪群间传播。因猪的体型较大、饲养成本高，目前很少用于实验室研究，但近年来基于小型猪的动物模型造模成功，其气道内 SA 受体分布与家猪相同，且其对甲型流感病毒的易感性与家猪相似，未来有可能替代家猪成为研究 AIV 的新模型。

（六）树鼩模型

树鼩呼吸道的 SA α-2,6 Gal 和 SA α-2,3 Gal 受体分布与人相似，对禽流感病毒易感，且多数可出现上呼吸道症状和接触感染，提示树鼩是一个较好的研究 AIV 发病机制和传播的模型（Yang et al.，2013）。此外，树鼩作为感染模型还存在以下优点：①树鼩相比其他实验动物具维护成本低等优点，选用其造模时操作较容易；②树鼩在免疫细胞、细胞因子、免疫抗体等结构和功能方面与人具有相似性；③树鼩与非人灵长类动物的亲缘关系比与啮齿动物亲缘关系更近；④树鼩基因组中鉴定出的药物靶标蛋白中有一半以上与人类靶标的相似性高于小鼠。但目前有关应用树鼩做不同亚型 AIV 致病机制的研究报道甚少，其是否可以作为新型的禽流感病毒感染动物模型还有待进一步深入研究。

（七）非人灵长类动物模型

虽然非人灵长类动物与人类的生理和基因相似，常用来评价疫苗株免疫原性和保护效力。但因黑猩猩及其他许多非人灵长类上呼吸道缺乏 SA α-2,6 Gal 受体（Varki et al.，2011），因此它们对可感染人的 AIV 大多都不敏感。此外，非人灵长类动物饲养管理成本高、饲养周期长、个体差异大，因此，非人灵长类很少用于 AIV 的致病性和传播的常规研究。

（八）伴侣动物模型

犬目前被认为是流感病毒的宿主之一，其可以传播 H3N8 和 H3N2 亚型的流感病毒，且可以跨种间感染人流感与禽流感，尤其是当前已发生禽源 H3N8 感染人致死事件。血清学证据表明其在过往流感大流行中存在既往感染，值得我们警惕。研究显示犬类呼吸道各组织中均含有 SA α-2,6 Gal 受体和 SA α-2,3 Gal 受体，其下呼吸道中 SA α-2,3 Gal 受体尤为丰富，这可能是犬对人流感和禽流感病毒均易感的主要原因（Bui et al.，2021）。猫和犬类似，均为人类伴侣宠物，目前已知能感染 H5N1、H7N2 和 H9N2 亚型禽流感，少有报道感染人流感。

（九）禽类模型

家禽中的鸡、鸭、鹅等的呼吸道主要存在高丰度的 SA α-2,3 Gal 受体。因此，家禽是研究 AIV 的首选动物模型，常用于致病力与疫苗效力的评价，但其对人流感病毒不敏感，不宜作为研究季节性流感病毒致病机制的动物模型。

四、动物模型的对比

不同禽流感动物模型的比较见表 11-20。

表 11-20　不同禽流感动物模型的比较

物种	实验条件	易感毒株	临床症状	传播研究	试剂
雪貂	价格贵、养殖条件高	HuAIV、H5N1、H7N9	与人症状高度相似	适合	获取困难
小鼠	价格低、品种多、易于养殖	鼠适应株 H7N7，H5N1、H7N9	体重下降、死亡	不适合	成熟化、商品多
豚鼠	易获得、易于养殖	H1N1、H3N2、H7N9	无症状或症状不明显	适合	获取困难
猪	易获得、养殖要求高	HuAIV、AIV	与人症状较相似	适合	较容易获取
金黄地鼠	价格低、易养殖	H1N1、H2N2、H3N2	症状不明显	适合	获取困难
树鼩	易获得、易养殖	H1N1、H5N1、H9N2、H7N9	发热、鼻咽分泌物增多	未报道	获取困难
犬	易获得、养殖要求高	H3N2、H3N8，部分 AIV	症状不典型	未报道	获取困难

（刘开拓，张评浒）

第二十二节 人乳头瘤病毒感染

一、疾病简介

(一)疾病特征及流行情况

宫颈癌是一种常见的严重威胁女性健康的妇科恶性肿瘤,目前研究表明人乳头瘤病毒(human papilloma virus,HPV)感染是引起宫颈癌的最主要危险因素。

HPV 是一种无包膜的双链环状 DNA 病毒,直径约 55 nm,基因组长约 8 kb,编码 E1、E2、E4、E5、E6、E7 六类早期非结构蛋白以及 L1 和 L2 两种晚期衣壳蛋白,另外包含复制起点和转录因子结合位点的非编码区。L1 单体可自发形成五聚体,两种晚期蛋白 L1 和 L2 共同组成了病毒衣壳,该衣壳是由 72 个 L1 五聚体组成的一个二十面体结构,L2 位于 L1 形成的五聚体轴心中。乳头瘤病毒在动物界普遍存在,目前已经分离出近 450 种 HPV 型别的基因组,鉴定出 220 多种 HPV 类型。根据病毒的基因组结构和组织嗜性的不同,HPV 可被划分为 5 个系统发育属:α 属、β 属、γ 属、μ 属和 ν 属。引起癌症的 HPV 类型通常为 α 属;β 属的 HPV 能引起表皮疣,但很多情况下的感染是无症状的;γ 属和 μ 属的 HPV 常引起足部疣病。根据感染的主要部位,HPV 可分为皮肤型 HPV 和黏膜型 HPV。皮肤型 HPV 感染通常是低风险的,感染无症状或引起良性肿瘤,如 HPV1 和 HPV2 引起皮肤疣。根据引起临床疾病的不同,将黏膜型 HPV 分为低风险型和高风险型,大多数黏膜 HPV 类型是良性的,低风险型 HPV 主要引起肛门生殖器疣、皮肤疣和复发性呼吸道乳头瘤病等,而高风险型 HPV 主要引起宫颈癌、阴茎癌、肛门癌、阴道癌和口咽癌等(Westrich et al.,2017)。

在全球范围内,每年约有 63 万种癌症可归因于 HPV,其中 57 万种发生在女性中。宫颈癌是女性最常见的癌症之一,2020 年,全球有超过 60 万例新增宫颈癌病例,以及超过 34 万例患者死亡。研究表明,约 99.7%的宫颈癌是由持续性生殖道高危型 HPV 感染引起的。HPV 是几乎所有宫颈癌症的病因,也是其他肛门生殖器癌和口咽癌的主要病因。HPV 感染在 18~30 岁的性活跃女性中最为常见,30 岁后发病率急剧下降。但宫颈癌在 35 岁及以上的女性中更为常见。高危型 HPV 感染的全球患病率为 10.4%,在一些发展中国家可能高达 36.5%(Singh et al.,2023)。

(二)感染机制与传播途径

大多数 HPV 感染持续一至两年,病毒会被免疫系统自发清除。然而,高危型 HPV 持续感染增加了患宫颈癌的风险,HPV 在这些患者中引起肿瘤逃避免疫监测的机制尚不清楚。一些报告表明,HPV 改变了宿主的先天免疫,导致了病毒清除失败以及持续的感染。HPV 具有高度组织特异性,其生命周期与上皮的损伤和分化过程相适应,病毒的增殖只发生在基底膜细胞,并随着基底上层细胞的分化最终释放入组织外环境。HPV 感染的机制为：首先皮肤产生伤口并暴露表皮以下的基膜；然后，HPV 结合到基膜的硫酸乙酰肝素蛋白聚糖（heparan sulfate proteoglycan，HSPG）上，与蛋白的结合诱导 HPV 衣壳的构象发生改变，暴露 L2N 末端的弗林酶切位点，剪切后的 HPV 将病毒表面隐藏的 RG-1 表位暴露出来；最后，当伤口进行愈合时，HPV 从基膜上的 HSPG 释放，转移至基底层细胞表面，通过第二受体实现内吞；内吞后通过逆转录酶复合物，逆行运输至反式高尔基体网络。在这个过程中，L2 穿透内涵体膜并将病毒颗粒包裹在囊膜中。当宿主细胞进行有丝分裂时，被膜包裹的病毒颗粒可以与宿主细胞正在有丝分裂的染色体结合，直到核膜重新形成（DiGiuseppe et al.，2016；McBride，2022；Peng et al.，2016；Karanam et al.，2009）。

性传播以及皮肤与皮肤之间的接触是公认的 HPV 传播方式，HPV 感染高峰期在性活跃之后。感染生殖道高危型 HPV 和患宫颈癌的风险受到性活动的影响，多个性伴侣会使感染 HPV 的风险增加；性伴侣具有其他性传播疾病感染史、生殖器疣、宫颈癌或者生殖器癌等，均会增加感染 HPV 的风险；另外，吸烟、使用口服避孕药、孕产次数过多和性生活过早都可能增加 HPV 持续感染的风险。

二、实验动物的选择

HPV 感染具有宿主特异性，HPV 只能感染人类，并且具有明显的组织嗜性，HPV 仅在完全分化的鳞状上皮中完成完整的感染周期，这限制了 HPV 感染动物模型的研发。目前建立的动物模型主要有采用动物乳头瘤病毒感染其天然宿主、假病毒感染、整合病毒基因的肿瘤移植和转基因动物等方法。动物选择包括啮齿动物、犬、家兔、果蝇等。啮齿动物模型通常选用 6～8 周雌性 BALB/c 小鼠和 C57BL/6 小鼠；犬通常选用比格犬；家兔通常选用 9～12 周新西兰白兔和比利时白兔。

三、不同动物模型的特征

（一）小鼠模型

啮齿动物乳头瘤病毒感染模型的建立依赖于 McPV1、McPV2 和 MmuPV-1 鼠乳头瘤病毒的发现。如今已经开发了许多其他的小鼠模型用于 HPV 疫苗研究，如肿瘤移植模型、假病毒感染模型和转基因小鼠模型（Gunder et al.，2023）。

1. 肿瘤移植模型

肿瘤移植模型又分为癌细胞移植模型和癌组织移植模型。癌细胞移植模型可用于评估 HPV 疫苗对宫颈癌细胞引起肿瘤的预防作用，在小鼠模型中常使用的宫颈癌细胞包括 TC-1、U14、CaSki、HeLa、SiHa、C-33 等。免疫缺陷小鼠分别在第 0 天、15 天和 30 天，皮下注射疫苗。免疫程序完成后 7 天，每组处死部分小鼠，用于分析脾细胞的 HPV 特异性细胞免疫；对剩余小鼠在右腿皮下注射肿瘤细胞，通过目视检查、数字卡尺测量和触诊检测小鼠体征以及肿瘤生长情况，包括但不限于嗜睡、体重减轻、厌食、弓背等表现。

癌细胞移植模型也常被用于测试各种免疫治疗方法，*E6* 和 *E7* 这两种 HPV 癌基因在所有 HPV 感染的细胞中一致表达，它们协同作用导致 HPV 感染细胞的恶性转化和不受控制的肿瘤生长，是开发治疗性疫苗的主要靶点。可使用荷瘤小鼠评估疫苗免疫效果，首先，皮下注射 $5×10^4$ 的宫颈癌细胞 TC-1 攻击小鼠，在肿瘤激发后 3 天进行疫苗免疫程序；免疫程序完成后，检测 HPV16 E6 和 E7 特异性 $CD8^+$ T 细胞反应，进行全血计数、临床化学分析和组织病理学研究。若研究抗肿瘤作用则先进行免疫程序，再接种宫颈癌细胞，通过触诊和数字卡尺测量，每周监测两次肿瘤的生长情况。

癌组织移植模型具有评估药物或疫苗对肿瘤治疗效果的潜力。该模型在无菌条件下直接将人宫颈癌新鲜肿瘤标本浸泡于 RPMI-1640 细胞培养液中，清除血块和坏死组织，将肿瘤组织剪成 $2~mm^3$ 左右的组织块，将小鼠麻醉后固定于操作板上，腹部用酒精消毒并做一 0.5 cm 长切口，将已备肿瘤种植于腹部皮下并用无菌可吸收缝线缝合。每天观察小鼠的精神状态、活动力、反应、饮食、体重及腹部皮下组织的生长情况。

2. 假病毒感染模型

该模型根据假病毒感染部位分为皮肤模型和阴道模型，常用于评价疫苗的保护作用。首先是按照一定的程序和剂量免疫 BALB/c 小鼠，免疫后采集血液样品，采用 ELISA 和/或 HPV 假病毒中和方法检测体液免疫应答水平。

1）皮肤模型

用电动剃须刀在每只麻醉的小鼠腹部刮出一块裸露的皮肤。将 $3×10^9$ 个包裹萤光素酶报告基因的 HPV 假病毒颗粒（100 ng）混悬在 10 μl 0.6%羧甲基纤维素中，涂于剃光的皮肤上，使其攻击小鼠。3 天后，给小鼠注射萤光素酶底物（100 μl，7 mg/ml），10 min 后，用活体成像仪采集图像，对比观察感染情况。

2）阴道模型

第 1 天，每只小鼠皮下注射 0.1 μg β-雌二醇。第二天，每只小鼠皮下注射 3 mg 醋酸甲羟孕酮。第 6 天，腹腔注射戊巴比妥钠麻醉小鼠，用量为 50 mg/kg(浓度为 20 mg/ml)，将麻醉后的小鼠腹部朝上放置，用外置活塞式移液器吸取 50 μl 4%壬苯醇醚，将枪头伸入小鼠阴道底部，缓缓灌注壬苯醇醚。将 4 g 羧甲基纤维素（carboxymethyl cellulose，CMC）粉末溶于 100 ml 去离子水中，制成 4% CMC，然后将制备好的假病毒与 4% CMC 按 3∶1 的比例混合，并混匀。6 h 后，麻醉小鼠，取 20 μl 已制备好的假病毒 CMC 混合物，灌注于小鼠阴道内。第 9 天，小鼠麻醉后，取 50 μl 浓度为 15 mg/ml 的萤光素酶底物，灌注于小鼠阴道内，5 min 后，利用活体成像系统检测小鼠体内萤光素酶的表达情况。还可以将兔血清通过腹膜内注射给未感染的小鼠，再通过假病毒攻击，3 天后检测小鼠的阴道感染情况，来评估疫苗免疫后血清的被动转移能否保护小鼠免受 HPV 假病毒引起的阴道感染。

3. 转基因小鼠模型

鉴于小鼠乳头瘤病毒与人乳头瘤病毒不同，在含有 HPV 相关癌蛋白的模型中评估药物的预防作用十分必要。转基因小鼠模型中形成的肿瘤能够体现人体中的肿瘤分子特征，如使用 hK14HPV16 E7 转基因小鼠。该小鼠携带人角蛋白 14（*K14*）启动子引导的，包含有 E6、E7 开放阅读框的 *HPV16* 基因片段，其中 *E6* 序列中存在翻译中止序列，使其无法产生有功能的 E6 蛋白，只有 E7 能够从此片段合成。*K14* 启动子是基底层特异启动子，其使用使得 E7 能够特异性表达到 HPV 相关肿瘤发展的前体分化细胞中。表达 E7 的小鼠表现出高外显率的上皮增生，产生自发性肛门非典型性增生，75% 或以上的小鼠在 25 周时出现高度肛门非典型性增生，最后发展为肛门癌。该模型常用于评估药物对 HPV 引起的肿瘤的预防以及治疗效果。

可以使用条件性表达病毒基因小鼠模型，通过转基因在小鼠体内导入两侧带有对向 *loxp* 序列的 HEV16 E7 和绿色荧光蛋白（green fluorescent protein，GFP）的反向互补序列，通过注射表达 Cre 重组酶的慢病毒引导 *loxp* 序列发生重组，让小鼠局部表达 HPV16 E7 和 GFP 报告蛋白。另外，也有采用 C57BL/6NTac 小鼠建立瞬时表达病毒基因的动物模型，麻醉小鼠后，在其阴道下 1/3 注射编码萤火素酶和 HPV16 E6/E7、萤火素酶与 HPV18 E6/E7、myrAKT、c-myc 和睡美人转座酶的质粒（每种质粒 10 μg，总注射体积为 20 μl），再通过注射部位的局部电击实现转染。电击使用 72 V 电压、间隔时间 200 ms、持续时间 20 ms、8 个脉冲。电击后每周给小鼠注射 200 μl 萤火素酶底物，麻醉小鼠后进行生物发光成像，观察基因的表达情况。以上模型可作为开发治疗性 HPV 疫苗的临床前模型（Henkle et al.，2021）。

（二）犬模型

犬口腔乳头瘤病毒（canine oral papillomavirus，COPV）感染犬类引起的病变在形态学上与 HPV16 和 HPV11 引起的病变非常相似。目前已有基因转导的比格犬模型建成，在比格犬肌肉中注射编码 HPV16 E7 和 GFP 蛋白的慢病毒载体实现基因的局部递送，可通过检测荧光以及 RT-PCR 反映 E7 表达情况。犬的免疫系统与人类相似，可以在 HPV 疫苗以及治疗性药物评价研究中很好地模拟人体免疫反应（Totain et al.，2023）。

（三）家兔模型

1. 假病毒感染模型

家兔是研究 HPV 疫苗保护作用的常用动物。在假病毒感染模型中，采用盐酸氯胺酮和甲苯噻嗪混合溶液麻醉新西兰白兔，将其背部剃光，用手术刀在背部左右两侧制造 0.5 cm 直径的刮伤伤口。3 天后，再次麻醉，用注射器在伤口处注射携带棉尾兔乳头瘤病毒（cottontail rabbit papillomavirus，CRPV）基因组和同源或者 HPV 异源外壳组成的假病毒，感染后 2～9 周可以在新西兰白兔背部皮肤上引起表皮乳头状瘤，评估瘤体的大小（Mejia et al.，2006）。

2. 转基因模型

转基因家兔用于研究以早期基因和晚期基因为靶点的治疗性疫苗，常使用表达人类主要组织相容性复合体Ⅰ类（major histocompatibility complex-I，MHC-I）基因（*HLA-A2.1*）的转基因兔评价治疗性疫苗的疗效。兔子背部接受野生型 CRPV 攻击，建立感染模型，每周测量并记录乳头状瘤的三维大小。该模型中 CRPV 诱导的感染具有长期持续性和恶性进展性，实验重复性好，适合研究高危型 HPV 感染。

（四）果蝇模型

果蝇与人类之间的基因和信号通路具有较强的保守性，果蝇作为一种强大的遗传模型生物被广泛而成功地用于研究包括癌症在内的多种人类疾病。许多肿瘤抑制基因和致癌信号通路都能够在果蝇模型中被鉴定出来。2016 年，有研究者使用遗传模型生物黑腹果蝇开发了一种 HPV E6 介导的细胞转化的体内模型。在该模型中，HPV E6 和 E3 泛素连接酶在翅膀与眼睛中的共表达会导致严重的形态学缺陷，HPV E6 介导的细胞转化机制具有高度保守性。果蝇 HPV E6 模型可用来探索和理解 HPV E6 诱导的恶性肿瘤的细胞机制（Barmchi et al.，2016）。

（五）其他模型

上述小鼠、犬、家兔、果蝇动物可以模拟 HPV 的感染或致病的过程，在研究 HPV 感染及致病机制、评价预防和治疗性产品中发挥了重要作用，对于 HPV 疫苗也常采用小鼠、家兔和猕猴作为免疫原性评价动物。在小鼠中，常使用候选疫苗加佐剂单次或多次免疫，检测免疫后动物体内抗体的水平，反映疫苗的体液免疫应答情况，这也是目前 HPV 疫苗免疫原性评价的最主要的方法。也有研究将 HPV 疫苗免疫家兔，检测免疫后家兔血清中 HPV 特异性抗体水平以反映疫苗的免疫原性。为了更加接近地模拟人体的免疫应答情况，可选用雌性猕猴进行疫苗免疫原性评价，在免疫前后采血，收集血清、血浆和外周血单个核细胞用于全面分析疫苗免疫应答。

四、动物模型与临床疾病对比

不同动物模型与人乳头瘤病毒感染临床的对比见表 11-21。

表 11-21 不同动物模型与人乳头瘤病毒感染临床对比

物种/品系	感染途径	病毒复制	免疫反应与病理	疾病症状
临床患者	性传播以及皮肤或黏膜局部损伤后接触病毒	病毒在感染宿主的黏膜和皮肤上皮细胞复制	病理表现从不典型增生到浸润性鳞状细胞癌等，引起机体免疫应答反应,但自然感染引起的抗体水平较低	由于感染部位和HPV分型风险等级不同，可引起不同的疾病。低风险 HPV 引起尖锐湿疣、结膜乳头状瘤、复发性呼吸道乳头瘤病、结膜翼状胬肉、褐色扁平丘疹等。高危险 HPV 引起宫颈上皮内瘤变及宫颈癌、头颈部鳞状细胞癌、眼表鳞状瘤变、肛门癌、口咽癌等

续表

物种/品系	感染途径	病毒复制	免疫反应与病理	疾病症状
小鼠	肿瘤细胞或组织移植、假病毒感染、转基因	(1)肿瘤移植模型：不存在病毒复制。移植组织存在 HPV DNA，外周血、肝、脾、肾、子宫等脏器无 HPV DNA；(2)假病毒感染模型：病毒进入细胞但不复制；(3)转基因模型：不存在病毒复制	局部模拟病毒感染和肿瘤生长情况	移植瘤一般呈半球形生长，瘤体长至 1 cm³ 时可出现溃破和出血。精神萎靡、行动迟缓、目光呆滞、反应迟钝、消瘦、体重下降
犬	慢病毒载体肌内注射	基因转导，不存在病毒复制	蛋白表达，不影响免疫系统	—
家兔（新西兰兔）	同源或异源嵌合含棉尾兔乳头瘤病毒基因组的假病毒皮肤注射	细胞内病毒可复制，动物体内未报道	表皮乳头状瘤	背部皮肤注射部位引起表皮乳头状瘤
果蝇	转基因	不存在病毒复制	—	翅膀长水疱、充满黑色液体、结构模糊、没有静脉纹路；眼睛粗糙、小眼组织融合、刚毛增加

（张青凤，黄维金）

第二十三节 乙 型 脑 炎

一、疾病简介

（一）疾病特征及流行情况

乙型脑炎（乙脑）是由乙型脑炎病毒（encephalitis virus，JEV）引起、经蚊叮咬传播的急性传染病。该疾病主要在 15 岁以下儿童中流行，并导致较为明显的临床症状，随着保护性免疫力的下降，老年人的发病率也相对较高。另外，由于缺乏保护性免疫，旅行导致的乙型脑炎感染无明显年龄差异，青壮年人群同样可被感染。被乙脑病毒感染后多数人无症状或症状很轻，少数呈现典型乙脑症状。潜伏期为 4～14 天，发病初期主要表现为急性脑炎症状，如发热、头痛，有恶心、呕吐、嗜睡等症状，若未得到及时规范治疗，随后 2～3 天可能出现意识障碍、惊厥或抽搐以及呼吸衰竭等严重症状，部分病例可留下神经系统后遗症或因呼吸衰竭死亡。

该病原体于 1934 年首次在日本被发现。乙型脑炎感染的流行范围较为广泛，影响约 25 个亚洲国家，我国是其中之一。目前，除新疆、西藏和青海外，我国其他地区均存在乙脑病毒传播风险，2015～2019 年的乙脑报告病例数为 416 例（2019 年）～1800 例（2018 年）。

（二）病因

乙型脑炎病毒属于黄病毒科黄病毒属成员，有一个血清型和 5 个基因型（G Ⅰ～G Ⅴ），其中 GⅢ型病毒曾经是温带地区的主要基因型，在人类中引起乙脑的暴发。目前，全球乙脑病毒的优势毒株为 G I 型。乙型脑炎病毒颗粒呈球形，直径 37~50 nm，外有脂质包膜，表面有棘突。乙型脑炎病毒基因组为单股正链 RNA，全长约 11 kb，含有一个开放阅读框，依次编码 3 个结构蛋白（衣壳蛋白 C、膜蛋白 M 和包膜蛋白 E）和 7 个非结构蛋白（NS1、NS2A、NS2B、NS3、NS4A、NS4B 和 NS5），5′端和 3′端则各有 1 个非编码区。

（三）致病机制

乙脑的发病机制较为复杂，感染乙脑病毒的蚊虫叮咬人体后，病毒先在局部组织细胞和淋巴结及血管内皮细胞内增殖，不断侵入血流，形成病毒血症，经血行散布全身。由于病毒有嗜神经性，可通过血脑屏障（BBB）进入中枢神经系统，随后刺激神经胶质细胞（小胶质细胞和星形胶质细胞）产生深度神经炎症反应，引起神经细胞损伤。

二、实验动物的选择

乙型脑炎病毒感染的脊椎动物主要有鸟类、小型野生动物和非人灵长类动物，其中小鼠等啮齿动物是实验动物最佳的选择，也有以小型猪为实验动物的报道。

三、不同动物模型的特征

（一）小鼠模型

目前报道的小鼠模型主要有 BALB/c、C3H/HeN、C57BL/6 和 DBA/2 小鼠。

1. BALB/c 小鼠

BALB/c 小鼠血液中缺乏对乙型脑炎病毒 G V 型结构蛋白的清除机制，因此对乙型脑炎病毒 G V 型具有较高的易感性，而对 GIII 型不易感。

乙型脑炎病毒可侵袭并损伤中枢神经系统，在腹腔感染 10 周龄 BALB/c 小鼠后，在第 5 天可出现严重的脑膜炎。脑部组织病理学发现，脑组织神经元严重变性，形成空泡、液化坏死和血管套，与人类疾病的特征类似（Ye et al., 2014）。

2. C3H/HeN 小鼠

C3H/HeN 小鼠对乙型脑炎病毒较为易感，通过腹腔感染可产生与人类相似的急性脑炎症状，且死亡率较高。同时，在外周淋巴器官及血清中均可检测到低水平的病毒核酸。经颅内感染可引起小鼠脑组织神经元坏死及嗜神经现象，可见小胶质细胞增生形成胶质结节，外周血管出血形成血管套索，这些病变主要集中在大脑灰质层，大脑皮层及海马体也有发生（Wang and Deubel, 2011）。

3. C57BL/6 小鼠

C57BL/6 小鼠对乙型脑炎病毒易感。病毒经尾静脉感染 6~8 周龄的 C57BL/6 小鼠，可引起明显的体重减轻和典型的神经系统症状，如后肢僵硬、步态失衡和瘫痪等，在肝、脾、淋巴结及脑组织中均可检测到病毒核酸，但以脑组织中的病毒载量最高。当乙型脑炎病毒入侵小鼠中枢神经系统时，会引起炎症细胞因子和趋化因子的浓度上调，继而破坏血脑屏障，加剧小鼠神经系统症状，这与 JEV 感染人神经细胞和血脑屏障的体外实验结果相似（Li et al.，2015）。

4. DBA/2 小鼠

DBA/2 小鼠对乙型脑炎病毒的易感性略低，通过腹腔、尾静脉注射等方式感染，在外周淋巴器官及血清中可检测到低水平的病毒核酸。但 DBA/2 小鼠在感染早期即可产生高滴度的中和抗体，可阻断乙型脑炎病毒的神经侵袭，这是 DBA/2 小鼠较其他小鼠症状减轻的重要原因（Wang and Deubel，2011）。

（二）免疫功能缺陷小鼠模型

AG129 小鼠对乙型脑炎病毒感染具有较高的敏感性。其在感染后第 7 天可出现明显的体重减轻及行动迟缓、共济失调等神经症状，但无瘫痪。病理学结果显示，其主要病理改变集中于小鼠大脑皮质，该组织主要参与记忆及智能功能。AG129 小鼠感染后的中枢神经系统症状不明显，故而在模拟人类感染并观察病理损伤时较少使用（Aoki et al.，2014）。

（三）非人灵长类动物模型

恒河猴通过皮下接种的方式感染乙型脑炎病毒，可获得与人自然感染途径相似且典型的脑炎症状、体征及病理改变。在感染后第 6～8 天，恒河猴体温急剧上升至 39℃及以上，出现食欲减退、脸部反射亢进、肌张力增加、体重减轻，部分动物肢体出现痉挛性麻痹、目光呆滞、对外界刺激丧失反应、运动时平衡失调，最终因呼吸及循环系统衰竭而死亡。病理结果显示，恒河猴脑膜充血，血管内皮细胞肿胀，脑干大面积坏死，存在较多细胞渗出液。但通过硬脑膜及肌内注射给予单克隆抗体的疗效良好（施新猷等，1991）。

四、动物模型与临床疾病对比

不同动物模型与乙型脑炎临床的对比见表 11-22。

表 11-22　不同动物模型与乙型脑炎临床对比

物种/品系	感染途径	病毒复制	免疫反应与病理	疾病症状
临床患者	蚊虫叮咬	通过血脑屏障进入中枢神经系统，刺激神经胶质细胞（小胶质细胞和星形胶质细胞）产生深度神经炎症反应，导致神经细胞损伤	病毒感染树突状细胞、成纤维细胞、内皮细胞和周细胞及局部淋巴结，随后出现原发性无症状病毒血症。病毒经血液途径和淋巴系统扩散至多器官（如心、肝、脾与肌肉），引起继发性有症状性病毒血症	高热、头痛、颈部肌肉僵硬、定向障碍、癫痫发作、麻痹、昏迷，并最终死亡

续表

物种/品系	感染途径	病毒复制	免疫反应与病理	疾病症状
BALB/c 小鼠	颅内、静脉或腹腔注射	—	脊髓、脑干、丘脑、小脑和大脑中神经元变性、坏死与炎症	感染后 5 天，10 周龄小鼠出现严重脑膜炎，脑部神经元出现明显变性，形成空泡、液化坏死和血管套，与人类疾病类似
C3H/HeN 小鼠	颅内、静脉或腹腔注射	—	外周淋巴器官及血清中均可检测到低水平的病毒 RNA。颅内注射可出现神经元坏死及嗜神经现象，小胶质细胞增生形成胶质结节，外周血管出血并形成血管套。病变主要发生在大脑灰质，大脑皮层及海马体也有病变发生	可产生与人类相似的急性脑炎症状，死亡率较高
C57BL/6 小鼠	颅内、静脉或腹腔注射	—	肝、脾、淋巴结及脑组织中均可检测到病毒核酸，脑组织病毒载量最高。入侵中枢神经系统引起炎症细胞因子和趋化因子浓度上调，破坏血脑屏障	可出现明显的体重减轻和典型的神经系统症状，如后肢僵硬、步态失衡和瘫痪等
DBA/2 小鼠	腹腔或静脉注射	—	外周淋巴器官及血清中可检测到低水平的病毒 RNA，早期即可产生高滴度的中和抗体	与 C3H/HeN 小鼠症状相似，但死亡率较低
AG129 小鼠	颅内、静脉或腹腔注射	—	主要病理改变集中于大脑皮质	感染 JEV 后第 7 天出现明显的体重减轻及神经症状，如行动迟缓、共济失调等，但无中枢神经系统症状如瘫痪
恒河猴	皮下注射	—	脑膜充血，血管内皮细胞肿胀，脑干大面积坏死，存在较多细胞渗出液	食欲废绝、脸部反射亢进、肌张力增加、体重减轻，部分动物肢体痉挛性麻痹、目光呆滞、对外界刺激丧失反应、平衡失调，最终因呼吸及循环系统衰竭而死亡

（崔紫衿，邓永强，秦成峰）

第二十四节 黄 热 病

一、疾病简介

（一）疾病特征及流行情况

黄热病（yellow fever）是一种由黄热病毒引起的，经蚊叮咬传播的急性传染病，其临床表现为高热、黄疸、出血等，潜伏期短（大多为 3～6 天），并发症多。典型病例的临床过程可分为感染期、缓解期、中毒期和恢复期 4 期。感染期的常见症状包括突发高热、头痛、黄疸、肌肉疼痛、疲劳、食欲不振、恶心呕吐等；大多数情况下，3～4 天后症状消失，此时称为缓解期；约有 15% 的患者会出现急性出血热、肝肾受损、严重的黄疸等症状，此时进入中毒期（肝肾损害期），甚至在 7～10 天内死亡；恢复期持续 2～4

周，表现为体温下降至正常水平，症状消失，各器官功能逐步恢复，但疲劳感仍会持续数周，黄疸和转氨酶指标值升高可持续数月。

黄热病主要在中南美洲和非洲的热带地区流行，全年均可发病，但发病季节高峰与蚊虫活动季节高峰相一致。世界卫生组织统计，2013 年非洲因黄热病造成的严重病例为8.4 万～17 万例，其中死亡 2.9 万～6 万例。截至 2023 年，非洲有 34 个国家，中美洲和南美洲有 13 个国家属于黄热病的流行国家，或者有黄热病流行的地区。我国于 2016 年3 月 12 日确诊首例输入性黄热病病例，截至 2016 年 3 月 24 日共发现 6 例输入性病例，均来自安哥拉（国家卫生和计划生育委员会，2016）。

（二）病因

黄热病毒属于黄热病毒科黄热病毒属成员，只有一个血清型。黄热病毒颗粒呈球形，直径 40～60 nm，外有脂质包膜，表面有棘突。黄热病毒基因组为单股正链 RNA，全长约 11 kb，含有一个开放阅读框，依次编码 3 个结构蛋白（衣壳蛋白 C、膜蛋白 M 和包膜蛋白 E）和 7 个非结构蛋白（NS1、NS2A、NS2B、NS3、NS4A、NS4B 和 NS5），5′端和 3′端则各有 1 个非编码区。

（三）致病机制

黄热病的发病机制尚不明确，一般认为黄热病毒可在叮咬部位复制，通过淋巴和血液扩散至其他器官与组织，并在其中不断繁殖，然后释放入血，引起病毒血症，主要侵入肝脏、脾脏、心脏、骨髓和横纹肌等。其中肝脏是主要的靶器官，患者由于肝脏受损而出现血清转氨酶、胆红素水平升高和凝血酶原时间延长等，同时可见肾脏、心脏等受累。

二、实验动物的选择

黄热病毒的动物模型主要有小鼠、金黄地鼠和非人灵长类动物，每个动物模型均在一定程度上与人类感染疾病的过程相似，可用来表征和阐明病毒感染与致病机制，以及评价预防或治疗对策（Julander，2016）。

三、不同动物模型的特征

（一）小鼠模型

小鼠对黄热病毒感染具有天然的抵抗力，尚未在免疫健全小鼠上建立黄热病毒的亲内脏模型（Shinde et al.，2022），目前，多采用嵌合小鼠和免疫功能缺陷小鼠模型。

1. 嵌合小鼠模型

FRG 小鼠是一种 C57BL/6 背景的 *Fah*、*RAG-2* 和 *IL2RG* 基因敲除小鼠，可改造为人肝细胞（HFRG）取代小鼠。研究发现，静脉接种 2×10^5 FFU 的黄热病毒 Dakar 株，可导致 HFRG 小鼠体重下降 10%～25%，并引起高病毒滴度的肝脏疾病。肝脏病理结果显示，肝脏细胞出现凋亡和脂肪变性，肝脏区域性坏死与炎性渗透，这些症状都是人类黄热病的典型表现。尽管该模型需要对动物的免疫反应进行失调或嵌合化，但也不失为一种重要的动物模型。

2. 免疫功能缺陷小鼠模型

缺乏关键抗病毒基因的小鼠更容易受到黄热病毒感染，包括黄热病毒减毒株。研究表明，缺乏干扰素 α/β 和干扰素-γ 受体的小鼠能增加对黄热病毒的易感性（Meier et al.，2009）。在相同的感染条件下，干扰素 α/β 受体基因敲除的 A129 小鼠既存在嗜内脏感染，也存在嗜神经感染。同时，小鼠对黄热病毒疫苗株 17D 的敏感性还取决于感染剂量和感染途径（Erickson and Pfeiffer，2015）。黄热病毒野毒株 Asibi 和 Angola73 对 3～4 周龄的 A129 小鼠或 *STAT1* 基因敲除的 STAT129 小鼠更易感，小鼠在感染后 6～7 天内全部死亡，体内 MCP-1 和 IL-6 水平显著上升。肝组织病理学检测结果显示，肝脏出现脂肪变性、凋亡和坏死性病变以及免疫细胞渗透。这些表现都与严重的人类疾病中出现的嗜内脏、嗜肝性表型相一致。C57BL/6 背景的 *IFNAR*$^{-/-}$ 成年小鼠中也有类似的结果。同时，黄热病毒野毒株 Asibi 在 *STAT2*$^{-/-}$ 小鼠中也能有效复制。此外，用黄热病毒疫苗株 17D 或 17D 衍生的质粒感染 AG129 小鼠，也会引起神经外组织中病毒复制动力学的差异。目前，干扰素受体缺陷小鼠品系可用于确定各种疫苗的安全性和病毒动力学特征。

（二）金黄地鼠模型

金黄地鼠是病毒的易感宿主。黄热病毒野毒株 Jimenez 和 Asibi 株均可通过连续传代的方式适应于金黄地鼠。例如，Jimenez 株在金黄地鼠肝脏中连续传 10 代，产生的毒株可使金黄地鼠出现嗜睡、食欲不振和竖毛，并产生比亲本毒株更高的病毒血症（Tesh et al.，2001）。组织病理学发现，肝脏嗜酸性小体与凋亡小体相融合，与实验感染猕猴和人类重症病例肝脏中观察到的结果相似。与此同时，肝脏中出现大量肝细胞坏死、微泡脂肪变性，血清中的天冬氨酸和丙氨酸的氨基转移酶水平升高，这些表现都与人类疾病一致（Xiao et al.，2001）。Asibi 株在金黄地鼠肝脏中连续传 7 代，产生的毒株能够引起亚成体金黄地鼠在感染后第 8 天出现严重的病毒血症、严重嗜内脏病和死亡（McArthur et al.，2003）。目前，金黄地鼠模型可用于评估黄热病毒的治疗方法和疫苗效果，也可用于评价病毒的媒介传播能力。

（三）非人灵长类模型

非人灵长类动物是黄热病毒的天然宿主。早在 1928 年，Stokes 等发现亚洲的恒河猴容易感染黄热病毒，其临床表现和尸检报告与人类的几乎相同。此后，恒河猴和食蟹猴通常被用于黄热病毒的临床、生化、免疫学和病理生理学特征研究。恒河猴感染 25 $TCID_{50}$ 到 5×10^4 $TCID_{50}$ 剂量的黄热病毒野毒株 DakH1279，结果显示，黄热病是一种典型的嗜内脏疾病，对肝脏和肾脏的损害显著（Engelmann et al.，2014）。肝脏病理结果显示，肝脏变色，出现出血灶、广泛的肝细胞坏死和康斯尔曼体（肝细胞嗜酸性变性）等迹象。肾脏病理结果显示，肾小管坏死和蛋白质沉积。这些病理改变的同时引起与肝和肾损害相关的关键指标变化，如淋巴细胞减少、细胞因子水平升高和肝酶水平升高。而这些病理指标通常仅在濒临死亡的动物实施人道安乐死前几小时检测到（Engelmann et al.，2014）。此外，用黄热病毒实验性感染非洲非人灵长类动物仅会产生隐性感染以及轻微疾病。

四、动物模型与临床疾病对比

不同动物模型与黄热病临床的对比见表 11-23。

表 11-23　不同动物模型与黄热病临床对比

物种/品系	感染途径	病毒复制	免疫反应与病理	疾病症状
临床患者	蚊虫叮咬	感染期可在血清中检测到黄热病毒，中毒期患者肝脏、肾脏均能检测到严重损伤	病毒特异性 $CD4^+$、$CD8^+$ T 细胞增加，IFN-γ、IL-2 和转氨酶指标升高	初期发热、黄疸、出血、蛋白尿和恶心呕吐，晚期暴发性肝功能衰竭、肾功能衰竭和弥漫性血管内凝血
正常小鼠	肌内注射、腹腔注射和皮下注射	—	—	30 天内无疾病征兆
嵌合小鼠	静脉注射	在血液及肝脏中复制	肝脏细胞凋亡、脂肪变性、区域性坏死和炎性渗透	体重下降、肝炎
AG129 小鼠	腹腔注射和皮下注射	在血液、淋巴结和肝脏中复制	MCP-1 和 IL-6 水平显著上升；脂肪变性、凋亡和坏死性病变，以及免疫细胞渗透	嗜睡、驼背、接种部位肿胀、体重减轻
$STAT2^{-/-}$ 缺陷小鼠	肘关节注射	在淋巴结和血液中复制	脾脏、肝脏组织病理学异常	感染 3 天后出现病毒血症
金黄地鼠	静脉注射	在血液、心脏、脾脏和肝脏内复制	肝细胞坏死、微泡脂肪变性，血清天冬氨酸和丙氨酸的氨基转移酶水平升高	弓背竖毛、体重下降、嗜睡和食欲不振
恒河猴	皮下注射、肌内注射、颅内注射	在接种部位复制，随血液扩散至肝、肾等组织	肝脏变色、出血、肝细胞坏死；肾小管坏死、肾蛋白沉积；淋巴细胞减少、细胞因子水平升高、转氨酶水平升高	体重下降、重度肝损伤、死亡

（王族馨，邓永强，秦成峰）

第二十五节　西尼罗病

一、疾病简介

（一）疾病特征及流行情况

西尼罗病由西尼罗病毒（West Nile virus，WNV）感染引起，是一种经蚊子叮咬传播的急性传染病。西尼罗病毒感染在临床上可分为隐性感染、西尼罗热、西尼罗脑炎或脑膜脑炎。人类感染者大多数（>80%）为隐性感染，潜伏期为 3～15 天，主要表现为轻微的自限性发热。有症状的感染者大多数症状较轻微，有发热、头痛、喉咙痛、背痛、肌肉疼痛、关节痛、疲劳、结膜炎、皮疹、淋巴结肿大、纳差、腹痛、腹泻等症状，也偶有呼吸道症状，可持续 3～6 天。部分患者可查及淋巴结肿胀和胸、背、上肢斑丘疹。大约 5%的患者有神经症状，严重者发展为脑膜炎、脑炎及脊髓灰质炎样疾病，表现为有发热、肌无力、恶心呕吐、局部麻痹、抽搐、僵硬、震颤等帕金森体征。严重的肌无力是常见症状，也有因脊髓前角细胞病变导致脊髓灰质炎，并出现弛缓性瘫痪。

西尼罗病毒于 1937 年首次从乌干达西尼罗地区一名发热女性患者血液中分离到。1957 年，在以色列发生了西尼罗病毒的暴发与流行，并首次发现该病毒与中枢神经系统疾病有关，被认为是引起老年人严重脑膜炎的原因之一。1996 年，该病毒在罗马尼亚首都布加勒斯特造成约 400 人发生脑炎，近 40 人死亡。该病主要分布在非洲、中东、欧洲、西亚、中亚，但自 1999 年起，主要分布在北美洲。近年来，其流行于非洲、欧洲、美洲、大洋洲、中东地区、印度次大陆等地区。

（二）病因

西尼罗病毒属于黄病毒科黄病毒属，分为 2 个基因型，目前流行的主要为 I 型。病毒颗粒呈球形，直径 37～50 nm，外有脂质包膜，表面有棘突。西尼罗病毒基因组为单股正链 RNA，全长约 11 kb，含有一个开放阅读框，依次编码 3 个结构蛋白（衣壳蛋白 C、膜蛋白 M 和包膜蛋白 E）和 7 个非结构蛋白（NS1、NS2A、NS2B、NS3、NS4A、NS4B 和 NS5），5′端和 3′端则各有 1 个非编码区。

（三）致病机制

西尼罗病毒对机体既有直接的病理损伤作用，也有间接的作用。携带有西尼罗病毒的蚊子，在吸食宿主血液的同时，将病毒传播给人类。西尼罗病毒进入人体皮肤组织，病毒侵入宿主，在宿主体内感染复制。其首先在皮肤和局部淋巴结中复制，之后被运送到引流淋巴结，在引流淋巴结内扩增，经淋巴细胞传入血液，产生病毒血症，其通常随着抗西尼罗病毒 IgM 抗体的产生而减弱。随着病毒血症，病毒可感染宿主体内的多个器官，包括脾脏、肝脏和肾脏。大量西尼罗病毒进入网状内皮组织系统，在内皮细胞胞质中复制；并经嗅觉神经元轴突传播而越过血脑屏障，进入中枢神经系统，引起严重的神经系统疾病，并通过促进病毒侵入神经的多种机制进入大脑，引起脑炎及脑膜炎。

二、实验动物的选择

西尼罗病毒主要感染人、禽、畜和兽等，但两栖类和爬行类动物也可能成为西尼罗病毒的宿主。目前，西尼罗病毒的动物模型主要包括仓鼠、小鼠、大鼠、家兔、家禽、猪和马等，以及非人灵长类动物，如恒河猴与食蟹猴等。

三、不同动物模型的特征

（一）小鼠模型

目前，C57BL/6 小鼠是西尼罗病毒感染应用最多的动物模型。C57BL/6 小鼠在感染后 8~14 天体重下降，在 10~14 天开始恢复体重，在 14~18 天恢复到初始体重。感染症状包括后肢虚弱、驼背、皮毛粗糙、活动减少、呼吸困难、体重减轻等。大约 30% 的小鼠在感染后 10~12 天内死亡，且存活天数取决于接种剂量（Eldadah and Nathanson，1967）。

然而，西尼罗病毒感染的有些症状无法在 C57BL/6 小鼠模型中得到有效再现，如肠胃症状及长期神经症状等。应用协同重组（collaborative cross，CC）技术，建立遗传背景多样性小鼠品系，其中包括 5 个经典近交品系（C57BL/6J、A/J、129S1/SvImJ、NOD/ShiLtJ 及 NZO/H1LuJ）与 3 个野生型小鼠品系（CAST/EiJ、PWK/PhJ 和 WSB/EiJ），这些小鼠模型都可用来观察西尼罗病毒外周感染引起的临床症状（Graham et al.，2017）。此外，为了更好地模拟蚊子叮咬，小鼠模型可通过后足垫皮下注射来模拟。

（二）金黄地鼠模型

金黄地鼠常用于西尼罗病毒感染的研究，金黄地鼠感染后出现的症状（如病毒血症及抗体反应）基本上符合临床。感染通常使用 8~10 周龄雌性金黄地鼠，感染金黄地鼠会出现短暂的病毒血症，持续约 5 天，随后迅速产生 IgM 和 IgG 抗体。同时，在感染后 3 个月，几乎所有金黄地鼠的尿液中都能检测到感染性西尼罗病毒；在感染后 5~6 个月，50%~60% 的金黄地鼠血清中不再检出病毒。而对于感染存活的金黄地鼠，其体内的 IgM 抗体水平会逐渐减弱，但 IgG 抗体会在数月或终生保持较高水平。病理解剖发现，在感染西尼罗病毒后的最初几个月内，金黄地鼠肾脏未观察到明显的病理改变。感染几个月后，肾乳头小管间质区可见散在的浅蓝色无定形沉积物，且部分钙化形成同心层状结构。从感染后第 20 周开始，金黄地鼠开始表现出肾小管扩张、上皮萎缩变平，主要在皮质区，呈聚集性。感染似乎局限于肾乳头的小管上皮细胞和间质（Xiao et al.，2001）。

（三）禽类模型

SPF 鸡模型是西尼罗病毒研究主要使用的禽类模型。通常用 1 日龄 SPF 鸡，于皮下或脑内接种西尼罗病毒，均可导致虚弱、嗜睡、沉郁和无应答等症状，且大多数禽类在出现症状后 24~48 h 内开始出现死亡，死亡时间为 2~12 天，且与接种毒株和接种途径无相关性（Dridi et al.，2013）。因 1 日龄鸡脑内接种病毒的死亡率非常高，可选用 1 周龄鸡进行脑内接种，观察时间为两周。

火鸡也被用作西尼罗病毒研究的动物模型。火鸡感染西尼罗病毒后无任何临床疾病，但在感染后第 2~10 天，可检测到较低的病毒血症，但不足以感染蚊子；粪便中有含量很少的病毒排出，也不足以感染与其接触的火鸡。血清学检测为阳性，血清阳转发生于病毒接种后 7 天。

家鹅也可以作为动物模型用于西尼罗病毒感染及疫苗效力评估。西尼罗病毒皮下接种 4 周龄鹅雏，感染鹅雏活动减少、精神沉郁、体重减轻，且有部分动物出现神经症状，包括间歇性斜颈、角弓反张及有节奏地来回摇头（Sáe Silva et al.，2013）。

鸟类感染病毒后一般不发病，仅为病毒携带者，是西尼罗病毒重要的传染源和贮存宿主，在研究病毒的禽类间传播时可用作实验动物，但在其他实验中应用较少。

（四）马模型

马在感染西尼罗病毒后，绝大多数呈亚临床感染，无明显症状。有大约 8%的马会出现严重疾病，并伴有神经系统症状。其主要临床表现为共济失调，包括四肢无力、平卧和肌肉收缩。马感染后常可见精神沉郁或惊恐紧张。在感染早期，其尚未发生明显神经症状之前，偶见发热。有些马还会出现抑郁、嗜睡、定向障碍、过度兴奋和攻击行为等异常行为（Porter et al.，2003）。病情较轻的马病程为 2～7 天，病情较重的马病程为 20 多天至几个月。此外，也有高达 20%的病马表现出体重减轻、嗜睡、共济失调或颅神经缺损等后遗症。

（五）非人灵长类动物模型

西尼罗病毒感染的非人灵长类模型主要使用猕猴。病毒感染猕猴后通常会引起脑和脊髓的低水平炎症，发病率低，出现自限性病毒血症，也会出现轻度脑炎。恒河猴接种病毒会引起共济失调、虚脱、脑炎、四肢震颤或瘫痪，甚至死亡。恒河猴病毒血症不稳定，持续时间更长（Arroyo et al.，2004）。非人灵长类模型还使用食蟹猴、帽猴，也有实验使用狒狒。

四、动物模型与临床疾病对比

不同动物模型与西尼罗病临床的对比见表 11-24。

表 11-24　不同动物模型与西尼罗病临床对比

物种/品系	感染途径	病毒复制	免疫反应与病理	疾病症状
临床患者	蚊虫叮咬	病毒感染树突状细胞，导致病毒血症后，感染宿主体内的多个器官，包括脾脏、肝脏和肾脏，并进入中枢神经系统，会引起严重的神经系统疾病。可能通过促进病毒神经侵入的多种机制进入大脑，或沿周围神经元运输	第一阶段病毒进入皮肤组织，会感染朗格汉斯细胞等常驻树突状细胞；第二阶段病毒运送到引流淋巴结，在引流淋巴结内扩增，导致病毒血症并扩散到脾脏等内脏器官。病毒在组织中扩增，导致短暂的低水平病毒血症，持续数天，通常随着抗西尼罗病毒 IgM 抗体的产生而减弱	发热、头痛、喉咙痛、背痛、肌肉疼痛、关节痛、疲劳、结膜炎、皮疹、淋巴结肿大、纳差、腹痛、腹泻及呼吸道症状等
新生或幼龄小鼠，C57BL/6（B6）、CC 小鼠	皮下/足垫注射	—	可见良好先天免疫和适应性免疫反应，西尼罗病毒感染与疾病保护和病毒控制协调一致。在先天免疫中，病毒识别受体（RLR）和 IFN 介导的免疫应答限制西尼罗病毒复制和入侵中枢神经系统；小鼠 T 细胞可清除中枢神经系统的病毒	后肢虚弱、驼背、皮毛粗糙或未整理、活动减少、呼吸困难、体重减轻和身体状况评分下降

续表

物种/品系	感染途径	病毒复制	免疫反应与病理	疾病症状
金黄地鼠	皮下接种	感染后第 6 天，金黄地鼠血液中未检出西尼罗病毒，感染后第 7 天，血清中检测到 IgM 抗体和早期血凝抑制试验（HI）抗体。感染后第 18 天，IgM 抗体读数（OD_{405}）较低，HI 滴度较高。感染后第 95 天，IgM ELISA 结果为阴性，但高水平的 HI 和中和抗体在实验期间（8 个月）持续存在。在感染 3 个月时，几乎所有金黄地鼠尿液中都有感染性西尼罗病毒；但是，5~6 个月时，50%~60%的金黄地鼠痊愈	感染西尼罗病毒的金黄地鼠会出现短暂的病毒血症，持续约 5 天，随后迅速产生 IgM 和 IgG 抗体。如果金黄地鼠在感染后存活，IgM 抗体水平会减弱，但 IgG 抗体会在数月或终生保持高水平	感染几个月后，肾乳头小管间质区可见散在的浅蓝色无定形沉积物，部分钙化形成同心层状结构。从感染后第 20 周开始，金黄地鼠开始表现出肾小管扩张、小管上皮萎缩和变平，主要在皮质区，呈聚集性。感染似乎局限于肾乳头的小管上皮细胞和间质
幼龄 SPF 鸡	皮下或脑内接种	在 2~7 dpi 可检测到病毒血症	影响 *IRF3* 或 *MX1* 基因的人类单核苷酸多态性与有症状性西尼罗病及其进展相关	虚弱、嗜睡、不动和无反应等症状
雏鹅	皮下接种	—	—	活动减少、精神沉郁、体重减轻。间歇性斜颈、角弓反张和有节奏地来回摇头
马	蚊虫叮咬	—	血常规指标和生化指标无明显差异，少数马匹血清中的胆红素水平会略微有所升高。病马一般无肉眼可见病变，有时有外伤，判断为共济失调和瘫卧在地时的挣扎伤。中枢神经系统无肉眼可见的病变，但有脑膜下水肿和脑脊髓发生点状或弥漫性出血或充血的报道。报道有肺脏的充血和水肿病例。病马可见非化脓性脑炎的变化，如神经元崩蚀、多灶性神经胶质增生、淋巴浆细胞和组织细胞形成的血管套等，在脑干和脊索部病变较为严重	瘫卧在地、四蹄撑开站立、步态不稳、左右摇摆、前后跌撞、转圈、斜靠一边、后肢瘫痪、肌无力、颤抖、嘴唇麻痹或垂落、磨牙、精神沉郁或惊恐紧张、偶见发热
猴	皮下接种	接种后第 1 天即可出现病毒血症，2~3 天出现更多病毒血症	血清检测具有病毒血症特征，平均持续时间为 4.5 天。组织学病变为轻度炎症，主要为小血管周围浸润。未见神经元受累。病变主要位于基底节区、丘脑区和脊髓的两个扩大区	脑和脊髓的低水平炎症，自限性病毒血症，轻度脑炎，共济失调，厌食、痉挛、虚脱、脑炎、四肢震颤或瘫痪，甚至死亡。死亡病例还表现为高热

（崔紫衿，邓永强，秦成峰）

参 考 文 献

陈军华，解元元，凌华，等. 2007. 轮状病毒感染乳鼠致病机制的实验研究. 第三军医大学学报, (12): 1230-1233.

陈少威. 2016. 家鼠及野鼠携带乙脑病毒的调查和乙脑病毒感染 NIH 小鼠模型的建立. 广州: 南方医科大学硕士学位论文.

方喜业，邢瑞昌，贺争鸣. 2008. 实验动物质量控制. 北京: 中国标准出版社.

国家卫生和计划生育委员会. 2016. 黄热病诊疗方案.

靳寿华, 张海林. 2009. 西尼罗病毒的研究进展. 中国病原生物学杂志, 4(8): 623-625, 632.

李劼, 李志刚. 1983. 流行性乙型脑炎早期诊断的实验研究Ⅱ. 豚鼠经乙脑病毒初次感染后的免疫应答. 宁夏医学杂志, (2): 31-35.

李营. 2023. 长春地区小儿轮状病毒腹泻流行特征分析. 长春: 长春中医药大学硕士学位论文.

刘江宁. 2022. 猴痘病毒感染动物模型研究及应用进展. 中国比较医学杂志, (6): 137-147.

卢耀增. 1995. 实验动物学. 北京: 北京医科大学中国协和医科大学联合出版社.

祁国明. 2006. 病原微生物实验室生物安全. 2版. 北京: 人民卫生出版社.

施新猷, 张明杰, 王玉清. 1991. 恒河猴乙型脑炎动物模型的建立及应用. 中国实验动物学杂志, (2): 95.

宋云, 于鹏程, 朱武洋. 2020. 狂犬病毒CVS-11攻毒小鼠动物模型的建立及初步应用. 中华微生物学和免疫学杂志, (40): 4.

孙静, 何展, 蔡畅, 等. 2021. 西尼罗河病毒感染与免疫机制研究进展. 中国兽医学报, 41(10): 2059-2063.

唐利军, Kuang Y K, Zhao L, 等. 2008. 狂犬病小鼠模型的制作. 中国实验动物学报, 16(5): 330-333.

汪艺, 周艳, 杜静, 等. 2020. 轮状病毒动物感染模型研究进展. 预防医学情报杂志, 36(4): 441-445, 450.

卫生部. 2008. 黄热病预防控制技术指南.

夏群, 陈兰举, 陈名武, 等. 2010. 轮状病毒肠道外感染乳鼠模型的建立. 蚌埠医学院学报, 35(1): 1-3.

徐荫荫, 叶青艳, 顾熙东, 等. 2017. 葛根芩连丸对湿热型轮状病毒腹泻小鼠模型影响的实验研究. 上海中医药杂志, 51(9): 94-98.

张建伟, 夏雪山, 张阿梅, 等. 2018. 轮状病毒感染动物模型的研究进展. 中国预防兽医学报, 40(6): 555-558.

张金花. 2020. 自噬调节剂对感染乙脑病毒小鼠脑部JEV感染程度及炎性反应的影响. 武汉: 华中农业大学硕士学位论文.

张倩, 刘江宁, 秦川. 2017. 乙型病毒性肝炎动物模型的比较分析. 中国比较医学杂志, 27(6): 72-76.

赵荣乐, 郑光宇. 2005. 西尼罗病毒与西尼罗热. 生物学通报, (1): 1-3.

中国医学科学院实验动物研究所, 中国质检出版社第一编辑室. 2011. 实验动物标准汇编. 北京: 中国标准出版社.

周颂钦. 2014. 狂犬病病毒街毒株DRV-SX-09犬感染模型的建立. 武汉: 华中农业大学硕士学位论文.

朱耐伟, 谭雨豪, 朱勇喆. 2016. 乙型脑炎病毒感染动物模型的研究进展. 热带医学杂志, 16(11): 1473-1475.

Ackermann M R. 2014. Lamb model of respiratory syncytial virus-associated lung disease: insights to pathogenesis and novel treatments. ILAR Journal, 55(1): 4-15.

Adney D R, Letko M, Ragan I K, et al. 2019. Bactrian camels shed large quantities of Middle East respiratory syndrome coronavirus (MERS-CoV) after experimental infection. Emerg Microbes Infect, 8(1): 717-723.

Adney D R, van Doremalen N, Brown V R, et al. 2014. Replication and shedding of MERS-CoV in upper respiratory tract of inoculated dromedary camels. Emerg Infect Dis, 20(12): 1999-2005.

Aliabadi N, Antoni S, Mwenda J M, et al. 2019. Global impact of rotavirus vaccine introduction on rotavirus hospitalisations among children under 5 years of age, 2008-16: findings from the global rotavirus surveillance network. Lancet Glob Health, 7(7): e893-e903.

Aliota M T, Caine E A, Walker E C, et al. 2016a. Characterization of lethal Zika virus infection in AG129 mice. PLoS Negl Trop Dis, 10: e0004682.

Aliota M T, Dudley D M, Newman C M, et al. 2016b. Heterologous protection against Asian Zika virus challenge in *Rhesus macaques*. PLoS Negl Trop Dis, 10: e0005168.

Ando T, Nabeshima T, Inoue S, et al. 2021. Severe fever with thrombocytopenia syndrome in cats and its prevalence among veterinarian staff members in Nagasaki, Japan. Viruses, 13(6): 1142.

Angenvoort J, Brault A C, Bowen R A, et al. 2013. West Nile viral infection of equids. Vet Microbiol, 167(1-2): 168-180.

Aoki K, Shimada S, Simantini D S, et al. 2014. Type-I interferon response affects an inoculation dose-independent mortality in mice following Japanese encephalitis virus infection. Virol J, 11: 105.

Arita M, Ami Y, Wakita T, et al. 2008. Cooperative effect of the attenuation determinants derived from poliovirus sabin 1 strain is essential for attenuation of enterovirus 71 in the NOD/SCID mouse infection model. J Virol, 82(4): 1787-1797.

Arroyo J, Miller C, Catalan J, et al. 2004. ChimeriVax-West Nile virus live-attenuated vaccine: preclinical evaluation of safety, immunogenicity, and efficacy. J Virol, 78(22): 12497-12507.

Ashraf U, Ding Z, Deng S, et al. 2021. Pathogenicity and virulence of Japanese encephalitis virus: neuroinflammation and neuronal cell damage. Virulence, 12(1): 968-980.

Atmar R L, Opekun A R, Gilger M A, et al. 2008. Norwalk virus shedding after experimental human infection. Emerg Infect Dis, 14: 1553-1557.

Auerswald H, Maquart P O, Chevalier V, et al. 2021. Mosquito vector competence for Japanese encephalitis virus. Viruses, 13(6): 1154.

Bao L, Deng W, Huang B, et al. 2020. The pathogenicity of SARS-CoV-2 in hACE2 transgenic mice. Nature, 583(7818): 830-833.

Barmchi M P, Gilbert M, Thomas M, et al. 2016. A *Drosophila* model of HPV E6-induced malignancy reveals essential roles for magi and the insulin receptor. PLoS Pathog, 12(8): e1005789.

Baseler L, de Wit E, Feldmann H. 2016. A comparative review of animal models of Middle East respiratory syndrome coronavirus infection. Vet Pathol, 53(3): 521-531.

Belser J A, Katz J M, Tumpey T M. 2011. The ferret as a model organism to study influenza a virus infection. Dis Model Mech, 4: 575-579.

Bem R A, Domachowske J B, Rosenberg H F. 2011. Animal models of human respiratory syncytial virus disease. American Journal of Physiology Lung Cellular and Molecular Physiology, 301(2): L148-L156.

Bosco-Lauth A M, Han S, Hartwig A, et al. 2015. Development of a Hamster model for Chikungunya virus infection and pathogenesis. PLoS One, 10(6): e0130150.

Bouvier N M, Lowen A C. 2010. Animal models for influenza virus pathogenesis and transmission. Viruses, 2(8): 1530-1563.

Bray M, Davis K, Geisbert T, et al. 1999. A mouse model for evaluation of prophylaxis and therapy of Ebola hemorrhagic fever. J Infect Dis, 179 Suppl 1: S248-S258.

Bray M. 2001. The role of the Type I interferon response in the resistance of mice to filovirus infection. J Gen Virol, 82(Pt 6): 1365-1373.

Bryden S R, Dunlop J I, Clarke A T, et al. 2022. Exploration of immunological responses underpinning severe fever with thrombocytopenia syndrome virus infection reveals IL-6 as a therapeutic target in an immunocompromised mouse model. PNAS Nexus, 1(1): pgac024.

Bui C H T, Yeung H W, Ho J C W, et al. 2021. Tropism of SARS-CoV-2, SARS-CoV, and Influenza virus in canine tissue explants. J Infect Dis, 224: 821-830.

Bujdoso R, Smith A, Fleck O, et al. 2023. Prion disease modelled in *Drosophila*. Cell and Tissue Research, 392: 47-62.

Caine E A, Partidos C D, Santangelo J D, et al. 2013. Adaptation of enterovirus 71 to adult interferon deficient mice. PLoS One, 8(3): e59501.

Cao-Lormeau V M, Blake A, Mons S, et al. 2016. Guillain-Barré syndrome outbreak associated with Zika virus infection in French Polynesia: a case-control study. The Lancet, 387: 1531-1539.

Carrion Jr R, Ro Y, Hoosien K, et al. 2011. A small nonhuman primate model for filovirus-induced disease. Virology, 420(2): 117-124.

Cerbino-Neto J, Mesquita E C, Souza T M L, et al. 2016. Clinical manifestations of Zika virus infection, Rio de Janeiro, Brazil, 2015. Emerging Infect Dis, 22: 1318-1320.

Chen C I, Clark D C, Pesavento P, et al. 2010. Comparative pathogenesis of epidemic and enzootic Chikungunya viruses in a pregnant rhesus macaque model. Am J Trop Med Hyg, 83(6): 1249-1258.

Chen R, Kou Z Q, Wang X R, et al. 2020. Severe fever with thrombocytopenia syndrome virus infection during pregnancy in C57/BL6 mice causes fetal damage. PLoS Negl Trop Dis, 14(7): e0008453.

Chen R, Li Q, Chen H, et al. 2022. Severe fever with thrombocytopenia syndrome virus replicates in brain tissues and damages neurons in newborn mice. BMC Microbiol, 22(1): 204.

Chen X P, Cong M L, Li M H, et al. 2012. Infection and pathogenesis of Huaiyangshan virus (a novel tick-borne bunyavirus) in laboratory rodents. J Gen Virol, 93(6): 1288-1293.

Chen Y C, Yu C K, Wang Y F, et al. 2004. A murine oral enterovirus 71 infection model with central nervous system involvement. J Gen Virol, 85: 69-77.

Ciarlet M, Gilger M A, Barone C, et al. 1998. Rotavirus disease, but not infection and development of intestinal histopathological lesions, is age restricted in rabbits. Virology, 251(2): 343-360.

Conner M E, Estes M K, Graham D Y. 1988. Rabbit model of rotavirus infection. J Virol, 62(5): 1625-1633.

Crameri G, Durr P A, Klein R, et al. 2016. Experimental infection and response to rechallenge of alpacas with Middle East respiratory syndrome coronavirus. Emerg Infect Dis, 22(6): 1071-1074.

Crawford S E, Patel D G, Cheng E, et al. 2006. Rotavirus viremia and extraintestinal viral infection in the neonatal rat model. J Virol, 80(10): 4820-4832.

Crawford S E, Ramani S, Tate J E, et al. 2017. Rotavirus infection. Nat Rev Dis Primers, 3: 17083.

Dai Z N, Peng X F, Li J C, et al. 2022. Effect of genomic variations in severe fever with thrombocytopenia syndrome virus on the disease lethality. Emerg Microbes Infect, 11(1): 1672-1682.

de Wit E, Rasmussen A L, Falzarano D, et al. 2013. Middle East respiratory syndrome coronavirus (MERS-CoV) causes transient lower respiratory tract infection in rhesus macaques. Proc Natl Acad Sci USA, 110(41): 16598-16603.

Diack A B, Bartz J C. 2018. Chapter 4 - Experimental models of human prion diseases and prion strains. Handbook of Clinical Neurology, 153: 69-84.

Dick G W A, Kitchen S F, Haddow A J. 1952. Zika Virus(I). Isolations and serological specificity. Trans R Soc Trop Med Hyg, 46: 509-520.

DiGiuseppe S, Luszczek W, Keiffer T R, et al. 2016. Incoming human papillomavirus type 16 genome resides in a vesicular compartment throughout mitosis. Proc Natl Acad Sci U S A, 113(22): 6289-6294.

Domán M, Fehér E, Varga-Kugler R, et al. 2022. Animal models used in monkeypox research. Microorganisms, 10(11): 2192.

Dowall S D, Graham V A, Rayner E, et al. 2016. A susceptible mouse model for Zika virus infection. PLoS Negl Trop Dis, 10: e0004658.

Dridi M, Rauw F, Muylkens B, et al. 2013. Setting up a SPF chicken model for the pathotyping of West Nile virus (WNV) strains. Transbound Emerg Dis, 60 Suppl 2: 51-62.

Dudley D M, Aliota M T, Mohr E L, et al. 2016. A rhesus macaque model of Asian-lineage Zika virus infection. Nat Commun, 7: 12204.

Duffy M R, Chen T H, Hancock W T, et al. 2009. Zika virus outbreak on Yap Island, Federated States of Micronesia. N Engl J Med, 360: 2536-2543.

Eldadah A H, Nathanson N. 1967. Pathogenesis of West Nile Virus encepahlitis in mice and rats. II. Virus multiplication, evolution of immunofluorescence, and development of histological lesions in the brain. Am J Epidemiol, 86(3): 776-790.

Engelmann F, Josset L, Girke T, et al. 2014. Pathophysiologic and transcriptomic analyses of viscerotropic yellow fever in a rhesus macaque model. PLoS Negl Trop Dis, 8(11): e3295.

Ennis F A, Hopps H E, Douglas R D, et al. 1969. Hydrocephalus in hamsters: induction by natural and attenuated mumps viruses. J Infect Dis, 119(1): 75-79.

Erickson A K, Pfeiffer J K. 2015. Spectrum of disease outcomes in mice infected with YFV-17D. J Gen Virol, 96(Pt 6): 1328-1339.

Falendysz E A, Lopera J G, Doty J B, et al. 2017. Characterization of Monkeypox virus infection in African rope squirrels (*Funisciurus* sp.). PLoS Negl Trop Dis, 11(8): e0005809.

Falzarano D, de Wit E, Feldmann F, et al. 2014. Infection with MERS-CoV causes lethal pneumonia in the common marmoset. PLoS Pathog, 10(8): e1004250.

Fernandes N C C A, Nogueira J S, Réssio R A, et al. 2017. Experimental Zika virus infection induces spinal cord injury and encephalitis in newborn Swiss mice. Exp Toxicol Pathol, 69: 63-71.

Fernandez S, Thomas S J, De La Barrera R, et al. 2015. An adjuvanted, tetravalent dengue virus purified inactivated vaccine candidate induces long-lasting and protective antibody responses against dengue challenge in rhesus macaques. Am J Trop Med Hyg, 92: 698-708.

Fu Y, Li S, Zhang Z, et al. 2016. Phylogeographic analysis of severe fever with thrombocytopenia syndrome virus from Zhoushan Islands, China: implication for transmission across the ocean. Sci Rep, 6: 19563.

Fujii K, Nagata N, Sato Y, et al. 2013. Transgenic mouse model for the study of enterovirus 71 neuropathogenesis. Proc Natl Acad Sci U S A, 110(36): 14753-14758.

Garcia S, Freitas A A. 2012. Humanized mice: current states and perspectives. Immunol Lett, 146(1-2): 1-7.

Gardner J, Anraku I, Le T T, et al. 2010. Chikungunya virus arthritis in adult wild-type mice. J Virol. Aug, 84(16): 8021-8032.

Govero J, Esakky P, Scheaffer S M, et al. 2016. Zika virus infection damages the testes in mice. Nature, 540: 438-442.

Gowen B B, Westover J B, Miao J, et al. 2017. Modeling severe fever with thrombocytopenia syndrome virus infection in golden syrian hamsters: importance of STAT2 in Preventing disease and effective treatment with favipiravir. J Virol, 91(3): e01942-16.

Graham B S. 2011. Biological challenges and technological opportunities for respiratory syncytial virus vaccine development. Immunological Reviews, 239(1): 149-166.

Graham J B, Swarts J L, Lund J M. 2017. A mouse model of west nile virus infection. Curr Protoc Mouse Biol, 7(4): 221-235.

Griffiths C D, Bilawchuk L M, Mcdonough J E, et al. 2020. IGF1R is an entry receptor for respiratory syncytial virus. Nature, 583(7817): 615-619.

Gunder L C, Johnson H R, Yao E, et al. 2023. Topical protease inhibitor decreases anal carcinogenesis in a transgenic mouse model of HPV anal disease. Viruses, 15(4): 1013.

Guo W N, Zhu B, Ai L, et al. 2018. Animal models for the study of hepatitis B virus infection. Zool Res, 39(1): 25-31.

Haagmans B L, van den Brand J M, Provacia L B, et al. 2015. Asymptomatic Middle East respiratory syndrome coronavirus infection in rabbits. J Virol, 89(11): 6131-6135.

Han S W, Oh Y I, Rim J M, et al. 2022. Clinical features and epidemiology of severe fever with thrombocytopenia syndrome in dogs in the Republic of Korea: an observational study(2019-2020). Vet Res Commun, 46(4): 1195-1207.

Hatziioannou T, Evans D T. 2012. Animal models for HIV/AIDS research. Nat Rev Microbiol, 10(12): 852-867.

Henkle T R, Lam B, Kung Y J, et al. 2021. Development of a novel mouse model of spontaneous high-risk HPVE6/E7–expressing carcinoma in the cervicovaginal tract. Cancer Research, 81(17): 4560-4569.

Hibl B M, Garnes N J D M, Kneubehl A R, et al. 2021. Mosquito-bite infection of humanized mice with chikungunya virus produces systemic disease with long-term effects. PLoS Negl Trop Dis, 15(6): e0009427.

Higgs S, Ziegler S A. 2010. A nonhuman primate model of chikungunya disease. J Clin Invest, 120(3): 657-660.

Hooi Y T, Ong K C, Tan S H, et al. 2020. A novel orally infected hamster model for Coxsackievirus A16 hand-foot-and-mouth disease and encephalomyelitis. Lab Invest, 100(9): 1262-1275.

Hooper J W, Thompson E, Wilhelmsen C, et al. 2004. Smallpox DNA vaccine protects nonhuman primates against lethal monkeypox. J Virol, 78(9): 4433-4443.

Huang K J, Li S J, Chen S C, et al. 2000. Manifestation of thrombocytopenia in dengue-2-virus-infected mice. J Gen Virol, 81: 2177-2182.

Iwatsuki-Horimoto K, Nakajima N, Ichiko Y, et al. 2018. Syrian Hamster as an animal model for the study of human influenza virus infection. J Virol, 92(4): e01693-17.

Iwatsuki-Horimoto K, Nakajima N, Shibata M, et al. 2017. The microminipig as an animal model for influenza a virus infection. J Virol, 91(2): e01716-16.

Jiang R D, Liu M Q, Chen Y, et al. 2020. Pathogenesis of SARS-CoV-2 in transgenic mice expressing human angiotensin-converting enzyme 2. Cell, 182(1): 50-58.

Jin C, Han Y, Li C, et al. 2015a. Infection of the severe fever with thrombocytopenia syndrome virus in Balb/C mice and hamsters. Bing Du Xue Bao, 31(4): 379-387.

Jin C, Jiang H, Liang M, et al. 2015b. SFTS virus infection in nonhuman primates. J Infect Dis, 211(6): 915-925.

Jin C, Liang M, Ning J, et al. 2012. Pathogenesis of emerging severe fever with thrombocytopenia syndrome virus in C57/BL6 mouse model. Proc Natl Acad Sci U S A, 109(25): 10053-10058.

Julander J G. 2016. Animal models of yellow fever and their application in clinical research. Curr Opin Virol, 18: 64-69.

Karanam B, Gambhira R, Peng S, et al. 2009. Vaccination with HPV16 L2E6E7 fusion protein in GPI-0100 adjuvant elicits protective humoral and cell-mediated immunity. Vaccine, 27(7): 1040-1049.

Khare B, Kuhn R J. 2022. The Japanese encephalitis antigenic complex viruses: from structure to immunity. Viruses, 14(10): 2213.

Kilham L, Margolis G. 1975. Induction of congenital hydrocephalus in hamsters with attenuated and natural strains of mumps virus. J Infect Dis, 132(4): 462-466.

Kim Y I, Kim S G, Kim S M, et al. 2020. Infection and rapid transmission of SARS-CoV-2 in ferrets. Cell Host Microbe, 27: 704-709.

Kitagawa Y, Sakai M, Shimojima M, et al. 2018. Nonstructural protein of severe fever with thrombocytopenia syndrome phlebovirus targets STAT2 and not STAT1 to inhibit type I interferon-stimulated JAK-STAT signaling. Microbes Infect, 20(6): 360-368.

Kodati S, Palmore T N, Spellman F A, et al. 2017. Bilateral posterior uveitis associated with Zika virus infection. Lancet, 389: 125-126.

Krance S H, Luke R, Shenouda M, et al. 2020. Cellular models for discovering prion disease therapeutics: progress and challenges. Journal of Neurochemistry, 153: 150-172.

Kristensson K, Orvell C, Malm G, et al. 1984. Mumps virus infection of the developing mouse brain—appearance of structural virus proteins demonstrated with monoclonal antibodies. J Neuropathol Exp Neurol, 43(2): 131-140.

Labadie K, Larcher T, Joubert C, et al. 2010. Chikungunya disease in nonhuman primates involves long-term viral persistence in macrophages. J Clin Invest, 120(3): 894-906.

Lanford R E, Walker C M, Lemon S M. 2019. Nonhuman primate models of hepatitis A virus and hepatitis E virus infections. Cold Spring Harb Perspect Med, 9(2): a031815.

Lazear H M, Govero J, Smith A M, et al. 2016. A mouse model of Zika virus pathogenesis. Cell Host Microbe, 19: 720-730.

Lemon K, Rima B K, Mcquaid S, et al. 2007. The F gene of rodent brain-adapted mumps virus is a major determinant of neurovirulence. J Virol, 81(15): 8293-8302.

Li C, Zhu X, Ji X, et al. 2017. Chloroquine, a FDA-approved drug, prevents Zika virus infection and its associated congenital microcephaly in mice. EbioMedicine, 24: 189-194.

Li F, Wang Y, Yu L, et al. 2015. Viral infection of the central nervous system and neuroinflammation precede blood-brain barrier disruption during Japanese encephalitis virus infection. J Virol, 89(10): 5602-5614.

Li H, Saucedo-Cuevas L, Regla-Nava J A, et al. 2016. Zika virus infects neural progenitors in the adult mouse brain and alters proliferation. Cell Stem Cell, 19: 593-598.

Li X K, Zhang S F, Xu W, et al. 2018. Vascular endothelial injury in severe fever with thrombocytopenia syndrome caused by the novel bunyavirus. Virology, 520: 11-20.

Li Y H, Huang W W, He W Q, et al. 2023. Longitudinal analysis of immunocyte responses and inflammatory cytokine profiles in SFTSV-infected rhesus macaques. Front Immunol, 14: 1143796.

Li Y, Wang X, Blau D M, et al. 2022. Global, regional, and national disease burden estimates of acute lower respiratory infections due to respiratory syncytial virus in children younger than 5 years in 2019: a systematic analysis. Lancet, 399(10340): 2047-2064.

Liao C C, Liou A T, Chang Y S, et al. 2014. Immunodeficient mouse models with different disease profiles by *in vivo* infection with the same clinical isolate of enterovirus 71. J Virol, 88(21): 12485-12499.

Liu J W, Chu M, Jiao Y J, et al. 2021. SFTSV infection induced interleukin-1 β secretion through NLRP3 inflammasome activation. Front Immunol, 12: 595140.

Liu K, Ding P, Pei Y, et al. 2022b. Emergence of a novel reassortant avian influenza virus(H10N3)in Eastern China with high pathogenicity and respiratory droplet transmissibility to mammals. Sci China Life Sci, 65: 1024-1035.

Liu K, Guo Y, Zheng H, et al. 2023. Enhanced pathogenicity and transmissibility of H9N2 avian influenza virus in mammals by hemagglutinin mutations combined with PB2-627K. Virol Sin, 38: 47-55.

Liu L, Zhao H, Zhang Y, et al. 2011. Neonatal rhesus monkey is a potential animal model for studying pathogenesis of EV71 infection. Virology, 412(1): 91.

Liu W J, Wu Y, Bi Y, et al. 2022a. Emerging HxNy influenza a viruses. Cold Spring Harb Perspect Med, 12(2): a038406.

Liu Y, Wu B, Paessler S, et al. 2014. The pathogenesis of severe fever with thrombocytopenia syndrome virus infection in alpha/beta interferon knockout mice: insights into the pathologic mechanisms of a new viral hemorrhagic fever. J Virol, 88(3): 1781-1786.

Long J S, Mistry B, Haslam S M, et al. 2019. Host and viral determinants of influenza a virus species specificity. Nat Rev Microbiol, 17(2): 67-81.

Lowen A C, Mubareka S, Tumpey T M, et al. 2006. The guinea pig as a transmission model for human influenza viruses. Proc Natl Acad Sci U S A, 103(26): 9988-9992.

Ma W, Li S, Ma S, et al. 2017. Zika virus causes testis damage and leads to male infertility in mice. Cell, 168: 542.

MacArthur K L, Wu C H, Wu G Y. 2012. Animal models for the study of hepatitis C virus infection and replication. World J Gastroenterol, 18(23): 2909-2913.

MacLachlan N J, Balasuriya U B, Davis N L et al. 2007. Experiences with new generation vaccines against equine viral arteritis, West Nile disease and African horse sickness. Vaccine, 25(30): 5577-5582.

Manangeeswaran M, Ireland D D C, Verthelyi D. 2016. Zika(PRVABC59)infection is associated with T cell infiltration and neurodegeneration in CNS of immunocompetent neonatal C57Bl/6 mice. PLoS Pathog, 12: e1006004.

Margine I, Krammer F. 2014. Animal models for influenza viruses: implications for universal vaccine development. Pathogens, 3(4): 845-874.

Marín-Moreno A, Espinosa J C, Torres J M. 2020. Chapter Seven - Transgenic mouse models for the study of prion diseases. Progress in Molecular Biology and Translational Science, 175: 147-177.

Matsuno K, Orba Y, Maede-White K, et al. 2017. Animal models of emerging tick-borne phleboviruses: determining target cells in a lethal model of SFTSV infection. Front Microbiol, 8: 104.

Mazur N I, Terstappen J, Baral R, et al. 2023. Respiratory syncytial virus prevention within reach: the vaccine and monoclonal antibody landscape. The Lancet Infectious Diseases, 23(1): e2-e21.

McArthur M A, Suderman M T, Mutebi J P, et al. 2003. Molecular characterization of a hamster viscerotropic strain of yellow fever virus. J Virol, 77(2): 1462-1468.

McBride A A. 2022. Human papillomaviruses: diversity, infection and host interactions. Nat Rev Microbiol, 20(2): 95-108.

Mccarthy M, Jubelt B, Fay D B, et al. 1980. Comparative studies of five strains of mumps virus *in vitro* and in neonatal hamsters: evaluation of growth, cytopathogenicity, and neurovirulence. J Med Virol, 5(1): 1-15.

Meier K C, Gardner C L, Khoretonenko M V, et al. 2009. A mouse model for studying viscerotropic disease caused by yellow fever virus infection. PLoS Pathog, 5(10): e1000614.

Mejia A F, Culp T D, Cladel N M, et al. 2006. Preclinical model to test human papillomavirus virus (HPV) capsid vaccines *in vivo* using infectious HPV/cottontail rabbit papillomavirus chimeric papillomavirus particles. Journal of Virology, 80(24): 12393-12397.

Mendoza M, Gunasekera D, Pratt K P, et al. 2020. The humanized DRAGA mouse (HLA-A2. HLA-DR4.

RAG1 KO. IL-2R g c KO. NOD) establishes inducible and transmissible models for influenza type a infections. Hum Vaccin Immunother, 16(9): 2222-2237.

Miner J J, Sene A, Richner J M, et al. 2016. Zika virus infection in mice causes panuveitis with shedding of virus in tears. Cell Rep, 16: 3208-3218.

Mitjà O, Ogoina D, Titanji B K, et al. 2023. Monkeypox. Lancet, 401(10370): 60-74.

Mlakar J, Korva M, Tul N, et al. 2016. Zika virus associated with microcephaly. New England Journal of Medicine, 374: 951-958.

Moncla L H, Ross T M, Dinis J M, et al. 2013. A novel nonhuman primate model for influenza transmission. PLoS One, 8(11): e78750.

Moore Z S, Seward J F, Lane J M. 2006. Smallpox. Lancet, 367(9508): 425-435.

Mortberg M A, Minikel E V, Vallabh S M. 2022. Analysis of non-human primate models for evaluating prion disease therapeutic efficacy. PLoS Pathogen, 18(8): e1010728.

Mucker E M, Chapman J, Huzella L M, et al. 2015. Susceptibility of marmosets (Callithrix jacchus) to monkeypox virus: a low dose prospective model for monkeypox and smallpox disease. PLoS One, 10(7): e0131742.

Mucker E M, Wollen-Roberts S E, Kimmel A, et al. 2018. Intranasal monkeypox marmoset model: prophylactic antibody treatment provides benefit against severe monkeypox virus disease. PLoS Negl Trop Dis, 12(6): e0006581.

Muñoz-Fontela C, Dowling W E, Funnell S G P, et al. 2020. Animal models for COVID-19. Nature, 586(7830): 509-515.

Musso D, Gubler D J. 2016. Zika virus. Clin Microbiol Rev, 29: 487-524.

Nakayama E, Saijo M. 2013. Animal models for Ebola and Marburg virus infections. Front Microbiol, 4: 267.

Ning Y J, Mo Q, Feng K, et al. 2019. Interferon-γ-directed inhibition of a novel high-pathogenic phlebovirus and viral antagonism of the antiviral signaling by targeting STAT1. Front Immunol, 10: 1182.

Ning Z Y, Luo M Y, Qi W B, et al. 2009. Detection of expression of influenza virus receptors in tissues of BALB/c mice by histochemistry. Vet Res Commun, 33: 895-903.

O'Donnell C D, Subbarao K. 2011. The contribution of animal models to the understanding of the host range and virulence of influenza a viruses. Microbes Infect, 13: 502-515.

Okeson D M, Llizo S Y, Miller C L, et al. 2007. Antibody response of five bird species after vaccination with a killed West Nile virus vaccine. J Zoo Wildl Med, 38(2): 240-244.

Orozco S, Schmid M A, Parameswaran P, et al. 2012. Characterization of a model of lethal dengue virus 2 infection in C57BL/6 mice deficient in the alpha/beta interferon receptor. J Gen Virol, 93: 2152-2157.

Osuna C E, Lim S Y, Deleage C, et al. 2016. Zika viral dynamics and shedding in rhesus and cynomolgus macaques. Nat Med, 22(12): 1448-1455.

Ottolini M G, Blanco J C G, Eichelberger M C, et al. 2005.The cotton rat provides a useful small-animal model for the study of influenza virus pathogenesis. J Gen Virol, 86(Pt 10): 2823-2830.

Paes M V, Pinhão A T, Barreto D F, et al. 2005. Liver injury and viremia in mice infected with dengue-2 virus. Virology, 338: 236-246.

Palha N, Guivel-Benhassine F, Briolat V, et al. 2013. Real-time whole-body visualization of Chikungunya virus infection and host interferon response in zebrafish. PLoS Pathog, 9(9): e1003619.

Park E S, Shimojima M, Nagata N, et al. 2019. Severe fever with thrombocytopenia syndrome phlebovirus causes lethal viral hemorrhagic fever in cats. Sci Rep, 9(1): 11990.

Park S C, Park J Y, Choi J Y, et al. 2020. Pathogenicity of severe fever with thrombocytopenia syndrome virus in mice regulated in type I interferon signaling: severe fever with thrombocytopenia and type I interferon. Lab Anim Res, 36: 38.

Park S J, Kim Y I, Casel M A, et al. 2022. Infection route impacts the pathogenesis of severe fever with thrombocytopenia syndrome virus in ferrets. Viruses, 14(6): 1184.

Park S J, Kim Y I, Park A, et al. 2019. Ferret animal model of severe fever with thrombocytopenia syndrome phlebovirus for human lethal infection and pathogenesis. Nat Microbiol, 4(3): 438-446.

Parker L, Gilliland S M, Minor P, et al. 2013. Assessment of the ferret as an in vivo model for mumps virus infection. J Gen Virol, 94(Pt 6): 1200-1205.

Pascal K E, Coleman C M, Mujica A O, et al. 2015. Pre- and postexposure efficacy of fully human antibodies against Spike protein in a novel humanized mouse model of MERS-CoV infection. Proc Natl Acad Sci USA, 112(28): 8738-8743.

Peng S, Qiu J, Yang A, et al. 2016. Optimization of heterologous DNA-prime, protein boost regimens and site of vaccination to enhance therapeutic immunity against human papillomavirus-associated disease. Cell Biosci, 6: 16.

Perry D L, Bollinger L, White G L. 2012. The baboon (*Papio* spp.) as a model of human Ebola virus infection. Viruses, 4(10): 2400-2416.

Phyu W K, Ong K C, Wong K T. 2016. A consistent orally-infected hamster model for enterovirus A71 encephalomyelitis demonstrates squamous lesions in the paws, skin and oral cavity reminiscent of hand-foot-and-mouth disease. PLoS One, 11(1): e0147463.

Porter M B, Long M T, Getman L M, et al. 2003. West Nile virus encephalomyelitis in horses: 46 cases (2001). J Am Vet Med Assoc, 222(9): 1241-1247.

Prescott J, Feldmann H. 2016. Humanized mice--a neoteric animal disease model for ebola virus? J Infect Dis, 213(5): 691-693.

Prusiner S B. 1982. Novel proteinaceous infectious particles cause scrapie. Science, 216: 136-144.

Prusiner S B. 1997. Prion diseases and the BSE crisis. Science, 278: 245-251.

Rajao D S, Vincent A L. 2015. Swine as a model for influenza a virus infection and immunity. ILAR J, 56(1): 44-52.

Rockx B H, Bogers W M, Heeney J L, et al. 2005. Experimental norovirus infections in non-human primates. J Med Virol, 75(2): 313-320.

Rong N, Liu J. 2023. Development of animal models for emerging infectious diseases by breaking the barrier of species susceptibility to human pathogens. Emerg Microbes Infect, 12(1): 2178242.

Rossi S L, Ross T M, Evans J D. 2010. West Nile virus. Clin Lab Med, 30(1): 47-65.

Rossi S L, Tesh R B, Azar S R, et al. 2016. Characterization of a novel murine model to study Zika virus. Am J Trop Med Hyg, 94(6): 1362-1369.

Rubin S A, Pletnikov M, Taffs R, et al. 2000. Evaluation of a neonatal rat model for prediction of mumps virus neurovirulence in humans. J Virol, 74(11): 5382-5384.

Rubin S, Eckhaus M, Rennick L J, et al. 2015. Molecular biology, pathogenesis and pathology of mumps virus. J Pathol, 235(2): 242-252.

Runtuwene L R, Konishi E, Yamanaka A, et al. 2014. Dengue transmission model by means of viremic adult immuno-competent mouse. Parasit Vectors, 7: 143.

Ryabchikova E, Kolesnikova L, Smolina M, et al. 1996. Ebola virus infection in guinea pigs: presumable role of granulomatous inflammation in pathogenesis. Arch Virol, 141(5): 909-921.

Sá e Silva M, Ellis A, Karaca K, et al. 2013. Domestic goose as a model for West Nile virus vaccine efficacy. Vaccine, 31(7): 1045-1050.

Schulman J L, Kilbourne E D. 1963. Experimental transmission of influenza virus infection in mice. I. the period of transmissibility. J Exp Med, 118(2): 257-266.

Seino K K, Long M T, Gibbs E P, et al. 2007. Comparative efficacies of three commercially available vaccines against West Nile Virus (WNV) in a short-duration challenge trial involving an equine WNV encephalitis model. Clin Vaccine Immunol, 14(11): 1465-1471.

Shakirzyanova M, Tsai L, Ren W, et al. 2012. Pathogenic consequences of vaginal infection with CCR5-tropic simian-human immunodeficiency virus SHIVSF162P3N. J Virol, 86(17): 9432-9442.

Shan C, Yao Y F, Yang X L, et al. 2020. Infection with novel coronavirus (SARS-CoV-2) causes pneumonia in rhesus macaques. Cell Res, 30: 670-677.

Shi J, Wen Z, Zhong G, et al. 2020. Susceptibility of ferrets, cats, dogs, and other domesticated animals to SARS-coronavirus 2. Science, 368(6494): 1016-1020.

Shinde D P, Plante J A, Plante K S, et al. 2022. Yellow fever: roles of animal models and arthropod vector studies in understanding epidemic emergence. Microorganisms, 10(8): 1578.

Shou S, Liu M, Yang Y, et al. 2021. Animal models for COVID-19: hamsters, mouse, ferret, mink, tree shrew, and non-human primates. Front Microbiol, 12: 626553.

Shurtleff A C, Bavari S. 2015. Animal models for ebolavirus countermeasures discovery: what defines a useful model? Expert Opin Drug Discov, 10(7): 685-702.

Shurtleff A C, Warren T K, Bavari S. 2011. Nonhuman primates as models for the discovery and development of ebolavirus therapeutics. Expert Opin Drug Discov, 6(3): 233-250.

Sia S F, Yan L M, Chin A, et al. 2020. Pathogenesis and transmission of SARS-CoV-2 in golden hamsters. Nature, 583: 834-838.

Sikorska B, Liberski P P. 2012. Human prion diseases: from Kuru to variant Creutzfeldt-Jakob disease. Subcell Biochem, 65: 457-496.

Simpson D I, Zlotnik I, Rutter D A. 1968. Vervet monkey disease. Experiment infection of guinea pigs and monkeys with the causative agent. Br J Exp Pathol, 49(5): 458-464.

Singh D, Vignat J, Lorenzoni V, et al. 2023. Global estimates of incidence and mortality of cervical cancer in 2020: a baseline analysis of the WHO Global Cervical Cancer Elimination Initiative. The Lancet Global Health, 11(2): e197-e206.

Smith D R, Hollidge B, Daye S, et al. 2017. Neuropathogenesis of Zika virus in a highly susceptible immunocompetent mouse model after antibody blockade of Type I interferon. PLoS Negl Trop Dis, 11(1): e0005296.

Srivastava B, Błazejewska P, Hessmann M, et al. 2009. Host genetic background strongly influences the response to influenza a virus infections. PLoS One, 4(3): e4857.

Sullivan N, Yang Z Y, Nabel G J. 2003. Ebola virus pathogenesis: implications for vaccines and therapies. J Virol, 77(18): 9733-9737.

Sun J L, Telling G C. 2023. New developments in prion disease research using genetically modified mouse models. Cell and Tissue Research, 392: 33-46.

Sun J, Min YQ, Li Y, et al. 2022. Animal model of severe fever with thrombocytopenia syndrome virus infection. Front Microbiol, 12: 797189.

Tan G K, Ng J K W, Trasti S L, et al. 2010. A non mouse-adapted dengue virus strain as a new model of severe dengue infection in AG129 mice. PLoS Negl Trop Dis, 4: e672.

Tani H, Fukuma A, Fukushi S, et al. 2016. Efficacy of T-705 (Favipiravir) in the treatment of infections with lethal severe fever with thrombocytopenia syndrome virus. MSphere, 1(1): e00061-15.

Tatzelt J. 2011. Prion proteins. Top Curr Chem, 305: ix-x.

Taube S, Kolawole A O, Höhne M, et al. 2013. A mouse model for human norovirus. MBio, 4(4): e00450-13.

Taylor G. 2017. Animal models of respiratory syncytial virus infection. Vaccine, 35(3): 469-480.

Telling G C. 2011. Transgenic mouse models and prion strains. Topics in Current Chemistry, 305: 79-100.

Tesh R B, Guzman H, da Rosa A P, et al. 2001. Experimental yellow fever virus infection in the golden hamster (*Mesocricetus auratus*). I. virologic, biochemical, and immunologic studies. J Infect Dis, 183(10): 1431-1466.

Tesh R B, Siirin M, Guzman H, et al. 2005. Persistent West Nile virus infection in the golden hamster: studies on its mechanism and possible implications for other flavivirus infections. J Infect Dis, 192(2): 287-295.

Thangavel R R, Bouvier N M. 2014. Animal models for influenza virus pathogenesis, transmission, and immunology. J Immunol Methods, 410: 60-79.

Thumbi S M, Blumberg L, le Roux K, et al. 2022. A call to accelerate an end to human rabies deaths. Lancet, 400(10369): 2261-2264.

Todd K V, Tripp R A. 2019. Human norovirus: experimental models of infection. Viruses, 11(2): 151.

Torres J R, Martínez N, Moros Z. 2016. Microhematospermia in acute Zika virus infection. Int J Infect Dis, 51: 127.

Totain E, Lindner L, Martin N, et al. 2023. Development of HPV16 mouse and dog models for more accurate prediction of human vaccine efficacy. Laboratory Animal Research, 39(1): 14.

Tsurudome M, Yamada A, Hishiyama M, et al. 1987. Replication of mumps virus in mouse: transient replication in lung and potential of systemic infection. Arch Virol, 97(3-4): 167-79.

Van Dycke J, Ny A, Conceiçฺão-Neto N, et al. 2019. A robust human norovirus replication model in zebrafish larvae. PLoS Pathog, 15(9): e1008009.

Varki N M, Strobert E, Dick E J, et al. 2011. Biomedical differences between human and nonhuman hominids: potential roles for uniquely human aspects of sialic acid biology. Annu Rev Pathol, 6: 365-393.

Vigorito M, Connaghan K P, Chang S L. 2015. The HIV-1 transgenic rat model of neuro HIV. Brain Behav Immun, 48: 336-349.

Wahl-Jensen V, Bollinger L, Safronetz D, et al. 2012. Use of the Syrian hamster as a new model of ebola virus disease and other viral hemorrhagic fevers. Viruses, 4(12): 3754-3784.

Wang C, Yu H, Horby P W, et al. 2014. Comparison of patients hospitalized with influenza a subtypes H7N9, H5N1, and 2009 pandemic H1N1. Clin Infect Dis, 58: 1095-1103.

Wang K, Deubel V. 2011. Mice with different susceptibility to Japanese encephalitis virus infection show selective neutralizing antibody response and myeloid cell infectivity. PLoS One, 6(9): e24744.

Watanabe S, Terashima K, Ohta S, et al. 2007. Hematopoietic stem cell-engrafted NOD/SCID/IL2Rgamma null mice develop human lymphoid systems and induce long-lasting HIV-1 infection with specific humoral immune responses. Blood, 109(1): 212-218.

Weber E, Finsterbusch K, Lindquist R, et al. 2014. Type I interferon protects mice from fatal neurotropic infection with Langat virus by systemic and local antiviral responses. J Virol, 88: 12202-12212.

Weger-Lucarelli J, Duggal N K, Bullard-Feibelman K, et al. 2017. Development and characterization of recombinant virus generated from a new world Zika virus infectious clone. J Virol, 91(1): e01765-16.

Weinmann E, Majer M, Hilfenhaus J. 1979. Intramuscular and/or intralumbar postexposure treatment of rabies virus-infected cynomolgus monkeys with human interferon. Infection & Immunity, 24(1): 24-31.

Weissmann C, Enari M, Klöhn P C, et al. 2002. Transmission of prions. The Journal of Infectious Diseases, 186(Suppl 2): S157-S165.

Westover J B, Hickerson B T, Van Wettere A J, et al. 2019. Vascular leak and hypercytokinemia associated with severe fever with thrombocytopenia syndrome virus infection in mice. Pathogens, 8(4): 158.

Westrich J A, Warren C J, Pyeon D. 2017. Evasion of host immune defenses by human papillomavirus. Virus Res, 231: 21-33.

WHO. 2023. Human infection with avian influenza a viruses. https://www.who.int/westernpacific/emergencies/surveillance/avian-influenza[2023-9-22].

Williams A, Menon S, Crowe M, et al. 2023. Geographic and population distributions of HIV-1 and HIV-2 circulating subtypes: a systematic literature review and meta-analysis(2010-2021). J Infect Dis, 228(11): 1583-1591.

Windl O, Dawson M. 2012. Animal prion diseases. Subcell Biochem, 65: 497-516.

Wolinsky J S, Klassen T, Baringer J R. 1976. Persistence of neuroadapted mumps virus in brains of newborn hamsters after intraperitoneal inoculation. J Infect Dis, 133(3): 260-267.

Woolsey C, Borisevich V, Prasad A N, et al. 2021. Establishment of an African green monkey model for COVID-19 and protection against re-infection. Nat Immunol, 22: 86-98.

Wu X, Li Y, Huang B, et al. 2020. A single-domain antibody inhibits SFTSV and mitigates virus-induced pathogenesis *in vivo*. JCI Insight, 5(13): e136855.

Xiao S Y, Guzman H, Zhang H, et al. 2001. West Nile virus infection in the golden hamster (*Mesocricetus auratus*): a model for West Nile encephalitis. Emerg Infect Dis, 7(4): 714-721.

Xiao S Y, Zhang H, Guzman H, et al. 2001. Experimental yellow fever virus infection in the golden hamster (*Mesocricetus auratus*). II. pathology. J Infect Dis, 183(10): 1437-1444.

Xu P, Huang Z, Gao X, et al. 2013. Infection of mice, ferrets, and rhesus macaques with a clinical mumps virus isolate. J Virol, 87(14): 8158-8168.

Xu S, Jiang N, Nawaz W, et al. 2021. Infection of humanized mice with a novel phlebovirus presented pathogenic features of severe fever with thrombocytopenia syndrome. PLoS Pathog, 17(5): e1009587.

Yamanaka A, Kirino Y, Fujimoto S, et al. 2020. Direct transmission of severe fever with thrombocytopenia syndrome virus from domestic cat to veterinary personnel. Emerg Infect Dis, 26(12): 2994-2998.

Yang Z F, Zhao J, Zhu Y T, et al. 2013. The tree shrew provides a useful alternative model for the study of influenza H1N1 virus. Virol J, 10: 111.

Yang Z Y, Wyatt L S, Kong W P, et al. 2003. Overcoming immunity to a viral vaccine by DNA priming before vector boosting. J Virol, 77(1): 799-803.

Ye J, Jiang R, Cui M, et al. 2014. Etanercept reduces neuroinflammation and lethality in mouse model of Japanese encephalitis. J Infect Dis, 210(6): 875-889.

Yin N, Yang F M, Qiao H T, et al. 2018. Neonatal rhesus monkeys as an animal model for rotavirus infection. World J Gastroenterol, 24(45): 5109-5119.

Yoshikawa R, Kawakami M, Yasuda J. 2023. The NSs protein of severe fever with thrombocytopenia syndrome virus differentially inhibits the type 1 interferon response among animal species. J Biol Chem, 299(6): 104819.

Yoshikawa T, Shimojima M, Fukushi S, et al. 2015. Phylogenetic and geographic relationships of severe fever with thrombocytopenia syndrome virus in China, South Korea, and Japan. J Infect Dis, 212(6): 889-898.

Yu K M, Park S J, Yu M A, et al. 2019. Cross-genotype protection of live-attenuated vaccine candidate for severe fever with thrombocytopenia syndrome virus in a ferret model. Proc Natl Acad Sci U S A, 116(52): 26900-26908.

Yu X J, Liang M F, Zhang S Y, et al. 2011. Fever with thrombocytopenia associated with a novel bunyavirus in China. N Engl J Med, 364(16): 1523-1532.

Yun S I, Lee Y M. 2014. Japanese encephalitis: the virus and vaccines. Hum Vaccin Immunother, 10(2): 263-279.

Zhan J, Wang Q, Cheng J, et al. 2017. Current status of severe fever with thrombocytopenia syndrome in China. Virol Sin, 32(1): 51-62.

Zhang J, Lohani S C, Cheng Y, et al. 2021. Human microglia extensively reconstitute in humanized-blt mice with human interleukin-34 transgene and support HIV-1 brain infection. Front Immunol, 12: 672415.

Zhang Y, Yan H, Li X, et al. 2022. A high-dose inoculum size results in persistent viral infection and arthritis in mice infected with chikungunya virus. PLoS Negl Trop Dis, 16(1): e0010149.

Zhao C, Zhang X, Si X, et al. 2022. Hedgehogs as amplifying hosts of severe fever with thrombocytopenia syndrome virus, China. Emerg Infect Dis, 28(12): 2491-2499.

Zhao Z, Zheng W, Yan L, et al. 2020. Recombinant human adenovirus type 5 co-expressing RABV G and SFTSV Gn induces protective immunity against rabies virus and severe fever with thrombocytopenia syndrome virus in mice. Front Microbiol, 11: 1473.

Zhu C, Aguzzi A. 2021. Prion protein and prion disease at a glance. Journal of Cell Science, 134: jcs245605.

Ziegler S A, Lu L, da Rosa A P, et al. 2008. An animal model for studying the pathogenesis of chikungunya virus infection. Am J Trop Med Hyg, 79(1): 133-139.

Zompi S, Harris E. 2012. Animal models of dengue virus infection, Viruses, 4: 62-82.

第十二章　细菌、真菌和寄生虫感染性疾病研究中实验动物的选择

第一节　结　核　病

一、疾病简介

（一）疾病特征及流行情况

结核病（tuberculosis，TB）是由结核分枝杆菌（简称结核菌）感染引起的传染性疾病，以肺结核多见，结核菌也可感染肺外多组织引起肺外结核病。结核病根据发病部位分为肺结核病（简称肺结核）和肺外结核病（简称肺外结核）两大类。结核菌感染者有90%以上表现为潜伏感染，5%～10%发展为活动性结核。咳嗽是肺结核患者最常见的症状，多为干咳，或少量有白色黏液痰，大部分结核患者伴有发热、盗汗、乏力、食欲不振、体重减轻等全身症状，1/3～1/2 的肺结核患者在不同时期咯血。脑膜和骨是肺外结核患者的主要发病部位，其中结核性脑膜炎患者常有发烧和头疼等症状，骨结核患者表现低热和骨关节疼痛及活动障碍症状。

呼吸道传播是肺结核的最主要传播途径，肺结核患者可通过说话、咳嗽或吐痰向周围空气传播具有病菌的飞沫。也有报道称，结核菌可通过消化道或侵入皮肤伤口进行感染。结核病是全世界人类十大死因之一。根据世界卫生组织统计，2020 年，全球约有1000 万人患有结核病，120 万人因该病死亡（包含 20.8 万人类免疫缺陷病毒感染者）。根据中国疾病预防控制中心公布信息显示，2021 年我国结核病新发患者数约为 78.0 万，结核病发病率为 55/10 万。

（二）病因

人型结核分枝杆菌（*Mycobacterium tuberculosis*）是人类结核病的主要病原菌，该菌可侵犯人体全身各组织器官。鸟型结核分枝杆菌（*Mycobacterium avium*）是肺部非结核性分枝杆菌感染最常见的病原菌，广泛存在于人类生活的各种环境，是人类、牲畜和野生动物的一种机会性感染源。牛型结核分枝杆菌（*Mycobacterium bovis*）与人型结核分枝杆菌具有很高的相似性，但在进化过程中获得了不同的宿主偏嗜性、表型和致病性。结核分枝杆菌为革兰氏阳性细菌，具有抗酸性（Bekara et al.，2014）。

（三）致病机制

人型结核分枝杆菌产生致病作用主要依靠其菌体成分，特别是胞壁所含的大量脂

质,脂质含量与人型结核分枝杆菌的毒力呈正相关,其含量越高毒力越强。通常认为细菌在组织细胞内大量增殖,引起炎症反应,以及诱导机体发生迟发型超敏反应,从而导致组织器官损伤。只有在极少数免疫力低下者中,结核菌可经淋巴液、血液扩散至全身,导致全身粟粒状结核或结核性脑膜炎。鸟型结核分枝杆菌的毒力可能由细菌侵入能力和毒力因子共同决定,体外研究证实,细菌表面的黏附蛋白可促进鸟型结核分枝杆菌与肠细胞结合。通过机械屏障后,细菌被单核巨噬细胞识别,释放细胞因子和趋化因子,进一步激活宿主免疫反应和增强免疫细胞的趋化性。牛型结核分枝杆菌主要导致髋关节、膝关节与脊椎部骨髓病变及淋巴结感染。

二、实验动物的选择

多数物种对结核菌易感,因此结核病动物模型多样。然而,每种实验动物感染后的疾病特点不同。目前已有小鼠、大鼠、豚鼠、兔、树鼩、牛、猴、斑马鱼的结核病模型报道,其中最常用的结核病动物模型为小鼠、豚鼠、兔和非人灵长类实验动物。

结核菌常见的感染方法有气溶胶感染法、尾静脉感染法、皮下感染法、脊椎打孔感染法、腹股沟静脉感染法。

三、不同动物模型的特征

(一)小鼠模型

小鼠对结核分枝杆菌(简称结核菌)的感染敏感性较低,小鼠结核病动物模型常用的实验动物品系有 C57BL/6、BALB/c 和 C3HeB/FeJ,常采用气溶胶感染法、尾静脉注射及腹腔注射结核菌感染小鼠,通过不同感染剂量的结核菌可分别获得潜伏感染结核模型和急性活动性结核模型。潜伏感染结核模型按病程和制备方式不同,分为自然潜伏感染结核模型和模拟活动性结核治疗后的潜伏复发结核模型。

自然潜伏感染结核模型小鼠感染后无咳嗽和咯血等症状,也无明显的活动障碍,肺、脾、肝组织中可能存在潜伏的结核菌。急性活动性结核模型小鼠感染 8 周后,毛发凌乱不规则,活动少,日均进水食量减少,抓取小鼠时可明显感觉肌肉对抗力弱,肺、脾和肝组织中能分离到结核菌,少数小鼠肾和眼睑等部位也可以分离到结核菌。

急性活动性结核模型中 C57BL/6 小鼠于感染 10 周后,肺均出现粟粒状结核结节,主要分布在肺叶的边缘,脾没有明显的变化。C3HeB/FeJ 小鼠在分别感染 4 周和 14 周后,可见肺组织出现发白的结核样病变。BALB/c 小鼠肺均出现严重的病理变化,有粟粒状结核结节,主要特点是分布在全肺不同的部位,且脾大。C57BL/6 和 BALB/c 小鼠肺结核肉芽肿结构与人类肺结核肉芽肿不同,而 C3HeB/FeJ 小鼠的肉芽肿结构与人类的结构类似。C57BL/6 和 BALB/c 小鼠脾组织的白髓与红髓可见以巨噬细胞为主的肉芽肿,红髓偶可见干酪样坏死病变。

（二）豚鼠模型

豚鼠结核病动物模型可采用蹊部皮下注射、腹腔注射、静脉注射及低剂量气溶胶感染法制备。在豚鼠结核病动物模型中，随着感染时间推移，动物体重持续下降，在感染后期，其病变加重，毛发凌乱不规则，严重者脱毛比较明显，眼睛充血变红，日均进水食量明显减少，躲避被抓取的动作迟钝或者不明显躲避。用皮下注射或气溶胶感染后，从动物脑积液中可培养出结核菌，肺、脾、肝的菌培养也为阳性。较低剂量的结核菌经气溶胶感染豚鼠，15～20 天后结核菌在肺组织中呈对数生长，同时第 14 天结核菌扩散至肺外组织（如脾和肝等）。然而，肺外组织中的结核菌又能复种到肺组织，引起肺的再次损伤。

蹊部皮下注射感染的豚鼠模型，在注射部位可见溃疡性病变，腹股沟等处的淋巴结有不同程度肿大，解剖时肉眼可见肺部出现透亮的粟粒状结节，肝组织有肉眼可见的白色病变，脾组织有融合的、大小不等的白色透亮结节样病变。感染 6 周后，豚鼠肺组织出现不同程度的血管旁淋巴细胞浸润，同时肺部形成多细胞肉芽肿病变，肝出现散在肉芽肿和坏死灶，脾病变严重，脾白髓被肉芽肿破坏且可见干酪样坏死灶。

（三）Wistar 大鼠模型

6 周龄 Wistar 大鼠经气管内接种 500 CFU（colony forming unit，菌落形成单位）结核菌 HN878/W4 菌株，可获得结核菌的大鼠感染模型。两种菌株的生长曲线在感染后的前 30 天内相似。在 30 天后，与 W4 菌株相比，HN878 菌株感染的大鼠肺部持续存在较高数量的菌株。在 90～120 天，两种菌株的肺部感染都受到部分控制。180 天时，12 只 HN878 感染大鼠中 4 只肺中未检测到菌株，12 只 W4 感染大鼠中 7 只肺中未检测到菌株。500 CFU 的 W4 和 HN878 感染大鼠，肺部均形成肉芽肿，感染 30 天后，两种菌株感染的肺部病灶中均可见上皮样和泡沫状巨噬细胞与淋巴细胞的混合物，W4 感染大鼠的肺部存在离散的肉芽肿，周围有明显的肺泡壁增厚，而这在 HN878 感染大鼠的肺部较少见。

将菌株 W4 按 10～10^4 CFU 的 4 个梯度接种至大鼠肺部，所有感染模型肺部均有细菌复制，感染 21 天后结核菌复制到达顶峰。感染 60 天后，4 组大鼠肺部细菌载量均出现类似的缓慢而稳定的下降趋势。在感染第 21 天和 28 天时，大鼠的大脑、血液、肾脏和肝脏中未检测到结核菌，但在大鼠脾脏能检测到零星细菌传播。感染 60 天后，肺外任何组织器官中均未检测到细菌。病理学检查显示，10 CFU 和 10^2 CFU 结核菌的感染导致大鼠肺部弥漫性细胞浸润，但在感染后的 60 天内未形成典型结构的肉芽肿，用 10^3 CFU 剂量感染大鼠，感染 28 天和 60 天后可见肺部形成小肉芽肿，用 10^4 CFU 剂量感染下的大鼠肺部形成结构典型的小肉芽肿，在感染后第 14～28 天，其平均大小从约 0.6 mm^2 增加到 1.2 mm^2，第 28 天，肉芽肿的中心区域有上皮样巨噬细胞和淋巴细胞袖带，60 天时，有许多淋巴细胞、泡沫状巨噬细胞和少量多核巨噬细胞。10^3 CFU 和 10^4 CFU 剂量感染下的大鼠肺部抗酸染色为阳性，但坏死和纤维化很少见（Singhal et al.，2017）。

（四）新西兰兔模型

用不同的感染途径可获得新西兰兔的不同的结核病动物模型。皮下注射结核菌制备结核病的皮肤病变模型，注射部位先出现硬结，随感染的发展硬结逐渐变软、液化，在感染后11~17天产生溃疡，2天后液化面积达到最大，溃疡逐渐增大，感染后期慢慢愈合变小。用气溶胶感染制备兔肺结核病动物模型，分别经低剂量和高剂量结核菌感染实验兔，其肺部均在感染15周后出现较多直径较大的肉芽肿结节，其肉芽肿样病变类型与人的肉芽肿类似，包括增生型肉芽肿、干酪样坏死肉芽肿和空洞型肉芽肿。随着时间推移，肉芽肿会发生坏死和液化，容易形成类似于结核患者的空洞型肺结核。在不同新西兰兔结核病动物模型的肺、皮肤组织、脊柱、骨关节等病灶内均能分离出结核菌（Peng et al.，2015）。

（五）非人灵长类动物模型

利用气溶胶或经纤维支气管镜感染实验猴，可形成潜伏感染结核和活动性结核模型。猴结核病动物模型能模拟多数结核病患者的临床症状，感染后持续性低热，随着病变加重，实验猴逐渐消瘦，出现咳嗽、咯血、活动度降低、精神萎靡、嗜睡、日均进食量明显减少。当实验猴极度消瘦时，可出现呼吸急促、张口呼吸、倒立呼吸等呼吸困难的症状。

猴肺结核好发部位以左右肺上叶及两肺下叶近肺门处为主，有时累及肺门淋巴结。当实验猴抵抗力强时，机体的反应以细胞增生为主，形成增生性结核结节，由上皮样细胞和巨噬细胞集结在结核菌周围构成特异性肉芽肿组织；抵抗力降低时，机体的反应以渗出性炎症为主，即在组织内形成纤维蛋白和淋巴细胞的弥漫性沉积，随后发生干酪样坏死、化脓或钙化（Rayner et al.，2013）。猴结核病动物模型中形成的肉芽肿的结构层次与人类结核肉芽肿类似。猴脑结核和骨结核比较罕见，皮肤结核未见报道（Kaushal et al.，2012；Flynn et al.，2015）。

（六）树鼩模型

树鼩经尾静脉或股静脉注射感染结核菌H37Rv后，高、低剂量感染的成年中缅树鼩表现为潜伏感染结核或活动性结核，但以活动性结核为主。活动性结核动物模型的肺、肝、脾、肾、唾液腺、回肠、生殖器组织液可培养出结核菌。

高剂量结核菌感染的中缅树鼩第5周症状加重，可出现少数死亡，体重降低30%以上，解剖后脾内可见肉芽肿和周围炎性细胞浸润；肝内炎性细胞浸润；左肺及右肺可见多个界限清楚的实变性病灶，中央坏死和周围炎性细胞浸润。某些中缅树鼩感染后第8周活动度明显降低，体重下降20%以上，解剖可见肺组织大面积坏死，伴有结核结节和周围大量炎性细胞浸润。用腹股沟静脉注射感染的树鼩模型，在注射部位有皮肤溃疡样病变，取溃疡皮肤病检，可见真皮及皮下组织出血坏死、炎性细胞浸润，肌肉组织大片坏死、炎性细胞浸润，部分动物出现结核性胸膜炎和胸腔积液。

四、动物模型与临床疾病对比

不同动物模型与结核病临床的对比见表 12-1。

表 12-1　不同动物模型与结核病临床对比

物种/品系	感染途径	细菌分布	病理特征	疾病症状
临床患者	主要是经呼吸道传播，其他途径包括消化道传播和皮肤伤口传播	不同发病位置分布不同，多存在于肺部	形成结核结节，随时间延长逐渐干酪化形成空洞型病变	肺结核主要有发热、咳嗽、咳痰、胸痛及呼吸困难，肺外结核常有头疼、发烧、关节痛等
小鼠	气溶胶感染、尾静脉注射及腹腔注射	自然潜伏感染模型的肺、脾、肝可能存在潜伏的结核菌。在急性感染模型分布于肺、脾、肝、眼睑	肺部出现粟粒状结核结节，主要分布在肺叶的边缘	自然潜伏感染模型无咳嗽、咯血等症状，也无明显的活动障碍。急性活动性结核感染模型毛发凌乱不规则，活动少，日均进水食量减少，肌肉对抗力弱
豚鼠	蹊部皮下注射、腹腔注射、静脉注射及低剂量气溶胶感染法	分布于脑积液、肺、脾、肝及各处淋巴结	感染部位可见溃疡性病变，腹股沟等处淋巴结有不同程度的肿大。肺组织出现不同程度的血管旁淋巴细胞浸润，同时肺部形成干酪样肉芽肿，甚至形成空洞	体重下降，毛发凌乱不规则，严重者脱毛比较明显，日均进水食量明显减少，抓取豚鼠时其躲避动作迟钝或者不明显躲避
Wistar 大鼠	气管内接种	脑、血、肾、肝在任何时间点均未检出结核分枝杆菌。在感染动物后 21 天和 28 天时，观察到零星的细菌播散到脾脏。感染 60 天后，仅肺部存在结核菌	肺部形成了肉芽肿，包括上皮样细胞、多核巨细胞和泡沫状巨噬细胞，周围有大量淋巴细胞	对结核菌的抗性较强，主要为潜伏感染，症状不明显
新西兰兔	皮下注射、气溶胶感染	根据不同感染途径，可分布于肺、皮肤组织、脊柱、骨关节及肉芽肿	皮肤病变出现硬结，然后逐渐变软、液化产生溃疡。肺结核病模型出现较多直径较大的肉芽肿结节，随着时间推移肉芽肿会发生坏死和液化，容易形成类似于结核患者的厚壁空洞型结核病变	与感染途径有关，多数有发热、咳嗽等
非人灵长类动物	气溶胶或经纤维支气管镜感染	常分布于肺、肝、脾、肾、睾丸、肠腔及腹股沟淋巴结和肺门淋巴结	抵抗力低时，在组织形成纤维蛋白和淋巴细胞的弥漫性沉积，随后形成干酪样坏死肉芽肿，肉芽肿的结构层次与人类结核肉芽肿类似	感染后持续性低热，随着病变加重，实验猴逐渐消瘦，出现咳嗽、咯血，活动度降低，精神萎靡、嗜睡，日均进食量明显减少
树鼩	尾静脉或股静脉注射	肺、肝、脾、肾、唾液腺、回肠、生殖器组织液	肺组织大面积坏死，伴有结核结节，周围大量炎性细胞浸润。注射部位有皮肤溃疡样病变，其真皮及皮下组织出血坏死、炎性细胞浸润，肌肉组织大片坏死、炎性细胞浸润	活动度降低，少数动物死亡，体重无明显变化规律

（占玲俊，王俊飞）

第二节　鼠　疫

一、疾病简介

（一）疾病特征及流行情况

鼠疫（plague）是由鼠疫耶尔森菌（*Yersinia pestis*）引起的常见传染病，历史上暴发过三次大流行。鼠疫耶尔森菌感染可引起三类疾病综合征：腺鼠疫、败血症型鼠疫和肺鼠疫，以腺鼠疫为主要表现形式，占鼠疫耶尔森菌感染病例的 70%～90%，而败血症型鼠疫和肺鼠疫分别占约 30% 和不到 5%。腺鼠疫大多数发生在腹股沟淋巴结（约有70%），偶有发生在腋窝处（约有 20% 病例），最罕见的是发生在颈部（约有 9%）。鼠疫的潜伏期通常为 2～3 天，也有不少病例的潜伏期为 1 天或 5 天，表现出不同的临床症状：发烧、头痛、全身不适等症状（Barbieri et al.，2020）。

腺鼠疫通常对适当的抗生素治疗反应迅速，而淋巴结会在 1 周内保持肿大和触痛。如果不使用有效的抗生素治疗，患者菌血症会逐步加剧，可能发展成鼠疫的败血症形式。患者可能出现胃肠道症状，包括恶心、呕吐、腹泻和腹痛，应注意以防混淆诊断。肺鼠疫是最迅速致死的鼠疫致病形式，有两种临床表现：原发性肺鼠疫和继发性肺鼠疫。原发性肺鼠疫发病急骤，表现为寒战、发热、胸痛、咳嗽、呼吸困难和咯血等，如果不进行及时治疗，病死率接近 100%，如果在症状出现后 24 h 内给予适当治疗，病死率在 25%～50%。继发性肺鼠疫是继发于腺鼠疫引起的败血症，表现为病情突然加重，出现咳嗽、胸闷、呼吸困难，随之咳出稀薄泡沫样血痰，严重患者还会出现意识丧失。

鼠疫是一种人兽共患感染性疾病，可通过与动物直接接触感染，包括接触动物尸体、动物咬伤和食用动物肉及其衍生物，以及通过间接接触感染，其中人群中传播主要是接触动物体外寄生虫（如跳蚤）。据世界卫生组织报告，2000～2018 年，在美洲、非洲和亚洲的 21 个国家发现了总共 26 237 例鼠疫病例。鼠疫首次流行于公元 6 世纪，我国首次出现鼠疫可追溯到 18 世纪的第二次流行，当时在中国西南地区的云南省有相关病例记录，后来在香港地区发生了鼠疫的第三次大流行。

（二）病因

可引起鼠疫的致病菌有十余个株系，分别是 ANT（biovar Antiqua）、MED（Medievalis）、ORI（Orientalis）、IN（Intermediate）和 PE（Pestoides），以及其他的亚种包括 caucasica（0.PE2）、angolica（0.PE3）、central asiatic（0.PE4）、tibetica（0.PE7）、ulegeica（0.PE5）、Qinghaica（0.PE10），主要为人类三大致病菌中的鼠疫耶尔森菌。其中，第三次暴发中流行的菌株就属于 ORI 株系。

（三）致病机制

携带鼠疫耶尔森菌的跳蚤叮咬人皮肤后引起皮肤损伤，鼠疫耶尔森菌通过损伤的皮肤进入淋巴管，然后迁移至区域淋巴结。鼠疫耶尔森菌一旦进入淋巴结，大多数就会被感染部位的巨噬细胞吞噬和杀死。然而，一些鼠疫耶尔森菌能抵抗和逃避巨噬细胞的吞噬作用。患鼠疫死亡的原因并非是机体全身细菌感染，而是因快速的细菌扩增导致宿主强烈的炎症反应，破坏了肺的组织结构，引起呼吸困难。

二、实验动物的选择

目前已开发了多种动物模型来模拟鼠疫耶尔森菌的感染过程。最常见的是小鼠和豚鼠，其他模型还包括地松鼠、岩松鼠、其他啮齿动物、袋鼠和家猫。小鼠是构建腺鼠疫和肺鼠疫模型最常用的实验动物，该模型的组织病理变化与临床患者的基本相似。此外，小鼠模型也是用于主动免疫、被动免疫以及非传统或现代疫苗研发的成熟模型。在早期的研究中，因为豚鼠对鼠疫耶尔森菌感染相当敏感，所以其曾经主要用于构建鼠疫（尤其是肺鼠疫）的模型。然而有趣的是，豚鼠感染会表现出季节性抵抗，如其在冬季对鼠疫耶尔森菌的敏感度下降。迄今为止，非人灵长类动物的鼠疫模型一直受到重点关注，包括非洲绿猴、食蟹猴和恒河猴等在内的多种非人灵长类动物已被用于鼠疫耶尔森菌感染研究。非洲绿猴、恒河猴和食蟹猴感染鼠疫耶尔森菌后，表现出相似的易感性、临床症状、疾病进展和病理特征，与感染鼠疫耶尔森菌患者的临床和病理特征高度相似（Layton et al.，2011）。

三、不同动物模型的特征

（一）小鼠模型（以构建肺鼠疫小鼠模型为例）

自 20 世纪 50 年代以来，研究人员普遍使用小鼠构建鼠疫的动物模型。鼠疫耶尔森菌的感染对小鼠造成的病理损伤取决于接种的菌株种类、接种剂量、接种途径以及感染时间。通常动物品系选择成年近交品系（BALB/c 或 C57BL/6）或封闭群（ICR）雌性小鼠，接种方式为鼻内接种，接种量多为 $1.0 \times 10^3 \sim 1.3 \times 10^4$ CFU。在接种后不同感染时段小鼠呈现出不同的症状。

有研究表明，在体内补充铁剂的情况下，使用减毒疫苗株 EV76 可使小鼠产生全身性肺鼠疫，最终导致疾病后死亡。同时，注射 EV76 和铁剂的小鼠在接种 5 天后开始发病死亡，第 8 天时所有接种的小鼠均死亡。鼻内感染和静脉注射的小鼠在感染 24 h 后都会出现活动减少、脱水和皮毛皱褶。经静脉注射感染的小鼠在感染 72～96 h 内体重急剧下降，而通过鼻内感染的小鼠体重下降相对缓慢。虽然鼻内感染小鼠的体重变化较缓，但是其疾病评分在感染后 3 天内比静脉感染小鼠要高，说明其病理损伤较重。事实上，以上两种感染途径最终都会导致小鼠死亡。

鼻内感染与静脉注射感染后鼠疫耶尔森菌均在小鼠的肺部、脾脏以及肝脏中复制。静脉注射感染小鼠在感染 48 h 后在肺部检测到鼠疫耶尔森菌，感染 72 h 后鼠疫耶尔森菌水平达到峰值，感染 96 h 后鼠疫耶尔森菌开始减少；此外肝脏和脾脏在感染 24 h 后能检测到鼠疫耶尔森菌，感染 96 h 内鼠疫耶尔森菌总体呈上升趋势。然而，鼻内感染的小鼠在感染 24 h 后肺部鼠疫耶尔森菌水平达到峰值，在感染 96 h 内鼠疫耶尔森菌逐渐降低，其肝脏鼠疫耶尔森菌复制在感染 96 h 内呈波动趋势，而脾脏中鼠疫耶尔森菌复制在感染 48 h 后出现上升趋势。静脉注射感染小鼠在感染 72 h 和感染 96 h 后出现菌血症，而鼻内感染小鼠仅在感染 72 h 后出现菌血症。

鼻内感染 24 h 以及静脉注射感染 96 h 后的小鼠肺部均表现早期肺炎的状态（充血以及间隔毛细血管中性粒细胞的局灶性边缘化），脾脏出现肿大以及坏死灶，同时肝脏表现为易碎苍白。静脉注射感染的小鼠肝脏还出现轻微脓肿（Batra et al.，2014）。

（二）大鼠模型（以构建腺鼠疫大鼠模型为例）

褐挪威鼠（*Rattus norvegicus*）种属感染鼠疫耶尔森菌后的病理特征与人类腺鼠疫的相似，所以常用于构建腺鼠疫模型。感染采用左耳和左背注射。鼠疫耶尔森菌首先感染接种部位近端淋巴结，然后出现在血液、脾脏和远端淋巴结。细菌载量在左侧腹股沟大泡中最高，在血液和脾脏中较低，在远离接种部位的淋巴结中最低。

接种 24～48 h 内，三种褐挪威雌性大鼠（Brown Norway，BN；Sprague-Dawley，SD；Wistar，WS）均在接种部位出现红色小丘疹。随后，这些大鼠出现皮毛粗糙和跛行的症状，但在其他方面依旧反应正常。然而，三个品系的大鼠都出现这些症状的时间存在不统一性，发病时间为 2～12 天。此外，跛行后 12～18 h，三个品系大鼠表现后期鼠疫迹象，包括烦渴、流泪、毛发蓬乱、驼背、行动迟缓。

对三个品系大鼠进行安乐死处理后，接种左背的三种大鼠左侧腹股沟淋巴结出现水肿、充血以及淋巴结坏死，该情况与人类鼠疫患者尸检时的淋巴结描述一致。此外，处死后三种大鼠的左腋窝淋巴结肿大，而右腋窝、腹股沟、上颌与左上颌淋巴结大小和外观正常。在接种左耳的大鼠中，BN、SD 和 WS 大鼠左侧上颌淋巴结肿大和坏死，但腺周区未见明显水肿或出血，同时右侧上颌淋巴结也轻微增大，而左右腹股沟腺和腋窝腺正常（Sebbane et al.，2005；Agar et al.，2009）。

（三）豚鼠（以构建肺鼠疫豚鼠模型为例）

豚鼠被广泛用作鼠疫疫苗评价的动物模型，然而对该模型的病理变化研究较少。该模型的制备通常采用皮下接种鼠疫耶尔森菌感染雌性豚鼠。

感染剂量超过 1.5×10^3 CFU 时，在 24 h 内豚鼠表现为颈部毛囊勃起和体重减轻，病情加重，感染后 3～4 天死亡，而死亡时间取决于感染剂量的大小。豚鼠的临床症状与肺部疾病的一致，表现为呼吸困难、喘气、鼻出血和眼部浆液排出等。此外，一些受感染的豚鼠还会出现食气症状、腹部肿胀。豚鼠重症肺炎出现在感染后第 3 天或第 4 天，但实验组与对照组的体温和体重变化却没有显著差异。感染 48 h 后豚鼠肺部病菌数显著增加，而脾脏在感染 48 h 后刚能检测到病菌（Jones et al.，2003）。

感染 3 天后处死豚鼠取肺组织进行病理分析。肺组织表现为细菌性肺炎并伴有大量炎症浸润，出血和坏死区域存在细菌菌落，肺泡内可检测到大量的中性粒细胞和巨噬细胞。这些观察结果与死于鼠疫耶尔森菌 CAC1 攻击和继发性肺鼠疫的豚鼠的腺鼠疫病理结果一致（Quenee et al.，2011）。

（四）非人灵长类动物模型

多种非人灵长类动物已用于构建鼠疫模型，包括食蟹猴（*Macaca fascicularis*）和恒河猴（*Macaca mulatta*）。

雾化途径感染印度尼西亚食蟹猴后，食蟹猴表现出急性化脓性支气管肺炎、脾脏白细胞增多、化脓性脾炎、气管支气管淋巴结炎和急性纤维蛋白性间质性肺炎，肺泡腔多处充满水肿液、纤维蛋白丝、大量中性粒细胞、单核细胞和巨噬细胞，并且肺部伴有严重充血和出血。通过气溶胶方式感染印度尼西亚血统的恒河猴后，其肺部表现为多灶性肺炎和气管支气管淋巴结肿大，肺炎的实变区域明显且可触及坚硬，可见到不同程度的暗红色和出血。肺部病变一般出现在感染 48 h 后，感染后 72 h 可观察到明显的局灶性病变，并伴有纤维蛋白化脓性肺炎和肺泡水肿，在非病变区域可见中性粒细胞和单核细胞的间隔和/或肺泡浸润（Van Andel et al.，2008；Koster et al.，2010）。通过皮下注射方式感染恒河猴后，其肺组织可见出血、积液、水肿、炎性细胞浸润、含鼠疫耶尔森菌的脓肿以及肺组织结构消失；淋巴结出现严重充血、水肿、淋巴细胞数量减少；肝细胞肿胀、空泡变性、扩张，肝小叶中央静脉充血，肝窦内轻度充血；脾脏白髓和腺泡减少，淋巴细胞减少，可见主要由淋巴细胞形成的炎症细胞灶（Zhang et al.，2014；Tian et al.，2011）。

四、动物模型与临床疾病对比

不同动物模型与鼠疫临床的对比见表 12-2。

表 12-2　不同动物模型与鼠疫临床对比

物种/品系	感染途径	复制	免疫反应与病理	疾病症状
临床患者	跳蚤叮咬和人群密切接触传播	主要在腹股沟淋巴结以及肺泡中进行复制	肺组织常表现为充血肿胀、出血性小叶性肺炎、支气管炎性细胞浸润	发热、头痛、寒战、肌痛和不适
幼龄小鼠	鼻内接种或喷雾吸入	主要在肺部、肝脏以及脾脏中复制，偶尔在心脏中也可检查到鼠疫耶尔森菌复制	IL-6、TNF-α、IL-12、IFN-γ、KC、MCP 等细胞因子水平上升，感染初期病理变化较轻，后期肺部、肝脏等会发展成炎症	活动减少、脱水和皮毛皱褶
豚鼠	皮下注射或滴鼻	在接种部位、肺部、脾脏和肝脏中有复制	接种部位出现淋巴结肿大，脾脏白髓减少并出现被组织细胞反应包围的坏死灶，出现肉芽肿性病变，IL-2、IL-4、IL-10 等细胞因子水平升高	接种部位出现红色丘疹，随后出现局部淋巴结肿大、败血症和迅速死亡
大鼠	皮内注射或气溶胶途径	在脾脏、左腹股沟、上颌淋巴结等组织复制	IFN-γ、IL-6、IL-1α、IL-9、IL-1β、IL-17、KC 等细胞因子水平升高，淋巴结中性粒细胞、巨噬细胞、淋巴细胞数量增加	接种部位出现红色小丘疹、皮毛粗糙和跛行
恒河猴	滴鼻或静脉注射	在淋巴结、肝脏、脾脏以及肺组织中复制	IL-2、IL-4、TNF-α、IL-6、IL-5、IFN-γ 等细胞因子水平升高，炎性细胞浸润，肺组织结构消失	少食，肺部存在多处脓肿
食蟹猴	雾化途径或气溶胶途径	在肺部、气管支气管淋巴结、脾脏中复制	全身淋巴结中仅气管支气管淋巴结出现病变，脾脏中白细胞增多，出现化脓性支气管肺炎以及纤维性间质性肺炎	发热、嗜睡、厌食

（鲁帅尧）

第三节 肠出血性大肠杆菌感染

一、疾病简介

（一）疾病特征及流行情况

肠出血性大肠埃希菌（enterohemorrhagic *Escherichia coli*，EHEC）（又称肠出血性大肠杆菌）是一类能引起出血性肠炎的大肠杆菌，一部分患者的出血性肠炎经常会发展为溶血性尿毒综合征（hemolytic uremic syndrome，HUS）。HUS 是导致儿童急性肾衰、成人死亡的重要原因，尤其对于老年感染者而言，HUS 的死亡率可达 50%。

肠出血性大肠杆菌是革兰氏阴性杆菌，是一种产 Vero 细胞毒素（VT）大肠杆菌，但此类大肠杆菌不是所有的都能引起出血性肠炎或 HUS。肠出血性大肠杆菌除携带毒素外，还含有其他毒力因子，如黏附脱落（attaching and effacing，A/E）损伤因子、溶血素和黏附素等（Mellmann et al.，2008）。

自 1982 年首次从汉堡包中分离到肠出血性大肠杆菌以来，至今被分离出来的肠出血性大肠杆菌的菌种已经超过 50 个血清型，其中 O157：H7 是较早发现的能引起 HUS 的病原菌之一，也是该类菌的主要血清型（Ferens and Hovde，2011）。

肠出血性大肠杆菌主要通过粪口途径传播，动物之间可以通过互相接触、共食共饮污染的水及食物互相传播。人主要通过摄入污染的水和食物，或接触带菌的动物、动物粪便及被粪便污染的土壤、水、蔬菜或肉而感染。人与人之间可以通过接触污染物进行传播。人不是该菌的长期宿主，羊、牛、猪、鹿、马、兔、鸟都是其长期宿主（Garmendia et al.，2005）。

肠出血性大肠杆菌的流行有一定的季节性，多发生在夏、秋两季，北半球 6～9 月为发病高峰，而 11 月至次年 2 月很少发生。其易感人群为儿童和老人。

（二）致病机制

肠出血性大肠杆菌的致病机制主要包括细菌对上皮细胞的黏附和产生毒素两个过程。

1. 黏附

EHEC 侵入机体肠腔后，借助菌毛黏附在盲肠和结肠上皮细胞的刷状缘上，并损伤微绒毛，然后紧密地结合在肠上皮细胞膜的顶端。致病蛋白会影响细胞内的细胞骨架和信号传递分子，造成宿主细胞内的肌动蛋白产生聚合，从而使肌动纤维形成基座形状的结构，将菌体拱至细胞表面之上，并刺激宿主细胞的信号通路，促使细胞内局部细胞骨架的重新组合，导致肠内微绒毛消失，这一过程称为黏附脱落损伤（A/E 损伤）。EHEC 感染后引起的重症病例，重要的一环来自 A/E 损伤。细菌黏附于黏膜细胞刷状缘时，引发跨膜信号和细胞内信号的级联反应，将自身分泌的信号蛋白转位于宿主细胞，进一步利用宿主细胞的信号转导系统，使感染细胞本身的组织结构发生改变，导致细胞骨架重组而形成特异性损伤，其中包括多聚肌动蛋白的积聚。病理特征为刷状缘微绒毛的损坏及细菌对肠杯状细胞膜的紧密黏附（Chong et al.，2007）。

2. 毒素

EHEC 可产生志贺毒素（shiga toxin，Stx）和类志贺毒素（shiga-like toxin，SLT），Stx/SLT 是强效的核毒素毒力因子，通过肠壁细胞糖脂性受体 Gb3 介导至靶细胞，进入细胞后抑制蛋白质的合成（Mayer et al.，2012）。Gb3 受体广泛分布于血管内皮细胞、肠上皮细胞、肾和神经组织细胞等，因此，这些细胞易受到毒素的影响。毒素损害结肠上皮细胞引起出血性肠炎，损害血管内皮细胞、红细胞和血小板而导致 HUS，导致广泛肾小管坏死而出现急性肾衰竭，增强副交感神经的兴奋性而引起窦性心动过缓以及惊厥。毒素还能刺激内皮细胞释放相关因子，导致血栓性血小板减少性紫癜（Farfan and Torres，2012）。

二、实验动物的选择

多种动物都有研究报道可用于构建 EHEC 感染动物模型，包括小鼠、兔、雪貂、猪、牛、鸡和非人灵长类动物等，然而没有任何一种动物模型可以复制 EHEC 感染人后出现的所有临床表现，这也成为 EHEC 疫苗发展的瓶颈之一。

肠出血性大肠杆菌对不同动物的易感性不同。多数实验动物对 EHEC 的主要血清型 O157∶H7 不易感。近年来，国内外研究人员进行了大量的 EHEC 感染动物模型方面的研究，建立了一些不同动物、不同感染方式、不同年龄阶段的感染模型。多数感染模型使用了幼龄的实验动物，部分模型需要用药物干预或使用限菌动物，然而，此类模型不适合进行 EHEC 疫苗主动免疫评价。

三、不同动物模型的特征

（一）小鼠模型

通常小鼠对肠出血性大肠杆菌的感染不敏感，在构建小鼠 EHEC 感染模型时，需使用营养缺陷或先天性抵抗力低的小鼠，或使用药物辅助（如使用抗生素破坏肠道正常菌群、使用丝裂霉素降低小鼠免疫功能、增加 EHEC 毒力因子 Stx 的生成量等），以提高动物对感染的敏感性，复制出类似人类感染 EHEC 的部分症状（Mayer et al.，2012）。具体方法为：感染前连续 3 天灌胃链霉素溶液，感染前将小鼠禁食 12 h，然后灌胃接种细菌，同时腹腔注射丝裂霉素（2.5 mg/kg），并于饮水中加入萘啶酮酸（50 μg/ml），接菌 12 h 后恢复正常饮食。受感染小鼠 3～4 天发病，出现弓背竖毛、体重下降、厌食、瘫痪和死亡。该模型能够复制出经典的 O157∶H7 感染的组织病理学变化，包括肠固有层的出血和水肿。结肠活检标本显示存在中性粒细胞浸润，但病变并不严重，没有 A/E 损伤，也未引起感染小鼠腹泻或结肠炎。该模型中还可观察到与人感染 EHEC 引起的 HUS 相一致的肾病理改变。

（二）兔模型

常用 3 日龄的乳兔构建 EHEC 感染模型，观察到的临床症状与人类临床患者表现极为相似，如腹泻、出血性肠炎以及溶血性尿毒综合征等（Stone et al., 2012）。具体方法为：对乳兔灌胃感染 EHEC，2～3 天观察到乳兔出现腹泻症状，肛门充血隆起，会阴部被液态粪便污染。尽管乳兔有严重的腹泻，但其体重仍会随着实验进行而不断增加，7 天时达到实验前体重的 2 倍。将实验周期延长到 14 天或将接菌浓度调整至 $1×10^9$ CFU/ml，均未见动物死亡。于接种菌后 2 天解剖取材，可见乳兔盲肠和结肠出现膨胀，并充满不成形的粪便和液体。感染后 7 天，细菌载量达 $1×10^8$ CFU/g 组织（包括回肠、盲肠和中结肠），粪便中细菌载量最高。病理改变主要出现在结肠，表现为化脓性结肠炎和血管充血，集中在中结肠和远端结肠。与对照组动物相比，EHEC 感染动物的中结肠和远端结肠内的嗜异性粒细胞、单核细胞数量增多，水肿和充血明显。炎性细胞主要聚集在黏膜表面的上皮和黏膜固有层，有些延伸到黏膜下层（Menezes et al., 2010）。也可通过静脉直接注射志贺毒素感染成年兔，除可引起与灌胃感染类似的肠道病理改变外，还可以观察到毒素介导的血脑屏障破坏和中枢神经系统病变。

（三）雪貂模型

雪貂的 EHEC 感染模型与小鼠模型相似。EHEC 可以感染经链霉素处理过的雪貂，且可被紧密黏附素（intimin）加强，引起与人感染 EHEC 致 HUS 类似的肾病理改变。与小鼠模型一样，雪貂感染模型也未观察到 A/E 损伤和腹泻（Woods et al., 2002）。具体方法为：使用 6 周龄以下且弯曲杆菌属细菌阴性的雌性雪貂，从感染前 24 h 开始给予含有 1～5 g/L 链霉素的水。接菌前 4 h 禁食、禁水，通过胃管口服感染。感染后饮水恢复正常。感染后 1～2 天偶见几例软便和水样便，光镜观察未发现结肠炎和 A/E 损伤。链霉素预处理的感染雪貂中部分可见血尿、肾小球体积增大、细胞核浅染和管腔缩窄。未发现血尿的感染雪貂也有明显的肾病理改变、细胞核深染、纤维样细胞质和毛细血管管腔缩窄，在肾小球微血管内偶见纤维素团块。肾的损伤多数为斑状存在的肾小球损伤，也有偶发的皮质坏死，未见急性肾小管坏死，光镜的表现与人类 HUS 相似。个别雪貂出现血小板减少。

（四）猪模型

在猪感染模型中可以明显地观察到志贺毒素导致的中枢神经系统紊乱和淋巴细胞凋亡的过程，能够很好地模拟 EHEC 引起的人体疾病，包括典型的 A/E 损伤和 Stx 相关的效应。通常采用剖宫产手术得到限菌乳猪，整个实验过程处于微生物隔离环境中，人工喂养。如果乳猪健康状况好，在出生后 24 h 即可用于实验。具体方法为：对限菌乳猪灌胃给予洗涤后去除毒素的菌液，接菌后 2 h 可见腹泻症状，后续开始出现神经系统症状，包括共济失调、斜卧体位，部分乳猪隔夜可见死亡。血液培养的结果显示，严重的神经系统症状与机体整体的系统性细菌感染并不相关。感染动物的盲肠和结肠的表面、腺上皮都发生了 A/E 损伤，且随着感染时间的延长损伤面积不断扩大。所有观察到神经系统症状的动物，在组织学上都观察到皮层内的微出血病灶，未观察到人类感染 EHEC 引起 HUS 的肾病变。由于限菌猪的 EHEC 感染模型需要有特殊的动物设施，且动物模型制备的成本更高，限制了此种模型的应用推广。

（五）牛模型

由于 EHEC 不能引起成年牛的发病，因此通常使用出生 36 h 内的小牛来建立模型。也有使用 5～10 日龄或离乳后的小牛构建感染模型的报道，用于无症状 EHEC 感染的研究，以发现 EHEC 在牛群中存在的关键因素和降低牛群中 EHEC 感染率的可能途径。如使用出生小于 12 h 的小牛，在摄入初乳前即与母牛分离，独立饲养于清洁环境中，使用无抗体的代乳品喂养。具体方法为：将接种菌加入代乳品中，喂给未摄取初乳的初生小牛，接种后 18 h 可见感染小牛出现腹泻症状，组织病理改变包括结肠水肿，直肠、盲肠、结肠与回肠出现 A/E 损伤（空肠和皱胃偶尔也可见），在大肠或回肠中还可观察到弥漫性中性粒细胞浸润。感染 3 天后仍然能在直肠、结肠和回肠观察到广泛的 A/E 损伤。长期给予小牛 EHEC 会引起广泛的小肠出血、中性粒细胞浸润和肠道内假膜形成（Vlisidou et al.，2004）。

（六）鸡模型

鸡对 EHEC 较为敏感。EHEC 很容易并可长时间定植于鸡的肠道，引发特异性的 A/E 损伤。此外，成本低廉也是此模型的优势。然而，在鸡感染模型中很难观察到与人感染相似的临床症状。该模型目前主要用于细菌毒素基因的筛选以及鸡用 EHEC 疫苗的评价等方面。具体方法为：使用出生 1 天的仔鸡，通过灌胃感染，2 h 后可检测到排菌。由于 EHEC 很难引起鸡的临床表现和死亡，因此鸡模型主要以检测粪便排菌情况及观察肠组织病理改变为主要目标。

（七）非人灵长类动物模型

狒狒和恒河猴的遗传背景与人的相似，如志贺毒素受体 Gh3 在肾脏和小肠等脏器的分布与人高度一致。因此，在非人灵长类动物中，这两种动物特别是狒狒是较为理想的研究志贺毒素以及溶血性尿毒综合征的模型。此模型主要由 Stx 介导，将纯化的毒素直接通过静脉或腹腔注射构建模型。毒素入血后与动物肾脏内皮细胞 Gh3 受体结合并引起细胞死亡，最终导致肾衰竭和溶血性尿毒综合征（Stearns-Kurosawa et al.，2010）。除毒素效应外，在模型也能稳定地观察到 A/E 损伤和肠炎。给狒狒静脉注射 Stx 可见明显的 HUS、肾衰竭、血小板减少、裂细胞、贫血和黑便。恒河猴感染 EHEC 后出现腹泻、急性结肠炎、A/E 损伤和肠上皮的中断。虽然非人灵长类动物的感染模型能够较好地模拟人类感染 EHEC 后的几乎全部病理改变，但由于其成本昂贵，不适用于大规模研究，从而限制了其应用。

四、动物模型与临床疾病对比

不同动物模型与肠出血性大肠杆菌感染临床的对比见表 12-3。

表 12-3　不同动物模型与肠出血性大肠杆菌感染临床对比

物种/品系	感染途径/构建方法	易感性/感染条件	免疫反应与病理改变	疾病症状
临床患者	粪口途径和人群密切接触传播	普遍易感，以老人和儿童为主	血小板减少，溶血性贫血。肠固有层出血、水肿，肠壁增厚。出现 A/E 损伤：广泛的肠上皮细胞骨架重排，形成基座样结构，使细菌和上皮细胞间形成紧密的黏附；肠上皮细胞的微绒毛消失，黏膜固有层和上皮内可见中性粒细胞与其他炎症细胞浸润。伴有 HUS 发生时可见肾病理改变，肾小球损伤或坏死	腹痛、腹泻、血便、发热、呕吐。伴有 HUS 发生时出现血尿、肾衰竭。部分可发生神经系统并发症如癫痫、中风和昏迷
小鼠	灌胃感染	不易感，需使用营养障碍、先天性免疫力低下的小鼠，或使用药物（链霉素、丝裂霉素、萘啶酮酸等）干预	肠固有层出血、水肿，中性粒细胞浸润，无 A/E 损伤。可见肾实质细胞损伤。肝细胞呈重度的颗粒变性和水疱变性，肝小叶中央静脉周围的肝细胞变性。肺泡壁毛细血管高度屈曲扩张，含有大量红细胞，部分肺泡呈代偿性肺气肿变化，支气管周围可见较为典型的大肠杆菌肉芽肿，有大量上皮样细胞和炎性细胞浸润	弓背、竖毛、体重下降、瘫痪、死亡
兔	灌胃感染，静脉注射 Stx	3 日龄左右乳兔易感，离乳兔可直接静脉注射志贺毒素建模	中结肠和远端结肠血管充血病变，嗜弱染细胞、单核细胞数量增多，炎性细胞主要聚集在黏膜表面的上皮细胞和黏膜固有层，有些延伸到黏膜下层。出现 A/E 损伤，在细菌黏附位置的上皮细胞微绒毛消失。Stx 注射成年兔模型可见血脑屏障破坏以及中枢神经系统病变	腹泻、肛门充血隆起，尾部被液态粪便污染。静脉注射 Stx 模型出现共济失调、瘫痪
雪貂	灌胃感染	不易感，需使用药物（链霉素、紧密黏附素等）干预使其易感	肠固有层出血、水肿，中性粒细胞浸润，无 A/E 损伤。可见肾实质细胞损伤，毛细血管管腔缩窄，肾小球偶发皮质坏死	软便、血尿、体重降低、死亡
猪	灌胃感染	需使用限菌乳猪	盲肠和结肠的表面与腺上皮发生 A/E 损伤，受损严重的黏膜表面扁平、排列紊乱，杯状细胞缺少或缺失，腺上皮表面也同样受累。出现神经系统症状的动物在组织学上观察到皮层内的微出血病灶。未观察到人类感染类似的肾病变	腹泻、血便、共济失调、卧倒、死亡
牛	灌胃感染	需使用新生小牛（出生 36 h 以内）或 5～10 日龄小牛	结肠水肿，直肠、盲肠、结肠和回肠发生 A/E 损伤（偶见于空肠与皱胃）。可见肠上皮细胞变性、充血和明显的中性粒细胞浸润。长期给予小牛 EHEC 会引起广泛的小肠出血、中性粒细胞浸润和肠道内假膜形成	腹泻、血便
鸡	灌胃感染	易感	出现 A/E 损伤，在细菌黏附位置的上皮细胞微绒毛消失	无明显症状，可检测粪便排菌量
非人灵长类动物	灌胃感染，静脉注射/腹腔注射 Stx	易感	血小板减少，肠固有层出血、水肿，肠壁增厚。出现 A/E 损伤，黏膜固有层和上皮内可见中性粒细胞与其他炎性细胞浸润。伴有 HUS 发生，可见肾病理改变	腹泻、血便，伴有 HUS 和肾衰竭，死亡

（武　婧，刘江宁）

第四节 霍 乱

一、疾病简介

（一）疾病特征及流行情况

霍乱（cholera）是由 O1 或 O139 血清型的霍乱弧菌（*Vibrio cholerae*）引起的急性、水样腹泻性疾病。霍乱弧菌为革兰氏阴性菌，对干燥、日光、热、酸及一般消毒剂均敏感。霍乱是因摄入被霍乱弧菌污染的食物或水而引起的急性腹泻性病，患者和带菌者是霍乱的传染源。所有人群均易感，在霍乱呈地方性流行区域，以幼儿发病居多。在新暴发区域，则以青壮年发病居多。霍乱主要在夏秋季流行。

霍乱的潜伏期很短，一般为数小时至 5 天。人感染霍乱弧菌后的症状轻重，取决于个体的特异和非特异免疫力，典型表现为：起病急、剧烈腹泻、"米泔样"便，每日数次至数十次，多伴喷射性呕吐。严重的泻吐导致体液与电解质的大量丢失，出现脱水、循环衰竭、肌肉痉挛、低血钾、酸中毒及尿毒症等症状，并伴随急性肾衰竭、急性肺水肿等严重并发症，如不及时治疗，可导致死亡。

在霍乱流行国家，每年大约有 290 万病例和 95 000 例死亡病例，其中 60%病例和 68%死亡病例发生在非洲。霍乱可分为地方性和流行性两种。地方性霍乱指的是在一段时间内，无需外部重新引入霍乱弧菌，在人群中反复发生霍乱的情况。世界卫生组织（WHO）将具有地方性霍乱的人口定义为过去 5 年中至少有 3 年从粪便样本培养中确认过霍乱弧菌的人群。在具有地方性霍乱的人群中，霍乱疫情通常呈季节性发生，而 5 岁以下的儿童由于其预先存在的抗霍乱免疫水平较低，因此面临着最高的风险（Clemens et al.，2017）。

（二）病因

根据脂多糖的 O 抗原，霍乱弧菌被分为 200 多个血清型。其中，只有 O1 和 O139 血清型引起流行性霍乱。霍乱弧菌 O1 进一步分为两种生物型：经典型和 El Tor 型。有两种主要血清型：Ogawa 和 Inaba，其流行率随时间而变化。1992 年，霍乱弧菌 O139 在南亚首次被确认为流行性霍乱的病因，该生物体源自霍乱弧菌 O1 El Tor，通过基因组岛的横向转移以 O139 取代 O1 抗原，但在其他方面实际上与 O1 El Tor O1 相同。尽管经典霍乱弧菌 O1 引起了第 5 次和第 6 次大流行（可能还有更早的大流行），但第 7 次大流行是由 El Tor 生物型引起的，该生物型现已取代了经典生物型。

（三）致病机制

霍乱弧菌摄入后，大部分被胃酸杀死，幸存的菌定植在小肠中并产生霍乱毒素。霍乱毒素是霍乱弧菌的主要毒力因子。霍乱毒素是一种蛋白质外毒素，是由 1 个 A 亚基和 5 个 B 亚基构成的异源二聚体。B 亚基五聚体与真核细胞上的神经节苷脂 GM1 结合，A

亚基在细胞内易位，通过酶促作用激活腺苷酸环化酶，使细胞内 cAMP 水平升高，导致氯离子通过顶端氯离子通道分泌，使肠道内液体丢失，从而引起腹泻。最近的第 7 种大流行毒株已认定为经典的 CTXφ，而不是 El Tor CTXφ，或为含编码经典霍乱弧菌 O1 株的霍乱毒素 B 亚基（CtxB）的 El Tor CTXφ 变种。变种 El Tor 菌株已在很大程度上取代了早期的 El Tor 菌株，并且可能与更严重的腹泻有关。

二、实验动物的选择

霍乱弧菌定植于人类小肠并引起危及生命的腹泻。为了研究霍乱的发病机制，许多不同的动物模型被用来尝试复制人类疾病。正常成年哺乳动物（人类除外）在自然条件下不会被霍乱弧菌定植，需借助外科手术来解决，将微生物维持在成年动物的肠道内以诱导定植（如结扎兔回肠环）。霍乱弧菌能够在包括小鼠在内的几种哺乳动物的幼年动物小肠中定植，哺乳动物易被霍乱弧菌定植的原因尚不清楚，但可能与宿主防御不成熟有关，了解这种易感性是未来研究的一个重要方向，可以为了解成年人的易感性提供借鉴。在霍乱动物模型研究中，常用的哺乳动物包括小鼠和幼兔，非哺乳类包括果蝇和斑马鱼等。其中，小鼠是最常用的动物模型（Lee et al.，2018；Sit et al.，2022）。

三、不同动物模型的特征

（一）小鼠模型

多采用 3 日龄、5 日龄 C57BL/6、BALB/c 或 CD-1 小鼠，经灌胃感染霍乱弧菌 N16961、El Tor O1 Ogawa 等，约 16 h 内可导致腹泻。在感染后期时，在小鼠中可观察到嗜中性粒细胞募集，伴随着角质细胞起源趋化因子（KC）（也称为 mCXCL1）、巨噬细胞炎症蛋白 2（MIP-2）、NOS-2、IL-6 和 IL-17a 水平的升高，以及嗜中性粒细胞趋化因子水平的升高，在霍乱弧菌感染高峰（感染后 24～30 h）时，PMN 向肠道募集（Klose，2000）。另外，有实验指出，霍乱弧菌对成年小鼠的感染需要氯胺酮麻醉和附加毒素，大量接种霍乱弧菌会使成年小鼠急性死亡，但这并不是正常的霍乱表型。

（二）幼兔模型

多采用 3 日龄或西咪替丁预处理的新西兰幼兔，经灌胃感染霍乱 C6706，引起幼兔轻度一过性腹泻，其在接种后约 30 h 出现昏睡并死亡。解剖可见大量黏蛋白包埋的霍乱弧菌聚集体附着于肠上皮细胞和漂浮在腹泻液中。在幼兔感染霍乱弧菌期间，观察到结肠固有层中均有嗜异性粒细胞存在，这与嗜异性粒细胞进入肠腔攻击非侵入性病原体霍乱弧菌的情况一致（Leitch et al.，1966）。

感染后兔的远端小肠中观察到以嗜异性粒细胞（相当于中性粒细胞）为主的轻度炎性浸润。在感染兔子的结肠切片中，组织学表现不太一致，因为黏膜下浮肿和炎症细胞只在一部分动物中较为明显。

（三）果蝇模型

模式昆虫黑腹果蝇经灌胃感染霍乱弧菌后，表现出以下与人类疾病的相似之处：①摄入的霍乱弧菌会在果蝇体内引起肠道局部致命感染，这种感染有赖于霍乱毒素；②宿主易感性有赖于 G 蛋白激活型 α 亚基（Gsα）、腺苷酸环化酶和果蝇钙激活钾通道蛋白 4（KCNN4）通道同源物；③克霉唑为一种人 KCNN4 通道的抑制剂，保护果蝇免受感染。哺乳动物和果蝇感染霍乱弧菌后的差异是：仅摄入霍乱毒素就足以导致人类和哺乳动物的严重分泌性腹泻；然而，对于果蝇，只有当霍乱弧菌的致病分离株与霍乱毒素同时摄入时才是致命的（Davoodi and Foley，2020）。

（四）斑马鱼模型

霍乱弧菌可能利用脊椎动物中的鱼作为载体，以增加细菌数量，并有可能进行长距离传播。斑马鱼在亚洲的自然栖息地与霍乱流行区广泛重叠，表明斑马鱼和霍乱弧菌之间存在天然联系，因此，斑马鱼是一个自然的霍乱弧菌感染模型（Mitchell et al.，2017）。

用 6～9 月龄的 ZDR 野生型斑马鱼与成年斑马鱼进行实验。对于幼鱼感染，使用受精后 5 天（dpf）的斑马鱼。经灌胃与水感染法感染 O395 和 E7946，受感染的斑马鱼能够将霍乱弧菌传给幼鱼，斑马鱼也表现出发病的迹象，主要是腹泻。

斑马鱼暴露于水中的霍乱弧菌生物型 El Tor 24 h 后，在肠上皮表面可见单个霍乱弧菌，霍乱弧菌与肠上皮表面之间的接触非常类似于在哺乳动物模型中观察到的霍乱弧菌与肠上皮表面之间的相互作用。

四、动物模型与临床疾病对比

不同动物模型与霍乱临床的对比见表 12-4。

表 12-4　不同动物模型与霍乱临床对比

物种/品系	感染途径	病毒毒株	疾病症状
临床患者	被霍乱弧菌污染的食物或水	O1 或 O139	腹泻、呕吐、急性肾衰竭
新生或幼龄小鼠	灌胃感染	N16961、El Tor O1 Ogawa	约 16 h 内导致腹泻
幼兔	灌胃感染	C6706	接种后约 30 h 出现昏睡并死亡
果蝇	灌胃感染	霍乱弧菌	霍乱弧菌的致病分离株与霍乱毒素同时摄入导致死亡
斑马鱼	灌胃感染、水感染	O395、E7946	腹泻

（张丽红，刘江宁）

第五节 肺炎链球菌感染

一、疾病简介

(一)疾病特征及流行情况

肺炎链球菌（*Streptococcus pneumoniae*，SP）是一种常见的革兰氏阳性兼性厌氧菌，是人体重要的机会性共生菌和致病菌之一。其主要定植于鼻咽部等上呼吸道，宿主感染后通常无症状，但当免疫力受损或下降时，常可引起鼻窦炎和中耳炎等轻微疾病，并可通过向下呼吸道的传播，导致严重的肺炎、败血症和脑膜炎等全身侵袭性疾病。在健康人群中，该细菌通常可在 20%～40% 的成年人和 27%～65% 的儿童中分离得到（Jain et al.，2015）。其中，婴幼儿是肺炎链球菌的主要宿主，3 岁儿童携带率最高，根据 WHO 估计每年可导致超过 1450 万病例和 80 万名 5 岁以下儿童死亡，是儿童细菌性脑膜炎的最常见原因，因此，肺炎链球菌于 2017 年被 WHO 列为对人类健康构成最大威胁的 12 类细菌之一。

肺炎链球菌主要通过定植在宿主的上呼吸道分泌物而发生传播和感染（Bogaert et al.，2004）。单一感染导致发病率在 0%～30%，而病毒性上呼吸道合并感染，尤其是流感病毒合并感染是肺炎链球菌疾病发生的重要危险因素（风险增加 100 倍以上）。在临床上，肺炎链球菌是流感后继发细菌性肺炎的最常见原因之一，并且与疾病的严重后果相关，其中老年人占肺炎和流感死亡人数的大多数（>75%），显然衰老会增加侵袭性肺炎链球菌疾病和肺炎链球菌肺炎的风险。

在人类肺炎链球菌感染中，荚膜多糖是肺炎链球菌最重要的毒力因子，根据荚膜多糖的多样性，肺炎链球菌可分为 100 多种血清型（Ganaie et al.，2020）。目前 90% 的肺炎病例主要由 23 种血清型引起，不同血清型的致病性和抵抗力具有明显的差异。血清型 3 是过去 50 年中最常见的分离株之一，对细胞吞噬作用具有显著的抗性，但具有潜在的免疫原性。相比之下，血清型 6A 是儿童时期常见的病原体，很容易被细胞吞噬，但其抗原的免疫原性要低很多。

(二)致病机制

肺炎链球菌通过其表面黏附素（表面黏附素 A 和胆碱结合蛋白）与宿主鼻咽部上皮细胞复合糖部位结合而定植，然后分泌表面蛋白——肺炎链球菌溶血素（PLY）和透明质酸酶等毒力因子发挥致病作用。其中，荚膜多糖和肺炎链球菌溶血素是肺炎链球菌的主要毒力因子，广泛存在于所有已知的临床分离株中。荚膜多糖可抵抗吞噬细胞的吞噬，有利于细菌在宿主体内定居并繁殖，具有较强的抗原性，因此也作为疫苗研发的重要靶点。肺炎链球菌溶血素可与真核细胞膜上的胆固醇结合进而导致细胞裂解，在促进细菌在体内的传播中发挥重要作用，高浓度肺炎链球菌溶血素对实验动物具有直接致死性，因此可以作为开发新疗法的潜在靶点。此外，多重耐药性是肺炎链球菌的主要特征之一，在来自亚洲国家 59.3% 的分离株中均观察到多重耐药性，随着抗生素耐药问题的日益严重，基于新靶点的疫苗的有效性变得尤为重要。

（三）病理特征

临床上常见的肺炎链球菌肺炎主要为非侵袭性肺炎，患者表现发烧、咳嗽、咳痰、呼吸困难和胸痛等症状，严重的患者可发展至休克和呼吸衰竭。实验室检查可见，患者血氧下降、白细胞增多；影像学分析可见肺部浸润、支气管充气征、肺实变，偶发胸腔积液。在儿童患者中，可见细菌性脑膜炎，细菌性脑膜炎与脑损伤和高死亡率等严重疾病相关，可导致高达 50% 的幸存者出现神经系统后遗症。

二、实验动物的选择

目前，多种肺炎链球菌感染动物模型可用于研究发病机制，细菌和宿主因素的相互作用，以及药物和疫苗的研发，如体型较小的果蝇、大蜡螟幼虫等无脊椎动物模型，斑马鱼等脊椎动物模型，以及常见的小鼠、大鼠、龙猫、沙鼠、豚鼠、兔以及恒河猴等哺乳动物模型（Chiavolini et al.，2008）。在所有动物模型中，小鼠和大鼠近交系由于其严格控制的免疫系统，对实验治疗表现出更均一的反应，且具有与临床患者相似的肺炎、败血症、脑膜炎和中耳炎等病理表现，因此被广泛用作感染、疫苗接种和药效研究的模型。

三、不同动物模型的特征

（一）果蝇模型

果蝇具有成本低并可快速获得大量个体的优势，作为良好的无脊椎动物模型，是研究昼夜节律、先天免疫反应等的模式生物。感染肺炎链球菌的果蝇通常表现出昼夜节律紊乱、睡眠次数减少、免疫功能低下（Pham et al.，2007）。致死剂量细菌的感染可在数日内引起果蝇全部死亡。基于该模型已证实，肺炎链球菌感染果蝇诱导的先天免疫反应能够预防细菌的再次感染，即预先接种肺炎链球菌的果蝇可以免受第二次致死剂量的伤害。尽管与疫苗接种后的免疫机制迥异，但果蝇感染后也表现出一定的特异性保护反应，并且依赖于吞噬细胞和 Toll 途径。

（二）蜡蛾大蜡螟模型

蜡蛾大蜡螟幼虫是多种细菌感染研究的有效模式生物，作为新型感染模型具有潜在的应用价值，能够作为研究肺炎链球菌毒力的宿主，以探究肺炎链球菌菌株之间毒力的差异（Evans and Rozen，2012）。利用该模型，可监测多种感染动态和分析不同血清型的野生型肺炎链球菌菌株之间的毒力差异。通常，由于菌株毒力和感染剂量的差异，蜡蛾大蜡螟幼虫会在感染后一周内死亡或持续存活。

（三）斑马鱼模型

斑马鱼在免疫学和传染病领域是可靠且实用的模型，展示出与高等脊椎动物相似的生理过程，可利用成像和遗传等工具进行操作与研究。斑马鱼幼鱼和成年鱼模型均已应用于肺炎链球菌的研究中，2日龄的幼鱼表现出对肺炎链球菌的高度敏感性，在48 h内引起剂量依赖性的致命感染，该模型可应用于毒力因子的鉴定（Saralahti and Rämet，2015）。利用幼鱼感染模型发现，感染诱导促炎因子的产生和骨髓细胞的抗菌作用。

成年斑马鱼对肺炎链球菌的敏感性相对较低，需要接种更高剂量的肺炎链球菌才能致死。野生型肺炎链球菌经腹膜内注射可引起成年鱼发生侵袭性全身感染，细菌可传播至大脑，而缺乏荚膜、溶血素、自溶素和菌毛的肺炎链球菌突变株则只引起更温和的感染（Saralahti and Rämet，2015）。预先注射热灭活的肺炎链球菌未能引起针对肺炎链球菌感染的保护。该类模型可以专门用于研究肺炎链球菌感染中的免疫反应。

（四）小鼠模型

常选用6～14周龄的C57BL/6J、CBA和BALB/c等近交系小鼠造模（Chiavolini et al.，2008；Short et al.，2012）。不同感染途径可产生不同的感染效果：滴鼻可用于建立鼻咽定植，易引发支气管肺炎；气管内感染和雾化感染可将病原体直接送入气道，易引发大叶性肺炎，是诱导毒性较低的肺炎链球菌血清型感染的理想途径；静脉内和腹膜内感染则主要用于诱导全身性肺炎链球菌感染，诱发菌血症。此外，直接脑内接种可诱发肺炎链球菌脑膜炎，鼓室内接种可诱发中耳炎，但由于小鼠体型较小、不易操作和观察，因此中耳和脑膜炎模型使用频率较低。

毒力较强的菌株经鼻腔或气管感染也可能导致败血症，感染小鼠最终死于败血性休克而不是肺部炎症。为了更好地模拟患者的临床表现，可使用对小鼠毒力较低的菌株造模，引起局灶性肺炎而不伴发败血症。使用高毒力菌株时，可适当降低感染剂量，诱发中性粒细胞减少症，并发展为延迟传播的原发性肺炎。

（五）大鼠模型

大鼠模型常使用 Wistar、Sprague Dawley 以及 CD 大鼠，可通过气管或支气管接种肺炎链球菌，接种剂量常为 5.7～6.2 $\log_{10}$ CFU（Chiavolini et al.，2008）。由于大鼠体型大、方便操作，亦可通过手术暴露支气管壁将肺炎链球菌直接接种到肺内。大鼠感染肺炎链球菌后，主要表现为大叶性肺炎，常用于肺炎链球菌疫苗的临床前评价，亦多用于评估新型抗生素对耐药菌株的功效。此外，大鼠模型也可模拟免疫功能低下肺炎患者，如肝硬化、酗酒合并肺炎链球菌感染引发的肺炎。构建血源性或耳源性脑膜炎大鼠模型，其可用于研究继发于败血症或中耳炎的脑膜炎。

通过腹腔注射肺炎链球菌感染 Sprague Dawley 幼鼠，可引起 50% 的动物出现脑膜炎，20%～80% 动物出现耳蜗炎症，该模型有助于研究血源性实验性脑膜炎期间肺炎链球菌侵入内耳的发病机制。此外，与其他啮齿动物相比，大鼠中耳腔的解剖学和组织学结构与人类婴儿和儿童的相似性最高，组织学细胞类型高度相似，将细菌直接接种至中耳腔中即可构建大鼠中耳炎模型。该模型动物表现典型的中耳炎症状，并伴有化脓性或浆液性渗出液，且不易患全身败血症，与人类宿主中的疾病非常相似，目前已被用于评估青霉素治疗和预防肺炎链球菌急性中耳炎引起的永久性黏膜变化的效果等。

（六）龙猫模型

龙猫是一种大型啮齿动物，是研究肺炎链球菌中耳炎的首选模型，具有易于接种病原体和易于反复收集中耳腔积液的优势（Chiavolini et al.，2008）。将肺炎链球菌直接接种到中耳腔中进行诱导，龙猫表现出与人类相似的敏感性、疾病自然史和进展，且无需进行动物适应。然而，其缺点是内耳并发症的发生率较高，并且容易发生全身败血症而引起高的死亡率。通过静脉注射肺炎链球菌可诱导龙猫脓毒症模型，其表现为全身脓毒症和高死亡率。因此，龙猫模型可应用于疾病发病机制、疫苗抗原的免疫原性以及黏膜部位抗菌药物功效的研究等。然而，相比于其他啮齿动物，龙猫模型具有难以获得近交品系且其成本较高的劣势。

（七）沙鼠和豚鼠模型

沙鼠和豚鼠是实验性中耳炎模型常用的动物，是研究发病机制和比较不同药物疗效的成熟系统，与龙猫具有相似的咽鼓管和中耳腔解剖结构与组织学特征，均易于通过鼓膜进行病原接种和样本采集（Chiavolini et al.，2008）。然而，相对于龙猫而言，前两者自然中耳炎的发生率较低。豚鼠作为肺炎链球菌中耳炎模型使用相对较少，可应用于实验性肺炎链球菌败血症相关研究。两种动物已应用于肺炎链球菌感染发病机制、疫苗和药物等相关研究中。

（八）兔模型

肺炎链球菌感染兔模型常用新西兰白兔。目前，肺炎链球菌感染引起的肺炎、脓血症、脑膜炎、角膜炎、组织脓肿特征已经在兔模型中成功重现（Chiavolini et al.，2008）。肺炎链球菌经支气管和肺部接种兔能够引起相应的肺部炎症；经腹腔注射、静脉注射、心内注射接种兔可构建脓毒症模型，已应用于研究临床参数、代谢变化、脾切除和药物治疗；通过脑内或脑池内注射接种肺炎链球菌可构建脑膜炎的兔模型，齿状回细胞凋亡是兔模型脑损伤的主要特征，并引起听力损失，该模型可用于研究脑脊液中的细菌复制、宿主防御和炎症、血脑屏障改变，以及脑膜炎对动物呼吸和循环系统的全身影响与抗生素的功效；通过眼角膜基质注射接种肺炎链球菌可获得兔角膜炎模型，其已应用于多种常见局部抗生素的体内治疗效果研究；通过在颈背区域接种肺炎链球菌可构建兔组织脓肿模型，其已应用于药代动力学、抗菌功效和耐药菌株选择等研究。

（九）恒河猴模型

恒河猴经滴鼻兼雾化方式感染肺炎链球菌后，表现出肺炎和脑膜炎的一些症状，包括高热、食欲减退和呼吸窘迫，白细胞和中性粒细胞数量升高，淋巴细胞数量降低，C反应蛋白（CRP）水平急速升高，降钙素原（PCT）水平缓慢上升，变化规律与临床患者的相似，病理学上出现与临床相似的双中下肺斑片状低密度渗出灶（刘雨等，2021）。总之，恒河猴感染后的临床病程，如临床观察、血常规、CPR、PCT 和 X 光片检测结果，与人类下呼吸道肺炎链球菌感染相似。

四、动物模型与临床疾病对比

不同动物模型与肺炎链球菌感染临床的对比见表 12-5。

表 12-5　不同动物模型与肺炎链球菌感染临床对比

物种/品系	感染途径	病原体复制	免疫反应与病理	疾病症状
临床患者	鼻咽腔共生菌	肺部等局部感染及侵袭性全身感染	全身感染可造成白细胞水平增高。X 线胸部检查，病初仅见肺纹理增多，实变期则呈典型大片浓密阴影，多数自右中叶或一侧下叶开始，大多限于一叶，少数可限于单一肺段，偶见叶间隙膨出	获得性肺炎、胸膜炎、脓胸、脑膜炎、败血症以及中耳炎等
果蝇	注射	—	对肺炎链球菌的免疫反应依赖 Toll 途径，且吞噬细胞是引发免疫反应的关键效应器	昼夜节律紊乱，睡眠次数减少，免疫功能低下甚至死亡
蜡蛾大蜡螟幼虫	注射	—	—	存活或死亡
斑马鱼	注射	侵袭性全身感染	促炎因子的诱导，骨髓细胞在根除肺炎链球菌中发挥基本作用	存活或死亡
小鼠	滴鼻、气管内感染、雾化感染、静脉注射、腹腔注射、鼓室/中耳腔接种、脑内接种	局部感染及侵袭性全身感染	肺气道和肺实质、管腔、黏膜上皮坏死或过度增生，多发性实质性灶伴肺泡发炎，肺泡上皮细胞肥大与增生，肺泡坏死和纤维蛋白沉积	支气管肺炎、大叶性肺炎、脑膜炎、中耳炎、败血性休克、死亡
CD 大鼠、Wistar 大鼠、R strain albino 大鼠、Rivm: WU（CBP）大鼠	鞘内注射、支气管感染、肺内感染、静脉注射、脑内或脑池内注射、腹腔注射、鼓室注射、皮内注射	局部感染及侵袭性全身感染	肺部实变，肺泡结构破坏明显，正常肺泡结构减少，腔内可见渗出物，肺泡间隔增厚，大量炎症细胞浸润。中耳腔内有渗出液，早期以中性粒细胞浸润为主，中期以淋巴细胞和浆细胞浸润为主，黏膜深层出现大量新生毛细血管及纤维细胞，中耳骨壁的骨质破坏吸收及新生骨质形成，表面覆盖多层成骨细胞及类骨质。微血管变化，脑室室管膜损伤	大叶性肺炎，可能伴有菌血症，偶尔伴有脑膜炎、中耳炎等
龙猫	中耳腔接种、静脉注射	局部感染及侵袭性全身感染	中耳腔内有渗出液，以浆液性为主，稀薄呈水样。听泡壁黏膜充血水肿，毛细血管增多、通透性增加	化脓性和浆液性中耳炎，脓毒症甚至死亡
沙鼠和豚鼠	中耳腔接种	中耳腔局部感染	中耳腔内有渗出液，以浆液性为主，稀薄呈水样，为淡黄色。听泡壁黏膜充血水肿，毛细血管增多、通透性增加。以淋巴细胞浸润为主，有些可见单核细胞、吞噬细胞，个别可见嗜酸性粒细胞，黏膜上皮纤毛脱落	化脓性和浆液性中耳炎，继发性肺炎链球菌脑膜炎与脓毒症甚至死亡
新西兰兔	支气管感染、肺内感染、心内注射、腹腔注射、静脉注射、脑内或脑池内注射、皮下注射、眼角膜基质注射	局部感染及侵袭性全身感染	不同程度肺间质性病变，肺泡壁充血，伴有嗜中性粒细胞浸润，肺泡腔大量炎性细胞渗出，支气管周围大量嗜中性粒细胞浸润，细支气管和小血管周围出现小灶性淋巴细胞和单个核细胞聚集，有几例可见细支气管腔积脓，支气管和动脉周围大量淋巴细胞与浆细胞浸润。死亡家兔表现为全肺实变、充血和出血，以及严重的炎症反应。脑部齿状回细胞凋亡，脑脊液中 β-内酰胺浓度改变	肺炎、脓血症、脑膜炎、听力损失、组织脓肿、角膜炎

续表

动物物种/品系	感染途径	病原体复制	免疫反应与病理	疾病症状
恒河猴	滴鼻结合雾化	—	肺叶萎缩实变，大脑血管充血，多处淋巴结肿大。白细胞和中性粒细胞数量升高，淋巴细胞数量减少，表现为典型的细菌感染血相变化。促炎因子 IL-6、IL-8、IL-1、TNF-α、IFN-γ 水平升高，CRP 水平急速升高，PCT 水平缓慢上升。肺间隔及支气管周围炎性细胞浸润，类上皮增生，炎性肉芽肿及局部坏死灶	食欲减退、呼吸窘迫、腹泻、粪便有脓血、咳喘、肺部有湿啰音、大叶性肺炎

（魏孝辉，刘江宁）

第六节 金黄色葡萄球菌感染

一、疾病简介

（一）疾病特征及流行情况

金黄色葡萄球菌（*Staphylococcus aureus*，SA）感染是一种人兽共患病，主要分为侵袭性和毒素性两大类。金黄色葡萄球菌感染患者后可引起脓疱、疖、痈等，通常表现为红肿、疼痛、脓液排出等症状。其也可引起呼吸道感染，包括肺炎和鼻窦炎等，患者可能出现发热、咳嗽、咳痰等症状；亦可引起败血症（septicemia）和心内膜炎（endocarditis）等严重的血液感染。严重的感染通常发生于免疫功能低下的患者中，表现出高热、寒战、乏力、心悸等症状，其产生的肠毒素亦可沾染食物而致人食物中毒。

金黄色葡萄球菌在自然界分布较广泛，主要有直接接触传播、食物传播、空气传播等传播途径。其作为医疗机构内常见的病原体之一，可能在患者之间传播，导致感染暴发，也可在社区中引起感染暴发，如学校、托儿所、养老院等。

近年来，金黄色葡萄球菌耐药性不断增加，并且其流行特点也不断变化，导致其广泛传播，给临床治疗金黄色葡萄球菌感染和控制其流行传播带来了严峻的挑战。耐甲氧西林金黄色葡萄球菌（methicillin resistant *Staphylococcus aureus*，MRSA）为最受关注的耐药菌株之一，其感染的治疗较为困难，因其对常规抗生素的敏感性降低，增加了治疗的复杂性，被列为世界范围内三大最难解决的感染性疾患之一。

（二）病因

金黄色葡萄球菌也称"金葡菌"，是引起金黄色葡萄球菌感染的主要原因，隶属于葡萄球菌属，为革兰阳性菌。金黄色葡萄球菌是一种人兽共患病原菌，可引起人类及各种动物的金黄色葡萄球菌感染。在适当的条件下，金黄色葡萄球菌能够产生肠毒素，引起食物中毒。目前，金黄色葡萄球菌有多种耐药株，如耐甲氧西林金黄色葡萄球菌、耐万古霉素金黄色葡萄球菌（vancomycin resistant *Staphylococcus aureus*，VRSA）等，这些耐药株的出现极大地提高了治疗金黄色葡萄球菌感染的难度。

（三）致病机制

金黄色葡萄球菌主要通过其毒素和致病因子引发多种相关疾病，如中毒休克综合征毒素-1（toxic shock syndrome toxin-1，TSST-1）通过激活 T 淋巴细胞使其活化、增殖，并释放大量的炎性细胞因子，从而引起强烈的免疫应答，最终导致炎症失控和多器官的损害。SA 通过其凝集因子 A（clumping factor A，ClfA）与组织中的纤维蛋白原（Fg）结合，使 SA 黏着在感染部位，进而在感染的局部增殖和致病，同时起到抗吞噬作用。杀白细胞毒素（panton-valentine leucocidin，PVL）以八聚体形式在宿主细胞膜上形成孔道，损伤细胞膜，导致细胞溶解，并可以介导血管扩张，触发炎症反应，使组织细胞坏死，引起感染进一步扩散。金黄色葡萄球菌肠毒素（staphylococcal enterotoxin，SE）具有催吐活性，可引起人呕吐甚至食物中毒，造成肠道外感染，导致对全身各器官组织产生损伤作用。

二、实验动物的选择

金黄色葡萄球菌是一种人类与各种动物均易感的病原菌，因此可通过不同途径，采用不同动物建立各种形式的金黄色葡萄球菌感染动物模型。常用于金黄色葡萄球菌感染模型制备的动物有小鼠、大鼠、新西兰兔、猪、绵羊等。其中，小鼠可用于制备菌血症模型等多种模型；大鼠常用于制备乳腺炎模型；兔的金黄色葡萄球菌感染模型较多，如肺炎模型、皮肤炎模型和鼻窦炎模型。

三、不同动物模型的特征

（一）小鼠模型

1. BALB/c 小鼠感染菌血症模型

经尾静脉注射 0.1 ml 浓度为 5×10^9 CFU/ml 的 ST-239 型耐甲氧西林金黄色葡萄球菌（MRSA）感染 BALB/c 小鼠，可建立菌血症模型。感染后小鼠采食量与饮水量均降低，可出现死亡。在感染小鼠的血液、脾脏、肾脏及肝脏中均能检测到大量的细菌。

感染小鼠的组织病理学变化主要为心肌纤维断裂并有大量炎性细胞浸润，肺支气管中充满分泌物，肺泡及间质中可见大量炎性细胞浸润。肝细胞体积增大并伴有局灶性细胞坏死，汇管区可见明显的炎性细胞分布。肾间质充血，局部肾小管上皮细胞变性坏死。大脑中可见明显的出血及炎性细胞浸润，而肠道也有明显的炎症变化，小肠黏膜下层水肿，局部可见绒毛顶端分布有大量的分泌物。

2. ICR 小鼠系统性感染模型

腹腔注射环磷酰胺获得免疫抑制的 ICR 小鼠，以更好地模拟真实情况下免疫力低下人群的感染。耐甲氧西林金黄色葡萄球菌（MRSA）经尾静脉注射接种 ICR 小鼠进行感染，小鼠从接种后第 1 天开始出现体重降低，第 3 天体重降到最低点，随后存活 ICR 小鼠的体重开始回升，至观察期第 14 天 ICR 小鼠体重接近感染前水平。ICR 小鼠自接种后第 4 天开始出现白细胞总数急剧升高，接种后第 8 天达到高峰，随后逐渐回落，至接种后第 14 天恢复到正常水平。ICR 小鼠感染后第 4 天组织载菌量达到高峰，以肾载菌量最高，可达到 10^9 CFU/g，脑组织载菌量最低（10^4 CFU/g）。随着感染后时间的延续，各组织载菌量逐渐下降，至感染后第 14 天，除肾和关节仍保持较高载菌量（10^5 CFU/g）外，肝、肺和脑组织几乎检测不到细菌。病理组织学观察显示，心肌纤维内可见多个细菌感染灶，较多中性粒细胞浸润。肝汇管区周边可见灶状中性粒细胞浸润。肺泡间隔见较多中性粒细胞浸润。肾皮质、髓质内可见多个细菌感染灶，周边可见大量中性粒细胞浸润。脑室周边可见灶状淋巴细胞浸润。关节滑膜增生，内可见大量中性粒细胞浸润。

（二）大鼠乳腺炎模型

采用通乳针将 0.1 ml 浓度为 $2×10^7$ CFU/ml 的菌液接种至第 4 对乳腺，大鼠感染后精神沉郁，饮食欲较感染前减退，乳房局部增温，感染 12 h 后解剖可见乳腺肿胀、充血。组织学病变的动态研究发现，感染后 6 h，腺泡内粒细胞增多，基质中炎性细胞浸润；感染后 12 h，腺泡内大量粒细胞浸润，并伴有浆液性渗出，腺泡内出现脱落坏死的上皮细胞，毛细血管扩张，基质内粒细胞浸润；感染后 24 h，炎性细胞继续增多，广泛分布于腺泡和小叶间结缔组织，腺泡上皮细胞脱落、坏死；感染后 48 h，腺泡结构进一步受到破坏，结构不清；感染后 72 h，乳腺腺泡受到严重破坏，填充大量坏死组织；感染后 96 h，乳腺腺泡萎缩，炎性细胞减少，结缔组织增生。大鼠乳腺组织内金黄色葡萄球菌水平于感染后 6 h 显著升高，之后开始下降（王亨等，2015）。

（三）兔模型

1. 家兔间质性肺炎感染模型

经尾静脉注射金黄色葡萄球菌 L 型可建立间质性肺炎动物模型，注射后 3 h 实验动物体温开始升高，15 天后血涂片和血培养结果均显示细菌阳性，除一般中毒症状外，未见咳嗽、喘憋等呼吸道症状。动物均有不同程度的肺体积增大，呈淤血外观，部分动物肺表面可见出血性病灶。肾脏均有不同程度增大，脑组织轻度充血。主要脏器病变区表现为血管扩张及单核巨噬细胞浸润。肺内巨噬细胞与淋巴细胞浸润，肺间质增厚，呈现局灶性淋巴滤泡形成及少数肺支气管壁淋巴组织增生。肝脏有不同程度的肝细胞浊肿变性。心、肾间质血管轻度扩张，局灶性巨噬细胞和淋巴细胞浸润。在油镜下，肺、肾、肝、心等重要组织器官内均检测到金黄色葡萄球菌，脑内细菌含量较少（熊大经等，2005）。

2. 新西兰兔皮肤炎症模型

利用表皮破损感染及皮内注入致病菌的方法建立皮肤炎症模型，具体方法是首先脱去新西兰兔背部毛发，脱毛面积为 10 cm×12 cm，划破真皮长度为 2 cm，形状呈"井"字，划破真皮深度均以渗血为标准。然后在其皮肤表面涂抹金黄色葡萄球菌，并且在"井"字中央部位皮内注入 0.2 ml 菌原液，24 h 后皮肤表面可有红肿、化脓感染，重者可引起兔死亡。此种皮肤感染模型表现的红、肿、热等现象与临床症状一致，并且通过病理切片观察，可见感染区表皮坏死，黏膜下层大量炎症细胞浸润。局部细菌培养可见血浆凝固酶呈阳性反应，有溶血环及黄色色素，DNA 酶呈阳性反应。

3. 日本大白兔化脓性鼻窦炎模型

在日本大白兔的鼻中线部位进行麻醉，沿鼻中线切开皮肤，切口长约 3 cm，分别分离切口左右黏骨膜，暴露双上颌窦前壁区。切开左侧上颌窦前壁骨膜，暴露上颌窦骨壁，以带 3 mm 直径钻头的骨钻小心钻开上颌窦前壁，抽取 0.3 ml 金黄色葡萄球菌缓慢注入窦腔，缝合骨膜，用同样方法操作右侧鼻窦。感染后第 3 天，部分动物出现打喷嚏、鼻前庭脓性分泌物溢出、鼻前庭皮肤水肿或潮红、搔抓鼻部皮肤频繁、中性粒细胞含量明显升高等症状。感染金黄色葡萄球菌后，动物的中性粒细胞含量明显升高，窦腔内充满黄白色稠脓，鼻黏液纤毛排列紊乱和失方向性，部分发生融合，窦内黏膜糜烂、黏膜充血、水肿、上皮缺损、炎性细胞浸润明显（杨玉琴等，2011）。

（四）猪脓毒症模型

经左耳静脉导管将金黄色葡萄球菌 S54F9 菌株注入约克夏-长白-杜洛克杂交猪，剂量为 10^8 CFU/kg，获得猪急性金黄色葡萄球菌性脓毒症模型。感染后，猪体温升高，行动力降低，厌食，呼吸浅表及频率轻度升高。细菌检查显示，猪血液中细菌的清除在最初 2 h 内完成，肺的细菌负荷最高，而脾、肝和骨的细菌负荷次之。组织学检查显示，所有接种金黄色葡萄球菌的动物多个器官均出现微脓肿，脾脏边缘区（红髓和白髓之间的区域）出现急性微脓肿。肺部出现急性微脓肿和球形嗜碱性有机体聚集物，肺泡内有中性粒细胞、淋巴细胞和巨噬细胞浸润，毛细血管内微血栓形成，肺泡水肿、充满蛋白液，肺泡间隔因炎性细胞浸润而增厚（Lerberg et al.，2022）。

（五）绵羊骨髓炎模型

采用健康成年特克塞尔杂交绵羊，注射金黄色葡萄球菌至绵羊胫骨骨髓腔内，获得绵羊骨髓炎模型。大多数绵羊表现为感染区周围软组织肿胀并随后减轻，体温升高，并在 2～3 周内恢复正常，白细胞数量在感染后立即升高，急性期疼痛，所有绵羊跛行。髓内标本均检出金黄色葡萄球菌。组织病理表现为慢性活动性炎症，破骨细胞活性增强提示骨溶解，均有编织骨形成，可见碎片、细菌簇，感染区周围有许多肉芽组织。

影像学表现为中度至广泛的骨膜反应、皮质松解、轻度至广泛的新骨形成，常发生局限于胫骨近端的闭锁（Kaarsemaker et al.，1997）。

四、动物模型与临床疾病对比

不同动物模型与金黄色葡萄球菌感染临床的对比见表 12-6。

表 12-6　不同动物模型与金黄色葡萄球菌感染临床对比

物种/品系	感染途径	细菌分布	病理特征	疾病症状
临床患者	直接接触传播、食物传播、空气传播	因感染部位和感染程度而不同	感染部位出血脓肿，吞噬细胞大量死亡形成脓栓，多器官受损	侵袭性感染主要是皮肤及其他各器官化脓。毒素性感染主要是恶心、呕吐、腹泻
BALB/c 小鼠	尾静脉注射	血液、脾脏、肾脏及肝脏中均有大量的细菌	肺泡及间质中可见大量炎性细胞浸润。肝细胞体积增大并伴有局灶性细胞坏死。大脑中可见明显的出血及炎性细胞浸润，大量的分泌物	采食量与饮水量均降低，动物出现死亡
ICR 小鼠	尾静脉注射	组织载菌量的脏器分布由高到低分别是肾、关节、肺、肝和脑	关节滑膜增生、多种组织中性粒细胞浸润，感染后第 4 天白细胞总数急剧升高，第 8 天达到高峰，随后逐渐回落至正常水平	感染小鼠出现关节炎症状，腕、踝关节红肿及功能障碍，影响小鼠正常爬行
大鼠	乳腺注射	乳腺组织中金黄色葡萄球菌载菌量较高并持续存在	炎性细胞广泛分布于腺泡和小叶间结缔组织，腺泡上皮细胞脱落、坏死，腺泡受到严重破坏，填充大量坏死组织，脾脏与胸腺感染后增大	精神沉郁，饮食欲较感染前减退，乳房局部增温，感染 12 h 后解剖可见乳腺肿胀、充血
家兔	尾静脉注射	肺、肾、肝、心等器官均检测到金黄色葡萄球菌，脑组织内检测出少量细菌	肺和肾有不同程度的体积增大，主要脏器有不同程度的淤血、出血和细胞变性，病变区单核巨噬细胞浸润	感染后动物模型体温升高。除一般中毒症状外，未见明显咳嗽、喘憋及消化道症状
新西兰兔	表皮破损涂抹及皮内注射	分布于皮肤感染部位	感染区表皮坏死，黏膜下层大量炎症组织浸润，局部细菌培养阳性，血浆凝固酶呈阳性反应	动物模型体温升高，皮肤红肿
日本大白兔	窦腔注射	分布在窦腔及周围组织	窦腔内充满黄白色稠脓，鼻黏液纤毛排列紊乱和失方向性，部分发生融合，窦内黏膜糜烂，黏膜充血、水肿、上皮缺损、炎性细胞浸润明显	感染后精神稍差，部分出现打喷嚏，鼻前庭脓性分泌物溢出，鼻前庭皮肤水肿或潮红，搔抓鼻部皮肤频繁
猪	左耳静脉导管注入	肺的细菌负荷最高，而脾、肝和骨的细菌负荷次之	均出现微脓肿，脾边缘区出现急性微脓肿，肺部出现急性微脓肿和球形嗜碱性有机体聚集物，肺泡内有中性粒细胞、淋巴细胞和巨噬细胞浸润	感染后，猪体温升高，行动力降低，厌食，呼吸浅表及频率轻度升高
绵羊	绵羊胫骨骨髓腔注射	髓内均可检出金黄色葡萄球菌	组织学表现为慢性活动性炎症，丰富的破骨细胞活性提示骨溶解，均有编织骨形成，可见碎片、细菌簇，感染区周围有许多肉芽组织	大多数绵羊表现为感染区周围软组织肿胀并随后减轻，体温升高，并在 2~3 周内恢复正常

（占玲俊，王俊飞）

第七节　绿脓杆菌感染

一、疾病简介

（一）疾病特征及流行情况

绿脓杆菌（*Pseudomonas aeruginosa*）感染是一种细菌性疾病，人和多种动物对绿脓杆菌都易感。被感染患者的症状取决于感染部位，常见的感染部位包括呼吸道、尿道、伤口和血液。呼吸道感染症状为咳嗽、咳痰、喉咙发炎、胸闷及呼吸困难；尿道感染症状为尿频和尿急、尿痛与尿道灼热感、腰痛及下腹部不适；皮肤和软组织感染症状为伤口红肿、渗液和疼痛、烧伤感染或创面感染的恶化、皮肤溃疡或褥疮感染的恶化；血液感染症状为高热和寒战、心跳加快与呼吸急促、乏力及虚弱感。因患者个体免疫力差异，绿脓杆菌在相同位置的感染也可能引起不同的症状。

绿脓杆菌广泛存在于自然环境中，土壤、水、空气及正常人的皮肤、呼吸道和肠道等都有该菌存在，主要通过接触传播。绿脓杆菌是最常见的医院获得性感染病原体之一，具有很强的耐药性和适应能力，全球范围内出现了对多种抗生素耐药的绿脓杆菌菌株。人类肺部感染主要是由绿脓杆菌引起的，医院获得性肺炎中绿脓杆菌居致病菌之首（约10%）。另外，随着养殖业规模的不断扩大，由绿脓杆菌引起的动物疫病有上升趋势。近年来，有关绿脓杆菌导致的疫病主要有：规模化养狐场母狐的流产、羊群的化脓性肺炎、雏鸡的败血症等。其他动物绿脓杆菌感染的报道也日渐增多，其对规模化养殖场造成了很大威胁。

（二）病因

绿脓杆菌又称铜绿假单胞菌，属于革兰氏阴性杆菌，是引起绿脓杆菌感染的致病菌。其在普通培养基上生长良好，菌落为圆形，光滑带蓝绿色荧光。绿脓杆菌的大多数菌株能产生水溶性的绿脓素（蓝色）和荧光素（带绿色荧光），使生长环境呈现特殊颜色。绿脓杆菌是一种条件性致病菌，正常人体内携带绿脓杆菌，当机体由多种原因导致免疫力低下时，绿脓杆菌便会突破免疫屏障，实现局部侵入、大量繁殖，进而导致感染。目前，绿脓杆菌有多种耐药性菌株，常常表现出对广谱抗生素（如β-内酰胺类抗生素）的耐药性。

（三）致病机制

绿脓杆菌长期存在于动物和人的皮肤、消化道、呼吸道与尿道中，使机体处于健康带菌状态。若体内外有创伤，其首先在入侵之处定居下来，并迅速分裂繁殖，在多数情况下形成局灶性脓肿。幼年动物因免疫系统尚不健全，病原菌即可沿着淋巴系统进入体内，并在组织中扩散蔓延，最后进入血液中引起菌血症，或在各脏器中形成多发性脓肿。该菌在代谢过程中可产生溶血素，使大量红细胞溶解，造成血液成分改变、血管壁受损和循环系统障碍，最终导致实质器官充血或出血。绿脓杆菌代谢过程中产生的外毒素 A 和磷脂酶 C，在体内有抑制或杀死吞噬细胞的能力，使宿主抵抗力下降，尤其外毒素 A 被认为是一种致死毒素。研究发现，外毒素 A 通过受体结合亚单位和跨膜亚单位将具有腺苷-5′-二磷酸二钠盐（ADP2）核糖基化活性的毒性单位导入细胞，催化细胞内的延伸因子（EF22）发生二磷酸腺苷（ADP）核糖基化反应，使 EF22 灭活，抑制蛋白合成而杀死细胞。

二、实验动物的选择

绿脓杆菌是一种人兽共患病原菌，能感染常见动物，如小鼠、大鼠、兔、猪、绵羊及非人灵长类动物等，其中小鼠、大鼠常用于制备绿脓杆菌肺炎、脓毒症模型；兔体积大小适中，易于制备绿脓杆菌感染的心内膜炎模型；猪、羊可用于制备肺炎、脓毒血症模型。

三、不同动物模型的特征

（一）小鼠模型

1. BALB/c 小鼠肺炎模型

将 50 μl 含 $1×10^8$ CFU/ml 的绿脓杆菌临床分离菌株 P727 的悬液，经气管插管滴注法感染 BALB/c 小鼠，可建立绿脓杆菌肺部感染模型。感染 24 h 后，小鼠活动能力明显减弱，进食和饮水减少，毛发紊乱，并出现寒战，且体重明显下降。绿脓杆菌主要分布于小鼠肺部，肺组织匀浆可培养出乳白色、大小不等、表面光滑湿润、边缘不规则的绿脓杆菌菌落。感染的小鼠血液中白细胞数目和中性粒细胞数目显著增高，肺组织可见大量炎性细胞浸润，肺泡壁结构破坏，上皮细胞脱落，肺泡壁及肺泡腔中可见弥散的红细胞，有不同程度的充血、水肿及出血表现，且肺组织颜色明显加深（王瑜等，2019）。

2. BALB/c 小鼠肠道感染模型

将实验 BALB/c 小鼠禁食一天，接着连续 7 天将浓度为 $1×10^9$ CFU/ml 的多重耐药绿脓杆菌灌胃小鼠，每次 0.5 ml。感染后小鼠粪便呈脓稀便或脓便，精神萎靡，体重逐渐减轻。细菌培养鉴定显示，绿脓杆菌主要定植于小鼠肠道。组织病理观察显示，小鼠结肠组织病变累及黏膜大部，中度炎症，黏膜下层充满炎症细胞，肠道炎症因子水平增高，短期内肠道致病菌的数量迅速增长，益生菌菌群生长受到抑制，导致小鼠肠道相对稳定的生态平衡被破坏，诱发肠道感染。禁食造成的肠道黏膜萎缩，使致病菌更易定植于肠道，诱发肠道感染，此方法可以模拟临床常见的因长时间禁食造成的细菌定植、易位而引发的肠道感染。

（二）SD 大鼠肺炎模型

用注射器将 0.1 ml 不同浓度的绿脓杆菌悬液（$7.5×10^9$ CFU/ml、$3×10^{10}$ CFU/ml、

$6×10^{10}$ CFU/ml）经气管缓慢注入后将 SD 大鼠直立摇晃 3 min，使细菌尽量均匀分布于两肺，获得绿脓杆菌大鼠肺炎动物模型。感染绿脓杆菌后，大鼠表现精神萎靡，蜷缩于鼠笼一侧，毛发竖立无光泽，对外界刺激反应迟缓，逃避行为减少，双侧胸廓起伏大，呼吸频率加快，部分伴有呼吸杂音，口鼻及目内眦出血，进食减少，体重明显减轻，48 h 内出现不同程度的死亡。解剖发现大鼠肺体积增大、重量增加、组织充血，可见散在出血点，高菌量组组织充血、出血严重，部分肺叶实变。低、中菌量组细支气管腔内、细支气管及血管周围有较多炎性细胞浸润，肺泡腔内可见浆液性渗出及炎症细胞，肺泡结构破坏，局灶有肺泡膨胀不全或肺泡塌陷、融合，肺泡间隔增厚，肺间质充血、水肿；高菌量组细支气管腔内可见炎性分泌物及炎症细胞，肺泡壁毛细血管扩张、充血，肺泡腔内有红细胞及大量纤维素样渗出，部分肺泡腔可见大量炎性细胞渗出（安然等，2023）。

（三）新西兰兔模型

1. 新西兰兔肺炎模型

采用经皮气管穿刺和鼻喷雾吸入两种方式使新西兰兔感染绿脓杆菌，感染早期兔表现明显寒战、发热、喘息、亢奋、恐慌、毛发粗糙状况，感染后期出现反应迟钝、毛发黯淡、营养状态差，且平均体重下降明显。肺部 CT 显示，经皮气管穿刺感染后的兔第 5 天病变表现为肺内斑片状密度增高影，边缘模糊，随时间延长病变范围增大。鼻喷雾吸入的兔第 7 天首次出现肺部感染征象。肺组织匀浆细菌培养均分离出绿脓杆菌。

病理学观察显示，早期死亡的兔肺脏充血水肿、体积增大，部分兔肺组织表面出现较多的脓肿灶及出血点。中期死亡的兔肺脏体积减小，纤维素性渗出，脓肿及出血灶减小，部分出现结节性及空洞性病变。较晚死亡的兔肺脏体积减小，质地轻度变硬。感染早期的急性炎症表现为肺泡腔内大量出血、渗出，中性粒细胞浸润，灶状脓肿形成。急性转慢性过程中，细支气管壁、管腔、肺泡间隔、肺泡腔内大量中性粒细胞和淋巴细胞浸润，部分肺组织内出现实变伴肺气肿，部分纤毛倒伏、脱落。慢性期表现为肺泡间隔增厚，肺间质大量淋巴细胞和中性粒细胞浸润（以淋巴细胞为主），肉芽组织形成，纤维增生（李斌等，2012）。

2. 新西兰兔心内膜炎模型

在新西兰兔右侧颈外静脉或左侧颈动脉上开口，采用静脉导管经三尖瓣至右心室心尖诱发右侧病变，用颈动脉导管经主动脉瓣至左心室心尖诱发左侧病变，导管外端折叠，结扎封闭，埋入伤口。置管后 3～4 天，在兔耳缘静脉注射 1 ml 浓度为 10^9 CFU/ml 的绿脓杆菌 G-13 菌株悬浮液。感染后兔体重变化较小，但部分兔死亡或垂死。左右两侧心内膜炎兔的血液、心脏赘生物均分布有绿脓杆菌，且左侧赘生物细菌含量大于右侧。组织病理鉴定显示，右侧心内膜炎兔产生了肺脓肿、梗死和肺炎，其他脏器无大体病理改变；左侧心内膜炎兔产生了肾栓塞性病变，肺部病理不明显。对心脏赘生物称重，结果发现左侧心内膜炎兔的赘生物重量约为 123 mg，比右侧心内膜炎兔的赘生物重量更大

（Archer and Fekety，1976）。

（四）猪脓毒症模型

利用腹部静脉导管注入绿脓杆菌获得猪脓毒症模型，猪在感染后 1～2 h 出现颤抖，4～6 h 开始呼吸加深（频率降低），猪通常平静但仍然警觉。心率在前 5 h 出现初始峰值，随后增加，10 h 后出现稳定的心动过速。血压在感染最初的几个小时较高，感染 5 h 后不断下降，10 h 后血压稳定在 75～82 mmHg（低血压）。猪体温在绿脓杆菌感染后数小时内升高，4 h 后达到最大值，随后逐渐下降。明显的低血压、心动过速和门静脉排流组织（PDV）血浆流量降低表明心血管功能紊乱。绿脓杆菌在多脏器广泛分布。

感染后 6 h 内，白细胞、淋巴细胞、粒细胞和血小板从全身血液中消失，进入外周组织。解剖显示猪出现严重的空肠空泡化和不规则/变钝绒毛，回肠黏膜组织受损。在代谢变化方面，感染猪出现蛋白质分解增强、低钙血症和低胆固醇血症等特征（Have et al.，2018）。

（五）绵羊肺段感染模型

用含绿脓杆菌的琼脂珠悬浮液滴注 10 月龄杂交羔羊的不同肺段，获得绿脓杆菌绵羊肺段感染模型。绵羊在感染期间既没有表现出明显的全身不适迹象，也没有表现出呼吸系统受损的迹象。绿脓杆菌初始感染后 10 天，绵羊肺部出现以滴注珠为中心的严重、多灶性、化脓性、坏死性和脓肉芽肿性肺炎。绵羊正常远端肺结构被嗜中性粒细胞包围，周围是巨噬细胞，出现脓肉芽肿性炎症。发炎的肉芽组织由纤维增生、成纤维细胞和叠加的新血管组成，被许多嗜中性粒细胞和上皮样巨噬细胞簇浸润，形成脓肉芽肿。非病变组织中的绿脓杆菌感染水平比大体病理学区域内的水平低约 6 倍，部分动物感染肺段内的绿脓杆菌偶尔会转移到肺的邻近区域（Collie et al.，2017）。

（六）恒河猴支气管内膜炎模型

利用支气管镜滴注包埋绿脓杆菌的琼脂获得慢性绿脓杆菌支气管内膜炎的恒河猴模型。感染后，动物肺部检查显示有大量局灶性坏死病变、肺水肿及发炎，出现广泛的双侧肺部炎症反应。组织病理学特征包括气道上皮细胞破坏、杯状细胞凋亡或焦亡，管腔内和支气管周围病变，炎性粒细胞浸润，气道被脓性碎片和细胞碎片堵塞，轻度的肺气肿。此外，感染恒河猴还存在呼吸道纤毛的退行性变化和降解、非特异性纤毛异常与纤毛细胞脱落。在脓性碎片中能观察到管腔绿脓杆菌细菌簇（小菌落）（Cheung et al.，1993）。

四、动物模型与临床疾病对比

不同动物模型与绿脓杆菌感染临床的对比见表 12-7。

表 12-7 不同动物模型与绿脓杆菌感染临床对比

物种/品系	感染途径	细菌分布	病理特征	疾病症状
临床患者	直接接触传播	不同感染部位分布不同	在多数情况下形成局灶性脓肿，产生溶血素使大量红细胞溶解，造成血液成分改变、血管壁受损和循环系统障碍，最终导致实质器官充血或出血	咳嗽、咳痰、伤口红肿、皮肤溃疡、高热和寒战、心跳加快与呼吸急促、乏力和虚弱感
BALB/c 小鼠	气管插管滴注法	主要分布于肺组织	白细胞数目和中性粒细胞数目显著增高，肺组织大量炎性细胞浸润，肺泡壁结构破坏，上皮细胞脱落，肺泡壁及肺泡腔可见弥散的红细胞	感染后活动能力明显减弱，进食和饮水情况有所减少，毛发紊乱，并出现寒战表现，体重明显下降
BALB/c 小鼠	禁食1天，菌液连续灌胃7天	主要定植小鼠肠道	结肠组织病变累及黏膜大部，炎症中度，黏膜下层充满炎症细胞，肠道炎症因子水平增高，在短期内肠道致病菌的数量迅速增长	小鼠粪便呈脓稀便或脓便，精神萎靡，体重逐渐减轻
SD 大鼠	注射器经气管注入	分布于肺部	肺体积增大，组织充血，可见散在出血点，细支气管腔内可见炎性分泌物及炎症细胞，肺泡壁毛细血管扩张、充血	大鼠精神萎靡，蜷缩，毛发竖立无光泽，对外界刺激反应迟缓，呼吸频率加快，进食减少，体重明显减轻
新西兰兔	经皮气管穿刺和鼻喷雾吸入	分布于肺组织	肺泡腔内大量出血、渗出，中性粒细胞浸润，灶状脓肿形成，肺泡间隔增厚，肺间质大量淋巴细胞和中性粒细胞浸润，肉芽组织形成，纤维增生	感染早期动物有明显寒战、发热、喘息、亢奋、恐慌、毛发粗糙状况，感染后期出现反应迟钝、毛发黯淡、营养状态差，且平均体重下降明显
新西兰兔	导管至左右心室心尖诱发左右侧病变，置管后3~4天，兔耳缘静脉注射	左右两侧心内膜炎兔的血液、心脏赘生物均分布有绿脓杆菌，左侧赘生物含量大于右侧	右侧心内膜炎兔产生了肺脓肿、梗死和肺炎，其他脏器无大体病理改变。左侧心内膜炎兔产生了肾栓塞性病变，肺部病理不明显	感染后兔体重变化较小，但部分兔死亡或垂死
猪	腹部静脉导管注入	多脏器广泛分布	感染后白细胞、淋巴细胞、粒细胞和血小板从全身血液中迁移到外周组织，解剖显示严重的空肠空泡化和不规则/变钝绒毛，回肠黏膜组织受损	明显的低血压、心动过速和 PDV 血浆流量降低
绵羊	含绿脓杆菌的琼脂珠悬浮液滴注	分布于感染肺段及周围组织	肺部出现严重、多灶性、化脓性、坏死性和脓肉芽肿性肺炎。发炎的肉芽组织有许多嗜中性粒细胞和上皮样巨噬细胞簇浸润，形成脓肉芽肿	未表现出明显的全身不适迹象，也无呼吸系统受损迹象
恒河猴	支气管镜滴注包埋绿脓杆菌的琼脂珠	分布于肺部及支气管壁	肺部有大量局灶性坏死病变、肺水肿及炎症。气道上皮细胞破坏、杯状细胞凋亡或焦亡。管腔内和支气管周围病变，炎性粒细胞浸润	与人类类似，发热、咳嗽，活动性降低

（占玲俊，王俊飞）

第八节 痢 疾

一、疾病简介

（一）疾病特征及流行情况

痢疾（dysentery）是由细菌或阿米巴原虫感染引起的多发性肠道传染病。志贺菌是细菌性痢疾的主要原因。细菌性痢疾是一种自限性疾病，平均潜伏期为 1～3 天，最短数小时，最长可达到 7 天。通常该病的首发表现是发热、头痛、胃痉挛、呕吐、里急后重等，数小时后出现水样腹泻，并且可能出现血便，同时伴有下腹部疼痛。在免疫正常个体中，痢疾的强度通常是轻度或中度的，患者的症状会在几天内消退。部分患者在数小时至数天内会进展为明显的痢疾，并出现 DIC、休克、酸碱平衡紊乱等症状。

细菌性痢疾主要通过粪口传播，包括接触受污染的食物和水、与患者之间的接触。全球每年志贺菌导致的总发病人数可达 1.65 亿，发病人口中约有 16 万死亡，接近一半比例与幼儿有关。近 10 年来，我国细菌性痢疾的发病率和死亡率尽管一直在下降，但该疾病的负担依旧很严重，痢疾仍然是一个全国性的公共卫生问题。

（二）病因

细菌性痢疾主要由志贺菌、沙门氏菌和弯曲杆菌引起。其中志贺菌是最具代表性的致病菌。志贺菌属于肠杆菌科志贺菌属，是革兰阴性杆菌，兼性厌氧，无鞭毛、荚膜及芽孢，有菌毛，无动力，适合的生长条件为需氧生长。根据抗原结构的不同可以对志贺菌进行分类，可分为痢疾志贺菌（A 群）、福氏志贺菌（B 群）、鲍氏志贺菌（C 群）和宋内志贺菌（D 群）4 个群。致病性志贺菌共分为 51 个血清型。除宋内志贺菌只有一个血清型之外，每个菌属都由多种（15～20）血清型组成。志贺菌属主要在热带和亚热带地区流行。在所有病例中，福氏志贺菌感染占 60%，是全世界痢疾的最常见原因，也是研究最广泛的志贺菌。而鲍氏志贺菌和痢疾志贺菌主要在南亚与撒哈拉以南非洲流行，宋内志贺菌则与工业化国家腹泻病密切相关，也是旅行者腹泻的重要原因。

（三）致病机制

志贺菌入侵机体后引起发病的程度与细菌数量、致病力以及人体免疫力有关（Schnupf et al., 2019）。致病力强的志贺菌只需要数十个进入人体即可导致发病。其中，痢疾志贺菌的毒力最强，可导致患者出现严重症状。志贺菌在经口摄入后，通过胃肠屏障到达结肠，并黏附在 M 细胞上，然后穿过 M 细胞到达结肠上皮层，诱导巨噬细胞发生凋亡，并释放 IL-1β 从而募集多形核白细胞。志贺菌从死亡的巨噬细胞中释放出来之后，可以有效地从基底外侧面部侵入结肠上皮细胞，激活Ⅲ型效应分泌系统和重组肌动蛋白细胞骨架，从而触发上皮细胞对细菌的摄取。在入侵上皮细胞后，志贺菌裂解周围的吞噬体并进行持续复制，随后利用肌动蛋白聚合扩散到其他细胞。志贺菌侵入肠黏膜上皮细胞后，可引起严重的炎症反应，从而导致肠黏膜出现炎症、坏死及溃疡的症状。在人体中，志贺菌主要侵袭直肠和结肠黏膜，病变严重时可波及整个结肠和回肠末端。

二、实验动物的选择

人类、黑猩猩和猴是志贺菌属的自然宿主，而小鼠、豚鼠和兔子一般对志贺菌属的敏感性低于人类与非人灵长类动物。利用各种预处理操作，可以使这些动物感染志贺菌属，比如对兔子进行结扎回肠袢的操作，然后直接将细菌注射到肠道。对豚鼠可进行饥饿或施用抗菌药物等预处理。然而，预处理可能会对实验结果造成影响。近年来，研究人员已发现一些无需进行预处理便可感染痢疾杆菌并模拟临床患者症状的动物模型。

三、不同动物模型的特征

（一）小鼠模型

1. 成年鼠模型

BALB/c 和 C57BL/6 成年小鼠经口服、腹腔或静脉注射途径可感染志贺菌。通过腹腔注射感染，小鼠在感染后 2 h 以内出现严重腹泻，粪便病理学评分为 3 分；在感染后 3 天，小鼠体重明显减轻并陆续出现死亡。经静脉注射感染的小鼠，不表现粪便病理，但在 24 h 就出现死亡。口服途径是细菌感染的最自然的途径，但由于在感染早期宿主细胞死亡、上皮细胞脱落等固有的宿主防御机制，感染的小鼠往往不表现明显症状。因此，腹腔注射感染小鼠更能模拟人类痢疾（Yang et al.，2014）。志贺菌经腹腔注射之后，可以侵入大肠，并在其中驻留和复制，感染后早期大肠组织严重破坏，出现上皮脱落、炎症细胞浸润、杯状细胞增生和分泌过多黏蛋白。此外，结肠长度随感染的进一步发展而缩短。IL-1α/β、IFN-α、IFN-γ、IL-6 和 TNF-α 等促炎性细胞因子水平在感染 3 h 后显著增加，其中 IL-1α/β、IFN-α 和 IL-6 水平在 3 h 达到峰值，IFN-γ 和 TNF-α 水平则是在 24 h 还维持在高水平。趋化因子水平也在腹腔内感染后显著增加。

2. 乳鼠模型

4 日龄小鼠经灌胃感染志贺菌后，4.5～6 h 出现死亡（Fernandez et al.，2003）。研究表明，痢疾杆菌侵入肠道组织后，可观察到水肿和出血等病变。组织学病变包括：固有层和黏膜下层水肿与发炎，上皮细胞严重损伤，在细菌入侵的部位还可观察到上皮脱落。在感染小鼠的肠道进行超微结构分析可发现组织破坏、上皮脱落、水肿、纤维化和固有层炎症的迹象。另外，细胞因子 IL-18、IL-1β 以及趋化因子水平在感染后也上调。趋化因子的转录激活反映了免疫细胞向感染部位的募集和浸润。

（二）豚鼠模型

豚鼠模型的早期研究主要通过预处理再进行感染。用抗生素处理过的饥饿豚鼠经胃管接种志贺菌，可导致长期、非致命的感染，但观察不到结肠病变。另外还有两种豚鼠模型：①先用碳酸钙或鸦片预处理豚鼠，再通过胃管向饥饿 4 天的动物接种细菌；②皮下接种四氯化碳后再口服接种细菌。在这两种模型中，细菌感染都会导致结肠溃疡性病变的致命感染。但是，饥饿会改变正常的肠道菌群，未经治疗可能导致结肠病变，从而对实验结果产生影响。之后有研究人员建立了不需要预处理的豚鼠模型。豚鼠经直肠途径感染志贺菌株的 24 h 内，便出现体重减轻、温度升高、里急后重、混合黏液和血液的液体粪便等症状的杆菌性痢疾（Shim et al.，2007）。感染早期豚鼠出现炎症迹象，结肠中出现大量中性粒细胞浸润。感染 48 h 后可观察到肠壁增厚，黏膜和黏膜下层完全破坏、水肿、糜烂，隐窝变形和单核细胞浸润。还可观察到肌肉层黏膜和结肠黏膜下层的弥漫性炎症浸润。结肠组织中细胞因子 IL-8 和 IL-1β 水平增加。

（三）兔模型

1. 成年兔模型

对成年兔采用盲肠旁路术，直接将细菌接种在结扎远端盲肠后的近端结肠。成年兔感染后 24 h，持续发展为痢疾，主要特征是白细胞增多、厌食、体温升高、体重减轻、腹泻，并出现混合黏液和血液的液体粪便。结肠组织学表现为水肿、渗出、浅表破溃、中性粒细胞浸润、隐窝脓肿形成、局灶性出血等。细菌可在结肠黏膜中成功定植。其他兔模型，比如兔结扎回肠袢模型，被用于分析派尔集合淋巴结（Peyer patch）中福氏志贺菌侵入的途径以及该菌入侵对宿主的影响。

2. 幼兔模型

幼兔模型已被成功用于模拟人体小肠或结肠中肠道病原体的感染，如霍乱弧菌和肠出血性大肠杆菌。经直肠途径感染痢疾杆菌后 3 天，幼兔出现明显体重减轻（Yum et al.，2020）。感染 24 h 的幼兔出现远端结肠肿胀、血性腹泻以及血管病变。病理学显示结肠组织出现明显的结缔组织和肌肉水肿。管腔的上皮细胞出现严重损伤，从而导致上皮层大量破损，但隐窝基底完整。在幼兔的结肠黏膜和黏膜下层出现大量中性粒细胞与单核细胞浸润，趋化因子和细胞因子水平升高。该模型涵盖了在非人灵长类动物和感染患者中观察到的所有症状。

（四）非人灵长类动物模型

猴子是痢疾杆菌的自然宿主（Kent et al.，1967）。恒河猴在经胃管感染痢疾杆菌 24 h 后，出现急性结肠炎的症状，可观察到结肠黏膜被黏液脓性渗出物至黏液出血性渗出物覆盖，肠壁增厚，黏膜呈颗粒状，不均匀肿胀、水肿，伴斑片状或弥漫性出血。组织学上，急性结肠炎累及整个结肠黏膜。炎症反应的强度与细菌渗透的程度和深度相对应，并与上皮细胞的损伤程度相关。志贺菌主要存在于上皮细胞和隐窝细胞中。感染后第 2 天时，部分动物出现轻度至中度胃损伤；第 3~4 天时，胃体黏膜出现弥漫性出血，间质水肿和出血比第 2 天更严重，病变累及全身；第 7 天和第 8 天，病变大部分愈合，黏液性小凹上皮明显增生，腺体不同程度丧失，并且有斑片状慢性炎症细胞浸润，局部溃疡区域仍然存在。在感染后 3~8 天处死的动物的胃、回肠和结肠中都发现大量志贺菌。然而，在心脏、血、肝脏、脾脏、胃和结肠淋巴结中则检测不到细菌。

（五）斑马鱼模型

使用斑马鱼幼体研究感染有许多优势，如可以快速发育，含有与人类的基因组高度同源并完全注释的基因组。此外，斑马鱼幼体在胚胎发育早期缺乏适应性免疫系统，因此可以对固有免疫进行特异性研究。斑马鱼经尾静脉感染痢疾杆菌后，可以观察到与患者相似的疾病特征，包括上皮细胞侵袭、巨噬细胞死亡和炎症，这些严格依赖志贺菌III型分泌系统。此外，斑马鱼可以用于研究体内志贺菌与吞噬细胞的相互作用和细菌自噬。利用该模型进行的研究发现，中性粒细胞可以清除感染的巨噬细胞和其他类型的细胞。

（六）SCID-HU-INT 小鼠

将人肠道异种移植物放入 6~8 周龄 SCID 小鼠的肩胛下区域，构建 SCID 小鼠-人肠道异种移植模型（Zhang et al.，2001）。将福氏志贺菌直接注射至肠异种移植物的腔中，可引起广泛的黏膜破坏以及溃疡的形成，并且有明显的中性粒细胞浸润到黏膜和黏膜下层。研究表明，志贺菌感染会迅速破坏人肠道异种移植物中的肠道通透性屏障。在志贺菌接种后 8 h，可观察到黏膜完全丧失以及明显的溃疡伴微脓肿形成。尽管存在这种广泛的黏膜损伤，但在感染后 24 h，所有 SCID-HU-INT 小鼠均未检测到志贺菌血症。

四、动物模型与临床疾病对比

不同动物模型与痢疾临床的对比见表 12-8。

表 12-8　不同动物模型与痢疾临床对比

物种/品系	感染途径	细菌定植	免疫反应与病理	疾病症状
临床患者	粪口途径和人群密切接触传播	痢疾杆菌在入侵肠黏膜上皮细胞之后，可裂解周围吞噬体并进行繁殖	淋巴细胞、浆细胞和中性粒细胞浸润。肠黏膜糜烂，隐窝改变，坏死和水肿。杯状细胞耗竭和水样腹泻。IL-1β 和 IL-8 水平升高。白细胞总数和中性粒细胞比例轻至中度升高	发热、头痛、胃痉挛、呕吐、里急后重，腹泻为水样稀便，少数人有明显血便
成年小鼠	灌胃、腹腔注射、滴鼻或静脉注射	细菌在全身和黏膜腔室（主要是结肠）定植	上皮脱落，隐窝和绒毛中的细胞死亡，结肠长度缩短，杯状细胞增生，炎症细胞浸润，促炎性细胞因子和趋化因子水平升高	弓背、竖毛、体重减轻、死亡、严重腹泻
乳鼠	灌胃、腹腔注射	细菌在肠黏膜中定植	肠道发炎、水肿、出血，CXCL1、CCL8、CCL7、CXCL9 和 CCL4 水平升高，中性粒细胞、单核细胞浸润，IL-18 和 IL-1β 水平上调	数小时内死亡
豚鼠	直肠途径、经胃管灌胃	细菌在结肠黏膜中定植	中性粒细胞、单核细胞浸润，杯状细胞减少，结肠肠壁增厚，黏膜水肿糜烂，隐窝变形，IL-8 和 IL-1β 水平增加	体温升高、体重减轻、里急后重，混合黏液和血液的液体粪便

续表

物种/品系	感染途径	细菌定植	免疫反应与病理	疾病症状
成年兔	盲肠旁路术后注射、结扎回肠袢直接注射	细菌在结肠黏膜中定植	结肠组织水肿、渗出、浅表破溃，中性粒细胞大量浸润，隐窝脓肿形成，局灶性出血	厌食、体温升高、体重减轻、腹泻，混合黏液和血液的液体粪便
幼兔	口服、直肠途径	细菌在结肠黏膜中定植	上皮细胞严重损伤，血管病变，中性粒细胞和单核细胞大量浸润，IL-8、IL-1β、CXCL10、IL-6、TNF-α 水平升高	体重减轻、血性腹泻、血管病变
恒河猴	经胃管灌胃	细菌在回肠和结肠与胃黏膜中定植	结肠组织肿胀、水肿、出血，上皮细胞损伤，胃组织水肿、出血，炎症细胞浸润	腹泻、结肠炎、水样排便
斑马鱼	静脉注射	细菌在血液和注射部位大量存在，可在巨噬细胞和非免疫细胞中存活与复制	上皮细胞损伤，巨噬细胞死亡	死亡
SCID-HU-INT 小鼠	注射至肠异种移植物的腔中	在肠异种移植物中定植	IL-1β 和 IL-8 快速产生，中性粒细胞大量浸润，肠异种移植物黏膜大量破坏，溃疡形成	未出现细菌性痢疾

（荣　娜，刘江宁）

第九节　布鲁氏菌病

一、疾病简介

（一）疾病特征及流行情况

　　布鲁氏菌病（brucellosis）是由布鲁氏菌引起的人兽共患的急、慢性传染病，又称马耳他热、地中海弛张热、波浪热或波状热。在人体中该疾病的特点是非特异性症状，包括发热、多汗、体重减轻、抑郁、肝脾淋巴结肿大。布鲁氏菌病病程长且反复发作，常累及多个系统和器官，关节炎、脊柱炎、骨髓炎、附睾炎和睾丸炎是其常见的并发症，部分患者可发生更严重的并发症，如神经布鲁氏菌病、肝脓肿和心内膜炎。在家畜中，布鲁氏菌定植在网状内皮系统和生殖器官，导致慢性感染与以流产、死胎、睾丸炎、附睾炎和不孕为特征的生殖疾病，导致重大经济损失（Hayoun et al.，2023）。

　　布鲁氏菌病被认为是世界上最流行的细菌性人兽共患病，可经消化途径、吸入途径或经鼻黏膜或结膜途径感染，每年人类新增报告病例超过 50 万例，主要分布在地中海东部盆地、中东、阿拉伯半岛、拉美、南欧、中亚、印度次大陆和许多非洲国家。该病于 1860 年由英国内科医生 Marston 在地中海马耳他岛发现，被归类为一种独立的传染病，并命名为"地中海弛张热"和"马耳他热"。1887 年，英国军医 David Bruce 首次从一名死于马耳他岛的士兵的脾脏中分离出"马耳他微球菌"，确定了该病的病原体。布鲁氏菌病在男性中更为常见。在年龄方面，布鲁氏菌病在青年中更为普遍，60%的患

者为 13～40 岁，16%的患者为 40～60 岁，60 岁及以上者占 2.5%。在发展中国家，由
于巴氏杀菌技术的缺乏，布鲁氏菌病在儿童中可能更常见。布鲁氏菌病虽然一年四季均
可发病，但季节性较为明显。一般晚冬和早春开始发生，夏季进入发病高峰期，秋季以
后发病逐渐下降。其中，农村高发于城市，牧区高发于农区。

（二）病因

布鲁氏菌属（*Brucella*）是一类小的、不运动、不产芽孢、生长缓慢的兼性胞内革
兰氏阴性球菌，与分枝杆菌属和黄杆菌属同属于布鲁氏菌科（Brucellaceae）。该菌的致
病性取决于其在巨噬细胞内增殖和存活的能力，它可以在患病动物的分泌物、死亡动物
的排泄物和器官中存活约 120 天，在乳制品中存活 60 天，因此这种疾病可通过食用未
经高温消毒的牛奶和乳制品，食用未煮熟的肉类或接触牲畜的皮肤，从动物传播给人类。
目前发现布鲁氏菌可感染 12 个物种，其中羊布鲁氏菌（*B. melitensis*）、牛布鲁氏菌（*B.
abortus*）、猪布鲁氏菌（*B. suis*）和犬布鲁氏菌（*B. canis*）主要感染人。羊布鲁氏菌毒
性最强，绵羊布鲁氏菌（*B. ovis*）和沙林鼠布鲁氏菌（*B. neotomae*）仅感染动物。

（三）致病机制

布鲁氏菌病的潜伏期可从 3 天至数周。布鲁氏菌是一种胞内寄生菌，主要感染巨噬
细胞和胎盘滋养层细胞。与胎盘滋养层细胞相比，巨噬细胞因表达更多的布鲁氏菌模式
识别受体，为布鲁氏菌易感细胞。布鲁氏菌进入人体时，被吞噬并进入肠黏膜下层，随
后被巨噬细胞运输到淋巴组织形成局部原发病灶。在血液中，布鲁氏菌迅速被循环多形
核细胞和巨噬细胞吞噬，通过多种机制避免或抑制机体的杀菌反应。这种细菌不激活替
代补体系统。布鲁氏菌被运送到淋巴系统，并在淋巴系统中复制；也可能在肝、脾、肾、
乳腺组织或关节中复制，引起局部和全身感染。布鲁氏菌病的症状往往持续数月，其慢
性感染可能持续数年。

二、实验动物的选择

布鲁氏菌病是一种人兽共患病，因此目前已有多种实验动物被用于人类布鲁氏菌发
病机制的研究，包括小鼠、非人灵长类动物、大鼠和豚鼠。最常用的小动物模型是小鼠，
已用于研究感染的发病机制以及生殖和骨关节疾病，同时小鼠是慢性感染的良好模型，
其感染过程已被广泛研究，但它不能复制布鲁氏菌在人类中引起的临床疾病的一些特
征，如发热。因此，其他实验动物模型的建立也不可或缺（Silva et al.，2011）。

三、不同动物模型的特征

（一）小鼠模型

小鼠不是布鲁氏菌的天然宿主，其病程与菌株的毒力、接种剂量和接种途径以及小
鼠的品种、遗传背景、年龄、性别和生理状况有关。早期研究表明，所有测试的小鼠品

系均可被牛布鲁氏菌感染，这表明小鼠中缺乏对牛布鲁氏菌感染完全抵抗的基因位点。不同品系小鼠对牛布鲁氏菌的敏感性不同，CBA/H、BALB/c 和 C57BL/10 小鼠的敏感性较高。在小鼠感染布鲁氏菌期间，脾脏是最严重的病变器官，表现为组织细胞浸润和多灶性微肉芽肿。肝脏也是布鲁氏菌定植的重要部位，病理表现为轻度至中度肝炎，在感染的早期阶段出现中性粒细胞浸润，随后出现上皮样细胞和小肉芽肿的组织细胞浸润，布鲁氏菌在小肉芽肿病变内的巨噬细胞内增殖（Kahl-McDonagh et al.，2007）。

布鲁氏菌在人类中的慢性感染可能导致骨关节疾病，包括骨关节炎、脊柱炎和骨髓炎。在布鲁氏菌感染的慢性阶段可能会在小鼠骨关节组织中产生细菌定植。在感染 10^7 CFU 布鲁氏菌后存活超过 45 天的 IRF-1$^{-/-}$ 小鼠中，在尾部椎关节中检测到大量布鲁氏菌，这表明小鼠模型可被用于研究人类骨关节疾病。腹腔注射是最常见的感染途径，小鼠感染后表现出脾肿大的症状，且感染后 2～3 周脾脏中出现复制高峰。利用腹腔注射可建立持续感染模型。

消化道是人类感染布鲁氏菌的主要途径，通常为摄入受感染动物的未经高温消毒的牛奶和乳制品。建立小鼠肠道感染模型，可以确定通过消化道建立感染所需的细菌致病因素，高剂量灌胃布鲁氏菌（约 10^{10} CFU）会导致 BALB/c 小鼠发生全身性感染，但并未引发肠道炎症。此外，人类布鲁氏菌病也可以通过吸入途径导致，用这种途径导致人类感染所需的生物数量很少，气溶胶对人类的感染剂量估计为 10～100 个细菌。通过鼻途径（气溶胶）感染布鲁氏菌的小鼠模型，可用于评估候选疫苗和治疗方法。小鼠通过气溶胶感染高剂量布鲁氏菌导致脾脏、肝脏和肺部出现高细菌负荷。低感染剂量布鲁氏菌也足以在小鼠中建立全身感染。在感染期间的早期时间点从肺部检测到高细菌负荷，但没有检测到组织病理学损伤，这表明布鲁氏菌能够在肺中复制，但不会引起先天免疫反应。发热是人类感染布鲁氏菌的典型标志，但小鼠在任何剂量或接种途径下都不会出现发热，这提示发热不是小鼠对感染的生理反应，限制了其在研究人类疾病表现时的应用。

（二）大鼠模型

大鼠感染布鲁氏菌后不会出现感染体征，并比小鼠更有抵抗力，然而，会表现持续性菌血症，并且在感染后 1 个月内不能自愈。因此，大鼠可作为研究慢性疾病患者布鲁氏菌易感性增加的实验动物模型。此外，大鼠模型可用于评估各种抗生素对布鲁氏菌感染的疗效。经腹腔注射接种布鲁氏菌后，可在大鼠的肝脏和脾脏内检测到高载量细菌。组织病理学分析显示，脾脏表现弥漫性炎症、脏器充血和肉芽肿反应；肝细胞出现弥漫性坏死、脂样变性，胞质泡沫状，肝窦严重充血，同时存在淋巴细胞和巨噬细胞浸润（Hosseini et al.，2019）。

（三）豚鼠动物模型

豚鼠是起源于南美洲安第斯山脉的啮齿动物，是结核分枝杆菌、嗜肺军团菌和巨细胞病毒研究的首选动物模型。豚鼠是也早期布鲁氏菌研究的主要实验动物，通过各种接种途径（皮下、结膜、腹腔、鼻内、静脉、阴道、口腔或皮肤划痕）可以引起感染并发展成全身性疾病。豚鼠对猪布鲁氏菌、羊布鲁氏菌、牛布鲁氏菌等多种布鲁氏菌易感，感染后表现为体重下降、发热和精神不振。采用腹腔注射方式感染豚鼠，在接种后 24 h，脾脏内就开始出现布鲁氏菌抗原阳性的多形核细胞聚集，并在 7 天发展为巨噬细胞增生，偶见多核巨细胞。脾脓肿通常在接种后 100 天出现，并且上皮样巨噬细胞内含有布鲁氏菌抗原。肝脏也存在组织学病变，包括肉芽肿、坏死、脓肿和门静脉周围炎症，这与人类肝脏病变的描述相似。豚鼠通过气溶胶方式感染布鲁氏菌，在 30 天后导致豚鼠全身性感染，表现为脾肿大和脾脏中高细菌负荷（Hensel and Arenas-Gamboa，2018）。

（四）非人灵长类动物模型

牛布鲁氏菌、羊布鲁氏菌、猪布鲁氏菌和犬布鲁氏菌均可感染恒河猴，在许多方面与人类的疾病表现相同，包括发热、生殖衰竭和网状内皮器官定植。通过消化道、皮下或呼吸道途径接种布鲁氏菌 8 周后，恒河猴出现持续菌血症，表现出多器官疾病，引起局灶性肉芽肿性肝炎、脾炎和淋巴结炎，与人类布鲁氏菌病相似。少数病例波及生殖道，引起肉芽肿性睾丸炎、附睾炎或急性子宫内膜炎。布鲁氏菌感染后可在脾脏、肝脏、肺部（气溶胶接种）、淋巴结和生殖器官中复制（Yingst et al.，2010）。

四、动物模型与临床疾病对比

不同动物模型与布鲁氏菌病临床的对比见表 12-9。

表 12-9 不同动物模型与布鲁氏菌病临床对比

物种/品系	感染途径	病毒复制	免疫反应与病理	疾病症状
临床患者	呼吸道、消化道及皮肤黏膜	细菌进入肠黏膜下层后，被巨噬细胞运输到淋巴组织。也在肝脏、脾脏、肾脏、乳腺组织或关节中复制，引起局部和全身感染	白细胞、淋巴细胞、中性粒细胞、血小板及血红蛋白水平降低；肝脏、脾脏和淋巴结肿大，肝脏和脾脏的薄壁组织中观察到上皮样巨噬细胞的多灶性肉芽肿	头痛、周期性发热、游走性关节痛、肌痛、虚弱、厌食、疲劳、不适、虚弱、出汗、呕吐、腹泻、腹痛和流产。骶髂关节炎、骨髓炎、椎间盘炎、化脓性关节炎和硬膜外脓肿
小鼠	灌胃感染、腹腔注射、皮下注射或静脉注射、气溶胶感染	脾脏和肝脏中出现高细菌负荷，引发全身性感染	脾脏为组织细胞浸润和多灶性微肉芽肿；轻至中度肝炎，中性粒细胞浸润，上皮样细胞和小肉芽肿的组织细胞浸润	几乎不引发死亡，大剂量感染导致呼吸急促、嗜睡、竖毛、脱水和虚脱
大鼠	腹腔注射	肝脏及脾脏内检测到高细菌负荷	脾脏内存在弥漫性炎症、脏器充血和肉芽肿反应；肝脏中肝细胞弥漫性坏死、脂样变性，胞质泡沫状，肝窦严重充血，同时存在淋巴细胞和巨噬细胞浸润	无感染体征
豚鼠	皮下、结膜、腹腔、鼻内、静脉、阴道、口腔或皮肤划痕	脾脏和肝脏中出现高细菌负荷，引发全身性感染	IFN-γ 水平上调；脾脓肿，炎性细胞浸润；肝脏肉芽肿、坏死、脓肿和门静脉周围炎症	体重下降，发热、精神不振
恒河猴	皮下注射、静脉注射或腹腔注射、灌胃感染、气溶胶感染	细菌在脾脏、肝脏、肺部（气溶胶接种）、淋巴结和生殖器官中复制	局灶性肉芽肿性肝炎、脾炎和淋巴结炎；肉芽肿性睾丸炎、附睾炎或急性子宫内膜炎	发热、生殖衰竭和网状内皮器官定植

（彭婉君，刘江宁）

第十节 炭 疽

一、疾病简介

（一）疾病特征及流行情况

炭疽（anthrax）是由炭疽杆菌（*Bacillus anthracis*）感染引起的一种急性的动物疫源性人兽共患病。炭疽杆菌是一种革兰氏阳性大杆菌，属于需氧芽孢杆菌属。经直接接触、吸入或摄入芽孢或菌体而感染的炭疽，分别称为皮肤炭疽、肺炭疽和胃肠道炭疽。此外，在吸毒者中较常见因使用被污染的静脉注射用具而感染炭疽的案例，这种炭疽称为注射性炭疽。

炭疽芽孢经皮肤表面伤口侵入会导致皮肤炭疽，为最常见的炭疽类型，占所有炭疽病例的95%左右。感染后，潜伏期为1~14天。初为无痛性或瘙痒性丘疹，伴有不同程度的水肿，后发展为直径1~2 cm的水疱，也可出现发热症状和局部淋巴结病变。水疱破溃后形成炭黑色结痂，并在2~3周后脱落。若不经抗生素治疗，病死率在5%~20%；及时的抗生素干预可使病死率降至1%以下。

当误吸入炭疽芽孢且芽孢定植在肺泡后，会导致肺炭疽。肺炭疽的临床病程分为三期：前驱期（大约4天，无症状）、中继期（患者出现流感样症状，包括发烧、干咳和持续性的肌痛）、暴发性（特点是低血压和呼吸困难）。若其治疗不当，则会出现败血症，进而导致脑膜炎、胃肠道受累和难治性休克，患者会在24 h内死亡。若不给予及时有效的干预，肺炭疽的病死率可达94%。此外，肺炭疽传播相对最容易，且会导致大规模暴发性感染，故作为生物武器的炭疽常制成易于吸入的粉末状。

患者误食被炭疽芽孢污染的肉类会导致胃肠道炭疽，相对不常见。胃肠道炭疽可分为口咽炭疽和肠道炭疽两种。若芽孢定植于口咽区，则导致口咽炭疽，多数患者表现颈部淋巴结肿大，并伴有发热和颈部肿胀。患处起初溃疡伴充血，随后溃疡的中央区发生坏死、变白，最终形成假膜。若芽孢定植于肠壁，则会导致肠道炭疽。肠道炭疽可能发生在从空肠到盲肠的所有肠段，主要表现为溃疡，可伴发肠系膜淋巴结病和腹水，也可能继发导致肠梗阻、出血或穿孔。患者的症状不特异，主要表现为腹痛、腹泻、恶心、呕吐等，严重时会出现发热、腹水、腹围增大，甚至休克。胃肠道炭疽的病死率为25%~60%。

注射性炭疽患者多为吸毒者，由于使用了被炭疽污染的静脉注射用具或药物而感染。炭疽的芽孢或菌体会因注射随血流定植在深部的组织或器官，注射性炭疽的症状包括注射部位明显的组织水肿、弥漫性毛细血管出血、浅表脂肪组织坏死等。注射性炭疽的休克风险较皮肤炭疽更高，即使采取抗生素治疗，病死率也很高，约为34%（Sweeney et al.，2011）。

炭疽作为一种全球性动物疫源性疾病，已有数千年的历史，在各大洲都有报道。据估计，全球每年新发2万~10万炭疽病例。畜牧、屠宰从业人员和其他与家畜和野生动物及其制品接触的行业从业人员是炭疽感染的高危人群。吸毒者是注射性炭疽的好发人群（Hicks et al.，2012）。

（二）病因

炭疽杆菌是炭疽的主要病原体，也是需氧芽孢杆菌属中最主要的致病菌。炭疽杆菌可形成抵抗力极强的芽孢，是其在宿主体外存在的主要形式，可在土壤中持续存在数十年并仍保持活性。炭疽是导致世界范围内牛、猪、马、山羊、绵羊等常见家畜非自然死亡的主要原因之一。该病有明显的职业性和地区性，包括人类在内的哺乳动物都可因为接触病畜及其受污染的皮、毛、肉等直接或间接感染炭疽。

（三）致病机制

荚膜和炭疽毒素为炭疽杆菌的主要致病因子，其中荚膜由 D-谷氨酸多肽组成，具有抗吞噬作用；炭疽毒素由致死因子（lethal factor，LF）、水肿因子（edema factor，EF）和保护性抗原（protective antigen，PA）组成，三者的编码基因位于同一质粒 POX1 上。LF 和 EF 为效应亚单位，而 PA 是这两者的受体结合亚单位，故 LF、EF 需与 PA 结合才能表现出活性，三者单独存在均无致病性。其中，LF 与 PA 结合构成致死毒素（lethal toxin，LT），EF 与 PA 结合构成水肿毒素（edema toxin，ET）。

在感染早期，芽孢进入寄主，萌发形成荚膜并产生毒素。ET、LT 两种毒素可抑制中性粒细胞激活、趋化运动、细胞因子分泌和产生过氧化物反应，阻滞巨噬细胞和树突状细胞的细胞周期，引起细胞死亡。细菌从而突破先天免疫防线，进一步复制和扩散到局部淋巴结与血流，进入全身性感染阶段。在这一阶段，LT 以心肌细胞和平滑肌细胞为靶细胞，ET 以肝细胞为靶细胞，诱导细胞死亡。无论炭疽杆菌以何种途径进入机体，不经有效干预最终都会发展成败血症，导致急性出血性脑膜炎和死亡。

二、实验动物的选择

炭疽作为一种动物疫源性人兽共患病，主要感染家畜和经常接触动物制品的工作者。绝大多数哺乳动物对炭疽天然易感。因此，选择已规范化的实验动物即可用于研究炭疽的病原特性。实验表明，炭疽毒素 PA 的受体有两种，分别为肿瘤内皮标志物 8（tumor endothelial marker 8，TEM8/ANTXR1）和毛细血管形态发生基因 -2（capillary morphogenesis gene-2，CMG2/ANTXR2）。PA 只有和这 2 种受体结合才能介导毒素内吞，故研究人员开发了针对炭疽毒素的受体基因敲除小鼠。这两种受体都被敲除后，小鼠完全免疫炭疽毒素。

炭疽相关实验具有较高的生物安全风险，通常必须在 BSL-3 或 ABSL-3 实验室开展。然而，经改良的、荚膜缺陷的炭疽菌株的感染性大大降低，这种炭疽菌株相关实验可以在 BSL-2 实验室开展。

需要注意的是，除下述的几种动物模型以外，仓鼠也被一些研究团队用于炭疽感染的研究，但是有关该动物模型的数据较少，在此不作介绍（Goossens，2009；Welkos et al.，2015）。

三、不同动物模型的特征

（一）小鼠模型

现阶段炭疽感染研究多用受体基因敲除小鼠模型和免疫缺陷小鼠模型，具体如下。

1. 受体缺陷的 CMG2$^{-/-}$小鼠、TEM8$^{-/-}$小鼠和 TEM8$^{-/-}$CMG2$^{-/-}$小鼠模型

通过敲除 CMG2 和 TEM8 用于锚定于细胞膜上的 TM 结构域，研究人员培育出了受体基因敲除小鼠，也有仅髓系细胞受体敲除的品种。通过对几种受体基因敲除小鼠皮下攻毒，研究者发现，TEM8$^{-/-}$小鼠同野生型小鼠一样对炭疽杆菌易感，而 CMG2$^{-/-}$小鼠和 TEM8$^{-/-}$CMG2$^{-/-}$小鼠则完全免疫炭疽杆菌，这表明受体 CMG2 对炭疽菌的感染起关键作用。进一步研究表明，炭疽毒素 PA 对 CMG2 的亲和力是 TEM8 的 11 倍左右。皮下注射炭疽杆菌感染髓系细胞 CMG2$^{-/-}$小鼠，发现小鼠感染后全身各个器官的细菌载量均下降，感染 2 周后体内无法检出炭疽杆菌。静脉注射方法感染与皮下注射的结果一致。如果人为删除髓系细胞 CMG2$^{-/-}$小鼠的中性粒细胞，可使该小鼠同野生型小鼠一样对炭疽易感，这表明宿主中性粒细胞是防御炭疽杆菌感染的主要组成部分。

2. 免疫功能缺陷的 A/J 小鼠和 DBA/2J 小鼠模型

A/J 小鼠和 DBA/2J 小鼠都是补体 C5 缺陷小鼠，对荚膜缺陷型炭疽杆菌（Sterne 株）敏感。补体 C5 是组成固有免疫系统中膜攻击复合物（membrane attack complex，MAC）的重要成分，而炭疽杆菌的荚膜能在一定程度上抑制 MAC 的作用。小鼠皮下注射 Sterne 株后，所有小鼠最晚在感染后 4 天时全部死亡。在感染末期，小鼠出现蹒跚步态、活动能力下降、呼吸困难等体征。不同剂量细菌感染的 A/J 小鼠和 DBA/2J 小鼠，在组织病理上的表现基本相同，在胸腔淋巴结、胸腺、肺、肝、脾、肾和注射部位的皮下均可发现炭疽杆菌。肺部和纵隔淋巴结受影响的情况不一，从轻度受累到淋巴结结构破坏、严重出血性淋巴结炎不等。胸腺淋巴细胞受损，并出现凋亡细胞的形态特征。肺、肝、脾、肾内均有出血伴炎性细胞浸润。与患者不同的是，尽管在 A/J 小鼠和 DBA/2J 小鼠注射部位的皮下能发现炭疽杆菌且有皮下出血，但是其炎症反应却很轻微，没有肉眼可见的焦黑结痂。

（二）大鼠模型

大鼠对炭疽杆菌高度易感。在炭疽研究中，常用 Fisher 344 大鼠模型，其对炭疽毒素尤其是 LT 极度敏感。大鼠通常在注射 LT 后 40 min 内死亡。因此，Fisher 344 大鼠常用于评价各种单克隆抗体、受体类似物和小分子抑制剂的有效性。然而，由于死亡过快，在注射 LT 的大鼠中没有观察到病理变化。对大鼠单独注射 ET 后，会引发休克，通常

伴有出血、心率升高及在心肌收缩力不变的情况下心输出量降低（推测与广泛出血导致的外周循环血量降低有关）。而对大鼠单独注射 LT 后，虽然也会引发休克，但是却没有内源性休克的典型特征，如没有血栓形成和没有细胞因子参与。

（三）豚鼠模型

豚鼠（guinea pig）对炭疽杆菌高度易感，是研究吸入型炭疽的芽孢定植、转位、萌发的重要动物模型。现在豚鼠常用于评估炭疽杆菌毒株的毒力、治疗方法和药物疗效、疫苗的保护性等。豚鼠经气道感染炭疽杆菌以后，其病理表现包括脾脏生发中心淋巴细胞溶解和弥漫性脾坏死、肺与淋巴结出血和水肿、肾小管出血坏死，以及其他病理改变，如脑膜中度充血和水肿、胃肠道充血、鼻甲水肿、溃疡性与化脓性鼻炎、急性气管炎和肾上腺出血，炎症反应较为有限。与其他动物模型不同的是，豚鼠在感染炭疽杆菌以后体温并不升高，而是在感染的最后阶段出现明显的体温降低，这时豚鼠的菌血症较其他动物模型更为严重，且最早在感染 6 h 后即可检测到菌血症。

（四）新西兰兔模型

兔尤其是新西兰兔（New Zealand rabbit），常用于吸入型炭疽的研究，对炭疽毒素敏感，是测试炭疽抗毒素和疫苗的优良动物模型。兔感染炭疽后的病理表现类似于患者和非人灵长类动物炭疽模型，然而，其感染后的症状没有后两者的严重。在吸入型炭疽模型中，兔在暴露后到发病/死亡的时间与暴露剂量没有相关性，这与其他炭疽动物模型不同。兔感染炭疽后，表现出类似炭疽患者的平均动脉压下降、血液成分改变、呼吸窘迫等，但脑膜炎少见。组织病理变化也与炭疽患者的类似，如淋巴结结构破坏、脑和脑膜出血（少见）等。淋巴结受损主要取决于感染途径，以脾脏淋巴结受损最常见，也见于下颌淋巴结、纵隔淋巴结和腋窝淋巴结。淋巴结受损常伴随着大量炭疽杆菌增殖、出血和炎性细胞浸润（Twenhafel，2010）。

（五）非人灵长类动物模型

在非人灵长类动物中开展的炭疽感染实验多涉及吸入型炭疽的治疗、抗生素和疫苗的有效性评估。常用的 NHP 有恒河猴、狨猴和非洲绿猴等。NHP 感染吸入型炭疽后的症状和病理表现与炭疽患者的相似。恒河猴在感染炭疽杆菌后，表现短暂的体温升高、弓背、菌血症、白细胞计数增加、脑膜炎和多处组织充血或出血，并有水肿和坏死，少数表现呕吐和腹泻。在感染的恒河猴的各个器官基本上都能检测到炭疽杆菌，以脾脏最为严重，并发展为败血症，最后死于脑膜炎。组织病理学分析可发现，恒河猴的肺、支气管淋巴结和脾的病理损伤最为严重，包括水肿、纤维蛋白沉积、炎性细胞浸润、出血和坏死。狨猴经呼吸道感染炭疽杆菌后，主要的组织病理表现为肺部出血、肝水肿并充血、脾红髓与白髓损耗伴边缘窦出血，此外，在脑的脑膜、肾小球、肾间质和肾小管、肺的毛细血管内与间质区、脾的红髓以及胸腺、肾上腺和骨髓的血管内均能检测到大量炭疽杆菌。

四、动物模型与临床疾病对比

不同动物模型与炭疽临床的对比见表 12-10。

表 12-10 不同动物模型与炭疽临床对比

物种/品系	感染途径	病原复制	免疫反应与病理	疾病症状
临床患者	伤口接触、吸入芽孢、误食菌体或芽孢、静脉注射	炭疽菌体或芽孢在感染最初在接触局部增殖，若不给予积极有效治疗，炭疽杆菌将很快侵入附近淋巴结，或破坏组织原有结构入血增殖，导致败血症	炭疽在侵入人体之后，首先被巨噬细胞吞噬并携带进入附近的淋巴结，而快速增殖的细菌会诱导巨噬细胞凋亡，进而从胞体中释放出来，进入淋巴系统中，后进入血液。在人体中，中性粒细胞是控制炭疽感染的主要细胞，中性粒细胞可以杀死炭疽杆菌芽孢，但同时炭疽毒素也会损伤中性粒细胞。炭疽毒素还会抑制树突状细胞对辅助性T淋巴细胞的激活，LT会消除树突状细胞成熟过程中共刺激分子的表达，导致T细胞失能，从而抑制适应性免疫	皮肤炭疽：初为无痛性或瘙痒性丘疹，伴水肿，后发展为水疱，水疱破溃形成炭黑色结痂。肺炭疽：纵隔增宽，胸腔积液，胸膜和纵隔淋巴结病变，后出现肺炎，脾淋巴细胞耗竭，脑膜炎，菌血症和毒血症等。胃肠道炭疽：口咽炭疽——颈部淋巴结肿大，伴有发热和颈部肿胀。患处溃疡伴充血，中央区坏死、变白，形成假膜。肠炭疽——腹痛、血性腹泻、恶心、呕吐、发热，伴肠系膜淋巴结病和腹水，继发肠梗阻、出血或穿孔，甚至败血症或休克。注射性炭疽：注射部位水肿，弥漫性毛细血管出血和浅表脂肪组织坏死。血小板减少和凝血功能障碍，复发休克
CMG2$^{-/-}$小鼠、TEM8$^{-/-}$小鼠和TEM8$^{-/-}$CMG2$^{-/-}$小鼠	皮下注射、静脉注射	病原在感染局部复制，但不能传播	背部皮下注射炭疽杆菌，1~3天内观察到背部皮肤水肿，但水肿会逐渐消退，两周观察期内小鼠无症状	无症状
A/J 小鼠和 DBA/2J 小鼠	皮下注射、经气道感染	胸腔淋巴结、胸腺、肺、肝、脾、肾和注射部位的皮下均发现炭疽杆菌	肺部和纵隔淋巴结受累情况不一，从轻度受累到淋巴结结构破坏、严重出血性淋巴结炎。胸腺淋巴细胞受损，出现凋亡细胞的形态特征；肺、肝、脾、肾内均有出血伴随炎性细胞浸润	蹒跚步态、活动能力下降、呼吸困难
Fisher 334 大鼠	注射炭疽毒素	40 min 内死亡，未观察到病理反应	—	休克，通常伴有出血、心率升高及在心肌收缩力不变的情况下心输出量降低
豚鼠	呼吸道感染	攻毒后 35 min 可在肺内树突状细胞内发现炭疽芽孢，60 min 后可在肺巨噬细胞内发现芽孢，4~5 h 后在气管和支气管淋巴结发现存在于胞内与胞间的游离的炭疽杆菌	脾脏生发中心淋巴细胞溶解、弥漫性脾坏死，肺、淋巴结出血和水肿，肾小管出血坏死，其他病理改变包括脑膜中度充血和水肿、胃肠道充血、鼻甲水肿、溃疡性与化脓性鼻炎、急性气管炎和肾上腺出血，炎症反应较为有限	脑膜中度充血和水肿、胃肠道充血、鼻甲水肿、溃疡性与化脓性鼻炎、急性气管炎和肾上腺出血，感染末期体温降低

续表

物种/品系	感染途径	病原复制	免疫反应与病理	疾病症状
新西兰兔	皮内注射、静脉注射、腹腔注射、经气道感染	纵隔、下颌和肠系膜淋巴结。小肠派尔集合淋巴结和圆小囊有大量炭疽杆菌增殖	淋巴结结构破坏、脑和脑膜出血（少见）等。淋巴结受损主要取决于感染途径，以脾脏淋巴结受损最常见，也见于下颌淋巴结、纵隔淋巴结、肠派尔集合淋巴结和腋窝淋巴结。同时淋巴结受损常伴随着大量炭疽杆菌增殖、出血和炎性细胞浸润	平均动脉压下降、血液成分改变、呼吸窘迫，脑膜炎少见
非人灵长类动物（恒河猴、狨猴）	经气道感染	恒河猴：几乎所有器官均检出炭疽杆菌，脾最为严重。狨猴：脑膜、肾小球、肾间质和肾小管、肺的毛细血管内与间质区、脾的红髓以及胸腺、肾上腺和骨髓的血管	恒河猴：肺、支气管淋巴结和脾的病理损伤最为严重，包括水肿、纤维蛋白沉积、炎性细胞浸润、出血和坏死。狨猴：肺部出血、肝水肿并充血、脾红髓与白髓损耗伴边缘窦出血。在脑的脑膜、肾小球、肾间质和肾小管、肺的毛细血管内与间质区、脾的红髓以及胸腺、肾上腺和骨髓的血管内均检测到大量炭疽杆菌	短暂的体温升高、弓背、菌血症、白细胞计数增加、脑膜炎、淋巴结炎、脾炎、纵隔炎、肺炎、胸腔积液、肝炎、血管炎；多处组织充血或出血，并有水肿和坏死，少数有呕吐与腹泻

（杨贺凯，刘江宁）

<h1 align="center">第十一节　百　日　咳</h1>

一、疾病简介

百日咳是由百日咳鲍特菌（*Bordetella pertussis*，*B. pertussis*）感染引起的一种急性呼吸道疾病。百日咳鲍特菌俗称百日咳杆菌，属于革兰氏阴性菌，呈短杆状或椭圆形球杆状。百日咳鲍特菌具有高度传染性，可通过气溶胶与飞沫传播（Warfel et al.，2012）。感染早期的症状表现为轻度咳嗽，可持续几周，随后进入恢复期，全病程可达数月。在前疫苗时代，百日咳广泛流行，主要影响低龄儿童（1～9 岁）。此病在该年龄段的临床表现分为三个阶段：卡他期、发作期和恢复期。经典的百日咳是由细菌黏附于鼻咽部和气管的纤毛上皮细胞引起的（Edwards et al.，2005）。黏附的细菌可以抵抗宿主的先天性防御，包括纤毛的清除和抗菌肽的杀菌作用等。婴儿（<1 岁）感染百日咳鲍特菌后，会引起坏死性细支气管炎、肺泡内出血和纤维素性水肿（Paddock et al.，2008）；严重时，还会引起淋巴细胞增多症，与顽固性肺动脉高压、呼吸衰竭和死亡呈正相关（Melvin et al.，2014）。

目前，预防百日咳主要依靠接种疫苗，包括全菌体百日咳（灭活）菌苗和亚单位疫苗两种。目前的疫苗接种程序仅能控制百日咳的局部传播，世界范围内百日咳的传播仍难以完全控制。即使在疫苗接种率较高的人群中，百日咳鲍特菌传播的现象也依旧存在（Belcher et al.，2021）。全球每年有2410万5岁以下的儿童患百日咳，其中有160 700例死亡（Belcher et al.，2021）。百日咳已成为世界范围内一个重要的公共卫生问题。建立合适的百日咳动物感染模型，对了解百日咳的发病机制、宿主对病原体的应答具有重要的意义。

二、不同动物模型的特征

（一）啮齿动物模型

1. 小鼠模型

百日咳发病机制的研究主要依赖于小鼠呼吸道感染模型（Mattoo and Cherry，2005），该模型对探究百日咳鲍特菌的毒力具有重要意义。到目前为止，已经建立了多个百日咳鲍特菌感染的小鼠模型。最常用的小鼠模型是把百日咳鲍特菌通过鼻腔滴注或以气溶胶形式感染呼吸道而构建的。感染百日咳鲍特菌的小鼠出现部分与人类百日咳相似的临床症状，并且该细菌在小鼠体内能够持续感染。免疫功能正常的小鼠感染周期为4～8周，并伴有白细胞增多和免疫抑制的发生。小鼠呼吸道感染的恢复与百日咳鲍特菌特异性免疫应答的发生，以及恢复期小鼠再感染时激发细菌的快速清除有关（Mills and Gerdts，2014）。有研究发现，C57BL/6J小鼠在接种百日咳鲍特菌后约1周出现咳嗽的症状。咳嗽这一症状是否发生具有菌株特异性。百日咳鲍特菌18323是经典菌株，可明显引起咳嗽，而另一个常用菌株Tohama则一般不引起咳嗽。此外，咳嗽的严重程度与小鼠性别没有相关性（Hiramatsu et al.，2022）。

2. 大鼠模型

除非人灵长类动物模型外，大鼠模型是已知的与人类咳嗽症状最为相似的百日咳鲍特菌感染模型。7周龄的Sprague-Dawley大鼠经滴鼻感染百日咳鲍特菌后，表现出百日咳患者的标志性特征，如中性粒细胞增多、肺部炎症和阵发性咳嗽（Hall et al.，1997）。症状出现于百日咳鲍特菌感染后2～4天，平均每15 min咳嗽5次；咳嗽高峰出现在感染后第8天，平均每15 min咳嗽13次以上。对感染百日咳鲍特菌的大鼠进行肺组织病理学检测，发现其肺部出现淋巴细胞浸润和肺部炎症（Hall et al.，2021）。成年Sprague-Dawley大鼠通过气管注射百日咳鲍特菌，3周后在肺脏检测到细菌，在感染数周后出现肺炎，并伴有白细胞和淋巴细胞增多、低血糖以及咳嗽的症状。

3. 金黄地鼠模型

目前，金黄地鼠感染模型研究较少，主要使用体外培养的金黄地鼠气管进行百日咳鲍特菌的研究。研究发现百日咳鲍特菌感染金黄地鼠后附着在气管的纤毛上皮细胞上，并引起细胞损伤。随着感染时间的延长，纤毛细胞脱落，然而非纤毛细胞结构不受影响（Cimolai，2022）。

（二）非人灵长类动物模型

有研究发现，非人灵长类动物感染百日咳鲍特菌后表现出与百日咳患者相似的临床症状，因此，目前多种非人灵长类动物模型已被用于研究百日咳的发病机制。

1. 狒狒模型

小鼠模型并不能准确地再现人类感染百日咳鲍特菌的自然病程，而狒狒感染模型能够表现出人类感染百日咳后的特征性临床症状，包括白细胞增多、阵发性咳嗽、黏液增多和气道大量定植细菌。狒狒感染模型已被广泛用于研究百日咳病理和疫苗诱导的免疫应答，还可用于研究原发性和继发性感染百日咳鲍特菌的定植特征、咳嗽症状与血清学免疫应答（Pinto and Merkel，2017）。有研究检测了5~6周龄狒狒的组织病理学特征，其结果与人类婴儿致死性病例报告相似。在幼年狒狒中，这种疾病通常被诊断为急性呼吸窘迫综合征和支气管肺炎，主要在肺部出现大量炎症，可伴随肺部组织病变。气管的组织病理学变化包括淋巴细胞浸润和黏液产生。免疫组化染色结果显示，细菌的定植局限于气道中纤毛上皮细胞的表面（Zimmerman et al.，2018）。

用百日咳鲍特菌菌株 D420 接种 9 只断奶狒狒，在感染后的 2~25 天，9 只狒狒的鼻咽冲洗液中细菌载量均较高，同时白细胞数量均显著提高，其峰值水平是正常数值的 5~10 倍，9 只狒狒均出现持续 2 周以上的剧烈咳嗽。此外，与人类相似，感染动物的年龄与疾病的严重程度之间具有相关性。当幼龄狒狒（5~6 周龄）感染细菌时，表现出严重的感染症状，包括肺炎等；用相同剂量的细菌接种成年狒狒，仅表现出非常轻微的疾病症状或无症状。由于幼龄狒狒感染百日咳鲍特菌临床分离株后出现人类百日咳的典型症状，包括阵发性咳嗽、黏液产生和白细胞增多，因此幼龄狒狒是一个较好的百日咳感染模型。目前，人类病理标本只能从因感染百日咳鲍特菌而死于肺炎的婴儿中获得。因此，非人灵长类感染模型为研究人类百日咳的病理变化提供了一种可行的方法（Merkel and Halperin，2014）。

2. 恒河猴模型

目前，恒河猴已被证明是多种传染病的理想动物感染模型。将临床分离的百日咳鲍特菌菌株 2016-CY-41 通过气溶胶形式感染恒河猴，其表现出典型的症状，如白细胞增多和鼻咽冲洗液细菌阳性。从患有严重呼吸窘迫的人类婴儿中分离到的百日咳鲍特菌菌株 D420，可以引起幼龄恒河猴的感染，表现为白细胞数量显著升高和咳嗽等（Merkel and Halperin，2014）。此外，百日咳鲍特菌在恒河猴体内可诱导全身和黏膜免疫应答（Jiang et al.，2021）。

3. 黑猩猩模型

有研究报道用百日咳患者的痰液直接接种黑猩猩后，黑猩猩表现出类似百日咳患者的症状，如长期咳嗽并伴有显著的白细胞水平升高。未感染的黑猩猩接种已感染黑猩猩的痰液，也表现出典型的百日咳症状。连续 3 天向黑猩猩面部喷洒百日咳鲍特菌，被感染的黑猩猩第 9 天开始出现咳嗽，第 14 天出现阵发性咳嗽，并伴有呕吐。感染高峰期的白细胞水平为 132 000 个/μl。在黑猩猩的支气管和细支气管中可分离到百日咳鲍特菌，表明百日咳鲍特菌感染黑猩猩后，可以定植在黑猩猩的气管中。上述研究表明，黑猩猩是一个很好的百日咳模型。然而，由于动物伦理的原因，限制了黑猩猩在百日咳研究中的进一步应用（Merkel and Halperin，2014）。

（三）猪模型

猪也可以感染百日咳鲍特菌，被感染的仔猪表现出广泛的呼吸道症状，包括发烧、流鼻涕、非阵发性咳嗽和呼吸困难，严重时可引起支气管肺炎。百日咳鲍特菌可黏附在气管内，被巨噬细胞和中性粒细胞吞噬。有研究发现被感染的猪出现低血糖和淋巴细胞增多的症状，感染 10 天后，可从支气管肺泡灌洗液和肺部病变组织中分离到百日咳鲍特菌。然而，目前研究发现，只有仔猪易感染百日咳鲍特菌，5 周龄以上的猪对百日咳鲍特菌的感染具有完全抵抗力（Mills and Gerdts，2014）。

三、动物模型与临床疾病对比

不同动物模型与百日咳临床的对比见表 12-11。

表 12-11　不同动物模型与百日咳临床对比

物种/品系	感染途径	免疫反应与病理	疾病症状
临床患者	飞沫传播	婴儿感染可引起坏死性细支气管炎、肺泡内出血和纤维性水肿	轻度咳嗽，可持续几周，随后进入恢复期，全病程可达数月
小鼠	鼻腔滴注或以气溶胶形式感染呼吸道	可在小鼠体内持续感染、白细胞增多、免疫抑制	咳嗽
大鼠	鼻腔滴注	中性粒细胞增多、肺部炎症	阵发性咳嗽
金黄地鼠	体外培养金黄地鼠气管	纤毛上皮细胞损伤	—
狒狒	鼻腔滴注	气管组织淋巴细胞浸润和黏液产生、白细胞增多	剧烈咳嗽
恒河猴	气溶胶感染	白细胞增多	咳嗽
黑猩猩	直接接种	白细胞增多	咳嗽
猪	腹腔注射	淋巴细胞增多	发烧、流涕、非阵发性咳嗽、呼吸困难、支气管肺炎

（阴银燕，张评浒）

第十二节　败　血　症

一、疾病简介

（一）疾病的特征

败血症（septicemia）是一种全身性致命性疾病，是由于机体在受到外部感染后的过度免疫反应而引起的，致使最终伤害到组织和器官。

"败血症"第一次提出可以追溯到 2700 多年前，当时希腊诗人荷马将它作为"sepo"一词的衍生物，意思是"我腐烂"。它是一种高发病率和高死亡率的综合征，目前还没有行之有效的特效治疗方法，是当今医学领域的一大挑战。对其病理发展、动物模型建立、治疗方法的深入探索，有利于人类更好地掌握其治疗手段。

（二）病因

败血症是一种严重的炎症疾病，表现特征为全身炎症反应失衡，之后伴随着免疫抑制，如不能及时识别和正确管理，可能导致感染性休克、多器官功能衰竭乃至死亡。任何类型的病原体感染都可能引起败血症，目前导致败血症的主要致病菌是金黄色葡萄球菌和大肠杆菌，其次是绿脓杆菌、肺炎杆菌、表皮葡萄球菌、厌氧菌。真菌性败血症也在增加。由于某些原因，病原体侵入免疫功能低下或者缺陷的个体并进入血液循环，并在血液中迅速繁殖，产生大量毒素和代谢产物，从而引起毒血症状。对于免疫功能正常的人，病原体进入血液循环可表现为短暂的菌血症，体内免疫系统可以迅速消灭病原体，并不出现明显的症状。但是，恶性淋巴肿瘤、白血病、再生障碍性贫血等疾病的患者在应用化疗或大量的免疫抑制剂之后常常导致免疫力低下，合并严重感染可导致败血症。

（三）致病机制

机体任何部位的感染都可能引起潜在的败血症，败血症可涉及全身多种系统且复杂的网络效应，包括炎症反应、免疫功能紊乱、凝血功能障碍、内皮损伤、多器官损伤直至休克。究其复杂性，其发病机制目前尚未完全明了。人败血症多继发于大面积的烧伤面感、开放性骨折、洋溢性腹膜炎、胆道或尿路感染等传染性病灶的管理不完全，致使毒力强的病原体大量增殖并侵入血液循环，又或是局部传染后引发的炎症介质大量入血循环，最终激发全身性的器官炎症。

常见的诱发因素：①自身免疫力的减弱，如贫血、营养不良、长期慢性病、老年、幼儿。②长期使用糖皮质激素、免疫抑制剂及化疗等使免疫功能下降，还有因自身耐药性等使条件致病菌大量繁殖转为致病菌后的感染。③局部病灶管理不当使病原菌繁殖后直接进入血液致全身炎症反应。

二、不同动物模型的建立方法

（一）盲肠结扎穿孔（CLP）建立小鼠脓毒症模型

小鼠经异氟烷气体麻醉后仰卧位固定，用去毛器剃除腹部体毛，并用安尔碘消毒液对腹部皮肤进行消毒，然后覆盖用温盐水浸润后的手术创巾，沿腹中线切开下腹部皮肤，小心打开小鼠腹膜，使用湿润棉棒牵开手术创口，在小鼠左侧腹部即可见回盲端，随即使用棉棒挑出盲肠于腹外，于盲肠 1/2 段使用 3/0 号真丝手术线结扎，为保证结扎的松紧一致性可在结扎的同时绑入 2 mm 硅胶管，结扎完成随即抽离。使用 8# 注射针头两次刺穿结扎的盲肠远端，随后在针孔处挤压出适量肠内物，小心地将盲肠及肠内容物推回腹腔，此过程应避免伤口沾染异物，逐层关闭腹腔。术后在动物颈部皮下补充预热（37℃）生理盐水（Dejager et al.，2011；Korneev，2019）。

（二）腹膜内注射脂多糖处理

脂多糖（lipopolysaccharide，LPS）是革兰氏阴性菌细胞壁中的一种特有成分，又称内毒素。宿主经 LPS 处理后可导致脓毒症、脓毒性休克和多器官功能障碍综合征。LPS 借助信号转导通路诱发宿主的应答，刺激免疫细胞产生大量具有致热效应的炎性细胞因子，引起免疫系统的过度活化。LPS 具有易于控制，模型重现性好，对全身的影响很容易识别和测量等优势，是建立急性炎症模型的金标准试剂。

（三）腹膜感染（PCI）

经腹腔注射单一活菌或混合菌破坏宿主内源性屏障造成内源菌丛移位引发感染。

以上三种建立败血症模型的途径均可分别在炎症诱导后 0 h、2 h、4 h、6 h、12 h、24 h、48 h 和 72 h，评估血糖和循环细胞因子水平。此外，此类模型还可分析各种器官中的氧化应激和肝脏生物转化能力。同时，还可以通过免疫组织化学方法评估动物模型的肝脏和脾脏组织中氧化应激、细胞凋亡、免疫细胞浸润以及细胞因子表达模式等。

三、不同动物模型的比较

用 LPS 制备败血症动物模型，与其他两类途径相比，具备快速及操作简便的优势，包括技术培训快和可重复性好等，特别是在动物引发炎症后的反应方面，出现非常明显的症状和组织病理变化。内毒素在经过腹腔注射处理后，可快速地刺激宿主细胞释放高水平的炎性细胞因子，并且可以通过采集的外周血清样本进行分析，宿主快速发展为全身炎症反应综合征（SIRS）和表现剂量依赖性死亡。然而，该模型并不能完全再现人类脓毒症的特征，因为 LPS 能快速地刺激非常强烈的细胞因子反应，在反应时间和持续时间上较临床患者的表现迅速且短暂。有数据表明，LPS 可用于内毒素血症模型来研究或模拟 SIRS 的病理生理发生和发展过程，也可用于内毒素休克模型，但不适用于一般的败血症模型需求（Hoogland et al.，2015）。

针对目前 LPS 模型的不足，科研工作者开发了一种多微生物腹膜感染（PCI）的败血症模型，即收集来自健康、非素食者的粪便样本，经微生物学鉴别菌群，其含有各种需氧和厌氧革兰氏阳性菌与革兰氏阴性菌，通过腹腔注射微生物菌群样本而研制模型。该模型的优点是重现性高，技术上降低了操作难度，以及可诱导多种微生物败血症。与 LPS 模型相比，PCI 模型中的全身炎症过程更类似于临床患者。然而，到目前为止，只有少数关于该模型的研究发表。此外，PCI 模型与临床脓毒症的相关性值得怀疑，因为患者很少有严重菌血症，并且单次应用高剂量细菌会产生接近于静脉注射高剂量 LPS 后观察到的效果，临床进展快速，如观察到低动力循环状态和血清细胞因子水平的剧烈升高（Bartlett et al.，1978）。

因为盲肠结扎穿孔（CLP）模型被认为与人类脓毒症具有极高的相似性，所以是目前应用最为广泛的脓毒症模型。CLP 模型的主要优点是腹膜通过与失活组织结合而接种了来自动物本身的混合微生物菌群，动物经 CLP 诱导后，会产生类似于人类败血症的免疫、血流动力学和生化反应（Dejager et al.，2011）。然而，CLP 模型也存在一定的缺点，手术操作因人为误差、肠内容物漏量较难保持一致性，因此不同人构建的脓毒症模型可能存在较大的差异。因此，CLP 模型不像 LPS 模型或 PCI 模型那样容易标准化。此外，在比较研究时，还应考虑操作者之间的外科手术技术和术后护理环境，如切口的位置不同、缝合线的间距、针头的不同和穿刺次数等，都会对释放到腹膜和血清中的促炎性细胞因子的数量以及疾病的进程产生较大的影响。

（李 垚）

第十三节 侵袭性真菌感染

一、疾病简介

（一）疾病特征及流行情况

侵袭性真菌感染（invasive fungal infection，IFI）是由酵母菌或霉菌侵犯皮肤角质层以下、黏膜、内脏器官及深部组织，在一定条件下可播散至全身的感染，包括真菌血症和深部组织感染。真菌多为条件致病菌，通常不致病，只在宿主免疫力低下时才诱发疾病。在已知的 10 万多种真菌中，有 300 余种可引发人类疾病，其中又以念珠菌、曲霉菌、隐球菌、肺孢子虫 4 种病原体最为常见。

近 20 年来，由于干细胞移植、实体器官移植、肿瘤化疗、大剂量广谱抗菌药物的长期应用，以及糖皮质激素、免疫抑制剂的广泛使用等原因，侵袭性真菌感染的患病率和病死率均呈显著上升趋势，据统计，重症监护病房内患者的发病率为 8%～15%，器官移植受者的发病率为 20%～40%，血液系统肿瘤患者的发病率达 31%。文献报道每年约有 190 万急性侵袭性真菌感染病例，且侵袭性真菌感染的死亡率较高，念珠菌菌血症患者院内的全因死亡率高于 25%，在免疫功能低下的个体中侵袭性曲霉感染的死亡率为 40%～90%，全球每年超过 160 万人死于侵袭性真菌感染。

（二）致病机制及病理特征

因真菌孢子常存在于空气或土壤中，故真菌感染最先从肺或皮肤开始。真菌感染从浅表转向深部组织甚至播散至全身，主要有 3 个诱发条件：①长期使用广谱抗生素，破坏了生物屏障，使得皮肤、肠道共生细菌对真菌的抑制作用减弱；②化疗、病毒感染等因素引发的黏膜炎症，破坏了皮肤、黏膜屏障，使得真菌从皮肤黏膜部位转移到血液中；③医源性免疫抑制，如化疗引起的中性粒细胞减少或皮质醇治疗引发的免疫抑制，促进了真菌的繁殖，使得其从血液侵入肝脏、脾脏、肾脏、心脏、大脑等器官。

侵袭性真菌感染可累及全身多个器官，产生一系列炎症反应，如肺炎、脑膜炎、鼻窦炎、骨髓炎、肠炎等。真菌感染常伴随组织中性粒细胞浸润和化脓性炎症，易形成小脓肿、肉芽肿，此外，真菌侵犯血管会导致血栓形成并引发局灶性梗死。目前，以形态学为基础的镜检、培养及组织病理学检查仍是识别侵袭性真菌感染的基石和金标准，在菌丝粗大且菌量较多的毛霉菌、曲霉菌感染后，普通组织切片无需特殊染色就能显现菌丝。常用的真菌病原体特殊染色方法有六胺银染色（Grocott-Gomori's methenamine silver staining，GMS）、过碘酸盐希夫氏染色（periodic acid-Schiff staining，PAS）、FM-黏液洋红染色（FM-mucicarmine staining）等。

二、实验动物的选择

小鼠、大鼠、兔、豚鼠、仓鼠、犬、猫、蟾蜍、蝙蝠、鸟类、昆虫都曾被用于真菌学研究，其中小鼠是侵袭性真菌感染造模最常用的物种，尤其适用于全身性感染以及肺部、中枢神经系统感染的研究。当需要大量组织样本时常选用兔模型，因为兔的脑、眼部感染与人较为相似。

常用的真菌感染途径包括静脉内接种、腹膜内接种或经口接种，通常静脉内接种更易建立全身性感染模型。局部侵袭性真菌感染造模可直接在目标部位感染，如脑内、鼻内、气管内、睾丸内、眼内、肌肉内、乳房内、皮下等。

三、不同动物模型的特征

（一）侵袭性念珠菌感染模型

念珠菌属于酵母菌，又称假丝酵母，念珠菌属有300余种，10余种可引起人和动物感染，其中以白色念珠菌毒力最强，也最为常见。念珠菌侵入组织后，基本病理改变是以单核细胞为主的肉芽肿性炎症。早期以渗出为主，有巨核细胞、小圆形细胞、上皮样细胞等浸润，晚期则为肉芽肿形成及若干灰色微小脓肿。其常侵犯血管，呈急性或慢性坏死性血管炎改变，由于血管弹力纤维受损，易致破裂出血。

侵袭性念珠菌感染有两种主要的感染途径。①血源性感染：经静脉、腹腔攻毒的动物模型通常为致死性模型。小鼠静脉注射白色念珠菌后，先天免疫反应会迅速清除体内的绝大多数真菌细胞，但是肾脏对真菌的清除存在延迟，小鼠首先表现出体重减轻、肾脏细胞因子增加等症状，最后进展为败血症并最终死亡（Segal and Frenkel，2018）。②黏膜感染：模拟此类感染需首先对动物施用抗生素以破坏肠道生物稳态，之后通过饮用水或灌胃使念珠菌定植于胃肠道，再施用免疫抑制剂使得念珠菌突破黏膜屏障并播散至全身（无菌小鼠无需抗生素，裸鼠、细胞因子缺乏的免疫缺陷鼠无需免疫抑制剂即可被突破性感染）（Koh，2013）。

小鼠、大鼠、豚鼠、兔、猪、果蝇、秀丽隐杆线虫、大蜡螟幼虫都可用于侵袭性念珠菌感染的造模，就易感性而言，BALB/c 小鼠的易感性优于 C57 小鼠，AKR/J、DBA/2J 小鼠的易感性优于 BALB/c 小鼠，兔较小鼠更为易感，豚鼠易感性略差（豚鼠腹腔注射攻毒成功率较低，建议使用静脉攻毒）。小鼠模型最为常用，但是和人类存在较大的生理、免疫差异，如小鼠中性粒细胞对念珠菌的吞噬效果显著低于人类中性粒细胞。

（二）侵袭性曲霉感染模型

曲霉（*Aspergillus* sp.）为常见真菌，有 600 多种，引起人类感染的有约 40 种，其中以烟曲霉、黄曲霉、黑曲霉、土曲霉最为常见。侵袭性曲霉感染的病理表现主要为急性坏死性出血性肺炎，炎性浸润、化脓，进而形成肉芽肿。菌丝在肺内增殖、侵入血管，导致坏死性血管炎，造成血栓或菌栓，引起咯血和血行播散，在脑、肝、肾、心等脏器产生曲霉感染。肺外曲霉脓肿、菌栓的血行播散也可引起肺内感染病灶。

除鸟类模型外，其他所有动物模型都需要免疫抑制才能产生可重复的侵袭性曲霉感染，通常可采用重复注射烷化药物（如腹腔注射环磷酰胺）使动物出现中性粒细胞减少症，或通过皮下注射类固醇进行免疫调节，需注意的是，由于动物处于免疫抑制状态，有时需要接受抗生素治疗以预防细菌感染。呼吸道吸入或直接注射孢子是最常用的攻毒方式。小鼠多被用于模拟肺部、脑部感染以及过敏性曲霉病，尤其是曲霉菌支气管炎。8～10 周龄 BALB/c 小鼠更易出现组织损伤，用戊巴比妥麻醉后滴鼻 50 μl $3.5×10^6$ 个分生孢子即可建立有效的肺部感染。大鼠也是模拟侵袭性曲霉感染的理想模型，且其体型较大，易于解剖、取材等操作，能获得更多的体液、病理样本，Sprague-Dawley、Wistar albino 和 albino×CD 等近交系大鼠都可用于侵袭性曲霉感染的造模。豚鼠曾被用于研究真菌性心内膜炎；兔曾被用于研究真菌性角膜炎，尽管兔对曲霉的易感性优于小鼠及大鼠，但是其相关的试剂少、实验成本高，因此使用频率较低。

昆虫模型如成年果蝇、大蜡螟幼虫等也可用于研究曲霉病的发病机制和菌株的毒力鉴定。先天性免疫系统在昆虫和哺乳动物之间是保守的，但是昆虫缺乏淋巴细胞以及适应性免疫系统，因此适用范围有限。昆虫模型的优点是受伦理限制较小、繁殖速度快、成本低，非常适合大量真菌菌株的比较、新型抗真菌化合物的筛选。

（三）侵袭性隐球菌感染模型

隐球菌主要引起亚急性或慢性感染，侵犯中枢神经系统和肺，亦可侵犯骨、皮肤和黏膜或其他内脏。隐球菌属内有 30 余种，临床常见的致病菌主要是新生隐球菌和格特隐球菌。其感染途径主要有两种：①吸入空气中的孢子，此为主要途径。隐球菌到达肺部可引起肺部感染，常为一过性，不易被发现，继而全身播散，也可引起严重的肺部病变。很多健康人群可能吸入隐球菌但并不致病，机体的抗隐球菌作用以细胞免疫为主。发生于免疫功能正常者中的隐球菌感染可表现为自限性、亚急性或慢性，进行性播散性隐球菌感染多发生在免疫抑制者中。②皮肤伤口接种。动物口服大量新生隐球菌可导致感染，但尚无证据证实人可以通过消化道感染。

秀丽隐杆线虫、黑腹果蝇、大蜡螟等无脊椎动物，斑马鱼、小鼠、大鼠、兔、非人灵长类等脊椎动物都曾用于隐球菌感染的造模（Sabiiti et al., 2012）。小鼠、大鼠对隐球菌天然易感，是最常用的隐球菌感染动物模型，据报道野生鼠可在野外被慢性肺隐球菌感染而致病。经静脉、腹腔、颅内感染均可使野生鼠患播散性隐球菌病，经静脉感染易引发隐球菌脑膜炎，经呼吸道感染的野生鼠体内真菌播散至其他脏器的速度较慢，野生鼠感染隐球菌后的病理特征为组织器官内形成肉芽肿或囊肿，表明巨噬细胞在该部位浸润并引发炎症。豚鼠、兔对隐球菌不敏感，正常状态下隐球菌较难致病，这与人类感染隐球菌的模式更为相似，对兔施以免疫抑制处理后经颅内感染隐球菌可引发慢性隐球菌脑膜炎（Hau and Schapriao, 2011）。

（四）侵袭性肺孢子虫感染模型

小鼠、大鼠、兔、非人灵长类动物最常用于肺孢子虫感染的造模，此外雪貂、猪、猫、犬、果蝇、大蜡螟也可用于相关研究。机体免疫系统正常工作时，肺孢子虫通常不致病，因此造模需要免疫抑制以增强动物对肺孢子虫的易感性，常用的策略有 4 种：①使用免疫抑制药物，多在攻毒前 1~2 周持续给药直至感染建立，可使用环磷酰胺抑制中性粒细胞，或用类固醇抑制 T 淋巴细胞及巨噬细胞；②免疫疗法，通过注射抗体特异性耗竭不同类型的免疫细胞以评估其对肺孢子虫肺炎的影响，如使用单克隆抗体耗竭 $CD4^+$ T 细胞以模拟 HIV 感染后的状态；③使用基因工程动物，如使用患重症联合免疫缺陷病（SCID）或重组激活基因缺陷（$RAG^{-/-}$）的小鼠；④病毒感染，此方法多用于非人灵长类动物（NHP），可对 NHP 注射猴免疫缺陷病毒（SIV），模拟艾滋病患者的免疫抑制状态。需注意，由于模型大多处于免疫功能低下状态，应按需使用抗生素以预防细菌感染。

肺孢子虫造模的接种策略也可分为三种：①先给动物接种肺孢子虫，再在潜伏期内对动物施以免疫抑制，以诱发肺孢子虫感染，此方案模拟了正常人免疫功能受损后，呼吸道内正常定植的肺孢子虫大量繁殖而致病的案例；②将免疫功能低下的动物与已经感染的动物共同饲养，可模拟重症监护病房（ICU）内肺孢子虫通过空气在患者间传播的过程；③前两种方案虽更接近自然条件下肺孢子虫感染的方式，但是较难控制感染剂量、感染时间等关键因素，实验结果的重复性较差，因此可选取第三种接种策略，即滴鼻或气管内滴注肺孢子虫，通常需接种 106~107 个肺孢子虫，接种后平均 4~7 周可见肺炎症状（Chesnay et al., 2022）。

目前，尚无体外生产肺孢子虫的方案，接种用肺孢子虫多来源于先前感染动物的组织提取物，需注意提取纯化肺孢子虫的过程不能完全去除动物组织内含有的免疫细胞、细胞因子等成分，可能影响模型的免疫反应，应当选取经过相同步骤纯化过的健康动物组织处理作为对照组以控制变量。

四、动物模型与临床疾病对比

不同动物模型与侵袭性真菌感染临床的对比见表 12-12。

表 12-12 不同动物模型与侵袭性真菌感染临床对比

分类	感染途径	真菌复制	免疫反应与病理	疾病种类
临床患者	呼吸道吸入、皮肤黏膜感染、院内器械污染经血液传播	肺、脑、肝、血液、黏膜等多组织脏器均可见真菌复制	真菌清除主要依靠中性粒细胞、单核巨噬细胞、CD8$^+$ T 细胞等细胞免疫,巨噬细胞吞噬真菌后局部易形成肉芽肿,形成血栓及局灶性梗死,组织内可见菌丝,真菌入血后可引发败血症	肺炎、脑膜炎、骨髓炎、化脓性炎症、败血症等
念珠菌	静脉注射、腹腔注射、口服经消化道定植后免疫抑制	先在局部复制,免疫抑制后突破黏膜屏障并播散至全身	先天免疫能清除绝大多数真菌,肾脏对真菌清除存在延迟,导致病原扩散,病理表现为肉芽肿、坏死性血管炎等	败血症、肾炎、胃肠道炎症等
曲霉	呼吸道吸入	多组织脏器可见曲霉生长	病变处可见丰富的真菌菌丝及中性粒细胞,过敏性炎症模型中可见 IL-4 和 IgE 水平升高	肺炎、支气管炎、气管炎、气道高反应性
隐球菌	空气吸入、静脉注射、腹腔注射、颅内注射	多组织脏器可见隐球菌复制,脑内复制情况较其他真菌更为严重	组织内单核巨噬细胞浸润,组织器官内形成肉芽肿或囊肿	脑膜炎、肺炎等
肺孢子虫	滴鼻、与已感染动物共同居住、先接种后免疫抑制	在呼吸道复制,主要繁殖及定居部位在肺部,虫体可经血流播散至全身	CD4$^+$ T 细胞对抗肺孢子虫反应至关重要,嗜酸性粒细胞帮助清除肺孢子虫,组织脏器内可见包囊及滋养体,肺泡间隔内有白细胞及浆细胞浸润,肺泡腔扩大	肺炎、肝炎、肾炎等

(张庚鑫,刘江宁)

第十四节 血 吸 虫 病

一、疾病简介

(一)疾病特征及流行情况

血吸虫病(schistosomiasis)是一种由裂体吸虫属血吸虫引起的热带疾病(Schnupf and Sansonetti,2019),其特征是局灶性流行病学和人群分布过度分散,普遍来说儿童感染率要高于成人。根据血吸虫病进程,可将其分为急性、慢性和晚期血吸虫病。其主要的致病种有曼氏血吸虫、日本血吸虫和埃及血吸虫。急性血吸虫病是一种发热综合征,多见于人们初次感染时。慢性血吸虫病主要影响贫困农村地区长期感染的个体。

血吸虫病的传播方式(Gryseels et al.,2006)是通过感染者的排泄物污染水源,再以特定的淡水蜗牛以及人类作为中间宿主进行传播。人类血吸虫病的来源可追溯到久远的古埃及。国外考古学家在古埃及莎草纸中,不仅发现了有关埃及血吸虫的资料记载,还在公元前 1200 年的埃及木乃伊中发现了血吸虫的钙化卵。国内考古学家在湖南、湖北两省发现的两具古代尸体中,找到了日本血吸虫的卵,证明中国血吸虫病的流行历史可以追溯到 2100 多年前。根据世界卫生组织的数据,在 2006 年全世界就有 2 亿人受到感染,并且每年有 153 万感染者失去生命。据估计,除活动性感染外,全世界有近 8 亿人面临血吸虫病的风险。截至 2021 年,世界卫生组织统计至少有 2.514 亿人需要获得血吸虫病预防性治疗,已有 78 个国家报告存在血吸虫病传播。我国曾受到日本血吸虫的感染，其人兽共患病的特点使我国人民与牲畜饱受折磨。现在已经研发出有效的治疗方案，但是血吸虫的致病机制、新药研发与疾病预防仍然值得研究。

（二）病因

位于农村地区或是旅行去跋山涉水的人们，其皮肤或黏膜接触到了含有血吸虫虫卵或尾蚴的疫水，导致血吸虫进入人体内进行寄生，机体对血吸虫及其在人体内产下的卵产生免疫病理学反应。根据不同种类的血吸虫有着不同的感染位置，血吸虫病引发一系列的症状。血吸虫病的临床表现多源自人体对组织中滞留的血吸虫卵所产生的免疫反应。例如，埃及血吸虫导致泌尿系统梗阻性疾病，在膀胱中，卵会引起肉芽肿性炎症、溃疡以及膀胱和输尿管壁假息肉的发展；曼氏血吸虫、日本血吸虫会引起肠道疾病、肝脾炎症和肝纤维化（Zhang et al.，2022）一类的疾病，引发一系列如皮肤黄染、发热乏力、腹水等症状；在肠道中，炎症可导致溃疡、出血和瘢痕；在肝脏中，门静脉周围纤维化可导致门静脉高压和随后的食管静脉曲张，慢性病患者饱受其症状的折磨。

（三）致病机制

曼氏血吸虫与日本血吸虫多由尾蚴进行病原传播，尾蚴经皮肤与黏膜进入机体后，整个行程由肺部到肝脏，最后成熟进入肠系膜静脉末端及其分支。雌虫会在此交配并产卵，大部分虫卵进入肠腔并排入粪便，少部分虫卵困在肠壁中，还有部分虫卵通过门静脉循环来到肝脏，使得肝脏内静脉堵塞、肝纤维化、肠壁结构遭到破坏而患病（Abdul-Ghani and Hassan，2010）。其中，肝脏因受到血吸虫卵侵入而引起炎症，引发肉芽肿，并且使能导致肝纤维化的相关细胞活化、表达，形成肝纤维化。受细胞基因表达的调控，即使在血吸虫病治愈后，肝纤维化也会持续，引发后续肝病（Liang，2011）。埃及血吸虫的感染方式也是通过皮肤与黏膜进行传播，主要攻击人的尿道，使得人体尿道因免疫血吸虫卵产生的充血症状和肉芽而堵塞。同时，埃及血吸虫产生的感染物被归类为 I 类致癌物，泌尿生殖道血吸虫病可引发膀胱鳞状细胞癌（Schnupf and Sansonetti，2019）。

二、实验动物的选择

对于血吸虫病，大部分实验动物会比人类更难患病。实验动物的选择应做到方便解剖并易观察肝、肠的感染情况，且可以通过不同种类的实验动物，将受感染的情况进行对比。鉴于啮齿动物的感染情况中每单位体重的成虫数量与肝脏、肠系膜循环之间卵的数量与人体相差较远，多将该类实验动物模型用于血吸虫感染路径的研究以及药物治疗测试。另外，有实验发现（谢建芸，2023），东方田鼠对血吸虫有着天然的免疫力，其中的防御机制有望给人类对抗血吸虫病启发新的思路。

对于不同的实验动物，血吸虫感染会呈现不同的病理特征。有实验（朱国正等，1991）进行对比感染研究，动物染病 3 周后进行安乐死，并解剖组内第一只动物，每组各用 4

只。使用东方田鼠感染 300 条日本血吸虫尾蚴后，每次剖检都未检测出成虫，组织无病变。对比组普通仓鼠各感染 100 条尾蚴，剖杀后各鼠体内检验出不等量的成虫，不少是雌雄合抱体。

以下列举针对不同血吸虫感染种类以重现不同病症的模型。

三、不同动物模型的特征

（一）小鼠模型

小鼠是血吸虫病模型中较为常用的实验动物，染病方式多为虫卵或幼虫悬液灌胃感染，可根据实验需求选用不同浓度的悬液，从而控制感染与疾病发展的速度。该方法操作简单且感染成功率高。也有研究用腹部贴片感染，可达到较为精确地控制尾蚴感染数量的目的。近来也有研究尝试用经门静脉注射虫卵诱导血吸虫肝病的方法建立疾病模型（勒斌等，2023），只需要 24 天就能表现出日本血吸虫肝病的特征。

1. 吡喹酮与青蒿素衍生物治疗日本血吸虫病模型

日本血吸虫病是我国血吸虫病的主要类型，吡喹酮作为该病的有效且安全的药物，已经沿用了几十年。有实验（梁越进，2011）用贴片法感染小鼠后，分别观察了 3 周、6 周、12 周、18 周的小鼠吡喹酮（250 mg/kg）的治疗效果，用基因芯片技术来描绘感染过程中肝星状细胞的病理变化，验证了相关趋化因子及受体的表达，寻找了关键致病基因，并通过四氯化碳致小鼠肝纤维化研究了吡喹酮的抗炎作用。但是也有研究表明，在漫长的血吸虫病治疗历史中，已经产生了吡喹酮的耐药虫株，但相关青蒿素衍生物药物对此虫株仍然能起到可观的治疗效果（卢萍等，2014）。实验通过多轮亚治疗剂量培育吡喹酮不敏感虫株，将普通日本血吸虫病模型小鼠作为对照，且使用了 3 种不同的青蒿素衍生物药物，治疗结果表明该方案可行，同时两类药物不存在交叉抗药性。

2. 青蒿琥酯（ART）治疗日本血吸虫病模型

鉴于日本血吸虫泛滥地区产生出了抗吡喹酮的虫株，此时的治疗药物应选用青蒿素衍生物，以达到疗效及预防吡喹酮低敏感度虫株的传播。青蒿琥酯就是不错的可选药物。有研究（孔庆明等，2019）通过贴片建立模型，将 ART 治疗组分成大小剂量组[50 mg/(kg·d)、25 mg/(kg·d)]，7 周后用吡喹酮[180 mg/(kg·d)]灌胃，持续 3 天杀虫，并于 16 周开始进行持续 8 周的抗肝纤维化治疗。实验结论得出 ART 在受该病感染的机体内可以起到抗肝纤维化的作用，其机制可能与胶原蛋白合成抑制以及 CHI3L1/ERK 信号通路的传导抑制有关。该实验也为 ART 的日本血吸虫病治疗研究提供了新思路。

3. IL-4Rα 缺陷小鼠感染模型

有研究（Ndlovu and Brombacher，2014）指出，曼氏血吸虫感染基因缺陷小鼠时，Th2 细胞因子（如 IL-4、IL-13）具有重要的宿主保护作用，实验组内所有造血细胞不能产生 IL-4 的小鼠有以快速恶病质为特征的严重症状，与成虫开始产卵时的小鼠症状相吻合，最终在感染后 8～10 周死于曼氏血吸虫卵感染。并且，干扰造血细胞上的 IL-4Rα 信号转导会加剧曼氏血吸虫卵感染期间的组织纤维化。研究在造血细胞上缺乏 IL-4Rα 表达的基因敲除小鼠（IL-4Rα$^{-/-}$），有助于剖析 IL-4Rα 信号转导在赋予宿主对急性血吸虫病的耐药性或易感性的机制中的作用。

4. FGS 小鼠模型

雌性生殖器血吸虫病（FGS），是埃及血吸虫引发的女性生殖器疾病，且同时增加了感染性疾病（如人类免疫缺陷病毒）传播的风险。实验（Richardson et al.，2014）将埃及血吸虫卵注射进 30 只雌性 BALB/c 小鼠的阴道后壁中。对照组 20 只雌性 BALB/c 小鼠注射未感染的金黄地鼠组织提取物。注射后 2 周内阴道肉芽肿持续，这样的状态维持了至少 6 周。之后实验使用阴道肉芽肿的流式细胞术，分析显示 CD4$^+$ T 细胞浸润，HIV 共受体 CXCR4 和 CCR5 的表达不同。肉芽肿还含有 CD11bF4/80 细胞（巨噬细胞和嗜酸性粒细胞）以及 CXCR4MerTK 巨噬细胞。此团队还在进一步实验 FGS 对 HIV 等性传染病传播的影响。

（二）大鼠模型

大鼠作为一种血吸虫非允许宿主，能自行对血吸虫进行移除并自愈，可以在机体对血吸虫免疫的思路上给予我们启发。有研究（Schwetz，1956）发现，通过灌胃感染后，大鼠体内血吸虫的生长发育缓慢，产卵量与受精卵量也比小鼠大大降低。该实验又将大鼠体内的这一批血吸虫移植到金黄地鼠体内，3 周内血吸虫的数量与大小增长接近正常感染的金黄地鼠，并且可以在肠系膜静脉末端交配产卵。相关实验（Cioli et al.，1977）还提到，将此过程改为从小鼠体内向大鼠转移，血吸虫的生长又会受到抑制。综上所述，此模型对血吸虫有先天的免疫性，在研究抵抗血吸虫方面应该能起到作用。

（三）家兔模型

家兔由于易患血吸虫病，且体型较大，有研究表明，脑血吸虫病在临床上属于罕见病例，为提高诊断准确率，用家兔来模拟脑血吸虫病的治疗是不错的突破口。该研究（徐嘉等，2013）通过对家兔进行钻孔开颅法与锥颅法处理（各 10 只），分别注射相同的活虫卵悬浮液，同时设置了不作处理的空白对照，并将各组家兔在表现临床症状后的既定时间内安乐死、病检。其间家兔表现出不同脑损伤症状。结果显示，相比于对照组正常的脑组织，钻孔组和锥颅组的家兔脑组织分别在两周内出现虫卵肉芽肿，光镜下可以看到血吸虫卵散在分布于脑组织中，且周围被免疫细胞所环绕。此模型为之后科研人员研究急性脑血吸虫病模型提供了新思路，相比常用的腹部涂抹感染的动物模型，此模型要更加快捷。之后也有研究（葛宇曦等，2017）用了到此模型，并在脑血吸虫病的 MRI 表现上作出了贡献。

（四）豚鼠模型

在关于血吸虫寄生豚鼠的实验（Pearce and McLaren，1983）中，发现只有 26%的血吸虫能发育成熟，且成虫交配后也没有立即产卵。这说明豚鼠对血吸虫病有一定的抗感染性。在豚鼠的生长周期中，虽然血吸虫的特征与小鼠体内的几乎并无差别，但与小鼠体内血吸虫表现出的体型特征不同。被寄生后的豚鼠的粪便中从未检测到血吸虫卵，但可以在肺、肝和肠道组织中观察到。血吸虫卵沉积在豚鼠的肺部表明，该模型的一个特征是门静脉系统吻合。

（五）东方田鼠模型

东方田鼠作为一种先天具有血吸虫抗性的啮齿动物，可以用于探究血吸虫被免疫的途径。其体内的免疫产物、高水平代谢产物都对血吸虫的发育起抑制作用。有研究发现（谢建芸，2023），在东方田鼠与小鼠的模型对比中发现感染后的差异表达基因（differentially expressed gene，DEG）不同，而对东方田鼠上调基因功能注释发现，其大多数富集途径与先天免疫有关。但限于其免疫机制以及该模型成熟度还有所欠缺，从东方田鼠基因内找到血吸虫免疫的新途径研究仍然处在起步阶段，缺少足够的数据来支撑。

四、动物模型与临床疾病对比

不同动物模型与血吸虫病临床的对比见表 12-13。

表 12-13　不同动物模型与血吸虫病临床对比

物种/品系	感染途径	优点	缺点	实验应用
临床患者	皮肤或黏膜接触含有血吸虫尾蚴的疫水	—	—	—
普通清洁小鼠	腹壁皮肤涂抹培养血吸虫尾蚴的培养液	实验成本低，建模效率高，便于观察	每单位体重的成虫数量与肝脏、肠系膜循环之间卵的数量与人体相差较远	观察血吸虫感染的详细过程及感染目标器官
IL-4Rα$^{-/-}$小鼠	腹壁皮肤涂抹培养血吸虫尾蚴的培养液	针对 IL-4Rα 在血吸虫病免疫的过程中所起作用的研究	实验模型建立难度大，成本较高	以 IL-4Rα 为突破口，寻找人体血吸虫病治疗方法的新思路
FGS 小鼠模型	将受埃及血吸虫感染的金黄地鼠肝脏和肠道在血吸虫卵水平达到最大时切碎、匀浆，制作成埃及血吸虫卵悬液，注射到实验雌鼠阴道后壁	实验材料易获得，研究方向明确	实验步骤较烦琐，实验鼠阴道观察对比较难	针对埃及血吸虫感染女性泌尿系统及生殖系统，为机体的治疗方案与后续 FGS 对 HIV 等性传播染病的影响提供较好的模型支持
大鼠	将小鼠体内的血吸虫向其肝门循环转移	相较于小鼠，不容易感染血吸虫病，体型大，方便操作	自身对血吸虫有一定的抵抗力，模型制作难度大	探究大鼠对血吸虫病的免疫途径，为临床治疗提供新思路
家兔	家兔颅骨钻孔或锥孔注射活虫卵悬浮液	针对脑血吸虫病的模型，相比以往的腹壁涂抹尾蚴悬液感染法，此模型实验周期可以在更短的时间内完成	开颅涉及感染，模型制作难度大，术后饲养难度大	专攻人脑血吸虫病的实验模型，为之后的疾病治疗模型打下基础

续表

物种/品系	感染途径	优点	缺点	实验应用
豚鼠	腹壁皮肤涂抹培养血吸虫尾蚴的培养液	对血吸虫也具有抵抗力，门静脉系统吻合帮助实验探究血吸虫的迁移以及在肺部的发育	具有对血吸虫的免疫力，模型不契合人体	通过门静脉系统吻合的模型探究血吸虫的感染方式，加深对血吸虫的了解
东方田鼠	—	对血吸虫有着先天性的免疫能力，作为研究相关疾病的新思路	模型建造不够完善，还应对东方田鼠进行更加深入的研究	探究新的血吸虫病治疗方案

（刘月环，黄雅丽）

参 考 文 献

安然, 刘奉云, 赵启亮, 等. 2023. 广泛耐药铜绿假单胞菌肺炎大鼠模型的制备. 海南医学院学报, 29(15): 1128-1134.

葛宇曦, 张联合, 延根, 等. 2017. 脑型血吸虫病的磁共振早期诊断——家兔急性脑型血吸虫病模型建立. 中国血吸虫病防治杂志, 29(5): 554-558.

孔庆明, 戴方伟, 丁豪杰, 等. 2019. 青蒿琥酯抗小鼠血吸虫性肝纤维化的作用. 中国药理学通报, 35(6): 854-858.

勒斌, 唐睿, 姜鹏月, 等. 2023. 经门静脉注射虫卵诱导血吸虫肝病小鼠模型的构建与评价. 中国热带医学, 23(10): 1023-1029.

李斌, 朱冬青, 于红, 等. 2012. 建立铜绿假单胞菌肺部感染动物模型的两种方法. 第二军医大学学报, 33(8): 829-832.

梁越进. 2011. 吡喹酮抑制日本血吸虫病小鼠肝脏纤维化和炎症应答的作用及机制. 南京: 南京医科大学博士学位论文.

刘雨, 李艳艳, 张伟, 等. 2021. 人工繁育恒河猴的肺炎链球菌携带状况调查及分析. 实验动物与比较医学, 41(3): 259-265.

卢萍, 汪伟, 曲国立, 等. 2014. 3 种青蒿素衍生物对日本血吸虫吡喹酮抗性株童虫的体内作用. 热带病与寄生虫学, 12(2): 67-69, 72.

王亨, 余光涛, 顾铭杰, 等. 2015. 金黄色葡萄球菌诱导大鼠乳腺炎模型的建立. 中国兽医杂志, 51(6): 7-9, 13.

王瑜, 张定林, 冯伟, 等. 2019. 小鼠铜绿假单胞菌气管插管滴注法肺部感染模型的建立及评价. 第三军医大学学报, 41(10): 918-922.

谢建芸. 2023. 东方田鼠作为一种实验动物新资源的研究进展报告. 实验动物与比较医学, 43(5): 482-491.

熊大经, 谢慧, 刘平平, 等. 2005. 家兔实验性急性化脓性鼻窦炎模型的建立. 中国中西医结合耳鼻咽喉科杂志, (4): 181-185.

徐嘉, 鲁晓杰, 王丹, 等. 2013. 经颅注射日本血吸虫卵建立脑型血吸虫病模型. 中国血吸虫病防治杂志, 25(1): 28-30.

杨玉琴, 丁忆远, 彭秀华, 等. 2011. 金黄色葡萄球菌感染动物模型的研究进展. 实验动物与比较医学, 31(6): 473-477.

占玲俊, 金梅林. 2023. 比较传染病学——细菌性疾病. 北京: 科学出版社: 15-45.

朱国正, 汪英华, 雷观愚. 1991. 东方田鼠的实验室饲养及其抗血吸虫感染特性. 上海实验动物科学, 11(4): 193-198.

Abdul-Ghani R A, Hassan A A. 2010. Murine schistosomiasis as a model for human schistosomiasis mansoni: similarities and discrepancies. Parasitol Res, 107(1): 1-8 .

Agar S L, Sha J, Foltz S M, et al. 2009. Characterization of the rat pneumonic plague model: infection kinetics following aerosolization of Yersinia pestis CO92. Microbes and Infection, 11(2): 205-214.

Archer G, Fekety F R. 1976. Experimental endocarditis due to *Pseudomonas aeruginosa*. I. description of a model. J Infect Dis, 134(1): 1-7.

Barbieri R, Signoli M, Chevé D, et al. 2020. Yersinia pestis: the natural history of plague. Clin Microbiol Rev, 34(1): e00044-19.

Bartlett J G, Onderdonk A B, Louie T, et al. 1978. A review. Lessons from an animal model of intra-abdominal sepsis. Arch Surg, 113(7): 853-857.

Batra L, Verma S K, Nagar D P, et al. 2014. HSP70 domain II of *Mycobacterium tuberculosis* modulates immune response and protective potential of F1 and LcrV antigens of Yersinia pestis in a mouse model. PLoS Negl Trop Dis, 8(12): e3322.

Bekara Mel A, Courcoul A, Bénet J J, et al. 2014. Modeling tuberculosis dynamics, detection and control in cattle herds. PLoS One, 9(9): e108584.

Belcher T, Dubois V, Rivera-Millot A, et al. 2021. Pathogenicity and virulence of *Bordetella pertussis* and its adaptation to its strictly human host. Virulence, 12(1): 2608-2632.

Bogaert D, De Groot R, Hermans P W M. 2004. *Streptococcus pneumoniae* colonisation: the key to pneumococcal disease. Lancet Infect Dis, 4(3): 144-154.

Chesnay A, Paget C, Heuzé-Vourc'h N, et al. 2022. Pneumocystis pneumonia: pitfalls and hindrances to establishing a reliable animal model. J Fungi(Basel), 8(2): 129.

Cheung A T, Moss R B, Kurland G, et al. 1993. Chronic *Pseudomonas aeruginosa* endobronchitis in rhesus monkeys: II. a histopathologic analysis. J Med Primatol, 22(4): 257-262.

Chiavolini D, Pozzi G, Ricci S. 2008. Animal models of *Streptococcus pneumoniae* disease. Clin Microbiol Rev, 21(4): 666-685.

Chong Y, Fitzhenry R, Heuschkel R, et al. 2007. Human intestinal tissue tropism in *Escherichia coli* O157: H7-initial colonization of terminal ileum and Peyer's patches and minimal colonic adhesion *ex vivo*. Microbiology, 153: 794-802.

Cimolai N. 2022. Non-primate animal models for pertussis: back to the drawing board? Appl Microbiol Biotechnol, 106(4): 1383-1398.

Cioli D, Knopf P M, Senft A W, et al. 1977. A study of Schistosoma mansoni transferred into permissive and nonpermissive hosts. International Journal for Parasitology, 7(4): 293-297.

Clemens J D, Nair G B, Ahmed T, et al. 2017. Cholera. Lancet(London, England), 390(10101): 1539-1549.

Collie D, Govan J, Wright S, et al. 2017. A lung segmental model of chronic *Pseudomonas* infection in sheep. PLoS One, 8(7): e67677.

Davoodi S, Foley E. 2020. Host-microbe-pathogen interactions: a review of *Vibrio cholerae* pathogenesis in *Drosophila*. Front Immunol, 10: 3128.

Dejager L, Pinheiro I, Dejonckheere E, et al. 2011. Cecal ligation and puncture: the gold standard model for polymicrobial sepsis? Trends Microbiol, 19(4): 198-208.

Duggan G M, Mostowy S. 2018. Use of zebrafish to study *Shigella* infection. Dis Model Mech, 11(2): dmm032151.

Edwards J A, Groathouse N A, Boitano S. 2005. Bordetella bronchiseptica adherence to cilia is mediated by multiple adhesin factors and blocked by surfactant protein A. Infection and Immunity, 73(6): 3618-3626.

Evans B A, Rozen D E. 2012. A *Streptococcus pneumoniae* infection model in larvae of the wax moth *Galleria mellonella*. Eur J Clin Microbiol Infect Dis, 31(10): 2653-2660.

Farfan M J, Torres A G. 2012. Molecular mechanisms that mediate colonization of Shiga toxin-producing *Escherichia coli* strains. Infect Immun, 80: 903-913.

Ferens W A, Hovde C J. 2011. *Escherichia coli* O157: H7: animal reservoir and sources of human infection. Foodborne Pathog Dis, 8: 465-487.

Fernandez M I, Thuizat A, Pedron T, et al. 2003. A newborn mouse model for the study of intestinal pathogenesis of shigellosis. Cell Microbiol, 5(7): 481-491.

Flynn J L, Gideon H P, Mattila J T, et al. 2015. Immunology studies in non-human primate models of tuberculosis. Immunol Rev, 264(1): 60-73.

Ganaie F, Saad J S, McGee L, et al. 2020. A new pneumococcal capsule type, 10D, is the 100th serotype and has a large cps fragment from an oral streptococcus. MBio, 11(3): e00937-20.

Garmendia J, Frankel G, Crepin V F. 2005. Enteropathogenic and enterohemorrhagic *Escherichia coli* infections, translocation. Infect Immun, 73(5): 2573-2585.

Goossens P L. 2009. Animal models of human anthrax: the quest for the holy grail. Mol Aspects Med, 30(6): 467-480.

Gryseels B, Polman K, Clerinx J, et al. 2006. Human schistosomiasis. Lancet, 368(9541): 1106-1118.

Hall E, Parton R, Wardlaw A C. 1997. Differences in coughing and other responses to intrabronchial infection with *Bordetella pertussis* among strains of rats. Infect Immun, 65(11): 4711-4717.

Hall J M, Kang J, Kenney S M, et al. 2021. Reinvestigating the coughing rat model of pertussis to understand *Bordetella pertussis* Pathogenesis. Infect Immun, 89(12): e0030421.

Hau J, Schapriao S J. 2011. Handbook of Laboratory Animal Science, Volume II: Animal models. Florida, USA: CRC Press.

Have T M A G, Deutz I C R, Engelen J K P M, et al. 2018. Characteristics of a *Pseudomonas aeruginosa* induced porcine sepsis model for multi-organ metabolic flux measurements. Laboratory Animals, 52(2): 163-175.

Hayoun M A, Muco E, Shorman M. 2023. Brucellosis. Berlin, Germany: StatPearls Publishing.

Hensel M E, Arenas-Gamboa A M. 2018. A neglected animal model for a neglected disease: guinea pigs and the search for an improved animal model for human brucellosis. Front Microbiol, 9: 2593.

Hicks C W, Sweeney D A, Cui X, et al. 2012. An overview of anthrax infection including the recently identified form of disease in injection drug users. Intensive Care Med, 38(7): 1092-104.

Hiramatsu Y, Suzuki K, Nishida T, et al. 2022. The mechanism of Pertussis cough revealed by the mouse-coughing model. mBio, 13(2): e0319721.

Hoogland I C, Houbolt C, van Westerloo D J, et al. 2015. Systemic inflammation and microglial activation: systematic review of animal experiments. J Neuroinflammation, 12: 114.

Hosseini S M, Farmany A, Abbasalipourkabir R, et al. 2019. Doxycycline-encapsulated solid lipid nanoparticles for the enhanced antibacterial potential to treat the chronic brucellosis and preventing its relapse: *in vivo* study. Annals of Clinical Microbiology and Antimicrobials, 18(1): 33.

Jain S, Self W H, Wunderink R G, et al. 2015. Community-acquired pneumonia requiring hospitalization among U.S. adults. N Engl J Med, 373(5): 415-427.

Jiang W, Wei C, Mou D, et al. 2021. Infant rhesus macaques as a non-human primate model of *Bordetella pertussis* infection. BMC Infect Dis, 21(1): 407.

Jones S M, Griffin K F, Hodgson I, et al. 2003. Protective efficacy of a fully recombinant plague vaccine in the guinea pig. Vaccine, 21(25-26): 3912-3918.

Kaarsemaker S, Walenkamp G H, vd Bogaard A E. 1997. New model for chronic osteomyelitis with *Staphylococcus aureus* in sheep. Clin Orthop Relat Res, (339): 246-252.

Kahl-McDonagh M M, Arenas-Gamboa A M, Ficht T A. 2007. Aerosol infection of BALB/c mice with *Brucella melitensis* and *Brucella abortus* and protective efficacy against aerosol challenge. Infection and Immunity, 75(10): 4923-4932.

Kaushal D, Mehra S, Didier P J, et al. 2012. The non-human primate model of tuberculosis. J Med Primatol, 41(3): 191-201.

Kent T H, Formal S B, LaBrec E H, et al. 1967. Gastric shigellosis in rhesus monkeys. Am J Pathol, 51(2): 259-267.

Klose K E. 2000. The suckling mouse model of cholera. Trends Microbiol, 8(4): 189-191.

Koh A Y. 2013. Murine models of *Candida* gastrointestinal colonization and dissemination. Eukaryot Cell, 12(11): 1416-1122.

Korneev K V. 2019. Mouse models of sepsis and septic shock. Mol Biol(Mosk), 53(5): 799-814.

Koster F, Perlin D S, Park S, et al. 2010. Milestones in progression of primary pneumonic plague in cynomolgus macaques. Infect Immun, 78(7): 2946-2955.

Layton R C, Brasel T, Gigliotti A, et al. 2011. Primary pneumonic plague in the African green monkey as a model for treatment efficacy evaluation. J Med Primatol, 40(1): 6-17.

Lee E Y, Lee S, Rho S, et al. 2018. Immunogenicity of a bivalent killed thimerosal-free oral cholera vaccine, Euvichol, in an animal model. Clin Exp Vaccine Res, 7(2): 104-110.

Leitch G J, Iwert M E, Burrows W. 1966. Experimental cholera in the rabbit ligated ileal loop: toxin-induced water and ion movement. J Infect Dis, 116(3): 303-312.

Lerberg O N, Maiken M, Dorte F, et al. 2022. A porcine model of subcutaneous *Staphylococcus aureus* infection: a pilot study. APMIS, 130(7): 359-370.

LoVerde P T. 2019. Schistosomiasis. Advances in Experimental Medicine and Biology, 1154: 45-70.

Mattoo S, Cherry J D. 2005. Molecular pathogenesis, epidemiology, and clinical manifestations of respiratory infections due to *Bordetella pertussis* and other Bordetella subspecies. Clin Microbiol Rev, 18(2): 326-382.

Mayer C L, Leibowitz C S, Kurosawa S, et al. 2012. Shiga toxins and the pathophysiology of hemolytic uremic syndrome in humans and animals. Toxins, 4: 1261-1287.

Mellmann A, Bielaszewska M, Kck R, et al. 2008. Analysis of collection of hemolytic uremic syndrome-associated enterohemorrhagic *Escherichia coli*. Emerg Infect Dis, 14(8): 1287-12906.

Melvin J A, Scheller E V, Miller J F, et al. 2014. *Bordetella pertussis* pathogenesis: current and future challenges. Nat Rev Microbiol, 12(4): 274-288.

Menezes M A, Rocha L B, Koga P C M, et al. 2010. Identification of enteropathogenic and enterohaemorrhagic Escherichia coli strains by immunoserological detection of intimin. J Appl Microbiol, 108(3): 878-887.

Merkel T J, Halperin S A. 2014. Nonhuman primate and human challenge models of pertussis. J Infect Dis, 209 Suppl 1(Suppl 1): S20-S23.

Mills K H, Gerdts V. 2014. Mouse and pig models for studies of natural and vaccine-induced immunity to *Bordetella pertussis*. J Infect Dis, 209 Suppl 1: S16-S19.

Mitchell K C, Breen P, Britton S, et al. 2017. Quantifying *Vibrio cholerae* enterotoxicity in a zebrafish infection model. Appl Environ Microbiol, 83(16): e00783-17.

Mohamed Y F, Manivannan K, Fernandez R C. 2023. *Bordetella pertussis*. Trends Microbiol, 31(11): 1192-1193.

Ndlovu H, Brombacher F. 2014. Role of IL-4Rα during acute schistosomiasis in mice. Parasite Immunology, 36(9): 421-427.

Paddock C D, Sanden G N, Cherry J D, et al. 2008. Pathology and pathogenesis of fatal *Bordetella pertussis* infection in infants. Clin Infect Dis, 47(3): 328-338.

Pearce E J, McLaren D J. 1983. Reappraisal of the guinea-pig as an experimental host for studies of schistosomiasis mansoni. Parasitology, 87(Pt 3): 455-464.

Peng X, Knouse J A, Hernon K M. 2015. Rabbit models for studying human infectious diseases. Comp Med, 65(6): 499-507.

Pham L N, Dionne M S, Shirasu-Hiza M, et al. 2007. A specific primed immune response in *Drosophila* is dependent on phagocytes. PLoS Pathog, 3(3): e26.

Pinto M V, Merkel T J. 2017. Pertussis disease and transmission and host responses: insights from the baboon model of pertussis. J Infect, 74 Suppl 1: S114-S119.

Quenee L E, Ciletti N, Berube B, et al. 2011. Plague in guinea pigs and its prevention by subunit vaccines. The American Journal of Pathology, 178(4): 1689-1700.

Rajashekara G, Glover D A, Krepps M, et al. 2005. Temporal analysis of pathogenic events in virulent and avirulent *Brucella melitensis* infections. Cellular microbiology, 7(10): 1459-1473.

Raji M A, Minga U, Machangu R. 2009. Day-old infant rabbit model for enterohaemorrhagic *Escherichia coli* induced diarrhea. Veterinarski Arhiv, 79(2): 167-177.

Rayner E, Pearson G, Hall G, et al. 2013. Early lesions following aerosol infection of rhesus macaques

(*Macaca mulatta*) with *Mycobacterium tuberculosis* strain H37RV. Journal of Comparative Pathology, 149(4): 475-485.

Richardson M L, Fu C L, Pennington L F, et al.2014. A new mouse model for female genital schistosomiasis. PLoS Neglected Tropical Diseases, 8(5): e2825.

Sabiiti W, May R C, Pursall E R. 2012. Experimental models of cryptococcosis. Int J Microbiol, 2012: 626745.

Saralahti A, Rämet M. 2015. Zebrafish and streptococcal infections. Scand J Immunol, 82(3): 174-183.

Schnupf P, Sansonetti P J. 2019. *Shigella* pathogenesis: new insights through advanced methodologies. Microbiol Spectr, 7(2). doi: 10.1128/microbiolspec.BAI-0023-2019.

Schwetz J. 1956. Role of wild rats and domestic rats(*Rattus rattus*)in schistosomiasis of man. Transactions of the Royal Society of Tropical Medicine and Hygiene, 50(3): 275-282.

Sebbane F, Gardner D, Long D, et al. 2005. Kinetics of disease progression and host response in a rat model of bubonic plague. Am J Pathol, 166(5): 1427-1439.

Segal E, Frenkel M. 2018. Experimental *in vivo* models of *Candidiasis*. J Fungi(Basel), 4(1): 21.

Shim D H, Suzuki T, Chang S Y, et al. 2007. New animal model of shigellosis in the Guinea pig: its usefulness for protective efficacy studies. J Immunol, 178(4): 2476-2482.

Short K R, Reading P C, Wang N, et al. 2012. Increased nasopharyngeal bacterial titers and local inflammation facilitate transmission of *Streptococcus pneumoniae*. mBio, 3(5): e00255-12.

Silva T M, Costa E A, Paixão T A, et al. 2011. Laboratory animal models for brucellosis research. J Biomed Biotechnol, 2011: 518323.

Singhal A, Aliouat M E, Hervé M, et al. 2017. Experimental tuberculosis in the Wistar rat: a model for protective immunity and control of infection. PLoS One, 6(4): e18632.

Sit B, Fakoya B, Waldor M K. 2022. Animal models for dissecting *Vibrio cholerae* intestinal pathogenesis and immunity. Curr Opin Microbiol, 65: 1-7.

Stearns-Kurosawa D J, Collins V, Freeman S, et al. 2010. Distinct physiologic and inflammatory responses elicited in baboons after challenge with Shiga toxin type 1 or 2 from enterohemorrhagic *Escherichia coli*. Infect Immun, 78: 2497-2504.

Stone S M, Thorpe C M, Ahluwalia A, et al. 2012. Shiga toxin 2-induced intestinal pathology in infant rabbits is A-subunit dependent and responsive to the tyrosine kinase and potential ZAK inhibitor imatinib. Front Cell Infect Microbiol, 2: 135.

Sweeney D A, Hicks C W, Cui X, et al. 2011. Anthrax infection. Am J Respir Crit Care Med, 184(12): 1333-1341.

Tian G, Qiu Y, Qi Z, et al. 2011. Histopathological observation of immunized rhesus macaques with plague vaccines after subcutaneous infection of Yersinia pestis. PLoS One, 6(4): e19260.

Twenhafel N A. 2010. Pathology of inhalational anthrax animal models. Vet Pathol, 47(5): 819-830.

Van Andel R, Sherwood R, Gennings C, et al. 2008. Clinical and pathologic features of cynomolgus macaques (*Macaca fascicularis*) infected with aerosolized Yersinia pestis. Comp Med, 58(1): 68-75.

Vlisidou I, Lyte M, Diemen P M, et al. 2004. The neuroendocrine stress hormone norepinephrine augments *Escherichia coli* 0157: H7-induced enteritis and adherence in a bovine ligated ileal loop model of infection. Infect Immun, 72(9): 5446-5451.

Warfel J M, Beren J, Merkel T J. 2012. Airborne transmission of *Bordetella pertussis*. J Infect Dis, 206(6): 902-906.

Welkos S, Bozue J, Twenhafel N, et al. 2015. Animal models for the pathogenesis, treatment, and prevention of infection by *Bacillus anthracis*. Microbiol Spectr, 3(1): TBS-0001-2012.

Woods J B, Schmitt C K, Darnell S C, et al. 2002. Ferrets as a model system for renal disease secondary to intestinal infection with *Escherichia coli* 0157: H7 and other Shiga toxin-producing *E. coli*. The Journal of Infectious Diseases, 185: 550-554.

Yang J Y, Lee S N, Chang S Y, et al. 2014. A mouse model of shigellosis by intraperitoneal infection. J Infect Dis, 209(2): 203-215.

Yingst S L, Huzella L M, Chuvala L, et al. 2010. A rhesus macaque (*Macaca mulatta*) model of aerosol-exposure brucellosis (*Brucella suis*): pathology and diagnostic implications. J Med Microbiol, 59(Pt 6): 724-730.

Yum L K, Agaisse H. 2020. Mechanisms of bacillary dysentery: lessons learnt from infant rabbits. Gut Microbes, 11(3): 597-602.

Zhang Q, Wang Q, Tian G, et al. 2014. Yersinia pestis biovar Microtus strain 201, an avirulent strain to humans, provides protection against bubonic plague in rhesus macaques. Hum Vaccin Immunother, 10(2): 368-377.

Zhang Y, Li J, Li H, et al. 2022. Single-cell RNA sequencing to dissect the immunological network of liver fibrosis in *Schistosoma japonicum* infected mice. Front Immunol, 13: 980872.

Zhang Z, Jin L, Champion G, et al. 2001. *Shigella* infection in a SCID mouse-human intestinal xenograft model: role for neutrophils in containing bacterial dissemination in human intestine. Infect Immun, 69(5): 3240-3247.

Zimmerman L I, Papin J F, Warfel J, et al. 2018. Histopathology of *Bordetella pertussis* in the baboon model. Infection and Immunity, 86(11): e00511-18.

第十三章　急性辐射损伤研究中实验动物的选择

第一节　疾病简介

一、疾病特征

急性辐射损伤或者急性放射病（acute radiation syndrome，ARS），是指人体一次或短时间（数日）内受到大剂量照射引起的全身性疾病。当受到大于 1 Gy 的均匀或比较均匀的全身照射即可引起急性放射病。根据人体受照剂量大小、不同敏感组织的反应程度、基本病理改变和临床特点，急性放射病可分为骨髓型急性放射病（H-ARS，2～6 Gy）、肠型急性放射病（GI-ARS，>6 Gy）、脑型急性放射病（>10 Gy）三种类型。急性放射病具有较高的死亡风险。幸存者还会出现各种迟发或者晚期效应，严重影响患者的生活质量和寿命（樊飞跃，2021）。

随着核电站的建立、人类太空活动的增加、临床上放射诊疗设备的广泛应用以及核恐怖主义威胁等因素的持续存在，在核武器爆炸、发生核事故时会出现人群受到大剂量照射；另外，放射源丢失、医疗照射事故、核事故应急时也会出现人员受到过量照射。

根据射线的来源与作用方式，急性放射病可分为外照射放射病、内照射放射病和内外混合照射放射病。内照射放射病是由放射性核素以不同的途径进入人体，使机体受照射所致的急性放射病。外照射是指放射源在体外，其射线作用于机体，又分为全身照射和局部照射。

二、病因

放射病是因各类电离辐射作用于机体造成组织损伤，病因明确。辐射源包括 α 射线、β 射线、γ 射线与高速运行的粒子（包括中子、电子和质子等）。不同暴露现场受到照射的射线性质、剂量等差别很大。核电站事故可能引起大量放射性核素扩散，造成环境放射性污染的主要同位素是水反应堆中的放射性 ^{131}I 和 ^{137}Cs。太空辐射包括 γ 射线、高能质子和宇宙射线的特殊混合体。临床放射治疗使用的主要是产生 γ 射线的 ^{60}Co、^{137}Cs、^{192}Ir 等放射源，还有在放射诊断和放射治疗中应用最广泛的 X 射线。在核武器爆炸时电离辐射约占总能量的 15%。能量主要还是以热能和爆炸两种形式释放的，同时造成病患热烧伤或创伤。粗制核装置（improvised nuclear device）使用裂变材料制造，主要危害为 γ 射线和中子，以及继发的 γ 射线和贝塔射线，造成多种辐照损伤。

三、致病机制

辐射会对机体造成直接损伤和间接损伤。①直接损伤主要是高能射线照射到机体时，与大分子物质相互作用，导致其丧失原有功能。②间接损伤主要是高能射线电离水分子，产生活性氧自由基，攻击机体的生物大分子，导致损伤的发生。电离辐射通过这两种分子损伤机制引起急性放射病的基本病变：①细胞迅速发生的变性、坏死或者凋亡，且累及广泛的组织器官；组织的干细胞损伤对辐射损伤预后起到了决定性作用；②血管病变和出血，主要与血管内皮损伤及血小板损伤有关；③继发性感染是急性放射病最严重的并发症，也是致死的主要原因之一。

大剂量全身照射所致的急性放射病具有独特的临床表现：①临床表现主要取决于受照剂量，受照剂量与放射病的分型、病程长短及患者预后都有密切关系；②病程具有明显的阶段性；③在一定受照剂量内，机体有自行恢复的可能性。

经过救治存活的患者可能出现迟发性损伤（远期损伤），主要是衰老性改变，特别是造血系统。

第二节　实验动物的选择

电离辐射引起的机体损伤具有种属差异，但损伤机制和损伤过程非常相似。研发辐射防护药物由于伦理问题不能进行临床有效性测试，因此利用辐射损伤动物模型开展非临床研究具有不可替代的作用。辐射损伤模型主要是通过放射源对动物进行定点、定量照射，放射源以 X 射线和 γ 射线为主。目前，辐射损伤机制及药物研发评价的常用动物是小鼠、犬及非人灵长类动物。小鼠使用最多，尤其是 C57BL/6J 小鼠。非人灵长类动物在组织器官、生理代谢和认知行为等方面均与人类十分相似，是辐射损伤模型研究中的金标准。犬也是常用的大型动物之一。根据动物的解剖及生理特点，一些动物模型用于模拟人类受照后的各种特征性损伤，如小型猪用于放射性皮肤损伤研究，雪貂用于辐照引起的呕吐研究。

第三节　不同动物模型的特征

一、大鼠/小鼠模型

小鼠辐照模型使用最为广泛，多采用 8～10 周龄初成年鼠。常用品系为 C57BL/6J、C3H/HeN、BALB/c 和 B6D2F1。通常构建小鼠辐照模型采用全身照射（total body irradiation，TBI）或者保存 2.5%～5% 骨髓的机体部分照射（partial-body irradiation，PBI）；根据研究需要可以进行局部照射，如肠、肺、肾、皮肤辐射损伤模型。辐照设备主要采用 X 辐照仪或 γ 射线源。照射剂量根据诱导的损伤类型及小鼠品系而定，H-ARS 采用 30 天半数致死剂量（$LD_{50}/30$），GI-ARS 采用 10 天 LD_{50}（$LD_{50}/10$），肺损伤采用局部照射 8 Gy 以上。

不同品系对 TBI 的反应差异较大，$LD_{50}/30$ 剂量为 6.5～9 Gy，BALB/c 最敏感，C57BL/6 最耐受。应用品系优选 C57BL/6 和 C3H/HeN。

H-ARS 小鼠模型、GI-ARS 小鼠模型和肺损伤小鼠模型应用广泛，在不同性质射线（^{60}Co-γ 射线、X 射线、中子与 ^{60}Co-γ 射线混合）的辐射效应与年龄对辐照反应影响的研究中均有应用。

急性放射病小鼠模型在受到照射后能够很快出现 H-ARS、GI-ARS 和肺损伤症状，在大多数辐射防护剂的研究中均有使用。GI-ARS 模型在肠细胞耗竭和细菌移位研究中发挥着重要作用。小鼠品系众多，有各种纯系小鼠以及相应的检测试剂便于开展机制研究。小鼠繁殖周期短、生命周期短、饲养方便、使用经济。其不足之处在于解剖生理特点与人类有差异，缺乏前驱综合征；由于体型较小，不能反映受照时体内剂量分布的异质性；许多检测如连续采血等受到限制。另外，小鼠由于遗传比较单一，不能反映人类辐射反应的个体差异。

大鼠辐照模型使用较少。由于其体型较大，有利于建立一些需要外科操作的辐照模型。大鼠表现的异食行为与其他种属的呕吐行为类似。也有报道使用大鼠放射性肺损伤模型进行临床前研究。

二、雪貂模型

雪貂具有恶心、干呕、呕吐等呕吐反射行为特征，是目前公认的最理想的呕吐动物模型，被认为是评价各种药物呕吐作用的金标准。雪貂与人类的放射敏感性相似，其干呕、呕吐和腹泻等前驱症状与人相同，是急性放射病前驱症状干呕和呕吐研究的最佳模型。将雪貂头部屏蔽进行双侧 ^{60}Co-γ 射线照射，照射剂量为 0.49～0.6 Gy，剂量率为 1 Gy/min。0.69 Gy 为呕吐阈值，2.01 Gy 下 100%出现呕吐，0.77 Gy 为半数有效量（ED_{50}）。随着辐射剂量的增加，辐射后第一次呕吐的潜伏期显著降低，而呕吐前驱症状持续时间增加。清醒雪貂在 2～8 Gy 照射下引起的呕吐主要由迷走神经介导。辐照诱导呕吐雪貂模型用于防治辐照致吐药物的药效学评价。

全身照射雪貂的半数致死剂量（LD_{50}）约为 1.5 Gy，2 Gy 时死亡率为 100%。在辐照后第 7 天雪貂即出现凝血下降，在 LD_{50} 时死亡的原因可能是弥散性血管内凝血（DIC）。

γ 射线或质子照射时，照射后 3 h 外周血白细胞总数和淋巴细胞计数下降，中性粒细胞计数升高。照射后 48 h，白细胞、中性粒细胞和淋巴细胞计数呈剂量依赖性下降，但不受射线类型（γ 射线或质子）的影响。血小板计数降低，可能出现凝血时间延长，凝血因子消耗增加。

三、小型猪模型

哥廷根小型猪的 $LD_{50}/30$ 在 1.7～3.7 Gy，造血系统辐射损伤所需的辐射剂量与人类接近，但是 $LD_{50}/30$ 比较低可能影响其在急性放射病防治措施评价中的应用。相比于啮齿类和同为大型动物的犬，小型猪与人类的肺部具有更加相似的生理结构和机能，具有发达的肺小叶，胸膜和小叶间隔拥有厚胶原结构，胸膜动脉供血依靠支气管动脉，在建立放射性肺损伤模型时具有一定的优势。猪在构建放射性肾损伤动物模型方面有很多优点，单次给予 7.8 Gy 照射后 3 个月表现出肾功能障碍。猪肾中存在很多锥体和乳头，与人类的肾脏结构相似，广泛用于放射性肾病和泌尿系统疾病的研究。猪的观察终点也相对其他大动物较短。猪在放射性皮肤病中比啮齿动物更有优势，如毛发稀疏，皮肤组织和皮下结构与人更为近似。但是也存在一些问题，如约克夏猪（Yorkshire）6 个月时体重就有 55 kg，过快的生长速度导致了研究的时候多采用幼年猪，降低了相关结果与成年人的相关性。小型猪也可以用于呕吐、腹泻的研究，但是相比于雪貂和犬，小型猪辐射诱导的呕吐敏感性更低。相比于其他大型动物，这些特点都使猪在构建放射性损伤动物模型中具有优势。

四、犬模型

犬是放射性损伤机制及防治措施评价常用的大型动物模型之一。在 H-ARS 研究中，不同性质射线（^{60}Co-γ 射线、X 射线、中子与 ^{60}Co-γ 射线混合）、全身照射或者机体部分照射、不同剂量率、是否有医疗支持措施都有系统的实验数据。犬是内照射放射病研究的重要动物模型。辐照引起的犬胃肠毒性和人类类似，并且具有呕吐、腹泻等前驱症状。这类症状导致体液流失，限制口服类药物的吸收。所以，犬作为研发呕吐和腹泻缓解剂与口服缓释类药物的动物模型具有重要地位。但辐射导致犬腹泻的机制和人不同，不适合作为研究缓解前驱症状药物的作用机制的动物模型。犬在放射性肺炎/纤维化的研究中有大量应用，尤其是在吸入性放射性核素方面。但是，犬肺部的生理结构和人不一致，主要是缺少肺小叶、胸膜薄、缺少隔膜以及胸膜供血要靠肺动脉。犬肾脏生理学有系统研究，有报道犬在 10 Gy 单次照射 6 个月后会出现肾功能障碍，在犬辐射肾损伤方面的有关研究较多。

五、非人灵长类动物模型

非人灵长类动物作为与人类最为接近的动物，一直是辐射损伤模型中的金标准。虽然小鼠的抗体尤其是造血免疫方面的抗体比较全，其他物种的相对较少，但是近几年这类状况在逐步改善。

辐照中常用的是恒河猴，食蟹猴也有应用，但是缺少剂量-反应曲线。恒河猴接受 6 MV 线性加速器辐照，构建骨髓型急性放射病，$LD_{50}/60$ 总剂量为 7.52 Gy，剂量率为 0.80 Gy/min。在 6.5 Gy 下，炎症小体、Wnt/β-catenin、NO、ErbB 等信号途径激活。肾上腺素受体信号以及 IL-3 信号在内的几种传导途径有相关性，并与生存率相关。用 10 Gy 建立肠型急性放射病，多种生物标志物，如血浆和空肠中酰基肉碱、血清素、瓜氨酸等多种磷脂酰胆碱的代谢物与病变呈正相关性。恒河猴单次 9.8 Gy 或 10.7 Gy 全胸照射，剂量率为 0.6 Gy/min，可构建辐射诱导的肺损伤模型，通过 miRNome 分析发现不同微 RNA（miRNA）的上下调具有剂量依赖性，可以作为全胸照射后的生物学指标。此外，有文献报道全胸照射的剂量-反应关系为：9.5 Gy 死亡率为 12.5%，10 Gy 死亡率为 25%，10.5 Gy

死亡率为 62.5%，11 Gy 死亡率为 87.5%，11.5 Gy 死亡率为 100%，并且无性别差异。

非人灵长类动物属于大动物，辐照后需要支持性护理，这点和人类受照后的临床情况更为相似。支持性护理是在受到致死剂量辐照时采取的减轻症状、提高存活率等方面的措施，包括静脉输液/电解液支持、广谱性抗生素治疗以及血液制品支持等。非人灵长类的大型动物都是在开放环境中饲养，更加接近人所处的环境。非人灵长类动物在接受照射后也会出现呕吐、腹泻等前驱症状，通过观察肠道中特定的收缩情况，可以反映药物对辐射损伤的缓解水平。并且在完全支持护理的条件下，治疗效果可以用来预测同样条件下人的治疗效果。在小动物研究中有研发前景的辐射治疗方案，最后都需要在大动物，尤其是非人灵长类动物上做进一步的测试。这是其他动物模型无法比拟的优势。非人灵长类动物模型的缺点主要是成本高昂（时间成本和经费），而且实验动物福利要求实验结束后要长期饲养护理。在肺部辐射损伤中，尽管非人灵长类动物在生理上与人类相似，但相关研究相对较少，可能是大动物受照时剂量分布不均，心脏、肝脏、胸腺和食道都会影响肺损伤效应。单纯给予半肺部照射，虽然可以提升肺纤维化、降低死亡率，但是结果难以解释。非人灵长类动物因为有较多的毛发，也比较少用于研究辐射诱导的皮肤损伤（Williams et al.，2010）。

第四节　动物模型与临床疾病对比

不同动物模型与急性放射病临床的对比见表 13-1。

表 13-1　不同动物模型与急性放射病临床对比

物种/品系	H-ARS	GI-ARS	皮肤	肺	肾
临床患者	全身照射 2~8 Gy 出现死亡（健康成人无医疗干预时约为 4 Gy），30 天达死亡高峰，持续 60 天，终点定义为 LD$_{50}$/60。骨髓型急性放射病的严重程度与受照剂量相关，轻度：1~2 Gy；中度：2~4 Gy；重度：4~6 Gy；极重度：6 Gy 以上。中度和重度临床可分为初期（4 天前）、假愈期（5~20 天）、极期（20~35 天）、恢复期（35~60 天）。初期呕吐、腹泻，淋巴细胞水平下降；极期造血功能受损，出血和感染，口咽部感染最常见，外周血白细胞水平极度下降	全身照射 10 Gy 以上，以胃肠道损伤为主，受照后严重呕吐和腹泻，同时伴有脱水、血液浓缩、电解质紊乱等。造血损伤严重不能自身恢复，即使给予完善的治疗和护理，最终仍死于造血衰竭（感染、出血等）及多脏器功能衰竭的并发症。如受照后 2~5 天内血红蛋白水平上升至 110% 以上，应注意肠型急性放射病的发生	急性期皮肤损伤分为 4 度。Ⅰ度（剂量≥3 Gy）：毛囊丘疹和暂时性脱毛；Ⅱ度（≥5 Gy）：红斑和永久性脱毛；Ⅲ度（≥10 Gy）：水疱或湿性皮炎；Ⅳ度（≥20 Gy）：坏死和溃疡。根据病变发展，每一分度的临床表现可分为 4 期：初期反应期、假愈期、症状明显期和恢复期。晚期出现纤维化和硬化。照射区皮肤病理改变是细胞、组织、血管发生变性、坏死和萎缩	肺对放射非常敏感，出现急性和慢性炎症，导致致命的肺纤维化。多数动物的肺对辐射的耐受性高于人类。肺损伤在照射后几个月内出现，2~4 个月发生放射性肺炎，4~6 个月出现肺纤维化。肺炎的特征是间质和部分水肿，主要是巨噬细胞炎症浸润与上皮细胞损伤和缺失。受照后会立刻引发一系列分子和细胞事件且持续进展，涉及内皮细胞、巨噬细胞、上皮细胞、成纤维细胞、促炎和促纤维化细胞因子以及刺激各种基因与转录因子表达	肾是人对放射晚期（迟发）反应最敏感的器官之一，单次剂量 4.5~6.0 Gy 可导致慢性肾损伤。肾损伤可导致在辐照后的最初几个月，甚至数年出现慢性放射性肾病，前期不一定出现急性肾损伤。双侧肾（或 TBI 加血液救治）受到低于 10 Gy 辐照即可在许多物种中造成慢性肾损伤

物种/品系	H-ARS	GI-ARS	皮肤	肺	肾
大鼠/小鼠	小鼠是首选的小动物模型。BALB/c、C3H/HeN、B6D2F1和C57BL/6J是最常用的品系,其辐射敏感性不同,LD$_{50}$/30(6.5~9 Gy)差异很大。与人类比较,其造血系统损伤表现及死亡出现时间更快。生存小鼠或者亚致死剂量全身照射后小鼠造血系统远期损伤与人表现类似	受照后3.5~5天开始腹泻。腹泻严重程度呈辐射剂量依赖性。该时间范围内腹泻持续时间和黏膜完整性持续丧失直接相关	小鼠实验模型中常用的终点模拟人使用的终点,包括红斑、干燥和潮湿脱屑与溃疡的急性皮肤症状,以及硬化和纤维化的晚期症状。受照后发生相似皮肤损伤时小鼠的剂量比人类的剂量高2倍,可能是小鼠皮肤细胞乳头更多,还有啮齿动物受照射的表面积一般较小	小鼠和大鼠的肺放射敏感性与人相当,病变性质和病程变化类似,但组织结构与人类有差异。C57BL/6小鼠胸部15 Gy照射后6个月出现明显的肺纤维化。在同样剂量下,C3H/HeN和其他品系小鼠易发肺泡炎导致死亡。急性期(辐射后8~16周)死亡率很高。大鼠10~15 Gy胸部辐射的死亡率较高,但损伤发展相对缓慢,纤维化晚(超过6~12个月)	大鼠接受9.5 Gy单次剂量照射后8个月即可发生放射性肾衰竭,而单次剂量7.2 Gy照射后7个月即可观察到肾功能障碍
雪貂	全身照射的LD$_{50}$约为1.5 Gy;γ射线或质子照射时,照射后3 h外周血白细胞总数和淋巴细胞计数下降,中性粒细胞计数升高。48 h外周血白细胞总数、淋巴细胞和中性粒细胞计数下降,呈剂量依赖性	与人的放射敏感性相似,干呕、呕吐和腹泻等前驱症状与人相同。0.69 Gy为呕吐阈值,2.01 Gy下100%呕吐,0.77 Gy为ED$_{50}$。呕吐潜伏期和持续时间呈辐射剂量依赖性。其是急性放射病干呕和呕吐前驱症状研究的最佳模型	—	—	—
小型猪	LD$_{50}$/30为1.7~3.7 Gy。引起造血系统辐射损伤所需的辐射剂量与人相近,致死剂量低	出现呕吐和腹泻症状(与犬和雪貂相比呕吐发生率低)	皮肤组织和皮下结构与人更为近似,放射性皮肤病模型比啮齿动物更有优势	肺生理结构和机能与人更为相似。肺小叶发达,胸膜和小叶间隔拥有厚胶原结构,胸膜动脉供血依靠支气管动脉,建立放射性肺损伤模型具有一定的优势	7.8 Gy单次剂量照射后3个月即显示肾功能不全。其组织结构与人相似,对辐射敏感,放射性肾损伤出现早,用于放射性肾损伤及泌尿系统损伤研究
犬	广泛应用于外照射和内照射放射病。在不同性质射线(^{60}Co-γ射线、X射线、中子与^{60}Co-γ射线混合)、全身照射或者机体部分照射、不同剂量率、是否有医疗支持措施的情况下,辐照损伤与人反应性类似。LD$_{50}$/30:^{60}Co-γ、X线约为2.6 Gy;中子与^{60}Co-γ射线混合为1.53~2.18 Gy	辐照引起的胃肠毒性和人类似,并且具有呕吐、腹泻等前驱症状。犬作为研发呕吐和腹泻缓解剂与口服缓释类药物的动物模型具有重要地位。但辐射导致犬腹泻的机制和人不同,不适合作为研究缓解前驱症状药物作用机制的模型	—	核素裂变导致的α辐射致肺部严重损伤。支气管上皮中的基底细胞和分泌细胞、毛细血管壁等的内皮细胞以及肺泡中的II型上皮细胞均为靶细胞。吸入239 PU或5 mg U/m^{3}的二氧化铀短期导致肺炎,长期出现肺纤维化。犬肺部的生理结构和人不一致,缺少肺小叶,胸膜薄,缺少隔膜,胸膜供血要靠肺动脉	犬在10 Gy单次照射6个月后会出现肾功能障碍,在肾脏生理学和全身照射引起的辐射损伤研究中有广泛的应用

续表

物种/品系	H-ARS	GI-ARS	皮肤	肺	肾
非人灵长类动物	全身照射或者机体部分高剂量照射（保留5%或2.5%骨髓）下 $LD_{50}/30$ 或 $LD_{50}/60$：^{60}Co-γ、X 线为 5.2～6.7 Gy；中子与 ^{60}Co-γ 射线混合约为 3.9 Gy，比人耐受性要强	有呕吐和腹泻前驱症状，与人损伤近似	在皮肤和皮下生理学方面更接近人，皮肤多毛影响研究结果的相关性	$LD_{50}/180$ 为 10.27 Gy。与人肺结构最为相似	与人最相关，观察期长

（管博文，孟爱民）

参 考 文 献

樊飞跃. 2021. 中华医学百科全书-公共卫生学, 放射卫生学. 北京: 中国协和医科大学出版社.

United Nations Scientific Committee on the Effects of Atomic Radiation. 1988. Sources, Effects and Risks of Ionizing Radiation: 1988 Report to the General Assembly, with Annexes.

Williams J P, Brown S L, Georges G E, et al. 2010. Animal models for medical countermeasures to radiation exposure. Radiat Res, 173(4): 557-578.

第十四章　药物非临床安全性评价中实验动物的选择

第一节　概　　述

一、药物非临床安全性评价研究的定义

药物非临床安全性评价研究，是指为评价药物安全性，在实验室条件下用实验系统进行的试验，包括安全药理学试验、单次给药毒性试验、重复给药毒性试验、生殖毒性试验、遗传毒性试验、致癌性试验、局部毒性试验、免疫原性试验、依赖性试验、毒代动力学试验以及与评价药物安全性有关的其他试验。其中的实验系统包括动物、植物、微生物以及器官、组织、细胞、基因等，通过动物体内和体外系列研究全面评价候选药物的安全性。

二、药物非临床安全性评价的研究目的

其研究目的是：阐明靶器官的毒性反应、剂量相关性、毒性与药物暴露的关系以及毒性反应的可逆性。这些信息有助于估算首次用于人体试验的安全起始剂量和剂量范围、选择监测临床不良反应的指标、制定临床防治措施，为确保临床受试者的安全提供重要的科学依据。因此，其在新药研发过程中具有极其重要的意义。

三、药物非临床安全性评价的重要性

创新药的研发是一个耗资大、周期长、风险高的系统工程，100 个创新药中只有不到 5%能进入临床研究，这其中只有不到 2%成为上市药物，随后还有相当的比例从市场撤出。其中药物安全性问题是导致药物研发失败的重要因素，也是上市药物撤市的主要原因之一。20 世纪 60 年代，沙利度胺不良反应事件导致千余例婴儿出现海豹肢这一惨痛教训，提醒新药进入临床试验前的安全性评价的必要性和重要性。药物非临床安全性评价研究的最终目的是降低临床研究安全性方面的风险，因此候选药物在进入人体临床试验前、上市前以及上市后出现非预期的重要安全性问题，均需进行药物非临床安全性评价。本章主要根据国内外药监部门颁布的指导原则和新型药物评价研究相关的资料进行汇总，为开展各种药物临床前安全性评价时如何选择合适的实验动物提供参考。

第二节 对实验动物的基本要求

一、动物来源方面

体内研究必须采用实验动物。实验动物是指经人工培育,对其携带的微生物和寄生虫实行控制,遗传背景明确或者来源清楚,用于科学研究、教学、生产、检定以及其他科学实验的动物。杜绝使用随意交配而来的杂种动物或未经任何微生物控制的非标准动物。如果需要使用基因工程动物,也应符合生物学特性明确、遗传背景清楚、微生物可控、表型均一等要求。

所选择的动物的品种品系、性别及年龄等因素应与试验方法相匹配,如果是进行体外试验,选择动物生物材料时应注意品系的敏感性、重现性和可行性,以及与人的相关性等因素。

二、动物年龄方面

选择实验动物时必须了解有关动物的寿命,并安排与人的年龄时期相应的动物进行实验研究。在常规的药物研发程序中,一般由成年动物非临床试验数据支持成人临床试验,但是若一个药物拟开发用于儿科人群,若当已有的成年动物和人体安全性资料(包括来自该药理学分类的其他药物的作用)被认为不足以支持儿科试验时,应考虑进行幼龄动物毒理学试验。对生殖毒性方面的试验,还应采用性成熟年龄阶段的动物进行试验。

三、动物质量方面

实验动物应符合国家对相应等级动物的质量规定要求,实验动物供应商必须有在有效期内的实验动物生产资质,并提供动物质量合格相关证明文件、健康检查和状况等信息。原则上:大鼠、小鼠应为 SPF 级,饲养在屏障环境中;豚鼠如果饲养在屏障环境中则需要 SPF 级,普通级的豚鼠只能饲养在普通环境中;非啮齿动物家兔、小型猪、犬、猴等饲养于普通环境中,动物级别一般为普通级,按照国标 GB 14922—2022《实验动物 微生物、寄生虫学等级及监测》进行相应等级要求的指标检测,并规定检测结果符合标准要求。但如果需要评价的药物由于特殊的药理作用,需要所使用的实验动物在试验前不能有相应抗药抗体或者影响药物与靶组织结合的微生物存在,则会要求采用无菌动物,或者无特定病原体动物,并相应增加某些病原、病毒或者抗体指标的检测。

四、健康状态方面

动物健康状况对实验结果正确与否有直接的影响,一般采用正常健康动物进行药物毒理学试验。患病动物对药物的耐受性较健康动物小,在实验过程中易出现中毒死亡。为确保实验动物健康,要做好实验前的动物健康检查工作。对于实验动物疾病,原则上只作预防，不作治疗。但对于一些珍贵的动物，在发现异常表现时，应确诊其疾病，并采取相应的防治措施。

一些特殊药物，如嵌合抗原受体 T 细胞（chimeric antigen receptor T-cell，CAR-T 细胞）治疗产品，需要采用免疫缺陷动物、免疫系统人源化动物；有些细胞制品需要采用合适的疾病动物模型；药物作用靶体无相关种属动物时，还可能采用转基因动物等进行实验研究。

五、饲养环境要求

动物饲养环境应符合国标 GB 14925—2023《实验动物　环境及设施》的要求。新进入设施的实验动物应进行有效的隔离和检疫（或适应性观察），确认其健康状况满足研究项目的要求。动物设施和饲养用品定期清洁与消毒，饲料、垫料和动物饮用水定期检测。

由于不同级别的实验动物对微生物和寄生虫控制的要求不同，在同一区域内饲养会造成低洁净等级的动物污染高洁净等级的动物，因此不同级别的实验动物应分区饲养。不同种属实验动物不应饲养在同一个房间，这是由于不同种属实验动物的生理、行为等生物学特性及对生存环境指标的要求不同，若在同一房间内饲养会对动物心理和生理产生较大影响。

六、伦理方面要求

动物试验方案需得到动物伦理委员会批准，并在整个试验过程中保证动物福利。饲养动物的笼具尺寸需要满足常用实验动物所需居所的最小空间，实验动物福利用品应符合实验动物的生活习性，所采用的材料应无毒、无害，成品应耐高温、耐高压、易清洗、不易采食，并对试验不能造成干扰，对结果不能造成影响。

第三节　一般毒性试验中动物的选择

一、一般毒性试验类型和目的

（一）试验类型

通常将单次给药毒性试验、重复给药毒性试验、局部毒性试验称为一般毒性试验。

（二）试验目的

1. 单次给药毒性试验

考察单次给予受试物后动物所产生的急性毒性反应，初步阐明药物的毒性作用和了解毒性靶器官。单次给药毒性试验所获得的信息对重复给药毒性试验的剂量设计和某些药物临床试验起始剂量的选择具有重要的参考价值，并能提供一些与人类药物过量所致的急性中毒相关的信息。

2. 重复给药毒性试验

观察和检测动物重复接受受试物后的各种生理生化和病理等指标变化,描述毒性特征,确定安全范围,并探讨可能的毒性作用机制。利用试验可以:①预测受试物可能引起的临床不良反应,包括不良反应的性质、程度、量效和时效关系以及可逆性等;②判断受试物重复给药的毒性靶器官或靶组织;③如果可能,确定未观察到临床不良反应的剂量水平(no observed adverse effect level,NOAEL);④推测第一次临床试验(first in human,FIH)的起始剂量,为后续临床试验提供安全剂量范围;⑤为临床不良反应监测及防治提供参考。

3. 局部毒性试验

局部毒性试验包括刺激性、过敏性、溶血性等试验类型,是指药物制剂经皮肤、黏膜、腔道、血管等非口服途径给药,对用药局部产生的毒性(如刺激性和局部过敏性等)和/或对全身产生的毒性(如全身过敏性与溶血性等),为临床前安全性评价的组成部分。药物的原形及其代谢物、辅料、有关物质及理化性质(如 pH、渗透压等)均有可能引起刺激性和/或过敏性和/或溶血性的发生,因此药物在临床应用前均必须进行局部毒性试验,以提示临床应用时可能出现的毒性反应、毒性靶器官、安全范围。

二、单次给药毒性试验动物选择原则

(一)动物种属选择

对于 1 类创新药物一般应选用 1 种啮齿动物和 1 种非啮齿动物进行试验。若未采用非啮齿动物进行试验,应阐明其合理性。对于未在国内上市销售的非注射给药的中药、天然药物复方制剂,若其处方组成符合中医药理论,有一定的临床应用经验,可只采用 1 种动物(多采用啮齿动物)按临床拟用途径进行试验。对于生物制品,有特殊作用靶体要求时,应注意选择相关种属动物单独进行试验,也可结合在一般药理学或模型动物药效学试验中进行。

(二)性别选择

通常采用两种性别的动物进行试验,雌雄各半。若采用单性别动物进行试验,应阐明其合理性。

(三)年龄与体重选择

通常采用健康成年动物进行试验。如果受试物拟用于或可能用于儿童,必要时应采用幼年动物进行试验。每批动物初始给药时的体重差异不宜过大,啮齿动物初始给药时的体重不应超过或低于平均体重的 20%。

（四）动物数量

根据动物种属和研究目的确定所需的动物数量，应符合试验方法及结果分析评价的需要。

三、重复给药毒性试验动物选择原则

（一）动物种属选择

对于 1 类创新药物通常采用 2 种实验动物进行试验，1 种为啮齿动物，另 1 种为非啮齿动物。未在国内上市销售的由中药、天然药物组成的非注射给药的复方制剂，可先进行一种动物（啮齿动物）的重复给药毒性试验，当发现有明显毒性时，为进一步研究毒性情况，再采用第二种动物（非啮齿动物）进行试验。对于生物制品，如只能确定一种相关动物种属或对该生物制品的生物学活性已十分了解，一种相关动物种属已足够；如果无相关动物种属时，可使用表达人源受体的相关转基因动物。当不能应用转基因动物模型或同系蛋白时，可考虑采用一种动物进行有限的毒性试验，如包括心血管和呼吸等方面重要功能指标的长期毒性试验（也称重复给药毒性试验），但应结合疾病适应证特点、产品性质、技术难度等来判断其必要性和可行性。某些生物制品可应用疾病动物模型替代正常动物来进行毒性研究，但应有足够的动物模型基础数据作为支持。

理想的实验动物应具有以下特点：①对受试物的代谢与人体相近；②对受试物敏感；③已有大量历史对照数据，来源、品系、遗传背景清楚；④对于生物活性与动物种属和/或组织特异性相关的生物制品，所使用的相关种属动物应具备受试物结合受体或表达相关抗原表位，能够产生药理活性和生物学反应来模拟人体反应。重复给药毒性试验前应采用合适的试验方法对实验动物种属或品系进行选择。通常啮齿动物首选大鼠，非啮齿动物首选比格犬，特殊情况下可选用其他种属或品系动物进行重复给药毒性试验，必要时选用疾病模型动物进行试验。

（二）性别选择

通常采用两种性别的动物进行试验，雌雄各半。若采用单性别动物进行试验，应阐明其合理性。

（三）年龄与体重选择

一般选择正常、健康、体成熟动物，同性别体重差异应在平均体重的20%之内。在年龄方面，一般大鼠为 6～9 周龄，比格犬为 6～12 月龄，猴为 3～5 岁，具体的年龄应根据试验期限和临床拟用人群确定，动物年龄应尽量接近。

如果儿童为主要拟用药人群，而已有毒理学或药理学研究结果提示可能发生发育毒性，应考虑采用幼年动物进行试验。幼龄动物种属常选用大鼠、家兔或犬，有的生物制品需要选择非人灵长类动物，应根据临床用药幼儿的年龄对应选择合适年龄和种系的动物。

（四）动物数量

每个剂量组的动物数，啮齿动物一般不少于 15 只/性别（主试验组 10 只、恢复组 5 只），非啮齿动物一般不少于 5 只/性别（主试验组 3 只、恢复组 2 只）。

四、局部毒性试验动物选择原则

（一）动物种属和数量选择

动物种属和数量选择需要根据观察指标与模型合理性确定，一般原则如下。

1. 刺激性试验

刺激性试验应选择与人类皮肤、黏膜等反应比较相近的动物。其中血管、肌肉、眼刺激性试验通常选择兔或者大鼠，每组不少于 3 只。皮肤刺激性试验通常选兔、小型猪，每组不少于 4 只。阴道刺激性试验通常选用大鼠、兔或犬，直肠刺激性试验通常选兔或犬，每组不少于 3 只。口腔用药试验建议用金黄地鼠，皮肤给药光毒性试验原则上选择成年白色豚鼠，均为雌雄各半，每组动物数至少 6 只。

2. 过敏试验

其中主动全身过敏试验、主动皮肤过敏试验通常选用豚鼠，每组动物数至少 6 只。被动皮肤过敏试验通常选大鼠，有时可用小鼠，有时根据试验需要用豚鼠，选择动物时应考虑 IgE 的出现时间，每组动物数至少 6 只。豚鼠 Buehler 试验和最大化试验，受试物组不少于 20 只，对照组不少于 10 只。皮肤光过敏反应试验原则上选健康白色豚鼠，每组不少于 5 只。

（二）性别选择

通常采用两种性别的动物进行试验，雌雄兼用。若采用单性别动物进行试验，应阐明其合理性。

（三）年龄与体重选择

一般选择正常、健康、成年动物，同性别体重应尽量接近，其中用于过敏试验的豚鼠体重应为 300~400 g。

第四节　特殊毒性试验中动物的选择

一、特殊毒性试验的类型和目的

（一）试验类型

通常将生殖毒性试验、遗传毒性试验、致癌性试验、依赖性试验称为特殊毒性试验。

（二）试验目的

1. 生殖毒性试验

利用动物试验反映受试物对哺乳动物生殖功能和发育过程的影响，预测其可能产生的对生殖细胞、受孕、妊娠、分娩、哺乳等亲代生殖机能的不良影响，以及对子代胚胎—胎儿发育、出生后发育的不良影响。

2. 遗传毒性试验

采用体外试验和整体动物试验相结合的方式，检测药物是否会通过不同机制直接或间接引起基因突变，为药物的安全性评价提供依据。

3. 致癌性试验

对于临床预期连续用药 6 个月或更长时间，或者重复给药毒性试验、遗传毒性试验或者其他试验中提示对人体存在潜在致癌性因素，需要进一步考察药物在动物体内是否具有潜在致癌性，从而评价和预测其可能对人体造成的危害（王海学等，2010）。

4. 依赖性试验

研究受试物在动物体内是否能引起行为变化，从而提示人体是否可能对受试物产生依赖性，是否有滥用风险（赵杨等，2012）。

二、生殖毒性试验动物选择原则

（一）动物种属选择

（1）一般从受试物、动物的背景资料、实用性、与人的相关性、试验方案和阐明试验结果的角度考虑，选择合适的动物种属和品系的哺乳动物进行生殖毒性试验。通常采用药代动力学、药理毒理研究信息显示与人类相关的某种属动物进行试验。

（2）大鼠实用性好，其试验结果与其他试验结果的可比性高，并在大鼠中已积累了大量的背景资料，因此是生殖毒性试验首选的啮齿动物，其次是小鼠。

（3）在胚胎—胎仔发育毒性研究中，一般还需要采用第 2 种哺乳动物，其中在家兔方面已积累了丰富的背景资料，且其容易获得和使用，因此家兔为优先选用的非啮齿动物。家兔不适合时，可根据具体情况，选择另一种可替代的非啮齿动物或第二种啮齿动物。

（4）对于一些生物制品，如果非人灵长类（NHP）动物是唯一的相关种属时，应该只在非人灵长类动物中进行发育毒性试验。如果没有相关动物种属，可以使用表达人体靶点的转基因小鼠，但需要有充分的历史背景数据。

（5）以上种属动物也有其不足之处，在选择时要注意避免，如大鼠对性激素敏感，不适合用于多巴胺受体激动剂的研究。小鼠代谢率高，易惊，群体畸形现象特别明显，胎仔小。家兔常缺乏药代动力学和毒理资料，对一些抗生素和消化道功能紊乱敏感，临床表现的解释较困难。犬季节性繁殖，多近亲繁殖，历史背景资料不足。非人灵长类动物来源有限，生殖毒性方面的历史背景资料不足，如果不是唯一相关种属动物，一般不用于生殖毒性试验。

（二）性别和数量选择

总体原则是满足数据分析的需要，在国内的药物临床前评价技术指导原则中一般要求如下。

（1）生育力与早期胚胎发育毒性试验（Ⅰ段）：至少采用一种动物，一般用大鼠，通常不少于 20 只/性别/组。

（2）胚胎—胎仔发育毒性试验（Ⅱ段）：妊娠动物数应满足数据分析的需要，通常大鼠不少于 20 只/组，家兔不少于 12 只/组，食蟹猴或恒河猴目不少于 10 只胎仔/组。

（3）围产期毒性试验（Ⅲ段）：至少采用一种动物，推荐用大鼠，一般不少于 20 只/组。

（三）年龄和体重选择

通常选用年轻、性成熟的成年动物，雌性动物未经产。个体动物初始体重不应超出平均体重的±20%。

三、遗传毒性试验动物选择原则

（一）动物种属选择

遗传毒性的标准试验组合中应至少包含一项体内试验。一般采用毒性试验敏感的啮齿动物或者与人类代谢最相关的种属（常采用大鼠，如果科学合理也可采用其他种属）进行骨髓或外周血红细胞微核试验、细胞染色体畸变试验。

（二）性别选择

短期给药（通常是给药 1～3 次）的体内遗传毒性试验一般可单用雄性动物。若已有的毒性、代谢或暴露资料提示在所用动物种属上存在毒理学意义的性别差异，则应采用两种性别的动物。如果受试物拟专用于单一性别，可选用相应性别的动物进行试验。

（三）年龄与数量选择

采用正常、健康、成年动物，啮齿动物给药起始年龄建议为 6～10 周龄。每组可分析的动物数为雌雄至少各 5 只。

（四）体重选择

起始试验时，动物体重差异应在各性别平均体重的 20%之内。

四、致癌性试验动物选择原则

（一）动物种属选择

致癌性试验的基本方案包括 1 项长期啮齿动物致癌性试验，另加 1 项附加体内致癌性试验。

（1）长期致癌性试验基于以下考虑选择合适的动物种属：动物能够反映受试物的药理学作用机制，药代特征与人体类似，重复给药时对毒性敏感，给药途径可以与人体用药途径近似等。在缺乏更倾向于选择某一种属的确凿证据时，推荐选择大鼠进行试验，常用品系有 Fischer 344、SD、Wistar 等。

（2）附加体内致癌性试验，可以选择第 2 种啮齿动物（多选用小鼠，常用品系有 B6C3F1、ICR、BALB/c 等）进行长期致癌性试验，也可以采用短期或中期啮齿动物体内试验系统，该系统应尽量使用能提供致癌性终点的体内模型，如启动-促进模型，或转基因啮齿动物或新生啮齿动物致癌模型。

如果在 1 种以上动物中进行试验，目前已有的短期和中期体内致癌性试验模型大多选用小鼠。目前常用的转基因小鼠模型，包括 $p53^{+/-}$ 缺失模型、*TgAC* 模型、*TgHras2* 模型、*XPA* 缺失模型等。

（二）性别选择

若已有的毒性、代谢或暴露资料提示在所用动物种属上存在毒理学意义的性别差异，则应采用两种性别的动物进行试验，一般是每组选择雌雄动物各半。如果受试物拟专用于单一性别，可选用相应性别的动物进行试验。

（三）年龄与数量选择

采用正常、健康、成年动物，啮齿动物给药起始年龄在 4~8 周龄，一般多用 5~6 周龄，每组雌雄动物数各 50~100 只，这样可确保试验结束时每组每性别至少有 20 只动物可以进行病理学和统计学分析，具体组容量（动物数）由动物种属、生存率以及统计学加权的需要决定。若使用转基因动物，每组雌雄动物数至少各 25 只。

（四）体重选择

起始试验时，动物体重差异应在各性别平均体重的 20% 之内。

五、依赖性试验动物选择原则

（一）动物种属和性别选择

当受试物在啮齿动物中的代谢产物特征和药物作用靶点与在人体中的一致时，应采用啮齿动物进行依赖性评估，一般不采用非人灵长类动物，只有当存在明确的证据表明非人灵长类动物可预测人体依赖性而啮齿动物模型不能预测时，才采用非人灵长类动物进行试验。依赖性试验通常采用小鼠和大鼠,并且使用两种性别动物进行试验。若采用一种性别,需提供合理性证据。

(二)年龄、体重与数量选择

试验中的动物数应基于统计学分析效能,以确保动物数适于检测到与受试物相关的行为学变化。如果已知并可获得试验中所用动物的用药史(包括药物类别及用药的程度和时间等),应提供该用药史,因为既往用药可能影响动物对受试物的反应。其中戒断试验中,大鼠多用体重 200~220 g,每组 10 只,雌雄各半;小鼠多用体重 18~22 g,每组 20 只,雌雄各半。恒河猴起始体重 4~6 kg,每组 3 只以上,雌雄兼用。

第五节　其他安全性相关试验中动物的选择

一、其他毒性试验类型和目的

(一)试验类型

人用药物安全性评价还包括安全药理学试验、毒代动力学试验、免疫原性试验以及与评价药物安全性有关的其他试验。

(二)试验目的

1. 安全药理学试验

该试验主要是研究药物在治疗范围内或治疗范围以上的剂量时,潜在的不期望出现的对生理系统(如中枢神经系统、心血管系统和呼吸系统等)功能的影响,目的是确定药物的可能关系到人安全性的非期望药理作用,研究结果可用于解释靶器官的毒性发生机制和/或推测的药物不良反应机制。

2. 毒代动力学试验

该试验的目的是获知受试物在毒性试验中不同剂量水平下的全身暴露程度和持续时间,预测受试物在人体暴露时的潜在风险,重点是解释毒性试验中受试物和/或其代谢物的全身暴露及其与毒性反应的剂量和时间关系,以及预测人体安全性,而不是简单描述受试物的基本动力学参数特征。

3. 免疫原性试验

该试验的目的是研究药物和/或其代谢物是否具有诱发对自身或相关蛋白的免疫应答或免疫相关事件的能力。不必要或非预期的免疫反应可能导致中和药物的生物学活性,或影响药物在体内的组织分布和代谢,或产生交叉免疫反应,也可能导致过敏反应和细胞因子释放综合征等不良事件,对临床患者用药的安全和药物的有效性均有重要影响。因此,在临床前开展免疫原性试验,可以为药物开发中尽量选择免疫原性潜在风险较小的候选药物提供依据，以及为临床探索减少和控制免疫原性的不良影响提供依据。

二、安全药理学试验动物选择原则

（一）动物种属选择

安全药理学试验可以单独进行，也可以结合单次给药毒性试验、重复给药毒性试验等其他毒性试验同时进行，还可采用离体器官或其他非整体动物的试验系统。动物常用小鼠、大鼠、豚鼠、家兔、犬、非人灵长类动物等。动物选择应与试验方法相匹配，同时还应注意品系、性别及年龄等因素。生物材料选择应注意敏感性、重现性和可行性，以及与人的相关性等因素。体内研究建议尽量采用清醒动物。如果使用麻醉动物，应注意麻醉药物的选择和麻醉深度的控制。

（二）性别选择

通常采用两种性别的动物进行试验，雌雄各半。若采用单性别动物进行试验，应阐明其合理性。

（三）年龄与体重选择

一般选择正常、健康、成年动物，同性别体重差异应在平均体重的20%之内。在年龄方面，一般大鼠为6～9周龄，比格犬为6～12月龄，猴为3～5岁。

（四）动物数量

每组动物数的设定，应以能够科学合理地解释所获得的试验结果，恰当地反映有生物学意义的作用，并符合统计学要求为原则。一般每个时间点，小动物每组不少于10只，大动物不少于6只，雌雄各半。

三、毒代动力学试验动物选择原则

（一）动物种属选择

毒代动力学试验通常伴随毒性试验进行，常被称为伴随毒代动力学试验，开展研究时可在毒性试验所有动物或有代表性的亚组中进行，但当毒代动力学试验的样品收集可能会影响毒性试验结果时，需考虑采用卫星组动物进行，因此毒代动力学试验所选择的动物种属应与所伴随的主试验（毒性试验）的一致。

（二）动物数量和性别选择

一般情况下，开展毒代动力学试验的受试物，每个剂量组至少每性别4只动物。若有证据提示受试物在性别间有明显毒性差异，试验中可选择敏感性别的动物。

（三）年龄与体重选择

该试验中动物的年龄、体重与所伴随的毒性试验中动物的年龄、体重相同。

四、免疫原性试验动物选择原则

（一）动物种属选择

许多人源性大分子（蛋白质和多肽）生物制品对试验动物而言都是异源分子，可存在免疫原性，如抗体产生，因此非临床试验中应关注免疫原性对生物制品药效学和安全性评价的影响。免疫原性试验常伴随在重复给药毒性试验中进行，检测和明确抗体反应特点，如滴度、出现抗体的动物数、中和或非中和抗体等，因此对于动物种属的选择，也和一般毒性试验的要求一致，应为相关种属动物，或者表达相关人源受体的转基因动物。

（二）性别选择

通常采用两种性别的动物进行试验，雌雄各半。若采用单性别动物进行试验，应阐明其合理性。

（三）年龄与体重选择

一般选择正常、健康、成年动物，同性别体重差异应在平均体重的20%之内。在年龄方面，一般大鼠为6～9周龄，猴为3～5岁。

（四）动物数量

试验结果应以具备反映有生物学意义的作用，并符合统计学要求为原则，一般每个时间点小动物每组不少于10只，大动物每组不少于6只，雌雄各半。

（何　君）

参 考 文 献

国家食品药品监督管理总局. 2014. 药物安全药理学研究技术指导原则.
国家食品药品监督管理总局. 2014. 药物刺激性、过敏性和溶血性研究技术指导原则.
国家食品药品监督管理总局. 2014. 药物单次给药毒性试验技术指导原则.
国家食品药品监督管理总局. 2014. 药物毒代动力学研究技术指导原则.
国家食品药品监督管理总局. 2014. 药物重复给药毒性试验技术指导原则.
国家食品药品监督管理总局. 2017. 药物非临床研究质量管理规范.
国家食品药品监督管理总局. 2018. 药物遗传毒性研究技术指导原则.
国家药品监督管理局. 2021. 药物免疫原性研究技术指导原则.
国家药品监督管理局. 2022. 药物非临床依赖性研究技术指导原则.
人用药品注册技术要求国际协调会. 2022. 药物致癌性试验 ICH/S1B(R1).
王海学, 刘洋, 闫莉萍, 等. 2010. 国际上新药致癌性试验技术要求介绍. 药物评价研究, 33(5): 329-331.

赵杨, 朱峰, 闫春霞, 等. 2012. 阿片类药物依赖建模和戒断症状评价方法研究进展. 中国药物依赖性杂志, 21(6): 401-440.

ICH. 2000. S5(R2): ICH Harmonised Guideline: Detection of Toxicity to Reproduction for Medicinal Products & Toxicity to Male Fertility.

ICH. 2011. S6(R2): ICH Harmonised Guideline: Preclinical Safety Evaluation of Biotechnology-Derived Pharmaceuticals.

ICH. 2020. S5(R3): ICH Harmonised Guideline: Detection of Toxicity to Reproduction for Human Pharmaceuticals.

第十五章 中医药研究中实验动物的选择

第一节 中医药动物模型概述

一、概况

（一）中医药动物模型概况

中医药是现代医学科学的重要组成部分，由于中医理论和现代医学理论存在不同，解析其作用机制和物质基础与现代医学研究存在的区别，除可以借助现代医学疾病模型外，还有中医药专属的动物模型用于中医药研究。

中医药动物模型是指用于中医药相关研究的动物模型，主要用于中医药基础理论、中药作用机制、中药新药研发等。辨证论治是中医学独特的认识疾病与诊断治疗疾病的途径和方法。证候，即辨证论治中的"证"，是中医学特有的概念，是指疾病某一发展阶段病因、病理、病位、病势的综合表现。中医药动物模型除包含现代医学疾病动物模型外，还有中医证候模型以及病证结合的特色动物模型，后者的特点是用各类方法在动物上创造符合中医的"证"以用来阐明中医药理论或进行中药药理学研究。

（二）中医药动物模型分类

1. 现代医学疾病动物模型

现代医学（西医）疾病动物模型在中医药的研究中是应用最为广泛的。在现代医学疾病动物模型上用中医药进行干预，是开展中药作用功效和机制、物质基础、中医治法的重要研究方法。这类模型具有较好的确认性、可控性和重复性，实验指标明确可靠，实验结果可信，容易被国际医学界认同。此类模型具有可以直接和现代医学接轨的特点，便于西医、中西医结合以及生物医药相关学科人员开展中医药研究，这也是众多中医药研究依然采用此类模型的重要原因。此类模型详见本书前述各种疾病模型。

2. 西医病因病理证候动物模型

这一类动物模型是依据西医的病因病理，施加化学、物理或生物等刺激因素，造成实验动物的组织器官、内分泌等损伤，复制出类似于中医临床证候的动物模型。

该类模型的特点是用特定的病因病理建立的模型，操作简便、模型稳定，与现代医学研究结果具有可比性。然而，以证候为目的的造模方法虽然符合临床表现，但并不一定是其主要病因。此类模型应用时应充分考虑造模动物所产生的病变以及中医证候表现是否能反映中医"证"的特点。

3. 中医病因病机证候动物模型

该类模型是依据中医传统的病因病机制论，模拟中医证候的形成原因，将六淫外邪、劳逸失度、饮食不节等致病因素施加在实验动物上，模拟出与证候表现基本类似的动物模型。其特点是造模过程依据中医药理论的指导，体现了中医辨证论治的特点，除用于药物研究之外，还可用于中医证候研究。此类动物模型的不足之处在于中医传统病因病机不一定能直接造出相应的证候动物模型。同时，中医的病因大多由非特异性的致病因素所引起，同一病因可能导致多个不同证候，而多种病因又可导致同一种证候。所以，此类模型需要考虑其规范性和可重复性。

4. 中西医病证结合动物模型

传统意义的病证结合是指中医辨病与中医辨证的结合，现代的病证结合是在中西医结合体系下，在西医辨病的基础上结合中医辨证论治。此类模型主要的制备思路为：西医病因病理复合中医病因病机造模。病证结合动物模型既具备中医证候的特点，又有西医疾病的病理改变，较单纯西医疾病模型和单纯中医证候模型更符合中医药的理论与临床实际。然而，病证结合动物模型仍然存在着与单纯证候模型一样的证候认定障碍问题，也存在着单纯西医疾病模型与临床患者不一致的问题（李磊等，2022）。

中医药研究中所用的证候动物模型种类繁多，本章仅描述报道较多的气虚证和血瘀证两类模型，其包含了不同证候的造模方法。

二、实验动物的选择

用于中医药研究的实验动物主要来源于现代医学实验动物，再结合特定的造模方法制造出符合所需的中医证候。常见的实验动物为大鼠、小鼠、家兔、小型猪等。其中以大鼠、小鼠最为常见。

（一）大鼠

大鼠常用的品系为封闭群的 Wistar 和 SD。大鼠广泛用于中医药的方剂研究，由于方剂研究的主要给药途径是灌胃给药，大鼠比小鼠能更好地耐受反复经口灌胃。在中医证候模型的制作中，因饲养和检测的便利性，多采用大鼠造模。并且大鼠体型也适合中医药研究长期给药观察，同时也常被用于针灸研究。在活血化瘀相关研究中对血液样本的需求量较大，大鼠相比小鼠更利于开展此类研究。

中医药研究往往历时较长，有的给药超过三个月甚至半年，而自由生长的大鼠在超过 6 月龄时体型较大，抓取操作或进行行为学相关实验时会有困难，因此在选择动物模型时需要考虑体型因素对实验操作的影响。

（二）小鼠

小鼠品系较多，常用品系为近交系 C57、BALB/c，其次为封闭群 ICR、KM。小鼠由于体型小、性情温顺、生长繁殖快、遗传背景清晰、饲养成本低、抓取方便、具有明确的质量标准等特点，也广泛用于中医药研究。且小鼠较容易进行遗传工程操作，在进行中医药研究深入的机制探讨时往往考虑种属的一致性，会采用相同遗传背景的小鼠开展前期研究工作。

（三）家兔

家兔较常用的品系为新西兰兔和日本大耳兔。家兔性情温顺、对热源敏感，同时由于家兔对外源性胆固醇的吸收率高，而对高脂血症的清除能力弱，因此在中医药研究中常用于热毒、血瘀相关研究。

（四）小型猪

由于猪在心血管、消化系统、泌尿系统等方面与人类十分相似。其在心血管分支、红细胞成熟时期、肾上腺形态结构以及血液生化部分指标等方面与人的接近程度较高。猪的冠状动脉循环在解剖学、血流动力学方面与人高度相似，幼年和成年均可诱导动脉硬化，且体型较大、小鼠和家兔大，手术操作简单，常用于复合刺激制作气虚和血瘀相关模型。

第二节　气　虚　证

一、疾病简介

（一）疾病特征及流行情况

气虚证是中医临床常见证候，《中医临床诊疗术语 第 2 部分：证候》（国家市场监督管理总局和国家标准化管理委员会，2021）定义气虚证是泛指因先天禀赋不足，或后天调养不当，致使气虚失充或不摄、下陷、虚脱等所引起的一类证候。《诸病源候论·气病诸候·少气候》中说："此由脏气不足故也"。"气"是构成和维持生命活动、脏腑组织机能活动的精微物质，若气不足则诸脏失养，故表现全身机能减退。气虚证作为一个中医临床常见证型，可见于心脑血管疾病、消化系统疾病、内分泌及代谢性疾病、血液系统疾病、肿瘤等临床疾病。

（二）病因病机

传统中医认为气虚证多由先天不足、后天饮食失调或久病体虚、劳累过度、年老体弱等因素引起。现代医学认为，气虚证的发生多与能量代谢的异常、免疫功能的下降、血流的改变及微量元素的缺失等有关。

（三）诊断标准

中医气虚证辨证标准采用国家中医药管理局于 2002 年颁布的《中药新药临床研究指导原则（试行）》。

气虚证：①主证：气短、神疲、乏力、脉虚；②次证：自汗、懒言、舌淡。符合 2 项主证及 1 项次证可诊断为气虚证。气虚证症状分级量化表见表 15-1。

表 15-1 气虚证症状分级量化表

症状	轻	中	重
气短	活动后气短	稍动即气短	不动即气短
神疲	精神不振	精神疲倦，勉强坚持日常工作	精神萎靡不振，不能坚持日常活动
乏力	劳则即乏	动即乏	不动亦乏
自汗	皮肤微潮	皮肤潮湿	汗出
懒言	不喜多言	懒于言语	不欲言语

注：舌脉具体描述，不计分

二、动物模型造模方法

根据造模方法的不同，气虚证动物模型可分为三类：①西医病理动物模型；根据现代医学研究对气虚证的认识，采用药物或手术造模等方法建立气虚证动物模型；②中医病因动物模型，根据气虚证的中医病因，如饮食不节、劳倦过度、偏食五味、耗气破气等，干预动物建立具有气虚证表征的动物模型；③病证结合动物模型，模拟中医病因造成动物气虚证，并在此基础上复合西医病理造模方法，建立既有中医证候表征又有现代医学疾病特征的动物模型。建立气虚证动物模型的方法有较多文献报道，归纳后大致可按照脏腑分类如下。

（一）心气虚

中医学认为，心脏的正常搏动主要依赖于心气，《素问·平人气象论》说："心藏血脉之气也"。心气虚是以心脏为主的全身功能活动减弱的一类证候，是很多心血管疾病的基础病机。其证候的本质及动物模型研究是发现防治心血管疾病中药新药的关键。由于心血管疾病较为高发，关于它的研究也相对较多。对心气虚证候模型的造模方法研究较多，其使用也极为丰富。目前，心气虚证动物模型的造模方法有：结扎大鼠冠状动脉主干造成心梗后左心衰法，睡眠剥夺法，以及饥饿法、强迫负重游泳法、大剂量连续灌服普萘洛尔（又称心得安）溶液法、注射垂体后叶激素法等（梁俊清和吴以岭，2007）。所选动物涉及大鼠、小鼠及家兔等。

1. 结扎大鼠冠状动脉主干造成心梗后左心衰法

大鼠经戊巴比妥钠腹腔麻醉后，气管插管、接呼吸机行人工呼吸。于左胸第 3~5 肋间开胸。以开胸器扩大手术视野，剪开心包。在动脉圆锥与左心耳之间结扎左冠状动脉。当心电图 II 导联显示 ST 段显著抬高后，重置心脏于胸腔，缝合胸壁。待观察动物心律、呼吸平稳后，停止人工呼吸。后续喂养 1 个月后，根据虚证辨证标准诊断并进行药物验证性治疗诊断。

该模型适用的心气虚证诊断条件：心悸或胸闷、神疲乏力分别以心率、呼吸频率、力竭性游泳时间表示；心功能障碍等的参考标准以血流动力学指标表示；此外，还观察大鼠的一般状况（活动量、毛发、精神状况）、体重增加指数、饲料消耗指数等。

模型验证：造模后的心气虚证动物模型，可采用益气类中药进行治疗验证。按每千克体重每日腹腔注射黄芪、党参注射液 4 ml，每毫升含生药 2 g，共 30 天。治疗后与治疗前比较中医虚证辨证各指标以及左心室面积、心肌细胞凋亡等指标的改善。

2. 主动脉瓣穿刺法

将新西兰兔麻醉后分离右颈总动脉。结扎分离动脉的一端，夹住另一端，插入 4 F 或 5 F 导管鞘管，埋管扎线固定。将静脉穿刺管插入鞘管中并插至主动脉瓣附近，根据生理记录仪所显示的波形记录并计算主动脉收缩压、主动脉舒张压、左室收缩压、左室舒张压、左室压力最大上升速率等值。然后将导管退回至瓣膜口处，将引导钢丝消毒后沿穿刺管穿至瓣膜口处，一次性用力穿破瓣膜，同时重新观测以上各值。从造模第 2 天开始，每天观察各组动物的活动量、毛色、精神状况和饲料消耗情况等，从术后第 3 天起每 3 天记录一次呼吸频率。通过各种指标判断动物心气虚症状：以心率加快反映心悸症状；呼吸急促反映气短、少气、胸闷的症状；动物出现活动减少、精神萎靡和抓起反抗减轻等一般状况可以看作是神疲乏力、少气懒言的症状等。此外，也可使用大鼠制作此模型。

3. 睡眠剥夺法

采用小站台水环境技术剥夺大鼠快速眼动（rapid eye movement，REM）睡眠时间。根据研究当动物体重（W）与站台面积（A）的比值（W/A）≥6.4 时，方可获得满意的 REM 睡眠剥夺效果；而当正常对照组 W/A≤1.73 时，才能允许自由睡眠。本实验中剥夺睡眠组所用小站台直径为 4.5 cm，大站台直径为 13.5 cm，均符合上述要求。水面低于台面 1~2 cm。水槽上方装有料斗及水瓶，实验期间大鼠可自由饮食。水温 30~32℃，室温 22~25℃。实验持续剥夺睡眠 192 h。

剥夺睡眠造成大鼠的心率加快和血压降低，与中医所称的心悸和脉象"细弱"的症状相一致。心率变异性平均功率谱低频段变大，意味着出现了缓慢节律的不规则变化。REM 睡眠剥夺造成的心血管功能的变化，正是符合"心悸"和脉象"细数""细弱"在心率与血压指标上的反映。考虑到 REM 睡眠剥夺还可造成情绪不稳、探究反射增加、记忆障碍等方面的影响，可以认为，用 RME 睡眠剥夺方法能够复制出心气虚证的动物模型。

4. 控食、力竭加心得安法

模型组控食（每只大鼠每日喂精饲料 5 g/100 g）、强迫跑步 16 天，从第 17 天起每日灌服大剂量心得安溶液，连续 4 天。或者控食，并在 25~27℃水温的游泳缸中每日强迫负重（按大鼠自身体重的 5%计）游泳至力竭为止，实验第 13 天在每日游泳的基础上每日灌服心得安溶液 2.4 mg/100 g，连续 4 天。其中力竭采用两次游泳法以最大限度地耗竭动物的体能，前后两次游泳间隔 10 min，每次游泳均需达到力竭。力竭标准为动物明显失调、慌张，鼻部在水面上下浮动，头没入 10 s 不能上浮。

该模型的制作依据了《素问·刺志论》有"谷盛气盛，谷虚气虚"；《灵枢·五味篇》"谷不入半日则气衰，一日则气少矣"；《素问·举痛论篇》"劳则喘息汗出，外内皆越，故气耗矣"等中医病机制论。

（二）脾气虚

目前脾气虚证动物模型的造模方法有：苦寒泻下法、饮食不节法、劳倦过度法、偏食五味法、耗气破气法、秋水仙碱法、X 射线照射法、利血平法、右半结肠切除法及以上各方法的复合应用（曾梅艳等，2019）。所选动物涉及大鼠、小鼠及家兔等。

脾气虚证动物模型的判定标准：依据《中医临床诊疗术语》及《中药治疗脾虚证的临床研究指导原则》，现有研究主要通过观察动物的整体症状与体征、毛发、活动状况、舌象、体重、体（肛）温、体长、进食量、饮水量、游泳时间等宏观指标来判断是否建模成功。此外，研究者基于动物实验和临床研究，从脏腑组织功能、细胞分子水平，围绕免疫、内分泌、神经等多个层面提出了众多判定脾气虚证的理化、生物学等微观指标。

1. 苦寒泻下法

对实验动物灌服大黄煎剂，连续灌胃 8～18 天，动物体重减轻，并有便溏、纳呆、消瘦、少动、四肢无力、脱肛、毛发枯涩、畏寒、耐寒力低等与临床相似的"脾气虚"症状。

模型验证：在复制出虚证后，按照中医虚则补之的基本理论，给予动物补中益气药四君子汤进行治疗验证，结果动物体重逐渐增加，其他症状也逐步消失至恢复正常，以证明此模型为脾气虚证模型。

2. 饮食不节法

给小鼠喂饲甘蓝，每 2 天加喂数量不限的猪脂 1 次，每批喂养 9 天。每天记录体重、体温，观察泄泻、纳呆、畏寒、消瘦、四肢不收、萎靡、毛枯、脱肛等情况。或用过食肥甘厚腻法给小鼠每天喂以自制的高蛋白、高热量饲料，同时喂以 50% 牛乳建立脾气虚证模型。

3. 劳倦过度法

强迫实验动物力竭游泳：将小鼠或大鼠放置于温水中，让其游泳至力竭（判定标准为大鼠鼻部没入水下 5 s 不能上浮），每日两次，造模过程中动物逐渐出现皮肤裸露处苍白、无血色、形体消瘦、食量减少等症状，且 D-木糖吸收、胸腺指数、脾脏指数下降，以此建立脾气虚证动物模型。

4. 过食酸味法

采用过食酸味法给大鼠每日灌胃山茱萸(生药 1.6 g/ml)，分为等效剂量组(0.8 g/kg)、低剂量组（4.1 g/kg）、中剂量组（8.2 g/kg）、高剂量组（12.3 g/kg），灌胃 4 周后，中高剂量组大鼠出现少动，喜埋头蜷卧，活跃程度降低；5 周后出现大便呈稀条状，味臭，但尚成形，进食量明显减少；6 周后出现皮毛蓬松，较污秽，光泽度较差，消瘦；7 周后出现大便稀软，已不成形，味臭，进食量均明显降低。

5. 偏食酒醋法

采用白酒加食醋进行造模，第 1 天用 50℃白酒 2 ml 灌胃，从第 2 天起每天用食醋 2 ml 灌胃，大鼠自第 3 天起出现体温下降、体重减轻、竖毛、被毛逐渐失去光泽、枯槁、拱背、蜷卧嗜睡、肛门污秽、腹泻、活动减少。

模型验证：造模 10 天后停用食醋，改用四君子汤煎剂灌胃 7 天，上述症状逐渐消失。

6. 耗气破气法

在枳实、厚朴、大黄（3∶3∶2）煎煮后，将过滤液浓缩成 1 g/ml 浓缩剂，从第 1 天起给大鼠隔日灌服 1 次，每只 4 ml，同时隔日喂饲料，共造模 42 天，在实验过程中观察到大鼠蜷卧、倦怠、懒动、眯眼、鼠毛杂乱无光泽、便溏等脾气虚症状，体重及肌力均降低。

模型验证：造模完成后给予四君子汤后，以上各症状及体重均有所恢复。

7. 秋水仙碱法

采用秋水仙碱法单笼饲养每只大鼠，每日按 1.8 mg/kg 饲喂秋水仙碱水溶液，造模大鼠出现腹泻、肛周污秽、竖毛、体重日渐减轻、倦怠嗜卧等脾气虚症状。

8. X 射线照射法

利用 X 射线照射法将每只大鼠单笼饲养，将大鼠固定于照射盒内，照射中心在大鼠胸骨下缘沿腹正中线 5 cm 处，照射野为 3 cm×3 cm，照射距离为 50 cm，射时 1 min，按 250 rad/min 照射剂量进行腹外照射，共 2 次，每次间隔 7 天，构建脾气虚证模型。造模大鼠从第 10 天起出现腹泻、肛周污秽、竖毛、毛发逐渐枯槁、体重日渐减轻、倦怠嗜卧、拱背等症状，体重及食量也持续下降。

模型验证：用健脾益气口服液治疗后，上述症状及体征逐渐消失。

9. 利血平法

于大鼠颈部皮下注射利血平，每天 0.33 mg/kg，连续注射 7 天。根据大鼠体重和尿 D-木糖吸收试验评价造模成功与否。实验过程中大鼠体重逐步下降，在造模第 7 天结束时最低，并且有倦怠、乏力、尿 D-木糖排泄率下降、葡萄糖吸收量下降等脾气虚症状。

模型验证：在第 8～14 天恢复期间，给予四君子汤，动物体重逐渐恢复，上述各种症状也逐步消失。

10. 右半结肠切除法

将大鼠麻醉后，通过寻找盲肠、辨认血管、确定范围、切除-吻合等几个关键步骤，切除回肠肠管长约 400 mm、结肠肠管长约 50 mm，建立脾气虚证模型。

（三）肺气虚

目前，肺气虚证动物模型的造模方法主要为烟熏法、博来霉素气管内注入法、铜绿假单胞菌滴鼻加冷水游泳法（樊利等，2016）。所选动物涉及大鼠和小鼠等。

肺气虚证动物模型的评价标准：参照教材《实用中医证候动物模型学》"烟熏肺气虚造模法"以大鼠出现活动量减少、拱背蜷卧、体重增幅减低、呼吸急促、咳嗽频作、撮毛、食量减少、行动迟缓现象为造模成功。

1. 烟熏法

烟熏材料有香烟、锯末、刨花、烟叶、硫磺粉、艾条等。烟熏每日 1～3 次，持续时间 10 min 至 1 h。造模时间 7～60 天。在单纯烟熏之外，还常有联用气管注入脂多糖、雾化木瓜蛋白酶、冰水强迫游泳等方法。

2. 博来霉素气管内注入法

大鼠气管内注射博来霉素 5 mg/kg 溶液构建肺纤维化动物模型。大鼠在注射博来霉素后，即出现呼吸急促、口唇发绀、少量大鼠口角出血、心率加快、呼吸频率增加、精神疲惫、活动较少、行动迟缓、拱背蜷卧、饮食明显减少。此外，模型大鼠体重增长较慢，肺系数增高。

3. 铜绿假单胞菌滴鼻加冷水游泳法

用滴鼻法感染含铜绿假单胞菌的菌液 50 μl/只鼠（菌液浓度为 $0.75×10^6$ cfu/ml），滴鼻当天置入桶内游泳 1 次，水温 4℃左右，以大鼠头沉入水中游不动为限，之后每周 1 次，重复 3 次休息 1 周，直至将动物处死。模型组大鼠出现咳嗽后逐渐有气虚喘鸣、呼吸急促、精神萎靡、嗜睡、食欲不振、体重增加缓慢、行动迟缓、蜷伏不动、口鼻潮湿发红且有分泌物流出、消瘦便溏、毛发松散脱落发黄、早晨可闻及气道痰鸣音等症状。

（四）肾气虚

目前，肾气虚证动物模型的造模方法主要为腹腔注射卡那霉素法及游泳力竭、恐伤肾双因素复合法。所选动物涉及大鼠及小鼠等。

1. 腹腔注射卡那霉素法

腹腔注射卡那霉素，用药量为 250 mg/kg，分 2 次注射，用药 14 天。模型组大鼠先后出现毛稀松、畏寒、食欲下降、精神萎靡、体重增长缓慢、尿量增多、尿比重减低等症状（太史春等，2008）。

2. 游泳力竭、恐伤肾双因素复合法

每日上午在相同时间将大鼠放置在安静房间进行惊恐刺激，每次 10～15 min，同时放猫叫声录音磁带，并将大鼠提尾悬吊，用梅花针叩刺大鼠，模仿猫攻击大鼠的情景并

同时振动鼠笼。每日下午在相同时间段负重游泳，于大鼠尾根部缠绕重量为该大鼠体重
10%的金属丝，放入水深 50 cm、水温 20℃的水槽中，以力竭为度，每日 1 次，共 14
天。大鼠造模后逐渐出现活动量减少、拱背蜷卧、皮毛蓬松无光泽、体重增幅减轻、食
量减少、行动迟缓、悬尾抵抗力减弱、游泳力竭时间缩短（郑小伟等，2012）。

三、动物模型与临床疾病对比

不同动物模型与气虚证临床的对比见表 15-2。

表 15-2　不同动物模型与气虚证临床对比

物种	中医病证分属	现代医学疾病名称	造模方法	症状与评价指标	中医模型分类
大鼠	心气虚证	心力衰竭	大鼠麻醉后，行气管插管，接小动物呼吸机行正压呼吸。沿胸骨左缘于3～5 肋间打开胸腔。暴露心脏，打开心包，在左心耳与肺动脉圆锥之间使用丝线结扎左冠状动脉前降支	心率降低、呼吸急促、力竭性游泳时间变短、血流动力学指数下降、大鼠一般状况（活动量、毛发、精神状况）下降、体重增加减缓、饲料消耗减少等	西医病理
兔	心气虚证	心力衰竭	分离右颈总动脉，插入导管鞘管，接着将静脉穿刺管插入鞘管中并插至瓣膜口处，用引导钢丝沿穿刺管穿至瓣膜口处，一次性用力捅穿瓣膜	心率降低、呼吸急促、一般状况（活动量、毛发、精神状况）下降、体重增加减缓、饲料消耗减少等	西医病理
大鼠	心气虚证	—	小站台水环境剥夺动物 REM 睡眠，在最后一次剥夺大鼠 REM 睡眠的时候，同时腹腔注射一定量垂体后叶激素	心率加快、血压降低、心率变异性增大	中医病因
大鼠	心气虚证	—	控食、强迫跑步，之后每日灌服大剂量心得安溶液，连续 4 天；或者按基础进食量进食，每日强迫负重游泳至力竭，加服心得安溶液	心率降低、呼吸急促、力竭性游泳时间变短、大鼠一般状况（活动量、毛发、精神状况）下降、体重增加减缓、饲料消耗减少等	病症结合
大鼠/小鼠	脾气虚证	—	连续灌服大黄煎剂	体重降低、体温降低、出现泄泻、纳呆、畏寒、消瘦、四肢不收、萎靡、毛枯、脱肛等情况	中医病因
小鼠	脾气虚证	—	饲喂甘蓝，每 2 天加喂数量不限的猪脂 1 次，每批喂养 9 天；或每天喂以自制的高蛋白、高热量饲料，同时喂以 50%牛乳	体重降低、体温降低、出现泄泻、纳呆、畏寒、消瘦、四肢不收、萎靡、毛枯、脱肛等情况	中医病因
大鼠/小鼠	脾气虚证	—	将实验动物放置于温水中，让其游泳至力竭，每日两次	体重降低、体温降低、出现泄泻、纳呆、畏寒、消瘦、四肢不收、萎靡、毛枯、脱肛等情况。检测到 D-木糖吸收、胸腺指数、脾脏指数下降	中医病因
大鼠	脾气虚证	—	连续灌胃山茱萸煎剂	体重降低、体温降低、出现泄泻、纳呆、畏寒、消瘦、四肢不收、萎靡、毛枯、脱肛等情况	中医病因
大鼠	脾气虚证	—	第 1 天用 50℃白酒 2 ml 灌胃，从第 2 天起每天用食醋 2 ml 持续灌胃	体重降低、体温降低、出现泄泻、纳呆、畏寒、消瘦、四肢不收、萎靡、毛枯、脱肛等情况	中医病因
大鼠	脾气虚证	—	连续灌胃枳实、厚朴、大黄（3∶3∶2）煎剂	体重降低、体温降低、出现泄泻、纳呆、畏寒、消瘦、四肢不收、萎靡、毛枯、脱肛等情况	中医病因

物种	中医病证分属	现代医学疾病名称	造模方法	症状与评价指标	中医模型分类
大鼠	脾气虚证	—	连续饲喂秋水仙碱水溶液	体重降低、体温降低、出现泄泻、纳呆、畏寒、消瘦、四肢不收、萎靡、毛枯等情况	西医病理
大鼠	脾气虚证	—	大鼠固定于照射盒内，照射中心在大鼠胸骨下缘沿腹正中线 5 cm 处，照射野为 3 cm×3 cm，照射距离为 50 cm，射时 1 min，按 250 rad/min 照射剂量进行腹外照射，共 2 次，每次间隔 7 天	体重降低、体温降低，出现泄泻、纳呆、畏寒、消瘦、四肢不收、萎靡、毛枯等情况	西医病理
大鼠	脾气虚证	—	于大鼠颈部皮下注射利血平，连续注射 7 天	体重降低、体温降低，出现泄泻、纳呆、畏寒、消瘦、四肢不收、萎靡、毛枯、脱肛等情况，检测到尿 D-木糖排泄率下降、葡萄糖吸收量下降	西医病理
大鼠	脾气虚证	—	切除大鼠部分回肠肠管及结肠肠管	体重降低、体温降低，出现泄泻、纳呆、畏寒、消瘦、四肢不收、萎靡、毛枯等情况	西医病理
大鼠/小鼠	肺气虚证	—	将实验动物放于烟箱内用香烟熏，每天 1～3 次，持续时间 10 min 至 1 h。造模时间 7～60 天	出现活动量减少、拱背蜷卧、体重增幅减低、呼吸急促、咳嗽频作、撮毛、食量减少、行动迟缓现象	中医病因
大鼠	肺气虚证	肺纤维化	大鼠气管内注射博来霉素 5 mg/kg 溶液构建肺纤维化动物模型	出现呼吸急促，口唇发绀，少量大鼠口角出血，心率加快，呼吸频率增加，精神疲惫，活动较少，行动迟缓，拱背蜷卧，饮食明显减少，体重增长较慢，肺系数增高	西医病理
大鼠	肺气虚证	呼吸道感染	用滴鼻法感染含铜绿假单胞菌的菌液，滴鼻当天置入桶内游泳 1 次，水温 4℃左右，以大鼠头沉入水中游不动为限，之后每周 1 次，3 次后休息 1 周。直至处死	出现咳嗽后逐渐气虚喘鸣、呼吸急促、精神萎靡、嗜睡、食欲不振、体重加缓慢、行动迟缓、蜷伏不动、口鼻潮湿发红且有分泌物流出、消瘦便溏、毛发松散脱落发黄、早晨可闻及气道痰鸣音	西医病理
大鼠	肾气虚证	腹腔注射	腹腔注射卡那霉素，用药量 250 mg/kg 体重，分 2 次注射，用药 14 天	模型组大鼠先后出现毛稀松、畏寒、食欲下降、精神萎靡、体重增长缓慢、尿量增多、尿比重减低	西医病理
大鼠	肾气虚证	—	将大鼠放置在安静房间进行惊恐刺激，同时放猫叫声录音，将大鼠提尾悬吊，用梅花针叩刺大鼠，模仿猫攻击大鼠的情景同时振动鼠笼。同时给大鼠负重 10%游泳，以力竭为度。每日 1 次，共 14 天	造模大鼠活动量减少、拱背蜷卧、皮毛蓬松无光泽、体重增幅减轻、食量减少、行动迟缓、悬尾抵抗力减弱、游泳力竭时间缩短	中医病因

第三节 血 瘀 证

一、疾病简介

（一）疾病特征及流行情况

血瘀证是中医临床常见证候，传统中医理论认为血瘀证是多种致病因素导致血液运行不畅、瘀积凝滞内阻引起的病证。《中医临床诊疗术语 第 2 部分：证候》（国家技术监督局，2021）定义血瘀证是指瘀血内阻，血行不畅，以局部出现青紫肿块、疼痛拒按，或腹内微块、刺痛不移、拒按，或出血紫暗成块、舌紫或有斑点，脉弦涩的中医证候。血瘀证作为一种中医临床常见证候，可见于心脑血管疾病、神经系统疾病、周围血管病、血液系统疾病、内分泌及代谢性疾病、肿瘤、骨伤科及妇科等临床疾病。

（二）病因病机

传统中医认为血瘀证由气虚、气滞、寒凝、血热等原因导致血瘀而血行不畅，或跌扑损伤或各种急、慢性病导致出血未能及时消散而引起的病证。现代医学认为，血瘀证的发生与血液循环和微循环障碍、血液高黏滞状态、血小板活化和黏附聚集、血栓形成、组织和细胞代谢异常、免疫功能障碍、炎症反应等多种改变有关。

（三）诊断标准

按照《国际血瘀证诊断指南》（2021-12-16）（世界中医药学会联合会，2022），血瘀证诊断可分为主要标准和次要标准，符合主要标准中的 1 条，或次要标准中的 2 条，即可诊断为血瘀证。

1. 主要标准

主要标准包括：①舌质暗红、紫暗、青紫，或有瘀斑、瘀点，或舌下脉青紫、紫黑、曲张或粗胀。②面部、口唇、齿龈、眼周或指（趾）端等部位暗红、紫暗或青紫。③各部位的静脉曲张，或毛细血管扩张。④离经之血（出血后引起的脏器、组织、皮下或浆膜腔内瘀血、积血）。⑤腹部压痛抵抗感。⑥月经暗黑，或色暗有血块。⑦影像学检查显示血管闭塞或中重度狭窄（≥50%）。⑧血栓形成，或梗死，或栓塞的客观证据。

2. 次要标准

次要标准包括：①固定性疼痛，或刺痛，或疼痛，入夜尤甚。②肢体麻木或偏瘫，或关节肿大畸形。③肌肤甲错（皮肤粗糙、肥厚、鳞屑增多）。④脉涩，或脉结代，或无脉。⑤病理性肿块，包括脏器肿大、新生物、炎性或非炎性包块、组织增生。⑥影像学等检查显示血管轻度狭窄（<50%）。⑦血流动力学、血液流变学、血小板功能、凝血功能、纤溶功能、微循环、X 线胸片、超声等理化检测异常，提示循环障碍，或微血管结构功能异常，或血液呈浓、黏、凝、聚状态。⑧近 1 个月有外伤、手术或流产，或久病不愈者。

二、实验动物的选择

血瘀证研究多需要一定量的血液进行血液流变学、血小板聚集或凝血功能的检测，小鼠因血容量较小而无法满足血瘀证研究，故多采用大鼠进行血瘀证造模。根据研究目的的不同，也有采用家兔或小型猪等进行血瘀证及其相关的病证结合研究。根据造模方法的不同，血瘀证动物模型可分为三类：①西医病理动物模型，根据现代医学研究对血瘀证的认识，采用物理、化学等方法造成血液流变学异常、微循环障碍、血管内皮损伤等血瘀证病理改变，进而建立血瘀证动物模型；②中医病因动物模型，根据血瘀证的中医病因，如寒凝、气虚、气滞、热毒、痰浊等因素，干预动物建立具有血瘀证表征的动物模型；③病证结合动物模型，模拟中医病因造成动物血瘀证，并在此基础上复合西医病理造模方法，建立既有中医证候表征又有现代医学疾病特征的动物模型（廖利等，2021）。

三、动物模型造模方法

（一）西医血瘀证模型

单纯西医病理因素造模多采用皮下注射肾上腺素或尾静脉注射高分子右旋糖酐等方法建立血瘀证模型。经皮小剂量多次皮下注射肾上腺素的大鼠，可见懒言少动、毛发枯燥、食欲下降、血液流变学指标异常、血小板聚集性增高等血瘀证的表现。采用尾静脉注射高分子右旋糖酐共 3 次，大鼠出现舌质紫暗和舌下脉络增粗增长、微血管密度增加、眼球暗红、尾静脉明显的表现；且全血黏度各项指标水平明显升高，红细胞压积、聚集指数和聚集面积显著升高。

（二）中医气虚血瘀证模型

1. 气虚血瘀证

气虚血瘀证的模型多根据中医学的"劳则气耗"理论，选择不同的因素进行造模。疲劳可分为以精神疲劳为主的"神劳"与以形体疲劳为主的"体劳"，因此气虚血瘀证造模有采用睡眠剥夺法为代表的"神劳"方法造模，也有采用疲劳运动（跑步或游泳）复合饮食因素（饥饿、高脂）为代表的"体劳"方法造模。气虚血瘀证模型多采用大鼠造模，亦有采用小鼠或家兔的，造模成功可见动物精神萎靡、对外界刺激反应迟钝、倦怠乏力、活动度降低、皮毛枯黄无光泽、体重下降、稀便、舌变紫变暗、脉搏幅度降低等体征。血液流变学指标升高，凝血指标异常，血液表现为浓、黏、凝、滞的状态（王云姣等，2021）。

2. 冠心病气虚血瘀证

对大鼠采用疲劳运动复合控食、睡眠剥夺等中医病因的方法干预 2～3 周，建立气虚血瘀证模型，在此基础上再采用结扎冠状动脉前降支的方法复制冠心病模型，进而建立冠心病气虚血瘀证模型。大鼠造模后可见精神萎靡、毛发枯槁、口唇青紫等症状，体重、抓力、脉搏幅度及自主活动下降，舌质紫暗与舌面 R（红）、G（绿）、B（蓝）值降低，血液流变学指标及凝血指标异常等气虚血瘀证表征，同时动物心脏每搏输出量、心输出量、左室射血分数等降低，左室舒张末期容积、左室后壁收缩末期厚度增加，左心室可见明显心肌梗死区域等心脏功能和形态异常（李祥等，2020）。

3. 脑梗死气虚血瘀证

对大鼠采用饥饿、劳累、高脂饮食等方法，先建立气虚血瘀证模型，再用线栓法阻断大脑中动脉复制局灶性脑梗死动物模型，成模大鼠可见活动次数减少、反应能力下降、舌色紫暗等表征，出现血液流变学异常，脑组织呈缺血性形态学改变。此外，在大鼠气虚血瘀证模型的基础上，从颈外动脉向颈内动脉注入栓塞微球可建立多发性脑梗死气虚血瘀证大鼠模型，可见大鼠活动量减少、体重减轻、抓力下降、脉搏幅度减弱，舌面 R、G、B 值降低，全血黏度增加，凝血酶原时间（PT）或活化部分凝血活酶时间（APTT）缩短（于嘉莹等，2022）。

4. 气滞血瘀证模型

情志异常是肝郁气滞和气滞血瘀证的主要病因，因此气滞血瘀证动物模型多用情志内伤或肝损伤的方法建立。气滞血瘀证模型的建立以大鼠为主，大鼠脾气暴躁，易怒伤肝，且其凝血过程与人类接近，具有高凝倾向，模型易于推广。气滞血瘀证动物模型的制作常选择药物干预和/或生物应激方式进行，如皮下注射肾上腺素、尾静脉注射右旋糖酐、皮下注射四氯化碳、束缚、夹尾、声光电复合刺激、睡眠剥夺等。气滞血瘀证大鼠可见急躁易怒、互相撕咬、体毛无光泽、体重下降、精神萎靡、自主行为活动减少、糖水摄入量（糖水试验）明显减少、爪和尾部紫暗、耳色暗红、舌质紫暗等症状。气滞血瘀证大鼠见明显血液流变学、凝血功能及微循环等异常（刘楠等，2018）。

5. 痰浊血瘀证模型

现代研究结果表明，高脂血症确与中医之痰浊有十分密切的关系，因此多采用长时间给大鼠喂食高脂饲料建立痰浊血瘀证模型。模拟过食肥甘厚腻，导致痰浊内生、气血运行受阻、痰阻血瘀、痰瘀互结。大鼠高脂喂养 2 周后，可见大便溏稀、舌质紫暗及血清总胆固醇（TC）、低密度脂蛋白胆固醇（LDL-c）水平显著性升高。高脂饲料喂养 8 周后，大鼠的高、中、低切变率下全血黏度和血浆黏度升高，红细胞变形指数升高；血管内皮舒缩的调节因子表达异常，内皮素（ET）水平明显升高，一氧化氮（NO）水平有降低的趋势，ET/NO 值明显升高（赵玲等，2008）。

6. 寒凝血瘀证模型

寒凝血瘀证是由寒邪入于血分而致，多系素体肾阳不足、寒邪内生，或因常处于寒湿环境损伤阳气，而致体内阳气不足，失其温煦、推动的作用而致瘀。寒凝血瘀证动物模型多采用冰水浸泡加皮下注射肾上腺素的方法来制备，该造模方法简单、易于掌握、可重复性强，比较适合用于短时间制备寒凝血瘀证动物模型。将大鼠浸入温度为 0～1℃ 的冰水中，每天浸泡至大鼠全身僵硬后取出，持续造模 4 周；从第 15 天开始，大鼠隔天皮下注射肾上腺素，每天 2 次，并于 2 次之间将大鼠置于冰水中浸泡。大鼠成模后可见血液黏度明显升高，并伴有弓背竖毛、进食量减少、大便溏稀、毛发枯槁、舌质紫暗或有瘀斑等体征（王紫艳等，2022）。

7. 热毒血瘀证模型

脂多糖（LPS）具有致炎作用和热原活性，属于中医的热邪、毒邪，热毒血瘀证动物模型多采用注射 LPS、LPS 联合角叉菜胶等方法。热毒血瘀证动物模型常应用大鼠或家兔，根据实验的目的又分为短期造模法和长期造模法。短期造模法在 LPS 注射后短期，如 24 h、48 h，观察动物症状和体征的改变，模型动物可见高热、眼球充血、皮下瘀血、舌质紫暗、全血黏度及血浆黏度升高、血小板聚集率增高、血浆炎症因子水平升高等表现。长期造模法一般采用分时间段多次注射 LPS，观察长期（8 周）造模模拟的热毒血瘀证的演变过程，模型动物可见体重增加缓慢、进食下降和活动减少、毛发枯黄、爪甲枯燥、尾部紫暗，眼睛分泌物多、多处于闭目状，大便臭秽。

四、动物模型与临床疾病对比

不同动物模型与血瘀证临床的对比见表 15-3。

表 15-3 不同动物模型与血瘀证临床对比

物种	中医病证分属	现代医学疾病名称	造模方法	症状与评价指标	中医模型分类
大鼠	血瘀证	—	皮下注射肾上腺素、尾静脉注射高分子右旋糖酐	懒言少动，毛发枯燥，食欲下降，舌质紫暗和舌下脉络增粗增长，血液流变学指标异常，血小板聚集性增高	西医病理
大鼠/小鼠	气虚血瘀证	—	睡眠剥夺法、疲劳运动复合饮食因素	倦怠乏力、活动度降低、皮毛枯黄无光泽、体重下降、稀便、舌变紫变暗、脉搏幅度降低等体征。血液流变学指标升高、凝血指标异常	中医病因
大鼠/小鼠	气虚血瘀证	冠心病	在气虚血瘀证造模的基础上，结扎冠状动脉前降支	精神萎靡、毛发枯槁，体重、抓力、自主活动下降，舌质紫暗，血液流变学指标异常，心功能降低，心肌梗死区明显	病证结合
大鼠/小鼠	气虚血瘀证	脑梗死	在气虚血瘀证造模的基础上，用线栓法阻断大脑中动脉	活动次数减少，反应能力下降，舌色紫暗等表征，出现血液流变学异常，脑组织呈缺血性形态学改变	病证结合
大鼠	气滞血瘀证	—	皮下注射肾上腺素、尾静脉注射右旋糖酐、束缚、夹尾、睡眠剥夺等	急躁易怒、互相撕咬、体重下降，精神萎靡，糖水摄入量（糖水试验）明显减少，爪和尾部紫暗，舌质紫暗；血液流变学、凝血功能和微循环等异常	病证结合
大鼠/小型猪	痰浊血瘀证	高脂血症	采用长时间喂食高脂饲料	血脂异常，全血黏度和血浆黏度升高，大便溏稀，舌质紫暗	西医病理
大鼠	寒凝血瘀证	—	冰水浸泡加皮下注射肾上腺素	血液黏度明显升高，并伴有弓背竖毛、进食量减少、大便溏稀、毛发枯槁，舌质紫暗或有瘀斑等	病证结合
大鼠/家兔	热毒血瘀证	—	静脉或皮下注射脂多糖、脂多糖复合角叉菜胶	发热，血液黏度升高，血小板聚集率增加，血浆炎症因子水平升高，毛发枯黄、爪甲枯燥、尾部紫暗，大便臭秽	西医病理

（杨洪军，石晓路，武 乾，李 磊）

参 考 文 献

樊利, 包艳, 彭秀, 等. 2016. 肺气虚证动物模型建立及评价标准概况. 实用中医药杂志, 32(12): 1253-1255.

国家市场监督管理总局, 国家标准化管理委员会. 2021. 中医临床诊疗术语 第 2 部分: 证候. GB/T 16751.2—2021. 北京: 中国标准出版社: 136.

李磊, 刘建勋, 任钧国, 等. 2022. 中医药动物模型研究现状及展望. 中国比较医学杂志, 32(1): 104-110.

李祥, 张悦, 张文智, 等. 2020. 气虚血瘀证动物模型的研究进展. 中国实验方剂学杂志, 26(2): 228-234.

梁俊清, 吴以岭. 2007. 心气虚证动物模型的研制及其评价体系构建概况. 河北医科大学学报, (1): 76-78.

廖利, 赵兴桃, 王成, 等. 2021. 血瘀证模型研究进展. 中华中医药杂志, 36(12): 7256-7260.

刘楠, 姜云耀, 李莹, 等. 2018. 气滞血瘀证动物模型研究现状. 中国实验方剂学杂志, 24(1): 217-226.

世界中医药学会联合会. 2022. 国际血瘀证诊断指南(2021-12-16). 世界中医药, 17(1): 31-36.

太史春, 王哲, 孙大宇, 等. 2008. 肾气虚模型大鼠肾脏 AQP2mRNA 表达的研究. 中华中医药学刊, (3): 567-568.

王云姣, 张婉勤, 张军平, 等. 2021. 心气虚血瘀证动物模型的构建与评价. 中国实验动物学报, 29(3): 405-412.

王紫艳, 李磊, 刘建勋, 等. 2022. 补阳还五汤对多因素诱导急性血瘀证模型大鼠血小板功能及相关炎性因子的影响. 中国实验方剂学杂志, 28(21): 1-9.

于嘉莹, 张会永, 王凤, 等. 2022. 九种血瘀证动物模型造模方法研究进展与评述. 世界科学技术-中医药现代化, 24(12): 4855-4864.

曾梅艳, 陈雪莲, 宋厚盼, 等. 2019. 脾气虚证动物模型造模方法与模型评价的研究概述. 湖南中医药大学学报, 39(2): 284-289.

赵玲, 魏海峰, 张丽, 等. 2008. 中医痰浊血瘀证候的生物学基础研究. 中华中医药杂志, (8): 680-683.

郑小伟, 宋红, 王颖, 等. 2012. 肾气虚哮喘模型及中西药联合干预的实验研究. 浙江中医杂志, 47(2): 129-131.